TRAITÉ COMPLET

D'OPHTHALMOLOGIE

III

BOURLOTON. — Imprimeries réunies, **A**, rue Mignon, 2, Paris

TRAITÉ COMPLET

D'OPHTHALMOLOGIE

PAR

L. DE WECKER ET E. LANDOLT

ANATOMIE MICROSCOPIQUE

PAR LES PROFESSEURS

A. IWANOFF, G. SCHWALBE ET W. WALDEYER

Cet ouvrage remplace la troisième édition du Traité de Wecker
(prix Châteauvillard).

TOME TROISIÈME

Avec 177 figures intercalées dans le texte

PARIS

ADRIEN DELAHAYE ET ÉMILE LECROSNIER, ÉDITEURS

PLACE DE L'ÉCOLE-DE-MÉDECINE

1887

INTRODUCTION

En consacrant à cet ouvrage le temps que j'ai pu dérober à mes occupations cliniques, mon désir a été avant tout de composer un manuel élémentaire, simple, clair et pratique de réfraction et d'accommodation. J'ai visé néanmoins à rendre ce traité complet : ce n'est pas, certes, qu'il contienne tout ce que la science nous a révélé jusqu'aujourd'hui sur la matière ; mais j'espère qu'il présentera tout ce qui est indispensable à l'ophthalmologiste.

Lorsqu'on traite sérieusement de réfraction, c'est-à-dire d'optique, on ne saurait évidemment se passer de mathématiques. Il est à espérer qu'un jour la partie de la physique qui fait le fond de notre sujet sera assez familière à tout médecin pour qu'une formule ne l'effraie pas. Il n'en est pas encore ainsi aujourd'hui. Le zèle de la plupart des lecteurs se trouve refroidi par des déductions mathématiques, et ils ferment au plus vite un livre dont les pages contiennent des lettres assemblées de façon à former des expressions qui, pour beaucoup, sont vides de sens.

Cela n'empêche pas que nous ne voyions s'élever autour de nous une jeunesse plus instruite que nous, plus désireuse de connaître et plus apte à approfondir une partie si importante de la médecine.

Cette différence entre les lecteurs constitue une des grandes difficultés de notre œuvre. Si l'on écrit en vue des uns, on reste nécessairement fort incomplet ; en s'adressant aux autres, on restreint considérablement son public.

J'ai essayé de sortir de ce dilemme en isolant la partie mathémamatique du reste de l'ouvrage. J'en ai fait un chapitre à part, qui contient donc toutes les analyses nécessaires à la résolution des problèmes que présente l'objet de notre étude.

Néanmoins cet exposé reste élémentaire et simple, n'exigeant du lecteur aucune de ces connaissances préliminaires qu'on a si souvent oubliées. Nous commençons par le commencement, par le point lumineux, émettant des ondulations qui rayonnent dans tous les sens. Nous suivons ces dernières d'un milieu dans l'autre, à travers une surface plane, à travers des surfaces sphériques, formant des systèmes de plus en plus composés.

On ne doit pas s'attendre, toutefois, à lire un traité d'optique. Les déductions ne sont ni multipliées, ni généralisées. Dans toutes ces considérations, nous avons constamment en vue notre but spécial, l'exposition des faits indispensables à l'ophthalmologiste. Chaque théorème trouve de suite son application pratique : la surface convexe unique devient cornée; le deuxième milieu, humeur aqueuse ou vitrée; le système formé par deux surfaces sphériques, la lentille, se retrouve à propos du cristallin ou du verre de lunettes; les deux systèmes réunis ensemble composent l'appareil dioptrique de l'œil.

En suivant la marche de la lumière à partir de l'objet qui l'envoie successivement à travers tout cet appareil, nous la voyons arriver finalement au fond de l'œil, où elle forme l'image rétinienne. Cet exposé se fait pas à pas, sans transition brusque, chaque conclusion découlant rigoureusement des faits exposés, chaque formule trouvant son explication dans ce qui précède.

J'espère qu'ainsi ce premier chapitre pourra dispenser le lecteur de tout autre livre de physique ou de mathématiques, pour ce qui concerne la résolution des problèmes les plus essentiels de la réfraction et de l'accommodation de l'œil : lieu de formation des images produites par le système dioptrique de l'œil, leur grandeur, la longueur des yeux amétropes, l'influence sur ces images des différentes parties de l'appareil réfringent de l'œil et de leurs variations, le grossissement ophthalmoscopique, etc.

Les questions mathématiques indispensables étant ainsi traitées, nous n'y revenons pas dans le reste de l'ouvrage. Celui-ci forme, de cette façon, un manuel élémentaire de réfraction et d'accommodation, dépouillé d'analyses et de formules. Cependant le lecteur le comprendra facilement, même sans avoir lu le premier chapitre. Il y aura seulement des renvois à cette partie mathématique pour ceux qui désirent l'explication complète des lois appliquées dans les chapitres suivants, et la justification de leur emploi.

Ici encore nous procédons par degrés, sans nous perdre dans les détails, sans aborder plusieurs questions à la fois; nous passons du simple au compliqué, des faits généraux à leurs conséquences particulières.

Il nous a semblé qu'on ne tenait pas assez compte, en pratique, de l'accommodation et de la convergence, et des rapports entre ces deux fonctions, si essentiels à la vision binoculaire. Elles sont cependant devenues extrèmement simples à manier depuis l'introduction du système métrique en ophthalmologie, qui a donné comme mesure, pour la première, la dioptrie, pour la seconde, l'angle métrique (1). Aussi n'avons-nous pas craint de nous étendre sur ce sujet plus longuement qu'on ne le fait généralement dans les traités d'optique oculaire.

Un chapitre sur les méthodes de détermination ne pouvait manquer à notre traité de réfraction, quoique notre excellent ami Snellen ait déjà abordé cette question dans le premier volume de cet ouvrage. Mais, notre but n'étant pas absolument identique au sien, nous avons suivi un autre plan; et, écrivant pour la pratique plutôt que pour la science, nous n'avons donné que les procédés vraiment applicables à la première. Tous les principes d'optométrie se trouvent, il est vrai, exposés; mais nous nous abstenons d'entrer dans la description de tous les spécimens d'optomètres.

Le fascicule qui paraît aujourd'hui contient d'abord, outre le premier chapitre physique, l'étude de l'appareil dioptrique de l'œil, et son fonctionnement à l'état de repos et d'accommodation. Il donne la définition de l'emmétropie, de l'amétropie, celle de l'accommo-

(1) Nagel.

dation, de même que les principes de leur détermination. Vient ensuite l'exposé des différentes amplitudes d'accommodation, la convergence et ses rapports avec l'accommodation, l'amplitude d'accommodation binoculaire. Un troisième chapitre est consacré aux méthodes pratiques de détermination de la réfraction, de l'accommodation et de la convergence.

Enfin vient l'astigmatisme régulier et irrégulier, que nous avons trouvé avantageux de traiter séparément et dans son ensemble.

La seconde et dernière partie comprendra les chapitres purement cliniques : les causes de l'amétropie, les altérations pathologiques de l'accommodation et de la convergence, leurs symptômes et leur traitement.

Landolt.

LA RÉFRACTION ET L'ACCOMMODATION

DE L'OEIL

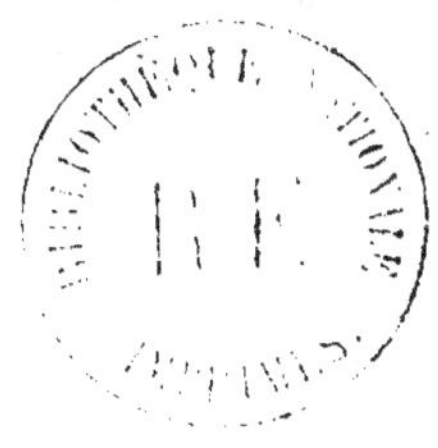

PAR LE Dr LANDOLT

CHAPITRE PREMIER

PARTIE PHYSIQUE

Point et rayons lumineux.

Lorsqu'on se trouve devant une nappe d'eau tranquille et qu'on y jette une pierre, on voit se former à sa surface une série de cercles concentriques qui vont en augmentant de diamètre. Ces cercles restent toujours concentriques, parce que l'ébranlement communiqué en un point aux molécules aqueuses par le choc se propage dans le plan de la surface, sous forme d'ondes, avec la même vitesse dans toutes les directions.

Un point lumineux provoque dans l'espace des phénomènes analogues. Il détermine tout autour de lui un mouvement ondulatoire de l'éther. Seulement ces ondulations ne sont pas limitées, comme l'eau nous en offre l'apparence, au seul plan horizontal; ce ne sont pas simplement des cercles. Elles se propagent dans tous les plans et dans toutes les directions, formant ainsi, autour du point lumineux comme centre, des sphères de plus en plus grandes.

La lumière se propage donc à partir du point lumineux dans toutes les directions en ligne droite, c'est-à-dire suivant les rayons de ces sphères d'ondulation de l'éther. Ces lignes de direction sont communément appelées les *rayons lumineux*. C'est ainsi que l'on peut dire que d'un point lumineux partent des rayons qui se propagent dans toutes les directions, en ligne droite et avec la même vitesse, aussi longtemps qu'ils restent dans le même milieu.

Réfraction par une surface plane.

Lorsque l'un de ces rayons rencontre un autre milieu transparent, séparé du premier par une surface plane, sa marche est modifiée suivant la nature du miiieu et l'angle sous lequel le rayon tombe sur cette surface de séparation. Si le rayon rencontre la surface normalement, il continue son chemin dans la même direction ; seulement la vitesse de propagation de la lumière est augmentée ou diminuée suivant la nature du second milieu.

Lorsque le rayon rencontre la surface sous un angle autre qu'un angle droit, il est dévié de sa direction primitive tout en restant dans le même plan, le *plan d'incidence*. C'est ce que l'on appelle la *réfraction de la lumière* (1).

On appelle *rayon incident* le rayon avant son entrée dans le second milieu, — rayon *émergent* le rayon après sa pénétration dans ce milieu.

Indice de réfraction.

Tous les milieux transparents ne réfractent pas également la lumière. On distingue, au point de vue optique, des milieux plus denses et moins denses. Dans les premiers la lumière se propage moins vite ; dans les derniers, plus vite.

Lorsqu'un rayon lumineux passe d'un milieu moins dense dans un milieu plus dense, il est dévié vers la perpendiculaire élevée dans le point où il rencontre la surface, et il se rapprochera d'autant plus de celle-ci que la différence de réfraction (densité) entre les deux milieux sera plus forte.

Inversement, lorsqu'un rayon passe d'un milieu plus réfringent dans un milieu moins réfringent, il est dévié en sens inverse ; c'est-à-dire qu'il continue son chemin en s'écartant de la normale, et cela encore proportionnellement à la différence de densité des deux milieux. Cela résulte d'ailleurs directement de ce que nous venons de dire. On n'a qu'à retourner la chose et à considérer le rayon émergent comme rayon incident. Le rayon incident deviendra l'émergent suivant cette loi bien connue : que la marche que suit un rayon lumineux provenant d'un point A d'un milieu pour arriver, à travers un nombre quelconque d'autres milieux, à un point C, est exactement

---

(1) Pour être exact, il faut dire qu'une partie de la lumière est réfléchie dans le plan d'incidence sous un angle égal à l'angle d'incidence, chaque fois que le rayon lumineux rencontre une surface sous un certain angle. Une partie seulement de la lumière pénètre alors dans le second milieu.

Par rapport à la partie réfractée, la partie réfléchie est d'autant plus grande que l'angle d'incidence est plus grand. Il arrive même un moment où toute la lumière est réfléchie, et où il n'en pénètre aucune dans le second milieu. C'est la *réflexion totale* dont nous parlerons encore.

la même que suit un rayon partant de C, pour arriver en A. C'est une loi que nous rencontrerons encore bien souvent.

La réfraction que subit un rayon lumineux en passant d'un milieu dans un autre est évidemment d'autant plus forte qu'il est plus fortement dévié de sa direction primitive.

Pour exprimer le rapport des forces réfringentes de deux milieux on se sert donc du rapport de l'angle d'incidence et de l'angle de réfraction.

Soit M' (fig. 1) le premier, M'' le second milieu, SS la surface plane qui les sépare. Du point lumineux A provient un rayon qui rencontre la surface en B. C'est le rayon incident. Faisons passer par le point B une perpendiculaire PP. Le plan du papier sera le plan d'incidence, l'angle ABP l'angle d'incidence (i).

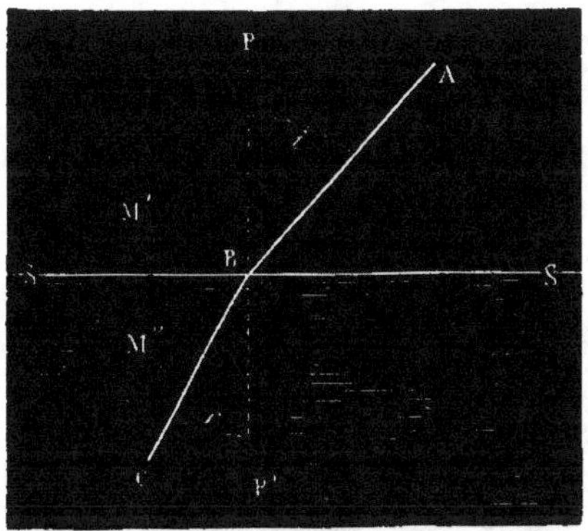

Fig. 1.

Au lieu de continuer son chemin dans la même direction, le rayon AB est dévié vers le point C. CBP' est l'angle de réfraction (r).

Pour nous rendre compte des lois fondamentales de la réfraction, prenons, au lieu d'un seul rayon, un faisceau de rayons lumineux $aa'bb'$ (fig. 2).

Ils sont parallèles entre eux, et ont fait assez de chemin depuis la source lumineuse pour qu'on puisse considérer comme plane la surface de l'onde dont cb' représente une section. La lumière de notre faisceau s'est propagée dans le milieu M' avec la vitesse v', lorsqu'elle rencontre la surface plane SS qui sépare le milieu M' du milieu M''. Ce dernier est plus dense, c'est-à-dire que la lumière s'y propage avec moins de vitesse. La surface cb' de la dernière onde, qui se trouve encore en totalité dans le milieu M', forme, avec la surface, l'angle $cb'a'$. Nous le désignons par i. Tandis que la partie de l'onde correspondant au point b' entre dans le milieu M'' et s'y propage, ralentie dans sa marche, seulement jusqu'au point d, la partie c de la même onde reste encore dans le milieu M', et parcourt un chemin plus long, jusqu'à a'. $a'd$ est donc la première surface d'onde qui comprenne toute la lumière

de notre faisceau. Elle forme, dans le second milieu, avec la surface SS,
l'angle $b'a'd$. Nous l'appelons r. Or, $b'c$ étant perpendiculaire à aa', et $a'd$
perpendiculaire à $b'b''$, on voit que

$$\sin i = \frac{a'c}{a'b'}$$

$$\sin r = \frac{b'd}{a'b'}$$

donc

$$\frac{\sin i}{\sin r} = \frac{a'c}{b'd}$$

Or l'angle i est égal à l'angle $pb'b$, c'est-à-dire à l'angle d'incidence, parce
que leurs côtés sont perpendiculaires entre eux. Par la même raison, l'angle
r est égal à l'angle $b''b'p'$, c'est-à-dire à l'angle de réfraction.

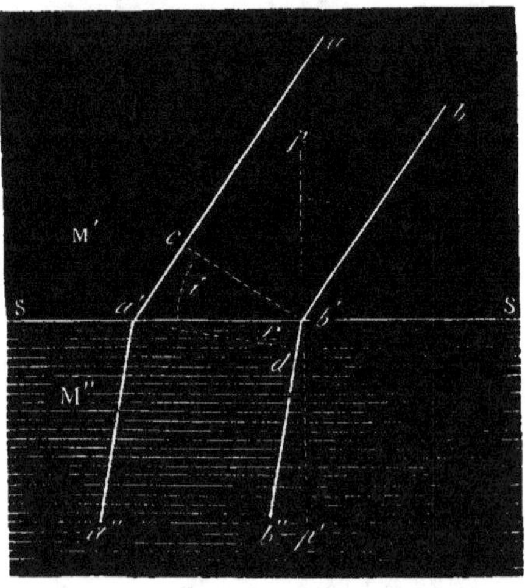

Fig. 2.

La longueur $a'c$ est évidemment proportionnelle à la vitesse de propagation
de la lumière dans le milieu M' $= v'$. La longueur $b'd$ est proportionnelle
à la vitesse de propagation de la lumière dans le milieu M'' $= v''$. Nous mettrons donc :

$$\frac{\sin i}{\sin r} = \frac{v'}{v''},$$

et nous dirons que *le sinus de l'angle d'incidence est au sinus de l'angle
de réfraction comme la vitesse de propagation de la lumière dans le premier milieu est à la vitesse de propagation dans le second milieu.*
Le rapport des vitesses de propagation d'un milieu à l'autre est constant.
On lui donne le signe n, et on l'appelle l'*indice de réfraction.*

On écrit alors plus simplement :

$$\frac{\sin i}{\sin r} = n \dots \dots \dots \dots \dots \dots \dots \dots \quad 1).$$

n indique donc de combien la lumière se propage plus vite ou plus lentement dans le deuxième milieu que dans le premier, et de combien le sinus de l'angle de réfraction est plus petit ou plus grand que celui de l'angle d'incidence.

L'indice de réfraction absolu est celui qu'on trouve lorsque la lumière passe du vide dans un milieu donné.

L'indice de réfraction relatif est celui qu'on trouve lorsque la lumière passe de l'air dans un autre milieu.

La différence de vitesse de propagation n'est d'ailleurs pas très grande entre le vide et l'air à 0° et à 760 millimètres de pression barométrique. Ils sont l'un à l'autre comme 1 : 1,000294. Nous pouvons donc négliger leur différence, et considérer la lumière qui passe de l'air dans un autre milieu, comme si elle provenait du vide.

Soit v la vitesse de la lumière dans le vide, v' dans un milieu I, v'' dans un milieu II, l'indice de réfraction absolu du milieu I sera :

$$n' = \frac{v}{v'};$$

celui du milieu II sera :

$$n'' = \frac{v}{v''};$$

donc

$$\frac{n'}{n''} = \frac{v''}{v'}.$$

En vertu de la formule 1, nous pouvons écrire :

$$\frac{\sin i}{\sin r} = \frac{v'}{v''} = \frac{n''}{n'} \dots \dots \dots \dots \dots \dots \quad 1\,a).$$

ou encore :

$$n'.\ \sin i = n''.\ \sin r \dots \dots \dots \dots \dots \dots \quad 1\,b).$$

C'est-à-dire que *le produit du sinus de l'angle d'incidence et de l'indice du premier milieu est égal au produit du sinus de l'angle de réfraction et de l'indice du second milieu.*

Lorsque le premier milieu M', dans lequel se trouve le point lumineux, est moins réfringent que le second M'', la vitesse v' du premier est plus grande que celle v'' du second, $n = \frac{v'}{v''}$ devient plus grand que 1, et sinus i plus grand que sinus r. Le rayon réfracté BC (fig. 3) se rapproche donc de la perpendiculaire PP.

L'inverse a lieu lorsque la lumière passe du second dans le premier milieu. On a alors $\frac{v''}{v'} = \frac{1}{n}$. L'indice de réfraction du second au premier milieu est donc la valeur réciproque de l'indice du premier par rapport au second.

Le rayon réfracté CD (fig. 3) s'éloigne de la perpendiculaire P'P' juste autant que le rayon BC s'en était rapproché. Il en résulte que, lorsqu'un milieu dioptrique est limité par des surfaces planes et parallèles qui le séparent du même milieu des deux côtés, les rayons incidents sont réfractés de telle sorte qu'ils quittent le milieu parallèlement à leur direction primitive. Ils sont seulement plus ou moins déplacés latéralement. Voyez (fig. 3) les rayons AB et CD.

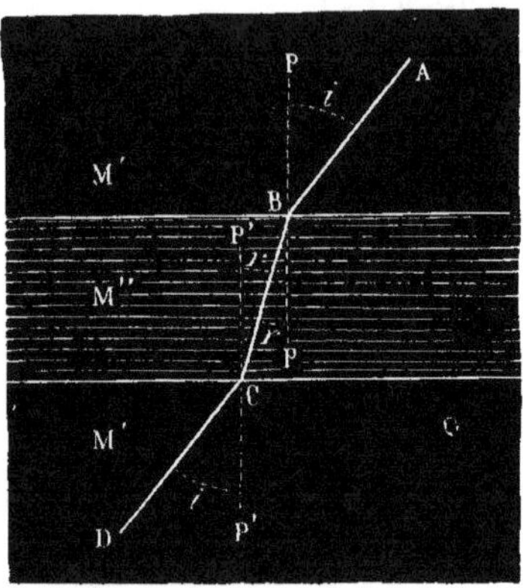

Fig. 3.

La même chose a lieu pour un nombre infini de milieux d'indices de réfraction différents, séparés par des surfaces planes et parallèles, pourvu qu'après les avoir traversés tous, le rayon lumineux rentre dans le premier milieu : il sera parallèle à sa direction première.

On prend comme mesure de la force réfringente d'une substance la déviation que subit un rayon de lumière venant de l'air (ou plutôt du vide), lorsqu'il entre dans cette substance, c'est-à-dire le rapport entre le sinus de l'angle d'incidence et le sinus de l'angle de réfraction au passage de la lumière du vide dans cette substance. C'est, en d'autres termes, l'indice de réfraction absolu. On l'appelle l'indice de réfraction tout court.

Voici l'indice de réfraction absolu pour certaines substances :

I. — *Corps solides.*

Verre (crown-glass)........................... 1,5
— (flint-glass)........................... 1,57 à 1,58

Glace	1,310
Cristal de roche	1,562
Quartz (indice ordinaire)	1,547
Diamant	2,48 à 2,75
Cornée	1,3365
Cristallin, couche corticale	1,393
— couche moyenne	1,419
— noyau	1,431

II. — *Liquides.*

Eau	1,336
Blanc d'œuf	1,351
Sang humain	1,354
Éther sulfurique	1,358
Alcool rectifié	1,372
Baume de Canada	1,532
Solution saturée de sel marin	1,575
Sulfure de carbone	1,678

III. — *Gaz.*

Air	1,000294
Oxygène	1,000272
Azote	1,000300
Acide carbonique	1,000439 (1)

EXEMPLE

Prenons comme exemple l'eau. Le tableau montre que l'indice de réfraction de l'eau est de 1,33 ou $\frac{3}{2}$. Cela veut dire que, lorsqu'un rayon lumineux pénètre à travers une surface d'eau sous un angle i, le sinus de cet angle, divisé par celui de l'angle de réfraction, donne 1,33.

Soit l'angle d'incidence 10°, quel est l'angle de réfraction ? Nous pouvons résoudre le problème par calcul ou par construction. Calculons d'abord. Nous mettrons :

$$\frac{\sin 10°}{\sin r} = 1,33$$

$$\sin r = \frac{\sin 10°}{1,33}$$

$$\log \sin 10° = 0,2396 - 1$$
$$\log 1,33 = 0,1238$$

$$\sin \log = 0,1158 - 1 = 7° 30' 10''.$$

En divisant 10° par 7° 30′ 10″, nous obtenons en effet 1,33.

_____

(1) Les indices de réfraction du cristallin sont ceux que Woinow a trouvés sur une personne de seize ans. Les autres sont empruntés à la *Physique médicale* de Wundt, trad. par Monoyer, et à la *Physique* de Pouillet-Müller.

Résolvons le problème encore par la construction, ce qui est non moins nstructif. Le chiffre 1,33 équivant à $\frac{4}{3}$, et, si nous disons que le sinus de l'angle d'incidence est à celui de l'angle de réfraction comme 4 : 3, cela veut dire que le second est toujours de $\frac{1}{4}$ plus petit que le premier.

Soit maintenant (fig. 4) AB le rayon incident, qui rencontre la surface SS en B sous l'angle ABP, PP′ étant la vertica'e élevée en B. Pour trouver d'abord son sinus, nous plaçons en B la pointe d'un compas, et nous traçons un cercle quelconque autour de ce point. Du point D, où le cercle coupe le

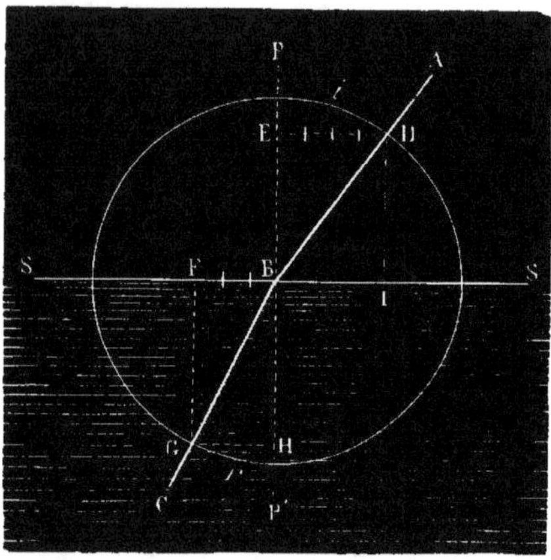

Fig. 4.

rayon AB nous abaissons une verticale DE sur BP. C'est le sinus de l'angle d'incidence. Divisons cette longueur ED, ce sinus, en 4 parties égales. Prenons-en 3 et reportons-les, à partir de B, sur l'horizontale vers F. Traçons à partir de ce point une parallèle à BP, et le point où elle coupe le cercle, c'est-à-dire le point G, marquera l'endroit par où doit passer le rayon réfracté BC. En effet, GH est le sinus de l'angle de réfraction CBP′, car GH = FB = 3/4 de ED.

On peut même se rendre la tâche encore plus facile en commençant par tracer sur l'horizontale, à partir de B, 4 divisions BI quelconques du côté droit dans notre exemple, et 3 divisions égales BF du côté gauche. De l'extrémité de cette ligne à droite, on élèvera une verticale jusqu'à ce qu'elle coupe le rayon en D ; à gauche, on abaissera la verticale FG.

Le cercle tracé avec le rayon BD indiquera en G le point par où passe le rayon réfracté.

Il existe encore plusieurs autres méthodes de construction du rayon réfracté, mais nous ne voulons pas nous perdre dans les détails.

Angle limite. — Réflexion totale.

La plus grande valeur que l'angle d'incidence puisse avoir est évidemment 90°, ce qui arrive lorsque la lumière rase la surface réfringente. Le sinus de 90° est $= 1$.

Pour ce cas la formule

$$\frac{\sin i}{\sin r} = n$$

devient donc

$$\frac{1}{\sin r} = n$$

ou

$$\sin r = \frac{1}{n}.$$

La valeur qui en résulte pour l'angle de réfraction r est appelée l'*angle limite*. C'est évidemment la plus grande valeur que l'angle de réfraction puisse avoir.

Pour l'eau nous savons que

$$n = \frac{4}{3},$$

donc

$$\frac{1}{n} = \frac{3}{4} = 0{,}75.$$

0,75 correspond au sinus de 48°35′. C'est l'angle limite pour l'eau.

Si nous considérons la chose à un autre point de vue, nous pouvons dire qu'un point lumineux se trouvant dans l'eau, tous les rayons qui en émanent sortiront de l'eau, jusques et y compris ceux qui forment avec la surface un angle de 48°35′. Ceux-là raseront la surface. Mais les rayons qui forment avec celle-ci un angle plus grand que 48°35′ n'en sortiront plus. Ils sont tous réfléchis par la surface sous le même angle sous lequel ils l'ont rencontrée. Et puisque tous sont réfléchis, on appelle le phénomène *réflexion totale*.

La figure 5 en donne l'explication. Elle est construite exactement d'après les données pour l'air et l'eau.

Soit M′ l'air, M″ l'eau, SS la surface, L un point lumineux dans l'eau. Le rayon LA sort de l'eau sans réfraction. Les autres rayons en sortent sous des angles de plus en plus grands. LE continue son chemin le long de la surface vers E′. ALE est l'angle limite. LF ne sort plus et est réfléchi vers F′. En un mot, tous les rayons qui rencontrent la surface sous un angle plus grand que ALE sont réfléchis par la surface et non plus réfractés. A partir de LE tous les rayons sont réfléchis par la surface.

L'angle limite du crown-glass est = 40°49′; celui du flint-glass = 37°36′.

Un exemple bien connu de la réflexion totale nous est donné par le prisme rectangulaire

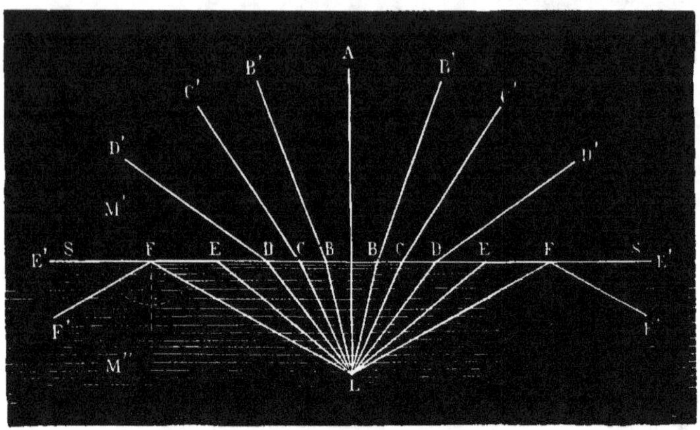

FIG. 5.

Le rayon lumineux LM (fig. 6) rencontre la surface AB du prisme normalement, et la traverse sans aucune déviation ni réflexion; mais en N il

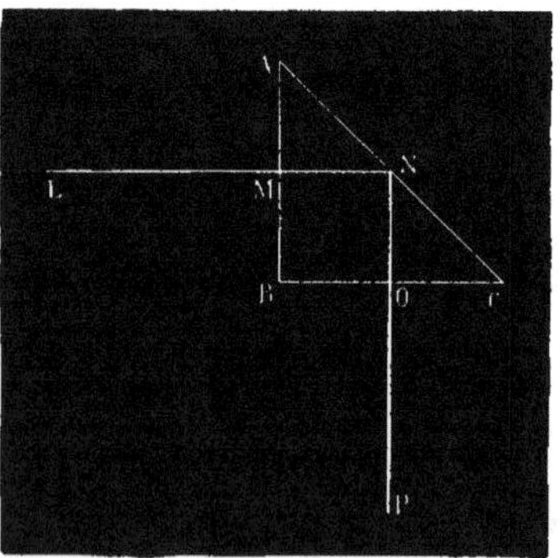

FIG. 6.

rencontre la surface hypoténuse sous un angle plus grand que l'angle limite du verre à l'air. Il y subit donc une réflexion totale vers O, où il sort du prisme, encore sans déviation et sans réflexion, étant dirigé perpendiculairement à la surface BC. C'est ainsi que toute la lumière de L est réfléchie par la surface AC vers P

Réfraction par une surface sphérique.

Supposons maintenant que les rayons émanés d'un point lumineux L ne rencontrent pas une surface plane, mais une surface sphérique SHS (fig. 7), qui sépare le milieu M'' d'un milieu plus réfringent. Elle lui présente sa convexité. Son centre est en C'.

Dans ce cas, les différents rayons rencontrent la surface sous des angles très différents. En effet, la surface sphérique peut être considérée comme composée d'une infinité de surfaces planes inclinées l'une vers l'autre, toutes normales par rapport aux rayons de la sphère qui leur correspondent.

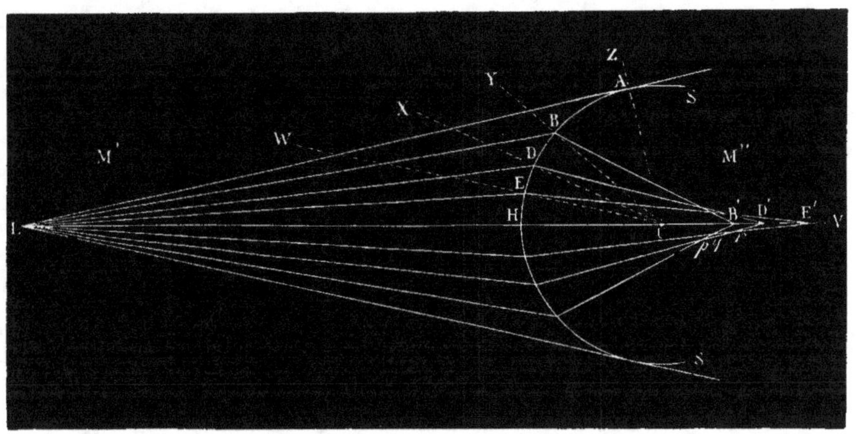

Fig. 7

Prenons par exemple le rayon LA. Il ne fait que raser la surface, sans y entrer, étant perpendiculaire au rayon CA de la sphère, donc parallèle à la surface à l'endroit où il la rencontre.

Un autre rencontrera la surface en B sous un angle LBY; il sera dévié. L'angle de réfraction correspondant sera CBB'. Le rayon continuera donc sa marche dans la direction B'.

Un autre rayon rencontrera la surface en D sous un angle LDX plus petit que LBY. Il sera encore dévié, mais moins que LB, et se dirigera vers D'.

Un autre rayon LE, encore moins incliné sur la surface, sera réfracté vers E'. Le rayon LH, qui est dirigé vers le centre C de la surface, est normal à cette dernière, et la traverse, sans déviation, vers V. Il coïncide avec l'*axe* de la sphère.

Le même phénomène qui s'est produit au-dessus de ce rayon se produit au-dessous, et dans tous les plans qu'on peut mener par la ligne LV.

En faisant tourner la surface autour de LV comme axe, tous les rayons qui la rencontrent sous le même angle décrivent sur cette surface des cercles ayant H comme centre commun; et tous les rayons qui traversent le même cercle sont réunis en un seul et même point de l'axe (1). Ainsi les rayons qui rencontrent la surface sous l'angle BLH décrivent un cercle dont un point est B, et ils sont réunis en B'.

Tous ceux qui, dans n'importe quel plan, rencontrent la surface sous un angle ELH sont compris dans un cercle de la surface dont E est un point et se réuniront en E'. Donc tous les rayons ayant traversé la surface à la même distance de son sommet seront réunis dans le même point de l'axe; mais ce point sera d'autant rapproché de la surface que les rayons l'auront traversée plus loin du sommet. Les rayons les plus rapprochés de l'axe sont réunis le plus loin en arrière de la surface.

Un faisceau de rayons lumineux homocentrique, c'est-à-dire provenant d'un seul point, ne restera donc pas homocentrique, c'est-à-dire ne sera plus dirigé vers un seul point après avoir traversé une surface sphérique, mais formera une *ligne focale*.

Les rayons ayant traversé la surface à des distances très différentes du sommet se croisent entre eux pour se diriger vers leur point de réunion respectif *p*, *q*, *r* (fig. 7). Les points de croisement se distinguent par leur plus grande *intensité lumineuse*, et leur réunion forme ce qu'on appelle *une caustique*. Elle est facile à voir dans un cylindre en verre massif, ou encore, par réflexion, dans l'intérieur d'un verre de lampe ou d'un verre à boire, car dans la réflexion il se produit une chose analogue à ce qui se produit par la réfraction

Pour que les rayons homocentriques restent homocentriques, il faut que la surface ait une forme telle que les angles d'incidence soient partout les mêmes. Ces conditions sont remplies dans les surfaces ellipsoïdes, hyperboloïdes et certaines surfaces sphériques. Encore faut-il que le point lumineux ait, dans ces cas, une position déterminée et fixe (2).

Dans ce cas, tous les rayons émanés d'un même point lumineux (monochromatique) se réuniront en un seul point, qui est l'*image* de ce point. On appelle, en effet, image la réunion des rayons émanés d'un point lumineux.

Dans la sphère, chaque cercle de sa surface forme une image du point, et toutes les images sont situées sur l'axe, formant ensemble une ligne focale. Avec la paraboloïde de révolution, tous les cercles forment leur image au même point. La ligne focale est donc ainsi réduite à un point.

On a cependant rarement affaire à des surfaces paraboloïdes. Nous sur-

---

(1) Pour être tout à fait exact, il faut ajouter : à la condition que la lumière soit *monochromatique*. En effet, si la lumière du point se compose de différentes couleurs (comme la lumière blanche, par exemple), elle est décomposée par la réfraction, de telle sorte que les rayons traversant un même cercle de la surface sphérique sont d'autant plus *réfractés* qu'ils appartiennent à une partie du spectre solaire plus rapprochée de l'extrémité violette, ou que leur longueur d'onde est plus petite. C'est ce qu'on appelle l'*aberration chromatique*.

(2) Monoyer, *Physique médicale de Wundt*, p. 291.

tout, nous rencontrerons presque partout des surfaces sphériques appelées à produire des images. Toutefois il est possible d'obtenir une image réduite à un point, quand on utilise pour sa production, non une surface de grande étendue, mais seulement une partie rapprochée de l'axe. En considérant la figure 7, on voit, en effet, que moins l'angle d'ouverture de la surface est grand, plus on exclut les parties périphériques de la surface, plus on restreint la ligne focale. De cette façon, les rayons émanés d'un point peuvent être considérés comme réunis en un seul point derrière la surface, et l'image d'un point est de nouveau un point.

C'est dans cette hypothèse, que les rayons lumineux traversent les surfaces réfringentes très près de l'axe, que nous allons aborder maintenant les lois de la *réfraction sphérique*.

Foyers conjugués. — Foyers principaux.

Soit L′ (fig. 8) notre point lumineux et SHS une surface sphérique, mais

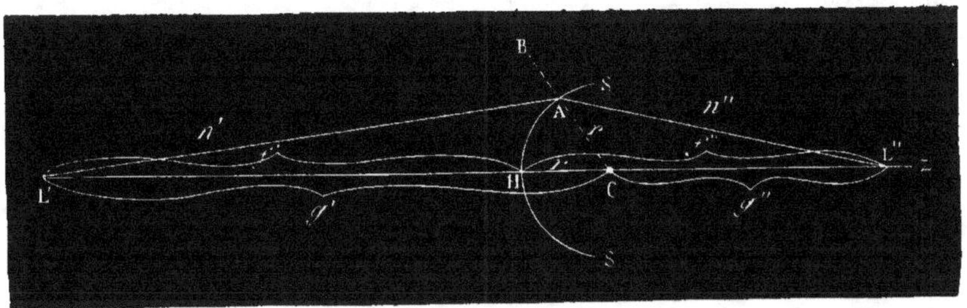

Fig. 8.

cette fois réduite à une partie plus petite que nous ne la dessinons dans la figure.

Nous nous demandons : où se réunissent les rayons émanés du point L′; en d'autres termes : où se forme l'image de L′?

Traçons une ligne de L′Z à travers le centre C de la surface, c'est-à-dire l'axe. Nous pouvons déjà dire que l'image doit être située sur cette ligne, puisque c'est celui des rayons du faisceau émané de L′ qui ne subit pas de déviation, parce qu'il a rencontré la surface normalement. Nous n'avons plus qu'à déterminer dans quelle direction est dévié un rayon quelconque L′A, et là où le rayon dévié rencontrera l'axe se réuniront tous les rayons émanés de L′, là sera l'image de L′.

Pour trouver la direction suivie par le rayon L′A, élevons en A la perpendiculaire AB à la surface, qui sera le prolongement du rayon CA. L′AB est donc l'angle d'incidence. Supposons que AL″ soit le rayon réfracté : CAL″ sera l'angle de réfraction que nous cherchons. Soit n' l'indice de réfraction du premier milieu, n'' l'indice de réfraction du second milieu. Nous mettrons, conformément à la formule 1*b* :

$$n'. \sin L'AB = n''. \sin CAL''.$$

Or les sinus des angles d'un triangle sont entre eux comme les côtés opposés. Nous avons donc dans le triangle L'AC :

$$\frac{\sin L'AC}{\sin AL'C} = \frac{L'C}{r},$$

si nous désignons par r le rayon AC de la surface ; ou, puisque le sinus de l'angle L'AC est égal au sinus de l'angle adjacent, L'AB :

$$\frac{\sin L'AB}{\sin AL'C} = \frac{L'C}{r}.$$

Dans le triangle CL''A nous avons :

$$\frac{\sin CAL''}{\sin AL''C} = \frac{CL''}{r}.$$

En divisant les deux dernières équations, la première par la seconde, nous obtenons :

$$\frac{\sin L'AB}{\sin CAL''} \cdot \frac{\sin AL''C}{\sin AL'C} = \frac{L'C}{CL''}.$$

Suivant notre équation 1*a*, nous pouvons mettre :

$$\frac{\sin L'AB}{\sin CAL''} = \frac{n''}{n'}.$$

Dans le triangle L'AL'' nous avons :

$$\frac{\sin AL''C}{\sin AL'C} = \frac{L'A}{AL''}$$

Nous mettrons donc :

$$\frac{n''. L'A}{n'. AL''} = \frac{L'C}{CL''}.$$

Or nous avons dit que nous ne nous occupons que des rayons rencontrant la surface très près de son sommet H. Dans ce cas, nous pouvons admettre que L'A = L'H et AL'' = HL''. Notre formule devient alors :

$$\frac{n''. L'H}{n'. HL''} = \frac{L'C}{CL''}.$$

Désignons maintenant, pour plus de simplicité :

HC par r = rayon de courbure de la surface réfringente,
HL′ par f' = distance du point lumineux à la surface réfringente,
HL″ par f'' = distance de l'image du point à la surface,
CL′ par g' = distance du point lumineux au centre de courbure,
CL″ par g'' = distance de l'image au centre de courbure.

En d'autres termes, nous désignons par f les distances de l'objet et de l'image à partir de la surface, par g les distances à partir du centre de courbure, et, puisque entre la surface et son centre il y a l'écartement r, nous avons :

$$f' = g' - r$$
$$f'' = g'' + r$$
$$g' = f' + r$$
$$g'' = f'' - r.$$

En nous servant de ces lettres, notre équation devient :

$$\frac{n''.f'}{n'.f''} = \frac{g'}{g''} \dots\dots\dots\dots\dots\dots\dots\dots 2)$$

ou, en mettant partout f et r :

$$\frac{n''.f'}{n'.f''} = \frac{f'+r}{f''-r} \dots\dots\dots\dots\dots\dots 2\ a).$$

En introduisant les valeurs g' et g'', on a :

$$\frac{n''(g'-r)}{n'(g''+r)} = \frac{g'}{g''} \dots\dots\dots\dots\dots\dots 3\ a).$$

Cette équation se transforme de la façon suivante :

$$n''f'(f''-r) = n'f''(f'+r)$$
$$n''f'f'' - n''f'r = n'f''f' + n'f''r$$
$$f''(n''f' - n'f' - n'r) = n''f'r$$
$$f'' = \frac{n''f'r}{n''f' - n'f' - n'r}$$

et

$$\frac{1}{f''} = \frac{1}{r} - \frac{n'}{n''r} - \frac{n'}{n''f'}$$
$$\frac{n'}{n''f'} + \frac{1}{f''} = \frac{1}{r} - \frac{n'}{n''r}.$$

En multipliant partout par n'' :

$$\frac{n'}{f'} + \frac{n''}{f''} = \frac{n''-n'}{r} \dots\dots\dots\dots\dots\dots 2\ b).$$

Par la même transformation on obtient de la formule $3\,a$ la formule :

$$\frac{n''}{g'} + \frac{n'}{g''} = \frac{n'' - n'}{r} \quad\dots\dots\dots\dots\dots \; 3\,b).$$

C'est sous cette forme que l'on se rappelle le plus facilement ces formules.

Si le premier milieu est l'air, son indice de réfraction n' devient $= 1$, et, en mettant pour n'' simplement n, la formule $2\,b$ devient :

$$\frac{1}{f'} + \frac{n'}{f'} = \frac{n-1}{r} \quad\dots\dots\dots\dots\dots\dots \; 2\,c).$$

d'où

$$r = \frac{f f'' (n - 1)}{f' n + f''}.$$

La formule $3\,b$ se simplifie également pour l'air. c'est-à-dire pour $n' = 1$, elle devient :

$$\frac{n}{g'} + \frac{1}{g''} = \frac{n-1}{r}. \quad\dots\dots\dots\dots\dots \; 3\,c).$$

On voit que le point lumineux et son image sont intimement liés l'un à l'autre.

On appelle *foyers conjugués* le point lumineux et son image (L′ et L″ dans notre exemple), et *distances focales conjuguées* les distances f' et f'' qui séparent les deux points de la surface réfringente. L'une est généralement appelée la première distance focale conjugée, ou la distance focale conjuguée antérieure; l'autre, la seconde distance focale conjuguée, ou distance focale conjuguée postérieure.

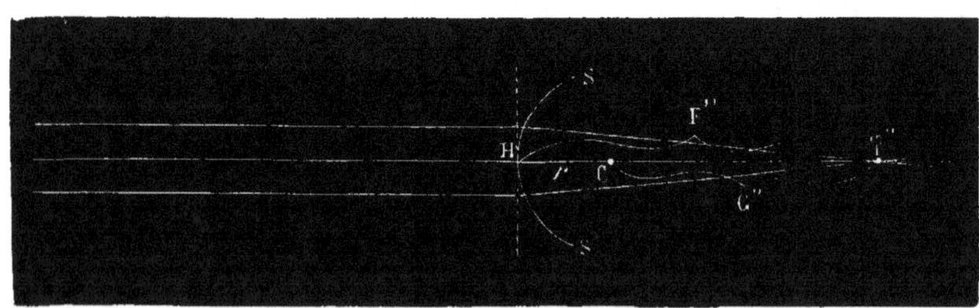

Fig. 9.

Lorsque le point lumineux se trouve à l'infini (fig. 9), il émet des rayons qui sont parallèles entre eux. f' devient alors ∞, et la formule $2\,b$ devient :

$$\frac{n''}{f''} = \frac{n'' - n'}{r}.$$

C'est un cas particulièrement important. On donne le nom de *second foyer principal* au foyer principal postérieur, parce qu'il est situé en arrière de la surface réfringente, à l'endroit où se réunissent les rayons qui ont été parallèles avant de traverser la surface réfringente. Et on appelle *seconde distance focale principale* la distance qui sépare ce foyer de la surface.

Nous désignerons par φ'' le second foyer, et par F'' la distance focale principale postérieure (H φ'', fig. 9).

En déduisant F'' de la formule précédente, nous obtenons :

$$F'' = \frac{n''\, r}{n'' - n'} \dots\dots\dots\dots\dots\dots\dots\dots\ 4a)$$

Lorsque le premier milieu est l'air, dont l'indice de réfraction est $= 1$, la formule devient plus simple. Appelons encore l'indice de réfraction du second milieu n, et nous aurons :

$$F'' = \frac{nr}{n - 1} \dots\dots\dots\dots\dots\dots\dots\ 4b)$$

Pour des rayons parallèles, g' (fig. 8) devient également infini.

Et en désignant par G'' la distance du centre de courbure au second foyer principal $C\varphi''$ (fig. 9), on obtient de la formule 3 b l'expression :

$$G'' = \frac{n'\, r}{n'' - n'} \dots\dots\dots\dots\dots\dots\dots\dots\ 5a)$$

Lorsque le premier milieu est l'air, cette formule se transforme en :

$$G'' = \frac{r}{n - 1} \dots\dots\dots\dots\dots\dots\dots\dots\ 5b)$$

La loi bien connue de la réciprocité, suivant laquelle les rayons qui proviennent d'un point quelconque B et se dirigent vers un point A suivent le même chemin que ceux qui proviennent de A pour se diriger vers B, nous indique que, s'il y a un point lumineux en φ'', c'est-à-dire dans le second foyer principal, les rayons qui en émanent sont parallèles entre eux, lorsqu'ils sont sortis du second milieu par la surface SHS.

Si, au contraire, ces rayons sont parallèles dans le second milieu (fig. 10), ils doivent se réunir quelque part en avant de la surface. f'' de la formule 2 b devient infini, et nous obtenons :

$$\frac{n'}{f} = \frac{n'' - n'}{r}\ .$$

Dans ce cas particulier, on appelle le point de réunion des rayons qui ont été parallèles dans le second milieu, le *premier foyer principal*, ou foyer principal antérieur. Nous le désignerons par φ'. La distance φ'H (fig. 10) qui le sépare de la surface réfringente sera alors *la première distance focale principale.*

Nous la désignons par F', et nous déduisons pour elle, de la formule précédente, l'expression :

$$F' = \frac{n'\,r}{n'' - n'} \quad\dots\dots\dots\dots\dots\dots\dots \quad 4\,c)$$

Lorsque le premier milieu est l'air, cette formule se simplifie en :

$$F' = \frac{r}{n - 1} \quad\dots\dots\dots\dots\dots\dots \quad 4\,d)$$

Dans le cas où le point lumineux est situé à l'infini dans le second milieu,

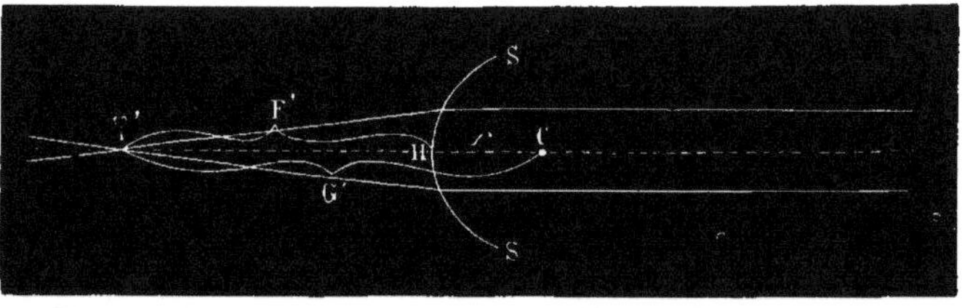

Fig. 10.

b'' devient également $= \infty$, et de la formule $3\,b$ il résulte, pour la distance $G\varphi'$, qui sépare le premier foyer du centre de courbure, la formule :

$$G' = \frac{n''\,r}{n'' - n'} \quad\dots\dots\dots\dots\dots\dots \quad 5\,c)$$

et pour $n' = 1$:

$$G' = \frac{n\,r}{n - 1} \quad\dots\dots\dots\dots\dots\dots \quad 5\,d)$$

Si la lumière vient du milieu le plus réfringent, et qu'elle traverse la surface SHS qui lui présente sa concavité, la première distance focale est égale à F'', la seconde à F'.

Ici encore on a, ce qui résulte de la simple observation des figures 9 et 10 :

$$F'' = G'' + r$$
$$F' = G' - r$$
$$G'' = F'' - r$$
$$G' = F' + r$$

Mais il y a plus : la formule 4 a pour F″ est identique à la formule 5 c pour G′ :

$$\frac{n'' \, r}{n'' - n'}$$

et la formule 5 a pour G″ est identique à la formule 4 c pour F′ :

$$\frac{n' \, r}{n'' - n'}$$

Nous avons donc :

$$F'' = G'$$
$$F' = G''.$$

D'où il suit que

$$F'' = G'' + r = F' + r.$$

Donc

$$F'' - F' = r.$$

La différence entre G′ et G″ est donc également $= r$.

Mais il existe encore un autre rapport entre F′ et F″, rapport qui résulte des formules 4 a et 4 c :

$$\frac{F''}{F'} = \frac{\dfrac{n'' r}{n'' - n'}}{\dfrac{n' r}{n'' - n'}} = \frac{n''}{n'} \dots\dots\dots\dots\dots \text{6 } a)$$

C'est-à-dire que les distances focales sont entre elles comme les indices de réfraction des milieux auxquels elles correspondent.

Lorsque $n' = 1$, c'est-à-dire pour l'air, nous obtenons :

$$\frac{F''}{F'} = n \dots\dots\dots\dots\dots\dots \text{6 } b)$$

EXEMPLE

Supposons que nous ayons une surface convexe de 5 millimètres de rayon de courbure. Elle sépare l'air de l'eau, dont l'indice de réfraction n est $\frac{4}{3}$.

Nous dirons : $\frac{F''}{F'} = \frac{4}{3}$; c'est-à-dire que F″ est 4, alors que F′ est 3. La différence entre les deux est r, dans notre cas 5 millimètres. Or, pour avoir deux nombres dans le rapport de 4 à 3 et ayant entre eux une différence de 5 unités, il faut précisément multiplier 4 et 3 par 5. F″ aura donc $4 \times 5 = 20$ millimètres, F′ $= 3 \times 5 = 15$ millimètres de longueur.

Soit la courbure de la surface la même; mais le milieu différent, le verre, par exemple, avec un indice de réfraction de $\frac{3}{2}$; F'' sera $= 3 \times 5 = 15$ millimètres, $F' = 2 \times 5 = 10$ millimètres. C'est-à-dire que le rapport entre les deux distances focales est égal à l'indice de réfraction du milieu réfringent, et que leurs grandeurs réelles sont des multiples du rayon de courbure.

Le même rapport existe nécessairement entre G' et G'' :

$$\frac{G'}{G''} = \frac{n''}{n'}.$$

En divisant les équations $2b$ et $3b$ par $\dfrac{n'' - n'}{r}$, et en y introduisant les valeurs pour F' et G'', pour F'' et G', ces formules deviennent :

$$\left.\begin{aligned}
\frac{F'}{f'} + \frac{F''}{f''} &= 1 \\[2mm]
\frac{G'}{g'} + \frac{G''}{g''} &= 1
\end{aligned}\right\} \quad \dots\dots\dots\dots\dots\dots\dots \quad 7)$$

Nous avons ainsi éliminé les expressions n', n'' et r, ce qui simplifie beaucoup les calculs. Pourvu que nous connaissions la première et la seconde distance focale, nous saurons facilement trouver l'endroit où se forme l'image d'un point situé à une distance f' en avant ou f'' en arrière de la surface réfringente, ou de g' en avant ou g'' en arrière de son centre de courbure. Nous déduisons, en effet, des formules 7 pour ces différentes longueurs les formules suivantes :

$$\left.\begin{aligned}
f'' &= \frac{F''f'}{f' - F'} \\[2mm]
f' &= \frac{F'f''}{f'' - F''} \\[2mm]
g'' &= \frac{G''g'}{g' - G'} \\[2mm]
g' &= \frac{G'g''}{g'' - G''}
\end{aligned}\right\} \quad \dots\dots\dots\dots\dots\dots\dots \quad 8\,a$$

Appelons la distance de l'objet au premier foyer : $(f' - F') = l'$,
la distance de l'image au second foyer : $(f'' - F'') = l''$.

Dans la formule $f' = \dfrac{F'f''}{f'' - F''}$, retranchons F' des deux membres, et nous obtenons :

$$f' - F' = \frac{F'f''}{f'' - F''} - F'$$

$$(f' - F')(f'' - F'') = F' . F''$$

$$l'l'' = F'F'' \dots\dots\dots \dots \dots\dots\dots\dots\dots$$

On donne le signe $+$ à f' et à g' ainsi qu'à f'' et à g'', tant que l'objet et l'image se trouvent des deux côtés opposés de la surface.

Au contraire, si l'objet et l'image se trouvent du même côté de la surface, f' et g' ou f'' et g'' prennent le signe négatif. Ceci peut arriver lorsque le point lumineux s'éloigne de la surface au delà de l'infini, c'est-à-dire que les rayons qui rencontrent la surface ne sont ni divergents, ni parallèles, mais convergents. Ce cas n'est pas impossible. Quoique tout foyer lumineux émette des rayons divergents lorsqu'il se trouve à une distance définie, ou des rayons parallèles lorsqu'il se trouve à l'infini, et qu'on ne puisse pas le porter au delà de l'infini, on peut cependant rendre convergents les rayons qui en proviennent, soit en les faisant passer à travers une lentille convexe, soit en les réfléchissant par un miroir concave. L'objet L' se trouve alors là où les rayons convergents se réuniraient si on les prolongeait, c'est-à-dire en arrière de la surface, du même côté que l'image L'' (fig. 11).

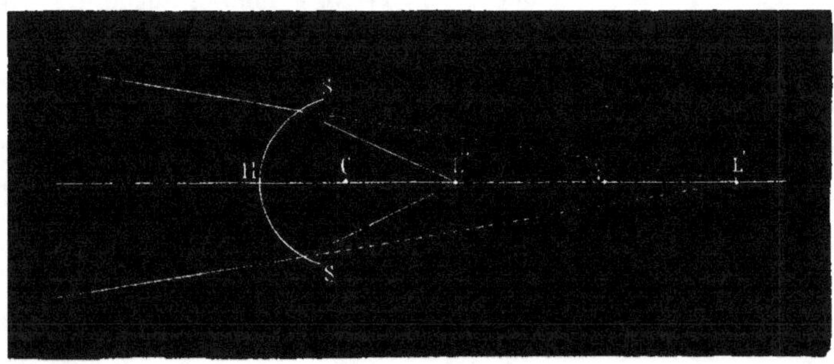

Fig. 11.

Pour trouver l'endroit du point L'', nous aurons alors à introduire, avec le signe $—$, la valeur de f' dans la formule, pour f''.

Prenons un exemple ; soient :

$$F'' = 20 \text{ millimètres}$$
$$F' = 15$$

et supposons que les rayons qui rencontrent la surface convergent vers un point L' situé à 250 millimètres en arrière de la surface, f' est donc négatif ; $f' = -250$:

$$f'' = \frac{-20 \cdot 250}{-250 - 15} = \frac{5000}{265} = 18,8 \text{ millimètres.}$$

L'' est donc situé à 18,8 millimètres en arrière de la surface, c'est-à-dire plus près que le foyer principal. Cela se conçoit : les rayons parallèles sont réunis au foyer, en φ'', et les rayons qui sont déjà convergents avant d'arriver à la surface doivent être réunis plus près de la surface que les parallèles, et cela d'autant plus qu'ils convergent davantage.

Retournons l'exemple, et faisons de L″ l'objet situé dans le second milieu. Il résulte de la loi de réciprocité que, dans ce cas, les rayons émanés de L″ sortent de la surface en divergeant comme s'ils provenaient d'un point L′ situé en arrière de la surface. L′ est donc l'image de L″, seulement cette image est virtuelle, c'est-à-dire qu'elle n'existe pas en réalité, puisque les rayons émanés de L′ ne se réunissent nulle part, et que nous avons obtenu L′ seulement en supposant ces rayons prolongés en arrière. Nous verrons cependant que ces rayons divergents ne vont pas toujours se perdre au delà de l'infini. Supposons, par exemple, un œil qui regarde vers cette surface convexe et qui soit capable de réunir sur sa rétine des rayons divergents. Il rassemblerait les rayons provenant de L″, et ce point lui semblerait situé en L′.

Supposons maintenant que les rayons incidents soient de moins en moins convergents, L′ et L″ s'éloigneront de plus en plus de la surface, seulement L′ plus vite que L″, jusqu'à ce que L′ soit arrivé à l'infini, quand les rayons incidents sont parallèles et réunis en φ''. L'image L″ se trouve donc au foyer principal, à 20 millimètres en arrière de la surface dans notre exemple.

Lorsque le point lumineux L′, l'objet, se trouve en deçà de l'infini, c'est-à-dire à une distance définie *en avant* de la surface, L″ doit se trouver au delà de φ'', *en arrière* de la surface; f' et f'' sont donc positifs (fig. 8).

Prenons un exemple. Soit L′ à 250 millimètres en avant de la surface, F″ et F′, comme tout à l'heure, $= 20$ et 15 millimètres; nous aurons :

$$f'' = \frac{20 \cdot 250}{250 - 15} = 21,2 \text{ millimètres.}$$

L″ est donc situé à 21,2 millimètres en arrière de la surface. S'il y a un point lumineux à cette distance dans le second milieu, il produira son image à 250 millimètres en avant de la surface.

Plus l'objet L′ se rapproche de la surface, plus son image L″ s'en éloigne. Enfin, lorsque L′ est arrivé au foyer antérieur (φ'), les rayons ne se réunissent plus, mais sont parallèles entre eux, comme nous l'avons vu, après leur passage à travers la surface (comparez fig. 14).

Si le point lumineux se rapproche encore plus de la surface, qu'il se trouve entre celle-ci et le foyer antérieur, les rayons doivent diverger après leur réfraction. Supposons que la première distance focale soit encore 15 millimètres, et que L′ se trouve à 10 millimètres en avant de la surface, nous obtiendrons pour f'' une valeur négative :

$$\frac{20 \cdot 10}{10 - 15} = -40 \text{ millimètres,}$$

ce qui indique que L″ est situé du même côté que L′, en d'autres termes, que les rayons émanés de L′ divergent après leur passage à travers la surface, comme s'ils provenaient d'un point situé à 40 millimètres en avant de celle-ci (comparez fig. 15).

Lorsque L' se trouve sur la surface même, l'image et l'objet du point coïncident.

Image formée par une surface réfringente unique.

Nous avons vu qu'un point lumineux L', situé à une distance f' en avant d'une surface sphérique sur l'axe, c'est-à-dire sur la ligne qui passe par ce point et le centre de courbure de la surface, forme son image L'' à la distance f'' de cette dernière.

Un autre point lumineux A' (fig. 12), situé à la même distance de la sur-

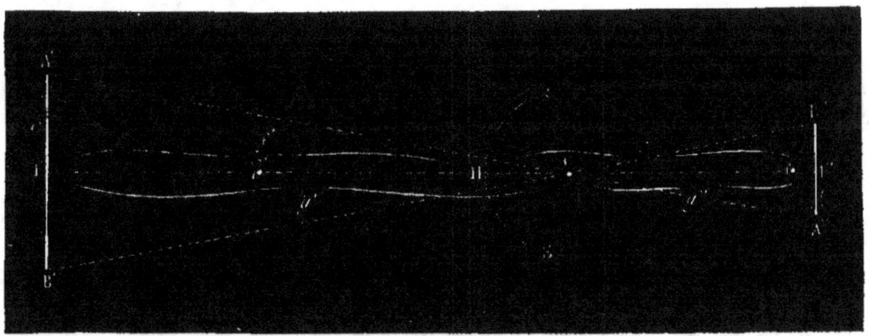

FIG. 12.

face, doit se comporter exactement comme L'. Il formera également son image sur l'axe qui passe à travers ce point et le centre C de la surface, et à la même distance en arrière de cette dernière que les rayons émanés de L', puisque L' est à la même distance que A' de la surface (1).

Nous n'avons donc qu'à tracer une ligne droite de A' à travers C, et à prendre dessus la longueur f'', à partir de l'endroit où elle coupe la surface (ou g'' à partir de C), pour trouver le point A'', qui sera l'image de A'.

On appelle généralement *axe optique* ou *axe principal* l'axe qui, comme L'L'' dans nos exemples, est perpendiculaire à la surface réfringente, même lorsque celle-ci est considérée comme une surface plane. Les axes correspondant à des points situés en dehors de l'axe principal sont alors appelés *axes secondaires*. Ces axes secondaires ont pour les points situés en dehors de l'axe principal la même signification que celui-ci pour les points qu'il réunit.

Ce qui se produit avec A' se produisant aussi avec B', l'image de ce dernier point sera formée en B''.

(1) Nous supposons la partie de la surface que forme l'image de A'B' assez petite pour qu'on puisse la considérer comme parallèle à A'B'.

La même chose se répète encore pour tous les points situés entre A' et B' ; ils forment tous leurs images entre A'' et B'', sur les axes qui leur correspondent. Tous les points réunis forment d'une part l'objet linéaire A'B', de l'autre son image linéaire B''A''.

Toutes les lignes situées dans un plan perpendiculaire à l'axe L'L'', et passant par L', formeront ainsi leurs images dans un plan perpendiculaire à l'axe, et passant à travers le point L''.

Un objet plan, perpendiculaire à l'axe optique, situé à la distance f', en avant de la surface, forme donc son image à la distance f'', en arrière de la surface. Cette image est *réelle* quand elle est située du côté opposé de la surface, parce qu'elle est formée alors par la réunion des rayons émanés de tous les points de l'objet.

En effet, nous avons, dans notre dessin, tracé un rayon seulement pour

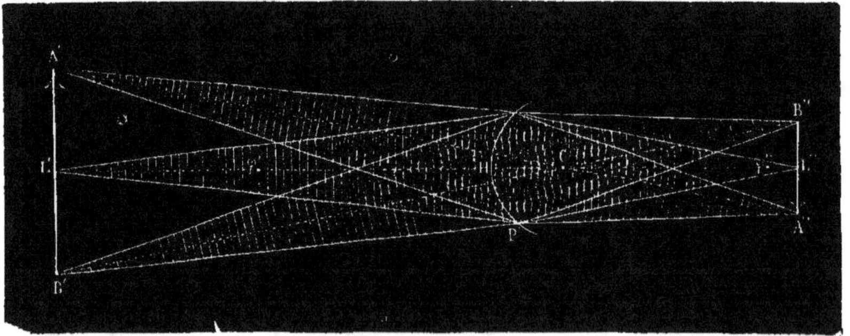

Fig. 13.

chaque point lumineux, parce que, connaissant f' par le calcul, un seul rayon suffisait ; mais, en réalité, il en part de chaque point lumineux une infinité, un cône entier de rayons qui tous se réunissent au point qui lui correspond (voy. fig. 13 pour les trois points A', L' et B').

L'image est *renversée* par rapport à l'objet. Ce qui est en haut dans l'objet est en bas dans l'image ; ce qui est à droite dans l'objet est à gauche dans l'image, et inversement. De plus, elle est géométriquement *semblable* à l'objet. En effet, A'B' et A''B'' sont les côtés correspondants de deux triangles semblables dont les angles sont égaux. Pour trouver la grandeur de l'image, nous mettons donc :

$$\frac{A''B''}{A'B'} = \frac{L''C}{L'C} = \frac{g''}{g'}.$$

Appelons la grandeur de l'objet $= o$, la grandeur de l'image $= i$, et nous avons :

$$\frac{i}{o} = \frac{g''}{g'} \dots\dots\dots\dots\dots\dots\dots\dots 9\,a)$$

ou, en introduisant pour g'' et pour g' leurs valeurs tirées de la formule 8 a,

$$\left. \begin{array}{l} \dfrac{i}{o} = \dfrac{G''}{g' - G'} \\[3mm] \dfrac{i}{o} = \dfrac{g'' - G''}{G'} \end{array} \right\} \quad \dots\dots\dots\dots\dots\dots\dots\dots \quad 9\,b)$$

ou encore, puisque

$$g'' = f'' - r$$

et

$$g' = f' + r :$$

$$\frac{i}{o} = \frac{f'' - r}{f' + r}.$$

Mettons, à la place de r, $F'' - F'$, et introduisons pour f' et f'' leurs valeurs tirées de la formule 8 a, et nous obtenons :

$$\frac{i}{o} = \frac{f'' - F''}{F''}$$

$$\frac{i}{o} = \frac{F'}{f' - F'}.$$

Enfin, en mettant :

$$f'' - F'' = l''$$

et

$$f' - F' = l'$$

$$\left. \begin{array}{l} \dfrac{i}{o} = \dfrac{l''}{F''} \\[3mm] \dfrac{i}{o} = \dfrac{F'}{l'} \end{array} \right\} \quad \dots\dots\dots\dots\dots\dots\dots\dots \quad 9\,c)$$

Pour trouver la grandeur de l'image formée par une surface réfringente sphérique, on se demande donc d'abord où se forme l'image, c'est-à-dire on calcule f'' ou g''. On n'a alors qu'à tirer les rayons de direction correspondant aux extrémités de l'objet à travers le centre de courbure. Les points où une perpendiculaire à l'axe, passant à travers le point L'', coupe ces deux lignes, indiqueront les extrémités de l'image, et sa grandeur sera donnée par l'une des simples formules ci-dessus.

Prenons un exemple :

Soit la grandeur o de l'objet $=$ 12 millimètres ;

sa distance f' de la surface $=$ 1000 millimètres ;

le rayon de courbure $r =$ 5 millimètres ;

$F'' = 20^{mm} = G'$;

$F' = 15^{mm} = G''$.

Suivant la formule 8 *a*, nous obtenons pour f'' :

$$f'' = \frac{20.1000}{1000 - 15} = \frac{2000}{985} = 20,3 \text{ millimètres,}$$

et pour la grandeur de l'image *i* :

$$i = \frac{o\,(f'' - r)}{f' + r} = \frac{12\,(20.3 - 5)}{1000 + 5} = 0,18 \text{ millimètres,}$$

ou encore

$$i = \frac{o\,F'}{f' - F'} = \frac{12.15}{1000 - 15} = 0,18 \text{ millimètres.}$$

On arrive au même résultat en comptant toutes les distances à partir du centre de courbure, c'est-à-dire avec *g* et G.

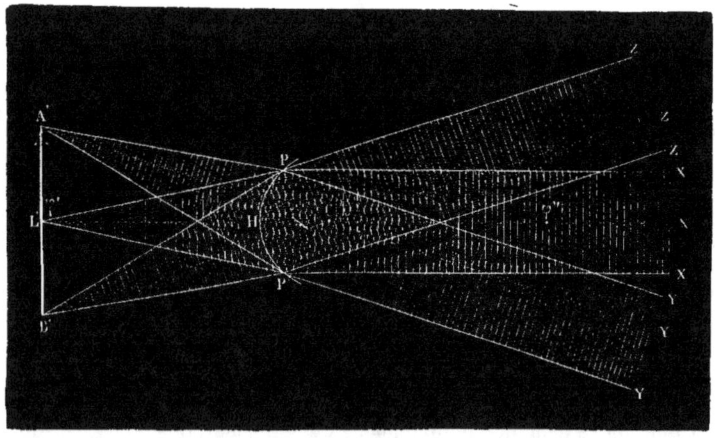

Fig. 14.

Si l'objet se rapproche de la surface, l'image s'en éloigne et elle devient plus grande, comme cela se comprend facilement si l'on considère la formule 9 *a*; *i* s'accroît proportionnellement à g'' et en raison inverse de g'.

Lorsque l'objet se trouve à la distance F' en avant de la surface, il se produit encore pour chaque point de l'objet la même chose que pour le point L', c'est-à-dire que les rayons émanés de chacun d'eux sont parallèles entre eux et suivent la direction du rayon qui passe à travers le centre C (fig. 14).

Les rayons venant de A' se propagent dans la direction A'CY; les rayons émanés de B', dans la direction B'CZ.

Il ne se forme donc nulle part une image de l'objet. Ce dernier se trouve dans un plan caractérisé par le fait que tous les points qui lui appartiennent émettent des rayons qui, après avoir traversé la surface sphérique, sont parallèles entre eux et au rayon passant à travers le centre de courbure. Ce plan est appelé le *premier plan focal* ou *plan focal antérieur*.

Si l'objet se rapproche encore davantage de la surface, les rayons émanés de chacun des points qui le composent sont encore divergents, après avoir traversé la surface, mais moins qu'avant. Les rayons venant de A′ se dispersent dans les directions YYY, ceux venus de B′ vers ZZZ (fig. 15).

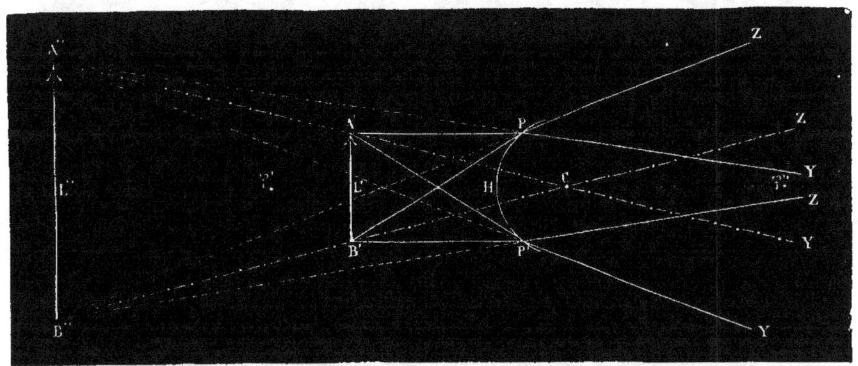

Fig. 15.

Ils ne se réunissent donc nulle part, mais on peut les supposer prolongés en arrière, et là où leurs prolongements se rencontrent est située l'*image virtuelle* de l'objet, en A″ (fig. 15) l'image de A′, en B″ celle de B′. Elles se trouvent à une distance qu'on peut calculer d'après les formules pour f'' et g'', et où f'' et g'' auront le signe négatif (—).

On voit que cette image virtuelle a la même direction que son objet et qu'elle est plus grande que celui-ci. Elle augmente et s'éloigne de la surface réfringente au fur et à mesure que l'objet s'en rapproche.

Lorsque l'objet se trouve de l'autre côté de la surface, au delà du foyer principal φ'', nous nous trouvons dans les mêmes conditions que nous avons considérées plus haut (fig. 12 et 13). Seulement ce qui était l'image est devenu l'objet et inversement. Un objet de la grandeur B″ A″ forme, hors de la surface, à une distance f', une image réelle de la grandeur B′A′, renversée relativement à la direction de l'objet.

Lorsque l'objet se trouve dans un plan mené à travers le second foyer

principal φ'', les rayons émanés de chacun des points dont il se compose sont,
après leur sortie du milieu M′, parallèles au rayon mené de chaque point à
travers le centre de courbure. Ils ne se réunissent nulle part, à moins
qu'on ne les concentre à l'aide d'une lentille convexe ou d'un autre système
collectif. Par exemple, un œil capable de réunir sur sa rétine des rayons
parallèles verra l'objet situé en arrière de la surface et le verra dans sa
véritable direction, c'est-à-dire non renversé.

Lorsque l'objet se trouve entre le second foyer principal et la surface, les
rayons qui en proviennent sont divergents après avoir quitté celle-ci (fig. 16).

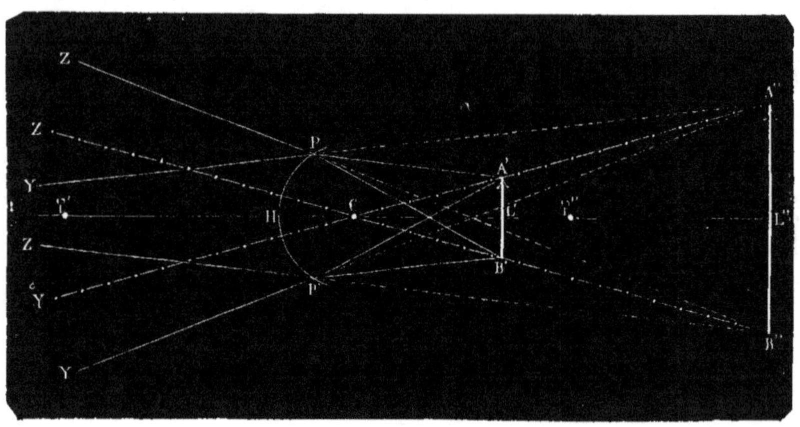

Fig. 16.

Les rayons émanés de A′ s'en vont dans la direction YYY, ceux venus de
B′ vers ZZZ. Mais, pour un œil qui pourrait réunir les rayons divergents,
ceux émanés de A′ sembleront venir d'un point A″ situé sur le prolongement en arrière du rayon de direction A′C, où tous les prolongements des
rayons venant de A′ se réunissent. Ceux émanés de B′ sembleront venir de
B″, et ceux venant des points compris entre A′ et B′ correspondront aux
points entre A″ et B″. En un mot, l'observateur verrait l'objet A′B′ agrandi
(A″B″), dans sa position réelle et situé en arrière de sa véritable place.

En intervertissant la chose, on peut dire qu'inversement des rayons lumineux convergents qui, sans la surface réfringente, auraient formé une image
A″B″, sont rendus plus convergents par elle et réunis plus près en une
image A′B′ plus petite qu'elle ne l'aurait été sans cette réfraction.

Nous rencontrerons toutes ces possibilités dans la pratique; c'est pour
cela que nous insistons sur ces différents cas.

Points cardinaux.

En étudiant la marche de la lumière à travers une surface sphérique qui sépare deux milieux d'indices de réfraction différents, nous avons rencontré certains points qui jouent un rôle prépondérant en dioptrique. Ils sont tous situés sur l'axe optique.

1. C'est d'abord le point d'intersection de la surface avec l'axe optique. On l'appelle POINT PRINCIPAL; nous lui donnerons le signe H.

On désigne par PLAN PRINCIPAL le plan mené par le point principal, perpendiculairement à l'axe optique.

2. Le PREMIER FOYER PRINCIPAL (φ'), caractérisé par le fait que tous les rayons qui en émanent sont parallèles entre eux et à l'axe, après avoir traversé la surface réfringente; ou encore c'est le point où se réunissent les rayons qui ont été parallèles à l'axe dans l'intérieur du second milieu.

Le plan mené, perpendiculairement à l'axe, à travers le premier foyer principal, s'appelle le PREMIER PLAN FOCAL PRINCIPAL. Il contient tous les points dont les rayons sont parallèles au rayon mené par le centre de courbure après avoir traversé la surface, ou le plan sur lequel se réunissent les rayons qui, en arrière de la surface, ont été parallèles aux différents axes secondaires.

3. Le SECOND FOYER PRINCIPAL (φ''), où se réunissent les rayons qui ont été parallèles à l'axe avant d'entrer dans le second milieu; ou encore le point qui émet des rayons qui sont parallèles à l'axe, après avoir traversé la surface réfringente.

Le plan mené par le second foyer principal est le SECOND PLAN FOCAL PRINCIPAL. Tous les points qui le constituent émettent des rayons qui sont parallèles aux différents axes secondaires qui leur correspondent, ou, ce qui revient au même, tous les rayons qui, avant d'entrer dans le second milieu, ont été parallèles à un des axes sont réunis sur le second plan focal principal.

4. Enfin, nous avons le CENTRE DE COURBURE DE LA SURFACE. Tous les rayons qui sont dirigés vers lui traversent la surface réfringente sans être déviés. Ce point est surtout important pour trouver la grandeur de l'image, attendu qu'il est traversé par toutes les lignes droites qui des différents points de l'objet se dirigent vers les points correspondants de l'image. Il est appelé POINT NODAL, et nous allons le désigner par K.

A l'aide de ces données on peut trouver sans calcul, par la simple construction, l'endroit où se forme l'image d'un objet, de même que la grandeur de cette image.

Soit (fig. 17) L'A' l'objet, φ' le premier foyer, φ'' le second foyer, H'HH'' la surface réfringente ou le plan principal, K le point nodal. L'image du point L doit se former quelque part sur l'axe XY. Pour peu que nous ayons

encore la direction d'un autre rayon émané de L', l'image de L' sera donnée
par l'entre-croisement de cette ligne avec l'axe.

Prenons un rayon quelconque, L'H' qui traverse le plan focal en O, le plan
principal en H'. Supposons que le point O soit lui-même lumineux, les rayons
qui en proviennent seront parallèles entre eux après avoir passé à travers
la surface et, de plus, parallèles au rayon de direction OKP mené à travers le point nodal K. Le rayon OH' peut évidemment être considéré comme

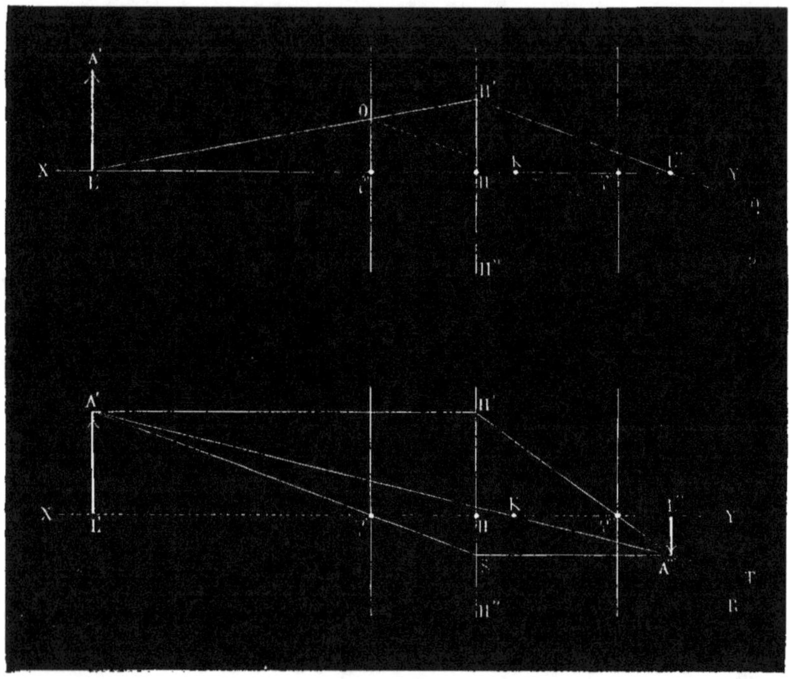

Fig. 17 et 18.

provenant également du point O. Il sera donc parallèle à OP après avoir
traversé la surface, et se dirigera vers Q. Le rayon H'Q rencontre l'axe principal en L''. L'' est donc l'image de L'.

Quelque chose d'analogue se produira avec les rayons émanés du point A'.
Seulement, pour ne pas embrouiller la figure, dessinons-en une nouvelle
(fig. 18) pour l'image du point A'.

Le rayon A'K traverse la surface sans déviation parce qu'il est dirigé
vers K. Il indique donc la ligne A'KT sur laquelle est située l'image de A'.
Un autre rayon émané de A', A'H' est parallèle à l'axe XY. Or tous les rayons

qui sont parallèles à cet axe traversent le second foyer principal φ''.
H'φ''R est donc la direction que prendra le rayon A'H', après son passage à
travers la surface. En continuant son chemin, il rencontre le rayon A'T en
A''. C'est là que se forme l'image de A'.

On peut trouver le même point encore d'une autre façon, à l'aide du
rayon A'S (fig. 18) qui traverse le premier foyer principal φ'. Tous les rayons
émanés de φ' sont parallèles à l'axe XY, après avoir traversé la surface. φ'S (ou
A'S) continuera donc son chemin parallèlement à l'axe principal, et rencontrera A'T également au point A''.

A''L'' est donc l'image de A'L'.

La même chose se produirait évidemment si nous avions choisi un objet
s'étendant au-dessous de l'axe : son image se produirait de l'autre côté de
l'axe, au-dessus de L''A''.

**Passage de la lumière à travers un système formé de plusieurs
surfaces réfringentes.**

Lorsqu'après avoir traversé une surface la lumière en rencontre une
seconde, puis une troisième, une quatrième, etc., qui toutes séparent des
milieux d'indices de réfraction différents, le problème relatif au lieu de formation de l'image d'un objet et à sa grandeur devient beaucoup plus compliqué.

Il est facile de concevoir que l'image formée par la première surface
devient l'objet pour la seconde surface, et cela, soit que l'image se forme réellement, soit que ses rayons soient interceptés, avant leur réunion, par la
seconde surface. L'image de la seconde devient objet pour la troisième surface, et ainsi de suite.

En exécutant les calculs successivement pour toutes les surfaces et
milieux réfringents, on arriverait à une image finale. Cette image formée
par la dernière surface serait l'image de l'objet, après le passage de ses
rayons à travers le système entier.

Ces calculs pourraient devenir extrêmement compliqués, surtout dans un
appareil comme l'œil, où l'on a affaire à un nombre considérable de surfaces réfringentes. Rappelons seulement celles des différentes couches du
cristallin.

Fort heureusement, ces calculs ont été considérablement réduits par un
mathématicien éminent, Gauss (1). Il a trouvé, pour la marche de la lumière
à travers un système centré d'un nombre quelconque de surfaces, des formules
relativement simples et des plus démonstratives. Elles ont été complétées
encore par Mœbius (2).

(1) Gauss, *Dioptrische Untersuchungen*. Göttingen, 1840.
(2) Mœbius, *Kurze Darstellung der Haupteigenschaften eines Systems von Linsengläsern*
(*Crelles Journal*, vol. V, p. 113).

Ces savants ont démontré qu'il existe, pour tout système dioptrique composé d'un nombre quelconque de surfaces sphériques centrées, c'est-à-dire dont les centres sont tous situés sur le même axe, trois paires de points cardinaux également situés sur l'axe et comparables à ceux que nous avons trouvés pour une seule surface réfringente, et deux paires de plans menés à travers quatre de ces points, perpendiculairement à l'axe.

Les six points cardinaux sont : les *deux foyers principaux*, les *deux points principaux*, les *deux points nodaux*.

Le PREMIER FOYER PRINCIPAL est le point où doivent se croiser les rayons incidents pour que les rayons, après avoir traversé le système, en un mot les rayons émergents, soient parallèles à l'axe principal.

Le SECOND FOYER PRINCIPAL est le point où se croisent les rayons émergents, lorsque les rayons incidents ont été parallèles à l'axe principal.

Les POINTS PRINCIPAUX sont caractérisés par la propriété suivante : Lorsqu'un rayon incident, prolongé s'il le faut, passe par le premier point principal, le rayon émergent correspondant, ou son prolongement, passe par le second point principal, mais le rayon incident et le rayon émergent ne sont pas parallèles. Les *points principaux* sont chacun l'image l'un de l'autre.

Les POINTS NODAUX sont deux points de l'axe principal tels que tout rayon qui, avant réfraction, est dirigé vers le *premier* d'entre eux, semble provenir, après réfraction, du *second*, et prend une direction parallèle à sa direction primitive. Ces deux rayons parallèles s'appellent *lignes de direction*, et jouent dans le système combiné le même rôle que la ligne passant par le point nodal d'une seule surface réfringente.

Le *second point nodal* est l'image du *premier*, et inversement.

La distance qui sépare les deux *points principaux* l'un de l'autre est égale à celle qui sépare les deux *points nodaux*.

Les deux paires *de plans* sont : les deux PLANS FOCAUX menés à travers les foyers principaux, et les deux PLANS PRINCIPAUX menés à travers les points principaux.

Les PLANS FOCAUX jouissent de la même propriété que ceux d'une seule surface réfringente. Les rayons partis d'un point du premier plan focal sont parallèles après réfraction et parallèles aux rayons de direction.

Les rayons parallèles avant réfraction se réunissent en un point du second plan focal. Ce point est également indiqué par les rayons de direction.

Les PLANS PRINCIPAUX sont ainsi définis : Si par le point où un rayon incident, ou son prolongement, perce le premier plan principal, on mène une parallèle à l'axe principal, le point où cette droite perce le second plan principal est situé sur le trajet du rayon émergent correspondant ou de son prolongement. En d'autres termes : Les directions d'un rayon incident quelconque et du rayon émergent correspondant percent le premier et le second plan principal en deux points situés *du même côté* et à *la même distance de l'axe principal du système.*

Le *second plan principal* est l'image optique du premier, et inversement. Ce sont les deux seules images conjuguées qui aient la même grandeur et la même direction. Les deux plans principaux du système composé correspondent au plan principal unique du système simple (surface réfringente unique).

La PREMIÈRE DISTANCE FOCALE PRINCIPALE est l'intervalle qui sépare le *premier foyer principal* du *premier point principal.*

La SECONDE DISTANCE FOCALE PRINCIPALE est l'intervalle qui sépare le *second point principal* du *second foyer principal.*

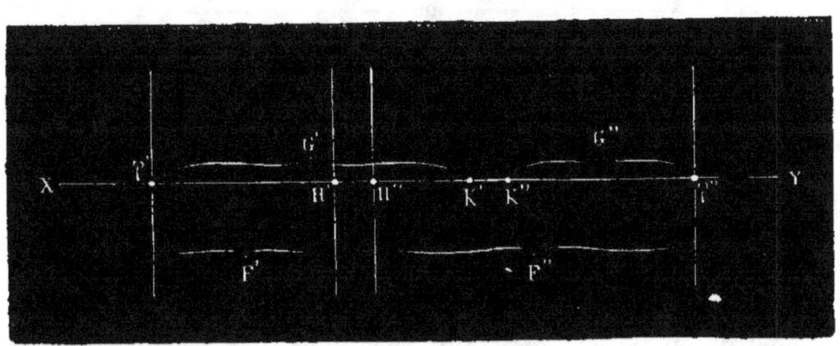

Fig. 19.

Soit (fig. 19) XY l'axe principal ;

φ' et φ'' le premier et le second foyer ;

H' et H'' le premier et le second point principal ;

K' et K'' le premier et le second point nodal :

φ' H' est la première distance focale principale $=$ F' ;

φ'' H'' est la seconde distance focale principale $=$ F''.

La distance du premier foyer au premier point nodal (G') *est egale à la seconde distance focale principale, et la distance du second point nodal au second foyer* (G'') *est égale à la première distance focale principale :*

$$\varphi'K' = \varphi''H'' = G' = F''$$
$$\varphi'H' = \varphi''K'' = F' = G'',$$

si, comme pour la surface réfringente unique, nous désignons par F' et F'' les distances des foyers aux points principaux, par G' et G'' celles des foyers aux points nodaux.

Il en résulte que la distance respective des points principaux et nodaux de même rang est égale à la différence des deux distances focales :

$$H'K' = H''K'' = F'' - F',$$

et qu'en outre, la distance des deux points principaux entre eux est la même que celle des deux points nodaux entre eux :

$$H'H'' = K'K''.$$

Enfin, les deux distances focales principales sont entre elles dans le même rapport que les indices de réfraction du premier et du dernier milieu :

$$\frac{F'}{n'} = \frac{F''}{n''''} \quad \text{ou} \quad \frac{F'}{F''} = \frac{n'}{n''''},$$

si n'''' est l'indice de réfraction du dernier, par exemple du quatrième milieu.

Si donc le dernier milieu est de même nature que le premier et qu'on ait $n' = n''''$ (comme dans la plupart des instruments optiques, mais non dans l'œil), les deux distances focales principales sont égales et les points principaux coïncident avec les points nodaux.

Du moment qu'on connaît les points cardinaux d'un système dioptrique, il est facile de calculer ou de construire, pour tout objet, l'image qu'en donne le système en question. Il faut donc, avant tout, lorsqu'on a affaire à un système dioptrique, se rendre compte de la situation des points cardinaux.

Deux surfaces séparant deux milieux réfringents. Lentilles.

Prenons d'abord le cas le plus simple, celui de *deux surfaces* séparant un milieu d'un autre. C'est le cas des lentilles placées dans l'air ou du cristallin dans l'œil, attendu que l'humeur aqueuse et le corps vitré ont le même indice de réfraction, comme nous le verrons.

La lumière venant du premier milieu traverse la première face de la lentille, se propage par le second milieu, et le quitte par la seconde face pour rentrer dans le premier milieu.

On appelle axe principal de la lentille la ligne sur laquelle se trouvent les centres de courbure des deux surfaces. C'est l'axe optique principal.

En considérant encore, comme pour la surface unique, seulement une partie de la lentille très rapprochée de l'axe (correspondant à un angle au centre de 3 à 5 degrés), on trouve que, lorsque le faisceau incident est homocentrique, le faisceau émergent l'est également. Le point lumineux et le point de concours des rayons émergents sont donc des foyers conjugués. Ce dernier peut encore être réel ou virtuel.

On distingue deux groupes de lentilles (fig. 20) :

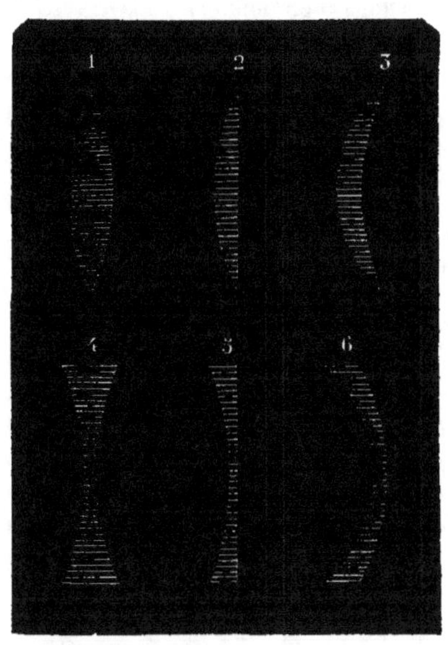

Fig. 20.

I. Les lentilles à bords tranchants (plus épaisses au centre), ou lentilles *convergentes* ;

II. Les lentilles à bords mousses (plus minces au centre), ou lentilles *divergentes*.

Le premier groupe comprend :

1° La lentille *bi-convexe* (1) ;
2° La lentille *plan-convexe* (2) ;
3° Le *ménisque convergent* (3).

Le second groupe comprend :

4° La lentille *bi-concave* (4) :
5° La lentille *plan-concave* (5) ;
6° Le *ménisque divergent* (6).

LENTILLE BICONVEXE

Prenons maintenant une lentille bi-convexe, plongée dans un milieu unique, et cherchons à déterminer les points cardinaux, en nous basant sur la définition que nous venons d'en donner.

Nous appellerons :

l'indice de réfraction du milieu ambiant................ n'

l'indice de réfraction de la lentille.................... n''

le rayon de courbure de la première surface S'......... r'

le rayon de courbure de la seconde surface S''.......... r''

la première distance focale de la première surface S' φ' ... f_1'

la seconde distance focale de la première surface S' φ'' .... f_1''

la première distance focale de la seconde surface S'' π' .... f_2'

la seconde distance focale de la seconde surface S'' π'' ... f_2''

l'épaisseur de la lentille........................... e

(Comparez fig. 21.)

La première surface S' nous donne (1) les formules suivantes :

pour la première distance focale : $f_1' = \dfrac{n'r'}{n'' - n'}$;

pour la seconde distance focale : $f_1'' = \dfrac{n''r'}{n'' - n'}$.

La seconde surface S'' donne :

pour la première distance focale : $f_2' = \dfrac{n''r''}{n'' - n'}$;

pour la seconde distance focale : $f_2'' = \dfrac{n'r''}{n'' - n'}$.

Entre la seconde distance focale de la première face et la première distance focale de la seconde face il existe donc la relation :

$$\frac{f_1''}{f_2'} = \frac{n''r'}{n'' - n'} : \frac{n''r''}{n'' - n'} = \frac{r'}{r''} ,$$

c'est-à-dire que ces deux distances sont entre elles comme les rayons de courbure de leur face respective.

Plans et points principaux de la lentille biconvexe.

Suivant la définition de GAUSS, tous les rayons qui, avant la réfraction, étaient dirigés vers un point du premier plan principal, semblent provenir,

____

(1) Voy. formules 4 *a* et 4 *c*.

après réfraction, d'un point du second plan principal qui est situé du même côté de l'axe optique que le premier et à la même distance de l'axe que le premier. Ceci est le cas, si les deux plans sont l'image l'un de l'autre, les deux images étant de même grandeur, et la première se rapportant à la marche des rayons dans le premier milieu, la seconde à la marche des rayons dans le dernier milieu.

Pour trouver le lieu des deux plans principaux, on peut admettre que tous les deux sont les images d'un plan lumineux commun, vu de l'un et de l'autre côté du système réfringent.

Cherchons donc, pour la lentille bi-convexe, le plan dont l'une et l'autre surface fournit une image de même grandeur ou qui, vue des deux faces de la lentille, apparaît sous la même grandeur. Soit OP (fig. 21) la section de ce plan.

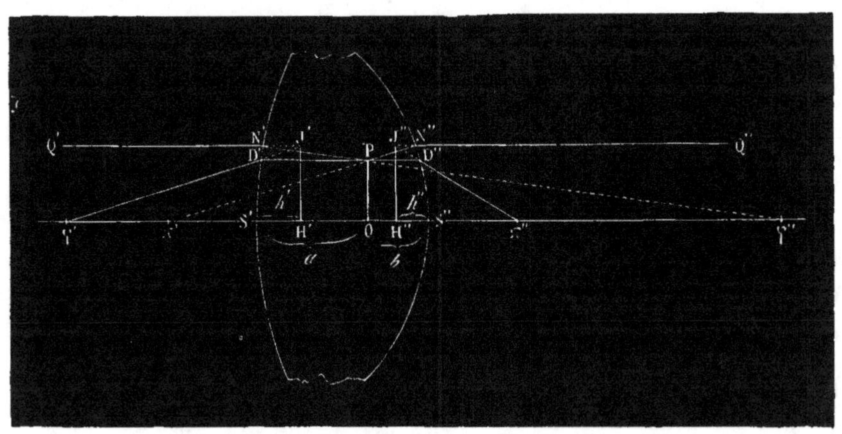

FIG. 21.

Pour trouver l'image qu'en fournit la surface S′, menons un rayon PD′ parallèle à l'axe. Il sera réfracté vers le premier foyer φ' de cette surface.

Menons du second foyer φ'' de cette surface une ligne à travers P jusqu'à la première surface en N′, et N′Q′, parallèle à l'axe, sera la direction que prend le rayon PN′ après réfraction. L'image (virtuelle) de P fournie par la surface S′ se trouve évidemment là où les deux rayons émanés de P se rencontrent. C'est en J′, φ' D′ et Q′N′ étant prolongés en arrière. J′H′ est donc l'image virtuelle de OP fournie par la première surface S′.

Pour l'image de la seconde surface, nous procédons d'une façon analogue : PD″π'' est le rayon qui a été parallèle à l'axe dans l'intérieur de la lentille et qui est réfracté vers le second foyer π'' de la seconde surface. PN′Q′ est la direction d'un rayon émané de P et semblant provenir du premier foyer π'

de cette surface. Les deux rayons prolongés en arrière se réunissent en J''. J''H'' est donc l'image virtuelle de PO fournie par la seconde surface.

Or, si PO, comme nous l'avons supposé, a été bien choisi, J'H' et J''H'' sont des images situées dans les plans principaux et doivent être de grandeur égale. J'H' étant égal à J''H'', les lignes Q'J' et J''Q'' doivent ne former qu'une seule ligne Q'Q'' parallèle à l'axe. Pour trouver l'emplacement de O, nous nous servirons des triangles $\varphi''S'N'$ et $\varphi''OP$, d'où nous tirons, en désignant OS' par a :

$$\frac{S'N'}{OP} = \frac{S'\varphi''}{O\varphi''} = \frac{f_1''}{f_1'' - a}.$$

De la similitude des triangles $\pi'S''N''$ et $\pi'OP$, il résulte :

$$\frac{S''N''}{OP} = \frac{\pi'S''}{\pi'O} = \frac{f_2'}{f_2' - b}$$

en appelant $OS'' = b$.

S'N' et S''N'' étant $= J'H' = J''H''$, suivant notre supposition, on a :

$$\frac{f_1''}{f_1'' - a} = \frac{f_2'}{f_2' - b}$$

d'où

$$\left.\begin{aligned}
\frac{a}{b} &= \frac{f_1''}{f_2'} \\[1em]
\frac{a}{b} &= \frac{f_1''}{f_2'}
\end{aligned}\right\} \quad\dotfill\quad 10\,a).$$

C'est-à-dire que pour trouver dans une lentille le point O, dont les deux points principaux sont les images, il faut diviser l'épaisseur de la lentille en deux parties qui sont comme la seconde distance focale de la première surface à la première distance focale de la seconde surface, ou encore comme le rayon de la première au rayon de la seconde, puisque nous avons vu que

$$\frac{f_1''}{f_2'} = \frac{r'}{r''}.$$

Lorsque les deux faces ont le même rayon, O se trouve au milieu de la lentille ; lorsqu'elles ont une courbure différente, O se trouve plus près de celle des surfaces qui a le plus petit rayon.

Nous pouvons encore mettre :

$$\left.\begin{aligned}
\frac{a}{f_1''} &= \frac{b}{f_2'} \\[1em]
\frac{b}{f_2'} &= \frac{a}{f_1''}
\end{aligned}\right\} \quad\dotfill\quad 10\,b).$$

En exprimant a et b par l'épaisseur S'S'' de la lentille $= e$, nous obtenons :

$$a = \frac{ef_1''}{f_1'' + f_2'} \atop b = \frac{ef_2'}{f_1'' + f_2'} \qquad \dots\dots\dots\dots\dots \quad 11).$$

La situation du point O, et par conséquent celle du plan OP, se trouve ainsi déterminée. Cherchons maintenant celle des points H'J' et H''J'' par rapport aux deux surfaces de la lentille; en d'autres termes, les valeurs S'H' $= h'$ et S''H'' $= h''$.

Nous nous servons pour cela des triangles semblables φ'J'H' et φ'D'S', d'où nous tirons :

$$\frac{J'H'}{D'S'} = \frac{\varphi'H'}{\varphi'S'} .$$

Or

$$J'H' = N'S'$$

$$D'S' = OP$$

$$\varphi'H' = f_1' + h'$$

$$\varphi'S' = f_1'.$$

Nous pouvons donc mettre :

$$\frac{J'H'}{OP} = \frac{f_1' + h'}{f_1'} .$$

Des triangles semblables φ''S'N' et φ''OP, nous tirons, d'une façon analogue :

$$\frac{S'N'}{OP} = \frac{J''H''}{OP} = \frac{f_1''}{f_1'' - a} ,$$

et J'H' étant $=$ J'' H'', nous avons :

$$\frac{f_1' + h'}{f_1'} = \frac{f_1''}{f_1'' - a} .$$

En remplaçant a par sa valeur tirée de l'équation 11, nous obtenons :

$$\frac{f_1' + h'}{f_1'} = \frac{f_1''}{f_1'' - \dfrac{ef_1''}{f_1'' + f_2'}}$$

et

$$h' = \frac{ef_1'}{f_1'' + f_2' - e} \qquad \dots\dots\dots\dots\dots \quad 12\,a).$$

De la similitude des triangles $\pi''H''J''$ et $\pi''S''D''$, nous concluons que

$$\frac{J''H''}{OP} = \frac{H''\pi''}{S''\pi''} = \frac{f_2'' + h''}{f_2''}.$$

$J''H''$ étant $= S''N''$, nous pouvons mettre :

$$\frac{f_2'' + h''}{f_2''} = \frac{f_2'}{f_2' - b} = \frac{f_2'}{f_2' - \dfrac{ef_2'}{f_1'' + f_2'}}.$$

En remplaçant b par sa valeur tirée de 11, nous obtenons, pour la distance du second plan ou point principal de la seconde surface, la formule :

$$h'' = \frac{ef_2''}{f_1'' + f_2' - e}. \dots\dots\dots\dots\dots\dots\ \ 12\,b).$$

ou, exprimé par les indices de réfractions, et les rayons des deux surfaces :

$$h' = \frac{en'r'}{n''r' + n''r'' - e(n'' - n')}$$
$$h'' = \frac{en'r''}{n''r' + n''r'' - e(n'' - n')} \left.\right\} \dots\dots\ 13\,a\ \text{et}\ b).$$

Cela donnne à h' et h'' le rapport de r' à r''.

Les plans principaux réunis jouent donc le même rôle que la surface réfringente unique.

Les distances pour le centre optique (a et b) et pour les points principaux (h' et h'') sont comptées : a et h' positivement à droite, négativement à gauche de la première surface, b et h'' positivement à gauche, négativement à droite de la seconde surface.

Le signe positif qui résulte pour eux de leurs formules de la lentille biconvexe prouve que ces points sont tous situés dans l'intérieur de la lentille.

Pour trouver le point O et les plans principaux par construction, on suivra le chemin inverse de celui que nous avons suivi dans nos déductions, c'est-à-dire qu'on commencera par tracer la ligne $Q'Q''$ parallèlement à l'axe, puis, à partir de leurs intersections avec les surfaces, les lignes $N'\varphi''$ et $N''\pi'$, qui donnent le point P. Enfin, on tracera, à travers P, $D'D''$, parallèlement à l'axe. $D'\varphi'$ et $D''\pi''$ prolongés en arrière donneront les points J' et J'' des plans principaux.

Distances focales principales de la lentille biconvexe.

Le second foyer principal de la lentille, Φ'' (fig. 22), est le point où se réunissent tous les rayons qui, avant d'entrer dans la lentille, ont été parallèles à l'axe. Soit $Q'Y'$ un de ces rayons. La surface S' seule le réfracterait vers son second foyer φ''. $Y'Y''$ est donc le chemin que prend le rayon dans l'intérieur de la lentille. Y'' est un point du parcours des rayons après réfraction.

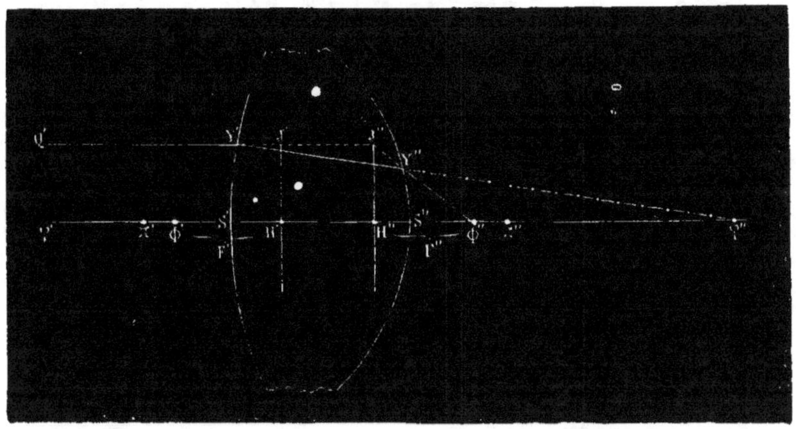

Fig. 22.

D'autre part, nous savons que, lorsqu'un rayon rencontre le premier plan principal en J', il continue son chemin après réfraction, comme s'il provenait du point J'' du second plan principal, $J'J''$ étant parallèle à l'axe. $J''Y''\Phi''$ est donc la direction finale du rayon $Q'Y'$, et Φ'' le *second foyer* de la lentille, géométriquement déterminé.

On trouve, à l'aide d'une construction analogue, le *premier foyer* Φ' de la lentille. On n'a qu'à répéter la même construction, en prenant un rayon parallèle venant du côté opposé, réfracté à la surface S'' vers φ'. Son prolongement rencontrerait le second plan principal en J'', etc., comme tout à l'heure pour $Q'Y'J'$.

$F' = H'\Phi'$ est la première distance focale de la lentille; $H''\Phi'' = F''$ est la seconde distance focale de la lentille.

Les triangles semblables $\varphi''S'Y'$ et $\varphi''S''Y''$ donnent :

$$\frac{S'\varphi''}{S''\varphi''} = \frac{S'Y'}{S'Y''},$$

et les triangles $\Phi''H''J''$ et $\Phi''S''Y''$:

$$\frac{H''\Phi''}{S''\Phi''} = \frac{H''J''}{S''Y''},$$

et, puisque $S'Y' = H''J''$

$$\frac{F''}{S''\Phi''} = \frac{f_{\iota}''}{S''\varphi''}.$$

Si nous désignons $H''S''$ par h'',

$$S''\Phi'' = F'' - h''$$
$$S''\varphi'' = S'\varphi'' - S'S'' = f_{\iota}'' - e,$$

donc

$$\frac{F''}{F'' - h''} = \frac{f_{\iota}''}{f_{\iota}'' - e}.$$

En introduisant dans cette formule la valeur $12\,b$ pour h'', nous obtenons, pour la seconde distance focale :

$$F'' = \frac{f_{\iota}''f_{2}''}{f_{\iota}'' + f_{2}' - e} \dots\dots\dots\dots\dots\dots \quad 14\,a).$$

On arrive, par une construction analogue et des calculs semblables, à l'expression de la première distance focale de la lentille :

$$F' = \frac{f_{\iota}'f_{2}'}{f_{\iota}'' + f_{2}' - e} \dots\dots\dots\dots\dots\dots \quad 14\,b).$$

Or il résulte des valeurs que nous avons indiquées pour les distances ocales des deux surfaces que

$$f_{\iota}''f_{2}'' = f_{\iota}'f_{2}';$$

donc

$$F'' = F'.$$

C'est-à-dire que *les deux distances focales principales d'une lentille placée dans un milieu unique sont égales, quels que soient les rayons de courbure des surfaces.* Il faut cependant se rappeler qu'elles ne sont pas comptées à partir du même point, et que le point principal de la surface la plus convexe est plus rapproché de celle-ci que ne l'est celui de la surface la moins convexe de cette dernière. Cette différence est d'ailleurs négligeable pour les lentilles de peu d'épaisseur.

Centre optique de la lentille biconvexe.

Menons par les centres de courbure C' et C'' (fig. 23) des deux surfaces de la lentille deux rayons parallèles $C'J'$ et $C''J''$. Les plans tangents aux faces réfringentes en J′ et J″ sont parallèles, puisqu'ils sont perpendiculaires aux rayons parallèles C′J′ et C″J″. Donc, si le rayon TJ′ rencontre la première surface sous un angle tel qu'il pénètre suivant J′J″, le rayon émergent correspondant J″U sera parallèle au rayon incident, car le rayon aura traversé ainsi un milieu réfringent limité par des faces parallèles.

En réunissant J′ et J″, nous trouvons sur l'axe optique le point O, qu'on appelle le *centre optique*.

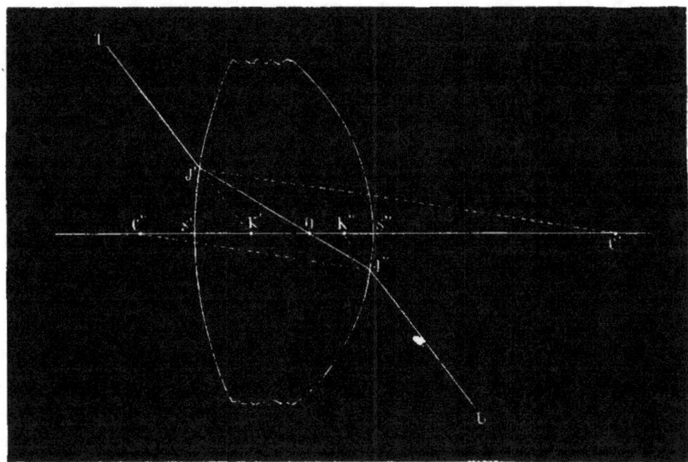

Fig. 23.

La position du point O résulte de la similitude des triangles C′J′S′ et C″J″S″, et des triangles OS′J′ et OS″J″ :

$$\frac{C'S'}{C''S''} = \frac{S'J'}{S''J''}$$

$$\frac{S'J'}{S''J''} = \frac{OS'}{OS''}$$

$$\frac{OS'}{OS''} = \frac{r'}{r''}.$$

Or, dans une lentille entourée d'un seul milieu, le rayon de la première face est à celui de la seconde comme la seconde distance focale de la première est à la première distance focale de la deuxième. Nous pouvons donc mettre :

$$\frac{OS'}{OS''} = \frac{r'}{r''} = \frac{f_i''}{f_i'}.$$

C'est-à-dire que, pour trouver le point O, il faut diviser l'épaisseur de la lentille en deux parties qui se comportent entre elles comme les rayons des surfaces correspondantes. O est donc au milieu de la lentille quand les deux surfaces sont d'égale courbure, plus près de la plus convexe, quand elles ne le sont pas.

Tout rayon incident réfracté par la première face de la lentille, de manière à passer par le centre optique, émerge du système parallèlement à sa direction primitive.

Points nodaux de la lentille bi-convexe.

En comparant l'équation ci-dessus qui nous a indiqué la situation du point O avec l'équation 10 *a*, p. 38, nous voyons que les deux sont identiques.

Le centre optique est donc en même temps l'objet dont les deux points principaux seraient les images fournies par les deux surfaces de la lentille.

Considérons encore ce point O de la figure 23 comme point lumineux, et nous trouverons les images correspondantes d'une autre façon encore. Nous n'avons qu'à mener la ligne J'OJ'' et à la considérer comme composée de deux rayons OJ' et OJ'', émanés du point O et rencontrant les surfaces respectives en J' et J''. Si, en tenant compte de la courbure de la surface et de l'indice de réfraction, nous construisons le rayon émergent J'T, le prolongement en arrière de la surface S' nous donne, au point K' de sa rencontre avec l'axe optique, l'image du centre optique fournie par cette surface. De même, le rayon émergent J''U, prolongé en arrière de la surface S'', donnera, au point K'' de sa rencontre avec l'axe, l'image optique fournie par la seconde surface. Les points K' et K'' sont donc encore les images virtuelles de O, attendu qu'ils appartiennent tous les deux à deux rayons partis de O, le premier, aux rayons OS' et OJ', le second, aux rayons OS'' et OJ''.

K' est de plus aussi l'image de K''.

D'autre part, nous avons vu que le rayon incident TJ' qui était dirigé vers K', quitte la lentille parallèlement à sa direction primitive, et comme s'il provenait de K''. Les points K' K'' correspondent donc à la définition que nous avons donnée des *points nodaux*. Ce sont, en effet, les points nodaux de la lentille.

Puisqu'ils sont les images de O et que les points H' et H'' sont également les images de O, il est prouvé que *pour la lentille entourée d'un seul milieu, le premier point nodal coïncide avec le premier point principal, le second point nodal avec le second point principal.*

Foyers conjugués de la lentille bi-convexe.

En connaissant ainsi les points et plans principaux de la lentille, il est facile de trouver les *foyers conjugués*, de même que le rapport de *l'objet* et de *son image* formée par la lentille.

Soient (fig. 24) H′ et H″ les points principaux ou nodaux de la lentille ; φ' et φ'' ses foyers principaux, L′ un point lumineux situé sur l'axe.

Pour trouver son foyer conjugué, traçons un rayon quelconque L′J′, qui coupe le plan focal en A, le premier plan principal en J′. Traçons J′J″ parallèle à l'axe ; J″ est le point d'où le rayon paraît provenir après réfraction.

Supposons que A soit un point lumineux. Un des rayons qui en proviennent

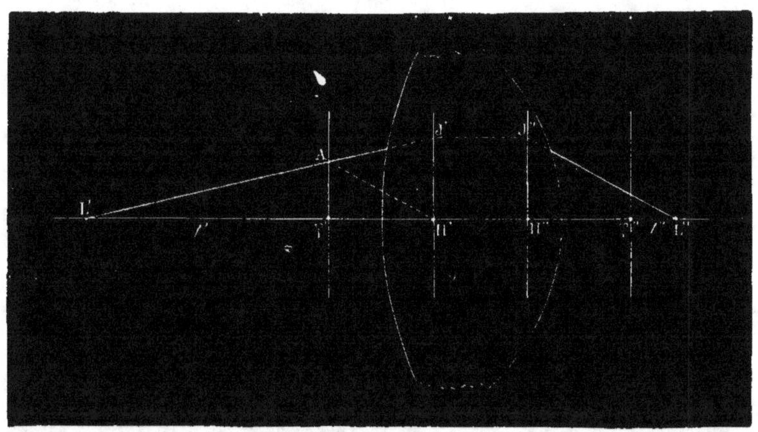

FIG. 24.

est dirigé vers le premier point nodal H′. Il quitterait le système en restant parallèle à cette direction, mais semblant provenir de H″.

A étant situé dans le plan focal, tous les rayons qui en proviennent doivent être parallèles entre eux après réfraction et parallèles à AH′. AJ′ peut être considéré comme un de ces rayons. J″L″, parallèle à AH′, est donc la direction finale du rayon, et L″, sur l'axe, l'image de L′.

Les triangles L′H′J′ et H″φ''B ; L″φ''B et φ'H′A sont semblables.

Appelons les distances focales (égales entre elles) :

$$H'\varphi' = H''\varphi'' = F$$

$$L'H' = a.$$

$$L''H'' = b$$

$$L'\varphi' = a - F = l'$$

$$L''\varphi'' = b - F = l'',$$

et nous pouvons mettre :

$$\frac{l'}{F} = \frac{A\varphi'}{B\varphi''},$$

et

$$\frac{F}{l''} = \frac{A\varphi'}{B\varphi''};$$

donc :

$$\frac{l'}{F} = \frac{F}{l''}$$

$$l'l'' = F^2 \dots\dots\dots\dots\dots\dots \quad 15\,a).$$

ou bien, en remplaçant l' par $a - F$
et l'' par $b - F$

$$\frac{1}{F} = \frac{1}{a} + \frac{1}{b} \Big(\dots\dots\dots\dots\dots \quad 15\,b).$$

Grandeur de l'image fournie par la lentille bi-convexe.

Soit A' L' (fig. 25) un objet situé dans un plan perpendiculaire à l'axe.
Son image sera également située dans un plan perpendiculaire à l'axe.

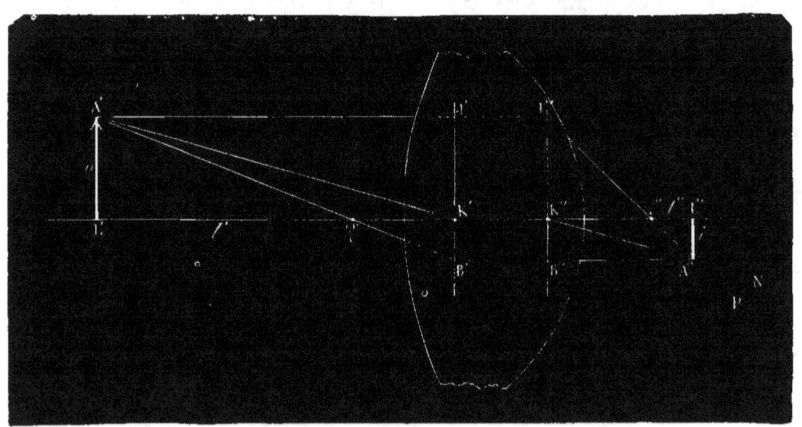

FIG. 25.

Pour trouver l'endroit où se réunissent les rayons émanés du point A',
tirons la ligne de direction A' K'. L'image doit être située sur la ligne de
direction, K''N, parallèle à A'K'.

Un autre rayon, émané de A', parallèle à l'axe, perce le premier plan principal en J', le second en J'' et émerge suivant J''φ''P. Le point A'', où les

deux rayons se coupent, est donc l'image de A'. Élevons la perpendiculaire, et A''L'' sera l'image de A'L'.

On peut encore facilement trouver le chemin que prend un troisième rayon émané de A', celui qui traverse le premier foyer φ'. Il rencontre le premier plan principal en B', le second en B'', et sort de la lentille parallèlement à l'axe vers A''.

Pour ce qui est de la grandeur de l'image, on voit facilement en mettant :

$$A'L' = o,$$
$$A''L'' = i,$$
$$L'K' = a,$$
$$L''K'' = b,$$

que

$$\left. \begin{array}{c} \dfrac{i}{o} = \dfrac{b}{a} \\[2mm] i = \dfrac{ob}{a} \end{array} \right\} \quad \ldots\ldots\ldots\ldots\ldots\ldots\ldots\ldots \quad 9\,a').$$

Considérons que

$$i = B'K',$$
$$o = J''K'',$$
$$K'\varphi' = K''\varphi'' = F,$$
$$L'\varphi' = l',$$
$$L''\varphi'' = l''.$$

Il résulte des triangles semblables $\varphi'A'L'$ et $\varphi'B'K'$; $\varphi''J''K''$ et $\varphi''A''L''$ que $l'l'' = F^2$, comme plus haut, et que

$$\left. \begin{array}{c} \dfrac{i}{o} = \dfrac{F}{l'} = \dfrac{l''}{F} \\[2mm] i = \dfrac{o.F}{l'} = \dfrac{ol''}{F} \end{array} \right\} \quad \ldots\ldots\ldots\ldots\ldots\ldots \quad 9\,c').$$

Tant que l'image et l'objet se trouvent des côtés *opposés* de la lentille, ils sont tous les deux *positifs*, c'est-à-dire *réels* et *renversés* l'un par rapport à l'autre, comme cela s'explique facilement par la figure 25.

De plus, il résulte des formules ci-dessus, que *plus l'objet se rapproche de la lentille convexe, plus l'image s'en écarte, et plus l'image est éloignée, plus elle est grande.*

Si l'objet se trouve à l'infini, l'image se forme dans le second plan focal et est infiniment petite par rapport à l'objet.

Quand l'objet est à une distance de la lentille double de la distance focale, l'image se forme à la même distance (2F) *en arrière de la lentille parce que* $a = b = 2F$, *et elle est de la même grandeur que l'objet.*

Quand l'objet se trouve dans le premier plan focal, l'image se forme à l'infini, et est infiniment grande par rapport à l'objet.

Quand l'objet se trouve entre le foyer et la lentille, l' devient *négatif,* et la formule 15 *b* donne pour *a* également une valeur *négative. L'image se trouve donc du même côté que l'objet. Elle est* virtuelle, *a la même direction que l'objet et est plus grande que celui-ci. Elle augmente au fur et à mesure que l'objet se rapproche de la lentille.*

En d'autres termes, tant que l'objet se trouve à gauche de φ', les rayons qui en proviennent sont rendus convergents par la lentille et forment donc une image réelle à droite de celle-ci.

Lorsqu'il se trouve dans le plan principal, tous les rayons provenant d'un point quelconque de l'objet sont rendus parallèles au rayon de direction correspondant.

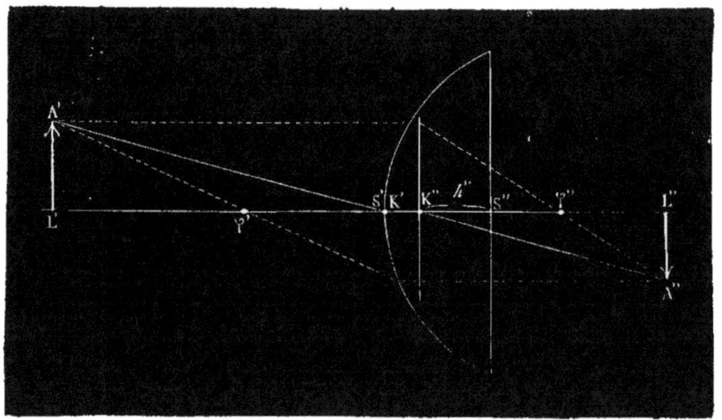

Fig. 26.

Entre le foyer et la lentille, l'objet émet des rayons qui sont encore divergents après avoir passé par la lentille, et l'image est obtenue seulement en supposant les rayons prolongés en arrière. L'image a donc la même direction que l'objet; mais elle n'est pas réelle; elle est *virtuelle.*

LENTILLE PLAN-CONVEXE

Nous passerons plus rapidement sur les lentilles plan-sphériques et les ménisques. Ils ont moins d'importance pratique que les lentilles bi-sphériques.

Il suffit d'ailleurs de faire ressortir leurs différences d'avec ces dernières pour trouver facilement les points cardinaux, les foyers conjugués et les images qui leur correspondent.

Le *centre optique,* le *premier point principal* et le *premier point nodal* se confondent au *sommet* (fig. 26) de la face convexe de la lentille.

Le *second point principal* et le *second point nodal* se confondent au point K″, situé dans l'intérieur de la lentille et déterminé par l'équation

$$S''K'' = h'' = \frac{e}{n}$$

où e = épaisseur de la lentille,

n = indice de réfraction de la lentille.

Les distances focales sont positives, et ont pour valeur commune :

$$F = f_1' = \text{distance focale de la surface convexe} = \frac{r}{n-1} \ (1).$$

Les foyers conjugués, ainsi que les rapports de position et de grandeur d'un objet et de son image, sont déterminés par les mêmes formules que dans la lentille biconvexe.

La construction est indiquée par la figure 26, et n'a pas besoin d'explication.

MÉNISQUE CONVERGENT

Dans le ménisque convergent le rayon de la surface convexe est plus petit que celui de la surface concave.

Les *foyers principaux* de la *première* surface S′ sont *réels*, et ses distances focales f_1' et f_1'', *positives*.

Les *foyers principaux* de la *seconde face* S″ sont *virtuels*, et ses distances focales f_2' et f_2'', *négatives*.

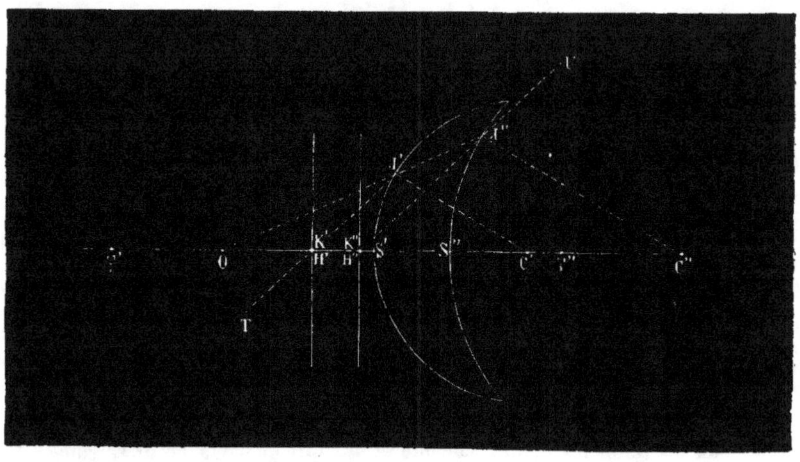

FIG. 27.

(1) Gavarret, *loc. cit.*, p. 91.

La construction du *centre optique*, ainsi que celle des *points principaux*, qui coïncident avec les *points nodaux*, est indiquée par la figure 27.

Elle est analogue à la figure 23. Les rayons C'J' et C''J'' des deux surfaces sont choisis parallèles entre eux. Le centre optique O se trouve là où la ligne de réunion J'J'' coupe l'axe du ménisque.

En considérant J'J'' comme un rayon lumineux qui traverse le ménisque, on construit le rayon incident TJ' et le rayon émergent J''U qui lui correspond, suivant le principe exposé p. 42 et 43. Ils sont parallèles entre eux, parce que les parties des surfaces S' et S'' qu'ils traversent sont parallèles. Le rayon TJ' marque sur l'axe le point K' ou H', c'est-à-dire le premier point nodal (ou principal); le prolongement du rayon J''U marque le second point nodal (ou principal) K'' ou H''.

Il résulte de la construction (fig. 27) que le *centre optique*, ainsi que les *points nodaux*, est situé en *dehors* du ménisque, du côté de la convexité.

Les distances S'O = a et S'H' = h' sont négatives;

Les distances S''O = b et S''H'' = h'' sont positives;

Les distances focales principales F sont égales entre elles : $\varphi'H' = \varphi''H''$.

Dans la recherche de toutes ces valeurs on emploie les mêmes formules que pour la lentille biconvexe.

Les rapports de distance, de position et de grandeur entre l'objet et l'image sont également déterminés par les mêmes formules et par la même construction que dans la lentille biconvexe (1).

LENTILLE BICONCAVE

Points cardinaux de la lentille biconcave.

On détermine les *points cardinaux de la lentille biconcave* de la même façon que ceux de la lentille biconvexe. Il faut seulement se rappeler que, pour cette lentille, les *foyers* de la première face S', aussi bien que ceux de la seconde face S'', sont *virtuels*.

Les *distances focales sont donc toutes négatives.*

On trouve le *centre optique* encore en prenant deux rayons de courbure parallèles et en réunissant les points où ils rencontrent les surfaces. Le point où cette ligne coupe l'axe est le centre optique. Il est donc situé dans l'intérieur de la lentille biconcave.

En faisant valoir les mêmes considérations que pour la lentille biconvexe

(1) Comparez Gavarret, *loc. cit.*, p. 99.

on trouve, pour la situation du centre optique de la lentille biconcave, les mêmes formules :

$$a = \frac{ef_1''}{f_1'' + f_2'} \left.\right\rbrace \dots\dots\dots\dots\dots\dots 11\,b).$$
$$b = \frac{ef_2'}{f_1'' + f_2'}$$

et, pour les points principaux, qui coïncident encore avec les points nodaux :

$$h' = \frac{ef_1'}{f_1'' + f_2' - e} \left.\right\rbrace \dots\dots\dots\dots\dots 12\,b).$$
$$h'' = \frac{ef_2''}{f_1'' + f_2' - e}$$

et, pour les distances focales, qui sont encore les mêmes pour la lentille convexe :

$$F = \frac{f_1'f_2'}{f_1'' + f_2' - e} \dots\dots\dots\dots\dots\dots (14\,b).$$

En considérant que dans ces formules f_1', f_1''; f_2' et f_2'' sont *négatifs*, on voit que les formules 11 b et 12 b donnent des valeurs *positives*, c'est-à-dire que, conformément à notre convention, *le centre optique ainsi que les points principaux (ou nodaux) sont situés dans l'intérieur de la lentille.*

La formule 14 b, au contraire, donne une valeur *négative* pour F. Cela veut dire que, bien que les deux distances focales principales de la lentille concave soient égales, il faut considérer le foyer situé du côté d'où vient la lumière comme le *second* foyer, le foyer du côté opposé, comme le *premier*.

Nous croyons inutile de donner de plus amples explications sur la détermination des points cardinaux de la lentille biconcave. Ce ne serait que la répétion des calculs et constructions de la lentille biconvexe. Le lecteur les trouvera d'ailleurs dans Gavarret (*loc. cit.*, p. 101).

Foyers conjugués de la lentille biconcave.

Soient (fig. 28), φ' et φ'' les foyers, H' et H'' les points principaux de la lentille biconcave, L' un point lumineux sur l'axe.

Un rayon quelconque émané de L' perce en D' le premier plan principal, en T le premier plan focal. Nous traçons la ligne D'D'' parallèle à l'axe, et nous savons que le rayon L'J' quitte la lentille dans la direction D''R parallèlement à H'T.

Prolongé en arrière, il coupe l'axe en L'', qui est l'image de L'. L' et L'' sont donc des foyers conjugués.

Pour trouver le rapport entre les distances des foyers conjugués, prolongeons RL″ jusqu'au second plan focal, qu'il rencontre en B. BH″ est parallèle à L′T.

Les triangles semblables L′Tφ' et H″Bφ'', H′Tφ' et L″Bφ'' donnent :

$$\frac{L'\varphi'}{T\varphi'} = \frac{F}{B\varphi''} ,$$

$$\frac{F}{T\varphi'} = \frac{L''\varphi''}{B\varphi''} .$$

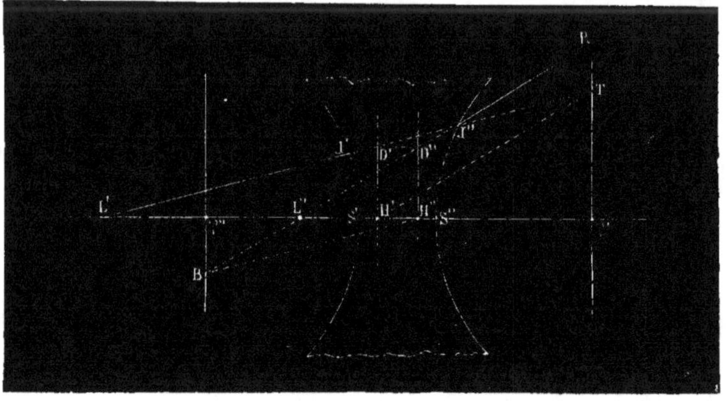

FIG. 28.

Appelons L′φ' = l' et L″φ'' = l'', et divisons la première équation par la seconde, nous obtiendrons :

$$l\,l'' = F^2 \dots\dots\dots\dots\dots\dots\dots\dots \quad 16\,b)$$

ou, en introduisant les distances des foyers conjugués aux points principaux :

L′H′ $= l' - F = a$

et L″H″ $= F - l'' = b :$

ou

$$\left.\begin{aligned} \frac{1}{F} &= \frac{1}{b} - \frac{1}{a} \\[2mm] \frac{1}{a} + \frac{1}{b} &= -\frac{1}{F} \end{aligned}\right\} \dots\dots\dots\dots\dots \quad 15\,b).$$

Images fournies par la lentille biconcave.

Soit (fig. 29) A′ un point situé hors de l'axe principal et appartenant à ʼobjet A′L′.

Le rayon A'D'D″, parallèle à l'axe, quitte la lentille en se dirigeant vers N, comme s'il provenait du second foyer φ''. Le rayon A'B', dirigé vers le premier foyer φ', quitte le système parallèlement à l'axe vers P à partir du point B' où il rencontre le premier plan principal. Un troisième rayon A'K' continue son chemin parallèlement à cette direction, comme s'il provenait de K″. Les trois rayons prolongés en arrière se réuniraient en A″, où se trouve ainsi l'*image virtuelle* du point A'.

En abaissant la perpendiculaire A″L″, nous obtenons l'image virtuelle A″L″ correspondant à l'objet A'L'.

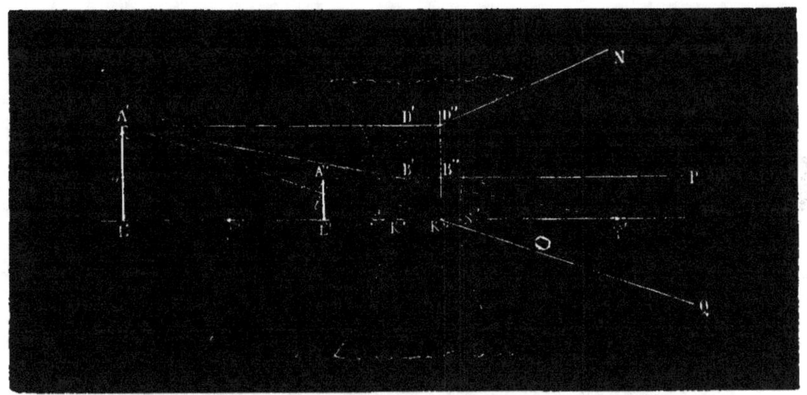

Fɪɢ. 29.

Pour la grandeur i de l'image relativement à celle o de l'objet, nous avons :

$$\frac{i}{o} = \frac{F}{L'\varphi'} = \frac{l'}{F}$$

$$i = \frac{o.F}{l'} = \frac{o.l''}{F}$$

$$\quad\quad\quad\quad\quad\quad\quad\quad 18\,b).$$

ou

$$\frac{i}{o} = \frac{b}{a}$$

$$i = \frac{ob}{a} \quad\quad\quad\quad\quad\quad\quad 17\,b).$$

LENTILLE PLAN-CONCAVE

Le *centre optique*, le *premier point nodal* et le *premier point principal* coïncident avec le sommet de la *face concave* de la lentille.

Le second point nodal est situé dans l'intérieur de la lentille, à une distance de la seconde surface $L''K'' = \frac{c}{n}$.

Le *premier plan principal* se confond avec la surface concave; le second plan principal est mené *par le second* point nodal K''.

Les *foyers principaux sont virtuels*. Les *distances focales* sont *négatives, égales*, et ont pour valeur : $F = f_1' = - \frac{r}{n-1}$, c'est-à-dire la valeur de la première distance focale de la face concave.

Pour les *foyers conjugués* et les images, les mêmes formules sont applicables que pour la lentille biconcave (1).

MÉNISQUE DIVERGENT

L'une des surfaces du ménisque divergent est convexe, l'autre concave.

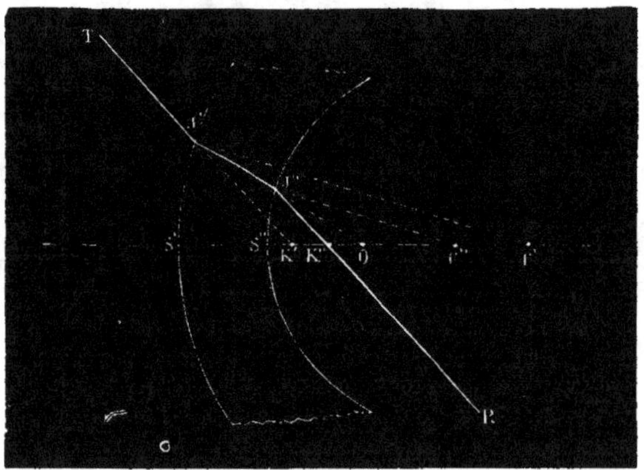

Fig. 30.

La concave a le plus petit rayon des deux. Les distances focales de la *première* surface f_1' et f_1'' sont *positives*, celles de la *seconde* f_2' et f_2'' sont *négatives*.

La construction du *centre optique* et des *points nodaux* coïncidant avec les *points principaux*, est indiquée par la figure 30.

On mène d'abord les rayons parallèles C'J' et C''J''.

J'J'', prolongé jusqu'à l'intersection avec l'axe, donne le centre optique O.

Le rayon incident TJ', prolongé, donne le *premier point nodal* K', et J''R, parallèle à TK', le point K'', *second point nodal*.

Ces points sont tous les trois situés hors du ménisque, du côté de la sur-

(1) Gavarret. *loc. cit.*, p. 117.

face concave. Ils sont déterminés par les mêmes formules que ceux de la lentille biconvexe et biconcave (11, 12, 13 et 14). Seulement, en tenant compte des signes de $f_1'f_1''$, f_2' et f_2'', l'expression pour,

$$S'O \quad = a, \quad \text{devient positive,}$$
$$S''O \quad = b, \quad \text{négative;}$$
$$S'K' \quad = h', \quad \text{positive :}$$
$$S''K'' = h'', \quad \text{négative ;}$$

et les foyers principaux $=$ F négatifs.

Les *foyers conjugués,* ainsi que les rapports de position et de grandeur d'un objet et de *son image* sont déterminés par les mêmes formules que pour la lentille biconcave (1).

LENTILLES INFINIMENT MINCES

Les lentilles infiniment minces ont pour nous une importance particulière. Les verres de lunettes peuvent généralement être considérés comme tels. Il est donc juste de leur consacrer un chapitre à part.

Les formules pour ces lentilles deviennent beaucoup plus simples que celles des lentilles que nous venons d'étudier. D'abord, en négligeant l'épaisseur du verre, les sommets S' et S'' des deux faces, les points principaux et nodaux et le centre optique coïncident au point où l'axe principal traverse la lentille. C'est à partir de ce point unique qu'on compte toutes les longueurs. L'expression e pour l'épaisseur de la lentille disparaît donc des formules précédentes.

De plus, les lentilles infiniment minces auxquelles nous avons affaire se trouvent dans l'air; l'indice de réfraction du premier milieu est donc 1, et nous n'avons qu'à nous occuper de l'indice de réfraction n de la masse dont la lentille est fabriquée.

La lentille a un foyer antérieur et un foyer postérieur; mais tous les deux sont également éloignés des surfaces réunies. Leur valeur commune est :

$$F = \frac{f'f_2'}{f'' + f_2'} \dots\dots\dots\dots\dots \quad 11\,c).$$

En remplaçant ces valeurs par l'indice de réfraction et les rayons de courbure des deux surfaces, et en tenant compte des signes de r' et de r'', on obtient :

(1) Gavarret, *loc. cit.*, p. 119.

Pour les LENTILLES CONVERGENTES :

Lentille biconvexe : $F = \dfrac{r'r''}{(n-1)\,(r' + r'')}$;

Lentille plan-convexe : $F = \dfrac{r'}{n-1}$;

Ménisque convergent : $F = \dfrac{r'r''}{(n-1)\,(r'' - r')}$.

Pour les LENTILLES DIVERGENTES :

Lentille biconcave : $F = -\dfrac{r'r''}{(n-1)\,(r' + r'')}$;

Lentille plan-concave : $F = -\dfrac{r'}{n-1}$;

Ménisque divergent : $F = -\dfrac{r'r''}{(n-1)\,(r' - r'')}$.

Le plus souvent les lentilles biconvexes et biconcaves ont des surfaces de courbure égales. Dans les formules précédentes pour les lentilles biconvexes et biconcaves, r' est donc $= r''$. Mettons simplement r, et la formule de la lentille BICONVEXE devient :

$$F = \frac{r}{2\,(n-1)} \quad \dotfill \quad 20\,a).$$

et celle de la leutille BI-CONCAVE :

$$F = -\frac{r}{2\,(n-1)} \quad \dotfill \quad 20\,b).$$

Les formules des *foyers conjugués* que nous avons indiquées plus haut, comme servant à déterminer l'endroit où se forme l'image d'un point, sont les mêmes pour les lentilles infiniment minces que pour les lentilles épaisses. Seulement les longueurs a et b, de même que F, se comptent directement à partir du centre de la lentille, dans lequel se confondent les points principaux, nodaux et le centre optique. Nous ne les rappelons ici que pour être complet.

Soit a la distance d'un point lumineux à la lentille, b celle de son image ; on a pour la *lentille convexe :*

$$\frac{1}{a} + \frac{1}{b} = \frac{1}{F},$$

pour la *lentille concave :*

$$\frac{1}{a} + \frac{1}{b} = -\frac{1}{F}.$$

Soit l' la distance du point lumineux au foyer antérieur, l'' la distance de l'image au foyer postérieur, nous aurons encore :

$$l'l'' = F^2.$$

Ces formules se déduisent généralement d'une autre façon, et, puisque les lentilles biconvexes et biconcaves à surfaces égales, infiniment minces, placées dans l'air, jouent un si grand rôle en ophthalmologie, il nous semble utile de donner ici la déduction de leurs formules telles qu'elles se présentent, lorsqu'on néglige, dès le début, l'épaisseur de la lentille. On nous excusera de nous étendre un peu longuement sur ce sujet si important en pratique.

Déduction des formules des foyers conjugués pour une lentille convexe infiniment mince.

On sait qu'un prisme dévie en général les rayons lumineux suivant l'angle d'incidence de ceux-ci. Mais pour des prismes d'une ouverture assez petite, cette différence de déviation devient négligeable, et on peut admettre que la déviation produite par ce prisme est égale pour tous les rayons incidents, quelle que soit l'inclinaison sous laquelle ils rencontrent le prisme.

Or on peut considérer comme des prismes d'un petit angle les lentilles biconvexes dont l'épaisseur est négligeable.

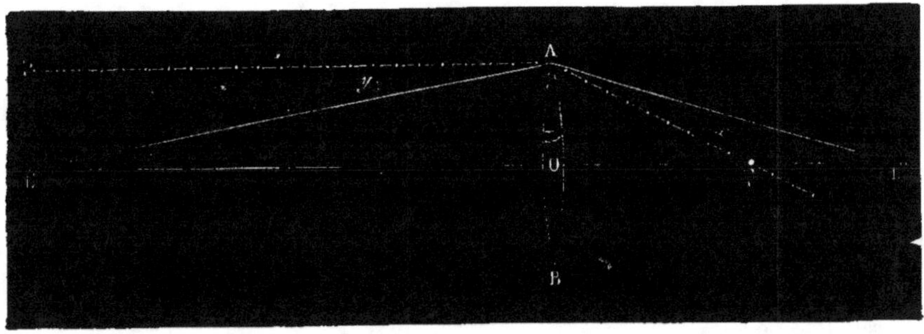

Fig. 31.

Soit AB (fig. 31) une lentille de ce genre :

Le rayon L'A subit la même déviation que le rayon PA qui est parallèle à l'axe.

Ce dernier est dévié vers le foyer φ. Le rayon incident et le rayon réfracté forment donc ensemble un angle PAφ.

L'angle L'AL'', angle de déviation du rayon L'A, doit être égal à l'angle PAφ. On trouve donc la direction du rayon réfracté AL'' en ajoutant, au-dessus de Aφ, un angle φAL'' égal à l'angle PAL', $(x = y)$.

Soit (fig. 32) AB une lentille, φ' et φ'' ses foyers. Un rayon PA, parallèle à l'axe, sera réfracté vers le foyer φ''. Quelle est la direction dans laquelle est dévié un rayon provenant d'un point L'?

Faisons l'angle $\varphi''AL'' =$ angle L'AP, et marquons sur la ligne PAG les distances AC et AD $= AO =$ demi-diamètre de la lentille.

Des points C et D nous abaissons les perpendiculaires CH et DN.

Les angles L'AP et $\varphi''AL''$ sont égaux et très petits.

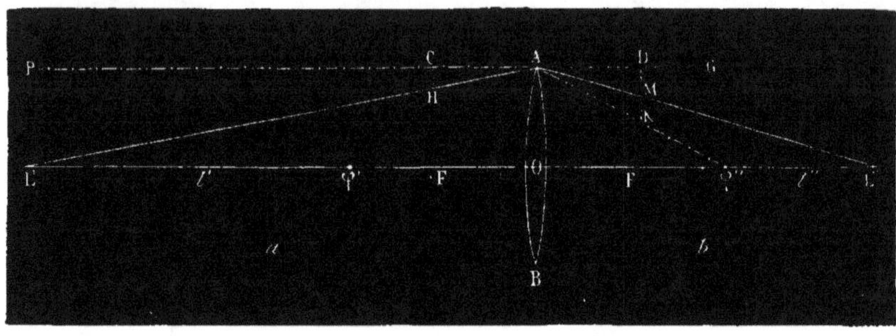

Fig. 32.

De plus, l'angle GAL'' est si petit que MN est presque perpendiculaire à AL''. Nous pouvons donc admettre que

$$CH = MN,$$

et

$$DN = DM + MN = DM + CH \dots\dots\dots\dots\dots\dots x).$$

Les triangles $\varphi''AO$ et ADN sont semblables, parce que leurs côtés sont parallèles. Donc :

$$\frac{\varphi''O}{AO} = \frac{AD}{DN}.$$

En mettant AO $= 1$, et la distance focale de la lentille $= F$, nous obtenons :

$$\frac{F}{1} = \frac{1}{DN},$$

donc

$$DN = \frac{1}{F}.$$

Les triangles L''AO et ADM sont également semblables, parce que leurs côtés sont parallèles. Donc :

$$\frac{L''O}{AO} = \frac{AD}{DM}.$$

Appelons la seconde distance focale conjuguée $L''O = a$, et nous aurons :

$$\frac{a}{1} = \frac{1}{DM}.$$

Donc

$$DM = \frac{1}{a}.$$

De la similitude des triangles ACH et AL'O il résulte que :

$$\frac{L'O}{1} = \frac{1}{CH}$$

et, en désignant $L'O$ par b (première distance focale conjuguée) :

$$\frac{b}{1} = \frac{1}{CH},$$

$$CH = \frac{1}{b}.$$

En introduisant les valeurs pour DN, DM et CH dans la formule x, nous obtenons :

$$\left. \begin{aligned} \frac{1}{F} &= \frac{1}{a} + \frac{1}{b} \\ \frac{1}{b} &= \frac{1}{F} - \frac{1}{a} \end{aligned} \right\} \quad \dots\dots\dots\dots\dots \quad 15\,c.$$

Appelons :

$$L'\varphi' = l$$

et

$$L''\varphi'' = l'.$$

et posons :

$$a = l' + F.$$

et

$$b = l'' + F.$$

En introduisant ces valeurs dans la formule 15 c, nous obtenons :

$$\left. \begin{aligned} l'l'' &= F^2 \\ l' &= \frac{F^2}{l''} \end{aligned} \right\} \quad \dots\dots\dots\dots\dots \quad 15\,d.$$

ou

Lorsque les deux foyers conjugués se trouvent à la même distance de la lentille, a devient $= b$.

Donc

$$\frac{1}{F} = \frac{2}{a},$$

$$a = 2F.$$

Supposons un point lumineux au foyer antérieur de la première surface de la lentille. Il sera donc à la distance F' de la lentille.

Il parcourt celle-ci parallèlement à l'axe et arrive à la seconde surface qui lui présente sa concavité. Là il subit la même déviation qu'en passant de l'air, à travers la première surface, dans la substance de la lentille, seulement en sens inverse. Il se dirige donc vers un point de l'axe qui est également éloigné de la lentille de la distance F'. Nous nous trouvons donc précisément dans le cas cité où les deux foyers conjugués sont également éloignés de la lentille, et nous avons :

$$F' = 2F.$$

Or F' est, d'après la formule 4 d :

$$F' = \frac{r}{n-1}.$$

Donc la distance focale de la lentille :

$$F = \frac{r}{2(n-1)},$$

comme nous l'avons trouvé, p. 56, formule 20 a.

Si une lentille biconvexe est fabriquée d'une sorte de verre dont l'indice de réfraction est $n = 1,5$, on a :

$$F = \frac{r}{2(1,5-1)},$$

$$F = r.$$

C'est-à-dire que, dans ce cas, la distance focale est égale au rayon de courbure de l'une des surfaces de la lentille biconvexe.

Pour $n = 1,792$ (flint-glass le plus lourd), on obtient $F = 0,631\,r$.

Pour $n = 1,664$ (flint-glass de densité moyenne), $F = 0,753\,r$.

Pour $n = 1,562$, comme le cristal de roche, $F = 0,889\,r$.

Pour $n = 1,53$, indice de réfraction moyen de nos verres de lunettes, $F = 0,943\,r$.

Pour $n = 1,528$ (verre de Saint-Gobain), $F = 0,946\,r$.

Pour $n = 1,516$, indice de réfraction du crown-glass de la plus faible densité, $F = 0,969\,r$.

Rapports de position et de grandeur d'un objet lumineux et de son image formée par une lentille convexe infiniment mince.

Soit A′ (fig. 33) un point situé hors de l'axe. Pour trouver son image, on n'a qu'à tirer, à partir de A′, le rayon de direction qui traverse le centre de la lentille (O) sans déviation, ce centre réunissant les deux points nodaux. Un autre rayon A′B, parallèle à l'axe, traverse, après réfraction, le foyer φ''. Le point A″, où ces deux rayons se croisent, est l'image de A′.

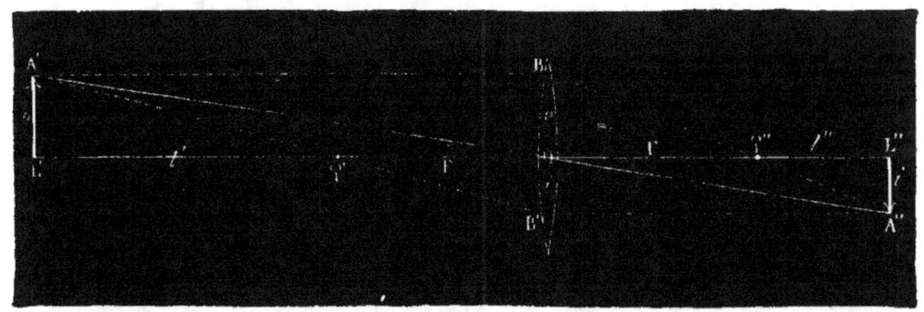

Fig. 33.

Soit A′L′ un objet, on n'a qu'à élever la perpendiculaire A″L″ sur l'axe, et A″L″ est l'image de A′L′.

S'agit-il de déterminer par le calcul la grandeur de l'image (i), par rapport à celle de l'objet (o), on déduira d'abord, à l'aide de la formule 15 e, la distance $OL'' = b$, à laquelle se forme l'image.

Celle-ci connue, on n'a plus besoin d'autre construction que de tirer le rayon de direction. La verticale abaissée de L″ coupe le rayon de direction en A″, et, des triangles semblables L″A″O et L′A′O, il résulte que :

$$\frac{i}{o} = \frac{L''O}{L'O} = \frac{b}{a}.$$

$$i = \frac{ob}{a}.$$

En considérant que les triangles A′L′φ′ et B′Oφ′ sont semblables, et que A′L′ = o ; L′φ′ = l′ ; OB′ = L″A″ = i ; et φ′O = F, on obtient :

$$i = \frac{oF}{l'}.$$

Ici, aussi bien que pour une seule surface réfringente, les distances de
l'objet et de l'image au système dioptrique sont positives tant qu'elles se trouvent des côtés opposés de ce système.

Lorsqu'elles se trouvent toutes les deux du même côté, l'une ou l'autre est
négative.

De même pour l'objet et l'image. L'image est réelle et renversée par
rapport à l'objet, tant qu'elle se trouve du côté opposé de la lentille, parce
qu'elle est formée par le concours de rayons convergents. Elle est virtuelle
et a la même direction que l'objet, lorsqu'elle se trouve du même côté que
celui-ci. Dans ce cas elle ne résulte que du concours de prolongements
supposés de rayons qui, en réalité, sont divergents.

La figure 34 montre la construction de l'image L″A″ d'un objet L′A′,
situé entre le foyer φ' et la lentille.

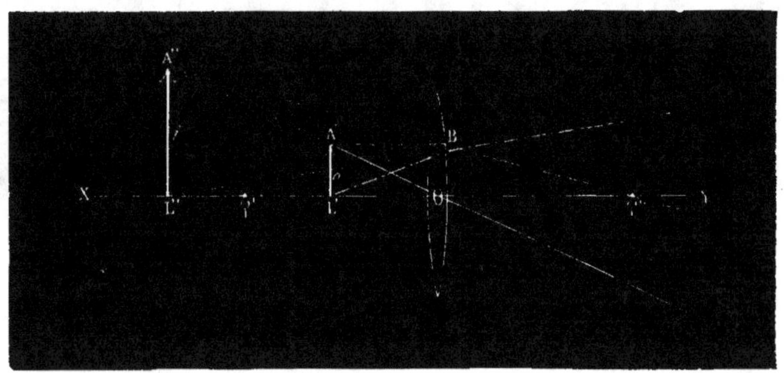

FIG. 34.

Après tout ce que nous avons dit, elle peut se passer d'explication.

LENTILLE BICONCAVE INFINIMENT MINCE

Nous avons déjà dit que, pour la lentille biconcave, les mêmes formules
sont applicables que pour la lentille biconvexe ; seulement F est négatif.

Ainsi nous avons :

$$F = \frac{r}{2\,(n-1)};$$

$ff'' = F^2$ (où f' est négatif).

$$\frac{1}{a} + \frac{1}{b} = -\frac{1}{F}$$

$$\frac{1}{b} = -\left(\frac{1}{F} + \frac{1}{a}\right) \qquad \text{.................. (15e).}$$

et

ou

$$-\frac{1}{b} = \frac{1}{F} + \frac{1}{a}$$

$$\left. \begin{aligned} i &= -\frac{ob}{a} \\[4pt] i &= -\frac{oF}{l'} \end{aligned} \right\} \quad \dots\dots\dots\dots\dots\dots \quad 17\,c).$$

Les foyers de la lentille concave étant négatifs, les rayons parallèles quittent la lentille en divergeant comme s'ils provenaient du second foyer φ'', qui est situé du même côté que l'origine des rayons incidents (fig. 35).

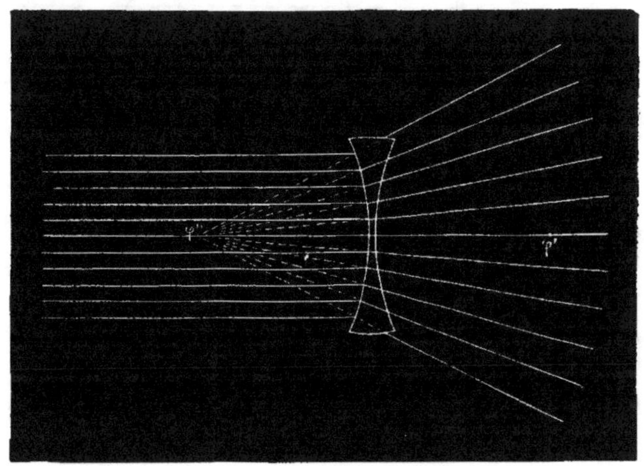

Fig. 35.

De la formule 15 e, il résulte que b a toujours une valeur négative, c'est-à-dire que l'image est toujours située du même côté que l'objet.

De plus, a et b diminuant et augmentant ensemble, l'objet et l'image se rapprochent et s'éloignent ensemble de la lentille.

Soit la distance focale négative de la lentille $\varphi'O$ (fig. 36) $= F = 25^{mm}$. Soit la distance d'un point lumineux L' à la lentille, $L'O = a = 60^{mm}$. Nous cherchons la distance du foyer conjugué $L''O = b$, et nous mettons :

$$\frac{1}{b} = -\left(\frac{1}{F} + \frac{1}{a}\right),$$

$$\frac{1}{b} = -\left(\frac{1}{25} + \frac{1}{60}\right) = -\frac{1}{17,6}.$$

b est donc $= 17,6^{mm}$, et le signe — indique que cette longueur se trouve du même côté de la lentille que a. L″ est le point d'où tous les rayons émanés de L′ semblent provenir, lorsqu'ils quittent la lentille.

Ce qui arrive avec L′ se produit avec un point situé hors de l'axe optique, par exemple le point A′.

Les rayons qui en émanent quittent la lentille en divergeant comme s'ils provenaient d'un point A″, situé à la distance b en avant de la lentille, et sur le rayon de direction A′ON, qui traverse la lentille dans son centre sans être dévié.

Si A′L′ est un objet, A″L″ est l'image. Étant située du même côté que l'objet, l'image est donc *virtuelle* et a la même direction que l'objet.

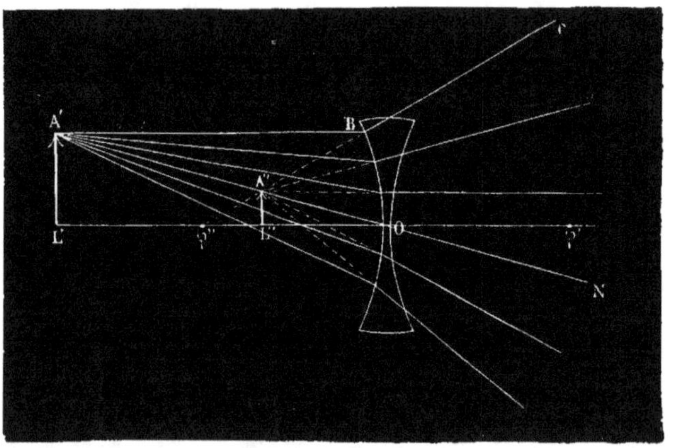

FIG. 36.

Pour la grandeur de l'objet, il résulte de la formule 17 c, où a est toujours plus grand que b, et l' plus grand que F, que l'image virtuelle est toujours plus petite que son objet. Cela se conçoit d'ailleurs à priori. La lentille concave rendant les rayons qui proviennent d'un point plus divergents, comme s'ils provenaient d'un point plus rapproché, l'image virtuelle doit toujours paraître plus petite que son objet.

La figure 36 indique la construction de l'image pour une lentille concave infiniment mince.

Le rayon A′ON traverse la lentille sans déviation, parce qu'il passe par le centre optique.

Le rayon A′B, parallèle à l'axe, quitte la lentille comme s'il provenait du second foyer φ'', et se dirige vers C. Les rayons émanés du point A′ divergent donc. En les prolongeant en arrière, ils se rencontrent en A″, qui est donc l'image *virtuelle* de A'. En abaissant la perpendiculaire A''L'' sur l'axe, on obtient A''L'', image *virtuelle* de A'L'.

Combinaison des lentilles infiniment minces.

Plus une lentille réfracte la lumière, plus on dit qu'elle est forte. Or, plus la déviation qu'elle fait subir aux rayons parallèles est puissante, plus le foyer est rapproché de la lentille, plus la distance focale est courte. *La force réfringente et la distance focale d'une lentille sont donc l'inverse l'une de l'autre.* Appelons d la force réfringente et F la distance focale, et nous pouvons mettre :

$$d = \frac{1}{F},$$

où

$$F = \frac{1}{d}.$$

Si l'on applique sur une lentille positive ou négative une autre lentille de même signe, la force des deux se combine évidemment. Si la première a une distance focale F', la seconde une distance focale F'', nous aurons :

$$\frac{1}{F'} + \frac{1}{F''} = \frac{1}{X},$$

où $\frac{1}{X}$ représente la puissance de la lentille résultant de la combinaison des deux, X étant sa distance focale.

Ainsi, en combinant une lentille convexe de 333 millimètres de distance focale avec une autre de 250 millimètres de distance focale, nous obtenons : $\frac{1}{333} + \frac{1}{250} = \frac{1}{144}$. C'est-à-dire que les deux ensemble agissent comme une lentille de 144 millimètres de distance focale.

En y superposant encore une troisième lentille, avec une distance focale F''', on a évidemment :

$$\frac{1}{F'} + \frac{1}{F''} + \frac{1}{F'''} = \frac{1}{Y}$$

Par exemple : $\frac{1}{333} + \frac{1}{250} + \frac{1}{166} = \frac{1}{77}$.

Les trois lentilles réunies ont la même force qu'une seule qui aurait 77 millimètres de distance focale.

Si à une lentille convexe on en ajoute une concave, ou inversement, les deux, agissant en sens contraire, se neutralisent en partie, et, au lieu d'additionner leurs forces réfringentes, il faut les soustraire l'une de l'autre. Soit la lentille convexe ou positive de F' millimètres de distance focale, réunie avec une lentille concave ou négative de F″ millimètres de distance focale ; nous mettrons :

$$\frac{1}{F'} - \frac{1}{F''} = \frac{1}{X}.$$

Ainsi un verre convexe de 333 millimètres de distance focale, combiné avec un concave de 500 millimètres de distance focale donnera :

$$\frac{1}{333} - \frac{1}{500} = + \frac{1}{997},$$

c'est-à-dire un verre convexe de 997 millimètres de distance focale, par conséquent plus faible que celui de 333 millimètres.

Si la lentille concave est plus forte, qu'elle ait, par exemple, 83 millimètres de distance focale, nous obtenons :

$$\frac{1}{333} - \frac{1}{83} = - \frac{1}{111}.$$

La lentille résultante est négative. Elle agit comme un verre concave de 111 millimètres de distance focale.

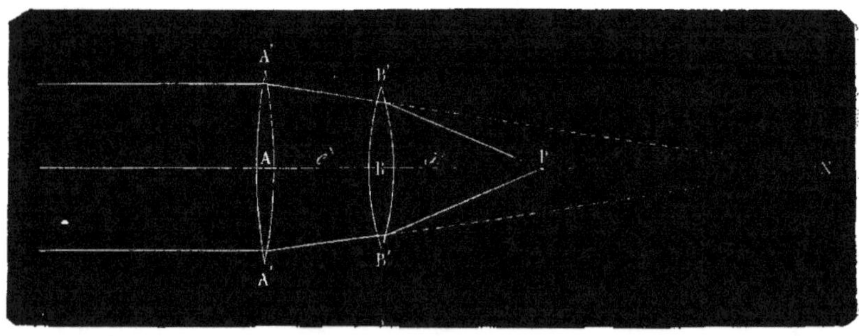

FIG. 37.

Lorsque les verres ne sont pas superposés, mais séparés par un certain espace, la lentille résultante n'est évidemment pas la même. Il faut tenir compte, dans le calcul, de cet écartement.

Prenons deux lentilles A′A′ et B′B′ (fig. 37).

La première a une distance focale AN = F′, la seconde, une distance focale F″. Les rayons parallèles venant de gauche seraient réfractés par la lentille A′A′ seule vers son foyer N. A une distance AB = e, en arrière de cette lentille, ils rencontrent la lentille B′B′.

Ils convergent toujours vers N; mais ce point est éloigné de B, non plus de la distance F′ seulement, mais de F′ — e.

La convergence des rayons est exprimée, non par $\frac{1}{F'}$ mais par $\frac{1}{F'-e}$. A′A′ étant placé à une certaine distance e de B′B′, c'est donc comme si à la lentille B′B′ nous en avions ajouté une autre d'une force réfringente $\frac{1}{F'-e}$, et la combinaison des deux donne par conséquent la somme :

$$\frac{1}{F'-e} + \frac{1}{F''} = \frac{1}{X}.$$

Supposons F′ encore égal à 333 millimètres, F″ à 250 millimètres; mais, au lieu d'appliquer les deux verres l'un contre l'autre, mettons-les à une distance e de 133 millimètres, nous obtiendrons, pour la lentille résultante :

$$\frac{1}{X} = \frac{1}{333-133} + \frac{1}{250} = \frac{1}{200} + \frac{1}{250} = \frac{1}{111},$$

c'est-à-dire que les deux lentilles, combinées ensemble avec un écartement de 133 millimètres, ont la même action qu'une lentille unique de 111 millimètres de distance focale.

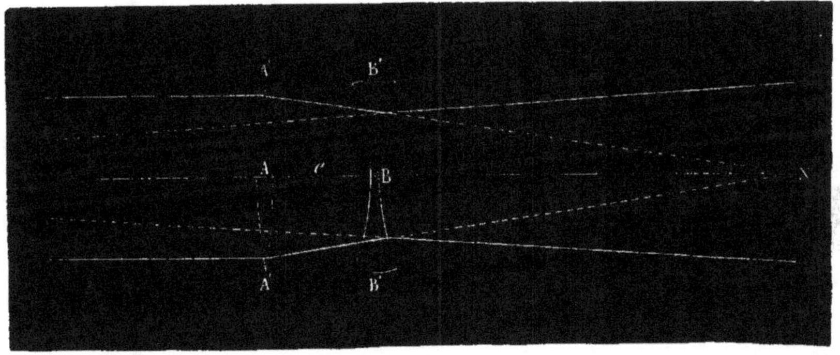

Fig. 38.

Quelque chose d'analogue se produit dans la combinaison d'une lentille convexe avec une lentille concave.

Soit A′A′ (fig. 38) une lentille convexe, avec une distance focale + F′, β′B′ une lentille concave avec une distance focale — F″.

Elles sont séparées par l'espace e.

Les rayons parallèles sont réfractés vers le foyer N par la lentille A′A′. Leur convergence, considérée à partir de A′A′, est $=\frac{1}{F'}$; mais, une fois arrivés à la lentille B′B′, leur convergence est $=\frac{1}{F'-e}$.

Nous avons donc combiné, pour ainsi dire, une lentille convexe $\frac{1}{F'-e}$ avec une concave $\frac{1}{F''}$, et le résultat est :

$$\frac{1}{F'-e} - \frac{1}{F''} = \frac{1}{X};$$

Soit :

$$F' = 333$$
$$F'' = 83$$
$$e = 133,$$

nous aurons :

$$\frac{1}{333-133} - \frac{1}{83} = -\frac{1}{142};$$

c'est-à-dire que la combinaison des deux lentilles équivaut à une lentille concave unique, qui aurait une distance focale négative de 142 millimètres. En d'autres termes, les rayons, parallèles avant de rencontrer la lentille A'A', quittent la lentille B'B', comme s'ils provenaient d'un point situé à 142 millimètres en arrière d'elle.

On conçoit immédiatement qu'avec deux lentilles de ce genre on peut faire varier à volonté la direction des rayons émanés du système ainsi formé ; il n'y a qu'à varier la distance réciproque des deux lentilles.

Ce principe a trouvé une application très étendue dans la lunette de Galilée, qui se compose d'un oculaire concave fort et d'un objectif convexe faible.

Beaucoup d'optomètres sont également basés sur la variation que fait subir à la direction des rayons lumineux l'écartement plus ou moins considérable entre deux lentilles de signes différents.

Combinons, par exemple, une lentille convexe de $F' = 100$ millimètres de distance focale avec une concave de $-F'' = 50$ millimètres de distance focale. Lorsqu'elles sont appliquées l'une sur l'autre, nous avons une lentille concave de $\frac{1}{100} - \frac{1}{50} = -\frac{1}{100}$.

Lorsqu'elles sont éloignées de $e = 50$ millimètres, nous avons

$$\frac{1}{100-50} - \frac{1}{50} = \frac{1}{50} - \frac{1}{50} = 0;$$

c'est-à-dire qu'elles se neutralisent.

Lorsqu'elles sont à 80 millimètres l'une de l'autre, nous avons :

$$\frac{1}{100-80} - \frac{1}{50} = \frac{1}{20} - \frac{1}{50} = +\frac{1}{33},$$

et ainsi de suite, pour les rayons qui arrivent du côté du verre convexe.

Les rayons parallèles ont été ainsi rendus divergents d'abord, puis, en écartant les verres, nous avons diminué graduellement la divergence jusqu'à l'annuler entièrement au moment où les deux lentilles se neutralisent.

En continuant à éloigner la lentille convexe, les rayons sont devenus de plus en plus convergents.

En donnant aux différents membres de la formule

$$\frac{1}{F'-e} - \frac{1}{F''} = \frac{1}{X} \quad\dots\dots\dots\dots\dots\dots\dots \quad 21).$$

la valeur voulue, on peut se procurer toutes les lunettes de Galilée ou tous les optomètres possibles. La division de l'instrument qui indique l'écartement des deux verres nécessaire pour produire une direction donnée des rayons divergents, cette division est obtenue en calculant e au moyen de la formule 21.

Quand les rayons viennent du côté de la lentille concave, la formule change nécessairement. Ainsi, dans l'exemple précédent ($+ F' = 100$; $- F'' = 50$; $e = 80$), nous aurions obtenu :

$$\frac{1}{100} - \frac{1}{50 + 80} = + \frac{1}{433}.$$

Numérotage des verres de lunettes. — Mesure de la réfraction en pratique. — La dioptrie.

D'après ce qui précède, nous savons qu'une lentille est déterminée aussitôt qu'on en connaît le signe ($+$ ou $-$) et la distance focale. Ainsi, lorsqu'on parle d'une lentille convexe de 133 millimètres de distance focale, tout le monde sait qu'elle réunit les rayons parallèles à 133 millimètres en arrière d'elle, et la formule 15 c indique l'endroit où elle réunit les rayons venant de n'importe quelle autre distance. De plus, la force réfringente de la lentille est exprimée par la fraction $\frac{1}{333^{mm}}$.

S'agit-il de combiner cette lentille avec d'autres, on additionne, comme nous venons de le voir, leurs forces réfringentes, c'est-à-dire les inverses de leurs distances focales, en tenant compte de leurs signes.

L'occasion se rencontre à tout moment, dans la pratique oculistique, d'avoir à combiner des lentilles, ou des forces réfringentes (réfraction de l'œil, accommodation, adaptation optique en général).

Les calculs au moyen de fractions peuvent devenir alors trop compliqués pour être résolus de tête et aussi rapidement que l'exige le temps restreint d'une consultation.

Il est clair que, si la distance focale était une fraction, la force réfringente deviendrait un nombre entier, puisque l'inverse d'une fraction est un nombre entier : $\frac{1}{1/4} = 4$.

On n'a qu'à choisir l'unité avec laquelle on mesure les distances focales, assez grande pour que les distances focales les plus usitées en pratique en soient des fractions ; les forces réfringentes avec lesquelles on a le plus souvent affaire sont changées, du coup, en nombres entiers.

Or les lentilles et forces réfringentes les plus employées en pratique correspondent à des distances focales moindres qu'un mètre. Autrefois on les mesurait en pouces ; mais, n'ayant jamais besoin de lentilles d'un pouce, ou de moins d'un pouce de distance focale, toutes les distances focales étaient des multiples du pouce (2 à 72), et toutes les forces réfringentes devenaient nécessairement des fractions.

Le pouce avait donc le double inconvénient d'être trop petit comme unité de mesure, et de varier d'un pays à l'autre.

Aujourd'hui on a introduit le système métrique dans l'optique.

En prenant pour unité de mesure, non le centimètre ou le millimètre, mais le mètre, la plupart des lentilles et des forces réfringentes qu'on rencontre en ophthalmologie deviennent des nombres entiers, et sont très faciles à manier.

Ainsi, au lieu de dire : une lentille de 333 millimètres de distance focale et de $\frac{1}{333}$ de force réfringente, on dira : une lentille de $\frac{1}{3}$ de mètre de distance focale, et $\frac{1}{1/3} = \frac{3}{1} = 3$ de force réfringente.

Une lentille de $\frac{1^m}{4}$ de distance focale a une force réfringente de $\frac{4}{1^m} = 4$.

Ces nombres entiers sont les multiples de la lentille qui a 1 mètre de distance focale et une force réfringente de $\frac{1}{1^m} = 1$.

Cette lentille représente l'unité de mesure des forces réfringentes. Nagel l'a appelée *Meterlinse* (*Ml.*), lentille métrique. Cette expression était bien choisie, attendu qu'elle contient la définition de ce qu'elle désigne, et se passe presque d'explication. Elle a paru cependant un peu longue, surtout en français, et Monoyer y a substitué le nom de *dioptrie* (D).

C'est sur ce principe qu'est basé le nouveau système de numérotage des verres de lunettes, qui est en même temps celui suivant lequel on détermine et exprime la réfraction en pratique : *L'unité de mesure pour la distance focale est le mètre; l'unité de mesure pour la force réfringente est son inverse, la dioptrie.* On n'a qu'à se rappeler la formule $\frac{1}{1\ \text{mètre}}$ pour se rendre facilement compte de sa signification et de son emploi.

Les numéros des verres de lunettes sont des multiples de la lentille métrique : un verre de deux dioptries est donc représenté par la formule $2 \times \frac{1}{1^m} = \frac{2}{1^m} = 2$.

La distance focale est, inversement, $\frac{1^m}{2}$ ou 0,50 mètre ou 50 centimètres.

4 dioptries correspondent à $\frac{1}{4}$ de mètre ou à $\frac{100^{cm}}{4} = 25$ centimètres de distance focale.

Pour obtenir le nombre de dioptries correspondant à une distance focale donnée, il faut exprimer celle-ci en mètres, et l'inverse en est la force réfringente, exprimée en dioptries : 4 mètres correspondent à $\frac{1}{4}$ ou 0,25 de dioptrie.

Ici la force réfringente est une fraction, parce que la distance focale dépasse 1 mètre.

Une distance de $\frac{1}{9}$ de mètre ($\frac{1^m}{9}$) donne $\frac{9}{1^m} = 9$ dioptries de force réfringente.

Si une longueur focale est exprimée en centimètres ou millimètres, il faut la transformer en fraction de mètre. Ainsi, soit F $=$ 20 centimètres $= \frac{0,20}{1^m} = \frac{1^m}{5}$; la force réfringente est $r = \frac{5}{1^m} = 5$ dioptries. Nous avons fait, dans ces cas, le calcul suivant : $\frac{0,20}{1^m}$. Mais cette formule se transforme en $\frac{0,20}{1}$ ou $\frac{100^{cm}}{20} = 5$ dioptries.

En d'autres termes : pour obtenir le nombre de dioptries correspondant à une distance focale exprimée en centimètres, on n'a qu'à diviser 1 mètre, ou 100 centimètres, par cette distance focale. Si celle-ci est exprimée en millimètres, on prendra comme dividende 1000, pour avoir l'équivalent en dioptries.

Ayant déjà expliqué ce système de numérotage des verres de lunettes dans le premier volume de cet ouvrage (p. 651 à 672), je n'ai plus besoin d'en parler davantage ici.

Il est cependant intéressant de voir comment se présente la formule classique $\frac{1}{F} = \frac{1}{a} + \frac{1}{b}$ des lentilles infiniment minces, lorsqu'on l'exprime par des valeurs dioptriques, au lieu des valeurs linéaires.

C'est une formule dont nous faisons très souvent usage, puisqu'elle nous indique les rapports qui existent entre la distance (a) de l'objet et celle (b) de l'image à la lentille, et la distance focale F de celle-ci.

Les valeurs F, a et b, contenues dans la formule sont des valeurs linéaires ; nous n'avons qu'à les exprimer en fractions ordinaires du mètre, et les nombres de la formule représentent des dioptries.

Prenons, par exemple, une lentille convexe de 25 centimètres de distance focale. Nous voulons savoir où se forme l'image d'un objet situé à 40 centimètres d'elle. Nous pouvons dire, suivant la formule classique :

$$\frac{1}{25} = \frac{1}{40} + \frac{1}{b}$$

$$\frac{1}{b} = \frac{1}{25} - \frac{1}{40} = \frac{1}{66}$$

$$b = 66 \text{ centimètres,}$$

ou bien : 25 centimètres $= 1/4$ de mètre, correspondant à 4 D;

40 centimètres $= 1/2,5$ de mètre, correspondant à 2,5 D,

et la formule ci-dessus devient :

$$4 = 2,5 + B \text{ (où B représente un nombre de dioptries)},$$

$$B = 4 - 2,5 = 1,5D, \text{ dont la distance focale est} = \frac{100^{cm}}{1,5} = 66^{cm}.$$

D'une façon générale, dans le système des dioptries, la formule

$$\frac{1}{F} = \frac{1}{a} + \frac{1}{b}$$

devient :

$$\frac{1}{\frac{1^m}{F}} = \frac{1}{\frac{1^m}{a}} + \frac{1}{\frac{1^m}{b}}$$

ou, si nous désignons par Φ, A et B le nombre de dioptries correspondant à une longueur donnée :

$$\Phi = A + B.$$

Cette seconde façon de calculer n'est pas toujours plus simple que la première ; mais le système des dioptries étant adopté, la question se pose autrement : On ne parlera pas d'une lentille de tant de distance focale, mais de tant de dioptries de force réfringente, et on demandera par exemple : où se forme l'image d'un point situé à 40 centimètres d'une lentille de 4 dioptries ?

La question posée en ces termes peut se résoudre de deux façons : ou bien nous calculons la distance focale correspondant au nombre de dioptries de notre lentille, et nous appliquons la formule dans sa forme classique ; ou bien nous calculons le nombre de dioptries correspondant à la distance de l'objet : $\frac{100}{0} = 2,5 \, D$, et nous appliquons la formule modifiée. Il en résulte un nombre de dioptries dont la distance focale est la distance de l'image à l'objet.

COMBINAISON DE TROIS SURFACES RÉFRINGENTES SPHÉRIQUES

Système dioptrique de l'œil.

Reprenons maintenant la suite de nos réflexions au point où nous nous en étions écartés, pour nous occuper des lentilles infiniment minces, c'est-à-dire à la fin du chapitre précédent, p. 57.

Nous avons suivi la lumière à travers *une seule surface*, puis à travers *deux*. Prenons maintenant *trois surfaces*, ce qui nous met en face du problème principal de ces études, LA MARCHE DE LA LUMIÈRE A TRAVERS LE SYSTÈME DIOPTRIQUE DE L'ŒIL. Ce système peut, en effet, être considéré comme composé de trois surfaces réfringentes.

Nous avons une *première* surface réfringente, S°, convexe : la CORNÉE, qui sépare l'*air*, dont l'indice de réfraction est $n = 1$, d'un milieu plus réfringent, l'*humeur aqueuse*, dont l'indice de réfraction est n'.

Une *seconde* surface convexe S′ (surface antérieure du CRISTALLIN) sépare le milieu n' de n'', plus réfringent que n'.

Enfin, une *troisième* surface S″ (surface postérieure du CRISTALLIN), concave, forme la limite entre le milieu n'' et un nouveau milieu n', le CORPS VITRÉ. L'humeur aqueuse et le corps vitré ont, en effet, le même indice de réfraction.

Nous cherchons à déterminer les POINTS CARDINAUX de ce système combiné.

Nous pouvons le décomposer en deux : 1° la *cornée*; 2° le *cristallin* plongé dans le milieu n'.

Nous aurons donc à déterminer d'abord les points cardinaux de la cornée, à l'aide des formules établies pour une seule surface; puis les points cardinaux du cristallin, à l'aide des formules indiquées pour la lentille biconvexe, entourée d'un milieu unique.

Enfin, en combinant ensemble les points cardinaux des deux systèmes, nous trouverons ceux du système entier, de l'*œil*.

Les rayons de courbure de ces surfaces, de même que leur distance relative, et les indices de réfraction des milieux réfringents sont connus par la mensuration et le calcul.

Nous donnons ici ces valeurs conformément aux dernières recherches de Helmholtz, publiées par Reich (1), dont quelques erreurs de calcul ont été rectifiées par Stammeshaus (2).

Indice de réfraction de l'air......................... $n = 1$

Indice de réfraction de l'humeur aqueuse et du corps vitré. $n' = 1,3365$

Indice de réfraction total du cristallin................. $n'' = 1,4371$

Rayon de courbure de la cornée..................... $r = 7,829^{mm}$

Rayon de la surface antérieure du cristallin........... $r' = 10,0^{mm}$

Rayon de la surface postérieure du cristallin........... $r'' = 6,0^{mm}$

Distance de la surface antérieure de la cornée à la surface antérieure du cristallin (fig. 39).................... $AA' = 3,6^{mm}$

Distance de la surface antérieure de la cornée à la surface postérieure du cristallin...... .... $AA'' = 7,2^{mm}$

Donc, épaisseur du cristallin....................... $\varepsilon = 3,6^{mm}$

Inutile de dire que ce sont toutes des valeurs moyennes.

Les rayons r et r' sont positifs; le rayon r'' est négatif.

Commençons par déterminer les foyers des différentes surfaces réfringentes. Les formules 4*a* et 4*b*, 4*c* et 4*d* nous y serviront.

<hr>

(1) *Arch. f. Ophth.*, XX; 1, p. 107.
(2) *Dioptrik des normalen menschlichen Auges*, p. 131 et suiv.

I.   SURFACE DE LA CORNÉE :

$$\text{Première distance focale } f_0' = \frac{r}{n'-1} = \frac{7,829}{1,3365-1} = 23,2660^{mm}.$$

$$\text{Seconde distance focale } f_0'' = \frac{n'r}{n'-1} = \frac{1,3365.7,829}{1,3365-1} = 31,0950^{mm}.$$

II.   SURFACE ANTÉRIEURE DU CRISTALLIN :

$$\text{Première distance focale } f_1' = \frac{n'r'}{n''-n'} = \frac{1,3365.10,0}{1,4371-1,3365} = 132,853^{mm}.$$

$$\text{Seconde distance focale } f_1'' = \frac{n''r'}{n''-n'} = \frac{1,4371.10,0}{1,4371-1,3365} = 142,853^{mm}.$$

III.   SURFACE POSTÉRIEURE DU CRISTALLIN :

$$\text{Première distance focale } f_2' = \frac{n''r''}{n'-n''} = \frac{1,4371.6,0}{1,3365-1,4371} = 85,7117^{mm}.$$

$$\text{Seconde distance focale } f_2'' = \frac{n'r''}{n'-n''} = \frac{1,3365.6,0}{1,3365-1,4371} = 79,7113^{mm}.$$

Les *points principaux de la cornée* coïncident avec son sommet et le *plan principal* avec sa surface antérieure.

Les *foyers principaux du cristallin* sont positifs, parce que l'indice de réfraction n'' du cristallin est plus fort que celui du milieu ambiant n'.

Les *distances focales du cristallin* sont égales entre elles. Appelons-les ψ, et l'épaisseur du cristallin ($3,6^{mm}$) $= \varepsilon$.

Nous aurons, conformément aux formules 14, p. 42 :

$$\psi = \frac{f_1'f_2'}{f_1'' + f_2' - \varepsilon} = \frac{132,853.85,7117}{142,853 + 85,7117 - 3,6} = 50,6168^{mm} \dots\dots\dots \; 1).$$

Pour les points principaux du cristallin, qui coïncident avec les *points nodaux* (N' et N'', fig. 39), nous avons, suivant 12 *a* et 12 *b* (p. 39 et 40), les formules :

$$\text{N'A'} = \frac{\varepsilon f_1'}{f_1'' + f_2' - \varepsilon} = \frac{3,6.132,853}{142,853 + 85,7117 - 3,6} = 2,12597^{mm} \left.\begin{array}{l} \\ \\ \end{array}\right\} \;.. \; 2).$$

$$\text{N''A''} = \frac{\varepsilon f_2''}{f_1'' + f_2' - \varepsilon} = \frac{3,6.79,7113}{142,853 + 85,7117 - 3,6} = 1,2756^{mm}$$

Les points cardinaux des deux systèmes, cornée et cristallin, sont ainsi déterminés.

On comprend aisément que le plan principal de la cornée joue, à l'égard des plans principaux du cristallin, le même rôle que la première surface réfringente d'une lentille, à l'égard de la seconde surface. C'est d'une façon analogue que nous trouverons les plans principaux du système combiné.

1. — Points et plans principaux de l'œil.

Soient (fig. 39) a' et a'' les *foyers de la première surface* S_0 (cornée), b' et b'' les *foyers principaux du cristallin*, N' et N'' les *points principaux du cristallin*.

Un rayon QJ, parallèle à l'axe, traverse en J la première surface, le plan principal de la cornée, et est dévié vers a''.

Un rayon, parallèle à l'axe, venu de Q', rencontre le premier plan principal du cristallin en J', et est dévié vers b'.

Ja'' et J'b' se croisent en S. Abaissons la perpendiculaire SO sur l'axe.

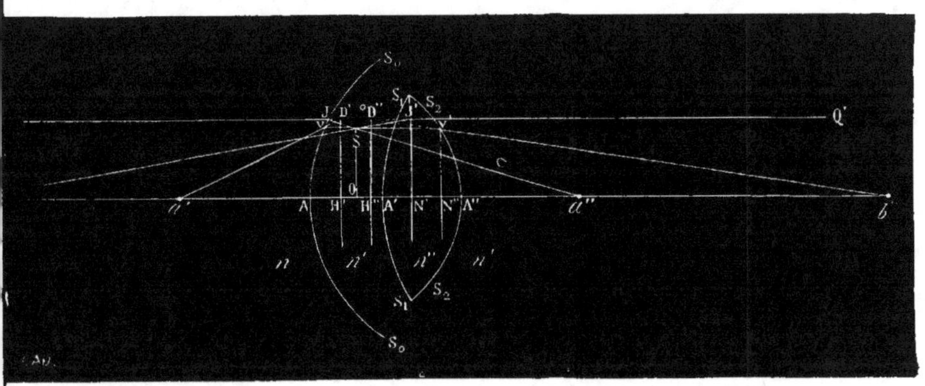

Fig. 39.

Les deux paires de triangles semblables a''JA et a''SO, b'J'N' et b'SO donnent :

$$\frac{a''A}{AJ} = \frac{a''A - AO}{OS}$$

et

$$\frac{b'N'}{AJ} = \frac{b'O}{OS}$$

$$\frac{f_0''}{\psi} = \frac{f_0'' - AO}{\psi - N'O}$$

$$\frac{AO}{N'O} = \frac{f_0''}{\psi}.$$

D'où

$$AO = \frac{f_0'' \cdot N'O}{\psi}$$

et

$$N'O = \frac{\psi \cdot AO}{f_0''}.$$

Appelons AN' $= e$. Cette valeur est connue ; elle est : $e = $ AA' $+$ A'N' $= 3,6 + 2,12597 = 5,72597$ millimètres.

Nous avons, en outre :

$$AO + N'O = e$$
$$AO = e - N'O$$
$$N O = e - AO.$$

Des deux équations pour N'O, il résulte que

$$AO = \frac{ef_o''}{f_o'' + \psi} = \frac{5,72597 \cdot 31,0950}{31,0950 + 50,6168} = 2,1789^{mm}.$$

Les deux équations pour AO donnent :

$$N'O = \frac{e\,\psi}{f_o'' + \psi}.$$

ou mettons simplement :

$$N'O = e - AO = 5,72597 - 2,1789 = 3,54698^{mm}.$$

$$\left.\rule{0pt}{6em}\right\}\quad\ldots\ldots\ \text{I)}$$

II. — Points principaux de l'œil.

Après avoir trouvé le point O, cherchons les points et plans principaux du système œil.

Soit OS (fig. 39) un objet. Déterminons l'endroit où se forment les images qu'en fournissent ensemble la surface S° (cornée) et le cristallin.

Le rayon SV, parallèle à l'axe, est réfracté vers a'. Prolongé en arrière, il rencontre la ligne QQ' en D'. D' est donc l'image virtuelle de S, parce que c'est le point d'intersection des rayons JQ et Va', appartenant tous les deux au point S.

Le rayon SV', également parallèle à l'axe, rencontre en V' le second plan principal du cristallin, et est réfracté vers b''. Prolongé en arrière, il coupe la ligne QQ' en D'' et détermine ainsi l'image D'' de S, fournie par le cristallin. D'H' et D''H'' sont donc les images de SO regardées à travers la surface S°S°, et à travers le cristallin. Elles sont droites et de même grandeur.

Les plans menés par H'D' et H''D'' sont donc les PLANS PRINCIPAUX DU SYSTÈME DIOPTRIQUE DE L'ŒIL.

Les triangles a''JA et a''SO sont semblables, de même que a'D'H' et a'VA.

De plus :

$$JA = H'D'; \quad VA = SO \quad \text{et} \quad AO = \frac{ef_o''}{f_o'' + \psi}.$$

Nous en tirons :

$$AH' = \frac{ef_o'}{f_o'' + \psi - e}$$

$$AH' = \frac{5,72597 \cdot 23,2660}{31,0950 + 50,6168 - 5,72597} = 1,7532^{mm} \ldots\ldots\ldots \text{ II}a).$$

c'est-à-dire que le *premier point principal de l'œil* est situé à $1,7532^{mm}$ en arrière de la surface antérieure de la cornée.

Pour H″, nous nous servirons des triangles semblables $b'J'N'$ et $b'SO$; $b''D''H''$ et $b''V'N''$. Nous nous rappelons, de plus, que $J'N' = D''H''$; $V'N'' = SO$, et $N'O = \dfrac{e\psi}{f_o'' + \psi}$.

Il s'ensuit que

$$N''H'' = \frac{e\psi}{f_o'' + \psi - e}$$

$$N''H'' = \frac{5,72597 . 50,617}{31,0950 + 50.6168 - 5,72597} = 3,8143^{mm} \ldots\ldots\ldots\ II\ b).$$

La position de N″ est déterminée par la seconde de ces équations. N″ est situé à 1,2756 millimètres en avant de la surface postérieure du cristallin, donc $AA'' - N''A'' = AN''$, c'est-à-dire $7,2 - 1,2756 = 5,9244$ millimètres en arrière de la cornée.

Pour la situation du second point principal H″ de l'œil, nous mettrons : $AH'' = AN'' - H''N'' = 5,9244 - 3,8143 = 2,1101$ millimètres.

Le *second point principal de l'œil* est donc à 2,1101 millimètres en arrière de la surface antérieure de la cornée.

Les deux points principaux sont donc situés en avant du cristallin, dans la chambre antérieure. Et la distance qui les sépare est :

$$H'H'' = AH'' - AH' = 2,1101 - 1,7532 = 0,3569^{mm}.$$

III. — Distances focales principales de l'œil.

Soient (fig. 40) H′ et H″ les points principaux de l'œil, N′ et N″ les points principaux du cristallin.

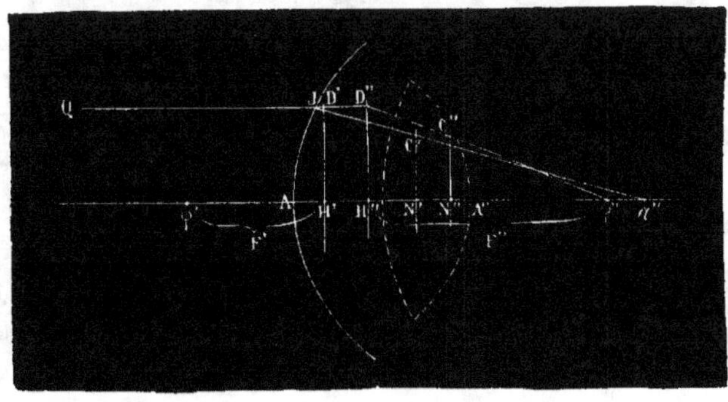

Fig. 40.

Un rayon, parallèle à l'axe, venant de Q, rencontre en J la première surface, et est dévié vers son second foyer a''. Ce rayon rencontre en C′ le premier plan principal du cristallin. C′C″ étant parallèle à l'axe, nous avons en C'' un des points du parcours du rayon, après réfraction par le cristallin.

Un autre point de ce parcours nous est donné par D'' du second plan principal du système combiné entier (œil). En faisant passer une droite par D'' et C'', nous trouvons le point φ'' de l'axe où tous les rayons parallèles à l'axe se réunissent, en un mot, le *second foyer* du système combiné, de l'œil.

$H''\varphi'' = F''$ est donc la *seconde distance focale principale de l'œil.*

Pour trouver sa formule, servons-nous des triangles semblables a''JA et $a''C''N'$; $\varphi''D''H''$ et $\varphi''C''N''$, et rappelons-nous que JA $= D''H''$; $C''N'' = C'N'$; AN' $= e$, et $H''N'' = \dfrac{e\,\psi}{f_0'' + \psi - e}$.

Nous obtiendrons :

$$\frac{f_0''}{F''} = \frac{f_0'' - e}{F'' - \dfrac{e\,\psi}{f_0'' + \psi - e}} .$$

D'où

$$F'' = \frac{f_0''\,\psi}{f_0'' + \psi - e} \dots\dots\dots\dots\dots\dots \text{III}\,a).$$

En chiffres :

$$F'' = \frac{31,0950 . 50,6168}{31,0950 + 50.6168 - 5,72597} = 20,7136^{\text{mm}} .$$

C'est la SECONDE DISTANCE FOCALE PRINCIPALE DE L'ŒIL.

Puisque H'' est à 2,1101 millimètres en arrière de la cornée (A), le second foyer principal de l'œil se trouve à $AH'' + H''\varphi'' = 2,1101 + 20,7136 = 22,8237$ millimètres en arrière de la cornée. Ce chiffre représente la *longueur de l'œil emmétrope.*

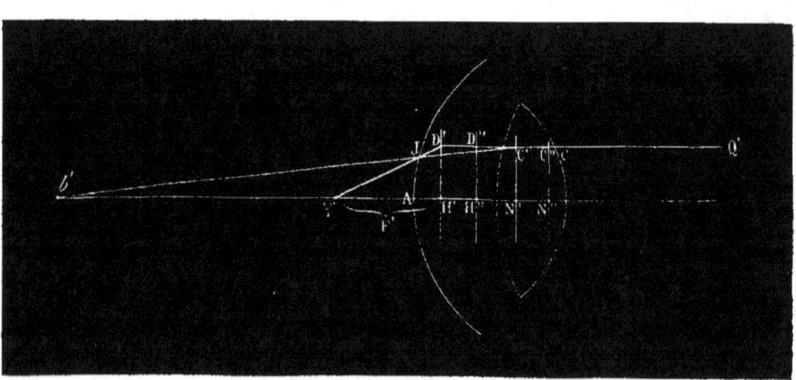

FIG. 41.

Une construction analogue donne la formule pour la *première distance focale principale de l'œil* $H'\varphi' = F'$ (fig. 41).

Le premier foyer est le point où se réunissent les rayons qui ont été parallèles dans l'intérieur de l'œil. Soit $Q'C$ un de ces rayons. Il rencontre en C'' le second plan principal du cristallin, en C' le premier plan principal, et couperait l'axe en b', premier foyer du cristallin, s'il n'était pas dévié en J par la cornée. Le point J où il coupe la cornée est un point du parcours du rayon à travers le système entier.

En prolongeant le rayon $Q'C$ jusqu'au premier plan principal $H'D'$ du système entier, on trouve un nouveau point, D', de ce parcours. Réunissons maintenant D' et J et, en prolongeant cette ligne jusqu'à son intersection avec l'axe, nous trouvons le *premier foyer* φ' de l'œil.

Du couple de triangles semblables $b'C'N'$ et $b'JA$; $\varphi'D'H'$ et $\varphi'JA$, il résulte que

$$\frac{b'N'}{C'N'} = \frac{b'A}{JA}$$

$$\frac{\varphi'H'}{C'N'} = \frac{\varphi'A}{JA}.$$

Par la division nous obtenons :

$$\frac{b'N'}{\varphi'H'} = \frac{b'A}{\varphi'A}$$

où

$$b'N' = \psi$$

$$\varphi'H' = F'$$

$$b'A = \psi - e$$

$$\varphi'A = F' - AH' = F' - \frac{e f_0'}{f_0'' + \psi} \cdot e$$

Notre équation devient donc :

$$\frac{\psi}{F'} = \frac{\psi - e}{F' - \dfrac{e f_0'}{f_0'' + \psi - e}} \quad ,$$

d'où la première distance focale principale de l'œil :

$$F' = \frac{f_0' \psi}{f_0'' + \psi - e} \quad \dots\dots\dots\dots\dots\dots\dots\dots \text{III } b).$$

En chiffres :

$$F' = \frac{23,266.50,6168}{31,0950 + 50,6168 - 5,72597} = 15,4983^{\text{mm}}.$$

C'est la PREMIÈRE DISTANCE FOCALE PRINCIPALE DE L'ŒIL.

Le *premier foyer principal de l'œil* est situé à $\varphi'H' - AH' = 15,4983 - 1,7532 = 13,7451$ millimètres en avant de la cornée.

Des expressions trouvées pour les deux distances focales du système combiné (œil), il résulte que

$$\frac{F''}{F'} = \frac{f_0''}{f_0'} = \frac{n'}{n} \quad \dots\dots\dots\dots\dots\dots\dots\dots \text{III } c).$$

C'est-à-dire que le *rapport de la seconde distance focale du système à la première est égal au rapport de l'indice de réfraction du dernier milieu à celui du premier.*

C'est une loi générale qui n'est pas rendue précisément évidente par notre exemple, parce que nous avons supposé que la lumière, après avoir traversé le troisième milieu (n''), rentre de nouveau dans le second (n'), comme c'est le cas dans l'œil. Si, au lieu d'avoir le même indice de réfraction que le second, le quatrième milieu avait eu un indice de réfraction n''', notre formule nous aurait donné :

$$\frac{F''}{F'} = \frac{n'''}{n}.$$

Pour le système dioptrique dont nous nous occupons, l'œil, l'indice de réfraction du premier milieu, l'air, est $n = 1$.

La formule

$$\frac{F''}{F'} = \frac{f_0''}{f_0'} = \frac{n'}{n}$$

se simplifie donc en

$$\frac{F''}{F'} = \frac{f_0''}{f_0'} = n'.$$

En exécutant le calcul à l'aide des valeurs que nous avons trouvées, nous obtenons, en effet :

$$\frac{20,7136}{15,4983} = \frac{31,0950}{23,2669} = 1,3365.$$

C'est, on s'en souvient, l'indice de réfraction du dernier milieu, du corps vitré.

[IV. — Points nodaux de l'œil.

Soit E (fig. 42) un point du premier plan focal. Un rayon qui en émane parallèlement à l'axe perce en C' et C'' les deux plans principaux de l'œil, et est dirigé vers le second foyer principal φ'' ; C''φ'' est donc la direction que prennent finalement tous les rayons émanés de E.

Or, suivant la définition, les rayons qui sont, avant réfraction, dirigés vers le premier point nodal, ont, après réfraction, une direction parallèle à leur direction primitive et semblent provenir du second point nodal. Le rayon qui va vers le premier point nodal doit donc également être parallèle à $C''\varphi''$. C'est le rayon EK', qui rencontre l'axe en K'. K' est donc le *premier point nodal de l'œil*.

Le rayon EK' rencontre en D' le premier plan principal. Un point de son parcours final est donc le point D'' du second plan principal, si D'D'' est parallèle à l'axe. Nous n'avons donc qu'à tracer, à partir de D'', une parallèle à EK' ou à $C''\varphi''$, et le point K'' où elle coupe l'axe, sera le *second point nodal de l'œil*.

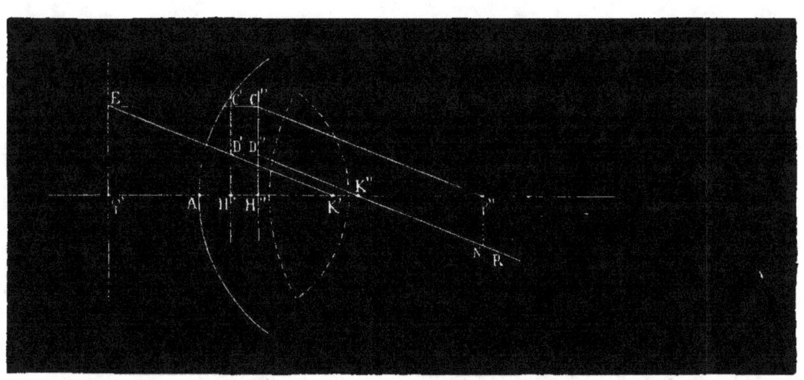

FIG. 42.

Or les triangles φ'K'E et $\mathrm{H}''\varphi''\mathrm{C}''$ sont égaux, parce que $E\varphi' = C''H''$, et tous leurs angles sont égaux, comme compris entre des lignes parallèles, φ'K' est donc $= \mathrm{H}''\varphi''$.

Nous appelons φ'K' $=$ G'   et $\mathrm{H}''\varphi''$ $=$ F''.

Nous avons donc :
$$G' = F'' \dots\dots\dots\dots\dots\dots \text{IV } a).$$

En élevant en φ'' la verticale φ''N, nous obtenons deux autres triangles égaux : EC'D' et K''φ''N, d'où il résulte que $EC' = \varphi'H' = K''\varphi''$ ou
$$G'' = F' \dots\dots\dots\dots\dots\dots \text{IV } b).$$

Enfin, K'K'' et D'D'' sont égaux comme côtés opposés d'un parallélogramme. Et puisque D'D'' $=$ H'H'', nous avons :
$$K'K'' = H'H'' \dots\dots\dots\dots\dots \text{IV } c).$$

En retranchant F′ des deux membres de l'équation IV a, nous obtenons

$$G' - F' = F'' - F'.$$

Or

$$G' - F' = H'K',$$

ou

$$H' K' = F'' - F'.$$

Par une opération analogue, nous déduisons de IV b :

$$F'' - G'' = F'' - F'.$$

ou

$$F'' - G'' = H''K'',$$

ou

$$H'' K'' = F'' - F'.$$

H′K′, distance entre le premier point principal et le premier point nodal, ou H″K″, distance entre le second point principal et le second point nodal, ont donc des valeurs égales à la différence entre les deux distances focales. On se rappelle que nous avons trouvé un rapport analogue pour une seule surface réfringente : le point principal (sommet de la surface) est séparé du point nodal (centre de courbure) de la différence (r) entre F′ et F″ (p. 19).

Introduisons maintenant les chiffres dans ces équations :

$$H'K' = F'' - F' = 20,7136 - 15,4983 = 5,2153^{mm}$$

et

$$AK' = AH' + H'K' = 1,7532 + 5,2153 = 6,9685^{mm}.$$

Le PREMIER POINT NODAL DE L'ŒIL est donc situé à 6,9685 millimètres en arrière du sommet de la cornée.

La surface postérieure du cristallin se trouvant à 7,2 millimètres de la surface cornéenne, le premier point nodal est situé dans le cristallin, à 0,2315 millimètres en avant de la surface postérieure.

Pour le second point nodal, nous mettrons :

$$AK'' = AK' + K'K'' = 6,9685 + 0,3569 = 7,3254^{mm}.$$

Le SECOND POINT NODAL DE L'ŒIL est donc situé à 7,3254 millimètres en arrière de la surface de la cornée, donc à 7,3254 — 7,2 = 0,1254 millimètres en arrière de la surface postérieure du cristallin.

Nous avons ainsi trouvé tous les points cardinaux de l'œil schématique ou moyen, et nous pouvons ajouter au tableau anatomique le tableau physiologique des constantes optiques de l'œil.

En prenant comme point de départ la surface antérieure de la cornée (A,
fig. 43), nous trouvons :

POINTS CARDINAUX DE L'ŒIL

Le premier foyer principal, φ', est situé à $A\varphi' = 13,7454$ millimètres
en avant de la cornée. Les autres points se trouvent en *arrière de la
cornée* :

Le premier point principal H′ à AH′ = ... 1,7532ᵐᵐ

Le second point principal H″ à AH″ = ... 2,1101ᵐᵐ

Différence H′H″ = K′K″ = ... 0,3569ᵐᵐ

Le premier point nodal K′ à AK′ = ... 6,9685ᵐᵐ

Le second point nodal K″ à AK″ = ... 7,3254ᵐᵐ

Le second foyer principal φ'', à $A\varphi'' = $............. 22,8237ᵐᵐ

Ces valeurs sont marquées dans la figure 43, trois fois agrandies.

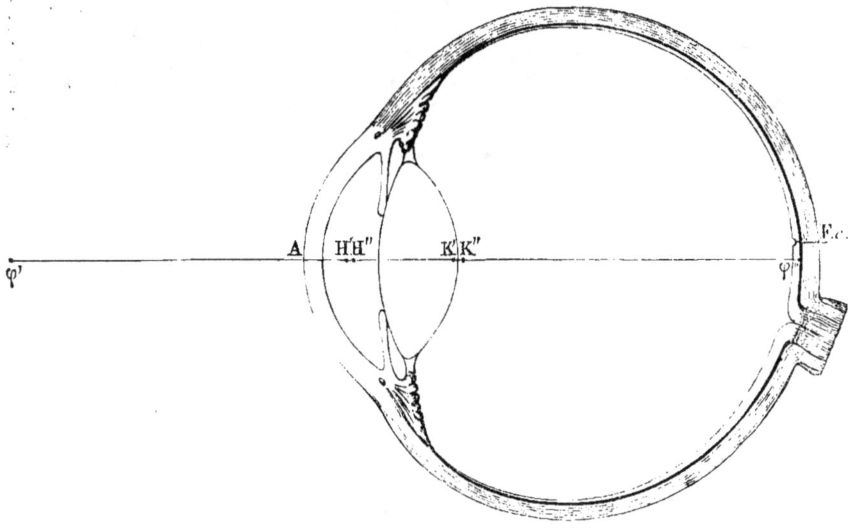

FIG. **43.**

Œil schématique trois fois agrandi. — φ', foyer antérieur ou premier foyer principal. — A, surface
antérieure de la cornée. — H′ et H″, points principaux. — K′ et K″, points nodaux. — φ'', foyer postérieur ou second foyer principal. — Fc, fosse centrale. — $\varphi'\varphi''$, axe optique.

V. — Foyers conjugués de l'œil.

Après avoir déterminé les points cardinaux du système combiné, il nous
reste encore à trouver la formule des foyers conjugués. En d'autres termes,

étant donné un point lumineux, nous cherchons où se forme son image fournie par le système dioptrique de l'œil.

Ce problème est des plus simples. Nous n'avons qu'à nous rappeler les propriétés des points et plans cardinaux, et nous suivrons les rayons lumineux émanés des points objets, sans encombre, à travers le système dioptrique, jusqu'à leur destination.

C'est d'ailleurs, comme nous le verrons, presque la répétition de ce qui se produit avec une seule surface réfringente et avec une lentille. La seule différence est que nous avons ici deux points principaux et deux points nodaux. Mais c'est aussi la marche que suit la lumière à travers le système centré le plus compliqué, contenant un nombre quelconque de surfaces et de milieux différents. Il n'y a jamais plus de huit points cardinaux.

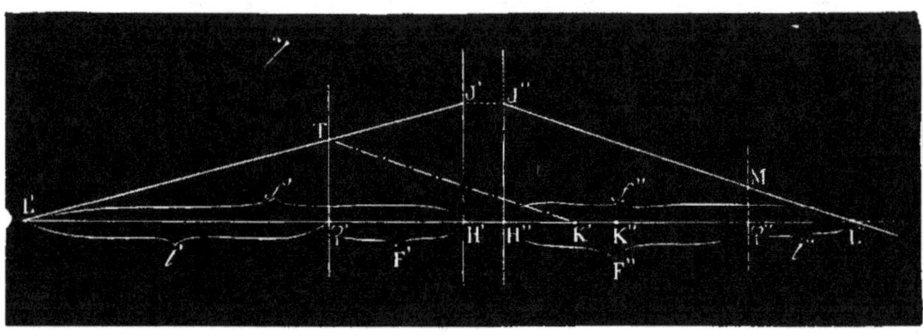

Fig. 44.

Soient (fig. 44) φ' et φ'' les foyers principaux de l'œil,

       H' et H'' les points principaux,

       K' et K'' les points nodaux (1).

Soit L' un point lumineux sur l'axe. Nous demandons où se forme son image L''.

Nous écrirons :

$$\varphi'H' = F' = G'' = \varphi''K''$$
$$\varphi''H'' = F'' = G' = \varphi'K'$$
$$L'H' = f' = g'' = L''K''$$
$$L''H'' = f'' = g' = L'K'$$
$$L'\varphi' = l' = f' - F'$$
$$L''\varphi'' = l'' = f'' - F''.$$

Les valeurs F' et f' sont positives à gauche de H', négatives à droite;

F'' et f'' sont positifs à droite de H'', négatifs à gauche;

G' et g' sont positifs à gauche de K', négatifs à droite;

G'' et g'' sont positifs à droite de K'', négatifs à gauche.

Le point L' étant situé sur l'axe, son image se formera également sur l'axe. Pour en trouver l'endroit, nous n'avons qu'à chercher le point où un autre rayon émané de L' coupe l'axe.

Soit L'J' un rayon quelconque, qui perce le premier plan focal en T, le premier plan principal en J'. Le point J'' du second plan principal, d'où paraîtra provenir le rayon dans le dernier milieu, est trouvé, lorsque depuis J' on mène une parallèle à l'axe principal dans le second plan principal. J'' est ce point.

Pour trouver la direction finale du rayon dans le dernier milieu, nous traçons la ligne TK' vers le premier point nodal, et nous nous rappelons que T étant situé dans le premier plan focal, tous les rayons émanés de ce point sont parallèles entre eux dans le dernier milieu, et parallèles au rayon de direction qui passe par le premier point nodal.

Or TJ' peut être considéré comme un autre rayon émané de T. Sa direction finale, J''L'', sera donc parallèle à TK'. Le point L'' où ce rayon coupe l'axe est donc l'image de L'.

Pour trouver par le calcul l'endroit où se forme l'image, considérons (fig. 44) les triangles semblables L''φ''M et L''H''J'', et les triangles semblables L'φ'T et L'H'J'. Les premiers nous donnent :

$$\frac{f' - F''}{\varphi''M} = \frac{f'}{H''J''};$$

les seconds :

$$\frac{f - F'}{\varphi'T} = \frac{f}{H''J''}$$

$$(H''J'' = H'J').$$

En divisant la première équation par la seconde, nous obtenons :

$$\frac{\varphi'T\,(f'' - F'')}{\varphi''M\,(f' - F')} = \frac{f''}{f}.$$

De la similitude des triangles φ''ML'' et φ'TK', il résulte que :

$$\frac{\varphi''M}{\varphi'T} = \frac{f'' - F''}{\varphi'K'},$$

d'où

$$\varphi''M = \frac{\varphi'T(f'' - F'')}{\varphi'K'}.$$

Or $\varphi'K'$ est, suivant l'équation IVa (p. 81) $= F''$,

donc

$$\varphi''M = \frac{\varphi'T(f'' - F'')}{F''}.$$

Introduisons cette expression dans la formule ci-dessus, et $\varphi'T$ aussi bien que $f'' - F''$ disparaîtront par la division. Il nous restera :

$$\frac{F''}{f' - F'} = \frac{f''}{f'},$$

d'où

$$f'' = \frac{f'F''}{f' - F'} \quad \dotfill \quad \text{V}a),$$

ou, en comptant à partir des points nodaux K' et K'', c'est-à-dire en exprimant les valeurs par G et g, on obtient :

$$g' = \frac{g''G'}{g'' - G''} \quad \dotfill \quad \text{V}b).$$

Pour f', nous déduisons la formule :

$$f' = \frac{f''F'}{f'' - F''} \quad \dotfill \quad \text{V}c),$$

et pour g'',

$$g'' = \frac{g'G''}{g' - G'} \quad \dotfill \quad \text{V}d).$$

Enfin, en retranchant F' des deux membres de l'équation donnée pour f', nous obtenons encore :

$$\left. \begin{array}{l} l'l'' = F'F'' \\[2mm] l'' = \dfrac{F'F''}{l'} \end{array} \right\} \quad \dotfill \quad \text{V}e).$$

On remarquera que ces formules sont identiques à celles que fournit une

seule surface réfringente (formules 8 *a* et 8 *b*, p. 20). La seule différence
consiste dans les valeurs des longueurs, qui ne sont pas comptées ici à partir
d'un seul point H ou K, mais de deux points H′ et H″ ou K′ et K″.

VI. — Grandeur de l'image fournie par l'œil, ou tout autre système combiné.

Pour trouver la grandeur de l'image qui correspond à un objet A′L′, cherchons l'endroit où se forme l'image du point A′ (fig. 45).

Nous traçons d'abord le rayon A′J′J″, parallèle à l'axe, qui, après avoir
traversé le système, est dirigé vers le second foyer principal φ''.

L'image de A′ se trouve là où le rayon J″φ''A″ rencontre la perpendicu-
aire abaissée de L″. C'est au point A″. A″L″ est donc l'image de A′L′.

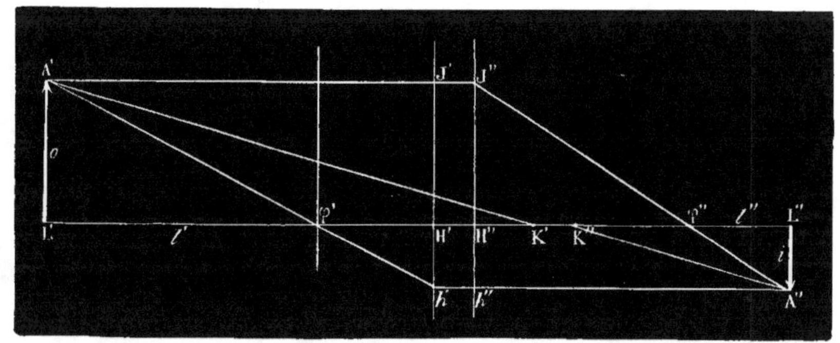

FIG. 45.

Nous pouvons trouver le point A″ d'une autre manière encore, c'est-à-
dire à l'aide du rayon qui, avant d'entrer dans le système, passe par le premier foyer φ'. A partir du point *h′*, où il rencontre le premier plan principal,
il est parallèle à l'axe principal et se dirige également vers A″.

La méthode la plus simple pour trouver l'image d'un objet, et celle qu'on
suit le plus souvent lorsqu'on connaît l'endroit où se forme l'image, est de
tirer les rayons de direction du point A′ par les points nodaux. Le rayon A′K′
qui, avant d'entrer dans le système, est dirigé vers le premier point nodal,
est parallèle à cette direction dans le dernier milieu et continue son chemin
comme s'il provenait du second point nodal. K″A″ est donc parallèle à A′K′
et indique, au point d'intersection avec la verticale H″A″, l'image A″ de A′.

Une formule donnant la grandeur de l'image résulte de la similitude des .
triangles A′L′K′ et A″L″K″ (fig. 45).

En appelant i la grandeur de l'image, o celle de l'objet, nous obtenons :

$$\left.\begin{array}{l} \dfrac{i}{o} = \dfrac{L''K''}{L'K'} = \dfrac{g''}{g'} \\[2mm] i = \dfrac{o\,g''}{g'} \end{array}\right\} \quad \ldots\ldots\ldots\ldots\ldots \text{ VI}\,a).$$

Les triangles semblables $A'L'\varphi'$ et $H'h'\varphi'$ nous donnent une autre formule pour la grandeur de l'image, si nous considérons que $H'h' = L''A'' = i$:

$$\left.\begin{array}{l} \dfrac{i}{o} = \dfrac{F'}{l'} \\[2mm] i = \dfrac{oF'}{l'} \end{array}\right\} \quad \ldots\ldots\ldots\ldots\ldots \text{ VI}\,b).$$

Enfin, de la similitude des triangles $L''A''\varphi''$ et $H''J''\varphi''$ il résulte que :

$$\left.\begin{array}{l} \dfrac{i}{o} = \dfrac{l''}{F''} \\[2mm] i = \dfrac{ol''}{F''} \end{array}\right\} \quad \ldots\ldots\ldots\ldots\ldots \text{ VI}\,c).$$

On voit que les formules relatives à la grandeur de l'image fournie par un grand nombre de surfaces réfringentes sont encore analogues à celles que nous avons trouvées pour une seule surface : $9a$, $9b$ et $9c$ (p. 24 et 25) ou pour une lentille : $9a'$ et $9c'$ (p. 47).

Prenons un exemple :

Supposons qu'un objet, $A'L'$ (fig. 44 et 45), se trouve à 100 millimètres du premier point principal de l'œil, et qu'il ait une grandeur de 3 millimètres ; où se forme son image ?

La formule $V\,a$ nous montre que

$$f'' = \frac{f'F''}{f' - F'}$$

$$f'' = \frac{100.20,7}{100 - 15,5} = 24,49^{mm},$$

c'est-à-dire que l'image se forme à 24,49 millimètres en arrière du second point principal. Celui-ci étant situé à $1,75 + 0,365 = 2,115$ millimètres en arrière de la cornée, nous pouvons dire que l'image d'un objet situé à $100 - 1,75 = 98,25$ millimètres en avant de la cornée se forme à $24,49 + 2,115$ millimètres $= 26,6$ millimètres en arrière d'elle.

C'est, soit dit en passant, la distance de la cornée à la **rétine** d'un œil myope, dont le punctum remotum est situé à 98,25 millimètres en avant de la cornée. Cet œil est donc de 26,6 — 22,8 = 3,8 millimètres plus long qu'un œil emmétrope.

S'agit-il de trouver la distance de l'image à partir du second point nodal, comme c'est nécessaire pour le calcul de la grandeur de cette image, on emploiera la formule V *d*.

Dans notre exemple g' est $= f' + H'K' = 100 + 5,216 = 105,216$, donc :

$$g'' = \frac{105,216 . 15,5}{105,216 - 20,7} = 19,28^{mm}.$$

g'' résulte d'ailleurs aussi de $f'' - H''K'' = 24,49 - 5,21 = 19,28^{mm}$,
Enfin, suivant la formule V *e*, nous mettrons :

$$l'' = \frac{F'F''}{l'},$$

où

$$l' = L'H' - F' = 100 - 15,5 = 84,5^{mm},$$

$$l'' = \frac{15,5 . 20,7}{84,5} = 3,79^{mm},$$

ce qui veut dire que l'image se forme à **3,79** millimètres en arrière du second point principal de l'œil.

Cette longueur l'' a pour nous une signification toute particulière. C'est la différence de longueur entre un œil emmétrope et un œil myope (axile). La rétine de l'œil emmétrope se trouve au foyer φ'', celle de l'œil myope en L'', c'est-à-dire de l'' au delà de φ''.

Pour la grandeur de l'image, nous avons, suivant la formule VI *a* :

$$i = \frac{3 . 19,28}{105,21} = 0,549^{mm},$$

ou, suivant VI *b* :

$$i = \frac{3 . 15,5}{84,5} = 0,55^{mm}.$$

C'est la grandeur de l'image rétinienne pour un objet de 3 millimètres, placé au punctum remotum d'un œil myope, qui, sans verre de lunette, n voit nettement que jusqu'à 98,25 millimètres de sa cornée.

Les rayons lumineux qui tombent dans l'œil ne sont pas toujours *divergents* comme nous les avons supposés dans cet exemple.

Quelquefois ils sont *convergents*, ce qui peut arriver, par exemple, lorsqu'ils ont traversé une lentille convexe.

Dans ce cas, les rayons ne proviennent pas directement d'un point lumineux (L′) situé en avant du système, mais ils *convergent* vers un point virtuel (— L′) situé en arrière du système, à droite dans notre exemple. L'objet se trouve donc du même côté que l'image.

L'objet est *virtuel*, et toutes les distances (f', g' et l') qui indiquent ses rapports avec les points cardinaux deviennent négatives.

Nous n'avons qu'à les introduire avec ce signe dans nos formules, pour pouvoir nous en servir aussi bien que dans le cas d'un point lumineux positif, c'est-à-dire pour des rayons divergents.

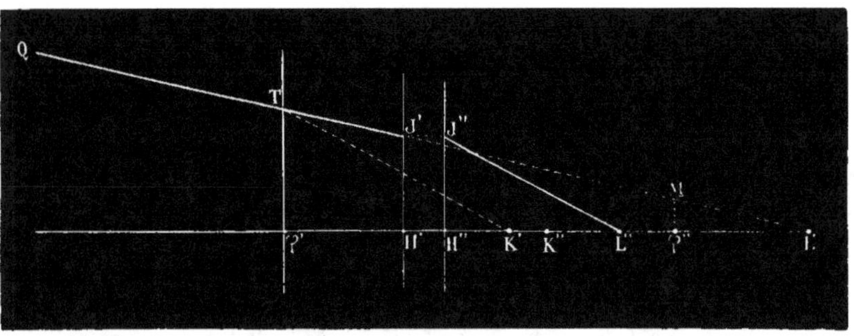

FIG. 46.

La figure 46 rend compte de la construction de la marche des rayons, qui entrent dans le système avec une convergence vers le point L′.

La ligne pleine indique comment on trouve le point L″, qui est l'image de L′. J′J″ est parallèle à l'axe et J″L″ parallèle à TK′.

Les triangles L″H″J″ et K′φ′T sont semblables.

Nous avons donc :

$$\frac{f''}{H''J''} = \frac{K'\varphi'}{\varphi'T}$$

Des triangles semblables L'H'J' et L'φ''M, **nous déduisons :**

$$\frac{f'}{\mathrm{H''J''}} = \frac{f' - \mathrm{H'H''} - \mathrm{F''}}{\varphi''\mathrm{M}},$$

puisque

$$\mathrm{H'J'} = \mathrm{H''J''}.$$

En divisant la première formule par la seconde, nous obtenons :

$$\frac{f''}{f'} = \frac{\mathrm{K'}\varphi'.\,\varphi''\mathrm{M}}{\varphi''\mathrm{T}\,(f' - \mathrm{H'H''} - \mathrm{F''})}.$$

Les triangles L'φ''M **et** L'φ'T **sont aussi semblables et nous donnent l'équation :**

$$\frac{\varphi''\mathrm{M}}{f' - \mathrm{H'H''} - \mathrm{F''}} = \frac{\varphi'\mathrm{T}}{\mathrm{F'} + f'},$$

d'où

$$\varphi''\mathrm{M} = \frac{\varphi'\mathrm{T}\,(f' - \mathrm{H'H''} - \mathrm{F''})}{\mathrm{F'} + f'}.$$

L'introduction de cette expression pour φ''M dans la formule pour $\dfrac{f''}{f'}$ et le remplacement de K'φ' par F'' donnent :

$$\frac{f''}{f'} = \frac{\mathrm{F''}}{\mathrm{F'} + f'},$$

d'où

$$
\left.
\begin{aligned}
f'' &= \frac{f'\mathrm{F''}}{\mathrm{F'} + f'} \\[2mm]
f' &= \frac{f'\,\mathrm{F'}}{\mathrm{F''} - f''}
\end{aligned}
\right\} \quad\dots\dots\dots\dots\quad \mathrm{VIII}\,a).
$$

En introduisant les valeurs à partir des points nodaux :

$$
\left.
\begin{aligned}
g' &= \frac{g''\mathrm{G'}}{\mathrm{G''} + g''} \\[2mm]
g'' &= \frac{g'\mathrm{G''}}{\mathrm{G'} - g'}
\end{aligned}
\right\} \quad\dots\dots\dots\dots\quad \mathrm{VIII}\,b).
$$

Enfin, en ajoutant $+$ F' à la formule pour f' :

$$
\left.
\begin{aligned}
l'l'' &= \mathrm{F'F''} \\[2mm]
l'' &= \frac{\mathrm{F'F''}}{l'}
\end{aligned}
\right\} \quad\dots\dots\dots\dots\quad \mathrm{VIII}\,c).
$$

où

$$l' = \varphi'\mathrm{L'} = f' + \mathrm{F'}$$
$$l'' = \varphi''\mathrm{L''} = \mathrm{F''} - f''.$$

Pour la *grandeur* de l'image nous avons les constructions indiquées par la figure 47.

Soit A′L′ l'objet virtuel, c'est-à-dire l'image qui se formerait, si les rayons convergents arrivaient à leur réunion, sans rencontrer le système.

Si l'on connaît l'endroit L″ où se forme l'image de L′, on n'a qu'à élever une verticale en ce point, et l'endroit A″ où elle coupe la ligne K″N qui est parallèle au rayon de direction A′K′, correspond à l'image de A′.

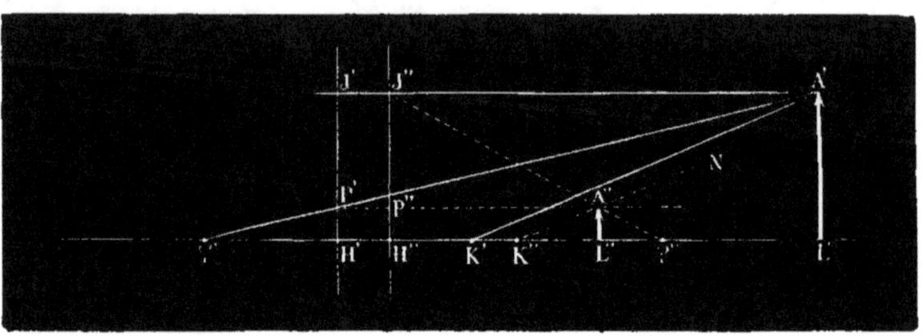

Fig. 47.

L″A″ est donc l'image de L′A′, et nous avons, pour sa grandeur, l'équation suivante, qui résulte de la similitude des triangles L″A″K″ et L′A′K′ :

$$\left.\begin{array}{l} \dfrac{i}{o} = \dfrac{g''}{g'} \\[2em] i = \dfrac{og''}{g'} \end{array}\right\} \quad \dots\dots\dots\dots\dots\dots \quad \text{IX}\,a).$$

D'autre part, nous pouvons nous servir du rayon qui de φ′ se dirige vers A′, et qui rencontre le premier plan principal en P′. Il est parallèle à l'axe dans l'intérieur du système, et rencontre la ligne K″N, ou la perpendiculaire de L″ en A″.

Les triangles semblables H′P′φ′ et L′A′φ′ donnent :

$$\left.\begin{array}{l} \dfrac{i}{o} = \dfrac{F'}{l'} \\[2em] i = \dfrac{oF'}{l'} \end{array}\right\} \quad \dots\dots\dots\dots\dots\dots \quad \text{IX}\,b).$$

Enfin, le rayon J″A′, parallèle à l'axe, serait, après son entrée dans le système, et après avoir passé en J″ par le second plan principal, dirigé vers le second foyer φ″. Il coupe la ligne K″N également en A″, et nous avons un troisième couple de triangles semblables : $L''A''\varphi''$ et $H''J''\varphi''$, d'où nous tirons :

$$\frac{i}{o} = \frac{l''}{F''} \left.\begin{array}{c} \\ \\ \\ \\ \end{array}\right\} \quad \dots\dots\dots\dots\dots\dots\dots\dots \text{ IX}c).$$
$$i = \frac{ol''}{F''}$$

Exemple :

Soient les rayons qui pénètrent dans l'œil dirigés vers un point situé à 100 millimètres en arrière du plan principal, donc :

$$- f' = 100^{\text{mm}},$$

$$f'' = \frac{100.\ 20,7}{15,5 + 100} = 17,92^{\text{mm}}.$$

C'est-à-dire que l'image se forme à $17,92^{\text{mm}}$ en arrière du second point principal, ou à $1,75 + 0,365 + 17,92 = 20,035^{\text{mm}}$ en arrière de la cornée.

Or on obtient des rayons convergents à l'aide d'une lentille convexe. Un œil qui voit à grande distance à l'aide d'une lentille convexe, réunissant les rayons parallèles en un foyer situé à $101,75^{\text{mm}}$ en arrière de la cornée, doit avoir sa rétine située à $17,92^{\text{mm}}$ en arrière du second point principal, ou encore une longueur (de la cornée à la rétine) de 20 millimètres. C'est un œil hypermétrope, comme nous le verrons dans la suite. Un œil hypermétrope de ce degré est donc de $22,83 - 20,035 = 2,79^{\text{mm}}$ plus court qu'un œil emmétrope.

On arrive au même résultat avec la formule VIIIc, qui donne : $- l'' = \frac{15,5.\ 20,7}{115,5}$ $= 2,79^{\text{mm}}$, pour la différence de longueur des deux yeux.

L'œil réduit.

Nous avons déjà fait observer que les formules indiquées pour un système composé de plusieurs surfaces réfringentes (p. 86) sont les mêmes que celles pour une surface unique (p. 20), sauf que dans le premier cas il y a deux points principaux et deux points nodaux, dans le second cas, un seul point principal et un seul point nodal. Dans le système combiné, les rayons incidents sont pour ainsi dire déplacés par rapport aux rayons émergents, de l'intervalle qui sépare les deux points principaux ou les deux points nodaux.

Les valeurs F' et f', F'' et f'' sont comptées à partir de deux points différents, H' et H'', alors que, dans le système simple, elles sont comptées à partir d'un même point.

De même les valeurs G' et g', G'' et g'' se comptent à partir de deux points nodaux, tandis que, pour la surface unique, ces longueurs se rencontrent dans le point nodal unique.

Lorsque, dans un système combiné, les deux points principaux, de même que les points nodaux, sont très rapprochés l'un de l'autre, et qu'il ne s'agit pas pour les calculs d'une exactitude rigoureuse, on peut supposer réunis en un seul les deux points principaux, et en un seul les deux points nodaux. Le système complexe devient ainsi du coup un système simple, réduit à une seule surface sphérique, qui sépare l'air d'un milieu plus réfringent.

La réunion des points principaux (H) correspond au sommet de la surface, la réunion des deux points nodaux (K), au centre de courbure de la surface. Ces deux points jouent, par rapport au système simple, le même rôle que les quatre points cardinaux dans le système combiné (voy. fig. 17, 18, 44 et 45).

Suivant le choix du rayon de courbure HK $= r$, et de l'indice de réfraction n du système, on peut donner aux distances focales F' et F'' les valeurs absolues et la valeur relative voulues.

Nous n'avons qu'à rappeler les relations qui existent entre ces valeurs pour une surface séparant l'air (indice de réfraction $= 1$) d'un milieu d'indice de réfraction $= n$:

$$F' = \frac{r}{n-1},$$

$$F'' = \frac{nr}{n-1},$$

et

$$\frac{F''}{F'} = n.$$

Cette réduction a été faite, pour l'œil, par Listing, sur les bases de son œil schématique (1). Les deux foyers conservent leur position. Il place le point principal unique entre les deux points principaux, et le point nodal unique entre les deux points nodaux, de telle sorte que le rapport des distances focales, ou, ce qui revient au même, le rapport des indices de réfraction du premier au dernier milieu reste le même.

Le point principal de l'œil réduit de Listing tombe ainsi à 2,3448^{mm} en arrière de la surface antérieure de la cornée, le point nodal à 0,4764^{mm} en avant de la surface postérieure du cristallin.

Le rayon de courbure de la surface réfringente est $= 5,1248^{mm}$.

La première distance focale est F' $= 15,036^{mm}$; la seconde distance focale, F'' $= 20,113^{mm}$.

L'indice de réfraction $n = \dfrac{20,113}{15,036} = \dfrac{103}{77} =$ indice de réfraction du corps vitré.

(1) Listing, *Dioptrik des Auges*, in Wagner's *Handwörterbuch der Physiologie*, IV, 473, et Helmholtz, *Optique physiologique*, p. 60, édition originale, p. 90, traduction française. — Donders, *Anomalies of Acc. and Refr.*, p. 175; p. 149 de l'édition allemande.

Donders (*loc. cit.*) a arrondi ces chiffres pour simplifier encore les calculs. La figure 48 représente l'œil réduit de Donders dans sa grandeur réelle.

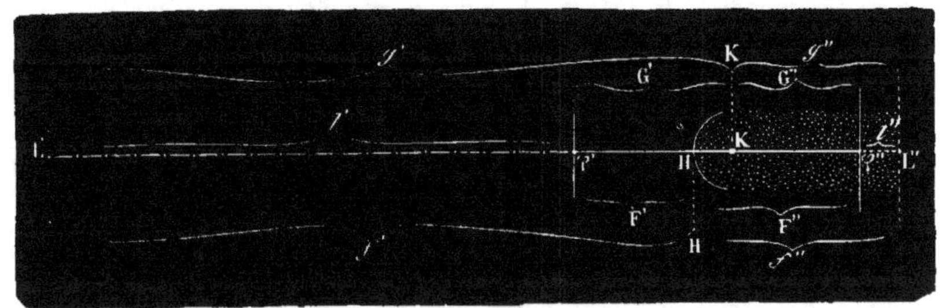

Fig. 48.

Voici, en chiffres, les valeurs de ses constantes optiques. Il admet comme :

rayon de courbure $r = 5^{mm} = HK = F' - F''$,
première distance focale $F' = 15^{mm} = \varphi'H = K\varphi'' = G''$,
seconde distance focale $F'' = 20^{mm} = H\varphi'' = K\varphi' = G'$,

donc indice de réfraction $n = \dfrac{F''}{F'} = \dfrac{4}{3} = 1,3333$. Cet indice de réfraction correspond à celui de l'eau.

Les calculs avec cet œil ainsi réduit deviennent si simples, qu'on peut les exécuter de tête. Nous l'avons d'ailleurs déjà vu page 19, et où nous avons choisi justement comme exemples les données de l'œil réduit de Donders.

C'est cet œil, réduit à la plus grande simplicité, qui nous aidera, dans le courant de cet ouvrage, à éclaircir les problèmes de réfraction de l'œil. Nous nous servirons, pour cet usage, des formules 8 *a*, 8 *b*, 9 *a*, 9 *b* et 9 *c*. Les valeurs de ces formules ont, pour l'œil réduit, la signification suivante :

La seconde distance focale $H\varphi'' = F'' = 20^{mm}$, correspond à la longueur de l'*œil réduit emmétrope*, parce que φ'' est le point de réunion des rayons qui ont été parallèles avant d'entrer dans le système, et que l'emmétropie est caractérisée par le fait que le second foyer principal du système se trouve sur la rétine.

Les rayons lumineux qui émanent du premier foyer φ' sont parallèles dans l'intérieur de l'œil.

$K\varphi'' = G'' = 15$ millimètres, est la distance du point nodal à la rétine dans l'œil emmétrope.

f' représente la distance d'un objet à la cornée de l'œil réduit, et correspondra à la distance du punctum remotum, du point auquel l'œil amétrope est adapté à l'état de repos.

f'' sera la distance de l'image à la cornée. Elle donnera donc la longueur de l'œil amétrope, dont le punctum remotum est situé à une distance f' de la cornée.

g' correspondra à la distance du punctum remotum au point nodal ;

g'' à la distance du point nodal à la rétine de l'œil amétrope.

Tant que f' et g' ont des valeurs positives, c'est-à-dire que l'objet est situé en avant de l'œil, et qu'il s'agit de rayons divergents, f'' et g'' seront plus grands que F'' et G''. C'est ce qui a lieu dans la myopie.

Si f' et g' ont des valeurs négatives, c'est-à-dire s'ils sont situés du même côté que l'image, on a affaire à des rayons convergents ; f'' et g'' deviennent plus petits que F'' et G''. C'est ce qui a lieu dans l'hypermétropie.

Enfin l' correspond à la distance du point lumineux au premier foyer : $f' - F'$;

l'' à la distance de l'image au second foyer : $f'' - F''$. Cet l'' donne donc aussi la différence de longueur entre l'œil amétrope et l'œil emmétrope.

Si f'' est plus grand que F'', comme dans la myopie, l'' est positif, l'œil est plus long que l'œil emmétrope. Si f'' est plus court que F'', comme dans l'hypermétropie, l'' devient négatif, c'est-à-dire que l'œil est plus court que l'œil emmétrope.

En se rappelant comment l'œil réduit a pris naissance, on comprendra facilement que sa surface réfringente que nous appelons, pour plus de simplicité, la « cornée de l'œil réduit » n'est nullement assimilable à la cornée de l'œil réel. Elle correspond à un plan situé à 2,5 millimètres environ en arrière de la cornée.

Pour la grandeur des images, on voit, d'après la formule 9 a :

$$i = \frac{og''}{g'},$$

que pour la même valeur de o et de g', c'est-à-dire pour la même grandeur de l'objet et la même distance de celui-ci à l'œil, la grandeur de l'image est proportionnelle à g'', c'est-à-dire à la distance du point nodal unique de l'œil réduit, — du second point nodal de l'œil schématique, — à l'endroit où se forme l'image.

Or, à l'état d'emmétropie, g'' est $= G'' = 15$ millimètres pour l'œil réduit, 15,5025 millimètres dans l'œil schématique de Helmholtz. L'image rétinienne est donc nécessairement plus petite dans le premier cas que dans le second. Elle est comme 15 est à 15,5025 $= 1 : 1,0335$. C'est donc par ce chiffre qu'il faut multiplier la grandeur de l'image rétinienne de l'œil réduit emmétrope pour obtenir sa grandeur réelle.

Quant à la valeur de l'', différence de longueur entre l'œil emmétrope et l'œil amétrope, elle résulte de la formule $l'' = \dfrac{F'F''}{\quad}$.

La distance l' de l'objet au premier foyer est la même pour l'œil réduit que pour l'œil schématique, mais $F' \times F''$ est $15 \times 20 = 300$ pour l'œil réduit, $15,5025 \times 20,719 = 321,196$ pour l'œil schématique : l'' est donc $1,070$ fois plus petit dans l'œil réduit que dans l'œil schématique.

On voit qu'en réalité les erreurs ne sont pas grandes, même pour l'œil si fortement réduit de Donders ; elles ne dépassent pas au moins la limite de ce qui est permis en pratique.

Nous nous croyons donc autorisé à nous servir de cet œil pour la *démonstration*.

L'amétropie de courbure est représentée dans l'œil réduit par le changement de longueur du rayon de sa surface réfringente.

Dans ce cas la longueur de l'œil réduit amétrope est la même que celle de l'œil emmétrope ($f'' = F'' = 20$ millimètres), mais son rayon de courbure (r) n'est plus 5 millimètres ; il sera plus long pour l'hypermétropie, plus court pour la myopie. On le trouvera à l'aide de l'expression tirée de la formule II c :

$$r = \frac{f f'' (n - 1)}{f n + f''},$$

où

$$n = 1,333.$$

Exemple. Quel doit être le rayon de courbure, pour qu'un œil, tout en conservant la longueur de l'œil emmétrope, présente une *myopie* de $\dfrac{1}{0,250^{m}} = 4$ dioptries ?

Nous aurons :

$$r = \frac{250.\ 20.\ 0,333}{250.\ 1,333 + 20} = 4,713^{mm}.$$

La distance g'', du point nodal à la rétine de cet œil myope, sera donc $g'' = f'' - r = 20 - 4,713 = 15,287^{mm}$.

La première distance focale principale de cet œil sera, conformément à la formule IVd :

$$F' = \frac{r}{n - 1} = 14,15^{mm}.$$

Et, suivant la formule IV b, la seconde distance focale principale :

$$F'' = \frac{n r}{n - 1} = 18,86^{mm}$$

C'est ainsi qu'on représente l'état d'*accommodation* de l'œil emmétrope, qui est en somme une espèce de *myopie de courbure*. L'œil s'adapte, en effet, à courte distance par l'augmentation de courbure d'une de ses surfaces réfringentes, la longueur de l'œil restant la même.

En comparant le g'' d'un œil myope axile avec le g'' d'un œil myope de courbure du même degré, on obtient la différence de grandeur des images rétiniennes que reçoivent ces deux yeux.

Cette différence est la même qui existe entre un œil myope adapté à courte distance par suite de l'excès de longueur de son axe, et un œil emmétrope adapté à la même distance par un effort d'accommodation.

Cherchons maintenant à déterminer le rayon de courbure nécessaire pour produire une *hypermétropie de courbure* de 4 dioptries $= \dfrac{1}{0{,}250^{\mathrm{m}}}$.

Dans ce cas, f' est négatif, et la formule pour le rayon de courbure devient :

$$r = \frac{f f'' (n - 1)}{f' n - f''} .$$

Dans notre exemple :

$$r = \frac{250.\ 20.\ 0{,}333}{250.\ 1{,}333 - 20} = 5{,}315^{\mathrm{mm}} ;$$

donc

$$g'' = 20 - r = 14{,}685^{\mathrm{mm}}.$$

F' et F'' restent les mêmes que dans le cas précédent.

En comparant ici le g'' de l'œil hypermétrope axile avec celui de l'hypermétrope de courbure, on trouve que ce dernier est plus grand. Les images rétiniennes doivent donc être plus grandes dans ce dernier cas que dans le premier.

Un exemple d'hypermétropie de courbure est donné par un œil dépourvu de son cristallin et ayant été emmétrope auparavant. Il se trouve donc, au point de vue de la grandeur de ses images rétiniennes, dans de meilleures conditions qu'un œil atteint du même degré d'hyperopie, mais par suite d'un défaut de longueur de son axe.

L'Œil artificiel

Nous avons fait exécuter un *œil artificiel* exactement sur les donnnées de l'œil réduit de Donders.

Une courte description s'en trouve dans le premier volume de cet ouvrage, page 500.

Les lecteurs comprendront maintenant la signification et la valeur de ce petit instrument. Basé sur l'œil réduit de Donders, qui lui-même n'est que la simplification classique de l'œil réel, notre œil artificiel sert à la résolution *expérimentale* des problèmes de l'optique physiologique. On peut vérifier avec lui les formules qui sont le fondement de nos connaissances sur la réfraction et l'accommodation de l'œil, où il répond même, sans formules, sans calculs, aux questions les plus importantes de cette doctrine. Il démontre comment la différence de longueur fait d'un œil emmétrope un œil amétrope de nature et de degré quelconques. Il donne la grandeur de l'image rétinienne que reçoivent ces yeux avec et sans correction et à l'aide de toute correction voulue, verres de lunettes placés à n'importe quelle distance, optomètres et autres instruments d'optique, ou encore à l'aide de l'*accommodation*.

En effet, un verre convexe appliqué directement contre la cornée de l'œil artificiel a la même action qu'une augmentation de courbure de cette surface réfringente, équivalant à l'accommodation de l'œil normal.

C'est de la même façon qu'on produit l'*amétropie de courbure*, la myopie à l'aide d'une lentille convexe, l'hypermétropie à l'aide d'une lentille concave appliquée contre la surface réfringente de l'œil artificiel.

Mais ce ne sont pas seulement les rayons incidents, c'est aussi la lumière émergente de l'œil qui peut être étudiée à l'aide de cet instrument. Il sert donc également à l'*ophthalmoscopie* et à la résolution des problèmes qui s'y rattachent. Aussi l'œil artificiel nous a-t-il rendu de grands services pour notre propre instruction et pour la démonstration dans nos conférences.

Nous n'hésitons donc pas à le recommander à ceux qui désirent se familiariser entièrement avec la réfraction oculaire. L'expérimentation nous parle toujours d'une façon plus claire et plus vive que les formules et les dessins mêmes.

Il faut seulement que l'instrument livré par l'opticien corresponde exactement à nos indications. Il faut, avant tout, que notre œil artificiel, rempli d'eau, ait une longueur focale de 20 millimètres juste, c'est-à-dire que l'image d'un objet situé à 5 mètres au moins se forme avec la plus grande netteté sur la surface postérieure (dépolie) de la rétine artificielle, quand celle-ci est éloignée de 20 millimètres du sommet de la cornée. A partir de cette position on doit pouvoir raccourcir et allonger l'œil de 3 millimètres, ce qui donne une hypermétropie ou une myopie axile de 10 dioptries. Dans le premier cas, l'image rétinienne de l'objet éloigné est le plus nette quand on place à 10 millimètres en avant de la cornée un verre convexe de 10 dioptries; dans le second cas (myopie), lorsqu'on place au même endroit un verre concave de 10 dioptries.

L'exécution de l'œil artificiel a été perfectionnée dans ces derniers temps, mais le principe est toujours le même; j'ai seulement changé la division, qui, au lieu de partir du centre de courbure de la surface comme zéro, part maintenant de la surface réfringente même. La page 120 de cet ouvrage contient la raison qui nous a fait préférer cette nouvelle échelle. Chaque œil artificiel doit être accompagné d'une brochure qui contient la description et plusieurs exemples de son maniement (1).

Listing a été le premier, mais non le seul, qui ait indiqué un œil réduit.

En 1877, M. Stammeshaus, dans un ouvrage très bien écrit, et que nous avons consulté souvent, a proposé de faire coïncider le sommet H de la surface réfringente de l'œil réduit avec le *second* point principal de l'œil schématique, et son point nodal avec le *second* point nodal de l'œil schématique.

(1) Notre œil artificiel a été réalisé d'abord par M. Crétès et en dernier lieu par M. Nachet jeune (à Paris), qui l'a exécuté avec beaucoup d'habileté.

Son rayon de courbure est $= 5,2152^{mm}$, l'indice de réfraction 1,3365 (comme pour l'humeur aqueuse et le corps vitré). La première distance focale est de $15,4983^{mm}$, la seconde de $20,7135^{mm}$.

Il obtient ainsi, pour la grandeur des images rétiniennes, des valeurs qui se rapprochent davantage des valeurs réelles.

La distance de l'image au second point nodal, g'', étant de beaucoup plus petite que celle de l'objet au premier point nodal, g', des différences dans la première de ces distances influent plus sur la grandeur de l'image que des différences de g'.

En 1870, de Hasner (*Das mittlere Auge*) a encore proposé un autre œil réduit. Pour se rapprocher davantage des valeurs du rayon de courbure et de la longueur de l'œil réel, il a basé son œil réduit sur le rapport $\dfrac{22,5}{15}$, c'est-à-dire que F'' est $= 22,5^{mm}$, longueur de l'œil réduit; $F' = 15^{mm}$, l'indice de réfraction $= \dfrac{22,5}{15} = \dfrac{3}{2} =$ indice de réfraction du verre; et le rayon de courbure $= 12,5 - 15 = 7,5$ millimètres. G'' est donc, dans l'œil réduit de Hasner, $= 15$ millimètres, comme dans celui de Donders.

Combinaison de l'œil et d'une lentille.

Il arrive très souvent que les rayons lumineux ne pénètrent pas directement dans l'œil, mais seulement après avoir traversé une lentille. Les constantes optiques de l'œil seul ne suffisent plus alors pour connaître la direction finale des rayons, en d'autres termes, pour déterminer l'endroit où se forme l'image, de même que la grandeur de celle-ci. On se trouve alors en face d'un système plus compliqué, composé de la lentille et de l'œil. C'est pour ce système combiné qu'il faut alors déterminer les points et plans cardinaux, avant de pouvoir se rendre compte des images que reçoit l'œil dans de pareilles conditions.

Pour trouver les constantes optiques du système combiné, on suivra encore le même chemin que nous avons suivi pour trouver celles de l'œil, composé, lui aussi, de deux systèmes dioptriques. Les constantes optiques résulteront de la combinaison des constantes des deux systèmes. Une fois connues, elles serviront à la construction et au calcul de la marche des rayons, exactement comme pour l'œil (fig. 44 et 45).

Ce cas peut se présenter, lorsqu'il s'agit de trouver la grandeur absolue des images rétiniennes formées par une loupe. On se servira alors des points cardinaux de la loupe, dont l'épaisseur n'est pas négligeable, et de l'œil schématique. Mais le plus souvent c'est l'influence des verres de lunettes sur la grandeur des images rétiniennes qu'on désirera connaître, et encore moins la grandeur *absolue* de ces images, que la grandeur relative d'une combinaison à l'autre, d'un œil à l'autre.

Dans ce cas le problème est beaucoup plus simple. On peut se servir de l'œil réduit avec une seule surface, et considérer la lentille comme infiniment mince.

Les formules pour déterminer les constantes optiques d'un système combiné de ce genre sont toujours celles (11, 12, 13, 14) que nous avons données précédemment, et que nous avons employées dans le premier volume de cet ouvrage (p. 487-497). C'est seulement pour épargner au lecteur la peine de les chercher que nous les répétons ici, de même qu'une figure explicative. Il sera peut-être souvent désireux de s'en servir précisément pour se rendre compte de l'influence des verres de lunettes sur la grandeur des images rétiniennes (1).

La lentille a alors un seul point principal ou nodal à son centre (*a*).

Soit F sa distance focale.

Soit *e* la distance $a\alpha$ qui sépare le point principal du premier système (lentille) de celui du second (œil).

Dans l'œil, nous appelons :

α,   le point principal = sommet de la surface réfringente ;

K,   le point nodal = centre de courbure de la surface réfringente ;

φ',   le premier foyer ;

φ'',   le second foyer ;

$F' = \alpha\varphi'$ la première distance focale principale ;

$F'' = \alpha\varphi''$ la seconde distance focale principale.

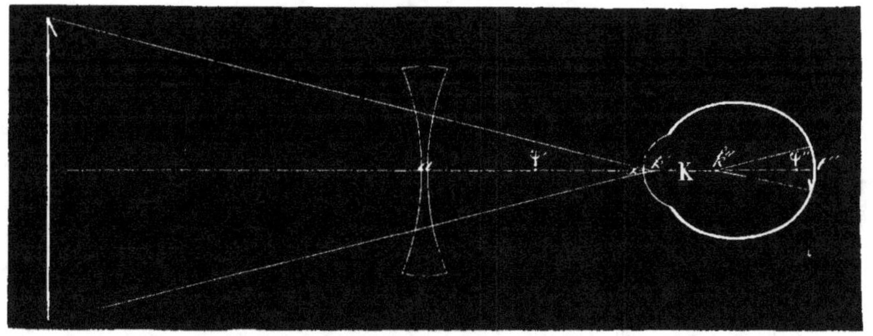

Fig. 49.

Dans le *système combiné* (lentille + œil), nous appelons :

h',   le premier point principal ;

h'',   le second point principal ;

t',   le premier foyer ;

t'',   le second foyer ;

(1) Comparez Helmholtz, *Optique physiologique*, p. 58 de l'original ; p. 77 de l'édition française, formules 11 *d*. 11 *e* et 11 *f*.

$\mathfrak{F}' = h't'$, la première distance focale principale $= k''t'' = \gamma''$;

$\mathfrak{F}'' = h''t''$, la seconde distance focale principale $= k't' = \gamma'$;

k', le premier point nodal;

k'', le second point nodal.

Nous connaissons les constantes optiques de chacun des deux systèmes.

Voici les formules qui servent à déterminer les constantes optiques du système combiné :

$$ah' = \frac{eF}{e - F' - F}$$

$$ah'' = \frac{dF''}{e - F'' - F}$$

$$\mathfrak{F}' = \frac{F'F}{F' + F - e}$$

$$\mathfrak{F}'' = \frac{F''F}{F' + F - e}$$

La situation des points k' et k'' résulte du fait que $k''t'' = \mathfrak{F}'$, en $k't' = \mathfrak{F}''$, et que $k'k'' = h'h''$.

La bibliographie des lois d'un système dioptrique combiné est déjà assez considérable. L'ouvrage fondamental pour nous, après celui de Gauss, est toujours l'*Optique physiologique* de Helmholtz. L'ouvrage de Donders, *On the Anomalies of Accommodation and Refraction*, est encore très précieux. Nous avons, de plus, consulté avec fruit le livre de Gavarret : *Des images par réflexion et par réfraction* (Paris, 1866), dont nous avons donné la déduction des formules pour les lentilles et pour l'œil schématique. Il faut seulement se rappeler, en consultant ce livre, que M. Gavarret parle des lentilles placées dans l'air.

Citons encore l'exposé des théories de Gauss par Verdet, *Leçons de l'École normale, optique*, vol. II (1860). — C. Neumann, *Die Haupt- und Brennpunkte eines Linsensystems* (Leipzig, 1866), qui donne du problème une solution très simple et très originale. — Wüllner, *Einleitung in die Dioptrik des Auges* (Leipzig, 1866). — Stammeshaus, *Darstellung der Dioptrik des normalen menschlichen Auges* (Leipzig, 1877). — Matthiessen, *Grundriss der Dioptrik geschichteter Linsensysteme* (Leipzig, 1877). — Happe, *Das dioptrische System des Auges* (Berlin, 1877). — Hasner, *Das mittlere Auge* (Prag, 1879). — Guébhard, *Exposé élémentaire des découvertes de Gauss et de Listing* (*Ann. d'oculistique*, LXXXI, mai 1879).

CHAPITRE II

LA RÉFRACTION DE L'ŒIL

Nous entendons par réfraction de l'œil :

1° Les propriétés dioptriques de l'appareil optique de l'œil à l'*état de repos ;*

2° Les rapports de la rétine avec le système dioptrique.

Ces deux parties forment la *réfraction statique* de l'œil ou *réfraction* proprement dite.

3° Les *variations dont l'appareil dioptrique est susceptible* en lui-même et dans ses rapports avec la rétine.

Ces deux dernières parties forment la réfraction *dynamique* (ou *accommodation*) de l'œil.

Il faut bien se rendre compte que la rétine, destinée seulement à recevoir les images fournies par l'appareil dioptrique, n'a aucune influence sur la formation de ces images. Les rayons lumineux sont réfractés par l'appareil dioptrique; que la rétine y soit ou qu'elle n'y soit pas, les images ne s'en formeront pas moins, voire même mieux, dans certains cas que nous apprécierons. L'appareil dioptrique et son action sont absolument indépendants de la rétine; il importe donc de commencer par l'étudier séparément.

Lorsque nous le connaîtrons, alors seulement nous y ajouterons l'écran récepteur et percepteur des images, la rétine, et nous verrons quel parti l'organe visuel tire de l'action dioptrique de son appareil réfringent.

Tant que l'œil est au repos, et que, par conséquent, l'appareil dioptrique ne varie pas, nous dirons que la réfraction de l'œil est à l'état de « réfraction statique ». Mais l'appareil dioptrique de l'œil est susceptible de changements qui se produisent sous l'influence d'une action musculaire (accommodation) : c'est la « réfraction dynamique » de l'œil. Nous l'étudierons également au seul point de vue de l'appareil dioptrique d'abord, dans ses rapports avec la rétine ensuite.

I — RÉFRACTION STATIQUE DE L'ŒIL

I — APPAREIL DIOPTRIQUE DE L'ŒIL

L'appareil dioptrique de l'œil se compose des éléments suivants :

La cornée ;

L'humeur aqueuse ;

Le cristallin ;

Le corps vitré.

L'action réfringente de ces différentes parties dépend de la courbure des surfaces, de leurs distances réciproques et de l'indice de réfraction des milieux qui les séparent. On trouve la signification de ces expressions dans le premier chapitre de ce volume.

La courbure des surfaces réfringentes a été déterminée à l'aide des images de réflexion qu'elles produisent. Qu'on prenne deux objets à surfaces convexes réfléchissantes différentes, un clou de tapissier par exemple et une loupe, ou simplement deux verres convexes différents, qu'on tourne le dos à la fenêtre, et qu'on observe les reflets de celle-ci sur les deux surfaces ; on verra immédiatement que la surface la moins convexe donne l'image la plus grande, et que la plus petite image correspond au plus petit rayon de courbure. Il existe donc un rapport intime entre la grandeur de l'image réfléchie et la courbure, disons le rayon de courbure pour être plus exact, d'une surface sphérique.

C'est cette expérience qui a servi à déterminer la courbure des surfaces de la cornée et du cristallin.

On a mesuré le diamètre des images de réflexion qu'elles fournissent pour un objet de grandeur donnée, placé à une distance connue. Du rapport qui existe entre la grandeur de l'image et celle de l'objet, on a conclu à la grandeur du rayon de courbure.

On se sert pour ces mensurations d'instruments auxquels on donne, depuis Helmholtz, le nom d'ophthalmomètres. Ils ne permettent pas seulement des mensurations très précises, mais ce qui les distingue d'autres instruments de mensuration, ils affranchissent encore le résultat des erreurs qui pourraient provenir de mouvements de l'œil observé.

J'ai donné dans le chapitre *Ophthalmométrie* (Graefe et Saemisch, III, p. 204, et de Wecker et Landolt, I, p. 107), la description de l'ophthalmomètre de Helmholtz, de celui de Coccius, de Mandelstamm et Schöler et du mien, de même que leur mode d'application et les procédés de mensuration des différentes parties de l'œil. MM. Javal et Schjötz ont depuis construit un instrument basé sur le principe de celui de Helmholtz pour la détermination de la courbure cornéenne (1).

____

(1) *Ann. d'oc.*, juillet-août 1881.

C'est Helmholtz qui a inventé l'ophthalmomètre ; c'est lui qui a fait les premières observations et les premiers calculs, et qui a créé ainsi toute la base de la doctrine de la réfraction de l'œil. Ceux qui, après lui, ont exploité ce domaine n'ont fait guère qu'étendre ses recherches et multiplier les observations. Leurs travaux n'en sont pas moins précieux, car, d'une part, ces mensurations sont extrêmement délicates et difficiles, et, d'autre part, la solidité de l'édifice ne peut que gagner par le nombre des matériaux qui constituent ses assises.

Les distances réciproques des différentes surfaces de l'œil, de la surface antérieure de la cornée à celle du cristallin, et l'épaisseur du cristallin, ont également été mesurées sur le vivant, à l'aide de l'ophthalmomètre ou, après la mort, directement.

Les indices de réfraction des différents milieux de l'œil ont été déterminés par diverses méthodes. Pour les milieux liquides, Helmholtz en enfermait une certaine quantité entre la surface concave d'une lentille plan-concave et une lame de verre plane. Il obtenait ainsi une lentille plan-convexe formée par la substance à examiner, et les images dioptriques qu'elle fournissait permettaient de conclure à l'indice de réfraction de cette substance.

D'autres mensurations, notamment celles des différentes couches du cristallin, ont été exécutées à l'aide d'un appareil dû au professeur Abbe (de Iéna), qui permet des expériences à l'aide de très petites quantités de la substance en question.

Passons maintenant en revue les différentes parties de l'appareil dioptrique de l'œil, au point de vue de leurs propriétés optiques.

La cornée. — La cornée étant toujours couverte d'une couche mince de larmes, ce serait cette couche de larmes qui devrait être considérée comme première surface réfringente. Mais, d'après Hirschberg (1), l'indice de réfraction des larmes ne diffère que peu de celui de la cornée et de l'humeur aqueuse, et, de plus, cette couche est tellement mince qu'on peut la négliger ou la considérer comme réunie à la cornée, sans commettre une erreur sensible.

Au point de vue optique, nous aurions à étudier la surface antérieure, la substance, la surface postérieure et l'épaisseur de la cornée. Mais, dans la partie centrale de cette membrane qui nous occupe principalement, la surface postérieure est presque parallèle à la surface antérieure. De plus, l'indice de réfraction de sa substance ne diffère que très peu de celui de l'humeur aqueuse. On peut donc envisager la cornée comme ne formant qu'un seul milieu avec l'humeur aqueuse, et son action réduite à celle de sa surface antérieure.

La surface antérieure de la cornée est de toutes les surfaces du système dioptrique la plus importante, la plus active.

(1) *Centralblatt f. med. Wissensch.*, n° 13, 1874.

Ce n'est pas qu'elle ait la plus forte courbure. Celle de la surface postérieure du cristallin et celles de presque toutes les couches du cristallin appartiennent à des sphères d'un rayon plus petit, mais elle sépare deux
milieux, l'air et l'humeur aqueuse, qui diffèrent plus par leur indice de réfraction que l'un quelconque des autres milieux contigus dans l'intérieur de l'œil.
Pour cette raison, la déviation que subissent les rayons lumineux en traversant la cornée est plus grande que celle qu'ils subissent même en parcourant le cristallin. C'est d'ailleurs de toutes les surfaces celle qui est la plus
accessible aux mensurations et qui a été le mieux étudiée.

La forme de la cornée ressemble le plus à celle d'un ellipsoïde de révolution, ou encore d'un ellipsoïde à trois axes. L'axe antéro-postérieur est le
plus long ; les axes vertical et horizontal, ou deux autres axes perpendiculaires entre eux, sont plus courts et peuvent différer assez sensiblement
l'un de l'autre. Le sommet de l'ellipsoïde est assez rapproché du centre de
la cornée. Nous parlerons des écarts à la fin de ce chapitre. La courbure de
la cornée est donc la plus forte au milieu, et va en diminuant vers la périphérie.

Cette forme est plus favorable à la netteté des images rétiniennes, que
si la cornée était exactement sphérique (voy. chap. Ier, p. 11 et 12).

Le rayon de courbure de la partie centrale de la cornée varie considérablement d'une personne à l'autre, souvent d'un œil du même individu à l'autre.

Nous verrons plus tard, au chapitre de l'astigmatisme, que même dans
un seul œil, la courbure de la cornée n'est quelquefois pas égale dans
tous les méridiens. Dans ce cas, la cornée s'écarte davantage d'un ellipsoïde à petits axes égaux, pour se rapprocher d'un ellipsoïde aplati, dans
lequel on aurait à considérer trois axes inégaux entre eux.

Mais occupons-nous d'abord de l'état normal, où nous pouvons considérer
le rayon de courbure comme étant le même pour tous les méridiens de la cornée.

Mauthner (1) cite un cas de cataracte zonulaire avec une myopie de plus
de 20 D et une acuité visuelle de 5/100, où la cornée n'avait que 6,33 millimètres de rayon de courbure dans la ligne visuelle, et, ailleurs (2), un
autre avec 8,34 millimètres.

Helmholtz (3) a admis dans son œil schématique comme moyenne pour le
rayon de courbure de la cornée 7,829^{mm}. Nagel (4) trouve 7,6 à 7,7^{mm} plus
exactes, comme résultat des mensurations de Donders et de Mauthner. Il
existe sur la courbure de la cornée un nombre considérable de mensurations.
Les recherches les plus importantes et les plus nombreuses sont dues à Helmholtz, Donders, Knapp, de Reuss, Mauthner, Woinow, Mandelstamm, Schœler, Reich, Weiss, Javal et autres.

(1) *Die opt. Fehler des Auges*, p. 617.
(2) *Loc. cit.*, p. 599
(3) Reich, *Arch. f. Ophth.*, XX, I, p. 107.
(4) Graefe et Saemisch, *Handbuch*, etc., VI, p. 282.

Suivant Krause, l'épaisseur de la cornée est de 1,12^{mm} à la périphérie. La surface postérieure a donc une courbure plus forte que l'antérieure ; la cornée forme un ménisque divergent, mais on peut négliger son action pour les raisons que nous avons exposées plus haut.

L'indice de réfraction de l'*humeur aqueuse* et de la cornée est de 1,3365.

La distance de la surface antérieure de la cornée à la surface antérieure du cristallin est de 3,6^{mm}. En déduisant l'épaisseur de la cornée, 0,9^{mm} au centre (Krause), on obtient, pour la profondeur de ce qu'on appelle la *chambre antérieure*, 2,7^{mm}.

Le cristallin. — La *surface antérieure du cristallin* ressemblerait, suivant Krause, à celle qu'engendre une ellipse tournant autour de son petit axe. Mais la partie centrale peut encore être considérée comme sphérique. La courbure varie ; le rayon de courbure est, en moyenne, de 10^{mm}. Knapp en a trouvé de 7,9^{mm}, de Reuss de 14,06^{mm}.

L'*épaisseur* du cristallin varie de 3,02^{mm} à 4,19^{mm} (de Reuss), la moyenne est de 3,6^{mm}.

La *surface postérieure du cristallin* a un rayon de courbure de 6,0^{mm} (Helmholtz). La plus forte courbure trouvée par Helmholtz appartient à un rayon de 5,13 millimètres ; la plus faible se trouve citée dans un cas de Reuss ; son rayon était égal à 11,33^{mm} (1).

Le cristallin n'est pas homogène, mais se compose d'une multitude de couches superposées, dont la courbure augmente de dehors en dedans, de telle sorte que le noyau est presque sphérique (fig. 50).

L'indice de réfraction augmente aussi de dehors en dedans. On peut donc considérer le cristallin comme formé par autant de ménisques divergents de plus en plus forts qui envelopperaient une lentille convexe d'un rayon très petit, et d'un indice de réfraction très élevé.

L'effet de cette structure du cristallin est de diminuer l'aberration sphérique, c'est-à-dire de permettre la formation d'images nettes, même par des rayons lumineux qui tombent dans l'œil en formant un angle assez grand avec l'axe optique (2). Les lentilles homogènes, par exemple les lentilles en verre, ne réunissent en un seul foyer que les rayons qui les traversent très près de l'axe. La structure lamellaire du cristallin est particulièrement favorable à la vision indirecte, où les images rétiniennes sont produites par des rayons qui forment de très grands angles avec l'axe de l'œil (3).

(1) Nagel, *loc. cit.*, p. 295.

(2) Helmholtz, *loc. cit.*, p. 72 de l'original ; p. 95, traduction française ; et Hermann, *Ueber schiefen Durchgang von Strahlenbündeln durch Linsen und über eine darauf bezügliche Eigenschaft der Kristallinse.* Zürich, 1874.

(3) Landolt et Nuel, *Versuch einer Bestimmung des Knotenpunktes für excentrisch in das Auge fallende Lichtstrahlen* (*Arch. f. Ophth.*. XIX, 3, 1873, et *Ann. d'oc.*, janvier 1874).

La structure particulière du cristallin a encore un autre effet : c'est de rendre l'action dioptrique du cristallin plus forte que s'il était homogène, voire même que si son indice de réfraction total était aussi élevé que celui du noyau. On peut s'en rendre compte facilement : Décomposons le cristallin en son noyau et deux ménisques divergents qui l'entourent et dont l'indice de réfraction soit inférieur à celui du noyau (fig. 51). Les deux ménisques négatifs neutralisent une partie de la force réfringente positive du noyau. Cette neutralisation est d'autant plus forte que l'indice de réfraction des couches corticales est plus élevé, parce que la force dispersive des ménisques augmente en proportion.

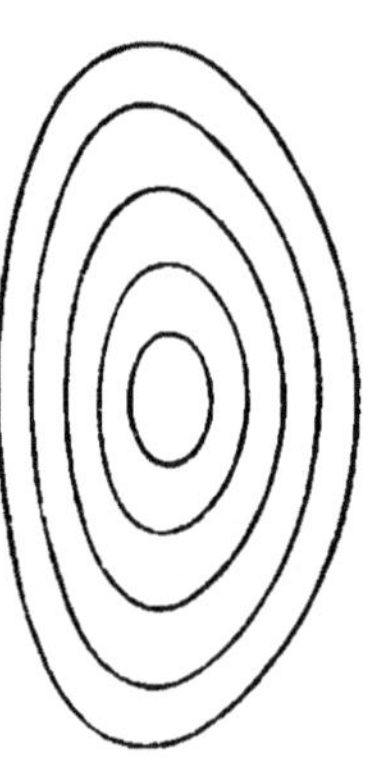
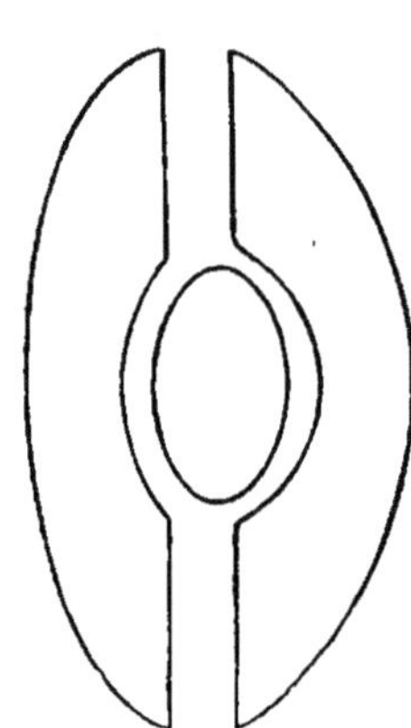

Fig. 50Fig. 51.

La force réfringente du cristallin serait donc moindre si l'indice de réfraction des couches corticales était égal à celui du noyau. En d'autres termes, la distance focale du cristallin est plus petite qu'elle ne serait, si toute la masse avait l'indice de réfraction du noyau (1).

Le cristallin n'a pas un seul et unique *indice de réfraction*, mais celui-ci augmente, comme nous venons de le dire, des couches périphériques vers le centre. On a donc décomposé le cristallin en trois couches, une périphérique, une moyenne et une nucléaire, et l'on a déterminé l'indice de réfraction séparément pour chacune d'elles.

W. Krause a ainsi trouvé comme indice de réfraction de la couche extérieure 1,4053, pour la moyenne 1,4294, pour le noyau 1,4541 ; Woinow, chez un individu de seize ans, 1,3932 ; 1,4199 et 1,4315 (2). Les premières recherches sont dues à Senff, Brewster, Helmholtz, les dernières à Aubert et Matthiessen (3).

(1) Senff in Volkmanns Art. Sehen (*Handwoerterbuch der Physiologie*, t. III, 1, p. 290).
(2) Stammeshaus, *loc. cit.*, p. 128.
(3) Aubert in Graefe et Saemisch, *Handb.*, vol. II, p. 410, et Matthiessen, *loc. cit.*, p. 181.

En calculant la marche des rayons lumineux à travers un pareil système, on peut trouver quel devrait être l'indice de réfraction d'une lentille homogène ayant la même épaisseur et la même courbure des surfaces que le cristallin, pour produire le même effet que celui-ci. On peut encore déterminer directement la distance focale du cristallin sorti de l'œil et en déduire l'indice de réfraction, en supposant qu'il soit uniforme. Il y a, en effet, au point de vue des calculs de la marche des rayons à travers l'œil, un grand avantage à considérer le cristallin comme homogène.

L'indice de réfraction moyen, ainsi trouvé, serait, suivant Helmholtz et Reich, 1,4371 (1). Aubert et Matthiessen trouvent un indice de réfraction de 1,4480, qui se rapproche beaucoup de celui de Listing (1,4545 $= 16/11$), que Helmholtz avait adopté pour son premier œil schématique (2).

A l'état de repos, le cristallin a, dans l'humeur aqueuse, une *distance focale moyenne* de 50,6168^{mm} (voy. p. 74 de ce volume).

Nous verrons plus tard (au chapitre de l'accommodation) que le cristallin est susceptible de variations dans sa forme. Les rayons de courbure et l'épaisseur ne restent donc pas toujours les mêmes. Le rayon de courbure de la surface antérieure du cristallin change de 10 à 6^{mm}. — Cette surface avance de 0,4^{mm}.

Le rayon de la surface postérieure devient 5,5^{mm} au lieu de 6, mais cette surface ne change pas de place.

L'épaisseur du cristallin s'élève de 3,6 à 4^{mm}, et la distance focale, qui est de 50,6168^{mm} à l'état de repos, devient 39,074^{mm} à l'état de forte accommodation.

Le corps vitré. — Le corps vitré peut être considéré comme homogène au point de vue optique. Son indice de réfraction est de 1,3365, égal, par conséquent, à celui de la cornée et de l'humeur aqueuse.

Le corps vitré est le dernier milieu de l'appareil dioptrique de l'œil. C'est dans cette substance que les rayons lumineux terminent leur marche, et c'est là une des propriétés qui distinguent surtout l'œil des systèmes dioptriques ordinaires : lentilles, loupes, microscopes, etc. Dans ces instruments, la lumière parcourt le système dioptrique pour rentrer finalement dans le milieu d'où elle vient, c'est-à-dire l'air. Dans l'œil, au contraire, la lumière fait son dernier parcours dans un autre milieu, plus réfringent que l'air. C'est pour cela que l'œil n'est pas directement assimilable à une lentille convexe, mais ressemble plutôt à une surface convexe qui sépare

---

(1) Reich, *Arch. f. Ophth.*, XX, 1, p. 297, 1874.
(2) Helmholtz, *Physiol. Optik*, p. 68; p. 96 de la traduction française. Comparez aussi: v. Zehender u. Matthiessen : *Ueber die Brechungscoëfficienten cataractöser Linsensubstanz. (Klin. Monatsbl.*, p. 239 et 311, 1877).

l'air d'un milieu plus réfringent, comme dans notre œil artificiel (voy. p. 93, *œil réduit*, et p. 98, *œil artificiel*).

Angle alpha et angle gamma.

Avant de quitter l'étude du système dioptrique de l'œil, nous avons encore à répondre à cette question : Les différentes surfaces dont il se compose sont-elles bien centrées? c'est-à-dire, en considérant ces surfaces comme engendrées par la rotation d'une ellipse ou d'un cercle, leurs axes de rotation coïncident-ils tous ensemble, de façon à se confondre en un seul, ou bien forment-ils des angles les uns avec les autres?

Dans le premier cas, toutes ces surfaces, ou au moins la partie de leur sommet dont nous nous occupons, seraient perpendiculaires à l'axe optique commun; dans le second, elles ne le seraient pas, ou du moins pas toutes.

Cette recherche nous fera connaître certaines lignes et certains angles qui ont donné lieu à beaucoup de controverses, de discussions et de confusions. Il est bon de savoir à quoi s'en tenir là-dessus, car les angles en question ont leur importance non seulement en optique physiologique, mais aussi pour les mouvements des yeux. Nous prions donc le lecteur de nous excuser si nous sommes obligés, pour être clair, d'entrer dans des détails qui lui sembleront peut-être trop minutieux et trop arides. Il importe de bien connaître ces angles.

Soit (fig. 52) AA' l'axe optique de l'œil, qu'on peut considérer comme passant par le centre de la cornée C et le pôle postérieur de l'œil. Il contient les points cardinaux du système dioptrique entier (p. 32 et 83), les points principaux H' et H'', les points nodaux K' et K'', les foyers φ' et φ'', et aussi le centre de rotation M de l'œil. Ce dernier est situé à 13,73^{mm} en moyenne en arrière du sommet de la cornée (à 9,2^{mm} en avant de la rétine), donc à 5,41^{mm} en arrière du second point nodal K'', à 2^{mm} environ du centre de l'axe optique (1).

La *ligne visuelle* OF, qui réunit le point fixé (O) avec la fosse centrale (F), ne coïncide pas avec l'axe optique. Elle n'a de commun avec celui-ci que les points nodaux K' et K'', au niveau desquels elle croise l'axe optique. La ligne visuelle doit donc être considérée comme un axe secondaire (p. 23).

La ligne OM, qui réunit l'objet fixé avec le centre de rotation de l'œil, est appelée *ligne de regard*. Elle ne se confond pas avec la ligne visuelle à cause de la distance qui sépare le centre de rotation des points nodaux.

Le sommet E de l'ellipsoïde cornéen ne coïncide pas avec le centre C de la cornée. Le grand axe EL de l'ellipse ne coïncide donc pas non plus avec l'axe de l'œil.

_____
(1) Mauthner, *loc. cit.*, p. 646.

On appelle *angle α l'angle que forme la ligne visuelle avec le grand axe de l'ellipse cornéenne* OXE (fig. 52). Le sommet de cet angle n'a donc rien à faire en principe avec les points nodaux. Ce n'est que dans le cas où l'axe de l'œil et l'axe de l'ellipse cornéenne coïncident que son sommet se trouve

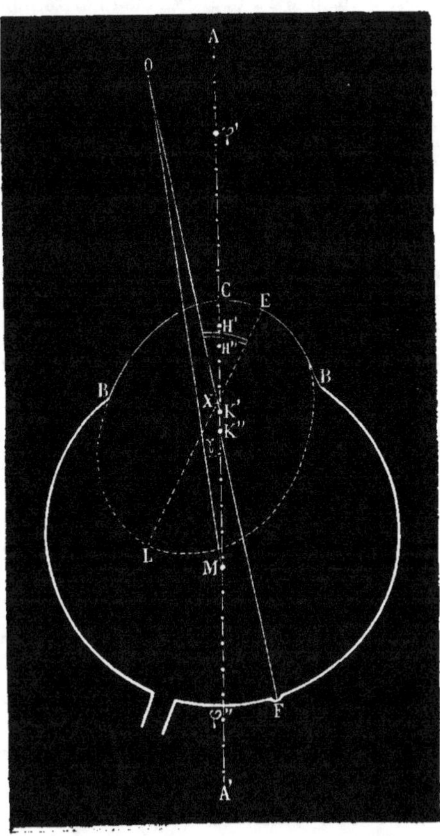

Fig. 52.

La figure est très schématisée pour faire ressortir mieux les angles α et γ. — A A', axe optique. — φ', foyer antérieur. — φ'', foyer postérieur. — H'H'', points principaux. — K'K'', points nodaux. — M, centre de rotation. — C, centre de la cornée. — BB, base de la cornée. — EL, grand axe de l'ellipsoïde cornéen. — F, fosse centrale. — O, point de fixation. — K'O, ligne visuelle. — MO, ligne de regard. — OXE, angle α. — OMA, angle γ.

au premier point nodal K'. Ceci est parfaitement possible, car la forme de la cornée varie considérablement, et il peut bien arriver que le sommet de la cornée et celui de l'ellipse coïncident, ou ne diffèrent que très peu.

L'angle α est appelé positif (+) lorsque la partie antérieure de l'axe cornéen est située du côté *externe* (temporal) de la ligne visuelle, comme dans notre figure, qui représente un œil droit vu d'en haut. C'est le cas le plus fréquent.

Lorsque l'axe de la cornée et la ligne visuelle coïncident, il n'y a pas d'angle α; il est égal à zéro.

Lorsque la partie antérieure de l'axe cornéen passe en dedans (du côté nasal) de la ligne visuelle, on donne le signe — à l'angle α; il est négatif. L'angle α peut atteindre jusqu'à 12 degrés dans l'horizontale. La divergence de ces deux lignes est généralement moindre dans le sens vertical.

On appelle angle γ *l'angle compris entre la ligne de regard et l'axe de l'œil.* C'est l'angle OMA de la figure.

Il a donc son sommet au centre de rotation de l'œil. Il peut atteindre jusqu'à 10 degrés. Il peut être positif ou négatif, ou nul, suivant que la ligne de regard se trouve en dedans ou en dehors de l'axe optique, ou qu'elle coïncide avec celui-ci.

L'angle α et l'angle γ peuvent différer assez considérablement dans le même œil. Souvent l'un est plus petit lorsque l'autre est grand (Dobrowolsky, Mauthner) (1).

L'angle γ est surtout important à considérer dans la détermination de la direction de l'œil, de l'angle du strabisme, etc.

Si l'axe optique et l'axe de l'ellipse cornéenne coïncident ou qu'on puisse les considérer comme coïncidents, ce que nous faisons en pratique, l'angle α et l'angle γ augmentent et diminuent ensemble, et diffèrent d'autant moins l'un de l'autre, que l'objet de fixation est plus éloigné. Supposons, dans la figure, l'objet O placé à l'infini, et les deux angles seront égaux.

Le *sommet de la surface antérieure du cristallin* ne coïncide pas toujours rigoureusement avec l'axe cornéen. Helmholtz (2) et Knapp (3) ont trouvé que le sommet du cristallin se trouve quelquefois jusqu'à 2 degrés en dehors (vers la tempe) de l'axe cornéen.

Le *centre de la pupille* se trouve plus souvent du côté interne de l'axe cornéen (Helmholtz, Knapp), quelquefois du côté externe (de Reuss). Ce dernier auteur trouve, de plus, le centre de la pupille toujours du côté interne de la *ligne visuelle.*

Résumé :

Les données moyennes du système dioptrique de l'œil, suivant les dernières indications de Helmholtz, sont, comme nous l'avons déjà mentionné :

---

(1) Helmholtz, *loc. cit.*, p. 70 de l'orig., p. 93 trad. française; Donders, *loc. cit.*, p. 184 et 248 de l'édit. anglaise, p. 153 et 209 de l'édit. allemande; Woinow, *Ophthalmométrie*, p. 48; Mauthner, *loc. cit.*, p. 61 et 589; comparez aussi ce traité, vol. 1, p. 748; Landolt, *Ophthalmométrie.*

(2) *Arch. f. Ophth.*, I, 2, p. 36, et *Optique phys.*, p. 86 orig.; p. 114, trad. française.

(3) *Arch. f. Ophth.*, VI, 2, p. 1.

Indice de réfraction de la cornée, de l'humeur aqueuse et du corps vitré, 1,3365.

Indice de réfraction total du cristallin, 1,4371.

Rayon de courbure de la cornée, 7,829^{mm}.

Rayon de courbure de la surface antérieure du cristallin, 10,0^{mm}.

Rayon de courbure de la surface postérieure du cristallin, 6,0^{mm}.

Distance du sommet de la cornée à la surface antérieure du cristallin, 3,6^{mm}.

Distance du sommet de la cornée à la surface postérieure du cristallin, 7,2^{mm}.

Épaisseur du cristallin, 3,6^{mm}.

C'est ce qu'on appelle l'œil schématique.

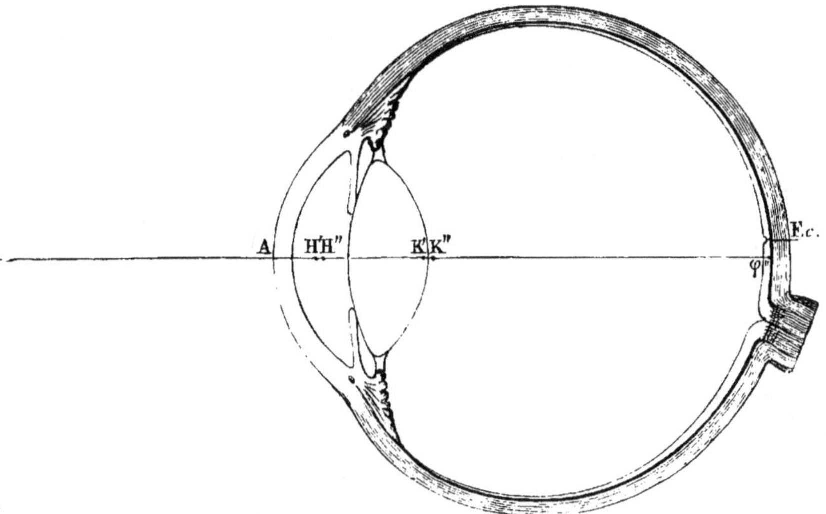

FIG. 53.

Œil schématique trois fois agrandi. — φ′, foyer antérieur ou premier foyer principal. — A, surface antérieure de la cornée. — H′ et H″, points principaux. — K′ et K″, points nodaux. — φ″, foyer postérieur ou second foyer principal. — Fc, fosse centrale. — φ′φ″, axe optique.

Nous répétons ici la figure trois fois agrandie de l'œil schématique, que nous avons déjà donnée précédemment.

II — LE SYSTÈME DIOPTRIQUE DE L'ŒIL DANS SES RAPPORTS AVEC LA RÉTINE. — EMMÉTROPIE, AMÉTROPIE

Le chapitre précédent nous a fait connaître la construction de l'appareil dioptrique de l'œil. Il s'agit maintenant d'exposer sa manière d'agir et sa destination.

En considérant que cet appareil dioptrique se compose essentiellement d'une surface convexe qui sépare l'air d'un milieu plus réfringent, et d'une lentille convexe assez forte, on comprend aisément que son action doit ressembler à celle d'un système collectif, d'une loupe par exemple. Nous voulons dire que des rayons lumineux entrant dans le système doivent être rendus convergents et réunis en une image réelle. C'est, en effet, ce qui a lieu, au moins pour les rayons qui ne sont pas par trop divergents, c'est-à-dire qui proviennent d'objets qui ne sont pas trop rapprochés de l'œil.

Nous avons consacré une bonne partie du premier chapitre de ce volume à l'étude de la marche des rayons à travers l'appareil dioptrique de l'œil, et nous avons trouvé qu'un système comme celui de l'œil schématique réunit les rayons parallèles en un foyer situé à $22,8236^{mm}$, disons 23 millimètres en arrière de la surface antérieure de la cornée. On appelle ce foyer, pour des raisons que nous avons exposées (p. 16 et suiv.), le foyer principal postérieur, ou second foyer principal (φ'', fig. 53).

Les rayons parallèles sont ceux qui proviennent d'un point lumineux situé à l'infini, ou, en pratique ophthalmologique, au delà de 5 à 6 mètres. L'angle de divergence des rayons provenant d'une telle distance est en effet négligeable pour nous.

Si le point lumineux est situé sur l'axe de l'œil, les rayons qui en émanent sont également réunis sur l'axe dans l'intérieur de l'œil. Si le point lumineux est situé en dehors de l'axe principal de l'œil, son image se forme sur un axe secondaire, c'est-à-dire sur une ligne droite qu'on mène du point lumineux à travers un autre point situé dans l'intérieur de l'œil, et appelé le *point nodal* (1).

Ce point, qui correspond à la réunion en un seul des points K' et K'' de la figure 52, est situé à 7 millimètres environ en arrière de la surface de la cornée, donc à $23 - 7 = 16^{mm}$ en avant du deuxième foyer. Il est caractérisé par le fait que tout rayon lumineux dirigé vers lui traverse l'œil sans subir de déviation. Un point lumineux qui est situé *au-dessus* de l'axe principal doit donc former son image *au-dessous* de l'axe dans l'intérieur de l'œil ; et l'image d'un point situé *au-dessous* de l'axe principal doit être située *au-dessus* de l'axe dans l'intérieur de l'œil, puisque les lignes sur lesquelles se forment les images se croisent au point nodal C (fig. 12). Si tout l'espace compris entre les deux points est rempli de points lumineux, ils forment tous leurs images d'une façon analogue entre celles des deux points extrêmes, du côté opposé de l'axe. Voilà pourquoi les images formées par le système dioptrique de l'œil, de même que par tout appareil réfringent, sont renversées par rapport à leurs objets.

---

(1) Ceux qui ont lu le premier chapitre savent qu'en réalité il y a deux points nodaux : le premier (K') à $6,9^{mm}$, le second (K'') à $7,3^{mm}$ en arrière de la surface antérieure de la cornée, et que les rayons dirigés vers le premier continuent leur chemin parallèlement à leur direction primitive, et comme s'ils provenaient du second point nodal. Mais, pour la pratique, nous pouvons les considérer comme réunis en un seul point nodal.

Emmétropie.

Le but du système dioptique de l'œil est de former sur la rétine des images des objets extérieurs, et de mettre ainsi l'individu en rapport avec le monde ambiant. Pour qu'il en soit ainsi avec des objets très éloignés, qui émettent des rayons parallèles, il faut donc que la rétine se trouve au second foyer principal ou dans le second plan focal principal, si l'on appelle ainsi le plan qui passe par ce foyer.

C'est cet état de l'œil qu'on a pris comme point de départ, comme état normal, et auquel on a donné le nom d'*emmétropie*.

Nous pouvons donc dire : L'emmétropie est caractérisée par le fait que *la rétine se trouve au foyer principal postérieur du système dioptrique de l'œil; ou l'œil emmétrope est celui qui réunit les rayons parallèles sur sa rétine, ou encore qui, à l'état de repos, est adapté à l'infini*. (On dit qu'un œil est *adapté* à une distance, lorsqu'il reçoit sur sa rétine des images nettes des objets placés à cette distance.)

Nous avons montré (p. 10) qu'on peut produire le même effet que le système dioptrique compliqué de l'œil à l'aide d'une seule surface convexe qui sépare un milieu plus réfringent de l'air. On obtient ainsi l'œil réduit, dont notre œil artificiel est la fidèle reproduction. Sa surface réfringente a un rayon de courbure de 5 millimètres. Il est rempli d'humeur aqueuse, de corps vitré ou d'eau, substances qui ont le même indice de réfraction. Dans ces conditions sa distance focale principale $H\varphi''$ (fig. 54) est égale à 20 millimètres.

L'emmétropie est donc représentée dans l'œil que nous mettons, à cause de sa simplicité, à la base des considérations qui suivront, lorsque la rétine se trouve à 20 millimètres en arrière de la surface réfringente, au foyer φ''. C'est cet état que représente la figure 54.

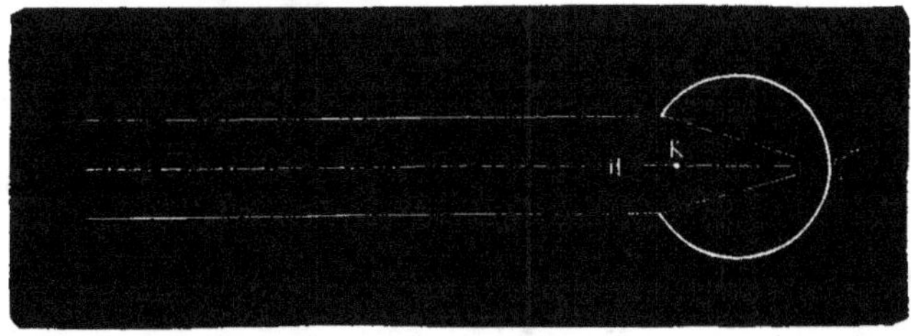

FIG. 54.

Nous avons dit brièvement, en parlant de la forme du cristallin, que celui-ci devient plus convexe, en d'autres termes plus réfringent, en quittant l'état de repos par un effort musculaire. La force du système dioptrique *aug-*

mente donc quand il n'est plus au repos. A l'état d'inaction il a sa moindre force réfringente, il est adapté au point le plus éloigné qu'il puisse voir.

On donne le nom de *punctum remotum* au point pour lequel l'œil est adapté à l'état de repos. Nous pouvons donc encore dire :

L'œil emmétrope est un œil dont le punctum remotum est situé à l'infini.

L'œil schématique emmétrope doit évidemment avoir 22,8^{mm} du sommet de la cornée à la fosse centrale de la rétine. C'est la distance du second foyer à la première surface réfringente. En y ajoutant l'épaisseur de la choroïde et de la sclérotique, on trouve $22,8 + 1,3 = 24,1^{mm}$ comme longueur totale de l'œil emmétrope schématique, ou moyen, du sommet de la cornée à la surface postérieure de la sclérotique. En réalité, les yeux emmétropes ne diffèrent pas considérablement de cette dimension, par la raison que le système dioptrique est assez constant.

Mais il résulte de notre définition que l'emmétropie ne consiste pas dans une force absolue de l'appareil dioptrique, ni dans une longueur absolue de l'œil, mais dans un *rapport* entre la force réfringente et la longueur de l'œil.

Une loi bien connue en optique apprend que, lorsque les rayons émanés d'un point A sont réunis par un système dioptrique quelconque en un point B, les rayons qui émanent du point B se réunissent inversement au point A. En d'autre termes, on peut indifféremment remplacer l'objet par l'image et l'image par l'objet.

Ceci est facile à vérifier : on prend une lentille convexe assez forte, et on place d'un côté une bougie allumée, de l'autre côté un écran de papier qu'on fait mouvoir jusqu'à ce que l'image de la lumière y apparaisse nettement. En remplaçant l'écran par la bougie, et la bougie par l'écran, on voit que l'image se produit maintenant juste à l'endroit où la bougie avait d'abord été placée.

En appliquant cette loi à l'œil emmétrope, on comprend que, s'il se trouve un point lumineux sur sa rétine, les rayons qui en émanent doivent être parallèles après avoir quitté l'œil, puisque, pour former son image sur la rétine, le point lumineux doit émettre des rayons parallèles, c'est-à-dire être situé à l'infini. C'est là encore, pour l'emmétropie, une propriété caractéristique que nous pouvons ajouter aux autres énumérées plus haut : *Un œil est emmétrope, lorsque les rayons qui émanent de sa rétine sont parallèles à leur sortie de l'œil.*

Lorsque le point lumineux se rapproche de l'appareil dioptrique, son image s'en éloigne. En effet, les rayons qui émanent du point lumineux L' (fig. 55) ne sont plus parallèles, mais d'autant plus *divergents* que celui-ci est plus *rapproché* de l'œil, et, plus ils sont divergents avant de rencontrer le système dioptrique, plus ils sont réunis loin de ce dernier. Ils se réunissent de plus en plus en arrière du foyer principal, soit en L'' dans notre exemple. La rétine ne pouvant pas suivre ce mouvement de l'image, mais conservant

sa place, un point lumineux rapproché ne forme donc plus d'image nette sur
la rétine de l'œil emmétrope, mais une image diffuse. Nous en voyons un des
diamètres AB dans la figure.

L'image de diffusion d'un point lumineux formée par des surfaces sphériques est un cercle, parce que ce qui se passe dans le plan du papier se
passe également dans les autres plans de l'œil. Il faut se représenter la

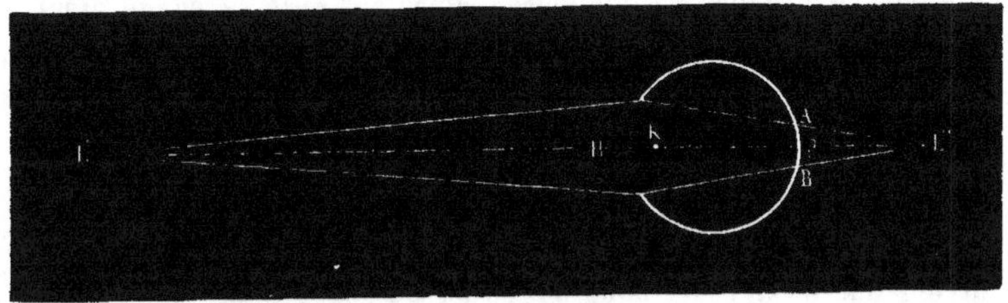

FIG. 55.

figure 55, ayant subi une rotation autour de la ligne L'L″ comme axe, pour
avoir une idée juste des cônes lumineux correspondant à L′ et L″ et au cercle
de diffusion AB.

Ce qui se produit avec un seul point se produit avec tout autre point situé à la même distance. Or un objet peut être considéré comme composé
d'une infinité de points lumineux. Chacun d'entre eux ne forme qu'un
cercle de diffusion. Par conséquent l'objet entier forme également une image
de diffusion et non une image nette.

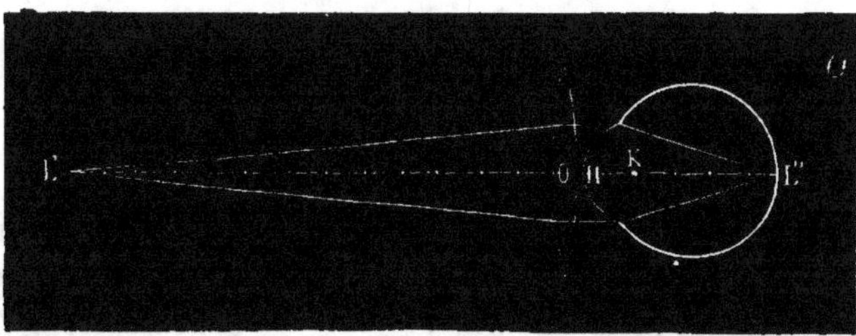

FIG. 56.

Pour voir nettement à la courte distance de L′, il faut rendre parallèles les
rayons émanés de ce point, puisque l'œil emmétrope ne peut réunir sur sa
rétine que des rayons parallèles. Ceci est possible à l'aide d'une lentille convexe (O, fig. 56). Il faut seulement la choisir et la placer de telle sorte que
son foyer coïncide avec le point L′. Elle donne alors aux rayons émanés de L′
une direction parallèle, comme à tous les rayons qui émanent de son foyer

Supposons que L' se trouve à 50 centimètres devant l'œil emmétrope, et que nous placions un verre de lunette très près de l'œil. Ce verre doit avoir 50 centimètres de distance focale (OL' $= 0,5^{cm}$) pour rendre parallèles les rayons venus de L', ou, ce qui revient au même, pour adapter l'œil emmétrope à la distance de L'.

Nous pouvons considérer la chose encore autrement : nous pouvons dire que l'appareil dioptrique de l'œil emmétrope à l'état de repos est trop faible pour voir à si courte distance, et que nous augmentons sa force en lui ajoutant une lentille convexe de $\frac{1}{2}^{m}$ de distance focale ou de 2 D de force réfringente (voy. le paragraphe sur la dioptrie, p. 69, du premier chapitre).

Amétropie.

Tout œil qui n'est pas emmétrope est *amétrope*. Dans l'amétropie, *la rétine se trouve en* ARRIÈRE *ou en* AVANT *du foyer principal de l'œil ;* les rayons parallèles sont réunis en avant ou en arrière d'elle.

Le punctum remotum de l'œil amétrope n'est donc pas situé à l'infini. L'œil amétrope, à l'état de repos, ne voit pas nettement à grande distance.

Inversement, *les rayons qui proviennent de la rétine de l'œil amétrope ne sont pas parallèles.* Prenons le premier cas.

MYOPIE

Définition. — La *myopie est l'état de l'œil dans lequel la rétine se trouve au delà du foyer du système dioptrique.*

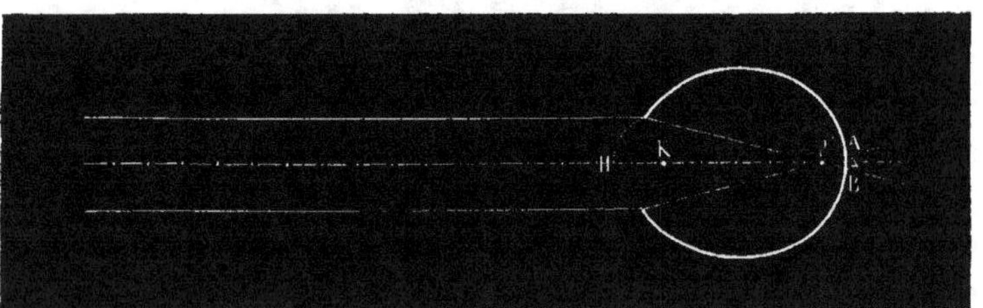

Fig. 57.

Les rayons parallèles qui se sont réunis au foyer φ'' (fig. 57) poursuivent leur marche en divergeant, et, lorsqu'ils rencontrent la rétine, ils y forment un cercle de diffusion AB, au lieu d'une image nette.

Pour que l'image devienne nette, il faut rapprocher le point lumineux. Son image s'éloigne alors du foyer principal, comme nous avons dit tout à l'heure, et arrive enfin sur la rétine de cet œil.

Ainsi, en amenant le point lumineux de l'infini jusqu'au point R (fig. 58), son image se déplace de φ'' à N et se trouve alors juste sur la rétine. Le point y formant une image nette est vu distinctement.

Un œil dont la rétine est située au delà du foyer de son système dioptrique est donc adapté à un point lumineux qui est situé à une distance *finie en avant* de lui.

On appelle cet état de l'œil *myopie*. C'est un vieux nom, reste d'une époque pré-ophthalmologique. Il n'a aucun rapport avec l'état de réfraction qu'il désigne. Son étymologie est μύειν (cligner) et ὤψ (œil). Donders avait proposé (1) le nom de *brachymétropie*, parce que ces yeux sont adaptés à une courte distance; mais ce nouveau nom n'a pas réussi à remplacer l'ancien trop en usage. Il se rapprochait cependant davantage des expressions *vue basse*, *short-sighted* et *kurzsichtig*, et de la nature de l'anomalie qu'il désignait.

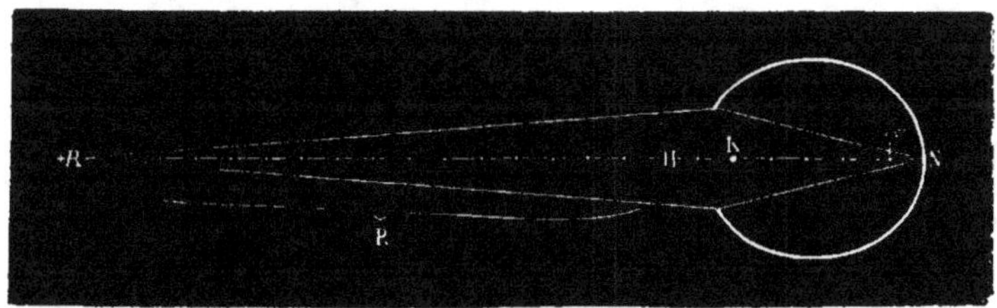

FIG. 58.

Différentes formes de la myopie. — On voit que la définition de la myopie ne dit encore rien, ni de la force réfringente de l'œil, ni de sa longueur. Elle dit seulement que la rétine est située au delà du foyer, ou le foyer en deçà de la rétine, par suite de quoi l'œil est adapté à une distance finie.

On peut donc supposer un œil myope qui a exactement la même force réfringente que l'œil emmétrope schématique ou normal, mais qui est plus long, comme l'indiquent les figures précédentes. La myopie de cet œil serait donc due à un excès de longueur de son axe. Elle peut être désignée par le nom, de *myopie axile*, M^a.

Le même effet optique peut être produit, sans changement de longueur de l'œil, par une augmentation de la force réfringente de l'appareil dioptrique, soit que la cornée ou les surfaces du cristallin deviennent plus convexes, soit que le cristallin avance, soit que l'indice de réfraction de l'humeur aqueuse ou du cristallin augmente, soit enfin que celui du corps vitré diminue.

Dans tous ces cas, les rayons parallèles sont réunis plus près de l'appareil dioptrique, en avant de la rétine.

---

(1) *Anomalies*, etc., p. 82, édit. angl.; p. 71, édit. allem..

Des cas de ce genre ont été observés, surtout par suite d'excès de courbure des surfaces réfringentes. On peut donc parler d'une *myopie de courbure*, M^c.

D'autres fois on observe une augmentation de la force réfringente de l'œil par suite de changement de l'indice de réfraction du cristallin ou du corps vitré (en sens contraire), ce qu'on peut appeler *myopie par altération de l'indice de réfraction*, Mⁱ.

La myopie axile est de beaucoup la plus fréquente. Nous en aurons les preuves au chapitre clinique de la myopie. Les cas de myopie de courbure et par changement d'indice de réfraction sont plutôt des exceptions, et, s'il peut se rencontrer des formes mixtes, il est plus sûr de considérer comme constant l'appareil dioptrique et comme variable l'axe de l'œil. En envisageant un œil myope comme ayant le même appareil optique, mais étant plus long qu'un œil emmétrope, on aura donc généralement raison.

Degré de la myopie. — Un œil est évidemment d'autant plus myope qu'il s'écarte davantage de l'emmétropie, en d'autres termes, que sa rétine se trouve située plus en arrière du foyer de son système dioptrique, ou encore que le point pour lequel il est adapté, son punctum remotum, est plus rapproché de l'œil.

C'est en effet *la distance du punctum remotum à l'œil*, ou plus exactement l'*inverse* de cette distance, qui donne la mesure la plus simple et la plus rationnelle du degré de l'amétropie. La myopie augmentant avec la diminution de cette distance, c'est-à-dire avec le rapprochement du punctum remotum, le degré de la myopie n'est pas directement mais inversement proportionnel à la distance qui sépare l'œil de son punctum remotum. Si le punctum remotum est situé à 25 centimètres, la myopie est $= \frac{1}{25^{\text{cm}}}$; s'il est situé à 50 centimètres, la myopie est $= \frac{1}{50^{\text{cm}}}$; s'il se trouve à 1 mètre, la myopie sera $= \frac{1}{1^{\text{m}}} = 1$.

Pour parler mathématiquement, il ne suffit pas de dire : la distance du punctum remotum à l'œil, parce que l'œil n'est pas un point. Il faut savoir à partir de quel point de l'œil nous comptons la distance au punctum remotum, dont l'inverse nous donne la mesure de l'amétropie.

Puisqu'il s'agit de mathématiques, nous choisirons un des points cardinaux de l'œil et non un point anatomique, comme par exemple la surface antérieure de la cornée, dont la position ne correspond à aucun des points qui entrent en ligne de compte dans les calculs de l'appareil dioptrique (voy. p. 83).

Donders compte cette distance à partir du point nodal antérieur K'. Il choisit donc, pour exprimer le degré de l'amétropie, la valeur que nous avons appelée g' dans nos études du chapitre premier. Cela facilite les calculs de la grandeur des images.

Nous préférons compter à partir du *premier point principal* H'. Nous nous servons donc de la valeur f', pour exprimer le degré de l'amétropie. La raison en est que la position des points principaux est plus constante dans l'œil que celle des points nodaux. Cette dernière varie beaucoup sous l'influence de l'accommodation. D'autre part, le premier point principal est plus rapproché d'un point accessible de l'œil. 1,75^{mm} seulement le séparent de la surface antérieure de la cornée, tandis que le premier point nodal est à 7,32^{mm} de la cornée. Si, en pratique, nous comptons la distance du punctum remotum à partir de la cornée, nous ne commettons donc pas d'erreur bien sensible.

Dans l'aphakie, où il n'y a qu'un seul point principal, celui-ci coïncide même tout à fait avec la surface antérieure de la cornée, tandis que le point nodal se trouve à son centre de courbure, $7,8^{mm}$ en arrière. Aussi Donders a-t-il abandonné le point nodal pour la mesure du degré de l'amétropie dans l'aphakie pour prendre le point principal.

Dans l'œil réduit ou artificiel, nous comptons donc la distance du punctum remotum à partir de la surface réfringente (H).

Désignons, une fois pour toutes, par R la distance du punctum remotum à l'œil (*RH*, fig. 58), et le degré de la myopie sera $= \frac{1}{R}$.

On voit que l'expression du degré de la myopie est identique à celle de la force réfringente d'une lentille. Au lieu de dire une myopie de $\frac{1}{25^{cm}}$, nous pouvons mettre une myopie de $\frac{1}{1^m/4} = 4$ dioptries. Pour $M = \frac{1^m}{0,50}$, nous mettrons $M = 2\,D$ et pour $M = \frac{1}{1}$ on dira une myopie de $1\,D$.

Le punctum remotum du myope étant situé à 2 mètres, sa myopie sera $= \frac{1^m}{2}$ ou $0,5\,D$.

Pour l'emmétropie, où le punctum remotum se trouve à l'infini, R est infiniment grand, et nous obtenons, suivant le même principe, l'expression $E = \frac{1}{R} = \frac{1}{\infty} = 0$.

L'analogie entre une lentille et le degré de la myopie devient encore plus évidente lorsqu'on compare l'adaptation du myope avec l'adaptation à courte distance de l'emmétrope. Prenons un myope dont le punctum remotum se trouve à $\frac{1^m}{4}$ ($M = \frac{4^m}{1} = 4\,D$).

Pour voir à la même distance, l'emmétrope a besoin d'un verre convexe de $\frac{1^m}{4}$ de distance focale ($4\,D$), placé très près de l'œil.

La myopie a donc pour *l'adaptation de l'œil* le même effet qu'un verre convexe d'une distance focale égale à la distance du punctum remotum, ce verre étant considéré comme réuni avec l'œil.

En assimilant l'œil myope à un œil emmétrope muni d'un verre convexe, il est logique d'exprimer le degré de la myopie par la force du verre convexe qui de l'œil emmétrope fait un œil myope, et on dira : un œil a une myopie de 5 D, lorsqu'il est adapté à la distance focale de $5\,D = \frac{1^m}{5}$ ou $\frac{100^{cm}}{5} = 20_{cm}$. Le punctum remotum d'un myope de 16 D est situé à $\frac{1^m}{16}$ ou à $\frac{1000^{mm}}{16} = 62^{mm}$ en avant de la cornée.

La similitude entre un œil myope et un œil emmétrope muni d'une lentille convexe très rapprochée de lui est complète seulement pour l'adaptation de l'œil, mais avec une réserve en ce qui concerne la grandeur des images rétiniennes.

Ainsi un œil emmétrope, muni d'un verre convexe de 4 D en contact avec la cornée, est adapté à 25 centimètres par l'augmentation de la force réfringente de son système dioptrique. Il n'a pas changé de longueur, et réunit néanmoins les rayons divergents sur sa rétine. Il est donc directement comparable à un œil myope de courbure, mais non à un œil myope par l'allongement de son axe.

Ce dernier est adapté à la même distance que l'œil myope de courbure, et l'œil emmétrope réuni avec un verre convexe: les images rétiniennes sont nettes dans les trois cas; mais elles ne sont pas de la même grandeur, comme nous le verrons au chapitre de l'influence des verres correcteurs sur la grandeur des images rétiniennes.

L'œil artificiel montre immédiatement la différence. Qu'on place, par exemple, un objet de 15,3^{mm} de diamètre à 115^{mm} de la cornée de cet œil. A l'état d'emmétropie, il faudra, pour que l'image rétinienne soit nette, placer une lentille convexe de 115^{mm} de foyer en contact avec sa surface réfringente. Cette lentille produit le même effet que si l'œil emmétrope était devenu *myope de courbure* ou s'il faisait un effort d'accommodation. L'image aura 2^{mm} de diamètre.

Pour faire voir l'œil à la même distance, sans changer sa force réfringente par un verre convexe, nous sommes obligés d'allonger l'œil de 3^{mm}. Il a alors une *myopie axile* de $\dfrac{1}{0^m,115}$. L'image rétinienne est encore nette, mais elle a 2,3^{mm} de diamètre.

Plus on éloigne le verre convexe de l'œil emmétrope, plus l'image rétinienne augmente. Ainsi, pour procurer à l'emmétrope une image de même grandeur que celle du myope axile, il faut placer le verre convexe à 15^{mm} en avant de sa surface réfringente, en φ'.

Pour faire voir un œil myope à grande distance, il faut évidemment donner aux rayons parallèles une direction divergente, comme s'ils provenaient du punctum remotum de cet œil.

Ceci est possible à l'aide d'une lentille concave. Une lentille concave fait diverger les rayons parallèles, comme s'ils provenaient de son foyer. Plaçons devant l'œil myope un verre divergent (fig. 59), dont le foyer F coïncide avec

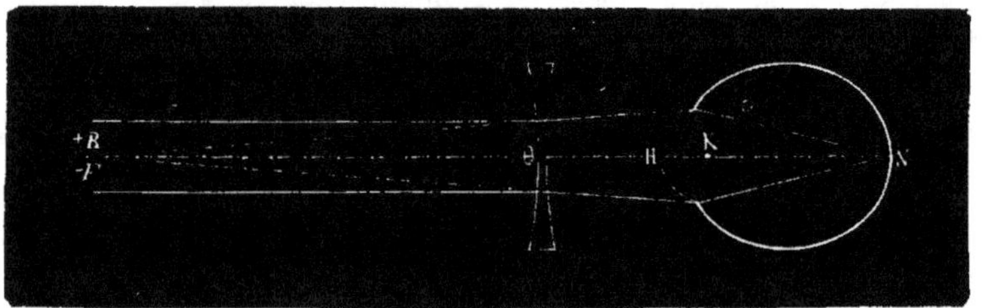

Fig. 59.

le punctum remotum $+R$, et les rayons parallèles divergeront comme s'ils provenaient de R. L'œil myope les réunira sur sa rétine, et verra par conséquent à grande distance comme l'œil emmétrope.

On peut donc dire que la lentille a *corrigé* l'amétropie de cet œil.

Quelle doit être la distance focale de cette *lentille correctrice?* — Ceci dépend évidemment de la distance à laquelle nous la plaçons devant l'œil. La distance focale sera d'autant plus petite que nous plaçons la lentille plus loin de l'œil, c'est-à-dire plus près de son punctum remotum, puisqu'il faut que le foyer de la lentille coïncide avec ce point.

Soit la distance du punctum remotum à l'œil (RH) égale à 50^{cm}. Si nous plaçons le verre correcteur à $OH = 30^{cm}$ de l'œil, il se trouvera à $RH - OH = OR$, $50 - 30 = 20^{cm}$ du punctum remotum, et sa distance focale devra être $= 20^{cm}$ ou $\frac{1^{m}}{5}$. Sa force est donc de 5 D. Le plaçons-nous à 10^{cm} de l'œil ($OH = 10^{cm}$), il devra avoir $50 - 10 = 40^{cm}$ de distance focale et $\frac{100}{40} = 2,5$ D de force réfringente. A 5^{cm} de l'œil, ce sont $50 - 5 = 45^{cm}$ qui séparent le verre du punctum remotum. A cette distance de 45^{cm} correspond une valeur de $\frac{100}{45} = 2,2$ D.

Enfin, si nous rapprochons la lentille tout près de l'œil, sa distance focale (F) devra être choisie juste égale à celle du punctum remotum (R), soit 50^{cm} et sa force sera de 2 D. Ainsi, quand la lentille concave est assez près de l'œil pour qu'on puisse la considérer comme réunie à lui, sa distance focale doit être égale à la distance du punctum remotum lui-même, et sa force réfringente est égale à la distance focale positive de la lentille convexe qui, de l'œil emmétrope, fait un œil myope du même degré.

Il en résulte que le verre correcteur, c'est-à-dire celui qui adapte l'œil myope à grande distance, peut servir à la détermination du degré de la myopie, à la condition, toutefois, qu'il soit très rapproché de l'œil. Un œil qui ne voit à grande distance qu'à l'aide du verre concave n° 12 D, a une myopie de 12 D, et son punctum remotum est situé à $\frac{1}{12}$ de mètre ou $\frac{1000^{mm}}{12} = 83^{mm}$ devant lui.

Pour que cette conclusion soit admissible, il faut que le verre correcteur se trouve assez près de l'œil pour pouvoir être considéré comme réuni avec lui.

Or, en pratique, nous plaçons généralement les verres correcteurs à 15 millimètres environ de l'œil (1). La distance focale du verre concave correcteur sera donc toujours de 15 millimètres plus courte que la distance du punctum remotum à l'œil. La distance focale étant l'inverse de la force réfringente, la lentille concave sera donc toujours plus forte que la myopie qu'elle corrige.

Soit la distance du punctum remotum à l'œil myope égale à 125^{mm} ($M = \frac{1000}{125} = 8$ D). Le verre concave correcteur, placé à 15^{mm} en avant de l'œil, devra avoir $125 - 15 = 110^{mm}$ de distance focale, ce qui correspond à 9 D. Le concave 9 corrige donc, dans ces conditions, une myopie de 8 D. Une différence de 1 D ou de 15^{mm} sur 125^{mm} de distance focale n'est certainement pas négligeable.

---

(1) Nous admettons 15 millimètres en avant du premier point principal, ce qui donne environ 13 millimètres en avant de la cornée.

Cette différence entre le degré du verre correcteur et celui de la myopie devient de plus en plus grande au fur et à mesure que le punctum remotum se rapproche de l'œil, c'est-à-dire que le degré de la myopie augmente. Ainsi le punctum remotum d'un œil myope de 20 D est situé à 50^{mm} en avant de lui. Le verre correcteur placé à 15^{mm} doit donc avoir 50 — 15 = 35^{mm} de distance focale, ce qui donne $\frac{1000}{35} = 28,5$ D.

Au contraire, plus la myopie est faible, plus la différence entre son degré et la force du verre correcteur devient petite, parce que la distance du punctum remotum augmente. Les 15^{mm} deviennent de plus en plus négligeables par rapport à cette distance. Pour une myopie de 5,5 D (R = 182 — 15 = 167^{mm}), il faut un verre de 167^{mm} de distance focale, donc à peu près 6 D. La différence n'est donc ici que d'une demi-dioptrie. A partir de ce degré, elle diminue encore plus rapidement. A 2 D de myopie, elle n'est plus que de 0,06 D, et entièrement négligeable.

Pour éviter ces erreurs dans les degrés élevés, il faut toujours se rendre compte, lorsqu'on parle d'un degré de myopie, s'il s'agit du degré réel de cette anomalie, ou seulement de celui du verre correcteur.

On désigne généralement par *verre correcteur* celui qui se trouve à 15 millimètres de l'œil. Il faut donc, pour obtenir le degré réel de la myopie, ajouter 15 millimètres à la distance focale du verre correcteur.

Exemple : Le verre concave 18 D, placé à 15^{mm} d'un œil, corrige sa myopie. Le n° 18 a une distance focale de $\frac{1000}{18} = 55^{mm}$; le punctum remotum de l'œil myope est donc situé à 55 + 15 = 70^{mm} en avant de lui, ce qui donne une myopie de $\frac{1000}{70} = 14,28$ D.

En prenant pour expression du degré de la myopie la distance H'R = f', le verre correcteur devrait donc se trouver au premier point principal H', c'est-à-dire dans l'intérieur de l'œil, à 1,75^{mm} en arrière de la surface antérieure de la cornée. Dans ce cas, la distance focale serait exactement égale à f'. En l'assimilant au verre situé très près de l'œil, on commet une erreur généralement négligeable.

HYPERMÉTROPIE

Lorsque la rétine est située *en deçà* du foyer principal du système dioptrique, les rayons parallèles provenant de l'infini y forment un cercle de diffusion, dont AB (fig. 60) est un diamètre, avant de pouvoir se réunir au foyer φ''.

Où se trouve le punctum remotum pour lequel un œil semblable est adapté? C'est-à-dire, où faut-il placer le point dont le foyer conjugué se trouve sur la rétine, qui est elle-même en avant du foyer principal de l'œil?

Pour l'œil myope, nous avons été obligés de rapprocher ce point de l'infini jusqu'à une distance finie de l'œil. Avec le rapprochement de l'objet, son image s'éloignait du foyer principal et tombait finalement sur la rétine de l'œil myope, qui est située au delà du foyer principal ; en d'autres termes, il fallait donner aux rayons lumineux une direction *divergente*.

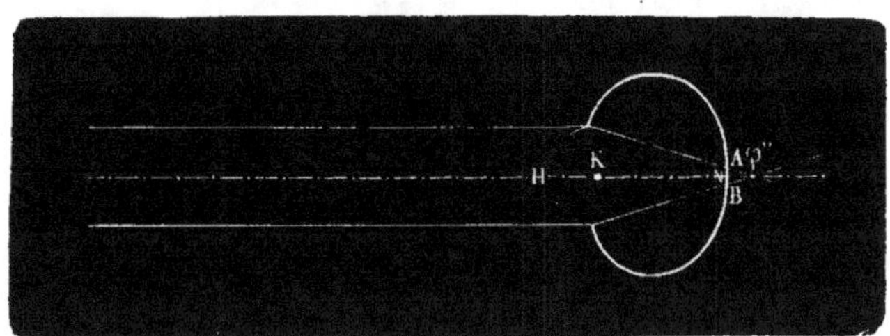

Fig. 60.

Ici l'inverse doit avoir lieu : L'œil est trop court, la rétine est située en deçà du foyer, plus près du système dioptrique. Il faudrait donc, pour que l'image s'avançât du foyer vers le système dioptrique, reporter l'objet au delà de l'infini. Ceci n'est pas possible en réalité, mais on arrive au même résultat, en donnant aux rayons lumineux une direction *convergente*. En effet, les rayons venant d'une distance *finie* sont *divergents* (fig. 58), ceux qui

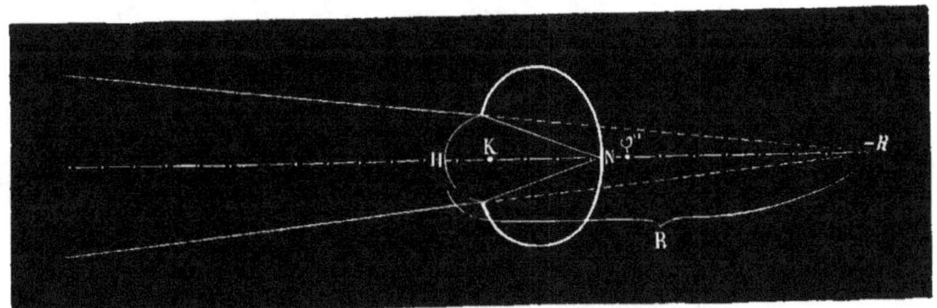

Fig. 61.

viennent de *l'infini* sont *parallèles* (fig. 57), ceux qui viennent de *plus loin que l'infini* doivent être *convergents* (fig. 61).

Or les rayons convergents n'existent pas dans la nature puisqu'il n'y a pas d'objets situés au delà de l'infini. Un œil dont la rétine est située en avant du foyer principal ne voit donc nettement à aucune distance. Il est adapté pour un point qui n'existe pas en réalité, qui résulte seulement du prolongement des rayons lumineux rendus convergents artificiellement, et dont cet œil a besoin pour pouvoir les réunir sur sa rétine. Son *punctum remotum* (*R*) est donc virtuel (ou négatif) et situé en arrière de lui.

Ainsi, la figure 61 représente encore le même œil que la figure 60. Il est de Nφ'' plus court que l'œil emmétrope. Pour être réunis sur la rétine en N, les rayons doivent déjà converger plus ou moins avant de rencontrer l'appareil dioptrique. Ils sont dirigés, dans notre exemple, vers le point R, où ils se réuniraient, si l'œil ne les interceptait pas pour les réunir en N, en les rendant plus convergents encore.

C'est le point — R qui représente le punctum remotum de ce genre d'yeux. Il correspond, comme nous venons d'expliquer, au point vers lequel doivent être dirigés les rayons, pour qu'ils puissent être réunis sur la rétine. Il est donc situé, par rapport au système optique, du même côté que son image. C'est pourquoi il faut donner à sa distance le signe négatif (—).

Un œil ainsi construit étant, pour ainsi dire, adapté à un point situé au delà de l'infini, on désigne son état par le nom d'*hypermétropie* ou *hyperopie*.

Pour procurer à l'hypermétrope des rayons convergents, le moyen le plus simple est la lentille convexe. Nous savons, en effet, qu'une lentille convexe réunit en son foyer les rayons parallèles en les rendant convergents.

Définition. — *L'hypermétropie est caractérisée par le fait que la rétine est située entre le système dioptrique et le foyer principal de l'œil ; ou : est hypermétrope un œil qui, à l'état de repos, a besoin de rayons convergents pour les réunir sur sa rétine, ou dont le punctum remotum est situé au delà de l'infini, c'est-à-dire en arrière de lui, là où les rayons convergents se réuniraient s'ils n'étaient pas interceptés par l'œil.*

Différentes formes de l'hypermétropie. — Ici encore la définition ne nous renseigne pas sur la cause qui fait que la rétine se trouve en avant du plan focal de l'œil.

L'hypermétropie peut donc être due à un manque de longueur d'un œil dont le système dioptrique serait aussi fort que celui de l'œil emmétrope moyen, *hypermétropie axile* (H^a), ou à une diminution de la force réfringente du système, la longueur de l'œil étant normale. Cette diminution de force réfringente peut provenir d'un manque de convexité ou aplatissement des surfaces réfringentes, *hypermétropie de courbure* (H^c), ou de la diminution de l'indice de réfraction de l'humeur aqueuse et du cristallin, ou enfin de l'augmentation de celui du corps vitré, *hypermétropie par indice de réfraction* (H^i).

Toutes ces formes de l'hypermétropie ont été observées ; mais ici, comme dans la myopie, c'est généralement l'*axe* de l'œil qui est en cause, le système dioptrique étant plus constant et ne différant guère de celui de l'œil emmétrope. Nous considérons donc l'hypermétropie axile comme la règle, les autres formes comme des exceptions.

Degré de l'hypermétropie. — L'hypermétropie est évidemment d'autant plus forte que l'état de l'œil diffère davantage de l'emmétropie, c'est-à-dire que la rétine est plus éloignée du foyer. Plus les rayons lumineux doivent converger pour être réunis sur elle, et plus les rayons convergent, plus le point R se rapproche de l'œil. L'objet (virtuel) et son image rétinienne se rapprochent donc ensemble de l'œil hypermétrope.

La distance du punctum remotum à l'œil sert encore ici à déterminer le degré de l'amétropie. Le degré de l'hypermétropie, comme celui de la myopie, est inversement proportionnel à la distance qui sépare le punctum remotum de l'œil : Soit (fig. 62) RH ou R la distance du punctum remotum à l'œil, le degré de l'hypermétropie sera $= \dfrac{1}{R}$ (1).

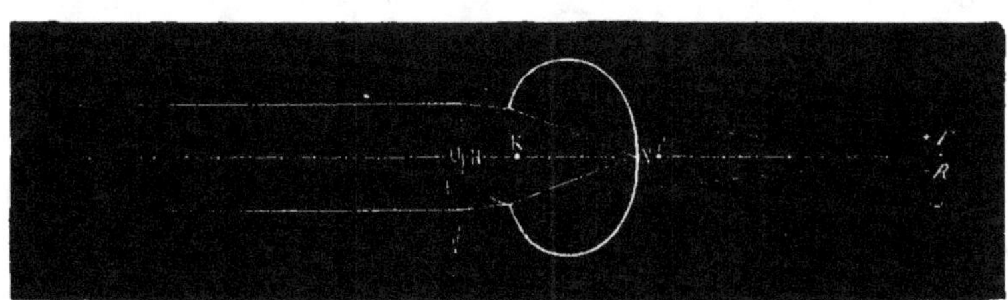

FIG. 62.

Comment trouver la situation du punctum remotum de l'œil hypermétrope ?

Dans la myopie, on n'avait qu'à rapprocher un petit objet de l'œil jusqu'à ce qu'il fût vu nettement. Il se trouvait alors au punctum remotum, parce que dans ces conditions seulement les rayons émanés de l'objet pouvaient être réunis sur la rétine de l'œil. Mais le punctum remotum de l'hypermétropie ne saurait être déterminé ainsi directement, puisque nous ne pouvons pas porter un objet au delà de l'infini, et que partout ailleurs les rayons qui en proviennent sont divergents ou parallèles.

Nous sommes ici obligés d'avoir recours à une lentille convexe, qui nous procurera des rayons convergents. Une lentille convexe dont le foyer coïncide avec le punctum remotum de l'œil hypermétrope, placée tout près de cet œil, fait converger vers son punctum remotum les rayons parallèles. Elle leur donne donc la convergence nécessaire pour que l'œil hypermétrope puisse les réunir sur sa rétine.

Prenons encore (fig. 62) notre œil hypermétrope, dont le punctum remotum se trouve en R. Pour diriger les rayons parallèles vers ce point, nous appliquons à l'œil une lentille convexe O, dont le foyer F coïncide avec R.

---

(1) On voit que la désignation du degré de l'amétropie, de la myopie aussi bien que de l'hypermétropie, basée uniquement sur la distance du punctum remotum, est absolument indépendante de la cause de l'amétropie.

En réunissant dans ce foyer les rayons parallèles, la lentille leur imprime la direction nécessaire pour qu'ils forment une image nette au fond N de l'œil hypermétrope.

Puisque ce sont des rayons venant de l'infini qui sont parallèles, cet œil verra nettement à l'infini à l'aide de cette lentille. Nous pouvons donc dire : le degré de l'hypermétropie est donné par une lentille convexe qui, rapprochée très près de l'œil, adapte cet œil à grande distance.

Une simple réflexion ou un regard jeté sur la figure 61 nous dit que la distance focale OF de la lentille correctrice ainsi réunie à l'œil doit être égale à la distance HR qui sépare le punctum remotum de l'œil.

Désignons encore par R la distance RH du punctum remotum à l'œil; la distance focale (F) de la lentille correctrice devra être également RH ($F = R$). Alors le degré de l'hypermétropie $\frac{1}{R}$ donne en même temps l'expression de la force réfringente de la lentille, qui est aussi l'inverse de sa distance focale. Si R est de 2 mètres, le degré de l'hypermétropie est $\frac{1}{2} = 0,5$ D, et demandera pour sa correction une lentille convexe de 0,5 D placée très près de l'œil. Si R est de $16,6^{cm}$ ou $\frac{1^m}{6}$, l'hypermétropie est de $\frac{6}{1^m} = 6$ D, force réfringente nécessaire au verre correcteur.

Cette lentille convexe correctrice assimile l'œil hypermétrope à l'emmétrope, puisqu'elle l'adapte à grande distance. Or, en ajoutant une lentille convexe à un système dioptrique, nous augmentons la force réfringente de ce dernier. Nous pourrions donc considérer l'œil hypermétrope comme étant trop faible pour réunir les rayons parallèles sur sa rétine, et l'hypermétropie, comme un défaut de réfraction, qui est corrigé par un verre convexe.

Le degré de l'hypermétropie exprime ainsi combien d'unités de réfraction (de dioptries) manquent à l'œil hypermétrope pour être emmétrope. Il doit donc porter le signe négatif (—). En effet, pour combler ce déficit de réfraction, il faut un verre positif de la même force, de sorte que les dioptries négatives de l'hypermétropie sont neutralisées par les dioptries positives du verre correcteur, et que la réfraction statique de l'œil peut être exprimée par zéro, comme dans l'emmétropie, où, R étant infini (∞), la réfraction est $\frac{1}{\infty} = 0$. Si nous disons d'un œil qu'il a une hypermétropie de 6 dioptries, cela pourrait signifier qu'il est de 6 dioptries plus faible que l'œil emmétrope, et par conséquent qu'il lui faut $+ 6$ D pour le rendre emmétrope.

Cette façon de considérer l'hypermétropie, quoique rigoureusement correcte seulement dans l'hypermétropie de courbure, a cependant l'avantage de rendre plus simples certaines déductions. On peut s'en servir sans erreur lorsqu'on a seulement à déterminer le numéro des verres correcteurs pour n'importe quelle distance; mais il faut se rappeler toujours qu'en réalité l'hypermétropie est beaucoup plus souvent due à un défaut de longueur qu'à un défaut de force réfringente.

Il n'est pas possible, en pratique, de placer la lentille correctrice assez près de l'œil pour que sa distance focale soit juste égale à la distance du punctum remotum de celui-ci. Cela n'empêche pas qu'on ne puisse parfaitement s'en servir pour déterminer le degré exact de l'hypermétropie; il faut seulement tenir compte de la distance qui sépare le verre de l'œil. En effet, quel que soit le point où nous plaçons une lentille convexe, nous pouvons toujours en trouver une dont le foyer coïncide avec le punctum remotum de l'œil. Elle fera converger les rayons parallèles vers ce point et corrigera l'œil hypermétrope, en le mettant à même de réunir les rayons parallèles sur sa rétine et de voir à grande distance.

Supposons un œil (fig. 63) dont le punctum remotum se trouve à $HR = 111$ millimètres derrière lui; il a une hypermétropie de $\frac{1000}{111} = 9$ D. Si nous plaçons le verre correcteur O directement sur l'œil, comme dans la figure 62, il lui faut aussi 111 millimètres de distance focale, donc 9 D de force réfringente. Mais, si nous la plaçons là où se trouvent habituellement les verres de lunettes, c'est-à-dire à 15^{mm} en avant de l'œil, il se trouve à $OH = 15^{mm}$ plus loin du punctum remotum, et il lui faut $(RH + HO = RO \text{ ou } FO)$ $111 + 15 = 126^{mm}$ de distance focale, donc 8 D de force réfringente.

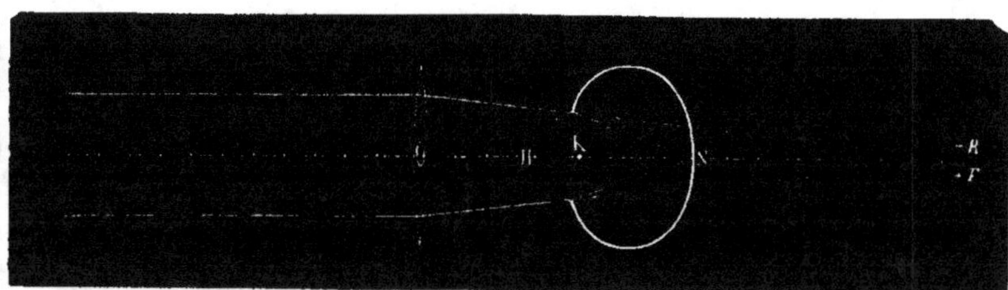

FIG. 63.

Si nous plaçons le verre plus loin encore, par exemple à 55^{mm}, il lui faut $111 + 55 = 166^{mm}$ de distance focale, donc 6 D. — S'il se trouve à 111^{mm}, il lui faut $111 + 111 = 222^{mm}$ de distance focale, donc 4,5 D de force réfringente.

Il y aurait donc, en réalité, une infinité de verres correcteurs possibles pour un même degré d'hypermétropie (de même que pour la myopie), mais on réserve le nom de *verre correcteur* à la lentille qui se trouve là où l'on place généralement les verres de lunettes, c'est-à-dire à 15 millimètres de l'œil (1).

(1) Cela veut dire 15 millimètres du point principal, 13 millimètres de la cornée. Ici encore, en effet, de même que dans la myopie, la lentille qui exprime le degré de l'amétropie devrait se trouver au premier point principal H' de l'œil, parce que c'est à partir de ce point que nous comptons la distance $H'R$ du punctum remotum. Ceci n'est réalisable encore que dans l'aphakie, ou avec l'œil artificiel, où les deux points principaux sont réunis en un seul au sommet de la surface réfringente à laquelle on peut appliquer la lentille correctrice. Dans tout autre cas, il faut tenir compte de la distance qui sépare le premier point principal de la lentille, et la *déduire* de sa distance focale.

Dans les degrés faibles d'hypermétropie, cet écart est négligeable par rapport à la grande distance focale. En effet, si nous avons une hypermétropie de 1 D, c'est-à-dire un œil dont le punctum remotum est situé à 1000 millimètres en arrière de lui, le verre de lunette placé à 15 millimètres devrait avoir 1015 millimètres de distance focale = 0,985 D. Il serait donc de 0,015 D plus faible que le degré réel de l'hypermétropie. Mais, en pratique, l'approximation d'un quart ou d'une demi-dioptrie est suffisamment exacte ; nous pouvons donc, sans scrupule, parler d'une hypermétropie de 1 D, de 2 D, lorsque nous la corrigeons par les verres de lunettes correspondants.

Cependant, à partir du moment où le punctum remotum se trouve à 166 millimètres, c'est-à-dire à partir de 6 D d'hypermétropie, les 15 millimètres de distance du verre correcteur ne sont plus tout à fait négligeables. Cette hypermétropie de 6 D serait corrigée par un verre de $166 + 15 = 181^{mm}$, donc 5,5 D.

Pour une hypermétropie de 20 D ($R = 50^{mm}$), la différence devient très grande, attendu qu'à 15^{mm} il faut un verre de 65 millimètres de distance focale $= 15,3$ D, donc de $20 - 15,3 = 4,7$ D plus faible que l'hypermétropie.

On voit que, plus le verre correcteur est éloigné de l'œil hypermétrope, plus il doit être faible. Cela se conçoit aisément. Le foyer devant toujours coïncider avec le punctum remotum, qui est à une distance fixe de l'œil hypermétrope, la distance focale du verre correcteur doit être d'autant plus grande qu'il est plus éloigné du punctum remotum et par conséquent de l'œil. La force du verre étant l'inverse de sa distance focale, elle diminue avec l'augmentation de cette dernière.

Le punctum remotum et son image rétinienne sont évidemment des foyers conjugués. La distance du punctum remotum au premier point principal et celle de la rétine au second point principal sont donc des distances focales conjuguées. Connaissant le système dioptrique de l'œil, on peut par conséquent calculer facilement la longueur correspondante à tout degré de myopie ou d'hypermétropie, à l'aide de la formule 8ª, p. 20, ou Vª, p. 86 :

$$f'' = \frac{f' . F''}{f' - F'}$$

où $f'' = $ distance du second point principal à la rétine, à laquelle on aura à ajouter $2,11^{mm}$ pour avoir la longueur totale de l'œil ; f' est la distance du punctum remotum au premier point principal, soit la distance qui exprime le degré de l'amétropie. Elle sera négative pour l'hypermétropie, de telle sorte que la formule devient dans ce cas :

$$f'' = \frac{f' . F''}{f' + F'}.$$

F'' est la seconde distance focale principale de l'œil $= 20,7136^{mm}$
F' est la première distance focale principale de l'œil $= 15,4983^{mm}$
pour l'œil schématique.

S'agit-il seulement de connaître la différence de longueur entre un œil amétrope et l'œil emmétrope, leurs systèmes dioptriques pouvant être considérés comme égaux, **nous** emploierons la formule 8 *b*, p. 20, ou V°, p. 86 :

$$l'' = \frac{F'F''}{l'},$$

où $l'' = f'' - F''$, c'est-à-dire la différence de longueur entre l'œil amétrope et l'œil emmétrope

$$F'F'' = 15,4983. \ 20,7137 = 321,026^{mm}$$

et

$$l' = f' - F'$$

(ou $f' + F'$ quand f' est négatif comme dans l'hypermétropie).

l' est la différence entre la distance du punctum remotum au premier [point principal et celle du foyer antérieur au premier point principal de l'œil, en d'autres termes, l' est la distance du punctum remotum au foyer antérieur de l'œil. Ce dernier se trouve à 15,4983 — 1,7532 = 13, 7451^{mm} en avant de la cornée. C'est à peu près l'endroit où l'on place les verres de lunettes, les verres correcteurs de l'amétropie. La distance focale de ces derniers est donc toujours de F′ plus courte que f' dans la myopie, de F′ plus longue que f' dans l'hypermétropie. l' de la formule est donc dans ces cas égal à la distance focale du verre correcteur placé au foyer antérieur φ'.

Il en résulte que, pour connaître la différence de longueur entre un œil amétrope axile et l'œil emmétrope schématique, on n'a qu'à diviser le chiffre constant 321 par la distance focale du verre correcteur exprimée en millimètres.

Cette différence, ajoutée à la longueur de l'œil normal E = 22,824^{mm} donnera la longueur de l'œil myope; soustraite, elle donnera la longueur de l'œil hypermétrope pour toute situation du punctum remotum, c'est-a-dire pour tout degré d'amétropie axile.

En exécutant ces calculs, on obtient le tableau suivant, que nous empruntons à Nagel (1).

Nous avons trouvé, entre le produit des distances focales telles que nous les avons calculées et la valeur correspondante donnée par cet auteur, une différence trop légère pour influer sur le chiffre qui exprime l'allongement ou le raccourcissement de l'axe. Néanmoins nos valeurs des colonnes V et VIII s'écartent un peu de celles indiquées par Nagel (22, 834), parce que nous avons pris comme longueur de l'œil emmétrope le chiffre 22,824^{mm} que nous avons obtenu par nos calculs du chapitre Ier.

(1) Nagel in Græfe und Sæmisch, *Handb.* VI, 10, p. 271.

AMÉTROPIE AXILE

	MYOPIE				HYPERMÉTROPIE		
I	II	III	IV	V	VI	VII	VIII
Degré de l'amétropie en dioptries.	Distance du punctum remotum au premier point principal $= f' =$ distance focale correspondante aux dioptries de la colonne I.	Dioptries du verre correcteur concave, placé en φ' sa distance focale étant $l' = f' - F'$.	Excès de longueur de l'œil myope : $\dfrac{F' \cdot F''}{+ l''} = \dfrac{321}{l' - l''} = \dfrac{-}{l'}$	Longueur totale de l'œil myope, celle de l'œil emmétrope étant $E = 22{,}824^{mm}$.	Dioptries du verre correcteur convexe, placé en φ', sa distance focale étant : $l' = f' + F'$.	Défaut de longueur de l'œil hypermétrope : $\dfrac{F' \cdot F''}{- l''} = \dfrac{321}{l' + l'} = \dfrac{-}{l'}$	Longueur totale de l'œil hypermétrope : celle de l'œil emmétrope étant : $E = 22{,}824^{mm}$.
$\dfrac{1^m}{R}$ ou $\dfrac{1^m}{f'}$	R ou f'	$- \dfrac{1^m}{l'}$	$+ l''$	$E + l''$	$+ \dfrac{1^m}{l'}$	$- l''$	$E - l''$
0	∞	0	0	22,824	0	0	22,824
0,5	± 2000	— 0,503	+ 0,16	22,98	+ 0,46	— 0,16	22,67
1	1000	1,015	0,32	23,14	0,98	0,31	22,51
1,5	666,6	1,53	0,49	23,31	1,46	0,47	22,35
2	500,0	2,06	0,66	23,48	1,93	0,62	22,20
2,5	400,0	2,60	0,83	23,65	2,40	0,77	22,05
3	333,3	3,14	1,01	23,83	2,86	0,92	21,90
3,5	285,7	3,70	1,19	24,01	3,32	1,06	21,76
4	250,0	4,26	1,37	24,19	3,76	1,21	21,61
4,5	222,2	4,83	1,55	24,37	4,20	1,35	21,47
5	200,0	5,42	1,74	24,56	4,64	1,50	21,32
5,5	181,8	6,01	1,93	24,75	5,06	1,62	21,20
6	166,6	6,64	2,13	24,95	5,49	1,76	21,06
6,5	153,8	7,23	2,32	25,14	5,90	1,90	20,92
7	142,8	7,85	2,52	25,34	6,31	2,03	20,80
7,5	133,3	8,48	2,73	25,55	6,72	2,16	20,66
8	125,0	9,13	2,93	25,75	7,11	2,28	20,54
8,5	117,6	9,79	3,14	25,96	7,51	2,41	20,41
9	111,1	10,46	3,35	26,17	7,89	2,53	20,29
9,5	105,2	11,14	3,58	26,40	8,28	2,66	20,16
10	100,0	11,83	3,80	26,62	8,6	2,78	20,04
10,5	95,2	12,54	4,03	26,85	9,03	2,90	19,92
11	90,9	13,2	4,26	27,08	9,4	3,02	19,80
12	83,3	14,7	4,73	27,55	10,1	3,25	19,57
13	76,9	16,2	5,23	28,05	10,8	3,47	19,35
14	71,4	17,8	5,74	28,56	11,5	3,39	19,13
15	66,6	19,5	6,28	29,10	12,18	3,91	18,91
16	62,5	21,27	6,83	29,65	12,8	4,11	18,71
17	58,8	23,09	7,41	30,23	13,4	4,32	18,50
18	55,5	25,0	8,03	30,85	14,08	4,52	18,30
19	52,6	26,9	8,65	31,47	14,6	4,71	18,11
20	50,0	28,98	9,31	32,13	15,2	4,90	17,92

Si nous nous servons de l'œil réduit (p. 93), nous aurons à employer les mêmes formules. Seulement f' et f'', de même que F' et F'', se touchent sur la surface réfringente.

F'' correspond à la longueur de l'œil réduit emmétrope = 20 millimètres; f'' à celle de l'œil réduit amétrope.

F' est la distance focale antérieure de l'œil réduit = 15 millimètres ; f' la distance du punctum remotum à la surface réfringente de l'œil réduit amétrope.

Si nous désignons encore par l' la distance focale du verre correcteur placé en φ', la valeur f' est $f' = l' + F'$ dans la myopie, $l' - F'$ dans l'hypermétropie, c'est-à-dire de 15 millimètres plus longue que la distance focale du verre correcteur dans la myopie, de 15 millimètres plus courte dans l'hypermétropie.

Le produit F'.F'' devient 15.20 = 300 millimètres, et la différence de longueur (l'') entre un œil amétrope et l'œil emmétrope est obtenue par la division de 300 par la distance focale du verre correcteur, exprimée en millimètres : $l'' = \dfrac{300}{l'}$ (voy. p. 20 et suiv.).

Le calcul devient ainsi tellement simple qu'on l'exécute facilement de tête, sans que les résultats diffèrent beaucoup de celui de l'œil schématique. Ainsi, un œil myope corrigé par le concave 5, dont la distance focale (l') est = 200 millimètres est de $l'' = \dfrac{300}{200} = 1,5^{mm}$ plus long que l'œil emmétrope, ou plus exactement $\dfrac{321}{200} = 1,51^{mm}$.

Pour un verre correcteur d'une dioptrie ($l' = 1000$ millimètres) nous obtenons une différence de longueur de l'œil de

$$l'' = \frac{321}{1000} = 0,321^{mm}.$$

Inversement, nous pouvons demander : quel est le changement produit dans l'état de réfraction, par une variation d'un millimètre dans la longueur de l'œil?

Nous disons : $0,321^{mm}$ de différence de longueur correspondent à 1 dioptrie, donc 1 millimètre correspond à $\dfrac{1}{0,321} = 3,1$ dioptries. C'est-à-dire que chaque millimètre d'allongement de l'œil produit un surcroît de myopie corrigé par 3,1 dioptries, le verre étant placé en φ'; chaque millimètre de raccourcissement de l'œil emmétrope exige un verre convexe de 3,1 dioptries plus fort, en admettant que celui-ci soit placé dans le foyer antérieur φ' de l'œil devenu hypermétrope.

Lorsqu'il s'agit d'*amétropie de courbure*, sous laquelle il faut aussi ranger l'accommodation, comme nous verrons, le problème change.

La longueur de l'œil amétrope de courbure est la même que celle de l'œil emmétrope : $f'' = $ F'' $= 20$ millimètres pour l'œil réduit. C'est le rayon de courbure ρ de sa surface réfringente qui varie, de façon à produire l'amétropie, c'est-à-dire la différence de f'.

Nous nous servons dans ce cas de la formule pour ce rayon de courbure, que nous avons donnée page 16; $\rho = \dfrac{f'f''\,(n-1)}{f'n + f''}$ pour la myopie de courbure;

$$\rho = \frac{f'f''\,(n-1)}{f'n - f''} \text{ pour l'hypermétropie de courbure.}$$

Les variations du rayon de courbure nécessaires pour produire différents degrés d'amétropie de courbure sont contenues dans le tableau suivant, dû encore à l'ouvrage de Nagel (1).

(1) Nagel, *loc. cit.*, p. 270.

AMÉTROPIE DE COURBURE

DEGRÉ EN DIOPTRIES $\frac{1^{m}}{R}$ ou $\frac{1^{m}}{f'}$	MYOPIE Rayon de courbure de l'œil réduit ρ en millimètres.	HYPERMÉTROPIE Rayon de courbure de l'œil réduit ρ en millimètres.
0	5	5
1	4,926	5,076
2	4,854	5,154
3	4,784	5,235
4	4,719	5,319
5	4,651	5,405
6	4,587	5,494
7	4,520	5,586
8	4,464	5,681
9	4,405	5,780
10	4,348	5,882
11	4,291	5,988
12	4,237	6,097
13	4,182	6,211
14	4,132	6,329
15	4,081	6,451
16	4,032	6,578
17	3,983	6,711
18	3,937	6,849
19	3,891	6,993
20	3,846	7,142

Pour se rendre compte de l'influence produite sur la réfraction de l'œil par des variations de courbure des différentes surfaces réfringentes en particulier, ou de l'indice de réfraction des milieux réfringents de l'œil, on se servira des formules pour l'œil schématique, en donnant aux signes de la page 73 leurs valeurs respectives.

II. — RÉFRACTION DYNAMIQUE DE L'ŒIL

Accommodation.

Nous avons jusqu'à présent considéré l'œil comme étant adapté à une seule distance, la distance de son punctum remotum. Aussitôt que le point lumineux se trouvait à une autre distance, il formait sur la rétine une image diffuse. Ainsi, en portant l'objet en deçà du punctum remotum, chaque point dont il se compose forme sur la rétine un cercle de diffusion, et, de l'ensemble de tous ces points, naît une image indistincte.

Cependant l'observation de tous les jours nous montre que le même œil peut voir nettement à des distances très variées. Seulement, nous ne voyons pas simultanément d'une manière distincte un objet éloigné et un objet rapproché; nous voyons ou l'un ou l'autre. En nous approchant, par exemple, d'une fenêtre garnie d'un rideau en mousseline, nous pouvons voir tantôt les fils du rideau, tantôt les objets situés hors de la fenêtre, mais jamais les deux ensemble. Ou encore, si nous tenons le doigt entre notre œil et un livre, nous voyons nettement, tantôt le doigt et tantôt le texte du livre, mais jamais les deux à la fois.

Il en résulte que des images nettes doivent se former sur la couche sensible de la rétine pour des objets très différemment éloignés. Mais, en même temps, l'état de l'œil doit avoir changé, puisqu'il ne voit pas à courte distance lorsqu'il est adapté au loin, ni au loin lorsqu'il est adapté à des objets rapprochés.

Or nous savons qu'étant donné un système dioptrique quelconque, et un écran sur lequel celui-ci doit produire des images, comme l'appareil dioptrique de l'œil sur la rétine, l'image est nette seulement pour une seule et même distance de l'objet.

Si l'objet se rapproche du système, son image s'en écarte, et l'écran ne reçoit qu'une image diffuse. Pour obtenir une image nette, il faut que l'écran s'éloigne également du système dioptrique, ou bien que la force de ce système augmente suffisamment pour réunir les rayons sur l'écran, malgré le rapprochement de l'objet du système. Si donc le même œil voit un objet à 100 mètres aussi distinctement qu'un autre situé à 20 centimètres, il faut, ou que sa rétine puisse changer de place, ou que son système dioptrique puisse changer de force réfringente.

La première hypothèse n'est pas admissible. Il faudrait pour cela que l'œil pût faire varier sa longueur dans l'espace d'une fraction de seconde, et la faire varier considérablement. En effet, nous l'avons vu, pour s'adapter de l'infini à 75 millimètres, l'œil devrait s'allonger de 4 millimètres. Ce chiffre représente la différence de longueur entre un œil emmétrope et un œil myope par allongement de l'axe, dont le punctum remotum est situé à 75 millimètres (13, 3 D).

L'œil ne possède pas d'appareil capable de produire un tel changement de longueur. Il faut donc que le système dioptrique de l'œil varie, lorsque l'objet de fixation change de distance. Il faut que la force réfringente augmente, lorsque ce dernier se rapproche, diminue lorsqu'il s'éloigne. C'est, en effet, ce qui se produit.

On appelle *accommodation* la faculté que possède l'œil de donner à son appareil dioptrique la force nécessaire pour voir nettement des objets situés à des distances différentes. Cette accommodation est produite par un *changement de convexité du cristallin*.

Voici sur quelles expériences est basée l'explication du phénomène de l'accommodation :

On sait que les miroirs convexes produisent des images diminuées et droites des objets situés en avant d'eux. Les miroirs concaves produisent des images renversées de ces mêmes objets. Ces images sont d'autant plus petites que la courbure des miroirs convexes ou concaves est plus forte, que son rayon est plus petit.

On peut s'en convaincre facilement à l'aide de quelques lentilles biconvexes de différentes courbures. La surface tournée vers l'observateur forme un miroir convexe, l'air contigu à la surface opposée forme un miroir concave. En tournant le dos à une fenêtre, on en voit immédiatement les deux images produites par les deux surfaces de chaque lentille, l'une droite, située en arrière de la lentille, due à la surface convexe, l'autre renversée, plus petite et plus rapprochée, due à la surface concave de l'air. Ces images sont d'autant plus petites que les lentilles qui les produisent sont plus fortes, c'est-à-dire que leurs surfaces sont plus courbes.

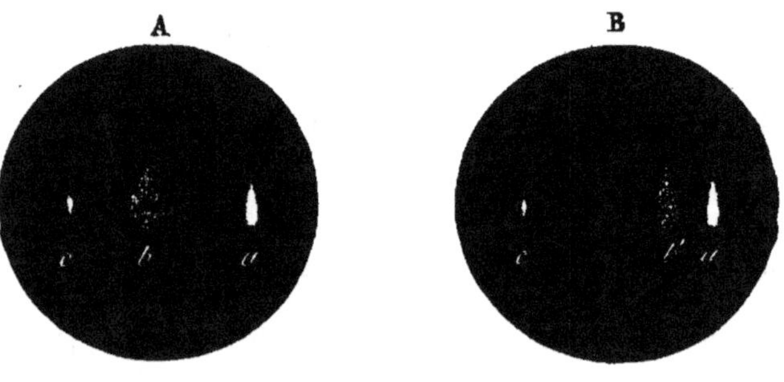

FIG. 64.

Or, lorsqu'on donne à un œil une direction déterminée, en lui faisant fixer un objet, et qu'on place à côté de lui une forte lumière, de telle sorte que la ligne menée de la lumière à l'œil forme un angle de 30 degrés environ avec la ligne visuelle, et qu'on regarde l'œil de l'autre côté, également sous un angle de 30 degrés avec la ligne visuelle, on voit apparaître dans la pupille trois petites images de la lumière, comme l'indique la figure 64, A. Ce sont les images de réflexion fournies par la cornée, la surface antérieure et la surface postérieure du cristallin, ou plutôt la surface antérieure du corps vitré qui est appliquée à la surface postérieure du cristallin (1).

L'image a, située le plus du côté de la flamme, est l'image fournie par la cornée. Elle est la plus lumineuse, parce que la différence d'indice de ré-

(1) Les figures 64 sont faites d'après celles de Donders (*Anomalies*, etc., p. 13, édit angl., p. 12, édit. allem.), mais rectifiées, les images a et b droites, c renversée.

fraction entre l'air et la cornée ou l'humeur aqueuse est plus grande que celle entre l'humeur aqueuse et le cristallin, ou le cristallin et le corps vitré. Elle est la moyenne comme grandeur, parce que la courbure de la cornée est la moyenne des trois. L'influence exercée sur les deux autres images par la réfraction par les milieux dioptriques n'est pas assez grande pour changer entièrement les rapports de grandeur des images réfléchies.

La figure 65 (1) montre la formation de ces images de réflexion. AA' est

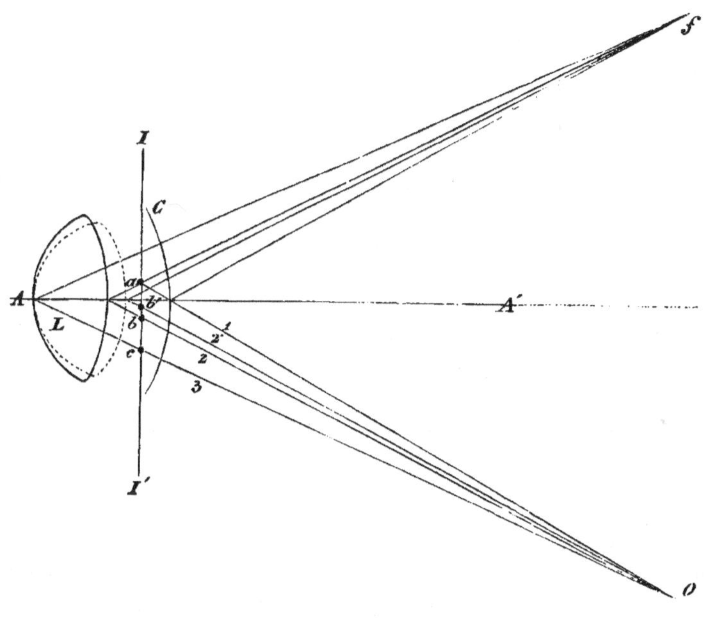

FIG. 65.

l'axe de la cornée, que nous pouvons supposer ici confondu avec la ligne visuelle, c'est-à-dire avec la direction que nous avons donnée à l'œil. C représente la cornée, L, le cristallin. Considérons, pour le moment, seulement la ligne pleine, en négligeant la ligne pointillée. En *f* se trouve la lumière, en O, l'observateur.

Soit II' le plan sur lequel l'observateur voit ces images de réflexion, fournies par les différentes surfaces de l'œil.

Les rayons émanés de la flamme *f* sont réfléchis par le sommet de la

____

(1) Donders, *Anomalies*, etc., p. 14, édit. angl. et allem.

cornée suivant la ligne 1. L'observateur voit donc en *a* l'image de la flamme réfléchie par la cornée. La surface antérieure du cristallin réfléchit les rayons suivant la ligne 2, et l'image correspondante apparaît en *b*. La surface postérieure du cristallin réfléchit la flamme dans la direction 3, et son image apparaît en *c* (1).

L'image *b*, située au milieu des trois, est due à la surface antérieure du cristallin. Elle est la plus grande, parce que la surface réfléchissante qui la produit est moins convexe, lorsque l'œil fixe un objet très éloigné. Elle est, de plus, un peu grossie par le ménisque formé par la cornée et l'humeur aqueuse.

Enfin l'image *c* de la surface postérieure du cristallin, la plus rapprochée de l'observateur, est la plus petite et la moins lumineuse, parce qu'elle est due à la surface la plus courbe et que la lumière, avant d'y arriver et avant de sortir de l'œil, a traversé des couches assez épaisses des milieux réfringents. De plus, cette dernière image est renversée, parce qu'elle est fournie par une surface concave. Par cette raison aussi, elle est animée de mouvements inverses de ceux communiqués à la flamme.

La figure 64, A et les lignes pleines de la figure 65 montrent la position et la formation de ces images de réflexion pendant que l'œil fixe l'objet le plus éloigné qu'il puisse voir distinctement, en d'autres termes lorsqu'il est adapté à son punctum remotum, lorsqu'il est au *repos*.

Si on rapproche l'objet de fixation, dans la direction primitive de la ligne visuelle (AA′), aussi près que possible de l'œil, mais sans que celui-ci cesse de le distinguer nettement, on observe les changements suivants dans les images de réflexion (fig. 64, B) :

L'image (*a*) de la cornée ne varie pas.

L'image (*b*) de la surface antérieure du cristallin se rapproche de celle de la cornée, et devient plus petite. Ceci prouve que la surface antérieure du cristallin s'est rapprochée de la cornée. On n'a qu'à considérer la figure 65, et on verra de suite que, si l'image de réflexion de la flamme, au lieu d'apparaître en *b*, se trouve en *b′*, c'est-à-dire, lorsqu'elle pénètre dans l'œil de l'observateur suivant la ligne 2′, la surface qui la réfléchit doit être plus avancée. C'est la ligne pointillée qui a remplacé, dans ce cas, la ligne pleine. D'autre part, si l'image est plus petite dans le second cas que dans le

---

(1) Il va sans dire que la cornée seule réfléchit les rayons directement, comme cela est indiqué par la figure. Ceux qui pénètrent dans l'œil, pour être réfléchis par la surface du cristallin, sont déviés à leur entrée et à leur sortie de la cornée par l'humeur aqueuse, et ceux qui arrivent jusqu'à la surface postérieure du cristallin subissent en plus la réfraction par cette lentille, qu'ils traversent deux fois. Cette réfraction est négligeable dans la représentation schématique des reflets des surfaces de l'œil. Mais elle ne l'est pas lorsque, pour obtenir la position des surfaces cristalliniennes, il s'agit de déterminer l'endroit réel où se produit la réflexion, ni quand de la grandeur des images réfléchies on veut tirer les conclusions sur la courbure de ces deux surfaces. Aussi la réfraction de l'humeur aqueuse et du cristallin complique-t-elle assez la détermination de la forme des surfaces cristalliniennes, comme nous l'avons vu du reste dans notre chapitre de l'ophthalmométrie.

premier, c'est parce que la surface correspondante est devenue plus convexe.

La troisième image (*c*) enfin ne semble pas changer de place; mais elle devient un peu plus petite. La surface postérieure du cristallin, si elle ne s'est pas déplacée, a donc un peu augmenté de courbure.

L'épaisseur du cristallin doit évidemment augmenter d'une quantité égale à l'avancement de sa surface antérieure lorsque, sous l'influence de l'adaptation à courte distance, ses surfaces augmentent de convexité.

Tous ces phénomènes sont plus faciles à observer lorsqu'au lieu d'une simple flamme dont les contours ne sont pas nets, on prend, comme objet, par exemple deux carrés lumineux. Ils sont découpés dans un écran couvert d'un verre dépoli et fortement éclairés par derrière au moyen du gaz ou de la lumière électrique. Les reflets des surfaces dioptriques de l'œil, dans le regard à distance et dans le regard de près, sont alors représentés par les figures 66, A et B, où les lettres ont encore la même signification que précédemment.

Chaque surface réfléchit deux images, correspondant aux deux objets, et la distance entre les deux images correspond à la grandeur de l'image réfléchie. Cette grandeur est facile à mesurer à l'aide de l'ophthalmomètre.

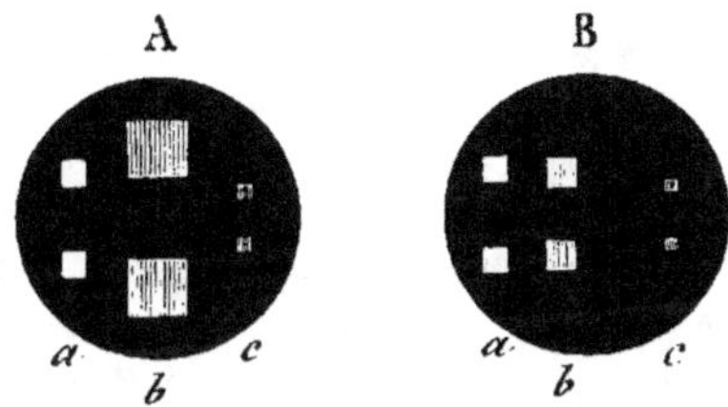

Fig. 66.

A, état de repos. — B, état d'accommodation. — *a*, reflets cornéens, invariables; *b*, reflets de la surface antérieure du cristallin, plus petits, et par conséquent plus rapprochés l'un de l'autre pendant l'accommodation (B) et plus rapprochés de ceux de la cornée; *c*, reflets de la surface postérieure du cristallin, les moins lumineux conservant leur position pendant l'accommodation et devenant à peine un peu plus petits dans ce cas.

Lorsqu'un œil passe de la fixation de l'objet le plus éloigné à la fixation de l'objet le plus rapproché qu'il puisse voir nettement, il a évidemment fourni tout le changement d'adaptation optique, c'est-à-dire d'*accommodation* dont il est susceptible, et nous pouvons dire, en résumant ce que nous venons d'exposer :

L'accommodation de l'œil est produite par un changement de forme du cristallin, en vertu duquel la surface antérieure de ce dernier se porte en avant et devient plus convexe, tandis que la surface postérieure augmente peu en convexité et ne change pas de place.

Aucune autre modification n'a été observée dans l'appareil dioptrique ni dans la longueur de l'œil ; et, d'autre part, Knapp (1) a prouvé, par des mensurations directes, que le changement de courbure que subit le cristallin suffit pour expliquer toute l'accommodation dont un œil est susceptible.

Rappelons encore les données numériques des changements qui se produisent dans l'appareil optique de l'œil pendant l'accommodation :

Dans un œil adapté à l'infini, le rayon de courbure de la surface antérieure du cristallin est de 10 millimètres, et celui de la surface postérieure du cristallin de 6 millimètres ; la distance de la surface cornéenne à la surface antérieure du cristallin est de 3,6 millimètres, à la surface postérieure de 7,2 millimètres.

Lorsque l'œil est accommodé à 135 millimètres (5″), ces valeurs deviennent les suivantes :

Le rayon de la surface antérieure du cristallin devient égal à 6 millimètres, celui de la surface postérieure à 5,5 millimètres. La surface antérieure se rapproche de 0,4 millimètre de la cornée, la postérieure ne change pas de place ; l'épaisseur du cristallin augmente de 0,4 millimètre.

Historique. — L'histoire de l'accommodation est très intéressante à étudier. Elle constituerait à elle seule un véritable cours d'optique appliquée. Toutes les hypothèses ont été émises et discutées pour expliquer ce phénomène. On a étudié tout ce qui, dans la forme de l'œil, dans ses surfaces réfringentes et dans sa force dioptrique, pouvait varier et amener le résultat produit par l'accommodation. Le caractère de ce livre ne nous permet malheureusement pas de tenter cette curieuse excursion dans le temps passé ; mais ceux de nos lecteurs qui s'y intéressent trouveront l'histoire des théories de l'accommodation traitée dans l'ouvrage de Helmholtz, p. 118 de l'original, 163 de l'édition française.

Nous nous bornons à indiquer le chemin parcouru depuis que nous connaissons l'explication véritable de ce phénomène, jusqu'à son développement complet.

Le premier qui attribua à un changement de forme du cristallin les variations de réfraction nécessaires pour adapter l'œil semble avoir été le père Scheiner (1619) (2). Ensuite vinrent Descartes (1637) (3), Pemberton (1719) (4), Camper (1746) (5), Hunter (1794) (6).

(1) Knapp, *Arch. f. Ophth.*, VI, 2, p. 1-52, 1860.
(2) Christophorus Scheiner, *Oculus, hoc est : fundamentum opticum*, etc. Oenipont (Innspruck), 1619.
(3) Cartesius, *Dioptrice*, Lugduni Batavorum (Leyde), 1637.
(4) Pemberton, *De facultate oculi*, etc. Lugduni Batavorum, 1719.
(5) Camper, *Dissertatio physiol. de quibusdam oculi partibus*, Lugd. Bat., 1746.
(6) Hunter, *Philos. Transactions*, 1794, p. 21.

Th. Young (1801)(1) n'avança pas seulement comme probable le changement de forme du cristallin, ainsi que ses devanciers; mais il apporta à l'appui de son opinion des preuves directes. Cependant ses expériences et sa théorie passèrent inaperçues.

Purkinje (2), Graefe (3), Th. Smith (4), Hueck (5), Stellwag de Carion (6), Forbes (7) se prononcèrent, sans connaître les travaux de Young, et sans apporter de preuves irréfutables, pour la même théorie.

Les reflets, qui devaient servir à élucider cette importante question, furent découverts, en 1823, par Purkinje, et Sanson (8) les employa pour diagnostiquer la cataracte (1837).

Mais ce n'est qu'en 1849 (9) que Max Langenbeck eut l'heureuse idée de se servir de ces reflets pour vérifier quels changements de forme se produisent dans les surfaces réfringentes de l'œil pendant l'accommodation. Bien qu'observant à l'œil nu et dans une direction très défavorable, il constata néanmoins les variations que subissent ces images catoptriques, et en tira la conclusion juste que la surface antérieure du cristallin augmente de courbure dans l'accommodation à courte distance.

Le travail de Langenbeck, peu connu des médecins et physiologistes du temps, fut cependant remarqué par Donders (10) et Cramer (11). Ce dernier entreprit de répéter les observations de Langenbeck, et trouva sous quel angle il faut regarder dans l'œil, pour apercevoir les reflets dans les conditions les plus favorables. Il construisit un instrument (phakoïdoscope), qui permet, par son grossissement, non seulement d'observer nettement, mais aussi de mesurer ces reflets. Le remarquable travail de Cramer ne laisse donc aucun doute sur la cause de l'accommodation.

En même temps, et indépendamment de Langenbeck et de Cramer, Helmholtz(12) trouva le même fait et ajouta, de plus, que la surface postérieure du cristallin est également modifiée, mais faiblement, ce qui avait échappé aux autres observateurs.

(1) Th. Young, *Philos. Transactions*, 1801, I, p. 53, et *Philos. Transactions*, 1805, vol. XCII, p. 23. — *Miscellaneous Works of the late Th. Young ed. by G.* Peacock, vol. I, p.12. London, 1855.

(2) Purkinje, *Beobachtungen und Versuche zur Physiologie der Sinne.* Berlin, 1825.

(3) Graefe, *Rei's Archiv f. Physiologie*, IX, 231, 1804.

(4) Th. Smith, *Philosophical Magazine*, 1838, v. 3, n° 13.

(5) Hueck, *Bewegung der Kristallinse.* Leipzig, 1841.

(6) Stellwag v. Carion, *Zeitschrift der k. k. Gesellschaft der Aerzte in Wien*, 1850, 3 et 4.

(7) Forbes, *Comptes rendus*, XX, 61, 1845.

(8) Sanson, *Leçons sur les maladies des yeux*, publ. par Bardinot et Pigne. Paris, 1837.

(9) Max Langenbeck, *Klinische Beiträge aus dem Gebiete der Chirurgie und Ophthalmologie*, Gœttingen. 1849.

(10) Donders, *Nederl. Lancet,* 2° série, D. V, p. 135 et 147.

(11) Cramer, *Het Accomodatievermogen physiologisch toegelicht.* Haarlem, 1853.

(12) Helmholtz, *Monatsberichte der Berliner Academie*, février 1853, p. 137.

Comparez encore : Donders, *Anomalies of accommodation and refraction*, p. 10, et Mauthner, *Die optischen Fehler des Auges*, p. 28.

Helmholtz construisit enfin son ophthalmomètre, à l'aide duquel les observations sur la forme et les variations de forme des surfaces dioptriques de l'œil sont devenues si précises.

On peut dire que la découverte de l'accommodation au moyen du cristallin est une des plus belles conquêtes de la physiologie de notre temps, et certainement une des théories les mieux établies ; car les savants n'ont pas seulement apporté des preuves claires et mathématiques à l'appui du fait qu'ils soutiennent, mais toutes les autres théories mises en avant pour expliquer l'accommodation, ont été facilement et complètement renversées. Elle forme ainsi le parfait complément de la doctrine de la réfraction de l'œil à l'état de repos (1).

Le fait que l'œil s'accommode à courte distance par une augmentation de courbure de son cristallin est incontestablement prouvé. Il s'agit maintenant de savoir comment se produit ce changement de forme. Pour résoudre ce problème, il faut d'abord nous rappeler l'anatomie topographique du cristallin, et observer ensuite attentivement tous les changements qu'on peut constater dans ces parties anatomiques, pendant que le cristallin modifie sa forme, c'est-à-dire pendant l'accommodation.

Anatomie de la région ciliaire de l'œil.

La partie du globe oculaire intéressée dans l'acte de l'accommodation est la région comprise entre la base de la cornée et l'ora serrata. C'est la région où le tissu de la sclérotique change de caractère, devient transparent, en un mot devient cornée, au niveau de cet espace veineux qu'on connaît sous le nom de canal de Schlemm (c. S., fig. 67).

En arrière, la zone choroïdienne se distingue du bord antérieur de la choroïde par l'*ora serrata* (*O. s.*) ou bord festonné, qui se trouve situé à environ 6 millimètres de la circonférence de la cornée. On appelle encore cette partie postérieure de la région, *cercle ciliaire*.

(1) M. J. Guérin a été un des derniers à combattre encore cette théorie. En 1875, il niait toute possibilité de changement de courbure du cristallin et voulait expliquer l'accommodation par des contractions des muscles extrinsèques de l'œil. Les anomalies de réfraction sont également attribuables à des contractions des muscles moteurs de l'œil, la myopie est « le pied-bot de l'œil ». « Ce double déplacement des humeurs de l'œil » (par la rétraction d'un muscle) « les faisant voyager d'un côté à l'autre et obliquement d'avant en arrière ne peut exister sans rompre la régularité de l'axe oculaire, dont les deux extrémités, antérieure et postérieure, ne sont plus en rapport avec le centre des humeurs déplacées », etc.

C'est à la même occasion, c'est-à-dire pendant un débat sur l'accommodation qui occupa l'Académie durant plusieurs séances, que ce savant répondit à ceux qui défendaient les découvertes de Langenbeck et de tant d'autres que « le débat présente deux camps : d'un côté les oculistes et les opticiens, de l'autre côté les physiologistes et les chirurgiens. J'ai l'espoir de prouver que je puis me considérer comme le représentant de ces derniers. » (*Bull. de l'Académie de médecine*, nᵒˢ 35-48, 1875.)

En avant, cette zone acquiert une épaisseur plus considérable, se continue

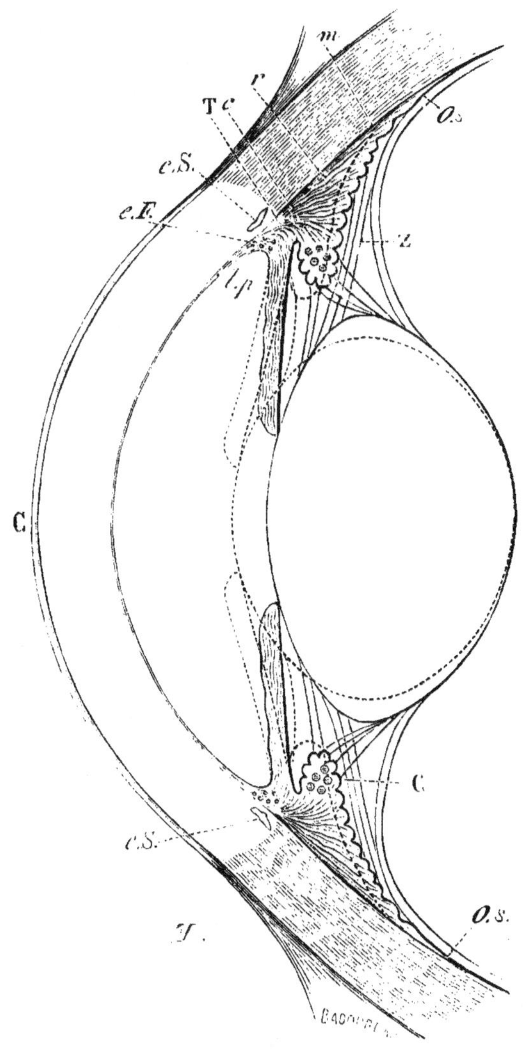

FIG. 67.

Partie antérieure et partie ciliaire de l'œil : *C*, cornée. — *c. S*, canal de Schlemm. — *O. s*, ora serrata. — *l. p*, ligament pectiné. — *e. F*, espace de Fontana. — *T*, anneau tendineux. — *m*, fibres méridiennes, — *r*, fibres radiaires, — *c*, fibres circulaires du muscle ciliaire. — *Z*, zone de Zinn.
Les lignes pleines indiquent le cristallin, l'iris et le corps ciliaire à l'état de repos ; les lignes pointillées, à l'état d'accommodation.

avec l'iris et entre en connexion intime avec la sclérotique. On peut la considérer comme formée en cet endroit de deux anneaux concentriques : l'un interne, plissé, noir, qui répond par sa face interne au cristallin, décrit sous le nom de *couronne ciliaire;* l'autre externe, concentrique au premier, connu sous le nom de *muscle ciliaire.* La couronne ciliaire et le muscle ciliaire constituent, par leur réunion, le *corps ciliaire,* partie antérieure de la zone choroïdienne.

Au bord de la chambre antérieure, c'est-à-dire dans l'angle compris entre la base de l'iris et celle de la cornée, la membrane de Descemet se trouve convertie en un réseau de fines fibrilles élastiques qui sont en rapport direct et intime avec celles de la sclérotique, du muscle et corps ciliaires et de l'iris (1).

Les lacunes de ce tissu, qui s'anastomosent entre elles et qui communiquent directement avec la chambre antérieure, forment l'*espace de Fontana* (*e.F.*, fig. 67 et *e.*, fig. 68).

Quelques-unes de ces fibres se réfléchissent sur la face antérieure de l'iris, constituent le *ligament pectiné* de ce diaphragme (*l.p.*); les autres pénètrent dans le muscle ciliaire ou se perdent dans les mailles du plexus vasculaire, connu sous le nom de *canal de Schlemm* (2).

A la jonction de la face postérieure de la cornée avec la sclérotique, entre le bord fibreux du canal de Schlemm, l'insertion de l'iris et la partie antérieure du corps ciliaire, se trouve un *anneau tendineux* décrit par Gerlach (T, fig. 67) (3). A sa formation contribue le tissu conjonctif et élastique de toutes les parties qui s'y rencontrent. C'est cet anneau solide qui est l'origine tendineuse du muscle ciliaire.

Le *muscle ciliaire* forme un autre anneau extérieur à la couronne ciliaire. Il a la forme d'un faisceau triangulaire sur une section méridienne (fig. 67 et 68). Le côté le plus petit répond en avant au canal de Schlemm, et forme, avec le côté sclérotical extérieur, un angle droit dans l'œil normal. La face interne répond à la couronne ciliaire, et le sommet se dirige en arrière.

Les fibres du muscle ciliaire peuvent être divisées en trois parties. La couche la plus puissante (*m*, fig. 67 ; et *f*, fig. 68) est la plus rapprochée de la sclérotique. Elle se compose d'une couche épaisse de fibres à direction méridienne, et forme des lamelles parallèles à la sclérotique. Ces fibres musculaires vont, en arrière, jusque dans la choroïde. Elles se dissocient dans cette membrane, changent de direction, et se terminent surtout dans des lamelles conjonctives de la *lamina fusca.* Cette partie de la choroïde représente donc le tendon des fibres méridiennes du muscle ciliaire.

---

(1) Waldeyer, in Graefe et Sæmisch *Handb.,* I, p. 226.

(2) Voy. à ce sujet Kölliker, *Élém. d'hist. hum.,* 2ᵉ édit. française, sur la 5ᵉ édit. allemande, p. 837.

(3) Gerlach, *Beitraege zur normalen Anatomie des menschlichen Auges.* Leipzig, 1880.

La seconde partie (*r*, fig. 67 ; et *g*, fig. 68) de ce muscle contient des fibres moins intimement liées entre elles. Leur direction s'écarte de plus en plus

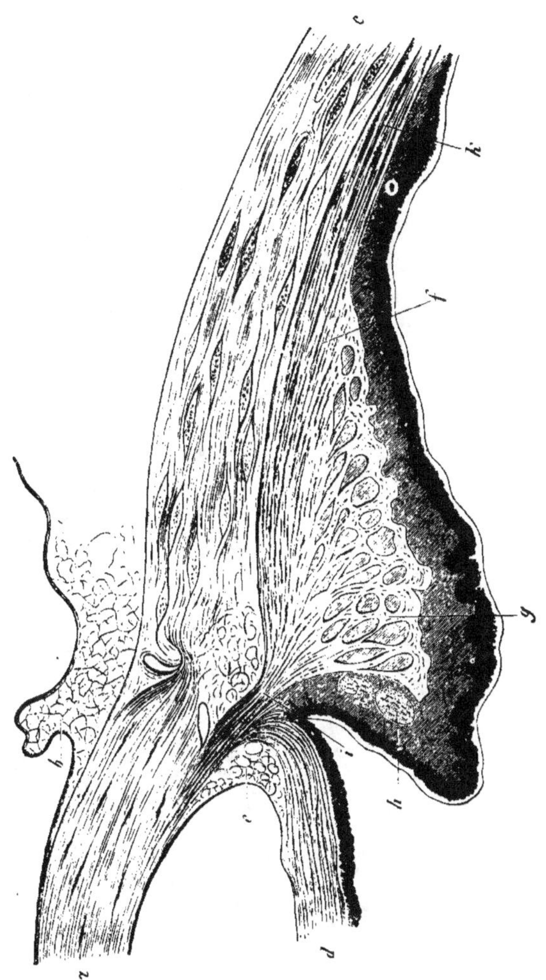

FIG. 68.

Muscle ciliaire d'après Iwanoff (Graefe et Sæmisch, *l. c.*, I, p. 271) : *a*, cornée. — *b*, limbe cornéen. — *c*, sclérotique. — *d*, iris. — *e*, espace de Fontana. — *f*, partie méridienne du muscle ciliaire. — *g*, partie radiaire du muscle ciliaire. — *h*, partie annulaire, ou muscle circulaire de Müller. — *i*, tendon antérieur du muscle ciliaire. — *k*, tendon postérieur de la partie méridienne du muscle ciliaire.

du parallélisme avec la surface du globe oculaire, depuis celles qui sont les plus voisines des fibres méridiennes jusqu'à celles qui se rapprochent du petit côté du triangle musculaire et qui se dirigent en rayonnant vers le centre

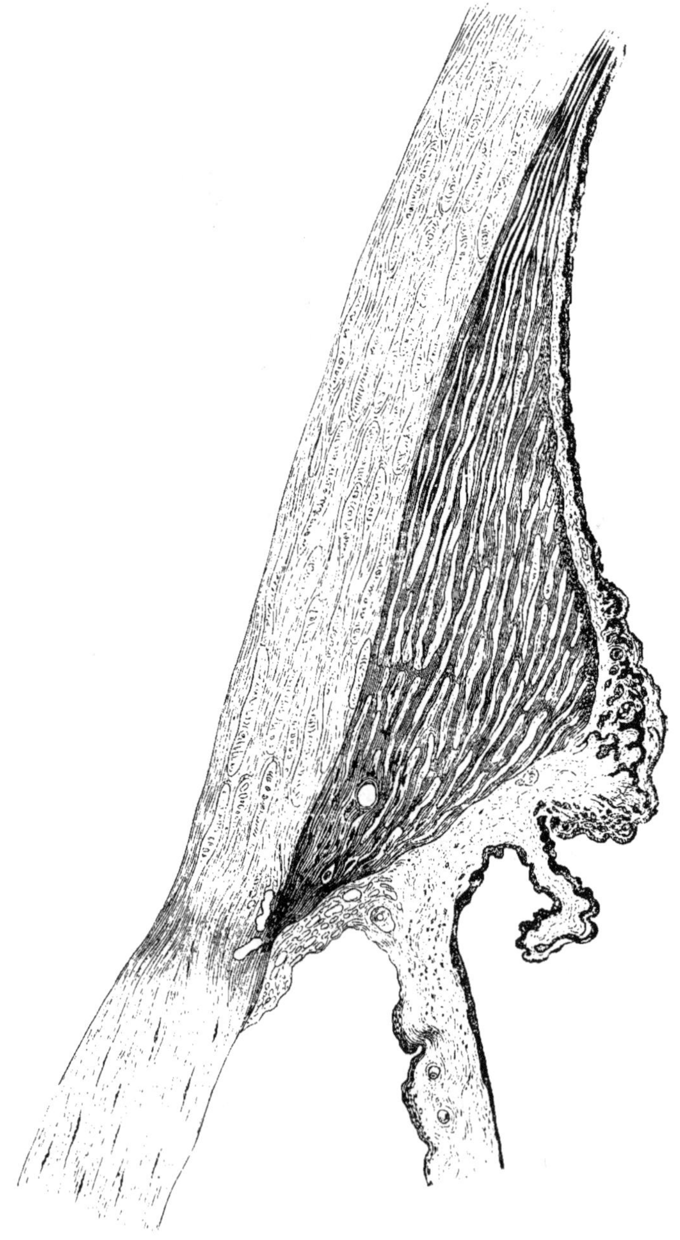

FIG. 69.
Muscle ciliaire d'un œil fortement myope (d'après Iwanoff).

du globe. Les fibres de cette autre partie du muscle se terminent donc vers la paroi postérieure du corps ciliaire.

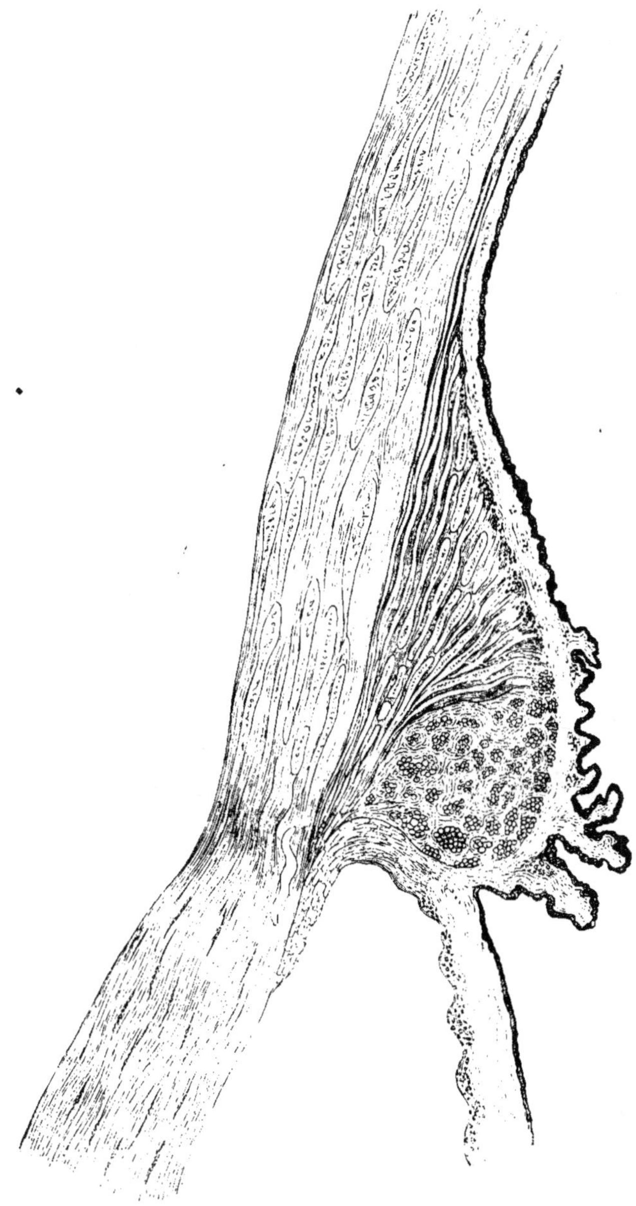

Fig. 70.

Muscle ciliaire d'un œil fortement hypermétrope (d'après Iwanoff).

La troisième partie du muscle ciliaire est représentée par le muscle annulaire de Müller (*c*, fig. 67 ; et *h*, fig. 68). Ce sont des fibres circulaires, qui forment un anneau parallèle à la base de la cornée, et dont on voit par conséquent une coupe dans nos dessins. Elles correspondent au côté le plus court du triangle que forme la section du muscle ciliaire, et donnent à l'angle sclérotico-ciliaire du muscle une forme d'autant moins aiguë qu'elles sont plus nombreuses.

Cette partie du muscle ciliaire est la plus variable. Iwanoff, auquel nous empruntons en partie cette description, a constaté que, dans certains yeux myopes, les fibres circulaires peuvent faire entièrement défaut (fig. 69). L'angle sclérotico-ciliaire devient alors un angle aigu (1), et cela d'autant plus que, dans les cas les plus prononcés, les fibres radiaires ont également diminué. Cette particularité serait, suivant l'auteur, caractéristique de la myopie axile.

L'autre extrême est représenté par des yeux où les fibres circulaires sont tellement développées qu'elles forment un tiers du muscle ciliaire. L'angle sclérotico-ciliaire devient alors un angle obtus (fig. 70) (2). C'est, suivant Iwanoff, dans les yeux hypermétropes qu'on rencontre surtout cette forme du muscle ciliaire.

Tout le *muscle ciliaire* est compris, comme nous l'avons dit, dans le *corps ciliaire*. La partie interne de celui-ci est formée par les procès ciliaires. Au nombre de soixante-dix-huit environ, ils forment comme une couronne de

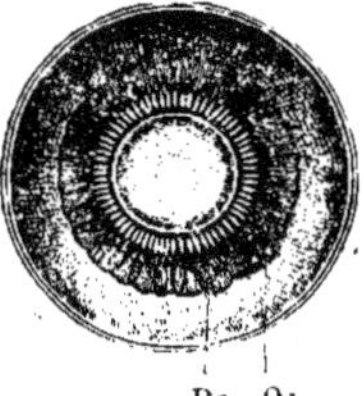

FIG. 71.

Section équatoriale du globe oculaire de l'homme ; partie antérieure, vue de derrière — *Pc,* procès ciliaires formant la couronne ciliaire. — *Os,* ora serrata (d'après Merkel, Graefe et Sœmisch, *Handb.,* VIII, p. 211).

plis rayonnés, dirigés en avant vers l'axe de l'œil (l'*c*, fig. 71).

C'est dans l'anneau formé par le corps ciliaire que se trouve suspendu le *cristallin*. Il est maintenu en place par la zone de Zinn.

La *zone de Zinn* n'est pas une membrane, comme on l'a écrit quelquefois, mais une agglomération de fibres de nature conjonctive. Elles prennent en partie leur origine au niveau de l'ora serrata, de la partie ciliaire de la rétine, plus particulièrement de sa membrane limitante interne (Merkel et Gerlach).

La plupart des fibres de la zone de Zinn proviennent cependant des espaces compris entre les procès ciliaires, et quelques-unes, des procès ciliaires eux-mêmes (fig. 67). Ces fibres de la zone de Zinn, situées le plus en avant, se dirigent directement sur la face antérieure du cristallin. Les plus courtes ont toutes une direction méridienne, et s'attachent aux deux surfaces du cristallin, où elles se confondent avec la capsule (fig. 72).

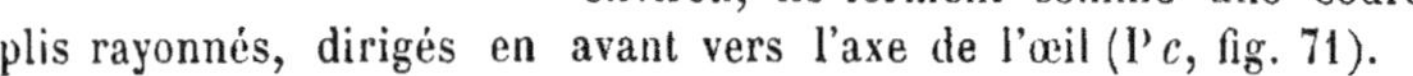

(1) Iwanoff in Graefe und Sœmisch, *Handbuch,* etc., I, p. 276.
(2) Iwanoff, *loc. cit.,* p. 278.

Mais, à l'exception des fibres les plus antérieures, qui se portent en droite ligne vers la face antérieure, et des plus postérieures qui se rendent directement à la surface postérieure du cristallin, elles se croisent de telle sorte que

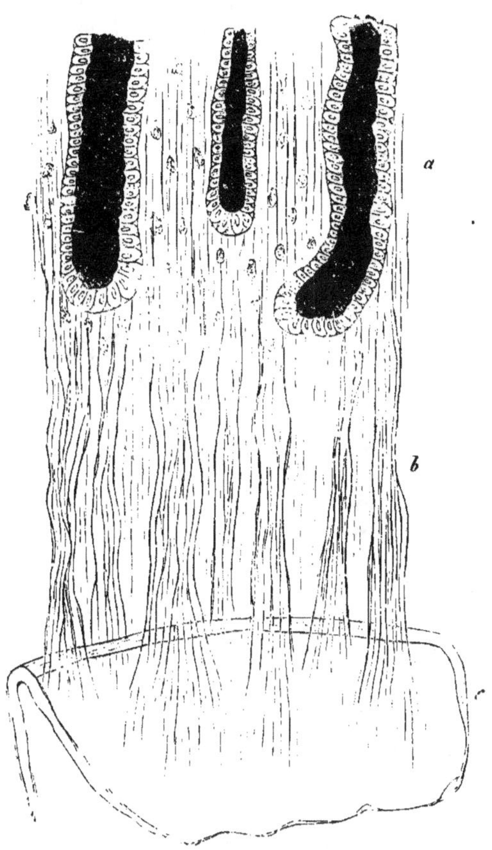

FIG. 72.

Insertion de a zone de Zinn au cristallin, vue de face. Le pigment des procès ciliaires non détachés est resté adhérent à la partie non plissée (a) de la zone de Zinn. Les fibres de la partie plissée (b) se dirigent vers l'équateur du cristallin, où elles s'insèrent en faisceau à la capsule antérieure et postérieure c. (Arnold, in Graefe et Sæmisch, *loc. cit.*, I, p. 307.)

celles qui viennent d'en arrière s'attachent à la surface antérieure, celles qui viennent d'en avant, à la surface postérieure du cristallin.

Il n'existe donc pas de canal circulaire autour de l'équateur du cristallin (canal de Petit), comme ce serait le cas, si la zone de Zinn était représentée par deux membranes correspondant aux deux surfaces du cristallin. Il n'y a que des lacunes laissées libres entre les fibres, qui se croisent plus ou moins haut. C'est à peine si l'on peut parler d'un espace de Petit, comme d'un espace de Fontana, à la base de la chambre antérieure (fig. 67).

L'insertion des fibres de la zone de Zinn à la face antérieure du cristallin se trouve à 3 millimètres environ de l'axe, et forme un cercle dentelé. Cette dentelure provient de ce que l'insertion se fait par faisceaux de fibres qui laissent libres entre eux de très fins interstices (fig. 72). C'est ainsi que s'explique la communication que Schwalbe et d'autres auteurs ont constatée entre la chambre antérieure et l'espace de Petit. Ce sont çà et là les lacunes entre les fibres zonulaires qui communiquent entre elles.

L'insertion de la zone de Zinn à la capsule postérieure semble être située un peu plus périphériquement (1). La réunion de la zone de Zinn avec la capsule du cristallin est une véritable fusion, le tissu des fibres zonulaires ayant les mêmes propriétés histochimiques que celui des membranes homogènes.

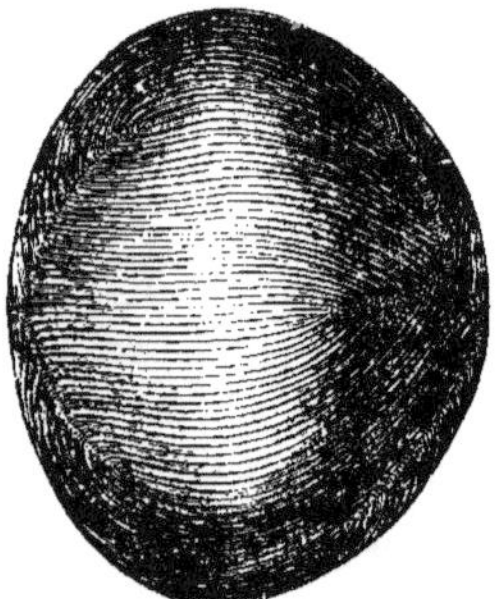
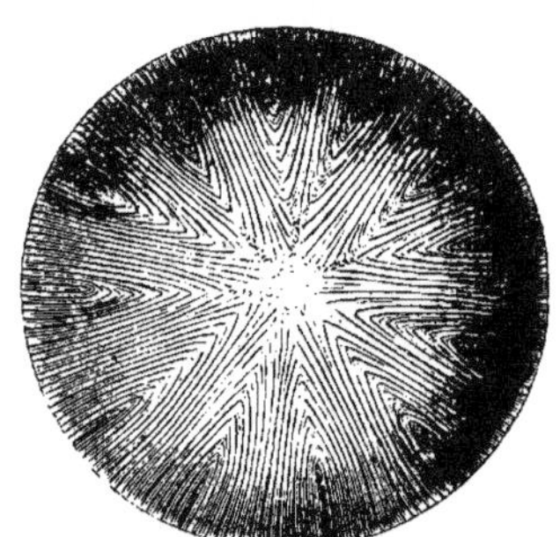

FIG. 73.   FIG. 74.

Nous n'avons pas besoin de rappeler la structure du cristallin, composé de fibres plates réunies entre elles par la dentelure de leurs bords, et allant d'une face à l'autre en se courbant fortement à l'équateur. La figure 73, empruntée à un travail de M. Arnold, représente le cristallin d'un nouveau-né vu de côté, la face antérieure à gauche, la postérieure à droite. La figure 74 montre la surface postérieure du cristallin d'un adulte, suivant le même auteur (2).

Le cristallin à l'état normal est compressible, élastique, capable de se bomber ou de s'aplatir plus ou moins. Dans l'intérieur de l'œil vivant, c'est à l'état de repos que le cristallin a sa forme la moins convexe, parce qu'il est soumis à la traction de la zone de Zinn, qui l'aplatit. Lorsqu'il est sorti de l'œil, ou seulement délivré de l'influence de la zonule, comme cela arrive par la rupture de cette dernière et la luxation du cristallin, il s'abandonne à son élasticité et prend la forme la plus convexe.

(1) Gerlach, *loc. cit.*, p. 55-68.
(2) Graefe et Sæmisch, *loc. cit.*, I, p. 299, fig. 9.

Mécanisme de l'accommodation.

Après avoir trouvé le principe de l'accommodation, Helmholtz conçut une théorie des plus ingénieuses sur son mécanisme, et l'exposa, en 1867, dans son ouvrage classique d'*Optique physiologique*. Elle est basée essentiellement sur l'élasticité du cristallin. L'éminent physiologiste pense que ce qui se produit à l'état pathologique, lorsque le cristallin est soustrait à l'action de la zone de Zinn, se fait à l'état normal par un relâchement de ce ligament suspenseur et tenseur du cristallin. Ce relâchement de la zone de Zinn se produirait, suivant Helmholtz, grâce à la contraction du muscle ciliaire, dont l'origine fixe se trouve à la base de la cornée (ligament tendineux de Gerlach). C'est vers ce point qu'il attire le corps ciliaire. L'origine de la zone de Zinn se trouverait donc avancée, et la traction qu'elle exerce, relâchée. Le cristallin, abandonné à son élasticité, deviendrait d'autant plus bombé que la contraction du muscle ciliaire est plus forte, la zone de Zinn plus avancée et plus relâchée (1).

Sa théorie a été depuis confirmée surtout par les expériences de Hensen et Voelckers et de Coccius.

Hensen et Voelckers (2) ont opéré sur le chien, sur le chat, le singe et un œil humain fraîchement énucléé. Le globe oculaire fut mis à nu à son côté externe, afin de pouvoir atteindre, sur l'animal vivant, le ganglion ophthalmique. Les nerfs ciliaires venant de ce ganglion furent excités par un courant électrique.

Voici, en résumé, ce que les deux savants ont observé, comme effet de l'excitation des nerfs ciliaires : La pupille se resserre énergiquement; le bord périphérique de l'iris se rétracte, tandis que la partie pupillaire se bombe.

Le muscle ciliaire se contracte et attire la choroïde vers le bord cornéen, qui forme donc son origine fixe.

Cette importante observation fut faite, d'une part, à l'aide d'une fenêtre taillée dans la partie périphérique de la cornée et de la sclérotique, au niveau du muscle ciliaire. On voyait ainsi directement la contraction du muscle et l'avancement de la choroïde. D'autre part, des épingles introduites perpendiculairement dans différentes parties de la choroïde indiquaient, par le mouvement de bascule de leur extrémité libre, que cette membrane est attirée dans son ensemble vers la partie antérieure du globe, sous l'influence de la contraction du muscle ciliaire.

---

(1) Helmholtz, *Optique physiologique*, p. 110 de l'original, p. 150 de la traduction française.

(2) Hensen et Voelckers, *Experimentaluntersuchung über den Mechanismus der Accommodation*, Kiel, 1868, et *Arch. f. Ophth.*, XIX, 1, 1873.

En n'excitant qu'un seul nerf ciliaire, la contraction de l'iris et du muscle ciliaire et l'avancement de la choroïde ne s'opèrent que sur une partie isolée, et la pupille affecte la forme d'une poire, dont la pointe est dirigée du côté du nerf excité.

Les changements de forme du cristallin produits par l'excitation des nerfs ciliaires ont été les mêmes que ceux signalés par Langenbeck, Cramer et Helmholtz, comme cause de l'accommodation. Hensen et Voelckers ajoutèrent seulement aux variations des images de réflexion des surfaces cristalliniennes d'autres preuves concluantes à l'appui de l'augmentation de courbure de cet organe :

Ils introduisirent, à travers la sclérotique et la cornée, des aiguilles dont une extrémité touchait la surface antérieure ou postérieure du cristallin.

En électrisant le muscle ciliaire, l'extrémité libre de l'aiguille antérieure se portait en arrière, celle de l'aiguille postérieure, en avant. Cela prouve évidemment que les deux surfaces du cristallin augmentent de courbure pendant l'accommodation. L'augmentation de convexité était plus forte pour la surface antérieure que pour la postérieure ; cette dernière était cependant assez prononcée pour pouvoir être observée directement à travers l'ouverture pratiquée dans la sclérotique.

L'équateur du cristallin n'étant pas accessible à l'examen direct, c'étaient encore des aiguilles qu'on y avait implantées qui indiquaient qu'il avance sous l'influence de la contraction du muscle ciliaire.

La rétine accompagne la choroïde dans ses mouvements, ce dont on peut se convaincre par l'observation de ses vaisseaux. Ces mouvements de la rétine, sous l'influence de l'accommodation, semblent prouvés également par le phosphène d'accommodation, phénomène observé par Purkinje et Czermak : Lorsque, dans un espace obscur, on relâche brusquement son accommodation, on remarque l'apparition d'un cercle lumineux à la périphérie du champ visuel. Cette sensation de lumière entoptique doit être attribuée à une irritation des parties périphériques de la rétine. Les expériences de Hensen et Voelckers pourraient bien en expliquer le mode de production : au moment où la traction du muscle ciliaire cesse (relâchement de l'accommodation), la zone de Zinn se tend de nouveau promptement, tandis que le cristallin ne suit que lentement la traction que celle-ci exerce sur lui. De cette façon, le bord de la rétine, intimement uni à la zone choroïdienne, se trouve tiraillé par le relâchement brusque de l'accommodation, jusqu'à ce que le cristallin ait repris sa forme aplatie.

Le mouvement de la choroïde, que les deux savants ont constaté, est du plus haut intérêt pratique. On comprend, en effet, quelle influence fàcheuse l'accommodation doit avoir dans les affections des membranes profondes de l'œil. Nous la verrons surtout dans la production et l'augmentation de la myopie, qui est presque toujours attribuable à une inflammation chronique de la choroïde (1). D'autre part, ces expériences rendent compte de l'action favorable, calmante, qu'exerce l'atropine dans ces affections, par la paralysie du muscle ciliaire et l'immobilisation de ces membranes.

La zone de Zinn fut examinée d'une façon analogue, c'est-à-dire à l'aide d'un fil de verre introduit à travers la sclérotique et la cornée, et appliqué contre elle. L'extrémité libre de ce fil faisait des excursions en arrière chaque fois que les nerfs ciliaires étaient excités. Cela prouve que la zonule est attirée *en avant* par la contraction du muscle ciliaire.

Quant aux procès ciliaires, ils n'étaient pas nettement visibles à travers l'ouverture de la sclérotique, et c'est plutôt indirectement que les deux observateurs concluent à leur *avancement* pendant l'accommodation.

Cette lacune a été d'ailleurs largement comblée par les expériences de Coccius. Ses observations, ayant été faites d'une façon tout à fait différente de celles de Hensen et Voelckers, les complètent admirablement.

Coccius observa des yeux sur lesquels une iridectomie large et périphérique avait été pratiquée. Par cette ouverture, il put examiner directement les procès ciliaires, la zone de Zinn et l'équateur du cristallin. Pour rendre l'observation plus exacte, Coccius se servit, d'une part, d'un microscope muni d'un miroir ophthalmoscopique, d'autre part, d'un ophthalmoscope binoculaire avec éclairage oblique.

La lumière et l'instrument étant bien dirigés, il fit fixer à la personne d'abord un objet très éloigné, puis il provoqua un effort d'accommodation en rapprochant l'objet.

Notre figure schématique 75 représente les phénomènes que Coccius a pu observer lorsque l'œil passait de l'état de repos (R) à celui d'accommodation (A). Nous l'avons soumise à l'appréciation de l'auteur, qui a bien voulu nous fournir de plus amples détails et nous communiquer, par lettre, que les faits par lui publiés il y a plusieurs années se sont confirmés en tous points par ses observations ultérieures. En voici les résultats :

Pendant l'accommodation, les procès ciliaires (*pp*, fig. 75) avancent et se gonflent. Ce gonflement est dû probablement à la compression des veines, conséquence de la contraction du muscle ciliaire; l'avancement, à la traction qu'il exerce sur le corps ciliaire.

La zone de Zinn se porte en avant; l'espace compris entre l'équateur du cristallin et la périphérie de la zonule s'élargit (CJ et C'J').

Le bord équatorial du cristallin CC et C'C' devient plus large, fait qui avait aussi été signalé par O. Becker.

La zonule se présente, à l'observateur, sous la forme d'une série de bandelettes rayonnantes, alternativement claires (*a*) et obscures (*b*). Les premières, c'est-à-dire les claires, correspondent aux fibres de la zonule qui

<hr>

(1) Landolt, *De la myopie* (*Revue internat. des sciences*, déc. 1879, et *R. London Ophth. Hosp. Rep.*, déc. 1879).

sont situées le plus en avant, et, par conséquent, exposées à la lumière de
l'éclairage oblique ; les obscures, aux plis rentrants de la zonule, qui ne
sont pas éclairés.

Les plis de la zonule ne sont pas en rapport direct avec les procès
ciliaires. Ces derniers sont entièrement libres dans l'humeur aqueuse de la
chambre postérieure ; ils sont, en outre, moins nombreux que les plis de
la zonule.

Lorsque l'œil exécute un effort d'accommodation, les bandelettes formées

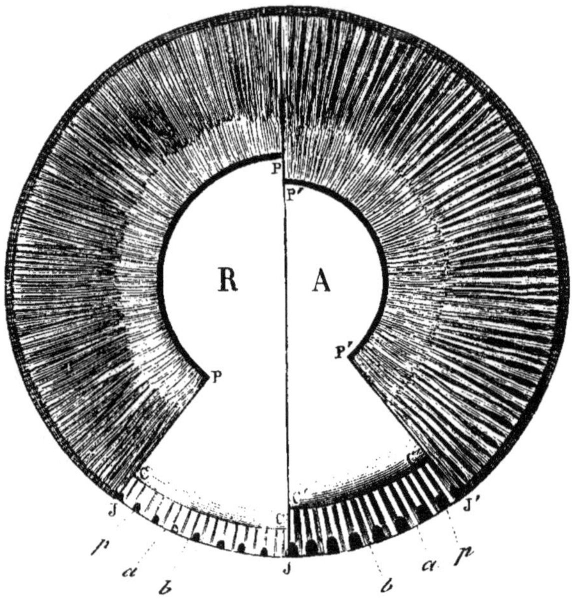

FIG. 75. — Représentation schématique des changements observés par Coccius dans l'œil
pendant l'accommodation.

Moitié gauche (R) état de repos. — Moitié droite (A) état d'accommodation. — PP et P'P', bord pupillaire. — PJ et P'J', bord de l'iridectomie. — cc et c'c', équateur du cristallin. — p, procès ciliaires.
— a, partie avancée de la zone de Zinn (éclairée). — b, pli rentrant de la zone de Zinn (dans l'ombre).

par la zone de Zinn deviennent plus longues (C'J'), parce que le cristallin
diminue dans ses diamètres équatoriaux, et les stries foncées (b) deviennent
plus larges.

Le changement de forme que subit l'équateur du cristallin, se manifeste
par l'élargissement du cercle foncé qui caractérise son bord (C'C'), et qui
est dû à la réflexion totale de la lumière. L'équateur du cristallin reste
toujours éloigné des procès ciliaires, et cela d'autant plus que l'accommodation est plus forte. Il ne saurait donc être question d'une compression
exercée par les procès ciliaires sur les bords du cristallin. Mais Coccius
pense que les procès ciliaires, par leur avancement et l'augmentation de leur

volume, pressent sur la partie antérieure du corps vitré qui, à son tour, pourrait comprimer l'équateur du cristallin et contribuer au changement de forme de celui-ci.

Il y a encore un changement qui se produit dans l'œil sous l'influence de l'accommodation, et qui est plus facile à percevoir que les phénomènes que nous venons de décrire : la *pupille se contracte* pendant l'accommodation (P'P', fig. 75), se dilate quand celle-ci se relâche (PP).

Si nous n'avons pas parlé de ce phénomène, connu depuis longtemps, c'est que, contrairement à ce qu'on avait supposé autrefois, l'iris ne joue qu'un rôle très secondaire dans l'accommodation.

La preuve en est que la faculté de l'adaptation optique cesse entièrement, lorsque le cristallin est éloigné de l'œil ou soustrait à l'influence du muscle ciliaire. D'autre part, elle existe même dans des cas d'absence complète de l'iris (de Graefe).

On pourrait supposer que les variations du diamètre de la pupille, tout en ne prenant pas une part directe à l'accommodation proprement dite, ont néanmoins leur utilité en modifiant l'intensité lumineuse de l'image rétinienne proportionnellement à la distance de l'objet fixé. Mais les calculs d'Olbers (1) prouvent que, lorsque l'objet se rapproche de 756 à 108 millimètres, la contraction pupillaire fait diminuer l'intensité lumineuse dans la proportion de 37,3 à 17,5, alors qu'elle n'augmenterait que de 1,012 à 1,073 si la pupille restait immobile.

Donders (2) a observé d'ailleurs que la contraction de la pupille n'est pas absolument synchrone avec l'accommodation, mais qu'elle se produit un peu après celle-ci.

L'expérience prouve que la production de l'accommodation exige un peu plus de temps que son relâchement. Ainsi Vierordt (3) trouve que le changement d'adaptation de 18 mètres à 0,1 mètre exige 1,18 seconde, tandis que le relâchement correspondant ne demande que 0,87 seconde. Aeby (4) a compté 2 secondes pour porter sa vision de 430 à 115 millimètres et seulement 1,2 seconde pour produire le changement inverse.

Toutes les expériences et toutes les observations confirment la théorie de Helmholtz sur le mécanisme de l'accommodation, que nous répétons ici :

La contraction du muscle ciliaire fait avancer la zone de Zinn et diminue ainsi la traction que celle-ci exerce sur le cristallin. Ce dernier, abandonné à lui-même, prend la forme naturelle qui lui est assignée par l'élasticité de ses fibres, et devient plus convexe, surtout à sa surface antérieure.

(1) Olbers, *De mutationibus oculi internis. Diss. inauguralis.* Göttingen, 1780.
(2) Donders, *Pupilbeweging bij Accommodatie. Arch. v. Genees- en Natuurk.*, II.
(3) Vierordt, *Arch. f. physiol. Heilk. N. F. I*, p. 17, 1857.
(4) Aeby, *Zeitschrift f. rat. Medicin., N. F. XI*, p. 300, 1861.

Lorsque l'innervation cesse, le muscle ciliaire est relâché; les procès ciliaires se retirent et tendent la zonule qui, à son tour, aplatit le cristallin, en exerçant sur lui une traction dans la direction de son équateur.

Les *nerfs de l'accommodation*, c'est-à-dire du muscle ciliaire, se trouvent renfermés dans la troisième paire (moteur oculaire commun), qui contient en même temps les fibres qui se rendent au sphincter de la pupille. Leur origine semble, suivant Hensen et Voelckers (1), être située dans le plancher du quatrième ventricule.

L'excitation de la partie *antérieure* de ce dernier produit l'*accommodation;* celle d'une partie située plus en *arrière*, la *contraction de la pupille*, et, lorsqu'on excite la partie où le quatrième ventricule entre dans l'*aqueduc d Sylvius*, on provoque la *contraction du muscle droit interne.*

Les fibres qui *dilatent* la pupille proviennent, comme on sait, de la partie cervicale du *grand sympathique.* Suivant Hensen et Voelckers, toutes ces fibres ne traversent pas le ganglion ophthalmique.

Mesure de l'accommodation. — Amplitude d'accommodation.

L'accommodation est due à un effort musculaire, ensuite duquel la force réfringente de l'œil augmente.

A l'état de *repos*, le système dioptrique de l'œil présente son *minimum de force réfringente;* l'œil est adapté au point le plus éloigné qu'il puisse distinguer nettement, à son *punctum remotum.*

Pendant l'*accommodation maximale*, au contraire, le système dioptrique a acquis le *maximum de force réfringente* dont il est susceptible, et l'œil est adapté au point le plus rapproché qu'il puisse voir nettement, à son *punctum proximum.*

La *totalité de l'accommodation* qu'un œil puisse mettre en jeu, l'*amplitude d'accommodation*, est donc représentée par la différence entre la réfraction de l'œil à l'état de repos et la réfraction pendant l'effort maximum d'accommodation.

Nous avons vu que la réfraction de l'œil est inversement proportionnelle à la distance de l'objet qu'il voit nettement. Elle doit être d'autant plus forte pour réunir sur la rétine les rayons qui proviennent de l'objet, que la distance qui sépare celui-ci de l'œil est plus petite.

Si nous appelons R la distance du *punctum remotum* à l'œil, la réfraction à l'*état de repos* est :

$$r = \frac{1}{R}.$$

C'est la réfraction statique de l'œil, que nous désignerons dorénavant par r.

(1) Hensen et Voelckers, *Arch. f. Ophth.*, XXIV, 1.

Si P est la distance du *punctum proximum*, la réfraction à l'état du *maximum d'accommodation* est :

$$p = \frac{1}{\mathrm{P}}.$$

La différence entre les deux, l'*amplitude d'accommodation*, est donc :

$$\frac{1}{\mathrm{P}} - \frac{1}{\mathrm{R}}$$

ou

$$p - r.$$

Or l'accommodation a le même effet qu'une lentille convexe qu'on aurait ajoutée à l'œil. Supposons un œil dépourvu d'accommodation : il est adapté à son punctum remotum R (fig. 76), et ne pourra pas voir nettement à plus courte distance, par exemple, à la distance du point P. Les rayons

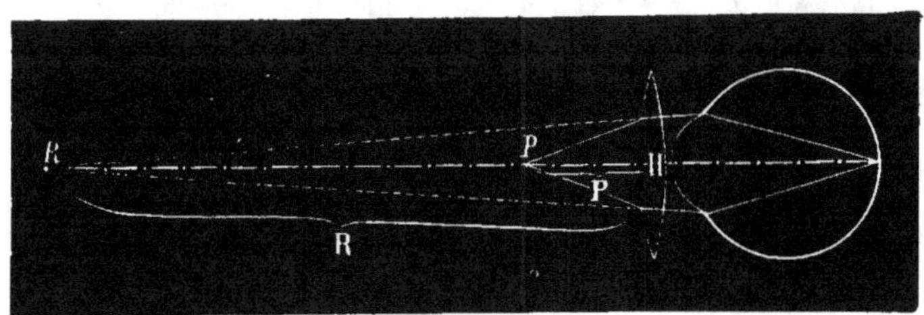

Fig. 76.

qui émanent de ce point sont trop divergents pour être réunis sur la rétine de cet œil. Pour rendre possible la vue à la distance P, il faut diminuer la divergence des rayons émanés de P, et leur donner une direction telle qu'ils semblent provenir du point R, pour lequel l'œil est adapté.

Ou encore, ce qui revient au même, il faut augmenter la force réfringente de l'œil d'une quantité telle qu'il puisse faire converger sur la rétine des rayons divergeant d'un point plus rapproché que du punctum remotum. On obtient cet effet en ajoutant à l'œil une lentille convexe, qui diminue la divergence des rayons émanés de P juste assez pour qu'ils semblent provenir de R, ou, en d'autres termes, qui comble le déficit de force réfringente de l'œil.

Si P est le punctum proximum de l'œil, la lentille qui lui rend possible la vision à la distance HP a donc le même effet que l'accommodation, et rien n'est plus naturel que d'exprimer l'amplitude d'accommodation par la lentille qui en est l'équivalent.

L'analogie entre l'accommodation et une lentille convexe est d'autant plus complète qu'on peut considérer l'augmentation de courbure du cristallin pendant cet acte comme un ménisque convexe qui serait venu s'ajouter au cristallin en repos, et appliqué à sa surface antérieure (fig. 67).

Il est vrai que, pour être tout à fait comparable à l'amplitude d'accommodation, la lentille devrait être placée dans l'œil même. Cependant, nous ne commettons pas une grande erreur en l'appliquant tout à fait contre la cornée, de sorte qu'elle peut être considérée comme ne formant qu'un tout avec le système dioptrique de l'œil. Nous comptons alors sa distance focale à partir de la cornée (plus exactement, du premier point principal H′ de l'œil), comme nous l'avons fait pour la réfraction à l'état de repos (p. 120).

Étant assimilable à une lentille, l'amplitude d'accommodation peut donc être exprimée, comme une lentille, soit par l'inverse de sa distance focale, soit en unités de réfraction, en dioptries, si la distance focale est mesurée par le mètre.

Appelons A la distance focale de la lentille, dont l'effet est égal à l'amplitude d'accommodation, et nous aurons pour cette dernière la formule suivante :

$$\frac{1}{A} = \frac{1}{P} - \frac{1}{R} \ (1).$$

C'est la forme que Donders a donnée à l'expression de l'amplitude d'accommodation (2).

Les trois termes de cette formule représentent donc des lentilles :

$\frac{1}{R}$ est la lentille qui correspond à l'état de repos de l'œil lorsqu'il est adapté à son punctum remotum, $\frac{1}{P}$ la lentille qui lui correspond pendant qu'il fixe son punctum proximum, et $\frac{1}{A}$ la lentille qu'il faut ajouter à la première pour obtenir la dernière, la lentille qui change l'adaptation au punctum remotum en adaptation au punctum proximum, la totalité du changement de réfraction dont l'œil est susceptible, l'amplitude d'accommodation.

Les valeurs A, P et R sont des valeurs linéaires, que nous pouvons exprimer en millimètres, en centimètres ou en mètres. Si nous les mesurons par

---

(1) Ceux de nos lecteurs qui ont lu le premier chapitre voient tout de suite que cette formule est identique à celle des foyers conjugués des lentilles (15 *b*, p. 46, et 15 *c*, p. 59). Le *punctum remotum* et le *punctum proximum* sont, en effet, des foyers conjugués. Dans l'exemple choisi (myopie), la lentille $\frac{1}{A}$ ne fait pas converger les rayons émanés du punctum proximum *P* vers le punctum remotum *R* ; mais elle donne aux rayons émanés de *P* la même direction que s'ils provenaient de *R*, ce qui, en principe, revient au même. Seulement, dans ce cas, les deux foyers conjugués se trouvent du même côté de la lentille, et c'est pour cela que le troisième terme de l'équation porte le signe — . Dans l'hypermétropie, au contraire, nous trouverons *P* et *R* le plus souvent aux côtés opposés du système et les trois membres de l'équation positifs.

(2) Donders, *Anomalies*, etc., p. 28, édition anglaise ; p. 25, édition allemande.

mètres, nous obtenons la valeur des lentilles exprimée en dioptries (p. 70 et 73). Nous avons alors pour *l'amplitude de l'accommodation* la formule :

$$a = p - r \quad (1)$$

où a = nombre de dioptries que représente l'amplitude d'accommodation ;

p = nombre de dioptries que représente l'œil adapté à son punctum proximum ;

r = nombre de dioptries que représente l'œil à l'état de repos.

Prenons un exemple :

Un œil à l'état de repos voit nettement à 50 centimètres, en d'autres termes, son punctum remotum (*R*, fig. 76) se trouve à 50 centimètres, la distance R est égale à 50 centimètres. En mettant en jeu tout son pouvoir accommodateur, il peut encore distinguer nettement des objets fins situés à 9 centimètres : c'est là que se trouve son punctum proximum, *P*. P est donc $= 9^{cm}$.

L'amplitude d'accommodation équivaut, chez notre sujet, à une lentille $\frac{1}{-} = \frac{1}{9^{cm}} - \frac{1}{50^{cm}} = \frac{1}{10,97^{cm}}$. Ces $10,97^{cm}$ représentent la distance focale (A) de la lentille qui exprime l'amplitude d'accommodation.

En notant nos distances au moyen du mètre, nous obtenons, pour $9^{cm} = \frac{1^{m}}{11,11}$, donc $p = 11,1$ D, et pour $50 = \frac{1^{m}}{2}$, $r = 2$ D, donc $a = 11,1 - 2 = 9,11$ dioptries.

En effet, un œil qui, à l'état de repos, est adapté à $\frac{1^{m}}{2}$ est un œil qui a une *myopie* de 2 D ; et si, avec son maximum d'accommodation, il est adapté à 9 centimètres, il représente 11,1 dioptries de réfraction positive. La différence de force réfringente entre les deux est l'amplitude d'accommodation. On peut alors se servir de la forme que nous avons donnée à la formule de Donders, $a = p - r$, où a, p et r représentent des dioptries.

Amplitude d'accommodation du myope. — Supposons qu'un myope de 3 dioptries voie nettement jusqu'à 111 millimètres, c'est-à-dire à $\frac{1^{m}}{9}$; quelle est son amplitude d'accommodation ?

À l'état de repos, sa réfraction est représentée par $r = 3$ D ; à l'état du maximum d'accommodation, par $p = 9$ D.

Nous avons donc :

$$a = 9 - 3 = 6 \text{ D.}$$

Inversement : Quel est le degré de myopie d'un œil qui, avec une amplitude d'accommodation de 4 dioptries, voit jusqu'à 5 centimètres? 5 centi-

<hr>

(1) Landolt, *L'introduction du système métrique dans l'Ophthalmologie.* 1876, et cet ouvrage, I, p. 662.

mètres correspondent à 20 D. Nous pouvons donc poser la question ainsi : quelle a dû être la réfraction (r) de l'œil à l'état de repos, si, en y ajoutant 4 D par l'effort maximum d'accommodation, elle est devenue $= 20\,\mathrm{D}$? — Elle a été moindre de 4 dioptries : $r = 20 - 4 = 16\,\mathrm{D}$.

Nous y arrivons aussi par notre formule $r = p - a$, ou encore par la formule classique : $\frac{1}{\Lambda} = \frac{1}{P} - \frac{1}{R}$. La distance focale A de la lentille qui correspond à une amplitude d'accommodation de 4 dioptries est égale à 25 centimètres.

Nous mettrons donc :

$$\frac{1}{R} = \frac{1}{5^{\mathrm{cm}}} - \frac{1}{25^{\mathrm{cm}}} = \frac{1}{6,25^{\mathrm{cm}}} = \frac{1}{\Lambda}.$$

En exécutant le calcul : $\dfrac{1^{\mathrm{m}}}{6,25^{\mathrm{cm}}}$, nous obtenons en effet 16 dioptries.

La distance A de la formule pour l'accommodation n'a pas de signification directe. Elle ne représente que l'inverse de la force réfringente qui équivaut à l'accommodation ; mais il ne faudrait pas la confondre, par exemple, avec la distance qui sépare le punctum remotum du punctum proximum. Cette dernière distance, *RP*, dans notre figure 76, qu'on peut appeler l'*espace d'accommodation*, représente l'étendue que l'œil domine, dans lequel l'œil peut distinguer nettement, depuis l'état de repos jusqu'à son effort maximum d'accommodation. Mais cette distance elle-même ne donne pas encore une idée juste de la force accommodatrice de l'œil. Ainsi, un emmétrope qui, de l'infini, voit jusqu'à 25 centimètres, a un espace d'accommodation énorme, puisque son punctum remotum *R* est situé à l'infini. Son amplitude d'accommodation, par contre, n'est que $a = p - r$, où $p = 4\,d$; $r = 0$, donc $a = 4$ dioptries. Un myope de 6 D, dont le punctum remotum est situé à 16 centimètres, et qui voit jusqu'à 5 centimètres, en mettant en jeu toute son accommodation, ne domine que $16 - 5 = 11$ centimètres ; mais son amplitude d'accommodation est $a = 20 - 6 = 14\,\mathrm{D}$, donc beaucoup plus grande que celle de notre emmétrope. Il faut plus de force réfringente pour faire varier l'adaptation de 16 à 5 centimètres que de l'infini à 25 centimètres.

Amplitude d'accommodation de l'emmétrope. — Lorsque l'œil est *emmétrope*, son punctum remotum est situé à l'infini, $R = \infty$, et la lentille par laquelle on peut exprimer la réfraction de l'œil à l'état de repos devient r ou $\frac{1}{R} = \frac{1}{\infty} = 0$.

Nous avons donc pour l'*amplitude d'accommodation chez l'emmétrope* :

$$\frac{1}{\Lambda} = \frac{1}{P} - \frac{1}{\infty}$$

$$\frac{1}{\Lambda} = \frac{1}{P} - 0$$

$$\frac{1}{\Lambda} = \frac{1}{P}$$

ou

$$a = p.$$

L'amplitude d'accommodation est donc, dans ce cas, égale à la réfraction que présente l'œil lorsqu'il est adapté à son punctum proximum.

Nous pouvons exprimer la même chose encore autrement.

Le punctum remotum de l'emmétrope étant situé à l'infini, la lentille qui remplace l'accommodation en adaptant l'œil à son punctum proximum, doit donner aux rayons qui proviennent du punctum proximum une direction parallèle, comme s'ils provenaient de l'infini. Ceci n'est possible que lorsque le foyer de la lentille et le punctum proximum coïncident. La distance focale A de la lentille qui représente l'amplitude d'accommodation et la distance P du punctum proximum sont donc égales dans ce cas : $A = P$, et, par conséquent, la force réfringente de la lentille (p), qui représente l'œil lorsqu'il est adapté à son punctum proximum, est égale à l'amplitude d'accommodation : $a = p$.

Prenons un exemple :

Un emmétrope qui voit jusqu'à 125 millimètres ou $\frac{1^m}{8}$, a une amplitude d'accommodation de $\frac{1}{8} = \frac{1000}{125}$ ou 8 dioptries :

$$a = p = 8\,\mathrm{D};$$

et un emmétrope qui a une amplitude d'accommodation de 5 dioptries voit à la distance focale de $5\,D = 20$ centimètres.

Amplitude d'accommodation de l'hypermétrope. — Prenons maintenant un *hypermétrope*, et déterminons son amplitude d'accommodation. Supposons que son punctum proximum soit également situé à 125 millimètres, ou à $\frac{1^m}{8}$, comme celui de l'emmétrope de tout à l'heure. Son amplitude d'accommodation doit être nécessairement plus grande que celle de l'emmétrope.

Rien que pour se rendre emmétrope, l'hypermétrope a déjà été obligé de faire un effort d'accommodation, pour remplacer la lentille convexe qui aurait corrigé son amétropie, qui l'aurait rendu emmétrope. A partir de ce moment, il lui a fallu ajouter encore à son système dioptrique la même lentille qu'il faut à l'emmétrope pour s'adapter à son punctum proximum.

La première de ces lentilles est égale à $\frac{1}{R}$ ou r, R étant la distance du punctum remotum de l'œil hypermétrope; et la seconde lentille est p ou $\frac{1}{P}$. Nous avons donc, pour *l'amplitude d'accommodation de l'hypermétrope*, la formule :

$$\frac{1}{A} = \frac{1}{P} + \frac{1}{R}$$

ou

$$a = p + r.$$

Nous pouvons considérer la chose encore autrement :

Dans l'hypermétropie, le punctum remotum est situé en arrière de l'œil. Il est donc négatif. L'expression $\frac{1}{R}$ ou r est donc également négative. C'est pourquoi nous avons dit que l'hypermétropie peut être comparée à une lentille concave (négative) qu'on aurait ajoutée à l'œil. La formule de l'amplitude d'accommodation devient donc :

$$\frac{1}{A} = \frac{1}{P} - \left(-\frac{1}{R}\right) - \frac{1}{P} + \frac{1}{R}$$

ou

$$a = p - (-r) = p + r.$$

Exemples : Un hypermétrope de 3 dioptries a son punctum proximum à 125 millimètres. Quelle est son amplitude d'accommodation? — Adapté au point P, cet œil représente une force réfringente de $\frac{1}{125^{mm}}$ ou $\frac{1}{1^m/8} = 8$ dioptries. Mais, avant de voir à cette courte distance, l'hypermétrope a été obligé de corriger son amétropie, en faisant un effort d'accommodation correspondant au degré de cette amétropie. La totalité de son amplitude d'accommodation est donc de $3 + 8 = 11$ D.

Ou encore :

Le punctum remotum de l'hypermétrope de 3 D est situé à $\frac{1^m}{3}$ ou 333 millimètres en arrière de l'œil, et la formule de l'accommodation donne :

$$\frac{1}{A} = \frac{1}{125} + \frac{1}{133} + \frac{1}{9,08} = 11 \text{ D}$$

$$\frac{1}{A} = \frac{1}{1/8^m} + \frac{1}{1/3^m} = \frac{1}{1/11}$$

ou

$$a = 8 + 3 = 11 \text{ D.}$$

Prenons un autre cas, et demandons-nous où se trouve le punctum proximum d'un hypermétrope de 3 D qui dispose de 8 D d'amplitude d'accommodation. Raisonnons :

S'il a une hypermétropie de trois dioptries, il doit avant tout dépenser trois dioptries de son pouvoir accommodateur pour se rendre emmétrope ; restent donc cinq dioptries pour changer son adaptation à une distance finie. Cette distance sera égale à la distance focale de cinq dioptries, soit :

$$\frac{100}{5} = 20 \text{ centimètres,}$$

ou, avec la formule :

$$a = p + r.$$

Nous en déduisons :

$$p = a - r = 8 - 3 = 5 \text{ D};$$

ou encore, avec la formule de Donders :

$$\frac{1}{A} = \frac{1}{P} + \frac{1}{R}$$

$$\frac{1}{P} = \frac{1}{A} - \frac{1}{R} = \frac{1}{12,5^{cm}} - \frac{1}{33,3^{cm}} = \frac{1}{20^{cm}}.$$

Dans l'hypermétropie, il peut aussi arriver que, tout en disposant d'une certaine force accommodatrice, l'œil ne parvienne pas à voir à une distance finie. C'est ce qui a lieu lorsque l'amplitude d'accommodation est moindre que le degré de l'hypermétropie. Alors toute la force accommodatrice parvient seulement à diminuer le degré de l'hypermétropie, à augmenter la distance *négative* du point auquel l'œil est adapté et à l'approcher de l'infini, mais non pas à le faire passer en *avant* de l'œil, à une distance finie. Ainsi un hypermétrope de 5D, doué d'une amplitude d'accommodation de 3D, parviendra à corriger une bonne partie de son hypermétropie. Mais son état de réfraction sera toujours de 2 D plus faible que l'emmétropie; il sera toujours hypermétrope, négatif, c'est-à-dire adapté à des rayons convergeant vers un point situé en arrière de lui. Son pouvoir de réfraction à l'état de repos est exprimé par $r = -5$ D; son amplitude d'accommodation par $a = 3$D, et sa réfraction pendant l'adaptation à son punctum proximum par :

$$p = a + (-r) = a - r = 3 - 5 = -2 \text{ D}.$$

Le punctum proximum sera donc situé à $-\frac{1^m}{2}$, c'est-à-dire à 50 centimètres en *arrière* de l'œil. Le même résultat est obtenu par la formule de Donders :

$$\frac{1}{P} = \frac{1}{A} + \left(-\frac{1}{R}\right) = \frac{1}{A} - \frac{1}{R} = \frac{1}{33,3} - \frac{1}{20} = -\frac{1}{50};$$

donc

$$P = -50 \text{ centimètres.}$$

Influence de l'âge sur la réfraction et sur l'accommodation.

A. *Réfraction statique.* — Le pouvoir réfringent de l'œil à *l'état de repos,* en d'autres termes, la position du punctum remotum *ne varie pas jusque vers l'âge de cinquante-cinq ans.* Un emmétrope voit toujours à l'infini; un myope dont le punctum remotum est situé à 25 centimètres ou $\frac{1^m}{4}$ a toujours besoin d'un verre concave de 4 D pour voir à grande distance, et le punctum remotum d'un hypermétrope de 2 D se trouve invariablement $\frac{1^m}{2}$, ou 50 centimètres en arrière de lui.

Ce n'est qu'à partir de cet âge qu'on constate un changement dans l'état de réfraction de l'œil, en ce sens que la *force réfringente diminue*. Le punctum remotum (positif) s'éloigne de l'œil, $+$ R devient plus grand, $+\frac{1}{R} = r$ plus petit; le punctum remotum négatif de l'hypermétrope se rapproche de l'œil, $-$ R diminue, $-\frac{1}{R} = -r$, c'est-à-dire le degré de l'hypermétropie, augmente.

L'emmétrope commence à devenir hypermétrope (hypermétropie acquise), le myope voit diminuer sa myopie au fur et à mesure que son punctum remotum s'éloigne, et l'hymerpétrope constate une augmentation fâcheuse de son hypermétropie.

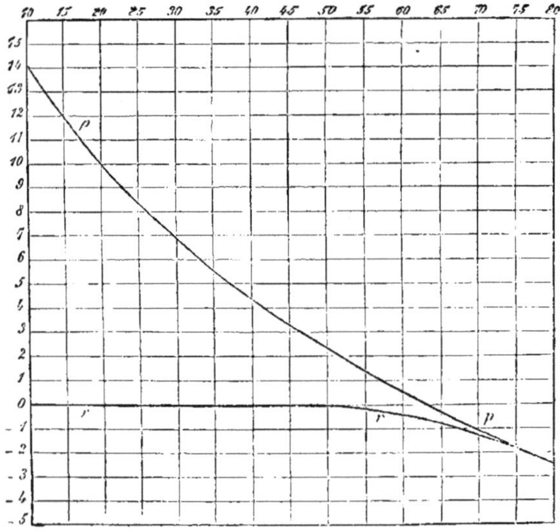

Fig. 77.

Cette diminution dans la puissance réfringente est en effet indépendante de la nature de la réfraction de l'œil. Elle atteint l'emmétrope au même degré que le myope et l'hypermétrope. Elle ne dépend que de l'âge, et suit une loi nettement définie, que Donders a découverte (1). Elle est exprimée par la courbe *rr* du schéma (fig. 77).

(1) Donders, *loc. cit.*, p. 204, éd. angl., — p. 173, éd. allem.

Les chiffres placés horizontalement au haut du schéma, correspondant aux ordonnées, indiquent l'*âge* ; les chiffres placés à la gauche, sur les abscisses, des *dioptries*. La courbe *rr* correspond à la réfraction de l'œil à l'état de repos. Comme nous l'avons dit, $r = \frac{1}{R}$, qui désigne la force réfringente de l'œil à l'état de repos, est égal à zéro, parce que $R = \infty$ dans l'emmétropie, pour laquelle ce schéma a été d'abord tracé.

La courbe *r* commence donc au point zéro de la division. Elle forme une ligne droite se maintenant toujours dans la ligne zéro jusque vers l'ordonnée 55, où elle commence à baisser et à entrer dans la partie négative du diagramme. Ceci indique qu'entre cinquante et cinquante-cinq ans, la réfraction commence à diminuer, devient négative pour l'*emmétrope*, c'est-à-dire que celui-ci devient hypermétrope. Son punctum remotum change de position, et de l'infini se porte en arrière de l'œil ; R devient négatif, et, en conséquence, $\frac{1}{R} = r$, également.

A soixante ans, la réfraction a diminué d'un tiers de dioptrie. Le punctum remotum se trouve à 3 mètres en arrière de l'œil environ. A soixante-cinq ans, la réfraction statique est de 3/4 de dioptrie, à soixante-huit, d'une dioptrie, et à quatre-vingts ans, de 2,25 dioptries au-dessous de ce qu'elle était avant cinquante-trois ans. A quatre-vingts ans, une personne qui a été emmétrope jusqu'à cinquante-trois ans est hypermétrope de 2,25 dioptries, et son punctum remotum se trouve à $\frac{1^{m}}{2,25} = 444$ millimètres en arrière de l'œil.

Pour le *myope*, la courbe *rr* est exactement la même que pour l'emmétrope. La diminution de la réfraction statique est la même ; seulement, la position du punctum remotum n'est pas identique.

Supposons un myope de 3 D. Nous n'aurons qu'à transporter la courbe *rr* dans la partie positive du diagramme (puisque la myopie représente un excès de force réfringente), et l'appliquer à l'abscisse 3. Nous verrions alors que, jusqu'à l'âge de cinquante-trois ans, la myopie reste égale à 3 dioptries ; qu'après cette limite elle diminue d'autant de dioptries qu'en comporte l'hypermétropie acquise de l'emmétrope, et que, à quatre-vingts ans, la courbe *rr* se trouve à un quart de division au-dessous de la ligne $+1$, c'est-à-dire que la myopie sera de 0,75 dioptrie. Elle a diminué de $3 - 0,75 = 2,25$ dioptries, comme celle de l'emmétrope.

Un myope de 2,25 serait donc emmétrope à cet âge, et une myopie de moins de 2,25 dioptries passera même par l'emmétropie à l'hypermétropie. En appliquant la courbe *rr* à l'abscisse 1, par exemple, comme pour une myopie d'une dioptrie, elle traversera la ligne zéro et descendra dans la partie négative du tableau, entre soixante-cinq et soixante-dix ans.

Pour l'*hypermétropie*, la courbe *rr* entière se trouvera toujours au-dessous de zéro, dans la partie négative du diagramme, parce que l'hypermétropie peut être considérée, ainsi que nous l'avons vu, comme un défaut de force réfringente. La diminution de réfraction due à l'âge vient donc s'ajouter à l'hypermétropie et l'augmente.

Prenons un hypermétrope de 2 D. Sa réfraction ne varie pas avant l'âge de cinquante-trois ans; mais, à partir de ce moment, il verra augmenter son hypermétropie conformément à la courbe *rr* appliquée à l'abscisse — 2. A l'âge de quatre-vingts ans, où la courbe se trouvera à 2 1/4 divisions au-dessous de l'horizontale, l'hypermétropie sera de $2 + 2,25 = 4,25$ D.

La diminution dans la force réfringente de l'œil qui accompagne l'âge est attribuable à un changement de nature du cristallin.

Nous avons expliqué (p. 108) que les différentes couches dont se compose cette lentille n'ont pas toutes le même indice de réfraction, mais que le pouvoir réfringent de la substance cristallinienne augmente des couches périphériques vers le centre, pour atteindre son maximum dans le noyau. Nous avons, de plus, prouvé (à l'aide des déductions de Senff, de Listing et de Helmholtz) que cette disposition des différentes parties du cristallin a pour effet de lui donner un pouvoir réfringent plus considérable que s'il était homogène, et se composait même en totalité d'une substance de la densité du noyau.

Avec l'âge, l'indice de réfraction des couches périphériques du cristallin augmente. La preuve en est, entre autres, le reflet très prononcé des cristallins séniles à l'éclairage oblique, reflet quelquefois assez intense pour simuler une cataracte. L'examen à la lumière transmise prouve cependant dans ces cas que le cristallin est parfaitement transparent. Ce reflet n'est dû qu'à une augmentation de l'indice de réfraction des couches corticales, grâce à laquelle la différence de réfraction entre l'humeur aqueuse et le cristallin augmente et, par suite, la force réfléchissante de ce dernier. L'indice de réfraction des couches périphériques du cristallin augmentant sans que celui du centre change d'une façon appréciable, la substance totale du cristallin devient *plus homogène* et réfracte la lumière moins fortement que dans le jeune âge.

Avec la force réfringente du cristallin diminue nécessairement celle de l'appareil dioptrique de l'œil tout entier.

B. *Réfraction dynamique.* — Si l'âge a une certaine influence sur la réfraction statique de l'œil, la réfraction à l'état de repos, il exerce une influence plus importante encore sur l'*accommodation*, sur la réfraction dynamique.

Le pouvoir accommodateur de l'œil diminue avec l'âge; le punctum proximum s'éloigne graduellement. Mais, si l'influence des années sur la réfraction statique se fait sentir seulement à un âge quelque peu avancé, la diminution de la réfraction dynamique se manifeste déjà à partir de dix ans, c'est-à-dire à partir de l'âge où des expériences concluantes ont pu être faites à ce sujet.

Le punctum proximum s'éloigne donc de l'œil, et la force réfringente que présente l'œil lorsqu'il met en jeu tout son pouvoir accommodateur, diminue en proportion.

Donders a représenté, par la courbe pp du schéma (fig. 76), la réfraction de l'œil lorsqu'il est adapté à son punctum proximum, c'est-à-dire les maxima de force réfringente qu'un œil peut obtenir à différentes époques de la vie.

Le premier chiffre indiqué par la courbe est, à l'âge de dix ans, de 14 dioptries. Cela signifie qu'un enfant de dix ans peut, en mettant en jeu toute son accommodation, augmenter la force réfringente de son œil de 14 dioptries.

A partir de ce moment, la courbe pp tombe rapidement. A trente ans, l'accommodation n'étant plus que de 7 dioptries, a déjà diminué de la moitié.

Entre soixante et soixante-cinq ans, la courbe pp arrive à la ligne zéro, c'est-à-dire que le punctum proximum est aussi éloigné que l'était autrefois le punctum remotum. — Une personne qui a été emmétrope jusque vers l'âge de cinquante ans, et qui est devenue hypermétrope par suite du changement sénile de son cristallin, parvient juste encore à corriger cette hypermétropie acquise à l'âge de soixante-sept ans, mais seulement en mettant en jeu toute l'accommodation dont elle dispose. Elle ne peut donc plus ramener le punctum proximum en deçà de l'infini.

A partir de cet âge, la courbe pp descend de plus en plus au-dessous de zéro, c'est-à-dire que le punctum proximum est plus éloigné de l'œil que ne l'était le punctum remotum jusqu'à cinquante-trois ans. La force réfringente que présente l'œil à l'état du maximum d'accommodation est plus faible que celle qu'il présentait naguère à l'état de repos. Un emmétrope devient hypermétrope de 0,75 dioptries à l'âge de soixante-cinq ans, et, en mettant en jeu toute son accommodation, il lui reste toujours 0,25 dioptrie d'hypermétropie.

A soixante-treize ans, les deux courbes se confondent, c'est-à-dire que le punctum proximum et le punctum remotum coïncident. La réfraction n'est plus susceptible d'aucun changement. Il n'y a plus d'accommodation, et, en outre, ce point de fusion des deux courbes se trouvant à 1,5 dioptrie au-dessous de zéro, la force réfringente invariable de l'œil, à cet âge, est de 1,5 dioptrie plus faible qu'elle n'était dans la jeunesse.

La courbe unique, formée par la fusion des courbes pp et rr, continue à baisser encore, comme nous l'avons vu, jusqu'à quatre-vingts ans. Au delà de cet âge, on n'a plus fait d'expériences concluantes.

L'*amplitude d'accommodation*, c'est-à-dire le changement de réfraction dont un œil est susceptible à l'aide de son pouvoir accommodateur, trouve évidemment son expression dans le nombre des dioptries comprises entre la courbe rr du repos et la courbe pp du maximum d'accommodation $(a = p - r)$.

Nous obtenons ainsi, pour l'amplitude d'accommodation, le tableau suivant :

Années.	Amplitude d'accommodation.	
10	14	D
15	12	»
20	10	»
25	8,5	»
30	7	»
35	5,5	»
40	4,5	»
45	3,5	»
50	2,5	»
55	1,75	»
60	1	»
65	0,75	»
70	0,25	»
75	0	»

On voit que la force accommodatrice diminue rapidement et considérablement avec l'âge. Ceci n'aurait rien de bien surprenant si cet affaiblissement ne commençait pas à un âge où toutes les autres forces et facultés du corps vont encore en se développant.

On doit se demander à quoi est due cette dégénérescence précoce d'une fonction si importante. Est-ce le muscle ciliaire qui perdrait sa contractilité ? — Ce n'est pas admissible. Il ferait exception à lui seul de tous les autres muscles de l'organisme. — Alors, c'est l'élasticité du cristallin qui en est la cause. Il ne nous reste pas, en effet, d'autre alternative, l'accommodation n'étant due qu'à la contraction du muscle ciliaire et au changement de forme que le cristallin subit, grâce à son élasticité. C'est, en effet, l'opinion généralement admise et très probable.

Le cristallin change de constitution physique dès le jeune âge, et devient plus rigide. Quelque énergique que soit la contraction du muscle ciliaire et quelque complet que soit le relâchement de la zone de Zinn, la forme du cristallin varie de moins en moins sous leur influence, et, avec sa convexité, sa réfraction à l'état d'accommodation diffère de moins en moins de celle de l'état de repos. En d'autres termes, l'amplitude d'accommodation diminue de plus en plus avec l'âge (1).

La variation de l'amplitude d'accommodation est la même, quel que soit l'état de réfraction de l'œil. L'emmétrope, aussi bien que l'amétrope de n'importe quel degré, subit les lois qui régissent l'amplitude d'accommodation aux différentes époques de la vie. Le diagramme de Donders s'applique

(1) Donders, *Anomalies*, etc., p. 205, éd. angl.; — p. 173, éd. allem., et Schnabel, *Arch f. Augen- u. Ohrenheilk.*, VII, I, p. 118.

donc à tous les états de réfraction. Celui que nous reproduisons correspond à l'emmétropie, puisque les courbes rr commencent par 0 D.

Pour l'amétropie, on n'a qu'à déplacer la ligne zéro, conformément à l'état de réfraction statique, comme nous l'avons fait déjà. Ainsi, pour un myope de 6 D, la courbe rr commencerait au numéro $+6$, c'est-à-dire 6 au-dessus de zéro, et finirait entre $+4$ et 3 à droite. La courbe pp commencerait à $14+6=20$ au-dessus de zéro (il faudrait pour cela agrandir le schéma) et descendrait comme dans l'emmétropie. A soixante-trois ans, elle serait arrivée à la ligne 6, et, à soixante-treize ans, elle se confondrait avec la courbe rr entre 5 et 4 dioptries.

Mais, si l'amplitude d'accommodation est égale, la position du punctum proximum n'est évidemment pas la même pour tout état de réfraction statique de l'œil. Elle dépend, comme nous l'avons vu, à la fois de la réfraction et de l'accommodation. La distance qui sépare le punctum proximum de l'œil est égale à P, c'est-à-dire égale à la distance focale de la lentille qui représente la force réfringente de l'œil à l'état du maximum d'accommodation $P = \frac{1}{p}$, ou $p = \frac{1}{P}$. Prenons quelques exemples :

Où se trouve le punctum proximum d'un emmétrope à l'âge de trente ans? Le diagramme et le tableau nous disent qu'à cet âge l'amplitude d'accommodation a est de 7 dioptries. Pour l'emmétrope, nous avons $r = 0$, donc $p = a - 0 = a = 7$ D, et P, la distance focale de 7 D $= \frac{100^{cm}}{7} = 14^{cm}$.

Si le jeune homme, au lieu d'être emmétrope, était myope de 4 D, où aurait-il son punctum proximum? — Sa réfraction, à l'état d'accommodation totale, serait $p = r + a = 4 + 7 = 11$ D, et, par conséquent, P, la distance du punctum proximum $= \frac{100^{cm}}{11} = 9,9^{cm}$.

Et une personne du même âge, mais ayant une hypermétropie de 4 D, où aurait-elle son punctum proximum? Elle a aussi 7 D d'amplitude d'accommodation; mais elle en emploie 4 pour corriger son hypermétropie. Il ne lui reste que $7 - 4 = 3$ D de réfraction positive, ce qui donne un punctum proximum à $33,3^{cm}$.

On voit que, pour le même âge et la même amplitude d'accommodation, la situation du punctum proximum est loin d'être toujours la même, précisément parce qu'elle dépend autant de la réfraction statique que de la réfraction dynamique de l'œil.

On peut poser la question autrement encore :

Nous avons trois personnes devant nous. Toutes les trois ont leur punctum proximum à 20^{cm}; seulement, la première est emmétrope, la seconde a une myopie de 3, la troisième, une hypermétropie de 3 dioptries. Quel âge ont les trois personnes?

Nous n'avons qu'à calculer en sens inverse de ce que nous venons de faire, c'est-à-dire chercher a, étant donnés p et r.

P, chez tous les trois, est égal à 20^{cm}, donc p, le nombre de dioptries, correspond $= \frac{100}{20} = 5\,D$.

1° Pour l'emmétrope, nous avons $a = p - 0 = 5\,D$, dans notre exemple, et le tableau nous indique qu'une amplitude d'accommodation de $5\,D$ correspond à l'âge de trente-cinq ans et demi.

2° Le myope qui, malgré son état de réfraction, déjà positive à l'état de repos, ne voit pas plus près qu'un emmétrope, doit être plus âgé que celui-ci ; car, s'il avait le même âge, et, par conséquent, la même amplitude d'accommodation, celle-ci, combinée avec sa myopie, devrait lui donner une force réfringente (p) plus forte, et ramener le punctum proximum plus près que celui de l'emmétrope. Si tel n'est pas le cas, c'est une preuve que l'amplitude d'accommodation a est plus faible, que la personne est plus âgée. En effet, pour la myopie, nous avons : $a = p - r$, $a = 5 - 3 = 2\,D$, dans notre exemple. Or 2 dioptries d'amplitude d'accommodation indiquent un âge de cinquante-deux ans.

3° L'hypermétrope, au contraire, pour voir aussi près qu'un emmétrope, doit disposer d'une amplitude d'accommodation plus grande que celui-ci, parce qu'il a d'abord à corriger son amétropie, ou à ramener le point pour lequel il est adapté, de derrière l'œil à l'infini, avant de pouvoir songer à l'amener à une distance définie. Dans notre exemple, nous dirons : Le punctum proximum étant à $P = \frac{1^m}{5}$, la force réfringente que présente l'œil est $p = 5$ dioptries. Ayant été de 3 dioptries au-dessous de zéro à l'état de repos, c'est-à-dire $- 3$ dioptries, l'amplitude d'accommodation (a) doit être $5 + 3 = 8$ dioptries. En effet, nous nous souvenons que pour l'hypermétropie, nous avons écrit $a = p + r$. Pour disposer de 8 dioptries d'amplitude d'accommodation, il ne faut pas avoir plus de vingt-sept ans, comme le démontre le schéma de Donders.

Enfin, on peut encore poser la question d'une troisième façon et se demander : Quel est l'état de réfraction d'une personne qui, à l'âge de cinquante ans, voit encore à 11^{cm} ?

Nous connaissons a, l'amplitude d'accommodation. Elle est de 2,5 dioptries à l'âge de cinquante ans. Nous connaissons p, c'est-à-dire nous pouvons le déduire de $P = 11^{cm}$, $p = \frac{1}{P} = \frac{1}{0,11} = 9\,D$. Et nous cherchons r.

Nous le trouvons en disant : La force réfringente p, que représente l'œil lorsqu'il est adapté à son punctum proximum, est plus élevée que l'amplitude d'accommodation qui correspond à son âge. Le surplus ne peut être dû qu'à la réfraction statique de l'œil. En d'autres termes, il faut que l'œil, à l'état de repos, ait déjà été adapté à une distance finie, qu'il ait été myope. Et le degré de la myopie est indiqué par la différence entre l'état de réfraction de l'œil adapté à son punctum proximum (p) et l'amplitude d'accommodation (a) ; $r = p - a = 9 - 2,5 = 6,5\,D$.

La personne de notre exemple a donc une myopie de 6,5 dioptries. Et ainsi de suite pour l'emmétropie et l'hypermétropie.

Résumé.

La force réfringente moyenne de l'appareil dioptrique de l'œil pourrait être comparée à celle d'une lentille qui aurait 20,713^{mm} de distance focale, ou $\dfrac{1000}{20,713} = 18,27$ dioptries de force réfringente.

Le but de cet appareil est de former des images nettes sur la rétine. C'est pour cela qu'on le considère généralement dans ses rapports avec la rétine, et, si l'on parle de *réfraction de l'œil*, on a en vue la marche des rayons lumineux par rapport à la rétine. Ainsi, nous avons vu que, sans que la force réfringente de l'appareil dioptrique change, ce qu'on appelle la *réfraction de l'œil* varie. L'œil est hypermétrope, emmétrope, myope, suivant que la rétine est plus rapprochée ou plus éloignée du système dioptrique.

La *mesure* de l'état de réfraction de l'œil ne peut pas être la distance focale de l'appareil dioptrique, qui dépend uniquement de cet appareil, et n'a rien à faire avec la rétine ou la longueur de l'œil. Mais il trouve son expression dans la *distance focale conjuguée antérieure*, ou première distance focale conjuguée de l'œil, c'est-à-dire dans la distance à laquelle un point doit se trouver pour que son image se forme sur la rétine.

La *distance focale conjuguée postérieure* ou seconde distance focale conjuguée, qui correspond à cette distance focale conjuguée antérieure ou première, est évidemment la *longueur de l'œil* (plus exactement la distance du second point principal à la rétine). Elle n'aurait pas pu servir de mesure de réfraction. Elle échappe à la mensuration directe, et, en elle seule, n'a pas plus d'intérêt pratique que la force réfringente de l'appareil dioptrique seul. Elle n'a de signification que dans son *rapport* avec cette force réfringente. Ce rapport trouve précisément son expression dans la première distance focale conjuguée. Si je dis : l'œil voit nettement un objet situé à 50^{cm} devant lui, je sais que l'un des foyers conjugués étant situé à 50^{cm}, l'autre se trouve sur la rétine.

C'est là ce qu'il m'importe de connaître en pratique, tandis que je suis moins intéressé à savoir si ce second foyer conjugué, c'est-à-dire la rétine, est plus ou moins rapproché de l'appareil dioptrique.

La première distance focale conjuguée donne donc la mesure de la réfraction de l'œil. Elle en est l'*inverse*. Plus est rapproché de l'œil le point dont l'image se forme sur la rétine, plus la réfraction de l'œil est forte.

Pour obtenir la réfraction en dioptries, on mesure la première distance focale conjuguée au moyen du mètre. On dit : pour voir un objet situé à 1/2 mètre, l'œil a besoin d'une réfraction de $\dfrac{1}{1^{m}/2} = 2$ dioptries; pour voir nettement un objet situé à X mètres en avant de lui, il faut $\dfrac{1}{X}$ dioptries de réfraction positive.

Tant que l'objet se trouve à une distance finie, on obtient ainsi, pour la réfraction nécessaire à sa vision, un nombre de dioptries positif. Ce nombre est d'autant moindre que l'objet est plus éloigné, c'est-à-dire que les rayons qui en proviennent sont moins divergents.

Lorsque l'objet se trouve à l'infini, la première distance focale conjuguée est ∞, et la réfraction, $\dfrac{1}{\infty} = 0$.

Lorsque l'objet se trouve au delà de l'infini ou en arrière de l'œil, c'est-à-dire lorsque les rayons qui en proviennent sont convergents, la première distance focale conjuguée est négative, et la réfraction de l'œil est également négative.

Ainsi, on dira qu'un œil a 2 dioptries de réfraction négative du moment qu'il réunit sur la rétine des rayons qui convergent vers un point situé à $-\dfrac{1^{m}}{2}$ derrière lui. Par exemple, pour voir à travers un verre convexe de 4 dioptries un objet situé à l'infini, l'œil doit avoir 4 dioptries de réfraction *négative*. Puisque le verre convexe 4 donne aux rayons venus de l'infini une direction convergente vers un point situé à $\dfrac{1^{m}}{4}$ derrière lui, le premier foyer conjugué, celui dont l'image doit se former sur la rétine, n'est donc pas à l'infini, mais à $\frac{1}{4}$ de mètre derrière l'œil, et c'est pour cela que la réfraction de ce dernier est de — 4 dioptries. Et, pour voir un objet (virtuel) situé à X mètres en *arrière* de l'œil, il faut $\frac{1}{X}$ dioptries de *réfraction négative*.

A l'état de REPOS, l'œil est adapté à son punctum remotum. Le *punctum remotum est donc à ce moment le premier foyer conjugué* de l'œil. C'est ainsi que nous avons exprimé la réfraction de l'œil à l'état de repos, la *réfraction statique*, par une fraction, dont le numérateur est 1ᵐ, le dénominateur, la distance du punctum remotum à l'œil (R) exprimée en mètres. En faisant la division, on obtient la réfraction statique exprimée en dioptries, ce que nous avons appelé *r*.

Tant que le punctum remotum de l'œil est à une *distance finie*, la réfraction statique de l'œil est *positive*.

C'est ce qui caractérise la MYOPIE. Si le punctum remotum est à $\frac{1^m}{20}$, nous avons :

$$R = \frac{1^m}{20}, r = \frac{1}{1/20} = 20\,D ;$$ c'est-à-dire que la réfraction statique est = + 20 dioptries. ;

s'il est à 2ᵐ, elle est de $\frac{1}{2}$ D.

Lorsque le punctum remotum est à l'*infini*, comme dans l'EMMÉTROPIE (R = ∞), la réfraction est $\frac{1}{\infty}$ = 0. Voilà pourquoi l'emmétropie peut être exprimée par zéro.

Lorsque le punctum remotum, ce premier foyer conjugué de l'œil au repos, dépasse l'infini, c'est-à-dire lorsqu'il apparaît en arrière de l'œil, sa distance à l'œil (R) est négative, de même que la réfraction de l'œil $-\frac{1}{R} = -r$.

Voilà pourquoi l'HYPERMÉTROPIE porte le signe —. Un œil au repos, adapté à un point situé à 4ᵐ en arrière de lui, a une réfraction statique négative de $\frac{1}{4}$ de dioptrie; il a une hypermétropie de 0,25 D. — Lorsque son punctum remotum se trouve à $\frac{1}{5}$ de mètre en arrière de lui, sa réfraction est — 5 D, et, si c'est à l'état de repos que l'œil a cette réfraction, on dit que sa réfraction statique est — 5 dioptries (hypermétropie de 5 D).

La réfraction de l'œil au repos peut être augmentée par un effort musculaire, l'*accommodation*; à sa réfraction *statique*, l'œil ajoute alors une RÉFRACTION DYNAMIQUE (*a*). Au moment de son maximum d'accommodation, l'œil présente évidemment la plus forte réfraction dont il est susceptible, puisqu'il a augmenté sa réfraction statique de la totalité de sa réfraction dynamique.

Dans cet état, où la réfraction de l'œil représente la *somme de la réfraction statique et de la réfraction dynamique*, l'œil est donc adapté au point le plus rapproché qu'il puisse voir distinctement. C'est le PUNCTUM PROXIMUM.

Le *punctum proximum est donc alors le premier foyer conjugué*, et sa distance (P) de l'œil donne la mesure du *maximum de réfraction* (*p*) dont l'œil est susceptible. Il en est l'inverse : $p = \frac{1}{P}$.

Un œil qui, en mettant en jeu toute son accommodation, est adapté à $\frac{1}{5}$ de mètre, a $\frac{1}{1/5}$ = 5 dioptries de maximum de réfraction. $P = \frac{1^m}{5}$; $p = 5\,D$. Ce maximum de réfraction *p*, représentant la somme de réfraction statique *r* et de la réfraction dynamique *a*, est donc égal à $p = a + r$.

La totalité de la *réfraction dynamique*, en d'autres termes, l'*amplitude d'accommodation*, est donc égale au maximum de réfraction de l'œil *moins* la réfraction statique : $a = p - r$. C'est la formule de l'AMPLITUDE D'ACCOMMODATION.

La réfraction statique, à son tour, est égale à la différence entre le maximum de réfraction et la réfraction dynamique $r = p - a$.

Le maximum de réfraction (p) d'un œil peut être positif, nul ou négatif.

Tant que r est *positif*, comme dans la *myopie*, p ne peut être que positif. Cela résulte directement de la formule $p = a + r$, car a, l'accommodation, est toujours positif ou nul, mais jamais négatif, puisqu'il n'y a pas d'accommodation négative.

Si r est égal à *zéro*, comme dans l'*emmétropie*, p peut être aussi égal à zéro lorsqu'il n'y a pas d'accommodation, c'est-à-dire que a est également nul. Sans cela, tant que l'accommodation existe, p est toujours positif; l'œil peut toujours être adapté à un point situé à une distance finie plus ou moins courte, suivant la valeur de a, de l'accommodation, de la réfraction dynamique.

Lorsque r est *négatif*, comme dans l'*hypermétropie*, p peut être positif, à la condition que a soit plus grand que r, c'est-à-dire que la réfraction dynamique soit plus forte que la réfraction statique. Un hypermétrope de 3 D ($r = -3$), qui dispose de 5 D d'accommodation ($a = 5$) aura un $p = 5 - 3 = 2$ D. Il verra à un 1/2 mètre en mettant en jeu toute son accommodation.

Si a est égal à $-r$, p devient égal à zéro. C'est ce qui arrive lorsque l'accommodation est juste assez forte pour corriger l'hypermétropie. Le punctum proximum est alors à l'infini.

Lorsque a est plus petit que $-r$, p est négatif, c'est-à-dire que le punctum proximum ne peut pas être amené à une distance finie. Supposons un hypermétrope de 6 D ($r = -6$), avec une amplitude d'accommodation de 4 D ($a = +4$). Toute sa réfraction dynamique ne suffira pas pour élever le maximum de réfraction à zéro : $p = 4 - 6 = -2$ D, c'est-à-dire que le punctum proximum sera situé à 1/2 mètre en arrière de l'œil.

Lorsqu'un œil doit voir distinctement un point situé à une distance de X mètres, il lui faut une réfraction positive de $\frac{1}{X} = x$ dioptries. Par exemple, pour voir un objet à 1/5 de mètre en avant de l'œil, il faut une réfraction ($+x$) de 5 D.

Cette réfraction, l'œil peut la posséder déjà à l'état statique r. C'est le cas, lorsque l'objet en question se trouve juste au punctum remotum (positif). Dans notre exemple, l'objet demandant $+ 5$ D de réfraction, sera vu nettement sans aucun effort, par un œil dont la réfraction statique sera $r = + 5$ D. C'est un œil myope de 5 D; son punctum remotum est à 1/5 de mètre.

Quelquefois, la réfraction nécessaire pour voir l'objet ne pourra être obtenue qu'en ajoutant à la réfraction statique une certaine quantité de réfraction dynamique. — Ainsi, dans notre exemple, un myope de 1 D aura besoin de 4 D de réfraction dynamique (accommodation) pour réaliser les 5 D demandées.

Lorsque la réfraction statique et la réfraction dynamique réunies ne donnent pas la réfraction nécessaire pour voir à la distance voulue, il faut ajouter ce qui manque par une lentille à force réfringente positive, c'est-à-dire par un *verre convexe*. Ce verre convexe doit être considéré comme ajouté à la réfraction statique, car, comme elle, il n'est pas susceptible de modification; mais il vient en aide à la réfraction dynamique, en fournissant un travail qui aurait, sans cela, incombé à cette dernière.

Supposons que notre myope de 1 D ne dispose que de 2 D de réfraction dynamique. Il aura donc en tout $p = 1 + 2 = 3$ D. Mais il lui en faudrait 5. Il lui en manque donc 2. Nous lui donnerons, par conséquent, le verre convexe 2, pour compléter le nombre de dioptries voulu. — Inversement, si la réfraction statique est trop forte, on la diminue par un verre négatif (concave).

L'adaptation de l'œil à la distance du travail.

On voit, d'après ce que nous avons exposé, que l'œil peut être optiquement adapté à n'importe quelle distance. Cette adaptation est obtenue par la réfraction statique tantôt seule, tantôt secondée par la réfraction dynamique, parfois augmentée ou diminuée par des verres de lunettes. Nous ne pouvons cependant quitter ce sujet sans faire déjà ici, par anticipation, une remarque très importante pour la pratique : lorsqu'il s'agit de fournir un travail durant un certain temps, il faut que ce travail n'exige pas, au début, déjà la totalité de la force disponible. Il faut qu'il en reste pour pouvoir soutenir l'effort visuel pendant le temps voulu. Si j'arrive, en mettant en jeu toute la force de mon bras, à soulever un poids de 50 livres, il n'est pas question que je puisse tenir ces 50 livres plus d'un instant, parce que, en employant pour les soulever, le maximum de ma force musculaire, il ne m'en reste plus pour soutenir ce travail. Pour pouvoir le faire, il faut un poids plus petit ou, plus exactement, il faut de la force en réserve. Le même principe est applicable à l'œil.

Chaque fois que l'adaptation à une distance quelconque est obtenue à l'aide d'un effort de réfraction dynamique (de l'accommodation), la vision peut être maintenue à cette distance seulement à la condition que l'œil ait encore une certaine quantité d'accommodation en réserve.

Ce n'est plus possible lorsque l'adaptation exige la totalité de l'accommodation disponible, lorsque l'objet se trouve au punctum proximum. Par exemple, un emmétrope qui dispose de 3 D d'amplitude d'accommodation verra parfaitement à $\frac{1}{3}$ de mètre pour un instant; mais il ne pourra jamais travailler à cette distance, parce que l'objet se trouve à son punctum proximum et exige, pour être vu nettement, la totalité de sa réfraction dynamique.

On n'est pas encore fixé sur la quantité de réfraction dynamique qu'il faut avoir disponible pour pouvoir se servir de ses yeux, sans fatigue, pendant plusieurs heures. Il n'est pas douteux même que cette quantité de réfraction dynamique en réserve ne varie d'un individu à l'autre, qu'elle ne dépende du genre de travail, et aussi de la faculté avec laquelle l'accommodation est produite.

Voici ce que je veux dire :

S'il faut, pour voir un objet, 3 dioptries, et qu'un emmétrope dispose de 4 dioptries d'amplitude d'accommodation, il aura sans doute en réserve, une dioptrie, qu'il pourra dépenser pendant la durée de son travail à $\frac{1}{3}$ de mètre. Mais la mise en jeu de cette dioptrie d'accommodation, de la dernière dont il dispose, lui coûtera beaucoup plus d'effort que n'en coûterait la production d'une dioptrie à un autre emmétrope qui en a encore 5.

La dernière dioptrie de réfraction dynamique sera pour ainsi dire plus vite usée qu'une autre prise moins près de cette extrême limite.

Chaque fois donc qu'une partie de la réfraction nécessaire pour voir à une distance donnée doit être empruntée à la réfraction dynamique, il faut se demander si l'individu a encore une certaine quantité d'accommodation en surplus. En cas de négative, il faut la lui donner au moyen d'un verre convexe (1).

____

(1) Nous verrons, au chapitre clinique, quelle est approximativement cette réserve néces-

Ceci n'est évidemment pas nécessaire, lorsque l'objet à fixer se trouve au punctum remotum de l'œil. Toute la réfraction voulue étant alors fournie par la réfraction statique, l'œil voit sans fatigue à la distance demandée. Une lentille convexe ne ferait qu'augmenter la réfraction statique; celle-ci serait donc trop forte; la vision nette à cette distance serait impossible.

Il peut aussi arriver que la réfraction statique à elle seule soit trop élevée pour la distance voulue. Ainsi un myope de 5 D a une réfraction statique de 2 D trop élevée pour voir à 1/3 de mètre, c'est-à-dire à une distance qui n'exige que 3 D de réfraction.

Il faut donc diminuer sa réfraction statique par un verre concave de 2 D, pour porter son point d'adaptation à 0,33 mètre. Ce verre ne peut pas fatiguer tant qu'il est employé pour la vision à cette distance seulement. Dans ces conditions, il n'a aucune influence sur la réfraction dynamique, et c'est l'effort de l'accommodation seule qui produit la fatigue. Celle-ci pourrait donc se manifester seulement dans le cas où le verre concave soustrairait à la réfraction statique plus qu'il ne faut pour voir à la distance voulue. Si le verre concave est trop fort, le défaut de réfraction qu'il produit doit être remplacé par l'accommodation.

Nous ne voulons pas multiplier les exemples. Les règles indiquées suffisent largement pour se rendre compte, dans tous les cas, des moyens d'adapter un œil et de le faire travailler à une distance demandée.

Pour peu que nous connaissions la réfraction statique (l'état de réfraction, le degré de l'amétropie) et la réfraction dynamique (amplitude d'accommodation) d'un œil, on pourra nous poser n'importe quelle distance, et nous saurons toujours dire si l'œil peut travailler à cette distance sans le secours de verres de lunettes. Dans le cas contraire, nous indiquerons et le genre et le numéro du verre auxiliaire.

Presbyopie.

Le terme de presbyopie provient évidemment du grec πρεσβύς, vieux et ὄψ, œil. La traduction serait donc « vision des vieillards ». C'est, en effet, la signification primitive de ce mot. On avait observé que les vieillards perdent souvent la faculté de voir à courte distance, tout en voyant très bien au loin, qu'ils sont obligés d'éloigner outre mesure le livre pour lire, et que, pour faciliter leur vision, ils doivent avoir recours à des verres convexes. Ce phénomène s'explique très bien, depuis les travaux de Donders, par la diminution de l'accommodation et le manque de réfraction positive qui en résulte

saire. Nous verrons qu'elle n'est pas absolument la même pour tout état de réfraction et d'accommodation, et qu'elle varie d'un individu à l'autre. Nous discuterons également la question de savoir s'il faut la considérer comme une quantité de réfraction *absolue* à ajouter à celle de l'œil, ou comme une quantité *relative*, une *quote* de l'amplitude d'accommodation dont l'individu dispose.

pour les yeux dont la réfraction statique n'est pas très élevée, les myopes faibles, les emmétropes et les hypermétropes.

Cet état devait être considéré comme une espèce de maladie de vieillesse, à une époque où l'optique physiologique était à peu près inconnue. On disait d'un homme : « il est presbyte » chaque fois qu'il ne voyait pas bien de près. On étendait la signification du mot même aux jeunes gens, et on rangeait parmi les « presbytes » tous ceux qui avaient besoin de verres convexes pour voir de près ou pour voir à distance. En d'autres termes, on appelait « presbytes » aussi bien les hypermétropes que ceux qui, par suite de la diminution de l'amplitude d'accommodation et la faiblesse de leur réfraction statique, ont besoin de verres convexes pour voir à courte distance.

Ce terme de presbytie est extrêmement répandu dans le public, qui en connaît même l'étymologie. La preuve en est dans l'effroi ou l'indignation qu'on soulève presque chaque fois qu'on ose proposer des verres convexes à une dame. « Mais, docteur, je ne suis pas encore presbyte. » Combien de fois par semaine n'entendons-nous pas cette objection !

Le mot de presbyopie était déjà fortement enraciné lorsque Donders écrivit son ouvrage classique sur les anomalies de la réfraction et de l'accommodation. Il était si solidement ancré dans les esprits, que l'illustre maître en ophthalmologie n'a pas cru pouvoir l'en déraciner, ni même le négliger. Il a cherché un accommodement en donnant une définition précise du mot, et en en restreignant le sens : la presbyopie est, suivant Donders, « la diminution de l'amplitude d'accommodation dépendant du progrès de l'âge et entraînant avec elle la difficulté dans la vision des objets rapprochés ».

Mais cette définition manquait encore de précision. Il fallait spécifier ce qu'on appelle la vision des objets rapprochés. Donders donne, comme mesure de la vision rapprochée, la distance de 8 pouces.

Voici donc ce que signifie le mot de presbyopie, suivant la définition de Donders : *est presbyte tout œil qui, par suite de l'affaiblissement physiologique de sa réfraction, ne voit plus à la distance de 8 pouces ou de* $216,5^{mm}$, *disons* 22^{cm}. En d'autres termes encore, tout œil dont le punctum proximum se trouve au delà de 22^{cm}, ou qui, en mettant en jeu toute sa réfraction, n'arrive pas à une force réfringente positive de plus de $\frac{100}{22} = 4,5$ dioptries.

Prenons encore le diagramme de Donders (p. 164). Il nous sera indispensable pour comprendre les considérations suivantes. D'après ce diagramme et tout ce que nous avons appris jusqu'à présent, nous voyons aussitôt que tous les *myopes* dont la réfraction statique ou le degré de myopie dépasse 7 dioptries ne peuvent jamais devenir presbytes. Car, comme l'indique le diagramme de Donders, même sans accommodation, rien qu'avec leur réfraction statique, ils voient à $\frac{1000}{7} = 142^{mm}$, jusqu'à l'âge de cinquante ans, et jusqu'à soixante-quatre ans, en y ajoutant leur réfraction dynamique.

Même à quatre-vingts ans, lorsque la réfraction dynamique n'existe plus et que la statique a diminué de 2,5 dioptries, il leur reste toujours $7 - 2,5 = 4,5$ D pour voir à la distance exigée de 22^{cm} ou 8 pouces.

Les myopes d'un degré plus faible deviendraient presbytes, mais plus ou moins tôt, selon le degré de leur myopie. Ainsi, avec 4,5 D, on peut encore aller jusqu'à soixante-trois ans avant d'avoir besoin de verres convexes pour voir à 22^{cm}. C'est à cet âge que la courbe pp de la réfraction maximum dépasse la ligne 0, c'est-à-dire qu'elle tombe au-dessous de la valeur primitive de la réfraction statique.

L'*emmétrope* devient presbyte à quarante ans. Le schéma montre directement qu'à cet âge la courbe pp est à 4,5 dioptries. A partir de ce moment, il faut donc compléter par des verres convexes ce qui manque à l'œil de réfraction positive pour arriver aux 4,5 dioptries demandées.

C'est ainsi qu'on obtient, pour l'emmétrope, la série suivante des degrés de presbyopie, ou des verres convexes correcteurs nécessaires :

EMMÉTROPIE

Age.	p demandé.		p existant.		Presbyopie.
40	4,5	—	4,5	=	0
45	4,5	—	3,5	=	1
50	4,5	—	2,5	=	2
55	4,5	—	1,5	=	3
60	4,5	—	0,5	=	4
65	4,5	—	(— 0,25)	=	4,75
70	4,5	—	(— 1,)	=	5,5
75	4,5	—	(— 1,75)	=	6,25
80	4,5	—	(— 2, 5)	=	7

L'*hypermétrope* devient presbyte d'autant plus tôt, que son hypermétropie (sa réfraction *statique* négative, — r) est plus élevée. Ainsi, un hypermétrope de 4 dioptries est presbyte à l'âge de vingt-cinq ans déjà, parce que, pour arriver aux 4,5 dioptries de réfraction positive demandées, il lui faut $4 + 4,5 = 8,5$ dioptries de réfraction dynamique, et ce n'est que jusqu'à vingt-cinq ans que son accommodation est si puissante. Lorsque l'hypermétropie est plus forte, la presbyopie se manifeste encore plus tôt.

La presbyopie est donc une infirmité de vieillesse, qui épargne des vieillards de quatre-vingts ans et peut atteindre des jeunes gens de vingt-cinq ans et moins. Cette contradiction a déjà quelque chose de choquant pour la logique, mais la notion de presbyopie a des inconvénients d'une importance encore plus grande.

Pour en faire quelque chose d'exact, il a fallu donner au mot presbyopie une définition. Cette définition a nécessité l'admission d'une distance unique pour la vision rapprochée. Mais une distance uniforme pour le travail de près est précisément inadmissible, et, avec elle, tombe la légitimité de la notion de presbyopie.

Tout le monde ne travaille pas à la même distance. S'il y a beaucoup de personnes qui tiennent leur ouvrage à 22^{cm}, il y en a beaucoup d'autres qui l'éloignent au delà, et beaucoup d'autres qui le rapprochent en deçà. Ainsi, un homme de grande taille, s'il n'est pas myope, a l'habitude de tenir son journal bien plus loin que 22^{cm}, grâce à la longueur de ses bras. Il nous saurait très mauvais gré de vouloir l'adapter à 22^{cm}.

Il faut dire cependant, pour être juste, qu'en donnant à l'œil 4,5 dioptries de réfraction positive, nous n'exigeons pas qu'il travaille à cette distance de 22^{cm}. Il pourra travailler à 33^{cm} et réserver 1,5 dioptrie d'accommodation, s'il en a encore cette quantité, pour soutenir son travail plus longtemps à cette distance plus longue.

Mais même 33^{cm} sont une distance trop courte pour beaucoup de personnes. Les peintres, ceux qui ont à embrasser du regard une surface plus étendue, ou qui ont une occupation qui les oblige à s'éloigner de l'objet, comme les pianistes, les violonistes, de même que les repasseuses et bien d'autres encore, réclament une réfraction positive plus faible. D'autres, au contraire, comme les bijoutiers, horlogers et autres, s'occupent d'objets si fins qu'ils sont obligés de les rapprocher très près de l'œil, afin d'en obtenir des images rétiniennes plus grandes. La même chose arrive à ceux qui travaillent avec une lumière ou une acuité visuelle insuffisantes. Ils cherchent à suppléer à ces défauts par l'augmentation de la grandeur des images rétiniennes. Ceux-là demandent donc une réfraction plus forte pour leur travail que 4,5 dioptries. En un mot, la distance de la vision rapprochée varie considérablement suivant les nécessités du travail ou l'habitude du sujet.

C'est pourquoi nous avons proposé, dans un ouvrage précédent (1), de bannir de l'ophthalmologie le terme de presbyopie et de nous laisser guider, dans le choix des lunettes, uniquement par le besoin et le désir de ceux qui nous consultent, sans nous tenir à une distance ou une réfraction donnée, qui n'a sa raison d'être que dans un nombre de cas très restreint.

La connaissance de la réfraction statique et dynamique nous met à même d'indiquer immédiatement pour chaque distance voulue le verre de travail nécessaire.

Verre de travail (*working-glass, Arbeitsglas*) est en effet le terme que nous appliquerons à la lentille qui ajuste la réfraction de l'œil pour le travail, qu'il soit convexe ou concave, cylindrique ou combiné. Cette manière d'envisager la chose est à la fois plus pratique et plus physiologique et nullement plus compliquée que la recherche du degré de presbyopie.

Exemple : Un homme se présente avec des symptômes d'asthénopie.

(1) Landolt, *Manual of Examination of the Eyes*, p. 141-145. Philadelphie, 1879.

Après avoir écarté toute autre cause pouvant rendre difficile la vision soutenue à courte distance, nous déterminons la réfraction (et l'acuité visuelle). Nous trouvons emmétropie, acuité normale. Nous déterminons l'amplitude d'accommodation. Elle est de 2 dioptries, c'est-à-dire que notre malade peut lire jusqu'à $\frac{1}{2}^{m}$, mais pas plus près. Nous lui demandons à quelle distance il désire voir. Il nous montre avec la main qu'il a l'habitude de tenir son livre à 33^{cm} environ. Nous nous disons que, pour voir à cette distance, il faut 3 dioptries. La réfraction positive totale du malade (p) est égale à $r + a = 0 + 2$, donc de 1 dioptrie trop faible. Nous lui donnerons le convexe 1,5 pour qu'il puisse travailler aisément à la distance voulue.

S'il nous avait demandé un verre pour peindre ou jouer du piano, c'est-à-dire pour voir à 50^{cm}, nous nous serions dit : étant emmétrope et disposant de 2 dioptries d'accommodation, il voit bien encore à $1/2$ mètre $= 50^{cm}$; mais il n'est pas étonnant qu'il ne puisse pas soutenir longtemps le travail à cette distance, parce qu'il obtient l'adaptation seulement par l'effort maximum de son muscle ciliaire. Nous lui aurions donc donné le convexe 0,5, pour mettre en réserve une demi-dioptrie d'accommodation.

Si le malade avait été hypermétrope de 1 dioptrie ($r = -1$), nous lui aurions donné une dioptrie de plus.

Autre exemple : Une jeune fille nous demande d'adapter ses yeux pour le piano. Nous nous disons : pour le piano il faut compter $1/2$ mètre, donc deux dioptries de réfraction positive. Les a-t-elle? Nous examinons la réfraction statique. La jeune personne a une myopie de 5 dioptries. Cela prouve que, déjà sans son accommodation, elle a $5 - 2 = 3$ dioptries de réfraction de plus qu'il ne lui faut. Nous lui donnerons donc le concave 3 comme verre de travail, et elle verra à $1/2$ mètre avec les deux dioptries qui lui restent. Il va de soi que, s'il y a astigmatisme, on combinera le verre de travail avec le cylindre correcteur.

Nous verrons d'ailleurs, dans la partie clinique, de quelles circonstances encore il faut tenir compte dans le choix des lunettes pour travailler à distance, aussi bien que pour voir de près : si le malade a déjà porté des lunettes ou non, s'il y a myopie progressive, si sa force de convergence est normale, etc.

Dans tous les cas, nous ne nous contenterons pas d'avoir déterminé théoriquement le verre, mais nous l'essayerons de suite, et nous engagerons le malade à revenir, pour nous rendre compte de l'effet de ses verres. Cela va sans dire. Quelque analogie qu'il y ait entre la partie de l'ophthalmologie dont nous traitons et l'optique, l'œil est loin d'être un simple instrument de physique, et l'on fait bien de s'en souvenir précisément dans les cas qui comportent le plus l'application des lois de la physique de la lumière.

Depuis des années déjà nous suivons les règles indiquées ci-dessus pour le choix des verres de travail. Nous nous sommes rendus absolument indépendants de la presbyopie, et nous nous en trouvons très bien.

Cette méthode rationnelle de choisir les verres de lunettes n'est d'ailleurs pas plus compliquée que la détermination de la presbyopie. Ici également, il faut connaître la réfraction statique du malade ; sans cela l'application des numéros de la presbytie suivant l'âge serait absurde. Mais, tout en connaissant la réfraction statique et l'âge, il faut se garder encore d'ordonner de suite au presbyte le verre calculé d'après le tableau de Donders. L'accommodation peut être, exceptionnellement, plus forte ou plus faible que ne l'indique ce diagramme, et le verre correcteur de la presbyopie serait en proportion trop fort ou trop faible.

Il serait étonnant que Donders, avec son esprit si net et si éclairé, ne se fût pas rendu compte du peu de logique que révèle le terme de presbyopie. Il se demande, en effet (1), s'il est bien nécessaire de conserver le terme de presbytie ou presbyopie, et s'il ne vaudrait pas mieux se borner à déterminer dans chaque cas l'amplitude d'accommodation, ainsi que le degré de myopie et d'hypermétropie. Seulement il croit qu'on mettrait de la mauvaise grâce à accepter la suppression d'un terme aussi généralement connu et employé partout. Aussi bien nous ne voulons pas rayer entièrement ce terme du langage ordinaire. Il nous sera même souvent commode, quand, sous une forme abrégée, nous voudrons exprimer que c'est simplement l'âge qui produit l'asthénopie. Mais nous aimerions voir disparaître le mot de presbyopie de l'ophthalmologie, où Donders nous a habitués à des idées si nettes, à des méthodes de détermination si précises et en même temps si pratiques.

LA CONVERGENCE

Si la vision ne s'effectuait qu'au moyen d'un œil, nous saurions maintenant comment l'individu s'adapte à grande et à courte distance. Aussi bien au delà de l'infini que tout près de l'œil, il n'y aurait pas un point pour la vision duquel nous ne puissions ajuster son système dioptrique.

Mais généralement l'homme voit avec deux yeux, et la *vision binoculaire* a pour lui des avantages considérables. Or vision binoculaire veut dire : réunion en une seule impression des images rétiniennes que reçoiven simultanément les deux yeux. Pour que la vision binoculaire soit possible et utile, il faut que les deux yeux reçoivent simultanément, sur leur fosse centrale, une image nette de l'objet fixé. Il faut donc non seulement que chaque œil possède l'adaptation optique à la distance de l'objet, ce qui est indispensable pour la *netteté* de l'image, mais il faut encore que les *deux lignes de regard* soient dirigées sur l'objet fixé pour la fusion en une seule des images des deux yeux.

Nous appelons *convergence la direction que les yeux doivent donner à*

____

(1) Donders, *loc. cit.*, p. 210 de l'éd. angl., p. 187 de l'éd. allem.

leurs lignes de regard pour qu'elles soient simultanément dirigées sur le point fixé.

Pour voir binoculairement un objet situé à l'infini, les lignes de regard *convergent* à l'infini, c'est-à-dire qu'elles ne convergent pas dans l'acception commune du mot : elles sont parallèles. Plus l'objet se rapproche, plus les lignes visuelles doivent converger, plus les yeux doivent tourner en dedans.

Si l'objet se meut sur la *ligne médiane*, c'est-à-dire sur une ligne perpendiculaire au milieu de la *ligne de base* (qui réunit les centres de rotation des deux yeux), la convergence est toujours la même pour chaque œil. Elle est donc nulle, lorsque les lignes visuelles des deux yeux sont parallèles.

Elle est mesurée par l'angle dont un œil doit se détourner de cette direction parallèle à la ligne médiane. Nous appelons cet angle, *angle de convergence*.

Soient (fig. 78) O et O′ les centres de rotation des deux yeux, OO′ est la ligne de base, M son milieu, M C la ligne médiane. — Lorsque les lignes de regard sont parallèles (OJ et O′J′), l'angle de convergence est nul pour chacun des yeux. Lorsqu'ils fixent le point C', l'angle de convergence pour l'œil gauche est JOC' ou $OC'M$.

La grandeur de l'angle de convergence dépend évidemment, d'une part, de la grandeur de OO′, ou de la ligne de base, qui joint les centres de rotation des deux yeux; d'autre part, de la distance de l'objet. La ligne de base étant une valeur constante pour chaque individu, nous pouvons considérer l'angle de convergence comme dépendant uniquement de la distance de l'objet. Plus cette distance diminue, plus l'angle augmente; plus l'objet se rapproche, plus il exige de convergence pour être vu binoculairement. Nous pouvons donc admettre que l'*angle de convergence est inversement proportionnel à la distance qui sépare l'objet de chacun des yeux.*

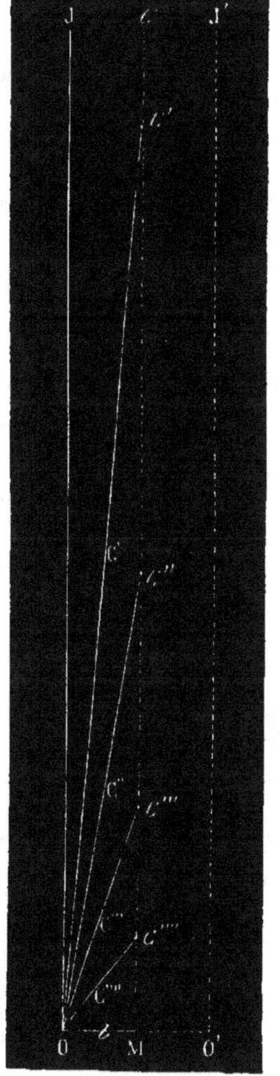

Fig. 78.

Lorsque les yeux sont dirigés directement en avant, la convergence de chacun d'eux est $c = \frac{1}{\infty}$; lorsqu'ils se dirigent vers un point situé à deux mètres sur la ligne médiane, la convergence de chacun des yeux est $c = 1/2$. Pour un point situé à 1 mètre, la convergence est $c = \frac{1}{1} = 1$. A 1/2 mètre, elle est $c = \frac{1}{1/2} = 2$; pour 1/3 de mètre, elle est $c = \frac{1}{1/3} = 3$.

On obtient ainsi des nombres pour exprimer l'effort de convergence. L'unité, $c = 1$, est l'angle de convergence nécessaire pour fixer binoculairement un objet situé sur la ligne médiane, à 1 mètre de chaque œil.

C'est M. Nagel (1) qui a eu cette ingénieuse idée de donner à la convergence une expression simple et, comme nous le verrons, très pratique. Il appelle cet angle-unité *angle métrique*. Nous le désignerons par la notation *am*.

La convergence est ainsi facile à exprimer. S'agit-il d'un objet situé à 40^{cm}, nous dirons : 40^{cm} font $\frac{1^m}{2,5}$. La convergence nécessaire pour voir binoculairement à cette distance est de $\frac{1}{1/2,5} = 2,5$ angles métriques; Pour 5 mètres nous aurons $c = \frac{1}{5}$ *am*, et ainsi de suite.

Mais l'expression de Nagel a un plus grand avantage encore. Rappelons-nous que la réfraction nécessaire pour voir nettement un objet est aussi l'inverse de la distance de cet objet.

La réfraction et la convergence doivent donc augmenter et diminuer d'une quantité égale et inverse avec l'éloignement de l'objet.

Elles sont nulles toutes les deux lorsque l'objet se trouve à l'infini.

Si l'objet C' se trouve à 1 mètre de l'œil ($C' = 1^m$), l'angle de convergence $OC'M$ est $c = \frac{1}{1} = 1$ angle métrique, et la réfraction nécessaire $x = \frac{1^m}{1} = 1$ dioptrie.

Lorsque l'objet se rapproche jusqu'à 1/2 mètre de l'œil O ($OC'' = 50^{cm}$), l'angle de convergence $OC''M$ est $\frac{1^m}{1/2} = 2$ *am*, et la réfraction $x = \frac{1}{1/2} = 2$ D.

Si l'objet se trouve à 1/3 de mètre ($OC''' = 333^{mm}$), la convergence est JOC''' ou $OC'''M = 3$ *am*, et la réfraction nécessaire également $= 3$ D.

Si OC'''' est égal à $25^{cm} = 1/4$ de mètre, la convergence nécessaire est $= 4$ *am* (JOC''''), et la réfraction $x = 4$ D.

Si l'objet se trouve à 3 mètres de l'œil, la convergence est $c = \frac{1}{3} = 0,333$ *am*, et la réfraction $x = 0,333$ D.

C'est ainsi qu'en adoptant comme mesure de la réfraction et de la convergence la même unité, c'est-à-dire le mètre, M. Nagel arrive à donner à ces fonctions, qui ont un but analogue, toujours la même expression. Les deux doivent, en effet, être toujours égales.

Il était d'une importance capitale d'établir l'égalité de la convergence et de la réfraction nécessaires pour la vision binoculaire, et de leur donner une mesure facile et une expression simple.

____

(1) Nagel in Graefe et Sæmisch, *Handb.*, etc., VI, chap. X, p. 478 et suiv.

Le calcul de l'angle de convergence se fait de la façon suivante :

Nous désignons OM (fig. 78), c'est-à-dire la moitié de la ligne de base, par b et par C' la distance OC' de l'œil à l'objet. $OC'M$ est, dans ce cas, l'angle de convergence. Il est déterminé par l'expression :

$$\sin OC'M = \frac{b}{C'}$$

Et, si nous admettons C' = 1 mètre, l'*angle métrique* sera exprimé par :

$$am = arc \sin \frac{b}{1^m} \quad (1).$$

Si nous désignons les différentes distances de l'objet à l'œil par C', C'', C''', C''''......, nous pouvons construire des triangles rectangles $OC'M$, $OC''M$, $OC'''M$, $OC''''M$, dont la base commune est b. Nous en tirons les formules

$$b = C'. \sin OC'M = C''. \sin OC''M = C'''. \sin OC'''M = C''''. \sin OC''''M......$$

Pour les petits angles dont il s'agit en réalité, on peut considérer le sinus comme étant égal à l'angle, et l'équation devient :

$$b = C'.OC'M = C''.OC''M = C'''.OC'''M = C''''.OC''''M......$$

En posant $b = 1$, on obtient :

$$\text{Angle} \quad OC'M = \frac{1}{C'}$$

$$\text{»} \quad OC''M = \frac{1}{C''}$$

$$\text{»} \quad OC'''M = \frac{1}{C'''}$$

$$\text{»} \quad OC''''M = \frac{1}{C''''}, \text{ etc.,}$$

c'est-à-dire que les angles de convergence sont les inverses des distances de l'objet à l'œil.

Si

$C' = 1^m$, la convergence correspondante est $c \ \dfrac{1}{1} = 1 \ am$.

$C'' = \dfrac{1^m}{2}$ »   » $\dfrac{1}{1/2} = 2 \ am$.

$C''' = \dfrac{1^m}{3}$ »   » $\dfrac{1}{1/3} = 3 \ am$.

$C'''' = \dfrac{1^m}{4}$ »   » $\dfrac{1}{1/4} = 4 \ am$.

Si $C = 20^{cm} = \dfrac{20}{100} = \dfrac{1^m}{5}$, la convergence est $c = 5 \ am$.

Si $C = 12$ mètres, la convergence est $= c \dfrac{1}{12} \ am$.

(1) Nagel, *loc. cit.*, p. 479.

Comme nous l'avons dit, et comme il résulte de la formule pour l'angle métrique, la grandeur de celui-ci dépend, pour chaque individu, de la ligne de base, c'est-à-dire de la distance qui sépare les centres de rotation des deux yeux.

M. Nagel a calculé la valeur de l'angle métrique pour les différentes longueurs de la ligne de base qu'on peut rencontrer (1).

Voici les résultats de ses calculs :

VALEUR DE L'ANGLE DE CONVERGENCE A LA DISTANCE DE 1 MÈTRE (ANGLE MÉTRIQUE) POUR DIFFÉRENTES LONGUEURS DE LA LIGNE DE BASE.

LIGNE DE BASE en millim. $2\,b$ (de la fig. 77)	SINUS de l'angle métrique b (de la fig. 77) en mètres.	VALEUR DE L'ANGLE MÉTRIQUE	
		En degrés.	En degrés, min. et sec.
50	0,025	1,430°	1° 25′ 51″
51	0,0255	1,459°	1° 27′ 35″
52	0,026	1,488°	1° 29′ 18″
53	0,0265	1,517°	1° 31′ 2″
54	0,027	1,545°	1° 32′ 45″
55	0,0275	1,574°	1° 34′ 28″
56	0,028	1,603°	1° 36′ 12″
57	0,0285	1,631°	1° 37′ 56″
58	0,029	1,660°	1° 39′ 39″
59	0,0295	1,689°	1° 41′ 22″
60	0,030	1,718°	1° 43′ 6″
61	0,0305	1,746°	1° 44′ 49″
62	0,031	1,775°	1° 46′ 33″
63	0,0315	1,804°	1° 48′ 16″
64	0,032	1,833°	1° 50′
65	0,0325	1,861°	1° 51′ 43″
66	0,033	1,890°	1° 53′ 26″
67	0,0335	1,919°	1° 55′ 10″
68	0,034	,948°	1° 56′ 53″
69	0,0345	1,976°	1° 58′ 37″
70	0,035	2,005°	2° 0′ 20″
71	0,0355	2,034°	2° 2′ 4″
72	0,036	2,063°	2° 3′ 47″
73	0,0365	2,092°	2° 5′ 31″
74	0,037	2,120°	2° 7′ 14″
75	0,0375	2,149°	2° 8′ 57″

Les distances de 50 et de 75ᵐᵐ sont les deux limites extrêmes d'écartement entre les deux yeux.

En prenant comme valeur moyenne le chiffre de 64ᵐᵐ, Nagel trouve pour les différentes distances de l'objet fixé les angles de convergence marqués dans le tableau suivant (2).

Il a calculé ces angles de deux façons, d'abord en considérant comme égaux les angles et leurs sinus (comme nous l'avons admis dans le calcul précédent), ensuite en prenant leurs sinus. Cette dernière méthode était importante pour se rendre compte des erreurs que pouvait entraîner l'approximation de la première. On verra que ces erreurs sont

(1) Nagel, *loc. cit.*, p. 481.
(2) Nagel, *loc. cit.*, p. 482.

réellement négligeables, attendu que la différence des angles ainsi calculés dépasse 1° seulement pour une distance de 6,66ᶜᵐ de l'œil, à 5,85ᶜᵐ de la ligne de base, c'est-à-dire dans un cas extrême qui ne se présente pas souvent dans la pratique.

ANGLES DE CONVERGENCE CALCULÉS EN DEGRÉS POUR DIFFÉRENTES DISTANCES DE L'OBJET DE FIXATION, L'ÉCARTEMENT DES YEUX ÉTANT DE 64ᵐᵐ.

DISTANCE DE L'OBJET DE FIXATION A L'ŒIL		VALEUR DE L'ANGLE DE CONVERGENCE			DIFFÉRENCE entre les nombres des deux colonnes précédentes.
en mètres.	en millim.	en angles métriques.	en degrés.	en degrés exactement calculés.	
1	1000	1	1° 50′	1° 50′	0
1/2	500	2	3° 40′	3° 40′	0
1/3	333,3	3	5° 30′	5° 30′ 41″	41″
1/4	250	4	7° 20′	7° 21′ 23″	1′ 23″
1/5	200	5	9° 10′	9° 12′ 3″	2′ 3″
1/6	166,6	6	11°	11° 4′ 17″	4′ 17″
1/7	142,8	7	12° 50′	12° 56′ 47″	6′ 47″
1/8	125	8	14° 40′	14° 50′	10′
1/9	111,1	9	16° 30′	16° 44′ 17″	14′ 17″
1/10	100	10	18° 20′	18° 39′ 38″	19′ 38″
1/11	90,9	11	20° 10′	20° 36′ 40″	26′ 40″
1/12	83,3	12	22°	22° 34′ 49″	34′ 49″
1/13	76,9	13	23° 50′	24° 35′	45′
1/14	71,4	14	25° 40′	26° 36′ 55″	56′ 55″
1/15	66,6	15	27° 30′	28° 41′ 1″	1° 11′ 1″
1/16	62,5	16	29° 20′	30° 48′	1° 28′
1/17	58,8	17	31° 10′	32° 57′ 3″	1° 47′ 3″
1/18	55,5	18	33°	35° 10′	2° 10′
1/19	52,6	19	34° 50′	37° 26′ 31″	2° 36′ 31″
1/20	50	20	36° 40′	39° 47′ 43″	3° 7′ 43″

L'amplitude de convergence.

Soit R (fig. 79) le *point le plus éloigné* sur lequel une personne puisse diriger simultanément les lignes de regard de ses deux yeux, indépendamment de son état de réfraction ou d'accommodation. Soit $OR = R$ mètres la distance qui sépare l'objet de l'œil. L'angle de convergence ORM sera exprimé par $\frac{1}{R}$, c'est l'*angle de convergence minimum*.

Soit P le *point le plus rapproché* que l'individu puisse fixer binoculairement, c'est-à-dire sur lequel il puisse faire converger simultanément ses lignes de regard : OPM est donc, en ce moment, l'angle de convergence. Appelons P la distance OP, exprimons-la en mètres, et $\frac{1}{P}$ sera l'angle de *convergence maximum*.

La *différence* entre ces deux angles donne évidemment la mesure de la totalité, *de l'amplitude de convergence* dont l'œil est susceptible.

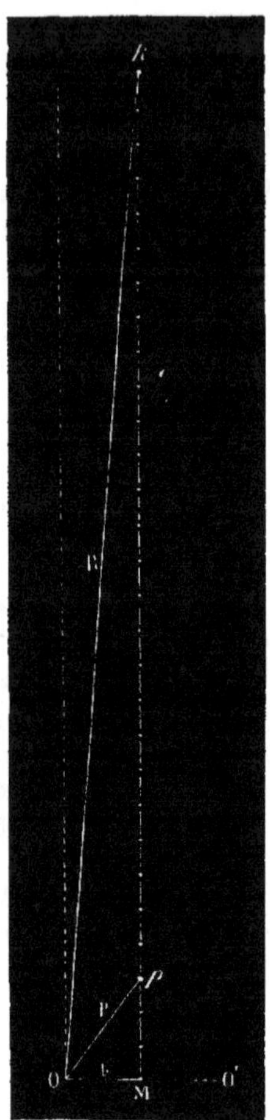

De même que le maximum et le minimum de l'accommodation, le maximum et le minimum de la convergence doivent être exprimés en unités métriques, c'est-à-dire par une fraction dont le dénominateur est une valeur métrique. Appelons-la A, et nous aurons, pour *l'amplitude de convergence*, l'expression :

$$\frac{1}{A} = \frac{1}{P} - \frac{1}{R}.$$

C'est, comme on voit, une expression tout à fait analogue à celle de l'amplitude d'accommodation, dont les termes sont les distances du punctum proximum et du punctum remotum (1).

Nous avons vu qu'on peut exprimer l'amplitude d'accommodation aussi par les unités de force réfringente, par des dioptries, c'est-à-dire par des nombres entiers, quotients des fractions de la formule :

$$\frac{1}{A} = \frac{1}{P} - \frac{1}{R}.$$

Dans ce cas, la formule devient :

$$a = p - r.$$

Nous pouvons faire de même pour l'amplitude de convergence. Nous l'exprimons en unités de

Fig. 73.

(1) Nagel appelle l'angle de convergence *angle de fusion*, et donne à sa distance réciproque le signe F, de sorte que sa formule pour l'amplitude de fusion est $\frac{1}{F} = \frac{1}{P} - \frac{1}{R}$. Nous préférons le mot *convergence*, d'abord parce qu'il implique l'idée de la direction et des mouvements des yeux, dont la fusion des images rétiniennes n'est que le résultat. En second lieu, parce que les notations F et *f*, exigées par le terme de fusion, ont déjà un autre emploi en optique et pourraient donner lieu à des confusions avec celles des distances focales. Les lettres *c*, C et A n'ont pas cet inconvénient.

On ne peut pas nous objecter que, dans le cas où il y a divergence des lignes de regard, notre expression d'angle de convergence est mal choisie, car alors nous donnerons à cet angle le signe négatif, et l'expression de convergence négative, c'est-à-dire convergence des lignes de regard prolongées en arrière, ou divergence des lignes de regard réelles, n'a rien de choquant. Elle est même très bien comprise, comme l'expérience nous l'a prouvé dans nos conférences et nos démonstrations pratiques. Les élèves ne se sont jamais trompés sur la signification du mot.

convergence, c'est-à-dire en angles métriques, dont les distances ci-dessus sont l'inverse.

Nous appelons alors p, *la somme des angles métriques que présente l'œil à l'état de convergence maximun*, r, *la somme des angles métriques que présente l'œil dans la direction du maximum de convergence*, et a, *la différence entre les deux, l'amplitude de convergence* exprimée en angles métriques. La formule devient alors également :

$$a = p - r.$$

Pour distinguer, dans un cas douteux, s'il s'agit d'accommodation ou de convergence, nous munirons les signes A, P, R et a, p, r d'un petit a pour l'accommodation, d'un petit c pour la convergence. Ainsi : P^a signifiera la distance du punctum proximum de l'accommodation, r^c la valeur minimum de la convergence, et ainsi de suite.

Le punctum remotum de la convergence n'est que très rarement (et cela dans des cas pathologiques) situé à une distance finie, comme l'indique la figure précédente.

Quelquefois il est situé exactement à l'infini, c'est-à-dire que les deux yeux peuvent se diriger parallèlement, mais non diverger. R est alors $= \infty$, et l'angle de convergence minimum :

$$r^c = \frac{1}{R} = \frac{1}{\infty} = 0.$$

Plus souvent, le punctum remotum de la convergence se trouve *au delà* de l'infini, à une distance *négative*, en arrière de la tête, c'est-à-dire que l'individu peut donner à ses lignes de regard une direction *divergente*. Dans ce cas, le point où se rencontrent les deux lignes de regard prolongées en arrière correspond au punctum remotum de la convergence. Ici l'expression « convergence minimum » semble mal choisie, puisqu'il n'y a plus convergence, mais divergence. Aussi donnerons-nous à cette convergence, qui n'en est pas une, le signe *négatif*, de même que nous avons donné le signe négatif à l'hypermétropie, où le punctum remotum est également situé en arrière de la tête. Nous saurons donc que « *angle de convergence négatif* » signifie une *divergence des lignes* de regard.

Comment déterminera-t-on cette partie négative de la convergence? A l'aide de prismes qu'on tient devant l'œil, l'arête tournée vers la tempe. Ils font dévier vers leur base les rayons lumineux venant d'un objet très éloigné et obligent les yeux à diverger pour recevoir les images sur leur fosse centrale. Soient (fig. 80) O et O' les deux yeux, JS et J'S' des rayons parallèles, émanés d'un objet très éloigné. Le prisme P fera dévier le rayon JS vers sa base, en lui donnant la direction SR. Pour recevoir ce rayon sur sa fosse centrale F, l'œil O doit donc se placer en divergence, de sorte que sa ligne de regard prend la direction OD ou OR. De même pour l'œil O′; il prendra la direction O′R sous l'influence du prisme P′.

L'angle de déviation FSZ produit par le prisme P est égal à l'angle de divergence de l'œil, JSD ou IOD. Cet angle est aussi égal à l'angle de divergence ORM, — R est en effet le punctum remotum négatif de la convergence.

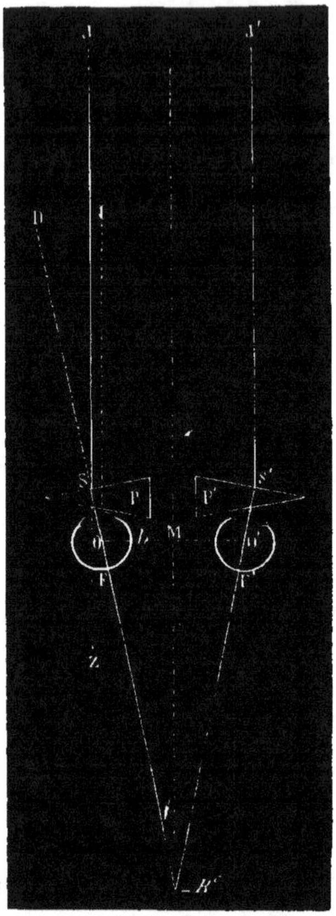

Or la déviation produite par un prisme de verre peut être considérée comme égale à la moitié de l'angle du sommet du prisme (1).

La valeur de cet angle se trouve généralement inscrite sur les prismes de nos boîtes d'essai. Le prisme n° 10 produit donc une déviation de 5 degrés, le prisme n° 18, de 9 degrés, et ainsi de suite.

Une personne qui voit binoculairement et simple un objet situé à l'infini, malgré des prismes de 6 degrés à sommets en dehors, placés devant chaque œil, exécute donc avec chaque œil un angle de divergence de 3 degrés. Son angle de convergence minimum est $= -3°$.

Et si, pour la distance entre les centres de rotation de ses yeux (64^{mm}), l'angle métrique est $= 1° 50'$, son angle de convergence minimum sera $r^c = \dfrac{3°}{1°50'} = \dfrac{180}{110} = 1,63\ am$.

En pratique, le mode de détermination le plus simple de l'angle de convergence minimum consiste à faire fixer une bougie située à grande distance. On couvre un œil d'un verre coloré, et on place devant l'autre œil, le sommet du côté de la tempe, des prismes de plus en plus forts, jusqu'à ce que l'objet commence à se dédoubler (diplopie homonyme). Le prisme le plus fort qui puisse encore être surmonté donne la somme de la divergence (ou convergence négative) des deux yeux. L'angle de convergence minimum sera donc le quart de l'angle marqué sur le prisme, puisque la déviation se répartit sur chaque œil.

Fig. 80.

(1) J'en ai exposé les raisons p. 924 du volume I de cet ouvrage

Une personne qui voit encore simple à grande distance, malgré le prisme de 8 degrés placé devant un œil, le sommet dirigé vers la tempe, aura pour chaque œil un angle de convergence minimum de — 2 degrés.

Le *maximum de convergence* peut être déterminé directement en rapprochant l'objet sur la ligne médiane; ou, inversement à ce qu'on fait dans la détermination du minimum de convergence, à l'aide de prismes dont l'arête est tournée vers le nez. L'objet de fixation reste alors à grande distance, et on cherche quel est le prisme le plus fort à travers lequel l'objet apparaisse encore simple, quoique fixé simultanément par les deux yeux. Si l'on se sert d'un seul prisme, le quart de son angle sera encore égal à l'angle de convergence maximum. Soit ce prisme de 40 degrés, l'angle de convergence maximum sera $10^\circ = \frac{10^\circ}{1^\circ 50'}\, am = 5,45\, am$. Ce qui correspond environ à une distance de l'objet de 30^{cm}.

Cet exemple prouve déjà que la détermination du maximum de convergence à l'aide de prismes ne sera pas souvent réalisable. Généralement, le punctum proximum de convergence est beaucoup plus rapproché de l'œil que 30^{cm}, tandis qu'il n'est pas possible en pratique de se servir de prismes dépassant 40 dégrés.

C'est pour cela qu'on préférera la détermination directe.

Prenons un exemple :

Une personne avec une ligne de base de 60^{mm} peut surmonter, à grande distance, le prisme 16 degrés, à sommet placé en dehors devant un œil. Son minimum de convergence est donc de $\frac{16}{4} = -4^\circ$.

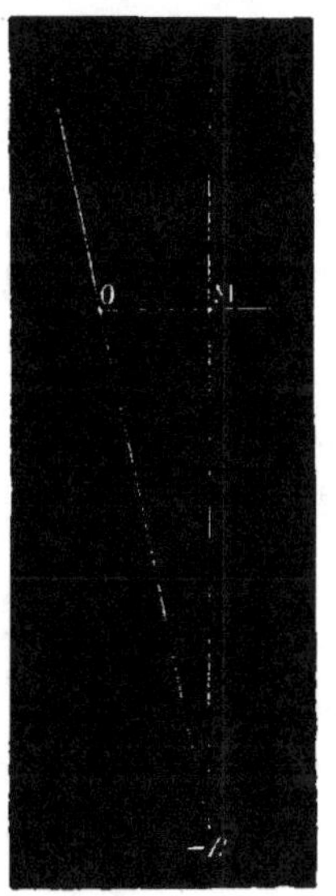

Fig. 81.

Or, conformément au tableau de la page 184, l'angle métrique, pour une ligne de base de 60^{mm}, est de 1°,718. Les 4 degrés de l'angle de convergence minimum, dans notre exemple, représentent donc $-\frac{4}{1,718} = -2,3\, am$.

Si nous désirons exprimer cette valeur angulaire par la distance de l'objet fixé, nous n'aurons qu'à mettre $R = \frac{1^m}{2,3} = 0,43^m$. C'est-à-dire que la personne en question peut donner aux lignes visuelles de ses deux yeux une divergence telle que leurs prolongements se croisent en arrière de la tête, en un point qui est éloigné de 43^{cm} de chaque œil (1).

Si la même personne peut encore fixer binoculairement un objet situé sur

<hr>

(1) On arrive au même résultat par le calcul direct (fig. 81). Soit O l'œil gauche, OM la moitié de la ligne de base = 3^{cm} dans notre exemple; O*R* est la ligne de regard prolon-

la ligne médiane à 9^{cm} de chaque œil, son maximum de convergence est $\frac{1^{m}}{0,09}$; ou $\frac{100^{cm}}{9} = 11,11\ am$.

La totalité de son pouvoir de convergence, son amplitude de convergence, est $a = p - r = 11,11 - (-2,3) = 11,11 + 2,3 = 13,4\ am$.

Nous serions arrivés au même résultat en prenant les distances P^{c} et R^{c}. Nous aurions eu :

$$P^{c} = + 9^{cm}; \quad R^{c} = - 43^{cm}$$

$$\frac{1}{A^{c}} = \frac{1}{P} - \frac{1}{R^{c}}$$

$$\frac{1}{A^{c}} = \frac{1}{9} - \left(-\frac{1}{43}\right) = \frac{1}{9} + \frac{1}{43} = \frac{1}{7,4} = 13,4\ am.$$

Rapports entre l'amplitude de convergence et l'amplitude d'accommodation.

Dans l'œil normal, l'œil type, l'œil emmétrope, la réfraction nécessaire pour voir un objet est obtenue par l'accommodation seule. Pour l'œil normal, l'effort de convergence, qui est une fonction des muscles extrinsèques de l'œil, et l'effort d'accommodation, qui est une fonction du muscle intrinsèque, doivent donc toujours être les mêmes. Ainsi, dans le regard à l'infini, l'accommodation aussi bien que la convergence est nulle; dans la vision binoculaire à 5 mètres, toutes deux sont égales à $\frac{1}{5}$; à 1 mètre, elles sont toutes les deux égales à 1; à $\frac{1^{m}}{5}$, l'accommodation est de 5 D, de même que la convergence est de 5 am. En un mot, les points zéro des deux fonctions coïncidant chez l'emmétrope, et toutes les deux étant mesurées par la même unité, la valeur de l'accommodation et celle de la convergence doivent s'égaler partout pour des yeux normaux.

Cette parité de l'effort exigé simultanément par les deux fonctions dans les yeux normaux les a liées, l'une à l'autre, à tel point qu'elles sont difficiles à isoler. Lorsque, chez un emmétrope, on couvre un œil et qu'on fait fixer à l'autre un objet situé à une distance donnée, l'œil couvert se porte en dedans avec la même convergence et fait le même effort d'accommodation que l'œil libre. Mettons devant ce dernier un verre concave, tout en laissant l'objet à sa place : il est obligé de faire un effort d'accommodation plus

gée en arrière; $ORM = P$ l'angle de convergence minimum. Nous demandons quelle est la longueur de $OR = - R^{c}$. Nous mettrons :

$$\frac{OM}{OR} = \sin 4°$$

$$OR = - R^{c} = \frac{OM}{\sin 4°} = \frac{3^{cm}}{\sin 4°} = 43^{cm}.$$

considérable pour voir l'objet nettement. Or l'œil couvert ne fait pas seulement le même effort d'accommodation, mais il l'accompagne d'un effort égal de convergence, et se porte en dedans comme si l'objet était rapproché d'une quantité correspondante à l'augmentation de l'accommodation.

Inversement, si nous faisons relâcher l'accommodation du premier œil en partie ou en totalité au moyen d'un verre convexe, l'œil couvert divergera par rapport à la position de l'objet.

Les relations des deux fonctions, de l'accommodation et de la convergence, sont tellement intimes, qu'elles ont fait admettre à quelques savants un centre d'innervation commun. Ceci n'est cependant pas admissible, comme nous le verrons. Mais il n'en est pas moins de la plus haute importance pour la pratique d'étudier les rapports qui existent entre les deux fonctions.

La première question qui se pose est celle-ci : l'amplitude d'accommodation et l'amplitude de convergence sont-elles égales, ou l'une est-elle plus grande que l'autre?

En d'autres termes, on peut se demander si le punctum remotum de l'accommodation coïncide avec celui de la convergence, et si le punctum proximum des deux fonctions est également le même.

Prenons comme exemple une personne dont les deux yeux soient *emmétropes*. Le *punctum remotum de l'accommodation* se trouve là où son accommodation est nulle, c'est-à-dire à l'infini. Le *punctum remotum de la convergence*, par contre, est situé généralement au delà de l'infini, en arrière de la tête. Ainsi, dans le cas très fréquent où les lignes visuelles peuvent diverger sous un angle de 2 degrés, nous avons (pour une ligne de base de 64^{mm}) un minimum de convergence négatif de $\frac{2''}{1''50'} = 1,09\ am$.

De ce côté, la convergence dépasse donc l'accommodation, parce qu'il n'y a pas d'accommodation négative, mais bien une convergence négative.

Voyons maintenant l'autre extrémité des deux amplitudes.

Lorsque nous avons parlé du punctum proximum de l'accommodation, il a toujours été question d'un seul œil. C'est en couvrant un œil et en faisant fixer à l'autre un objet de plus en plus rapproché que nous avons trouvé ce punctum proximum.

Découvrons subitement l'autre œil. Nous verrons que, pour voir l'objet de fixation, il est obligé de faire un léger mouvement en dehors, comme s'il avait été atteint de strabisme convergent, pendant que l'autre fixait le punctum proximum. En même temps, la personne examinée reculera un peu la tête pour voir l'objet nettement. L'œil couvert n'était donc pas dirigé sur l'objet de fixation. En effet, si nous le couvrons de telle sorte qu'il ne puisse pas voir l'objet, mais que nous puissions contrôler la direction de cet œil, nous observons que, pendant que l'un des yeux est adapté à son punctum proximum, l'autre louche en dedans. Les lignes de regard, au lieu de se croiser au punctum proximum de l'accommodation, se croisent donc *en deçà* de ce point.

Ce fait, qui a été découvert par Donders, est de la plus haute importance. Il montre que la convergence et l'accommodation sont tellement liées l'une à l'autre que l'individu arrive à augmenter l'effet de son accommodation en faisant un effort de convergence exagéré, et en renonçant à la vision binoculaire. En effet, au moment où nous découvrons l'œil pendant la fixation du punctum proximum *absolu* ou monoculaire, l'objet situé en ce point est vu double. Nous verrons plus tard que le grand physiologiste est arrivé à expliquer ainsi toute une catégorie de cas de strabisme convergent, et, qui plus est, à en indiquer le remède rationnel et efficace.

Généralement le punctum proximum de la convergence est même plus rapproché chez l'emmétrope que le punctum proximum absolu de l'accommodation. On peut s'en convaincre facilement à l'aide d'un petit objet lumineux (voy. plus loin notre ophthalmodynamomètre). Il est vu simple et binoculairement longtemps après avoir cessé d'être vu distinctement.

La convergence est donc presque toujours sensiblement plus puissante que l'accommodation, et son amplitude dépasse celle de l'accommodation aux deux extrémités, au moins pour les yeux emmétropes normaux.

Nous pouvons nous demander maintenant si, sur toute l'étendue qui leur est commune, l'accommodation et la convergence sont toujours égales, si le nombre des dioptries d'accommodation mises en jeu est toujours égal au nombre d'angles métriques de convergence.

Pour un emmétrope, ceci est évidemment indispensable. Pour voir nettement un objet situé à la distance D, il est obligé de faire un effort d'accommodation $\frac{1}{D}$. Si, en même temps, il faisait un effort de convergence plus grand, de sorte que les lignes de regard se croisassent en deçà de l'objet, il percevrait de ce dernier deux images homonymes, comme cela se produit en réalité pour le punctum proximum absolu, et il ne pourrait pas mettre d'accord l'accommodation et la convergence. Il serait obligé, dans notre exemple, pour éviter la diplopie, de renoncer à l'accommodation. Pour voir le point simple, il doit diriger sur lui ses deux lignes de regard; mais à cette convergence correspondrait un degré d'accommodation moindre, et l'objet ne serait pas vu nettement. Les rayons lumineux se croiseraient en arrière de la rétine, l'accommodation n'étant pas suffisante.

Quelque chose d'analogue se produirait si la convergence restait au-dessous de l'accommodation, si les lignes visuelles se croisaient en un point situé au delà de celui auquel est adaptée l'accommodation. Ou bien l'objet serait vu simple, mais indistinctement (les rayons lumineux étant réunis en avant de la rétine); ou bien il serait vu nettement, mais double (diplopie croisée).

A l'état normal (chez l'emmétrope), il n'en est jamais ainsi, sauf aux deux limites de l'amplitude d'accommodation et de convergence. Le punctum proximum de l'accommodation est plus éloigné que celui de la convergence, comme nous venons de le constater. Il y a vision nette, mais diplopie homonyme, ou vision binoculaire simple, mais indistincte.

L'inverse a lieu à l'autre limite des deux fonctions. Bien qu'à l'aide de prismes on puisse forcer les yeux à la divergence, l'objet n'ayant pas quitté sa place (l'infini) n'exige pas, pour être vu nettement, un changement analogue dans l'accommodation. La convergence devient négative, dans ce cas, sans exiger un effort négatif d'accommodation que l'œil ne serait pas en état de fournir. En effet, le prisme change la direction du faisceau de rayons lumineux qui provient du point fixé ; mais il ne change pas la direction réciproque des rayons entre eux. S'ils ont été parallèles avant d'entrer dans le prisme, ils sont parallèles après leur sortie ; seulement ils paraissent provenir d'un autre point, leur direction à tous ayant été changée. Il faudrait ajouter à chaque prisme autant de dioptries convexes qu'il représente d'angles métriques. Alors l'accommodation ne pouvant pas tomber au-dessous de zéro, on aurait de nouveau, comme pour le punctum proximum de convergence, vision simple, mais indistincte, parce que la convergence dépasse l'accommodation à chacune de ses extrémités.

En dedans de ces limites, nous pouvons présumer que, pour l'emmétrope, la valeur de l'accommodation est égale à la valeur de la convergence ; sans cela la vision binoculaire ne serait pas possible.

Amplitude d'accommodation binoculaire.

Il importe de connaître exactement l'étendue sur laquelle l'accommodation marche de pair avec la convergence. C'est l'espace dont l'individu dispose pour son travail binoculaire ; on l'appelle AMPLITUDE D'ACCOMMODATION BINOCULAIRE.

Ici encore, nous distinguons un punctum proximum et un punctum remotum. Pour trouver le *punctum proximum binoculaire*, il s'agit de déterminer le point le plus rapproché qui puisse être vu nettement et binoculairement. Donders donne à sa distance le signe P_2.

Ensuite, on cherche le point le plus éloigné qui puisse être vu nettement et binoculairement, le *punctum remotum binoculaire*. Il se trouve à la distance R_2.

L'accommodation mise en jeu pour fixer le punctum proximum binoculaire sera donc $\frac{1}{P_2}$ ou p_2 dioptries ; celle pour voir le punctum remotum binoculaire $\frac{1}{R_2} = r_2$ dioptries, et l'*amplitude d'accommodation binoculaire* est encore la différence entre ces deux valeurs.

Elle peut être exprimée par une lentille, à la distance focale de laquelle on donne le signe A_2, tandis que sa force réfringente sera $\frac{1}{A_2}$ ou a_2 dioptries.

La formule de l'amplitude d'accommodation binoculaire est donc, suivant Donders (1) :

$$\frac{1}{A_2} = \frac{1}{P_2} - \frac{1}{R_2}$$

ou, suivant nous,

$$a_2 = p_2 - r_2.$$

Le punctum remotum binoculaire de l'emmétrope à l'état normal est situé à l'infini. En fixant un point situé à l'infini ($R_2 = \infty$), l'emmétrope relâche entièrement son accommodation ($r^a = 0$). En même temps, il donne à ses yeux une direction parallèle; il n'y a donc pas de convergence ($r^c = 0$).

Le punctum proximum binoculaire, par contre, est beaucoup moins constant. Ainsi nous savons qu'avec l'âge, l'amplitude d'accommodation diminue. Le punctum proximum de l'accommodation s'éloigne de l'œil.

Le pouvoir de convergence ne subit pas une régression parallèle. La force des muscles qui président à la convergence ne diminue pas comme l'élasticité du cristallin. Tandis que P de l'accommodation augmente et que p diminue, P et p de la convergence restent plus constants. Dans l'amétropie, le punctum remotum et le punctum proximum binoculaires doivent être infiniment plus variables encore, parce que le punctum remotum de la réfraction est déplacé sans que la convergence soit notablement altérée.

Enfin, les cas pathologiques ne sont pas rares où une affection localisée dans le domaine de la 3e paire a diminué la force accommodatrice en affaiblissant le muscle ciliaire, tandis que les droits internes ont moins souffert.

D'autres fois, au contraire, on rencontre une convergence insuffisante pour la distance à laquelle le travail oblige l'individu à maintenir sa convergence. Les plaintes si fréquentes de fatigue pendant le travail visuel, d'*asthénopie*, sont, la plupart du temps, dues à l'insuffisance de l'une ou de l'autre de ces fonctions, des deux ensemble, ou encore, comme nous verrons, à un défaut de coordination des deux.

Le punctum proximum binoculaire de l'emmétrope normal est un peu plus éloigné que le punctum proximum absolu. Il s'éloigne encore avec l'âge.

Chez l'hypermétrope, il se trouve, toutes choses égales d'ailleurs, plus loin des yeux que chez l'emmétrope, tandis qu'il est plus rapproché chez le myope. Dans les degrés élevés de cette dernière anomalie de réfraction, il peut se présenter le cas que le punctum proximum binoculaire coïncide avec le remotum de l'accommodation, et le plus extrême encore, où il n'y a plus de vision binoculaire, parce que le punctum proximum de convergence se trouve au delà du punctum remotum d'accommodation. Mais ce sont là déjà des cas pathologiques.

(1) Donders, *Anomalies*, p. 110 de l'édit. angl., p. 98 de l'édit. allem.

Amplitude d'accommodation relative
de l'emmétrope.

Lorsqu'on détermine le point le plus éloigné et le plus rapproché de la vision binoculaire, la première question qui se pose est la suivante : «Sommes-nous sûrs que, pour chaque point du domaine de l'amplitude d'accommodation binoculaire, ces deux fonctions sont toujours et invariablement égales ?»

Dans le temps, on croyait (Porterfield (1) et Jean Müller) qu'il existait entre elles une corrélation absolue, et que ce n'était qu'au delà des limites de l'accommodation qu'elles étaient indépendantes dans une certaine mesure.

Mais il est facile de prouver que ce rapport n'est pas absolu. Un jeune emmétrope distingue encore nettement le même point éloigné malgré des lunettes concaves. Cependant ces verres exigent, pour ne pas rendre la vue indistincte, un effort d'accommodation plus ou moins considérable, tandis que la direction des lignes visuelles reste la même, le point n'ayant pas changé de place.

Nous pouvons également surmonter des verres concaves, ou supporter des verres convexes faibles pour la lecture à la même distance à laquelle nous lisons sans verres, c'est-à-dire que nous pouvons varier notre état d'accommodation indépendamment de la convergence de nos yeux.

Le fait que nous pouvons voir nettement et binoculairement un objet situé à une distance invariable, malgré des verres qui nécessitent un changement d'accommodation, est une preuve certaine que la relation entre cette dernière et la convergence n'est pas absolue; et le fait, tout aussi facile à constater, que ces verres ne peuvent cependant pas dépasser certains degrés, prouve que l'indépendance des deux fonctions n'existe qu'en dedans de certaines limites (2).

Donders a ajouté à cette preuve encore une autre non moins concluante : l'expérience ci-dessus prouve que, la convergence étant la même, l'accommodation peut varier. Il a prouvé que, inversement, l'accommodation restant la même, on peut faire varier la convergence.

Il a utilisé, dans ce but, des verres prismatiques de la manière suivante : si l'on fait fixer le même point en tenant devant l'un des yeux (ou devant les deux) un prisme, le sommet dirigé vers la tempe, on diminue la convergence, comme nous l'avons déjà vu dans la détermination du punctum remotum de celle-ci. En dirigeant le sommet du prisme vers le nez, on augmente, au contraire, la convergence nécessaire pour la vision du même point. Dans les

(1) Porterfield, *A Treatise on the Eye*, vol. I, p. 410, Edinburgh, 1759, et Jean Muller *Vergleichende Physiologie des Gesichtssinnes*, p. 216, 1826.

(2) Volkmann, *Neue Beitraege zur Physiologie des Gesichtssinnes*, 1836, p. 118. Donders, in *Holländische Beiträge zu den anat. und physiolog. Wissenschaften*, par Van Deen, Donders und Moleschott, 1846, vol. I, p. 379.

deux cas l'accommodation ne varie pas, l'objet n'ayant pas quitté sa place, et les rayons qui en émanent n'ayant pas subi de changement de direction entre eux.

Ici encore il existe, pour la convergence aussi bien que pour la divergence, des limites au delà desquelles l'accommodation ne reste plus stationnaire.

A l'aide des deux méthodes, Donders a constaté que, pour tous les points du domaine de la vision binoculaire, l'accommodation et la convergence sont, jusqu'à un certain degré, indépendantes l'une de l'autre.

Ainsi, pour voir binoculairement un point situé sur la ligne médiane à $166,6^{mm}$ ou $\frac{1^{m}}{6}$ de chaque œil, il faut une convergence de 6 angles métriques, et, de plus, pour l'emmétrope, un effort d'accommodation de 6 dioptries. Mais, tout en maintenant cette convergence de 6 angles métriques, un emmétrope, examiné par Donders, voyait encore nettement le point à travers des verres concaves, jusqu'à 2,5 dioptries, et avec des verres convexes de 3 dioptries. Il pouvait donc *augmenter* son accommodation de 2,5 dioptries au delà de la valeur de la convergence. C'est comme si, le point de convergence n'ayant pas varié, il avait pu rapprocher le point d'accommodation.

Dans notre exemple, le point de convergence étant à 166^{mm}, celui d'accommodation pouvait être rapproché jusqu'à $\frac{1000}{6+2,5} = \frac{1000}{8,5} = 117^{mm}$.

D'autre part, le même emmétrope pouvait relâcher son accommodation de 3 dioptries, ou porter le point auquel l'accommodation adoptait son système dioptrique au delà de celui vers lequel les droits internes faisaient converger ses yeux. Le point de convergence étant à 166^{mm}, le point d'accommodation peut être porté jusqu'à $\frac{1000}{6-3} = 33,3^{mm}$.

Il existe ainsi, pour chaque degré de convergence, un maximum et un minimum d'accommodation, un punctum proximum et un punctum remotum *relatifs*.

Donders a donné le nom d'*amplitude d'accommodation relative* à toute la variation d'accommodation dont les yeux sont susceptibles pour un degré donné de convergence.

Ici encore cette amplitude est égale à la différence de force réfringente que présente l'œil à son maximum et à son minimum d'accommodation, c'est-à-dire quand il est adapté à son punctum proximum et à son punctum remotum relatifs.

Si nous donnons à l'amplitude d'accommodation relative le signe a_1, pour la distinguer des amplitudes a et a_2, en désignant le minimum par le signe r_1, nous avons pour cette quantité la formule :

$$a_1 = p_1 - r_1.$$

Ou, si l'on préfère se servir des distances focales (ce qui est moins commode, mais ne pouvait pas se faire autrement lorsque Donders a écrit son ouvrage, le système des dioptries n'étant pas encore introduit en ophthalmologie), on appellera P_1 la distance du punctum proximum relatif, R_1 la distance du punctum remotum relatif, et A_1 la distance focale de la lentille qui équivaut à la différence de réfraction que présente l'œil pendant l'accommodation au punctum proximum et celle au punctum remotum, c'est-à-dire l'*amplitude d'accommodation relative.*

La formule prend alors la forme que Donders lui a donnée primitivement (1) :

$$\frac{1}{A_1} = \frac{1}{P_1} - \frac{1}{R_1}.$$

Nous connaissons donc maintenant trois espèces d'amplitude d'accommodation :

1° L'AMPLITUDE D'ACCOMMODATION ABSOLUE (ou *monoculaire*) :

$$\frac{1}{A} = \frac{1}{P} - \frac{1}{R}$$

$$a = p - r.$$

Elle correspond au changement de réfraction qu'un œil peut subir *seul*, et le maximum en est obtenu généralement grâce à un excès de convergence ;

2° L'AMPLITUDE D'ACCOMMODATION BINOCULAIRE :

$$\frac{1}{A_2} = \frac{1}{P_2} - \frac{1}{R_2}$$

ou

$$a_2 = p_2 - r_2.$$

C'est la variation totale dont l'état de réfraction de l'œil est susceptible lors de la *vision binoculaire.*

P_2 désigne la distance du point le plus rapproché, R_2, celle du point le plus éloigné qui puisse encore être fixé binoculairement ;

3° L'AMPLITUDE D'ACCOMMODATION RELATIVE :

$$\frac{1}{A_1} = \frac{1}{P_1} - \frac{1}{R_1}$$

$$a_1 = p_1 - r_1.$$

Cette amplitude d'accommodation se rapporte à chaque point de convergence. C'est pour cela qu'on lui donne le nom de *relative.* Elle est relative

---

(1) Donders, *Anomalies*, etc., p. 110 de l'édit. angl., p. 98 de l'édit. allem.

à des degrés de convergence variables, et exprime le maximum et le minimum d'accommodation entre lesquels la force réfringente de l'œil peut varier indépendamment de la convergence.

Il convient maintenant de nous occuper en détail de cette question et d'étudier de plus près les expériences que Donders et Mac Gillavry ont entreprises les premiers et auxquelles nous devons les plus intéressants résultats (1).

Le problème est le suivant :

Il s'agit de savoir :

1° *La convergence restant la même*, de combien de dioptries l'accommodation peut être augmentée et diminuée ;

2° *L'accommodation restant la même*, de combien d'angles métriques la convergence peut être augmentée et diminuée.

Voici comment les expériences ont été faites : Donders (2) a construit un appareil consistant en une planchette en bois rectangulaire, longue de 162^{cm}, large de 24^{cm}, maintenue horizontale par un pied qu'on peut hausser et baisser à volonté. L'une des extrémités de la planchette porte une échancrure pour le nez. Des deux côtés se placent les yeux, dont la position est fixée par deux baguettes arrondies qui peuvent être avancées et reculées et s'adaptent aux maxillaires supérieurs. De chacun des yeux part une rainure divisée qui parcourt toute la longueur de la planchette, et est perpendiculaire à la ligne de base. Devant chaque œil se trouve une monture de verre de lunettes, mobile sur un arc décrit autour d'un centre situé sur la prolongation des rainures, dans l'œil même. Les yeux doivent être placés de telle sorte que les points nodaux se trouvent, autant que possible, sur la ligne qui passe à travers les points zéro des divisions des rainures et que les centres de rotation puissent être considérés comme coïncidant avec les centres des arcs. On peut alors toujours donner aux verres de lunettes une position telle que leurs axes coïncident avec les lignes de regard. Deux petites lunettes adaptées à la planchette indiquent, par le croisement de leurs fils micrométriques, la place des cornées des yeux à examiner et servent à contrôler la position de ceux-ci. Les pièces qui portent les verres de lunettes peuvent être rapprochées et écartées, afin que l'écartement des verres corresponde toujours à celui des yeux de la personne qui fait le sujet de l'expérience.

Du milieu de l'espace interoculaire part une troisième rainure longitudinale. Dans celle-ci glisse une pièce de bois. Elle porte l'objet de fixation. Ce dernier consiste en quelques cheveux tendus sur un petit cadre, ou en quelques ouvertures excessivement fines, percées dans un diaphragme de métal.

Suivant que l'objet est plus ou moins rapproché, il exige une convergence

<hr>

(1) Donders, *Hollændische Beitræge*, etc., vol. 1, p. 379, 1846, et Mac Gillavry, *Onderzœkingen over de hægrootheid der Accommodatie*, Diss. inaug. Utrecht, 1858.

(2) Donders, *loc. cit.*, p. 97 et 98 de l'édit. angl., p. 115 et 116 de l'édit. allem.

plus ou moins forte. Dans les appareils qui se trouvent dans le commerce, la rainure médiane porte deux divisions, qui indiquent les angles de convergence pour deux différentes distances entre les centres de rotation ; c'est-à-dire pour une ligne de base de 64^{mm}. et une ligne de base de 58^{mm}.

Pour déterminer le *maximum de l'accommodation relative* (p_1), on place devant les yeux des verres concaves de plus en plus forts, qui exigent un effort d'accommodation croissant. Pour trouver le *minimum de l'accommodation relative* (r_1), on munit les yeux, au contraire, de verres convexes.

Le verre concave le plus fort qui puisse encore être supporté sans préjudice pour la vision binoculaire et nette donne la *partie positive*, le convexe le plus fort donne la *partie négative* de l'amplitude d'accommodation relative, et la différence entre les deux constitue l'amplitude d'accommodation relative a_1.

Ces expériences sont faites pour différents degrés de convergence, et les résultats notés sur des schémas, c'est-à-dire sur un système de coordonnées (fig. 82 à 88). Sur les lignes *horizontales* (abscisses) sont marqués les degrés de convergence ; sur les lignes *verticales* (ordonnées) les degrés d'*accommodation*. Les chiffres placés le long de la verticale, sur la gauche de la figure, correspondent donc à des unités de convergence, c'est-à-dire à des angles métriques, les chiffres placés sur l'horizontale, à des unités de force réfringente, c'est-à-dire à des dioptries.

Lorsque Donders fit ses expériences, on ne connaissait encore ni la dioptrie, ni l'angle métrique. Donders fut donc obligé de choisir une unité de réfraction arbitraire. Il prit comme telle une lentille de 24$''$ de distance focale, et chaque division verticale de son schéma correspond à $\frac{1}{24''}$ de force réfringente (1,54 dioptrie). Les angles de convergence sont directement notés, de sorte que les chiffres des divisions des ordonnées et des abscisses ne semblent, à première vue, avoir rien de commun ensemble. C'est ici encore qu'apparaît le grand avantage du système des dioptries et de celui des angles métriques que nous devons à M. Nagel.

Le schéma de la figure est bien celui de Donders, mais la division est de Nagel. En le comparant avec la figure 57 de l'édition anglaise ou 58 de l'édition allemande de Donders, on voit de suite que celui de Nagel est infiniment plus compréhensible.

La diagonale oblique D D qui part de zéro contient tous les points pour lesquels la convergence et l'accommodation sont les mêmes.

Ainsi le point zéro correspond à l'état de repos, où les deux yeux sont dirigés parallèlement à grande distance sans accommodation. Il n'y a donc ni convergence ni accommodation. Prenons un autre point de la diagonale, par exemple le point qui est à 8 divisions plus loin. Ici la convergence et l'accommodation sont égales à $\frac{1}{1^m/8}$; car en ce point se rencontrent la ligne horizontale (abscisse) qui part du point 8 de la division de gauche et indique que les lignes de regard ont une convergence de 8 angles métriques, et la verticale (ordonnée) qui part du point 8 de la division d'en bas, ce qui signifie qu'en même temps il y a 8 dioptries d'accommodation. En d'autres termes, les yeux sont dirigés sur un point éloigné de $\frac{1}{8}$ de mètre de chacun d'eux, et font un effort d'accommodation correspondant, c'est-à-dire de 8 dioptries.

La courbe $p_1 p_2 p$ du diagramme indique le maximum d'accommodation, la courbe $r\ r_1\ r_1$ le minimum d'accommodation qui peut être mis en jeu à chaque degré de convergence. Les divisions des lignes verticales comprises entre les courbes p et r donnent donc le nombre de dioptries de l'*amplitude d'accommodation relative* pour le degré de convergence indiqué par la ligne horizontale qui coupe la diagonale au même point que la verticale.

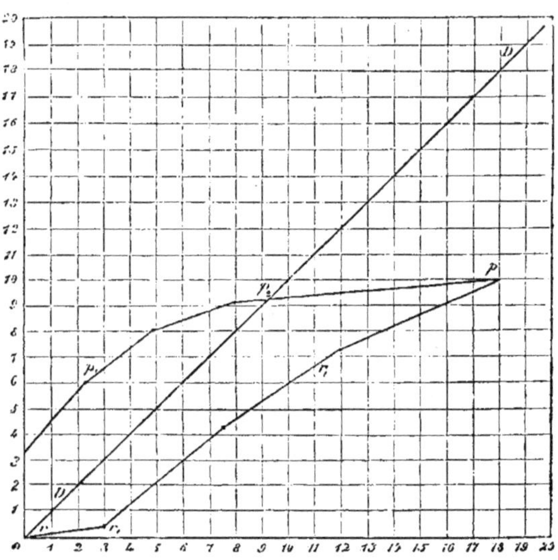

FIG. 82.

De plus, la diagonale contient, comme nous venons de le dire, les points pour lesquels la convergence et l'accommodation sont en harmonie chez l'emmétrope.

La verticale qui de la diagonale *monte* vers la courbe p_1 indique l'*excédent d'accommodation* dont disposent les yeux pour le degré de convergence donné, c'est-à-dire la partie *positive* de l'amplitude d'accommodation relative.

La verticale *descendant* de la diagonale vers la courbe r_1 correspond au *relâchement* d'accommodation dont ils sont susceptibles pour le degré donné de convergence, c'est-à-dire à la partie *négative* de l'amplitude d'accommodation relative.

Au point zéro, la courbe p se trouve, dans notre cas, entre 3 et 4 dioptries, ce qui veut dire qu'avec zéro de convergence, c'est-à-dire les lignes de regard étant parallèles, la personne peut encore faire un effort d'accommodation de 3,35 dioptries. L'emmétrope qui a fourni le schéma à Donders voyait donc à grande distance encore avec des verres concaves de 3,35 dioptries, sans préjudice pour la netteté de ses images rétiniennes. Ou encore, tout en dirigeant ses yeux vers un point situé à l'infini, il pouvait leur faire faire un effort d'accommodation égal à celui qu'il aurait fait en fixant un point situé à $\dfrac{1^m}{3,35} = 0,3^m\cdot$

La courbe r, au contraire, coïncide avec le point zéro de la convergence, ce qui veut dire que l'emmétrope ne peut pas relâcher son accommodation davantage. C'est un fait que nous connaissons. Quand l'emmétrope regarde à grande distance, son accommodation est au repos, et, puisqu'il n'existe pas de force accommodatrice négative, il n'est pas possible de diminuer l'accommodation au delà de zéro. Nous comprenons donc ce que le diagramme nous indique, c'est qu'avec zéro de convergence, la partie positive de l'amplitude d'accommodation relative est de 3,35 dioptries, tandis que la partie négative est nulle. Toute l'amplitude d'accommodation relative pour la direction parallèle des lignes de regard est donc dans ce cas :

$$a_1 = 3,35 - 0 = 3,35 \text{ dioptries,}$$

conformément à la formule

$$a_1 = p_1 - r_1.$$

Lorsque les yeux présentent une convergence de 3 angles métriques, c'est-à-dire lorsqu'ils fixent simultanément un objet situé à $\dfrac{1^m}{3} = 333,33^{mm}$ de chacun, le punctum proximum de l'amplitude d'accommodation se trouve en p_1 (fig. 82), correspondant à 6,5 dioptries, le punctum remotum au point r_1, c'est-à-dire à 0,5 dioptrie.

L'amplitude d'accommodation relative pour ce degré de convergence est, par conséquent, $a_1 = 6,5 - 0,5 = 6$ dioptries. C'est donc de 6 dioptries que l'état d'accommodation peut varier, pendant que la convergence est maintenue à 6 angles métriques.

En considérant la disposition des courbes p_1 et r_1, relativement à la diagonale sur l'ordonnée correspondant à 3 angles métriques de convergence, nous voyons que la partie positive de l'amplitude d'accommodation relative est de 3,5 D, la partie négative de 2,5 D. Cela signifie qu'avec 3 *am* de convergence, l'emmétrope en question pouvait mettre en jeu, non seulement les 3 dioptries d'accommodation correspondantes, mais jusqu'à $3 + 3,5 = 6,5$ D. Il pouvait voir nettement le même objet à la même distance, en regardant à travers des verres concaves de 3,5 D. D'autre part, il pouvait relâcher son accommodation de 2,5 D, en se servant de verres convexes 2,5, sans que pour cela sa convergence fût altérée.

Avec une convergence d'un peu plus de 9 *am*, (9,47), le punctum proximum de l'amplitude d'accommodation relative se trouve sur la diagonale même (p_2). Autrement dit, les yeux ne sont plus susceptibles d'un effort d'accommodation plus considérable que ne comporte la convergence en ce point, c'est-à-dire que de 9,47 dioptries. La partie positive de l'amplitude d'accommodation relative est donc nulle.

De plus, la courbe p_1 ne suit pas même la diagonale à partir de ce point, mais elle la traverse pour rester au-dessous d'elle, c'est-à-dire qu'à partir de ce point l'accommodation reste au-dessous de la convergence. Le point p_2 est donc le point le plus rapproché pour lequel l'individu ait pu mettre en jeu au même degré sa convergence et son accommodation, qu'il ait pu voir net et avec ses deux yeux, p_2 est donc son *punctum proximum binoculaire*.

La courbe r_1, en cet endroit, se trouve à 5,5 dioptries. L'amplitude d'accommodation relative est donc ici $a_1 = 9,47 - 5,5 = 3,97$ D, disons 4 D. Seulement ces 4 D appartiennent toutes à la partie *négative* de l'amplitude d'accommodation relative. L'emmétrope en question voyait nettement avec ses deux yeux à $\frac{1^m}{9,47}$ de distance sans verres, et avec des verres convexes de 4 D, mais pas avec des verres concaves.

A partir de ce moment, la courbe p reste au-dessous de la diagonale, c'est-à-dire que l'effort d'accommodation maximum est toujours inférieur à l'effort de convergence; il n'y a donc plus de vision binoculaire nette. Ainsi, avec 12 *am* de convergence, les yeux ne fournissent que 9,5 D d'accommodation. Ils peuvent encore relâcher celle-ci de plus de 2 D, mais ils n'arrivent pas à la rendre égale à la convergence. Dans l'exemple choisi, la personne examinée pouvait faire converger ses lignes de regard vers le point situé à $\frac{1^m}{12}$; elle aurait vu binoculairement; mais, l'accommodation n'étant que de 9,5 D, le point aurait été vu d'une façon indistincte. Ou bien, elle aurait porté l'objet à $\frac{1^m}{9,5}$ pour le voir distinctement, mais alors elle l'aurait vu double, attendu que, pour réaliser ces 9,5 D d'accommodation, elle était obligée de faire un effort de convergence de 12 *am*. L'objet se trouve à $\frac{1^m}{9,5}$ de l'un des yeux; mais la ligne visuelle de l'autre coupe celle du premier œil à $\frac{1^m}{12}$ de mètre. L'objet est donc vu distinctement, mais double.

La courbe p_1 atteint son sommet sur l'horizontale qui correspond à la 10ᵉ division des ordonnées; mais elle y arrive seulement au 18ᵉ degré des abscisses. Cela veut dire que le point le plus rapproché qui puisse être vu distinctement se trouve à $\frac{1}{10}$ de mètre de l'œil, le maximum d'accommodation dont la personne soit capable est de 10 D. Le point p (fig. 81) est donc le *punctum proximum absolu*. Mais ce degré d'accommodation n'est produit qu'à l'aide d'un effort de convergence de 18 *am*. Les lignes de regard se croisent à $\frac{1}{18}$ de mètre, tandis que chacun des yeux est adapté à un point éloigné de $\frac{1}{10}$ de mètre.

Au punctum proximum *absolu* de l'accommodation, il n'y a donc plus vision binoculaire nette. Ou bien il y a vision binoculaire, mais elle est indistincte, par suite de l'insuffisance de l'accommodation, ou bien il y a vision nette, mais diplopie homonyme, par suite de l'excès de convergence nécessaire pour concorder avec l'accommodation demandée. Ainsi, dans notre cas, la convergence aurait dépassé l'accommodation de $18 - 12,5 = 5,5$ am. Si l'emmétrope de Donders avait un écartement des deux yeux de $28''' \frac{1}{2}$ (Par.) $= 64^{mm}$, les 5,5 angles métriques correspondaient donc pour lui à 10 degrés pour chaque œil, ce qui peut constituer un strabisme convergent de 20 degrés, si cette rotation en dedans se localise sur un œil.

Nous voyons, enfin, qu'au point p la courbe du punctum proximum et celle du punctum remotum coïncident. L'amplitude d'accommodation relative est donc réduite à zéro. La personne examinée parvenait à distinguer monoculairement un point situé à 10^{cm}, en louchant fortement en dedans avec l'autre œil, mais elle ne l'aurait plus vu ni avec un verre concave, ni même avec un convexe, sans déranger sa convergence.

Voilà pour l'amplitude d'*accommodation* relative d'un emmétrope.

Comment se comporte l'*amplitude de convergence relative?*

Je veux dire : nous savons, pour tous les degrés de convergence, de combien de dioptries l'accommodation peut être augmentée ou diminuée. Nous nous demandons inversement : *L'accommodation restant invariable, de combien la convergence peut-elle augmenter et diminuer?*

Ce problème pourrait être également résolu à l'aide de l'appareil de Donders. On déterminerait, pour chaque distance de l'objet, c'est-à-dire pour chaque degré d'accommodation, les prismes les plus forts qui puissent être placés devant l'œil, le sommet en dedans et le sommet en dehors, sans produire de diplopie. Les premiers donneraient la partie *positive* de l'amplitude de convergence relative, parce qu'ils exigent un excès de convergence. Les derniers donneraient la partie *négative* de l'amplitude de convergence relative, parce qu'ils exigent une diminution de la convergence, peut-être même un certain degré de divergence des lignes de regard. La somme des angles de déviation des deux prismes donnerait, en angles, l'*amplitude de convergence relative*. De ces derniers on déduirait facilement le nombre correspondant des angles métriques, pour l'espace interoculaire de la personne examinée.

Mais cette expérience n'est plus nécessaire quand on possède le diagramme de l'amplitude d'accommodation relative. Celui-ci donne en même temps l'amplitude de convergence relative. Nous n'avons qu'à considérer les degrés d'accommodation de chaque point de la diagonale DD, et les degrés de convergence correspondants se trouvent marqués sur la ligne *horizontale* qui traverse chacun des points de la diagonale, prise comme point de repère de l'accommodation.

La partie *positive* de l'amplitude de convergence relative se trouve à *droite*, la partie *négative* à *gauche*, si bien que la courbe r_1 qui correspond à la marche du *punctum remotum* de *l'accommodation relative* donne en même temps celle du *punctum proximum de convergence relative*, tandis que la courbe p_1 du *punctum proximum de l'accommodation relative* est identique à celle du *punctum remotum de la convergence relative*.

Ainsi, pour nous rendre compte des limites dans lesquelles peut varier la convergence, pendant que l'accommodation est maintenue à $\frac{1^m}{4}$, c'est-à-dire à 4 dioptries, nous cherchons le point de la diagonale qui est au-dessus du point 4 de la division horizontale (des dioptries). Nous verrons que la convergence peut être augmentée jusqu'à un peu plus de 7 *am*, c'est-à-dire qu'en accommodant à $\frac{1^m}{4}$, les yeux peuvent converger à $\frac{1^m}{7}$, *punctum proximum de la convergence relative*.

D'autre part, celle-ci peut être réduite jusqu'à 0,5 *am*, c'est-à-dire que, nonobstant l'effort d'accommodation de 4 dioptries, les lignes visuelles peuvent se croiser en un point situé à $\frac{1^m}{0,5} = 2$ *am*. C'est le punctum remotum de la convergence relative.

L'amplitude de convergence relative est donc, dans notre exemple :

$$a_1 = 7 - 0,5 = 6,5 \; am.$$

La partie *positive de l'amplitude de convergence relative* est de **3 am** (à droite de la diagonale), la *partie négative*, de **3,5 am** (à gauche de la diagonale). C'est-à-dire que les yeux surmontent, en conservant la même accommodation, des prismes à sommets dirigés vers le nez qui produisent une déviation de 3 *am*, et des prismes à sommet vers la tempe qui produisent une déviation de 3,5 *am*.

Amplitudes d'accommodation et de convergence relatives de l'amétrope.

Nous avons prouvé que la force nécessaire pour voir un objet situé à une distance définie est l'inverse de cette distance, pour la convergence aussi bien que pour la réfraction.

Mais nous avons vu, au même endroit, que la réfraction positive nécessaire pour voir un objet situé entre l'infini et l'œil est quelquefois fournie par la seule réfraction *statique* de l'œil, quelquefois par une combinaison de la réfraction *statique* avec la réfraction dynamique ou *l'accommodation*. C'est le cas dans la *myopie*. Dans certaines conditions, elle est représentée uniquement par la réfraction *dynamique*, ainsi dans l'*emmétropie*. D'autres fois, la réfraction dynamique a même davantage à sa charge ; elle est obligée de suppléer à la réfraction statique, qui est négative dans l'*hypermétropie*.

Chez l'emmétrope, la réfraction positive entière est produite par l'accommodation. Dans l'emmétropie, le zéro de l'accommodation correspond aussi au zéro de la réfraction positive, et, par conséquent, au zéro de la convergence. Toutes les trois sont nulles dans le regard à l'infini.

L'accommodation et la convergence partant du même point zéro dans l'emmétropie, doivent donc s'égaler partout, et un degré donné de convergence doit correspondre à un degré donné d'accommodation, précisément parce que l'accommodation et la réfraction positive sont identiques.

Il n'en est pas de même dans l'*amétropie*.

Ici l'état de repos de l'accommodation ne correspond pas au zéro de la réfraction positive. Il est au dessus dans la myopie, au-dessous dans l'hypermétropie.

Dans le premier cas (myopie), la force réfringente nécessaire pour voir nettement un objet n'est pas fournie exclusivement par l'accommodation, par la réfraction dynamique de l'œil, mais une partie en est constituée par la réfraction statique, par le degré de réfraction positive que représente l'œil à l'état de repos, en un mot par son degré de myopie.

Nous avons vu, en effet, que le degré de myopie est aussi égal à l'inverse de la distance du punctum remotum.

Dans le second cas (hypermétropie), l'accommodation doit fournir non seulement la force réfringente positive nécessaire pour voir l'objet, mais encore celle qui élève la réfraction de l'œil au point zéro.

Dans la myopie, l'accommodation sera donc toujours moindre que la convergence ; dans l'hypermétropie, elle sera plus forte.

Prenons comme exemple une personne dont les deux yeux sont myopes et ont tous deux leur punctum remotum à $\frac{1^m}{8}$. La myopie est donc de 8 dioptries. En relâchant entièrement son accommodation, la personne voit nettement un objet situé à $\frac{1^m}{8}$. Mais, pour voir à cette distance, elle est obligée de faire un effort de convergence de $\frac{1^m}{8}$. Le zéro de l'accommodation se trouve donc à $\frac{1^m}{8}$, c'est-à-dire à une distance pour laquelle la convergence n'est pas zéro, mais 8 angles métriques.

Si l'objet se rapproche, l'accommodation et la convergence augmenteront ; mais l'accommodation sera toujours de 8 unités au-dessous de la convergence. Ainsi l'objet étant à $\frac{1}{10}$ de mètre, il faudra 10 angles métriques de convergence et 10 dioptries de force réfringente positive. Mais, de ces 10 dioptries, 8 sont fournies par la réfraction statique de l'œil et deux seulement par la réfraction dynamique, c'est-à-dire par l'accommodation.

Pour 12 angles métriques de convergence, il faut $12 - 8 = 4$ dioptries d'accommodation.

Portons maintenant l'objet au delà du point zéro d'accommodation, au delà du punctum remotum de l'œil, par exemple à l'infini. Il sera alors au zéro de la convergence. Pour que la vision fût nette, il faudrait donc que l'accommodation fût de 8 dioptries au-dessous de zéro. Mais celle-ci ne peut devenir négative. L'œil ne peut que la rendre nulle. Alors il se trouve adapté à son punctum remotum, à son zéro d'accommodation, au-dessous duquel il ne peut pas descendre. Notre myope pourra voir binoculairement des objets situés entre l'infini et $\frac{1}{8}$ de mètre, s'il dispose d'une amplitude de convergence normale; mais, sur toute cette étendue, il verra indistinctement, parce que sa réfraction sera toujours trop forte; pour l'infini, elle sera de 8 D trop forte; à 2 mètres, de $8 - 1/2 = 7,5$ D; à 1 mètre, de $8 - 1 = 7$ D; à 1/2 mètre, de $8 - 2 = 6$ D. Le myope doit donc s'abstenir de tout effort d'accommodation, tant que la convergence augmente de zéro jusqu'au chiffre de la myopie. A partir de ce moment, le montant de l'accommodation mise en jeu sera toujours au-dessous de la valeur de la convergence, d'un nombre de dioptries égal à celui de la myopie.

Dans l'*hypermétropie*, les choses se passent autrement.

Ici le zéro de l'accommodation est au-dessous du zéro de la convergence. Quand cette dernière est nulle, les lignes de regard étant dirigées parallèlement, les yeux ont déjà dû faire un effort d'accommodation pour corriger leur défaut de réfraction, c'est-à-dire pour s'adapter à l'infini. Soit l'hypermétropie des deux yeux de 2 dioptries; le punctum remotum, le zéro de l'accommodation est à $\frac{1}{2}^m$ en arrière de l'œil, dans la partie négative du diagramme, de 2 D au-dessous de zéro. Pour voir à l'infini, il faut que l'accommodation supplée à ce défaut de réfraction, alors que la convergence est encore au repos.

Si l'objet s'approche, que la convergence augmente, l'accommodation sera toujours plus forte que la convergence d'un nombre de dioptries égal au défaut de réfraction statique, c'est-à-dire au degré de l'hypermétropie. Ainsi, l'objet se trouvant à $\frac{1}{8}$ de mètre exige 8 *am* de convergence et 8 D de force réfringente positive. Mais, pour les fournir, il faut que l'œil comble d'abord la lacune de sa réfraction statique, qui est de 2 D dans notre exemple. Il le fait à l'aide de son accommodation. Alors seulement il peut se donner les 8 dioptries de force réfringente positive demandées. Il les emprunte encore à sa réfraction dynamique. Celle-ci est donc de $2 + 8 = 10$ D, alors que la convergence n'est que de 8 *am*.

On voit que le rapport entre l'accommodation et la convergence doit être dans l'amétropie autre que dans l'emmétropie.

Dans la myopie, la valeur de l'accommodation reste au-dessous de celle de la convergence, tandis que l'hypermétropie exige plus d'accommodation que de convergence.

La vision binoculaire et nette exige donc que le rapport entre l'accommodation et la convergence soit différent dans l'amétropie et dans l'emmétropie. L'est-il en réalité? C'est là une question de la plus haute importance.

Si le myope unissait à la convergence le même effort d'accommodation que l'emmétrope, il verrait l'objet simple, parce que sa convergence serait exacte, mais il le verrait indistinctement, parce que sa réfraction serait trop forte du nombre de dioptries qui exprime sa myopie. Si, au contraire, il se laissait guider par le désir d'avoir des images nettes, il accommoderait moins; la convergence serait donc insuffisante, il y aurait divergence relativement à la distance de l'objet, et celui-ci serait vu nettement, mais double (diplopie croisée).

L'inverse aurait lieu pour l'hypermétrope. S'il convergeait bien, il accommoderait insuffisamment, et l'objet serait vu binoculairement, mais diffus, parce que l'œil manque de la force réfringente représentée par le degré d'hypermétropie. Au contraire, s'il adaptait son accommodation à la distance de l'objet, il convergerait trop, et cela d'autant d'angles métriques que son hypermétropie compte de dioptries. Il verrait donc nettement, mais il aurait une diplopie homonyme, due à ce strabisme convergent artificiel.

A priori, il n'est pas admissible que la nature ait commis une telle absurdité, et que le rapport entre l'accommodation et la convergence se soit établi ainsi au rebours du bon sens. De fait, si nous entendons quelquefois des amétropes se plaindre de symptômes d'asthénopie, de troubles de la vision qui peuvent s'expliquer par un désaccord entre les deux fonctions, dans le sens que nous venons d'indiquer, il n'en est pas moins vrai que la grande majorité des amétropes se tirent assez bien d'affaire pour avoir, sans strabisme, une vision binoculaire suffisamment nette.

Le tableau de l'amplitude d'accommodation et de l'amplitude de convergence *relatives* est d'ailleurs là pour nous prouver que, si les deux fonctions sont liées l'une à l'autre, ce lien n'est cependant pas d'une étroitesse absolue.

Nous avons vu (fig. 82) que notre emmétrope peut encore relâcher son accommodation de 3 dioptries, tout en maintenant sa convergence à $\frac{1}{5}$ de mètre.

Cela indique que, s'il devenait myope de 1, de 2 ou même de 3 dioptries, il pourrait néanmoins converger à $\frac{1}{3}$ de mètre et voir nettement.

Il ferait un effort d'accommodation de 1, de 2 ou de 3 dioptries de moins que l'emmétrope dans les mêmes conditions. Pour le même degré de convergence, il dispose encore de 3 dioptries d'accommodation relative positive. Il pourrait donc maintenir sa convergence, et, en même temps, corriger une hypermétropie allant jusqu'à 3 dioptries.

Si, chez l'emmétrope, il existe une telle latitude dans les rapports entre les deux fonctions, il est à espérer que l'accommodation s'est également réglée, plus ou moins, d'après la convergence, dans les cas où une amétropie existe depuis des siècles, ou lorsqu'elle s'est développée ou modifiée graduellement de génération en génération. Nous voyons des familles, des peuples entiers, qui, depuis des temps immémoriaux, ont dû être hypermétropes. Nous en voyons d'autres où l'hypermétropie se change en emmétropie, et l'emmétropie en myopie d'une façon lente mais graduelle. Pourquoi l'accommodation et la convergence, qui dépendent, il est vrai, du même nerf, mais non des mêmes muscles, pourquoi ne modifieraient-elles pas leurs rapports conformément à l'exigence des cas?

Les recherches d'Iwanoff semblent prouver que, dans beaucoup de cas, le muscle ciliaire est développé davantage et d'une autre façon dans les yeux hypermétropes que dans les yeux myopes. Cela permettrait de conclure à une adaptation de l'appareil accommodateur à l'état de réfraction de ces yeux. Mais, même sans qu'il existât des différences anatomiques bien prononcées, il pourrait y avoir l'accord voulu entre l'action du muscle ciliaire et celle des muscles moteurs des yeux, si l'innervation des deux subissait une modification conforme aux exigences de la réfraction statique.

Il faudrait, par exemple, que, dans la myopie, l'innervation des muscles préposés à la convergence ne s'accompagnât pas, dès le début, d'une innervation du muscle accommodateur, et que la première fût toujours plus énergique que la dernière.

Dans l'hypermétropie, c'est l'impulsion nerveuse du muscle ciliaire qui devrait être prépondérante, tandis que celle des droits internes ne viendrait qu'en second lieu.

Il faut donc admettre la possibilité d'une adaptation à l'amétropie du rapport entre l'accommodation et la convergence, surtout si elle s'est développée assez lentement chez l'individu, ou plutôt dans la race, pour donner au rapport normal des deux fonctions le temps de se modifier.

Nous ne serons pas surpris cependant de rencontrer quelquefois un désaccord entre la convergence et l'accommodation. Nous verrons, en effet, au chapitre des causes de l'amétropie, qu'une anomalie de réfraction peut se développer si rapidement que, ni la disposition anatomique du muscle ciliaire, ni l'innervation des muscles intrinsèques et extrinsèques de l'œil ne sauraient se modifier en si peu de temps.

D'autre part, l'amétropie peut atteindre des degrés tels que la convergence devient insuffisante dans la myopie et l'accommodation dans l'hypermétropie.

Mais laissons là ces considérations théoriques, et rentrons dans le domaine positif des expériences.

Donders et Nagel ont examiné d'une façon précise le rapport entre l'accommodation et la convergence dans le cas qui nous occupe. Voici, par exemple, (fig. 83) (1) le diagramme pour un myope de 4 dioptries :

Il s'agit d'un jeune homme de vingt-trois ans, étudiant en médecine. Les chiffres de ce diagramme ont la même signification que dans celui de l'emmétropie. Le point zéro de l'accommodation, qui correspond au punctum remotum (*r*), se trouve au point 4 de l'horizontale, parce que, au repos déjà, l'œil a 4 D de réfraction positive. La diagonale, qui contient les points pour lesquels l'effort de convergence et celui d'accommodation sont les mêmes, prend son origine à ce point 4. Elle monte vers la droite, sous un angle de

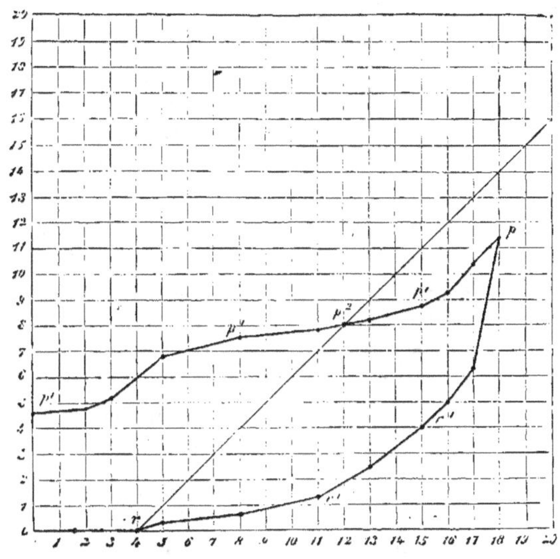

Fig. 83.

45 degrés, parallèlement à celle de l'emmétropie, mais déplacée de 4 divisions à droite, ce qui correspond aux 4 dioptries de myopie.

Au-dessus de la diagonale se trouvent encore les valeurs de l'accommodation relative *positive; au-dessous,* celles de l'accommodation relative *négative; à gauche,* la convergence relative *négative; à droite,* celle de la convergence relative *positive.* La courbe *r r₁ p* indique, par conséquent, le degré du minimum d'accommodation ou du maximum de convergence. La courbe *p₁ p₂ p* correspond au maximum d'accommodation et au minimum de convergence.

La situation du point *r* prouve que l'accommodation est nulle, pendant que la convergence varie de 0 à 4 angles métriques (4 *am* de convergence rela-

(1) Nagel, *loc. cit.*, p. 497, fig. 47.

tive négative). Mais pour la même convergence, l'individu peut aussi mettre en jeu 6 dioptries d'accommodation (6 D d'amplitude d'accommodation relative positive), comme l'indique la courbe p_1, qui coupe l'ordonnée 4 à 6 divisions au-dessus de la ligne 0.

Pour zéro de convergence, l'accommodation relative positive est de 4,75 dioptries, comme le prouve le point p_1 sur l'ordonnée zéro. Tout en dirigeant ses yeux parallèlement, le myope en question pouvait donc encore mettre en jeu 4,75 dioptries d'accommodation, ce qui élevait sa réfraction positive à $4+4,75=8,75$ dioptries. Il aurait, par exemple, bien réuni les images d'un stéréoscope sans prismes ni verres convexes. La boîte des stéréoscopes ayant environ 166^{mm} de profondeur, il faut 6 dioptries de réfraction positive pour voir nettement les images placées au fond de la boîte, et leur réunion en une seule exige le parallélisme des lignes de regard. Le myope de Nagel disposait même de plus de réfraction positive qu'il ne lui en fallait pour voir à 166^{mm} sans altérer la direction parallèle de ses lignes de regard.

De zéro jusqu'à 4 *am* de convergence, il ne peut y avoir d'accommodation relative négative, parce que l'accommodation ne peut être relâchée au-dessous de zéro. Mais à partir de ce point, l'amplitude d'accommodation se partage en deux composantes, de même que l'amplitude de convergence relative. On les trouve de la même façon que pour l'emmétropie.

Au point p_2 la courbe p_1p coupe la diagonale. Cela signifie qu'en ce point, le maximum d'accommodation correspond encore à la convergence, mais qu'au delà, il reste en arrière de celle-ci. Le point p_2 est donc le *punctum proximum binoculaire*. Il se trouve à $\frac{1}{12}$ de mètre de chaque œil (12 *am*), et le myope en question, pour le voir, doit faire un effort d'accommodation de 8 D. En effet, la vision du p_2 exige 12 D de réfraction positive. La myopie en fournit 4; il en reste 8 pour l'accommodation. En même temps, le myope pouvait encore diminuer sa force accommodatrice de 6 dioptries (accommodation relative négative), comme l'indique la courbe r_1 sur la même ordonnée. Mais, avec le même effort d'accommodation, le myope pouvait encore converger davantage, c'est-à-dire jusqu'à 17,3 angles métriques. La convergence était donc, dans ce cas, plus forte que l'accommodation.

En effet, à partir du point p_2, les courbes p_2p_1p et r_1p restent au-dessous de la diagonale. Pour chaque degré de convergence, l'accommodation pouvait encore varier de la valeur comprise entre les deux courbes, mais, même avec le maximum d'effort, elle ne pouvait pas atteindre le degré en rapport avec la convergence.

Au point p, les deux courbes se confondent. Il n'y a plus d'amplitude d'accommodation relative. C'est le *punctum proximum absolu*.

Le maximum d'accommodation dont le myope était capable est de 11,5 dioptries. Ce degré de réfraction dynamique, combiné avec sa réfraction statique, donne $11,5 + 4 = 15,5$ dioptries de réfraction positive. Son punctum proximum absolu se trouvait donc à $\frac{1^m}{15,5} = 64,5$ millimètres de chaque œil. Mais ce maximum d'accommodation n'a été atteint que grâce à un effort de convergence de 18 angles métriques, comme l'indique le diagramme. Ce myope était donc dans le même cas que l'emmétrope de l'observation précédente. La fixation du punctum proximum absolu le faisait renoncer à la vision binoculaire et tomber dans le strabisme convergent.

M. Nagel donne encore un autre diagramme très instructif, concernant un myope (fig. 84) (1). L'origine de la diagonale DD indique qu'il s'agissait d'une myopie de 7,5 dioptries. Ce myope semble ne pas avoir pu mettre d'ac-

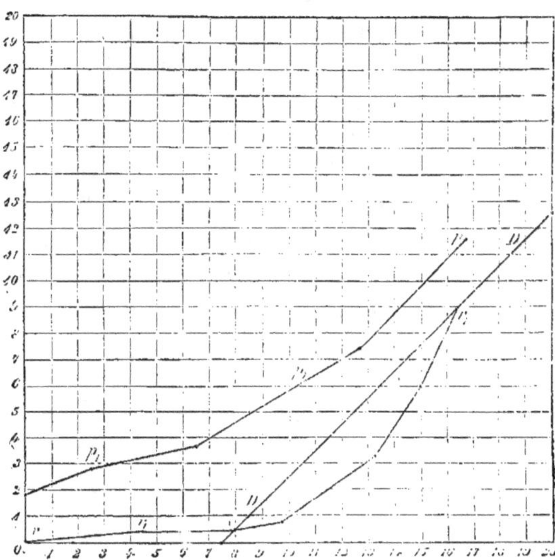

FIG. 84.

cord son accommodation et sa convergence à son punctum remotum absolu. Celui-ci est situé à $\frac{1}{7,5}$ de mètre. Il exige le relâchement complet de l'accommodation. Mais nous voyons, par la figure, que celle-ci n'est au repos (r sur l'abscisse zéro) que lorsque la convergence est également nulle, c'est-à-dire lorsque les lignes de regard sont parallèles. Lorsque les yeux sont dirigés vers un point situé à $\frac{1}{7,5}$ de mètre, l'individu fait un effort d'accommodation inutile de 0,5 D. La réfraction est donc de 7,5 $+$ 0,5 $=$ 8 dioptries, tandis que sa convergence n'est que de 7,5 angles métriques. Il ne voit donc pas nettement et binoculairement à cette distance; son punctum remotum absolu r, situé à $\frac{1^{\text{m}}}{7,5}$ de chaque œil, n'est vu nettement que lorsque

(1) Nagel, *loc. cit.*, p. 127, fig. 48.

les yeux sont parallèles. Ils *divergent* donc relativement à la distance du punctum remotum. C'est un fait très important à considérer au point de vue du strabisme divergent, qu'on rencontre si souvent chez les myopes.

Le *punctum remotum binoculaire* (r_2) se trouve à $\frac{1}{8}$ de mètre sur la diagonale DD. C'est à cette distance seulement que le rapport entre la convergence et l'accommodation est conforme à l'amétropie du malade. De r_2 à r_1, il possède une certaine amplitude d'accommodation et de convergence relative aussi bien positive que négative. Mais avec 16,5 angles métriques (au point r_1), sa convergence a atteint son maximum. La courbe rr_2r_1, qui représente à la fois le minimum d'accommodation et le maximum de convergence, coupe la diagonale DD. L'accommodation a parfaitement suivi jusque-là ; r_1 est donc le punctum *proximum binoculaire*. Au delà de ce point la convergence est épuisée. La courbe p_1p du maximum d'accommodation, au contraire, continue à monter jusqu'au point p, où elle atteint son sommet. Le maximum de convergence, dans ce cas, était de 16,5 angles métriques. Le punctum proximum de convergence se trouve à $\frac{1^m}{16,5} = 60^{mm}$. Le maximum d'accommodation est de 11,5 dioptries ; mais la réfraction statique étant de 7,5 dioptries, le punctum proximum absolu se trouve à $\frac{1}{11,5 + 7,5} = \frac{1}{19} = 52^{mm}$. Il y a donc *divergence relative* aussi bien pour le punctum proximum que pour le punctum remotum absolus, et l'harmonie entre la convergence et la réfraction de l'œil n'existe que sur une étendue comprise entre 8 et 16,5 angles métriques.

Voyons maintenant un cas d'*hypermétropie*. Il nous est donné encore par M. Nagel (1).

L'observation concerne un hypermétrope de 5 dioptries (fig. 85). Le point de départ de la diagonale DD, qui représente le rapport normal entre la convergence et l'accommodation, doit donc se trouver à la division 5 de l'ordonnée zéro, qui correspond à 5 dioptries. En effet, la convergence (abscisses) étant nulle (direction parallèle des yeux), la personne est obligée de faire déjà un effort d'accommodation de 5 D, pour corriger son hypermétropie et voir nettement à grande distance. On serait tenté d'en tirer la conclusion que pour zéro de convergence il devait y avoir 5 D d'accommodation *relative négative* ; ce n'était cependant pas le cas pour l'hypermétrope en question. Avec les yeux dirigés parallèlement, il ne pouvait relâcher que 1,5 D de son accommodation (rm) ; il ne supportait que des verres convexes de 1,5 D. C'était là son *hypermétropie manifeste*. Pour lui faire relâcher la totalité de son accommodation et trouver son hypermétropie totale, corrigée par le convexe 5, il fallait paralyser son muscle ciliaire au moyen de l'atropine, ou faire diverger ses lignes de regard. Le relâchement total de l'accommodation, le *punctum remotum absolu*, n'est donc obtenu

(1) Nagel, *loc. cit.*, p. 198, fig. 49.

qu'au prix d'une convergence *négative*. La courbe *rtp*, par laquelle M. Nagel désigne la marche du punctum remotum absolu, aurait donc dû commencer du côté gauche du diagramme, sur l'abscisse zéro.

Mais, pour le cas donné, la courbe du punctum remotum de l'hypermétropie manifeste a seule sa raison d'être. C'est celle qui a été obtenue expérimentalement. L'adaptation au punctum remotum absolu n'est réalisée que par un relâchement artificiel de l'accommodation.

Nous disions donc que l'hypermétrope en question pouvait diminuer son accommodation de 1,5 D, tout en regardant binoculairement à grande distance. D'autre part, il pouvait mettre en jeu 2,75 D de réfraction dynamique

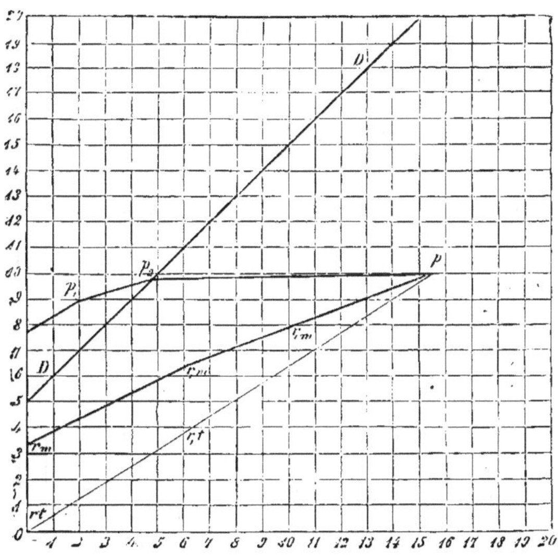

Fig. 85.

de plus que le nombre exigé par la correction de son hypermétropie. C'est-à-dire qu'il voyait encore nettement à grande distance avec des verres concaves de 2,75 D, qui nécessitaient un effort d'accommodation de 5 + 2,75 = 7,75 D, étant donnée son hypermétropie.

Jusque vers 5 angles métriques, la courbe p_1 se trouve à gauche de la diagonale, c'est-à-dire que l'hypermétrope avait plus d'accommodation qu'il ne lui en fallait pour voir nettement des deux yeux ; mais un peu avant 5 *am*, cette courbe coupe la diagonale au point p_2. C'est le punctum proximum binoculaire. Il se trouve donc à moins de $\frac{1}{5}$ de mètre.

A partir de ce point, la courbe p_2p ne monte que très peu, jusqu'à l'abscisse 10, qu'elle atteint au point p. C'est là le *punctum proximum absolu*. Des

10 dioptries d'accommodation qu'il représente, 5 sont employées uniquement à corriger l'hypermétropie; il n'en reste que 5 pour amener le point fixé de l'infini à une distance positive. Le minimum de cette dernière est donc de $\frac{1^{m}}{5} = 20^{cm}$. Pour produire cette adaptation de l'appareil dioptrique de chacun de ses yeux, l'individu est obligé de faire entrer en jeu 15,5 angles métriques de convergence. Il fixe avec une convergence de 15,5 angles métriques un objet qui n'en demanderait que 5. Il se produit donc un strabisme convergent de 10,5 angles métriques pour chaque œil, ce qui ferait environ 38 degrés de strabisme pour un seul œil.

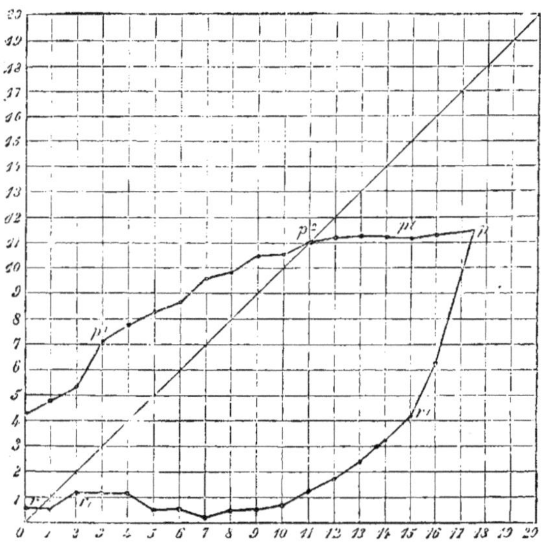

Fig. 86.

La courbe ($r\,m$, $r_1\,m$) du punctum remotum de l'accommodation relative monte lentement vers le point p. Elle indique que l'hypermétrope avait encore à sa disposition un certain degré d'accommodation relative négative, qui ne lui était d'ailleurs d'aucune utilité. Il faisait, au contraire, son possible pour suppléer par l'accommodation à son défaut de réfraction. De fait, en dépit de tous les artifices, on n'arrivait pas à lui faire relâcher son muscle ciliaire autant que l'auraient fait le myope et l'emmétrope dans les mêmes conditions.

L'amplitude d'accommodation et de convergence relatives varie beaucoup, non seulement suivant l'état de la réfraction et le degré d'amétropie, mais aussi d'un individu à l'autre. Ainsi la figure 86 (1) donne le schéma d'une

(1) Nagel, *loc. cit.*, p. 492, fig. 45.

personne (le Dr Schleich) affectée d'une demi-dioptrie de *myopie*. Elle prouve jusqu'à quel point les courbes, notamment celle de l'accommodation relative négative, peuvent être étendues par l'exercice.

La figure (87) (1), au contraire, représente les amplitudes d'accommodation et de convergence relatives très restreintes d'une jeune fille de treize ans, légèrement *hypermétrope*.

A ces observations nous ajouterons celle du docteur Eperon (fig. 88) emmétrope (vingt-six ans). Les courbes pointillées correspondent à un premier examen, les courbes pleines ont été obtenues à la suite d'exercices répétés. Les

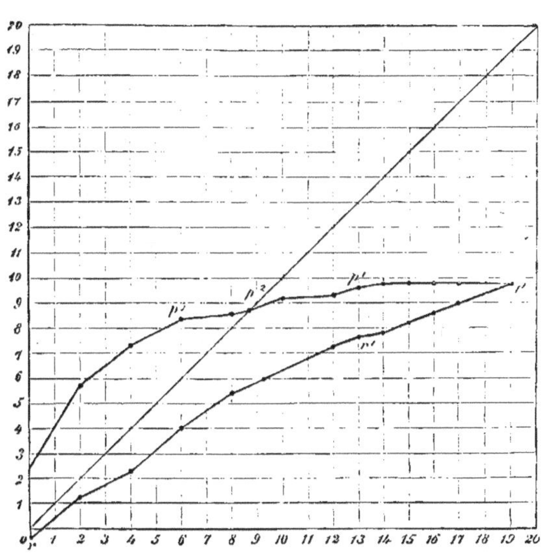

Fig. 87.

lettres et chiffres ont la même signification que jusqu'ici : p_2 est le punctum proximum binoculaire, p l'absolu. Ce diagramme concorde assez bien avec celui de l'emmétrope de Donders (fig. 82). Il est instructif parce qu'il démontre combien le rapport des deux fonctions peut être vite modifié.

En considérant les observations citées, nous voyons que l'accommodation tend à se modifier suivant les exigences de la réfraction statique de l'œil.

Ainsi, dans la myopie, le même degré de convergence réclame d'autant moins d'accommodation que la myopie est plus forte. En comparant les courbes des myopes avec celles de l'emmétrope, nous constatons que l'accommodation mise en jeu est beaucoup moindre dans le premier cas que dans le second.

(1) Nagel, *loc. cit.*, p 193, fig. 46.

L'hypermétrope, au contraire, qui exige beaucoup plus de son accommodation que l'emmétrope, nous montre aussi une courbe p plus élevée que ce dernier.

Cependant cette adaptation du pouvoir accommodateur a ses limites. Les schémas le prouvent et l'auraient prouvé encore davantage si les emmétropes et hypermétropes examinés avaient été plus âgés. L'amétropie, en effet, ne peut modifier l'influence fâcheuse qu'exerce l'âge sur la faculté accommodatrice de l'œil.

Dans aucun des schémas l'accommodation et la convergence ne sont d'ail-

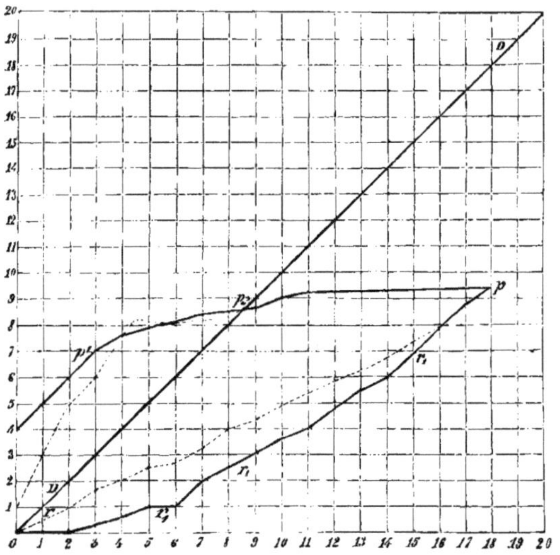

Fig. 88.

leurs tout à fait en harmonie. Sans cela, les deux courbes auraient toujours été équidistantes par rapport à la diagonale, et le punctum proximum de l'accommodation et celui de la convergence se seraient confondus au punctum proximum binoculaire, sur la diagonale.

Dans la plupart des cas cités, la convergence l'emporte sur l'accommodation; son punctum proximum est plus rapproché que celui de l'accommodation; p se trouve à droite de la diagonale. Dans l'observation représentée par la figure 84, au contraire, p se trouve à gauche de la diagonale : c'est l'accommodation qui est la plus forte, et la convergence reste en arrière.

On peut se demander maintenant quelle est la signification pratique de l'amplitude d'accommodation et de l'amplitude de convergence *relatives?*

Des ophthalmologues éminents concluent de la seule amplitude d'accommodation relative à l'aptitude des yeux à un travail prolongé. Ils disent :

plus la partie positive de l'amplitude d'accommodation relative est grande par rapport à la partie négative, plus l'œil soutiendra longtemps un travail continu à la même distance. De Graefe a même voulu établir une règle, déclarant que la partie positive doit être au moins la moitié de l'amplitude d'accommodation relative. Ceci revient à dire que la partie positive et la partie négative de l'amplitude d'accommodation relative doivent être égales.

Suivant de Graefe, il faudrait donc demander à l'individu à quelle distance il est obligé de travailler. A cette distance on placerait un objet-type, et l'on examinerait s'il peut encore le distinguer nettement avec des verres convexes et des verres concaves. Si le numéro du verre concave le plus fort qu'il supporte encore est égal à celui du plus fort des convexes, le travail serait facile; si le concave était plus faible, il ne pourrait s'appliquer longtemps à cette distance et réclamerait donc le secours des verres convexes.

Ce raisonnement nous semble incomplet. Il est évident, comme nous l'avons exposé plus haut, que, pour soutenir un travail pendant quelque temps, il faut qu'il n'exige pas d'emblée la totalité de la force disponible, mais qu'une certaine quantité de celle-ci doit être en réserve, pour être utilisée pendant la durée du travail.

Or la vision binoculaire de près exige l'activité de deux fonctions, l'accommodation et la convergence. Il faut donc un surplus de réserve pour *toutes les deux* et non seulement pour l'accommodation, comme l'admet l'opinion exposée ci-dessus.

Supposons, par exemple, qu'un myope de 7,5 dioptries veuille travailler d'une façon continue à 6 centimètres. Nous plaçons l'objet à 6 centimètres de chaque œil sur la ligne médiane, et nous trouvons que le myope a encore 2,5 dioptries d'accommodation de plus qu'il ne faut pour voir à cette distance. En même temps, la partie négative de son accommodation relative peut être nulle. Le rapport entre les deux est donc plus favorable encore que ne l'exige la règle de de Graefe. Sommes-nous sûrs pour cela que le myope travaillera facilement à cette distance? Nous ne le pensons pas. Car, si cette distance de 6 centimètres correspond au punctum proximum de sa convergence, il ne lui reste plus de force de convergence pour soutenir son travail, et il sera obligé de le cesser immédiatement, faute de convergence.

Cette supposition peut se réaliser. C'est le cas du myope de la figure 84 ; r_1 représente son maximum de convergence. Il est de 16,5 am, correspondant à 6 centimètres. Mais son accommodation dépasse ce point de 2,5 D. Elle va jusqu'à p, 11,5 dioptries, 19 D de réfraction positive avec le degré de la myopie.

Il faut donc prendre en considération non seulement l'accommodation, mais aussi la convergence. Il faut d'abord que le point à la distance duquel l'individu doit travailler aisément soit situé sur la diagonale de son diagramme. Cela va sans dire, car, dans le cas contraire, l'accommodation et la convergence seraient en désaccord même dès le début. Il faut, de plus, que la courbe p, qui représente le maximum d'accommodation, soit élevée d'un certain degré *au-dessus* de ce point; et que la courbe *r*, qui correspond au maximum de convergence, se trouve d'un certain degré à *droite* sur l'horizontale qui passe à travers ce point. Dans ce cas il y a un surplus à la fois d'accommodation et de convergence positives pour le point en question.

Or quel est ce *certain degré* des deux forces qu'il faut avoir en réserve pour travailler sans fatigue pendant quelques heures?

Personne ne l'a encore déterminé d'une façon exacte. Il est probable qu'il varie d'un individu à l'autre. Il est possible aussi qu'il soit différent pour les deux fonctions. Pour ce qui concerne l'accommodation, nous ne croyons pas nous tromper beaucoup, en admettant qu'une dioptrie d'accommodation en réserve suffira pour une application continue.

S'il fallait en même temps un angle métrique de convergence en réserve pour la même durée du travail, la courbe *r* devrait passer à une division à droite du point de fixation situé sur la diagonale, alors que la courbe *p* se trouverait d'une division au-dessus de lui. Ceci est réalisé simplement lorsque la personne en question peut rapprocher l'objet de fixation assez pour que sa distance exige une convergence et une accommodation d'une unité de plus que ne réclame celle de son travail. Si elle désire travailler à $0^m,33$ (3 *am* et 3 D), il faudrait qu'elle vît encore nettement et binoculairement jusqu'à $0^m,25$ (4 *am* et 4 D).

Mais si, comme cela est probable, il faut bien plus de convergence que d'accommodation en réserve, par exemple : 1 D. d'accommodation et 3 *am* de convergence, le cas mentionné exigerait $3 + 1 = 4$ D, et $3 + 3 = 6$ *am*. Il faudrait donc que l'objet fût vu nettement et binoculairement jusqu'à $\frac{1^m}{4}$ (25^{cm}), et binoculairement jusqu'à $\frac{1^m}{6}$ ($16,6^{cm}$). Peu importe alors, que la vision soit distincte ou non sur l'espace de $\frac{1^m}{4}$ à $\frac{1^m}{6}$.

L'insuffisance de l'accommodation se manifestera par le manque de netteté de la vue, celle de la convergence par la diplopie croisée. Nous suppléerons à la première au moyen de verres convexes, à la seconde, soit par des verres prismatiques, soit par une opération qui change la force relative des muscles des yeux. Lorsque les deux fonctions à la fois sont en défaut, nous y porterons remède en combinant des verres sphériques et prismatiques, ou en opérant d'abord et en donnant des lunettes ensuite.

Nous parlerons de ce sujet encore dans la partie clinique de cet ouvrage. Mais nous tenions à mettre en lumière la nécessité de faire toujours entrer en ligne de compte les deux fonctions, lorsqu'il s'agit d'obtenir un travail oculaire.

Après avoir exposé les lois générales qui régissent l'emmétropie, la myopie, l'hypermétropie, l'accommodation et la convergence, il nous tarderait de parler d'une anomalie de la réfraction de l'œil, qui plus que toute autre mérite ce nom, attendu qu'elle est due à des irrégularités du système dioptrique et ne saurait être produite par des différences de longueur de l'œil. C'est l'astigmatisme.

Nous croyons cependant qu'il vaut mieux ne pas scinder l'étude des principes généraux et les méthodes de détermination de l'astigmatisme. L'un et l'autre exposé y perdraient en intérêt et en clarté. Nous traiterons donc de l'astigmatisme avec les méthodes d'exploration de cette anomalie de réfraction après le chapitre suivant.

CHAPITRE III

MÉTHODES DE DÉTERMINATION

DE LA RÉFRACTION ET DE L'ACCOMMODATION DE L'ŒIL

Dioptométrie

I. — DÉTERMINATION DE LA RÉFRACTION STATIQUE

Nous avons vu que la réfraction de l'œil est l'inverse de la distance à laquelle il est adapté. S'il est adapté à 20^{cm}, c'est-à-dire, s'il voit nettement un objet situé à $\frac{1}{5}$ de mètre, la réfraction est de $\frac{1}{0,20}$ ou $\frac{1}{1^{m}/5}$, plus simplement $\frac{5}{1^{m}} = 5$ D.

Lorsqu'on parle de réfraction de l'œil, sans la définir autrement, on veut dire la réfraction de l'œil à l'état de *repos*, la *réfraction statique*. Nous savons que l'œil présente alors son minimum de force réfringente. Au minimum de réfraction doit, suivant ce que nous venons de dire, correspondre le maximum de distance du point dont la vision est encore distincte. En effet, à l'état de repos, l'œil est adapté au point le plus éloigné qu'il puisse distinguer, à son punctum remotum.

Pour déterminer la réfraction statique de l'œil, il faut donc déterminer la distance du punctum remotum, dont elle est l'inverse. Notre question se pose donc ainsi : *Quelles méthodes possédons-nous pour déterminer la situation du punctum remotum, sa distance à l'œil ?*

Si un point est vu nettement, cela prouve qu'une image nette en est formée sur la rétine. Or la loi des foyers conjugués nous dit que, lorsqu'un système optique produit à une distance B l'image nette d'un objet situé à une distance A, un objet placé à la distance B formera inversement son image à la distance A.

Donc, si l'objet placé à la distance du punctum remotum de l'œil produit une image nette sur la rétine, les objets du fond de l'œil doivent inversement former leur image à la distance du punctum remotum.

Pour trouver la position du punctum remotum, nous pouvons donc procéder de *deux* façons :

1° En considérant les rayons *incidents* dans l'œil, nous nous demanderons :

Où faut-il placer un objet, pour qu'une image nette s'en forme sur la rétine de l'œil au repos, c'est-à-dire pour qu'il soit vu distinctement?

Ou : *quelle direction doivent avoir les rayons émanés d'un point, pour être réunis en un point au fond de l'œil examiné, sans l'intervention de l'accommodation?*

2° En considérant les rayons *émergents :*

Où se forme l'image des objets du fond de l'œil examiné?

Ou : *vers quel point sont dirigés les rayons provenant d'un point du fond de cet organe, à l'état de repos ?*

C'est l'œil examiné lui-même qui est généralement juge de la netteté de l'image rétinienne. On peut donc appeler *subjectives* les méthodes de dioptométrie basées sur le premier principe.

Quant aux rayons émergents, qu'on observe généralement à l'aide de l'ophthalmoscope, c'est, au contraire, l'examinateur qui en apprécie la direction, et le second principe nous fournira des méthodes *objectives* de dioptométrie.

I. — MÉTHODES SUBJECTIVES DE DÉTERMINATION DE LA RÉFRACTION DE L'ŒIL.

A. Procédé basé sur l'acuité visuelle.

Une considération générale d'abord : pour déterminer la réfraction statique de l'œil, il faut exclure l'accommodation ; sans cela, la réfraction dynamique s'ajoutant à la réfraction statique, on ne trouvera pas le punctum remotum, mais un point plus rapproché.

L'idéal serait de mettre l'accommodation entièrement au repos pour déterminer la réfraction statique. Ceci se produit quelquefois, grâce à une paralysie de la 3e paire. Mais c'est là un cas tout à fait spécial. Ce qui est plus fréquent, c'est que l'accommodation est devenue très faible, voire même nulle, à la suite de l'âge. D'après les recherches de Donders (p. 167 et fig. 76), elle cesse à l'âge de soixante-dix ans, et, même à partir de cinquante-cinq ans, elle n'est pas assez forte pour troubler sérieusement un examen de réfraction, surtout dans certaines conditions, dont nous allons parler tout à l'heure.

Mais, dans la grande majorité des cas, l'accommodation ne peut point être considérée comme exclue à priori ; il faut réduire son influence au minimum. Ceci n'est pas facile à réaliser, attendu que l'accommodation n'est qu'exceptionnellement soumise à la volonté. Il faut un exercice spécial pour arriver à pouvoir, sur commande, relâcher son muscle ciliaire, une faculté que le public n'a pas, sur laquelle on ne pourrait même pas compter s'il la possédait.

Dans les méthodes subjectives de dioptométrie, on parvient encore le plus facilement à faire relâcher l'accommodation, lorsqu'on donne aux deux yeux de la personne à examiner une direction parallèle. L'accommodation étant assez intimement liée à la convergence, elle est la plus voisine de l'état de repos lorsque la convergence est nulle, c'est-à-dire lorsque les yeux sont dirigés parallèlement. Même alors on est encore assez souvent trompé, et on commettrait des erreurs qui pourraient avoir les conséquences les plus fâcheuses, si l'on se fiait aveuglément à l'absence d'accommodation dans le parallélisme des lignes visuelles.

Pour être plus sûr du repos de l'œil, il faudrait paralyser l'accommodation par un mydriatique comme l'atropine, la duboisine, ou l'homatropine (1). Mais ces médicaments ne sont pas d'un usage très convenable pour la dioptométrie, attendu que leur action persiste fort longtemps, et que les malades se plaindraient amèrement et non sans raison, si, pour trouver un verre de lunettes, on les exposait, pour plusieurs jours, à l'éblouissement qui résulte de la dilatation de la pupille, et au désagrément plus grave de ne pouvoir varier l'adaptation de leur vue. Dans certains cas exceptionnels, que nous apprendrons à connaître, on passe par-dessus ces inconvénients.

Mais il est à noter qu'aucune des substances mentionnées ne produit une paralysie totale absolument certaine de l'accommodation au bout de quelques minutes seulement. Il faut une action d'une certaine durée pour qu'on puisse la considérer comme entièrement paralysée.

En dehors des mydriatiques, nous n'avons aucun moyen d'exclure entièrement l'accommodation de l'examen subjectif de la réfraction. Mais elle se relâche pendant l'examen ophthalmoscopique. Ce dernier nous permet de déterminer la réfraction *objectivement*. Chaque fois que l'âge du malade fait présumer une action notable de l'accommodation, et qu'on ne veut pas recourir aux mydriatiques, on contrôlera donc le résultat de la dioptométrie subjective au moyen de l'ophthalmoscope.

Cherchons maintenant les méthodes qui nous permettent de *déterminer la situation du punctum remotum à l'aide de la netteté de l'image rétinienne.*

On pourrait songer, à priori, à le faire au moyen d'un point lumineux, un trou d'épingle percé dans un diaphragme, par exemple. On le placerait à contre-jour, on l'éloignerait graduellement de l'œil, et à la plus grande distance où le point serait vu non comme un disque, c'est-à-dire avec

(1) Sulfate ou hydrobromate neutre d'atropine (ou de duboisine ou d'homatropine) 0,05, eau distillée 10,0. F. s. a. collyre. Instiller plusieurs gouttes dans l'œil, dans l'intervalle d'une demi-heure ; laisser l'œil fermé au moins pendant cinq minutes, après avoir instillé les gouttes. La mydriase et la paralysie de l'accommodation se produisent beaucoup plus promptement avec l'homatropine qu'avec l'atropine et la duboisine. Elles disparaissent aussi plus promptement avec le premier mydriatique, ce qui est un grand avantage, si l on s'en sert seulement pour déterminer la réfraction.

une image de diffusion, mais comme un point, là serait le punctum remotum de l'œil (voy. fig. 53, 54, 57).

Mais ce procédé n'est pas praticable ; on le comprend de suite. Comment juger de la plus ou moins grande netteté de l'image du point ? Impossible d'indiquer exactement la limite où il apparaît comme un tout petit cercle, et celle où il apparaît comme un point. Quelle différence y a-t-il pour nous, avec nos yeux plus ou moins imparfaits, entre ces deux objets ? — De plus, il n'y aurait pas de contrôle possible. Nous n'examinons pas toujours des personnes de bonne volonté, rarement des gens observateurs ; les uns ne voudraient, les autres ne pourraient nous rendre compte de l'impression qu'ils reçoivent du point lumineux, et nous serions constamment trompés.

Il faut donc, comme objet-type, un objet d'une forme compliquée, qui ne puisse être distingué dans tous ses détails qu'à la condition d'une image rétinienne nette : un groupe de points que le malade doit compter, une figure ou une lettre qu'il doit distinguer d'une autre. Il faut, de plus, que l'image rétinienne soit très petite. Si le malade reconnaît alors l'objet dans tous ses détails, nous pouvons être sûrs que l'image rétinienne est distincte, que l'objet se trouve au point pour lequel l'œil est adapté. C'est alors l'acuité de la vue qui nous aide à déterminer la réfraction de l'œil.

L'acuité visuelle étant très différente pour différents yeux, ceux-ci exigent des images rétiniennes de grandeur variable. Il faut, par conséquent, non seulement une série d'objets-types de différentes formes, mais aussi de différentes grandeurs. On emploie donc, comme tels, pour la détermination de la réfraction, des échelles de lettres ou de figures analogues, de diverses grandeurs, noires sur fond blanc, ou blanches sur fond noir.

Nous voici donc en possession des objets-types. Comment nous y prendrons-nous pour trouver, avec ce moyen, le punctum remotum d'un œil ?

On pourrait penser d'abord qu'on n'a qu'à prendre une échelle de ce genre et à l'éloigner graduellement de l'œil, jusqu'à ce qu'il finisse par ne plus en distinguer les lettres. Le point le plus éloigné où il verrait encore distinctement serait le punctum remotum. Mais cette méthode ne serait praticable que dans le cas où le punctum remotum est situé à une *distance finie* de l'œil, c'est-à-dire dans la *myopie*. Là, en effet, on réussit quelquefois à déterminer le degré de l'amétropie, pour des yeux d'une bonne acuité visuelle, en cherchant la plus grande distance à laquelle ils lisent de tout petits caractères d'imprimerie. Si cette distance est de $0,33 = \frac{1}{3}$ de mètre, la myopie est de 3 dioptries, etc.

Pour l'*emmétropie*, ce procédé ne serait déjà plus applicable. Ce n'est point parce que le punctum remotum de l'emmétrope étant situé à l'infini, il faudrait porter les objets-types à l'infini, ce qui n'est pas possible. Non, en pratique nous ne sommes pas si rigoureux. Nous admettons que l'infini commence déjà à 5 mètres, ce qui n'est pas une distance trop grande pour nos expériences optométriques. Mais un œil qui voit nettement à 5 mètres n'est pas pour cela nécessairement emmétrope. Il pourrait être hypermétrope et voir à l'aide d'un effort d'accommodation. Il serait donc impossible de distinguer l'emmétropie de l'hypermétropie, et, à plus forte raison, de déterminer le degré de cette dernière.

En effet, le punctum remotum des hypermétropes étant situé au delà de l'infini, il faudrait pouvoir porter les objets-types au delà de l'infini pour examiner cette anomalie de réfraction, ce qui n'est pas praticable.

Mais nous avons vu précédemment qu'un point lumineux peut être considéré comme situé au delà de l'infini, lorsqu'on a donné aux rayons qu'il émet une *direction convergente*. C'est de cette façon également qu'on parvient à diagnostiquer et à mesurer l'*hypermétropie*. On place les objets-types à une distance donnée, et on imprime aux rayons lumineux qui en proviennent une direction convergente, à l'aide de verres convexes.

Prenons, par exemple, un point situé à grande distance, il émettra des rayons parallèles. En interposant une lentille convexe, on fera converger les rayons vers le foyer de celle-ci. Cette convergence sera d'autant plus forte que la distance focale de la lentille sera plus courte, en d'autres termes, que la lentille sera plus réfringente. Si elle a 50 centimètres de distance focale, les rayons provenant du point lumineux convergeront vers un point situé à 50 ^{cm} en arrière d'elle. Et, pour un œil qui se trouve derrière la lentille, celle-ci a le même effet que si nous avions porté le point à 50 ^{cm} au delà de l'infini. L'expression « au delà de l'infini » veut dire simplement que le point est formé par la réunion de rayons convergents.

Mais, de même que nous pouvons donner une direction convergente aux rayons qui proviennent du point lumineux, de même nous pouvons les rendre parallèles, s'ils ne le sont pas, ou changer leur direction en divergence. Dans le premier cas, nous les ferons passer à travers une lentille convexe, dont le foyer coïncide avec la source lumineuse ; dans le second cas, nous nous servirons de lentilles concaves.

Si nous laissons l'objet-type à très grande distance, de sorte que les rayons qui en proviennent puissent être considérés comme parallèles, et que nous leur fassions traverser une lentille *concave*, nous leur imprimons une divergence telle qu'ils semblent provenir du foyer du verre concave. Soit ce verre de 2 dioptries, sa distance focale est de 1/2 mètre, et il fera diverger les rayons comme s'ils provenaient de 0,5 mètre en arrière de lui.

Ici encore, la divergence est d'autant plus accusée que la lentille est plus forte, c'est-à-dire que sa distance focale est plus courte.

Au point de vue de la direction des rayons, il revient donc au même que nous placions un point à 50 ^{cm} devant l'œil, ou que nous le laissions à l'infini, en le regardant à travers un verre concave, qui a 50 ^{cm} de distance focale et qui est placé tout contre l'œil.

Ce que nous sommes obligés de faire pour l'hypermétropie, nous pouvons donc le faire également pour la myopie. Au lieu de déplacer les objets-types pour trouver le point d'où ils sont vus le plus nettement, nous pouvons les laisser en place et varier, à l'aide de lentilles, la direction des rayons qui en proviennent.

C'est ce qu'on fait généralement dans la pratique. On laisse les objets-types à une distance invariable, et on change la direction des rayons lumineux qu'ils émettent. Les moyens qu'on possède dans ce but sont innombrables, et on n'a que le choix de l'endroit où l'on veut placer les objets-types.

Dans la méthode la plus simple et la plus répandue, qui, comme nous verrons, est une des meilleures, on place les objets à une distance assez grande pour qu'on puisse l'admettre en pratique comme *infinie*.

L'adoption de cette distance a déjà l'avantage de disposer les yeux à détendre leur accommodation, attendu que, pour regarder au loin, les lignes de regard doivent être parallèles, et que, moins est grande la convergence, moins l'accommodation est mise en jeu.

Les objets-types sont représentés par une série de lettres ou de figures noires sur fond blanc, de différentes grandeurs.

Le tableau qui les contient doit être bien éclairé, de préférence par une source lumineuse constante, qui est cachée à la personne examinée. Ainsi on peut se servir d'une lampe avec réflecteur, rapprochée du tableau, ou éclairer ce dernier par transparence. Si l'on examine à la lumière solaire, beaucoup moins constante que la lumière artificielle, il faut que la personne examinée tourne le dos au jour, pour ne pas être éblouie. Le tableau est, au contraire, placé bien en face de la lumière. Il doit se trouver à 5 mètres au moins de l'individu en examen.

La variation dans la direction des rayons provenant de l'objet est effectuée par des verres de lunettes, contenus dans une boîte à essai, en choix suffisant, et qu'on place devant l'œil.

Pendant l'examen d'un œil, il faut exclure l'autre de la vision. On y arrive le plus facilement en le couvrant d'un bandeau ou d'un diaphragme opaque, (et non réfléchissant), introduit dans une monture de lunettes. Si l'on permet à l'individu de fermer un œil sans le couvrir, on est presque toujours trompé. Il l'entr'ouvre volontairement ou involontairement, surtout si l'autre œil a une acuité visuelle très faible, et, alors qu'on s'occupe de l'un, c'est l'autre qui regarde et trouble l'examen de son congénère, ou bien, les paupières d'un œil étant bien fermées, celles de l'autre ne peuvent pas être tenues entièrement ouvertes. Ce dernier regarde alors à travers une fente horizontale formée par les bords palpébraux, ce qui peut encore induire l'examinateur en erreur, en lui cachant la présence de l'astigmatisme.

Si le malade couvre un œil avec sa main, on risque qu'il le cache mal, qu'il voie entre les doigts, ou à travers un espace laissé libre entre la main et la face, ou encore qu'il presse sur cet œil, ce qui en trouble la vue, lorsqu'on veut l'examiner à son tour.

Emmétropie. — L'œil non examiné étant entièrement caché, mais ouvert sous le diaphragme, on demande au malade de nommer les lettres qu'il voit de son œil libre, placées à la distance indiquée, à commencer par les plus grandes.

Lorsqu'il est arrivé aux plus petites qu'il puisse distinguer, et que malgré tous les efforts, il ne peut plus aller au-delà, on place devant l'œil un verre convexe faible, par exemple le n°0,5. S'il voit moins qu'auparavant, on essaye des verres concaves, et, si ceux-ci ne parviennent pas à lui faire voir des lettres plus petites, on conclut que, l'acuité visuelle étant à son maximum sans verre, le punctum remotum de l'œil est situé là où se trouvent les objets-types, c'est-à-dire à une distance admissible comme infinie, que R (1) est infini, que la réfraction de l'œil $\frac{1}{R}$ est $= \frac{1}{\infty} = 0$, que l'œil est *emmétrope* (2).

Ce raisonnement est absolument juste lorsque l'accommodation est annihilée. Dans le cas contraire, il peut arriver que l'emmétropie ainsi constatée ne soit qu'apparente et qu'on ait en réalité affaire à une hypermétropie corrigée par un effort d'accommodation. Le véritable état de réfraction se révèle alors à l'ophthalmoscope, ou sous l'influence des mydriatiques.

Il est aussi possible que l'emmétropie (comme d'ailleurs aussi l'amétropie) n'existe que dans un seul méridien, le méridien qui lui est perpendiculaire ayant une autre réfraction. Ces cas feront le sujet d'un chapitre particulier, l'astigmatisme.

Hypermétropie. — Si l'œil examiné voit mieux les lettres avec un verre *convexe* que sans verre, il est évidemment *hypermétrope*.

Nous en avons exposé les raisons longuement (p. 124 et suiv.). Est également hypermétrope une personne qui, à distance, ne voit pas précisément mieux, mais aussi bien, avec un verre convexe qu'à l'œil nu. Le verre convexe

---

(1) C'est par la lettre R que nous désignons la distance du punctum remotum à l'œil. Elle correspond à la valeur f' du chapitre Ier.

(2) Pour être tout à fait exact, il faudrait dire que, l'objet n'étant pas en réalité situé à l'infini, mais à 5^m, R est égal à 5^m, et que la réfraction est de $+ \frac{1}{5}$ dioptrie. L'œil qui voit le mieux sans verre à cette distance ne serait donc pas tout à fait emmétrope, il n'est pas adapté à l'infini, à des rayons parallèles, mais à une distance finie, à des rayons divergeant d'un point situé à 5 mètres. Il aurait donc une myopie de $\frac{1}{5}$ D ; et le véritable emmétrope serait celui qui, pour voir nettement à cette distance, aurait besoin d'un verre convexe de 5^m de distance focale $(+ \frac{1}{5}$ D$)$, lequel rendrait parallèles les rayons provenant de 5 mètres. Seulement ce verre n'existe pas dans nos boîtes d'essai ni dans le commerce, précisément parce qu'en pratique, une différence de réfraction d'un cinquième de dioptrie est presque inappréciable. La vue ne change pas notablement, qu'un œil ait $\frac{1}{5}$ D de plus ou de moins. Celui qui voit bien à 5 mètres voit presque aussi bien à l'infini, et inversement. Voilà pourquoi on assimile en pratique 5^m à l'infini. Mais, en réalité, il faudrait toujours retrancher $\frac{1}{5}$ D de l'œil adapté à 5 mètres (ou $+ \frac{1}{6}$ D pour 6 mètres) pour pouvoir le considérer comme emmétrope.

donne aux rayons provenant de loin une direction convergente, et l'œil hypermétrope seul est capable de réunir sur sa rétine des rayons convergents. On peut se demander pourquoi il voit cependant aussi bien sans verre qu'avec le verre convexe. La réponse est facile : l'œil nu remplace l'action de ce dernier par un effort d'accommodation, effort qui devient inutile lorsque nous l'avons muni de la lentille convexe. Si l'accommodation avait été paralysée, notre malade n'aurait pas vu aussi bien sans le verre. Peut-être n'aurait-il même vu aucune lettre du tableau, peut-être seulement les plus grandes, celles qu'il peut reconnaître malgré les images diffuses qu'il en reçoit sur la rétine.

Si l'accommodation n'est pas paralysée, elle masque presque toujours une partie, sinon toute l'hypermétropie. Il faut donc présenter au malade des verres convexes de plus en plus forts, et les laisser un certain moment devant l'œil pour donner au muscle ciliaire le temps de se détendre de plus en plus.

Lorsque l'acuité visuelle, après avoir atteint son maximum, commence de nouveau à baisser, toute l'hypermétropie manifeste est corrigée ; l'accommodation ne peut plus être relâchée davantage, pendant la fixation monoculaire au moins.

Après avoir déterminé la réfraction de l'autre œil et corrigé son hypermétropie, s'il y en a, il est bon de faire regarder les deux yeux simultanément à grande distance. On trouve alors souvent que l'hypermétrope supporte ainsi, dans la vision binoculaire, des verres convexes plus forts que dans la monoculaire.

Nous avons, à plusieurs reprises déjà, parlé de l'influence que la direction relative des lignes de regard (convergence) exerce sur l'accommodation. Or, lorsqu'une personne regarde à grande distance, ayant un œil couvert, celui-ci n'est pas obligé de se diriger sur le même point que l'autre et de mettre sa ligne visuelle en parallélisme avec celle de l'autre œil. Souvent, au contraire, il converge. La quote d'accommodation liée à cette convergence des lignes visuelles augmente la réfraction des yeux. L'œil, examiné isolément, paraît moins hypermétrope, emmétrope ou même myope, alors qu'en réalité il est fortement hypermétrope.

Une contraction analogue des muscles droits internes peut augmenter considérablement le degré apparent d'une myopie. En faisant regarder, au contraire, les deux yeux simultanément, surtout en corrigeant leur amétropie, ce qui leur donne le maximum d'acuité visuelle, ils sont obligés de se diriger parallèlement. Toute convergence produirait une diplopie homonyme, à moins que la vision binoculaire n'eût été perdue depuis longtemps.

C'est dans le parallélisme des lignes visuelles qu'on obtient le relâchement maximum de l'accommodation. Les yeux hypermétropes supportent les verres convexes les plus forts qui soient compatibles avec la fixation, et on arrive ainsi au maximum d'exactitude qu'on puisse atteindre dans la détermination subjective de la réfraction statique, sans avoir recours aux mydriatiques.

Mais le degré de l'hypermétropie ainsi trouvé, l'*hypermétropie manifeste* (H^m) est très souvent encore au-dessous du degré réel, de l'*hypermétropie totale* (H^t). Malgré toutes les précautions, il reste fréquemment encore en eu un certain degré d'accommodation, qui masque une partie du défaut de réfraction. On l'appelle *hypermétropie latente* (H^l). Elle devient manifeste seulement par l'emploi des mydriatiques, ou à l'examen ophthalmoscopique de la réfraction.

Il est du plus haut intérêt pratique de ne pas oublier que H^t = H^m + H^l, c'est-à-dire que l'hypermétropie totale se compose d'une partie manifeste et d'une partie latente, et que celle qu'on trouve par l'examen subjectif, l'**hypermétropie manifeste**, n'est souvent qu'une partie de la totale.

Nous verrons plus tard quel rapport existe entre les deux parties de l'hypermétropie qui en constituent la totalité et l'amplitude d'accommodation. Contentons-nous de rappeler que le *verre convexe le plus fort qui donne la meilleure acuité visuelle à distance correspond au degré de l'hypermétropie manifeste.*

Myopie. — Lorsqu'un œil voit moins bien à grande distance avec un verre convexe faible que sans verre, on essaye si un verre *concave* faible augmente son acuité visuelle.

Il arrive fréquemment que la personne ainsi examinée répond de suite qu'elle voit mieux. Cependant elle ne saurait déchiffrer des lettres plus petites qu'à l'œil nu, mais tout lui paraît plus noir, plus net. Elle supporte quelquefois des verres concaves assez forts, sans voir plus qu'à l'œil nu, et paraît néanmoins enchantée de ses lunettes. Cette personne n'est pas myope. Elle voit avec des verres concaves, parce qu'elle fait un effort d'accommodation qui neutralise l'effet de la lentille divergente. Ici encore l'accommodation fait paraître la réfraction de l'œil plus forte qu'elle n'est en réalité.

Pour qu'on puisse conclure à la présence de la myopie, il faut que l'acuité visuelle *augmente* sous l'influence d'un verre concave. Même alors on est souvent trompé. De même qu'un spasme accommodatif cache une partie de l'hypermétropie (H^l), ou la masque même totalement, en faisant paraître emmétrope un œil hypermétrope, de même un effort involontaire d'accommodation rend souvent une myopie plus forte qu'elle n'est en réalité.

Il faut donc, avant tout, choisir comme expression de la myopie le verre concave le plus *faible* qui procure à l'œil son maximum d'acuité visuelle. Il donne le degré de la *myopie apparente*. Celle-ci est généralement plus élevée que la *myopie réelle*, surtout chez de jeunes personnes, qui disposent d'une forte accommodation. Le degré réel de la myopie ne se révèle, comme celui de l'hypermétropie, qu'après le relâchement forcé de l'accommodation, ou à l'ophthalmoscope.

On pourrait supposer que ce procédé si simple de détermination de la réfraction demande cependant beaucoup de temps, qu'il faut un examen prolongé jusqu'à ce que, parmi les nombreux verres de nos boîtes d'essai, on ait trouvé celui qui donne la meilleure acuité visuelle. Il n'en est rien cependant, et cet examen se fait beaucoup plus promptement qu'on ne s'imagine.

Nous apprendrons à connaître des symptômes extérieurs qui caractérisent au moins les degrés élevés de l'amétropie. On ne commencera donc pas l'examen d'une forte myopie par des verres convexes ou des concaves faibles, mais on aura immédiatement recours aux verres forts. De même pour l'hypermétropie.

D'autre part, la pratique donne vite à l'examinateur la faculté de conclure de l'effet des verres essayés à la nature et au degré de l'amétropie. Enfin la réflexion nous aide aussi puissamment. Si nous avons devant nous une personne encore jeune et dont les yeux ne présentent aucune anomalie apparente, dont les milieux dioptriques sont absolument limpides et qui ne voit pas même les plus gros caractères de l'échelle typographique, nous ne commencerons pas par lui donner des verres faibles. Nous nous dirons : si c'est un défaut de réfraction qui diminue la vue à ce point, il doit être assez élevé. S'il y a hypermétropie, une partie au moins en serait corrigée par l'accommodation. Il est rare de trouver des cas d'hypermétropie dépassant six dioptries, et l'amplitude d'accommodation reste jusque vers trente-cinq ans assez forte pour corriger la totalité même de ce vice de réfraction. Au-delà de cet âge, elle peut en corriger encore une bonne quote. D'autre part, un myope faible a généralement acquis la faculté de reconnaître des objets qui correspondent à nos grandes lettres-types, malgré les images de diffusion qu'il en reçoit. Nous essayerons donc d'emblée des verres concaves forts, et, s'il ne voit pas beaucoup mieux avec, nous pouvons être sûrs qu'il existe une affection du fond de l'œil ou un astigmatisme.

Une foule de réflexions de ce genre se présentent au praticien, souvent même d'une façon inconsciente. Elles le guident dans cette détermination subjective de la réfraction, et la rendent extrêmement simple.

Ce procédé d'optométrie a d'ailleurs encore d'autres avantages que celui de la simplicité. Non seulement nous trouvons ainsi la lentille qui exprime directement la nature et le degré de l'amétropie ; mais, pendant l'examen, le malade se trouve dans les conditions dans lesquelles il se servira de ses verres de lunettes. Nous n'avons qu'à lui laisser ceux-ci tels que nous les avons placés devant ses yeux, pour lui procurer sa meilleure acuité visuelle à grande distance. Ou, si nous ne désirons pas lui donner le verre correcteur de l'amétropie ainsi trouvé, nous pouvons directement contrôler l'effet des lunettes que nous nous proposons de lui conseiller.

Nous verrons, en effet, que, pour ne pas favoriser ou provoquer un spasme de l'accommodation, on ne donne jamais aux myopes les verres qui corrigent la myopie apparente, à peine ceux de la myopie totale.

Ce procédé a un autre grand avantage encore. Pour simplifier notre exposé, nous n'avons pas défini autrement jusqu'ici les objets-types. Nous avons dit que ce sont des objets de différentes grandeurs, placés à grande distance, à 5 mètres au moins. En effet, toutes les séries d'objets qui exigent, pour être distingués, des images rétiniennes très nettes, peuvent servir à la détermination de la réfraction.

Mais, en tenant un compte exact de la grandeur de l'objet-type, et de la distance à laquelle il est placé, on peut, par la même occasion, déterminer non seulement la réfraction, mais aussi l'acuité visuelle de l'œil (1). Je m'explique : des expériences nombreuses (2) ont appris quelle est la plus petite image rétinienne qui puisse encore être distinguée dans ses détails, analysée par l'œil normal moyen. Basées sur cette donnée, Snellen, et d'autres après lui, ont construit des échelles typographiques contenant des lettres, des chiffres, des traits, des points de différentes grandeurs. Chaque série de ces objets-types porte un numéro, qui indique la distance à laquelle ils sont distingués par l'œil moyen. Les chiffres 4^m, 5^m, 6^m, 7^m, 10^m, 50^m, etc., placés au-dessous de lettres de plus en plus grandes, signifient qu'elles peuvent être portées, les premières jusqu'à 4, les secondes à 5, les dernières à 50 mètres avant de cesser d'être distinguées par l'œil normal. En les laissant à une distance donnée, par exemple à 5 mètres, c'est le numéro 5 qui donne l'acuité visuelle normale. Un œil qui ne distingue que le numéro 10, qu'il devrait voir jusqu'à 10^m, n'a que 5/10 = 1/2 d'acuité normale; celui qui ne voit que le numéro 50 à 5^m possède 5/50 = 1/10 de l'acuité normale. Un autre, au contraire, qui distingue même le numéro 4, qu'il aurait le droit d'approcher jusqu'à 4 mètres, a évidemment une acuité de 5/4, c'est-à-dire supérieure à la moyenne.

Ce sont ces tableaux de figures-types, ces « optotypes », comme les a appelés Snellen, dont on se sert dans l'optométrie.

Le verre qui permet à l'œil de voir les plus petits de ces types indique la réfraction ; la distance divisée par le numéro des types, l'acuité visuelle. Un œil qui, avec le convexe 3, lit le numéro 6, placé à 5 mètres, a une hypermétropie ($\mathrm{H^m}$) de 3 D et une acuité visuelle V = 5/6.

Dans l'échelle de Monoyer, cette division est exécutée pour chaque série de lettres, et pour une distance de 5 mètres. La grandeur des lettres est, de plus, choisie de telle sorte que chacune d'elles correspond à 1/10 d'acuité de plus que la précédente. Celui qui distingue la troisième ligne a donc une acuité de 0,3, la cinquième correspond à 0,5, la neuvième, à 0,9, la dixième, à 1,0 d'acuité, c'est-à-dire à l'acuité moyenne.

Ici se pose immédiatement une question importante : la mesure de l'acuité visuelle est, comme nous l'avons dit, donnée par l'image rétinienne, et l'acuité visuelle d'un œil n'est comparable à celle d'un autre que si nous connaissons la grandeur de l'image rétinienne minimum que l'un et l'autre peuvent encore distinguer. Si deux personnes distinguent, par exemple, la même série de lettres, mais l'une à l'œil nu, l'autre seulement à l'aide d'une

(1) Donders, *loc. cit.*, p. 96, éd. angl., p. 83, éd. allem.

(2) J. Vrœsom de Haan, *Onderzœkingen naar den invlœd van den leeftyd op de gezichtscherpte,* III, Verslag v. het N. Gasthuis v. ooglijders, p. 229, 1862. Comparez aussi Snellen, *Eidoptométrie,* cet ouvrage, vol. I, p. 470-480.

longue-vue, l'acuité de la première est évidemment supérieure à celle de la seconde, malgré l'égalité de l'objet vu, parce que la première en reçoit une image rétinienne plus petite que la seconde.

Quand nous connaîtrons le changement que produit la lunette sur la grandeur de l'image rétinienne, alors seulement nous pourrons conclure sur l'acuité visuelle. Soit, dans notre cas, le grossissement de l'image rétinienne (pas celui de l'angle visuel), de 3 fois, la seconde personne a une acuité visuelle 3 fois moindre que la première.

On peut donc comparer entre elles différentes acuités visuelles obtenues à l'aide des objets-types seulement lorsqu'on est sûr que les images rétiniennes de ces derniers sont de grandeur égale dans les yeux comparés. Ceci a lieu, à peu de chose près, pour des yeux emmétropes. Ce sera encore le cas pour les amétropes de la même nature et du même degré d'amétropie. L'acuité visuelle d'un myope axile de 4 D sera, avec celle d'un autre myope axile du même degré, dans un rapport inverse à la grandeur des lettres de l'échelle qu'il distingue.

Mais l'acuité visuelle, telle que nous l'avons exprimée plus haut, sera-t-elle comparable entre un emmétrope et un myope qui voit à distance à l'aide d'un verre concave ? ou d'un hypermétrope qui y voit avec une lentille convexe ? La différence de longueur des yeux ou la différence dans leur appareil dioptrique d'une part, l'action des verres correcteurs de l'autre, ne peuvent évidemment pas rester sans influence sur la grandeur des images rétiniennes. Et si, par exemple, le myope recevait des images rétiniennes plus grandes que l'emmétrope, grâce à l'excessive longueur de son œil, ou si, au contraire, la grandeur de ces images était réduite au-dessous de celle des images de l'emmétrope par l'action du verre concave, les objets-types ne pourraient pas servir de termes de comparaison pour l'acuité visuelle dans les deux cas. Ils permettraient seulement de se rendre compte si les images rétiniennes sont nettes, c'est-à-dire de déterminer la réfraction de l'œil.

Or les calculs et les expériences ont prouvé que les yeux amétropes axiles reçoivent des images rétiniennes de grandeur égale à celle des emmétropes, lorsqu'ils regardent à grande distance à l'aide d'un verre placé à leur foyer antérieur (1).

Les amétropes axiles forment la grande majorité des amétropes ; nous déterminons la réfraction à grande distance ; le foyer antérieur se trouve à

(1) Giraud-Teulon, *Ann. d'oc.*, sept.-oct. 1869, et *La vision*, etc., p. 198, 1881. — Knapp, *The influence of spectacles on the optical constants and visual acutnesse of the eye* (*Arch. of ophth. and Otol.*, I, 2, 1870). — Woinow, *Zur Lehre über den Einfluss von optischen Glaesern auf die Sehschaerfe* (*Arch. f. Ophth.*, XIX, p. 319, 1872). — Mauthner, *Vorlesungen über die opt. Fehler des Auges*, p. 149, 1872 et *Arch. f. Ophth.* XVIII, 11, p. 245. — Donders, *Practische opmerkingen over den invloed van hulplenzen op de Gezichtscherpte.* — Landolt, Graefe et Saemisch, *Handb. der ges. Augenheilk*, III, 1, p. 10, 1874 ; cet ouvrage, p. 480, et *Onderzoekingen gedaan in het physiol. Laborat.* Utrecht, 1872. — *Leçons sur le diagnostic des maladies des yeux*, p. 123. Paris, 1877.

13^{mm} de la cornée. C'est à peu près l'endroit où nous plaçons les verres de lunettes dans le procédé d'optométrie que nous venons de décrire. Nous nous trouvons donc dans les meilleures conditions pour obtenir l'égalité des images rétiniennes, c'est-à-dire pour déterminer l'acuité visuelle.

Dans l'amétropie de courbure, il faut placer le verre correcteur sur la cornée même, pour que les images rétiniennes deviennent égales à celles de l'emmétropie.

Résumons les avantages de cette première méthode d'optométrie subjective, que nous venons d'exposer : facilité du relâchement de l'accommodation, à cause du regard à grande distance ; contrôle direct de l'effet des verres de lunettes ; possibilité de déterminer simultanément la réfraction et l'acuité visuelle.

Si l'on ne dispose pas d'une grande distance pour l'optométrie, on peut néanmoins déterminer à la fois la réfraction et l'acuité visuelle, pourvu qu'on place le verre correcteur au foyer antérieur de l'œil, et que l'échelle typographique dont on se sert soit la réduction de celle destinée à être placée à grande distance, et calculée pour la distance réduite.

Supposons qu'on désire faire ces recherches à une distance de quelques centimètres seulement : en plaçant les objets-types, par exemple, à 233^{mm} de la cornée, le myope seul dont le punctum remotum est situé à 233^{mm} pourra les voir nettement, sans mettre en jeu son accommodation. L'emmétrope aura besoin d'un verre convexe, et, si celui-ci se trouve au foyer antérieur, c'est-à-dire à 13^{mm} en avant de la cornée, il est à $233 - 13^{mm} = 22^{cm}$ des objets-types. Il lui faut donc une distance focale de $\frac{1^{m}}{4,5}$ ou 4,5 D de force réfringente.

On n'a qu'à laisser en place l'échelle et cette lentille, et, si l'on applique sur cette dernière des verres de lunettes, ceux-ci indiqueront la nature et le degré de l'amétropie de l'œil aussi bien qu'on l'obtient à grande distance, sans le secours de la lentille convexe fixe.

Ou bien, pour ne pas superposer deux lentilles, on n'a qu'à chercher le verre qui, placé à 13^{mm} de la cornée, donne la meilleure acuité visuelle, et à en retrancher 4,5 dioptries. Supposons qu'on ait trouvé le convexe 6, comme donnant la meilleure acuité visuelle à 22^{cm}. Nous dirons : puisqu'il faut à cet œil convexe 6, pour voir à 1/4,5 de mètre, il lui faut $6 - 4,5 = 1,5$ D pour voir à grande distance. C'est son verre correcteur. Il indique une hypermétropie de 1,5 D.

Un hypermétrope de 0,5 dioptrie demandera le convexe $0,5 + 4,5 = 5$ D ; 0,5 pour se rendre emmétrope et 4,5 pour faire passer le point d'adaptation de l'infini à 22^{cm} de son foyer antérieur.

Un œil qui a besoin du convexe 3 a une myopie de $3 - 4,5 = -1,5$; c'est là son verre correcteur pour grande distance. Et un myope de 4 dioptries ne demandera que le convexe $4,5 - 4 = 0,5$ pour voir à notre distance réduite, parce que, déjà sans l'intervention d'une lentille convexe, il

voit à courte distance. Celui qui voit sans verre aura une myopie de
$0 - 4,5 = - 4,5$ D, nous l'avons déjà dit, et ceux qui demandent même
des verres concaves pour voir à si courte distance, auront une myopie égale
à ce verre augmenté de 4,5 dioptries. Ainsi le verre concave 2 indiquera
une myopie de $- 2 + (- 4,5) = - 6,5$ dioptries.

On trouve ainsi la réfraction aussi simplement qu'à grande distance, et,
comme nous l'avons dit, on peut en même temps déterminer l'acuité visuelle,
parce que les images rétiniennes des amétropes axiles sont, dans ces conditions, égales à celles de l'emmétrope.

Pour que l'image rétinienne d'un myope de 4,5 dioptries, ou d'un emmétrope muni du convexe 4,5, soit égale à celle que le myope obtient à grande
distance avec son verre correcteur et l'emmétrope à l'œil nu, il faut que la
lettre-type placée à 233^{mm}, qui donne l'acuité moyenne, ait 0,32^{mm} de hauteur
totale. Pour des degrés inférieurs d'acuité, il faut des lettres en proportion plus grandes (1).

On peut objecter à cette méthode d'optométrie qu'elle doit rendre le relâchement de l'accommodation plus difficile que l'examen à grande distance.
En effet, dans le regard de près, le malade a involontairement une tendance
à converger, et partant, à mettre en jeu son muscle ciliaire, quand même un
œil serait exclu et l'autre adapté à l'aide d'un verre neutralisant l'accommodation. On peut cependant remédier à cet inconvénient en annulant la convergence par un stéréoscope, qui exige la direction parallèle des lignes
visuelles. M. Javal a déjà eu recours à ce principe dans son astigmomètre.

Le stéréoscope aura la longueur voulue, et sera dépourvu de prismes.
Devant l'œil à examiner se trouveront les objets-types, entourés d'un cercle ;
devant l'autre œil un champ noir, entouré d'un cercle égal, ou un peu plus
grand. Pour que les cercles soient réunis binoculairement en un seul, ou
en deux cercles concentriques, il faut que les yeux aient une direction parallèle, ce qui les disposera à détendre leur accommodation ; et pour voir
nettement, il faut le verre correcteur. Ce dernier pourrait être déterminé
d'abord pour chaque œil séparément, après quoi on essayera si, dans la
vision binoculaire au stéréoscope, les deux yeux supportent des verres
convexes plus forts ou des concaves plus faibles.

Outre le peu d'espace qu'elle exige, cette méthode aurait sur la première
l'avantage de faciliter la constance de l'éclairage. Le fond du stéréoscope
serait éclairé à l'aide d'une lumière-type invariable, et on exclurait l'influence
de toute autre source lumineuse en faisant l'examen dans un espace obscur.

Nous avons fait observer, au même endroit, qu'on peut déterminer d'une
façon analogue (sans stéréoscope) et l'amplitude d'accommodation et le verre
correcteur pour n'importe quelle distance voulue. On n'a qu'à soustraire
toujours les 4, 5 dioptries que nécessite le rapprochement des objets-types.

---

(1) Landolt, *Leçons sur le diagnostic des maladies des yeux*, p. 133 et suiv. Paris, 1877,
et *Manual of examination of the Eyes*, p. 156 et suiv. Philadelphia, 1879.

On obtiendrait donc ainsi un *optomètre* pratique et exact. On donne, en effet, le nom d'optomètre à un instrument qui sert à déterminer la réfraction de l'œil.

B. Optomètres basés sur une seule lentille convexe.

Nous avons dit, au commencement de ce chapitre, qu'en dehors des verres de lunettes, il existe encore un grand nombre d'autres méthodes pour faire varier la direction des rayons lumineux provenant d'un objet, et, par conséquent, pour déterminer la réfraction de l'œil. Ainsi on peut obtenir ce résultat déjà à l'aide d'une simple lentille convexe.

Plaçons un objet au foyer d'un verre convexe, et les rayons qui en proviennent seront parallèles. Plus nous éloignons l'objet du foyer, plus les rayons convergent après avoir passé par la lentille.

Soit, par exemple (fig. 89), M le foyer de la lentille Φ. Les rayons ML et

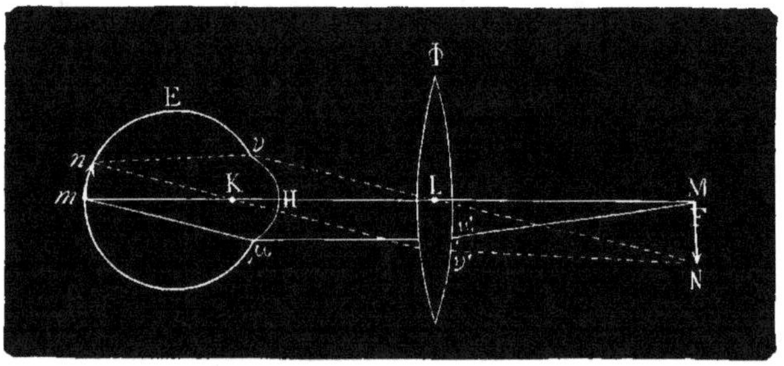

Fig. 89.

Mμ', émanés du point M de l'objet MN, seront parallèles (LK et μ'μ) après avoir traversé la lentille, et l'œil emmétrope E les réunira sur sa rétine en *m*. De même pour les rayons provenant du point N : leur divergence (NL et Nν') est changée en parallélisme, et leur image se forme en *n*.

Plus on éloigne l'objet du foyer, plus les rayons convergent après avoir passé la lentille. C'est ainsi qu'on peut obtenir la convergence des rayons nécessaire à l'hypermétrope.

Le punctum remotum de l'œil hypermétrope H (fig. 90) se trouve en R. En portant l'objet MN au-delà du foyer F de la lentille, celle-ci imprime aux rayons émanés de M la convergence LKR et μ'μR, aux rayons provenant de N la convergence LνX et ν'KX, de sorte que les premiers peuvent se réunir en *m*, les derniers en *n* sur la rétine de l'œil hypermétrope.

Au contraire, en faisant mouvoir l'objet, à partir du foyer, vers la lentille, les rayons deviendront d'autant plus divergents, qu'il sera plus rapproché de celle-ci. Ainsi (fig. 91), l'objet se trouvant en MN, les rayons émanés du point M sembleront provenir de R, grâce à la divergence $\mu'\mu$ et LK, que la lentille leur a laissée. De même pour les rayons émanés de N; ils auront une divergence Lν et ν'K, comme s'ils venaient du point X. Un œil myope, M,

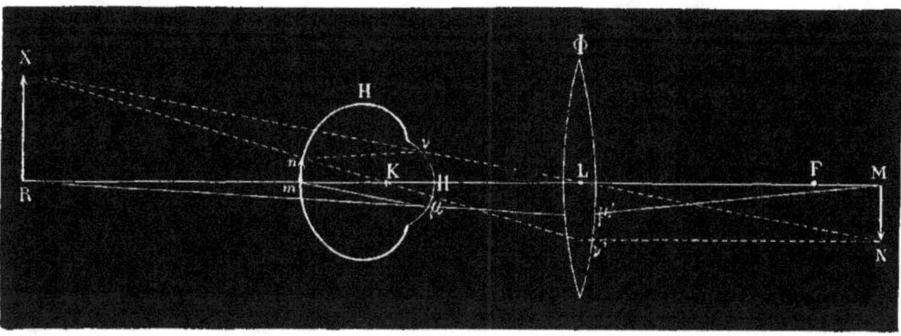

Fig. 90.

dont le punctum remotum se trouve justement en R, pourra donc réunir sur sa rétine en mn les rayons émanés en réalité de MN, mais dont nous avons changé la direction de façon à l'adapter à l'état de réfraction de cet œil.

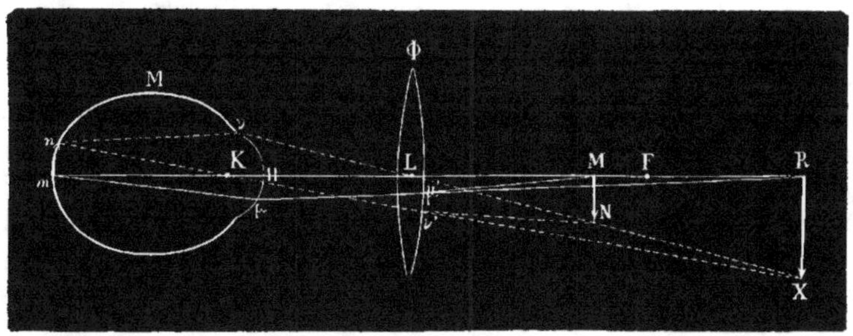

Fig. 91.

La lentille convexe unique est, en effet, le moyen le plus simple pour faire varier la direction des rayons lumineux ; aussi a-t-elle été employée depuis longtemps et souvent en optométrie (1).

(1) Au chapitre 1ᵉʳ, p. 46 et 59, se trouvent les lois qui président à cette action de la lentille convexe, de même que les formules simples qui donnent les distances de l'objet et de l'image, partant la direction des rayons, après leur sortie de la lentille. Elles ont servi à la graduation de tous les optomètres basés sur le principe de la lentille convexe unique.

Coccius (1), de Hasner (2), Smee (3), de Graefe (4), de Burow (5), Donders (6), Laurence (7), Badal (8), Burchardt (9), Sous (10), Carreras y Arago, Hintzy et probablement d'autres encore se sont servis de ce principe, et notre ami Snellen a expliqué quelques-uns de ces optomètres dans la dioptométrie qui lui est échue en partage dans la distribution des chapitres de notre métrologie (11).

Les uns fixent la lentille sur une règle divisée, le long de laquelle glissent les objets-types, les autres la montent dans un tube avec ou sans pied.

Les objets-types sont formés, tantôt de fils, de cheveux tendus, tantôt de lettres ou de chiffres.

Une lentille plus forte permet à quelques auteurs de donner à leur optomètre une dimension moindre; une lentille plus faible, par contre, augmente les excursions des objets-types, et par conséquent l'exactitude de la mensuration.

Tous ces optomètres ont cependant l'inconvénient de provoquer un certain effort d'accommodation, et quelques-uns d'entre eux seulement permettent de déterminer l'acuité visuelle. Suivant que la lentille convexe est plus ou moins rapprochée de l'œil, elle influe différemment sur la grandeur des images rétiniennes dans les différents états de réfraction. Or, comme nous l'avons dit, un optomètre n'est apte à la détermination simultanée de la réfraction et de l'acuité visuelle, qu'à la condition de donner aux images rétiniennes de tous les yeux examinés la même grandeur.

Ce but est atteint, nous le savons maintenant, pour l'amétropie axile au moins, quand le foyer de la lentille convexe coïncide avec le foyer antérieur de l'œil. Par exemple, si la lentille de l'optomètre a 100 millimètres de distance focale, il faut la placer à 113 millimètres de la cornée, pour que les objets vus à travers ce système fournissent à l'emmétrope et à l'amétrope axile des images rétiniennes d'égale grandeur. L'optomètre de M. Sous satisfait à cette condition; seulement la lentille semble être un peu trop forte pour donner des résultats très exacts (12). MM. Badal et Burchardt font coïncider le foyer de la lentille avec le centre de réfraction (point nodal K) de l'œil. Ils obtiennent ainsi l'égalité de l'angle sous lequel appa-

(1) Coccius, *Der Augenspiegel*, Leipzig, 1851, p. 148 et 182.
(2) De Hasner, *Prager Vierteljahrschrift*, 1851, vol. XXXII, p. 166.
(3) Smee, *The eye in health and disease*, 1854, p. 50.
(4) De Graefe, *Arch. f. Ophth.*, XI, I, 1863, p. 41.
(5) De Burow, *Ein neues Optometer*. Berlin, 1863.
(6) Donders, *On the Anomalies of Accommodation and Refraction*, 1864, p. 115.
(7) Laurence, *Optical defects of the eye*, London, 1865, p. 40.
(8) Badal, *Ann. d'oculistique*, LXXV, janv., fév., 1876, p. 1, et LXXV, mars, avril, 1876, p. 1.
(9) Burchardt, *Ueber Bestimmung der Sehweite. Deutsche med. Wochenschrift*, 1877, nᵒˢ 13, 21, 45.
(10) Sous, *Traité d'optique*, 1881, 2ᵉ édition.
(11) Voy. vol. I de cet ouvrage, p. 879.
(12) Loiseau, *Ann. d'oc.*, LXXXV, p. 26.

raissent les objets-types aux yeux emmétropes et amétropes axiles, mais il est facile de voir que le même angle détermine sur la rétine une image d'autant plus grande que celle-ci est plus éloignée du système dioptrique, que l'œil est plus long.

L'objet AB (fig. 92) est vu par les trois yeux sous le même angle AKB. Les images rétiniennes sont de grandeur inégale. L'œil le plus long, qui reçoit la plus grande image, se trouve donc dans des conditions plus favorables que les yeux les plus courts, et on ne saurait déterminer ainsi l'acuité visuelle, qui exige l'égalité des images rétiniennes.

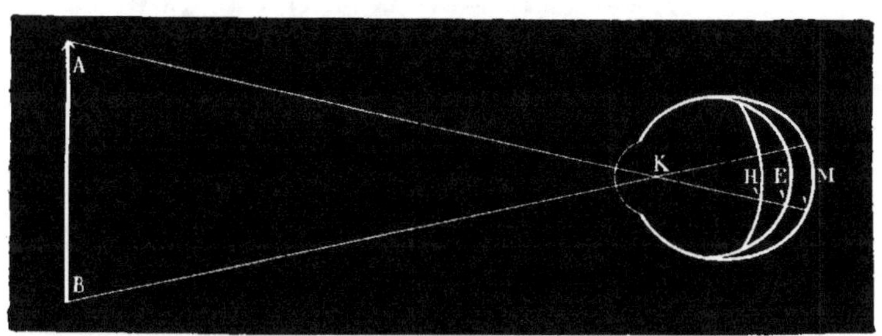

FIG. 92.

Voici la description de l'optomètre de M. Badal. « Il se compose d'un tube cylindrique en cuivre de 30 ᶜᵐ de longueur environ, dont le pied est pourvu d'une hausse destinée à mettre l'œilleton exactement à la hauteur de l'œil. Le tube est uni à son support par une articulation permettant de donner à l'instrument toutes les inclinaisons possibles. — Une lentille convergente de 63ᵐᵐ de foyer est placée dans le tube, à une distance de l'œilleton précisément égale à sa distance focale. En arrière de la lentille se meut, à l'aide d'un pignon et d'une crémaillère, une plaque de verre dépoli portant : à gauche, une réduction photographique des nouvelles échelles métriques de Snellen ; à droite, des figures de cartes à jouer, pour les illettrés, et, entre les deux, un système de lignes parallèles pour la mesure de l'astigmatisme : le tout est vu par transparence. La pièce qui renferme la plaque d'épreuve s'enlève aussi facilement qu'un objectif de microscope, et rien n'est plus facile que de changer la plaque. — Cette plaque peut occuper toutes les positions possibles, depuis la lentille jusqu'à l'extrémité postérieure du tube. Selon sa position, les rayons lumineux réfractés, en arrivant à l'œil, présentent tous les degrés de convergence ou de divergence qui correspondent aux différents états de réfraction statique ou dynamique que l'on peut avoir occasion d'observer. La graduation de l'instrument, tracée sur la longueur du tube, est conforme au système métrique, et part de + 15 pour aboutir à — 20 dioptries, en passant par zéro. » « Pour l'astigmatisme, la graduation est faite sur la circonférence de l'ouverture postérieure du tube (1). »

M. Badal nous écrit que, si l'on éloigne l'œil de son optomètre assez pour que le foyer antérieur de cet organe coïncide avec le foyer de la lentille, son instrument peut également servir à l'optométrie et à la détermination de l'acuité visuelle. La graduation ne change pas pour cela de signification. Mais il préfère l'emploi de l'optomètre conformément à sa description.

C. Optomètres basés sur la lunette de Galilée.

La lunette de Galilée ou hollandaise se compose d'un verre concave (oculaire) fort, et d'un verre convexe (objectif) plus faible.

En variant la distance entre les deux lentilles, on donne aux rayons qui traversent ce système une direction variable. Nous avons expliqué l'effet produit sur la direction des rayons lumineux par cette combinaison de lentilles au premier chapitre (p. 67).

Si les deux verres sont appliqués tout à fait l'un contre l'autre, l'action de la lentille négative, qui est la plus forte, l'emporte ; les deux réunies agissent comme un verre concave : les rayons émanés d'un objet très éloigné qui ont rencontré l'objectif parallèlement sortent de l'oculaire en divergeant.

Lorsqu'on éloigne la lentille convexe, on peut considérer son action comme devenant de plus en plus forte. Elle détruit donc de plus en plus celle du verre concave. Les rayons émanés de la lunette sont de moins en moins divergents. A un moment donné, les deux lentilles se neutralisent entièrement ; les rayons sortent parallèles comme avant leur entrée dans le système. — Lorsqu'on continue à éloigner l'objectif, l'action du verre positif l'emporte sur celle du négatif, les rayons émergents convergent, et cela d'autant plus que l'objectif est plus écarté de l'oculaire.

On a donc ici encore un moyen très simple pour faire varier la direction des rayons lumineux. Chaque lunette de spectacle peut en somme être considérée comme un optomètre. On n'a qu'à graduer le tube de l'instrument, et, suivant qu'un œil exige un raccourcissement plus ou moins considérable de la lunette pour voir à distance, sa réfraction est plus ou moins forte.

De Graefe a été un des premiers à se servir du principe de la lunette de Galilée pour déterminer la réfraction de l'œil (2).

Mais son instrument laissait beaucoup à désirer, surtout au point de vue de la grandeur des images rétiniennes qu'il fournit. Cette dernière était tel-

---

(1) *Clinique ophth. du D* Badal*, p. 18. Paris, 1878.

(2) V. Graefe, *Vorzeigung zweckmaessiger Leseglaeser und eines binoculaeren Refractionsmessers* (*Klin. Monatsbl.*, t. III, p. 392) : voy. aussi cet ouvrage, t. I, p. 682.

lement variable qu'on ne pouvait pas même approximativement déterminer l'acuité visuelle. Snellen (1) a diminué cet inconvénient en rendant le grossissement produit par la lunette aussi faible que possible. Les différences dans la grandeur des images rétiniennes d'yeux de réfraction différente deviennent alors également moindres. Pour arriver à ce résultat, il a combiné deux lentilles très fortes (— 40 D et + 20 D) qui, avec une excursion très faible,

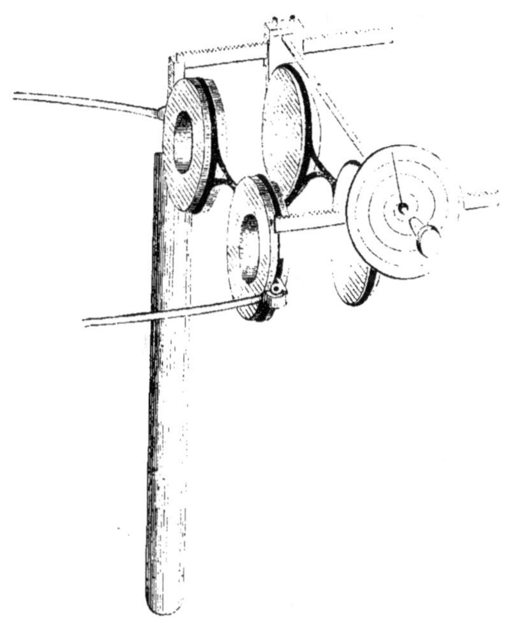

Fig. 93.

donnent des effets de réfraction très variés. Plus les lentilles de la lunette e Galilée sont fortes, plus le grossissement est faible. Pour amener, autant que possible, le malade à détendre son accommodation, l'auteur conseille de déterminer la réfraction et l'acuité visuelle des deux yeux simultanément. C'est pour cela qu'il a monté les verres de son optomètre dans un cadre de lunettes, si bien qu'ils forment pour ainsi dire un optomètre double ou binoculaire (fig. 93).

(1) Voy. vol. I de cet ouvrage, p. 683.

D. Optomètres basés sur la lunette astronomique.

La lunette astronomique a également servi en optométrie. Elle se compose, comme on sait, essentiellement de deux lentilles convexes. La lentille objective forme, à son foyer, une image renversée des objets éloignés. Cette image est observée à travers l'oculaire, qui la grossit comme une loupe. L'objet étant très éloigné, on peut considérer comme constante et infinie la distance qui le sépare de l'objectif. L'image reste donc invariablement au foyer de cette lentille, et se meut avec elle quand on l'éloigne ou la rapproche de l'oculaire. Elle joue à l'égard de celui-ci le même rôle qu'un objet dont on varierait la distance. L'oculaire et cette image réelle forment donc un optomètre analogue à ceux composés d'une seule lentille convexe, que nous avons considérés tout à l'heure.

Si l'image se trouve au foyer de la lentille oculaire, la distance qui sépare les deux lentilles étant ainsi égale à la somme de leurs distances focales, l'œil reçoit des rayons parallèles. Si elle se trouve au-delà du foyer de l'oculaire (écartement des deux lentilles plus grand que la somme de leur distance focale), les rayons sont rendus convergents, et cela d'autant plus que l'objectif est plus éloigné de l'oculaire.—Si l'image tombe entre l'oculaire et son foyer (écartement des deux lentilles moindre que la somme de leurs distances focales, mais plus grand que la distance focale de l'oculaire), les rayons sortent de l'oculaire en divergeant. La divergence augmente à mesure qu'on rapproche l'oculaire de l'objectif, c'est-à-dire de l'image qu'il produit.

C'est ce principe que M. Hirschberg (1) a appliqué à la construction d'un optomètre. Il a combiné une lentille convexe de 40,5^{mm} avec une autre de 27^{mm} de distance focale. Ces deux lentilles sont montées dans des tubes qui glissent l'un dans l'autre comme ceux d'un télescope, et sont mis en mouvement pa une crémaillère. L'auteur obtient une variation de réfraction comprise entre une myopie de 12,33 et une hypermétropie de 12,33 dioptries, en faisant varier la distance entre les deux lentilles de 60,5 à 82 = 21,5^{mm}. Cet espace du tube oculaire est divisé en demi-millimètres, ce qui permet la détermination de la réfraction à une demi-dioptrie près.

Les avantages de la lunette astronomique consistent en ce que son champ est plus étendu que celui de la lunette de Galilée. L'image qu'elle fournit étant réelle, peut être mesurée directement, et la mise au point contrôlée au moyen d'un réticule. De plus, on peut se servir de tous les objets-types voulus pour l'optométrie à l'aide de ce principe, attendu que l'objet n'est pas lui-même mobile dans le tube de l'instrument, comme dans les optomètres à lentille convexe unique. L'objet est formé par l'image réelle des échelles typographiques ordinaires, placées à une distance de quelques mètres. On

____

(1) Hirschberg, *Beitraege zur practischen Augenheilkunde*, II, 1877, p. 4.

n'a qu'à prendre soin de les suspendre à l'envers, parce que l'image est renversée.

L'inventeur fait ressortir encore un avantage tout particulier de son optomètre. En retournant la lunette, de sorte que l'objectif devienne oculaire et l'oculaire objectif, l'instrument reste optomètre, mais ses constantes optiques ont changé. Pour obtenir la même direction des rayons émergents, il faut donner aux lentilles une autre distance réciproque. Ainsi, dans l'exemple précédent, une myopie de 12,33 D correspond à un écartement de 54^{mm}, une hypermétropie de 9,25 D, à 108^{mm}. L'emmétropie seule conserve 67,5^{mm} dans les deux cas.

L'instrument contient une division ou une échelle à part pour chacune des deux positions. En faisant alors successivement deux déterminations, dans l'un et dans l'autre sens, on peut contrôler les réponses du malade, qui doivent s'accorder dans les deux cas.

Le grossissement de l'instrument varie avec les distances réciproques des deux lentilles. Aussi l'auteur a-t-il soin d'ajouter à son optomètre un tableau de réduction, qui permet de trouver la valeur réelle de l'acuité visuelle apparente donnée par son appareil.

Tous les principes d'optométrie se prêtent évidemment à la construction d'optomètres *doubles*. On n'a qu'à combiner deux instruments, un pour chaque œil, et à leur donner un écartement variable. M. Hirschberg a mis cette idée en pratique pour son optomètre, et cela de façon qu'il fût applicable à tout écartement des yeux.

Il nous semble cependant difficile de déterminer la réfraction et l'acuité visuelle simultanément sur les deux yeux. Comment contrôler ce que voient l'un et l'autre œil séparément, et jusqu'à quel degré la vision supérieure de l'un vient en aide à l'adaptation imparfaite de l'autre? La méthode suivant laquelle on obtient le parallélisme des lignes visuelles dans le stéréoscope est basée sur un principe tout à fait différent. Ici on présente les objets-types à l'œil examiné seul, tandis que l'autre est dirigé sur une surface unie, blanche ou noire, qui n'a de l'échelle typographique que le cadre. C'est la fusion des cadres des deux champs qui maintient les yeux en parallélisme, et il n'est pas possible de se tromper sur l'œil qui voit, comme avec un optomètre double.

Tous les optomètres simples, ou monoculaires, ont le grave inconvénient, souvent signalé déjà, de troubler le résultat de la détermination par l'effort d'accommodation qu'ils provoquent. On trouve presque toujours, avec ces instruments, la réfraction beaucoup plus élevée qu'elle n'est en réalité.

C'est, en effet, une observation bien connue que, chaque fois qu'on engage une personne non habituée aux expériences (comme la grande majorité de nos malades) à regarder dans un instrument d'optique, elle fait involontairement un effort d'accommodation. C'est là la principale cause de la fatigue produite par l'usage des lunettes de spectacle, des microscopes et des loupes. Dans aucune autre condition du travail, les yeux ne devraient se fatiguer moins qu'avec ces instruments, attendu qu'ils permettent, par leur mise au point, de donner aux rayons lumineux toute direction voulue, et particulièrement celle qu'ils auraient en provenant du punctum remotum de l'œil. L'emmétrope peut rendre parallèles les rayons sortant de sa loupe; le myope peut rendre divergents ceux qui viennent de très loin ; l'hypermétrope peut se procurer toujours des rayons convergents.

Tous ces yeux devraient donc voir sans aucun effort d'accommodation. Néanmoins ils accommodent, et souvent très fortement. La preuve en est que la plupart des personnes non exercées *voient très petit* dans ces instruments d'optique. Lorsqu'on engage un élève en microscopie ou en ophthalmoscopie, — car l'appareil dioptrique de l'œil n'est autre chose qu'un microscope simple, --à dessiner les objets qu'il voit, avec la grandeur dont ils lui apparaissent, on obtient souvent des dessins d'une petitesse ridicule. J'ai vu, dans mes cours d'ophthalmoscopie, les élèves dessiner des papilles du nerf optique qui ne dépassaient pas le diamètre d'une tête d'épingle. Ce fait s'explique de la façon suivante (1) : l'instrument optique donne à l'œil une image rétinienne, sans le renseigner sur la grandeur de l'objet auquel elle correspond. La grandeur que l'œil attribue à l'objet dépend de la distance à laquelle il le rapporte, ou à laquelle il *projette* son image rétinienne. Plus cette distance est grande, plus l'objet paraît grand, et inversement.

Cette distance de projection dépend, pour un œil non exercé, surtout de l'état d'accommodation. S'il fait un effort d'accommodation comme s'il fixait un objet à 15^{cm}, l'image rétinienne est projetée à 15^{cm}, et l'objet n'est que moitié aussi grand que si l'œil le supposait à 30^{cm} et s'adaptait en conséquence. Donc, si un œil voit très petit dans un microscope, ou une loupe, ou dans un autre œil, nous concluons qu'il fait un effort d'accommodation exagéré.

Nous avons d'ailleurs la preuve directe du spasme du muscle ciliaire, provoqué par l'usage des optomètres, lorsque nous comparons la réfraction ainsi trouvée avec celle que nous obtenons à l'ophthalmoscope, ou après atropinisation de l'œil. Il y a presque toujours une différence notable entre les résultats des deux méthodes, et une différence plus grande que celle que donne la méthode optométrique à l'aide des simples verres de lunettes.

E. Optomètres basés sur la mesure des cercles de diffusion.

Les méthodes optométriques que nous venons de passer en revue sont basées sur ce principe : chercher directement le verre ou la combinaison

---

(1) Comparez Landolt, *Le grossissement des images ophthalmoscopiques*. Paris, 1874, et *On the enlargement of ophthalmoscopic images*, in *British. Med. Journ.*, janv. 1880.

optique qui corrige l'amétropie, qui rend l'œil amétrope emmétrope. C'est le verre qui rend nettes les images rétiniennes d'objets placés à grande distance, ou, ce qui revient au même, d'objets émettant des rayons parallèles.

Or, de ce que nous avons exposé sur l'amétropie, au chapitre précédent, il résulte qu'on doit pouvoir la déterminer encore par d'autres méthodes. Ainsi, au lieu de *corriger l'amétropie* et de rendre les images rétiniennes nettes, laissons-les indistinctes, et déterminons les diamètres des cercles de diffusion.

Nous savons que, plus un œil est amétrope, plus est grand le cercle de diffusion que forme, sur sa rétine, un point lumineux placé à grande distance (p. 118 et 115). Si nous parvenons à mesurer le diamètre du cercle de diffusion, nous aurons donc encore un nouveau moyen pour déterminer l'amétropie, ou l'adaptation de l'œil en général.

Ceci est possible, et a été réalisé au moyen de certains appareils que nous pourrons ranger sous la dénomination

Optomètres basés sur l'expérience de Scheiner.

Lorsqu'on regarde un petit objet pour lequel l'œil n'est pas adapté, à travers des ouvertures qui ont entre elles un écartement moindre que le diamètre de la pupille, l'objet apparaît multiple, chaque ouverture donnant naissance à une image sur la rétine. C'est ce qu'on appelle l'expérience de Scheiner.

Voici comment on se rend le mieux compte de ce phénomène : on place, aussi près que possible devant l'œil, un diaphragme (carte de visite) percé de plusieurs trous d'épingle. Prenons-en deux, qui soient plus rapprochés l'un de l'autre que ne le sont les deux extrémités d'un diamètre pupillaire, et plaçons-les de telle sorte que tous les deux se trouvent devant la pupille. A travers ces deux ouvertures, regardons une tête d'épingle, placée à une distance à laquelle nous voyons nettement, par exemple à la distance de la lecture. Nous verrons l'épingle telle quelle, un peu plus sombre, parce qu'il n'y a qu'une partie de notre pupille qui donne accès à la lumière qui provient de cet objet. Mais, si nous rapprochons l'épingle en-deçà (ou l'éloignons au-delà, si nous sommes myope) de la distance à laquelle nous voyons nettement, par exemple à 4^{cm} devant l'œil, nous la voyons double. Les deux images s'écartent d'autant plus l'une de l'autre que l'objet s'écarte davantage de la distance où nous sommes adaptés. Le phénomène est facile à expliquer.

Soient DD (fig. 94) le diaphragme, A et B les ouvertures, O un point de l'objet. Ce dernier émet des rayons lumineux dans toutes les directions. Sans le diaphragme, un cône lumineux aurait pénétré dans l'intérieur de l'œil et aurait été réuni en une image *o*. Le diaphragme intercepte la plus grande partie de la lumière, et ne laisse entrer dans l'œil que les rayons qui peuvent pénétrer à travers les ouvertures A et B. Au lieu d'un grand cône lumineux, dont la base aurait été l'ouverture pupillaire — ou à peu près, puisque le ménisque formé par la cornée et l'humeur aqueuse influe sur la direction des rayons, avant qu'ils ne rencontrent la pupille — et le sommet, le foyer conjugué o, l'œil en reçoit deux, dont les bases sont très petites. L'un correspond à l'ouverture A, l'autre, à l'ouverture B. Mais le sommet commun est toujours en o.

Si ce point o se trouve sur la rétine, c'est-à-dire si l'œil est adapté à la distance du point O, il verra une image nette de O, seulement moins lumineuse, parce qu'un moins grand nombre de rayons lumineux concourent à sa formation que si la pupille avait été libre.

Mais, si la rétine se trouve en avant de ce point o, par exemple, dans le plan HH, chacun des cônes correspondant aux ouvertures formera une image de diffusion distincte, l'ouverture A en a, l'ouverture B en b. L'œil percevra donc deux images de l'objet O.

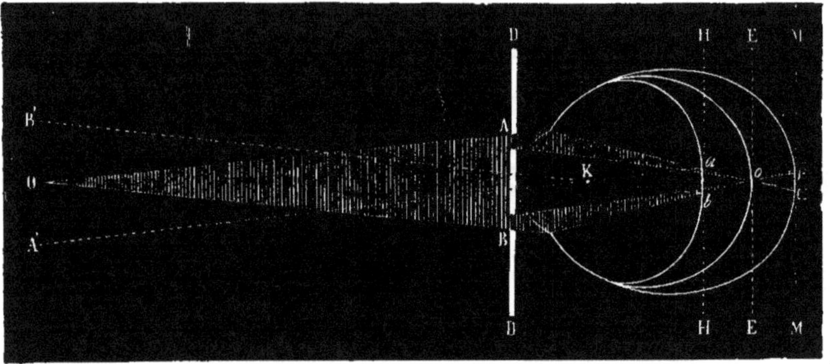

FIG. 94.

Ces images, quoique formées par des cercles de diffusion, ne sont cependant pas très confuses, attendu que les ouvertures auxquelles elles sont dues sont très petites. Nous savons, en effet, que l'on voit assez nettement à l'aide d'une ouverture très petite, quand même on ne serait pas parfaitement adapté à la distance de l'objet.

La personne dont la rétine se trouve en avant du point de réunion des rayons émanés de l'objet, en recevra donc deux images sur sa rétine, et, comme nous le montre la figure, chaque image est située du même côté que l'ouverture qui lui donne naissance. Si l'ouverture A est en haut, son image se forme sur la partie supérieure de la rétine, et l'image la plus basse correspond à l'ouverture inférieure. Si A se trouve à droite, B à gauche, l'image a est également à droite, et b à gauche.

Ces images rétiniennes sont projetées au dehors *en sens inverse*, comme toutes les images rétiniennes. Nous recevons des images renversées, mais nous les projetons au dehors droites. On obtient la direction dans laquelle l'objet est vu, en traçant une ligne de l'image rétinienne à travers le point nodal (K) de l'œil.

L'œil dont la rétine occupe la position HH projettera donc ses images *a* et *b* dans les directions opposées : la supérieure en bas, l'inférieure en haut, la droite à gauche, la gauche à droite, comme cela apparaît si nous faisons tourner la figure de façon que l'ouverture A se trouve à notre droite, l'ouverture B à notre gauche. Il projettera l'image *a* de l'objet en A', l'image *b* en B'.

Nous pouvons donc dire que, lorsque la rétine se trouve en *avant* du foyer des rayons émanés de l'objet, celui-ci est vu avec une *diplopie monoculaire croisée* par rapport aux deux ouvertures sténopéiques placées devant l'œil.

L'inverse a lieu, lorsque l'image de l'objet se forme en *arrière* de la rétine. Les cônes lumineux correspondant aux ouvertures du diaphragme, après leur réunion en *o*, vont en s'écartant l'un de l'autre. Ils rencontrent la rétine au-delà de leur foyer, par exemple, en α et β, si la rétine se trouve au plan MM de la figure. Les images α et β sont alors interverties par rapport aux ouvertures auxquelles elles correspondent. Interverties à nouveau par leur projection, elles se trouvent finalement dans la même position réciproque que les ouvertures qui leur ont donné naissance.

Donc, si la rétine se trouve en *arrière* de l'endroit où se forme l'image de l'objet, celui-ci est vu avec une *diplopie monoculaire homonyme*, à travers les deux ouvertures sténopéiques (1).

Il est facile de comprendre que, plus la rétine s'éloigne en avant ou en arrière du foyer des rayons émanés de l'objet, plus les deux images s'écartent l'une de l'autre.

Étant donnés la distance de l'objet, l'écartement des deux ouvertures infiniment minces, et leur distance de l'œil, l'écartement des deux images doit donc servir à déterminer l'état d'adaptation de l'œil.

Considérons encore la figure 94, et supposons le diaphragme percé d'une grande ouverture circulaire, du diamètre AB. Cette ouverture jouerait, à l'égard de l'œil, le rôle de la pupille. Le point lumineux O formerait, sur la rétine HH, un cercle de diffusion du diamètre *ab*, sur la rétine MM, un cercle du diamètre $\beta\alpha$. Si nous bouchons de nouveau l'ouverture, en ne laissant libres que les trous A et B, ces derniers correspondent aux deux extrémités d'un diamètre de la pupille AB; *a* et *b*, β et α, aux deux extrémités d'un diamètre de cercles de diffusion. Par conséquent, l'appréciation de l'écartement des deux images sur la rétine revient à la détermination du diamètre d'un cercle de diffusion.

Ce principe a donné naissance à plusieurs optomètres.

____

(1) Nous n'avons pas indiqué la projection des images α et β, dans la figure, pour ne pas l'embrouiller.

Le dernier, et le plus pratique, est celui de M. Thomson (1). Il emploie le principe tel que nous venons de l'exposer. Le diaphragme, très rapproché de l'œil, est percé de deux trous, ou fentes, écartés de 4^{mm} l'un de l'autre, et ayant chacun 0,5^{mm} de diamètre. L'un d'entre eux est couvert d'un verre rouge. On se rend ainsi plus facilement compte si la diplopie est croisée ou homonyme. L'objet est une petite flamme, placée à 5 mètres. En la regardant à travers le diaphragme, l'*emmétrope* la verra *simple*, l'*hypermétrope* en recevra deux images *croisées* par rapport aux ouvertures, tandis que la *diplopie homonyme* indiquera la *myopie*. L'écartement des deux images dépend, dans chacun des cas, du *degré de l'amétropie*.

Pour juger de la distance qui sépare les deux images, M. Thomson se sert d'une seconde flamme, placée à la même distance que la première. On l'en écarte, dans un plan perpendiculaire à la ligne visuelle de l'observateur, jusqu'à ce que l'une des images qu'elle forme coïncide avec l'une de celles de la première flamme. La personne examinée ne voit donc, dans ce cas, que trois images des deux flammes. L'écartement de ces dernières indique la distance qui sépare les deux images.

Etant connu (par calcul ou par expérience) l'écartement apparent des deux images, pour les différents degrés d'amétropie, on n'a qu'à marquer ces degrés sur une échelle. La lumière fixe sera placée au point zéro, et l'emplacement de la seconde lumière indiquera le degré de l'amétropie de l'œil examiné.

On fait bien de vérifier encore cette échelle par l'expérience, c'est-à-dire à l'aide d'yeux dont la réfraction a été très exactement déterminée par d'autres procédés subjectifs et objectifs. Le verre coloré placé devant l'une des ouvertures du diaphragme peut donner lieu à des erreurs, si ses surfaces ne sont pas absolument planes et parallèles, mais surtout par la différence de réfraction entre les rayons colorés et les non colorés (voy. p. 249).

Sans avoir d'échelle, on peut déterminer la réfraction avec ce procédé, en introduisant le diaphragme, à la place du miroir, dans notre ophthalmoscope (2). Les verres sont assez grands pour couvrir la pupille la plus étendue. On n'a alors qu'à faire passer ces verres devant l'œil, et celui qui réunit les deux images est le verre correcteur de l'amétropie, parce qu'il rend l'œil examiné emmétrope. Ce procédé représenterait une combinaison du premier et du second principe d'optométrie.

Le premier qui ait utilisé l'expérience de Scheiner pour l'optométrie

---

(1) Thomson W., *An additional test for the diagnosis and correction of the optical defects of the eye.* in Amer. journ. of med. sc., p. 76 et 414, 1870. — *Transact. of the Amer. ophth. Soc.*, p. 93, 1870.

(2) Landolt, vol. I, p. 865.

a été Porterfield (1). Th. Young (2) a perfectionné son optomètre. Lehôt (3)
a simplifié celui de Young.

Ces instruments se composent essentiellement d'une planchette portant
une ligne droite, noire sur fond blanc, ou blanche sur fond noir. La planchette est placée horizontalement, une de ses extrémités appliquée contre
l'œil examiné. Celui-ci regarde la ligne à travers un diaphragme rapproché
aussi près que possible de lui, et percé de
plusieurs ouvertures (trous ou fentes), rangées horizontalement l'une à côté de l'autre.
La ligne est vue simple seulement à la distance pour laquelle l'œil est adapté. Partout
ailleurs elle est vue multiple, et autant de
fois qu'il y a d'ouvertures devant la pupille.
Ces lignes s'écartent de plus en plus les unes
des autres, en-deçà et au-delà du point pour
lequel l'œil est adapté, parce que les cercles de
diffusion formés dans l'œil sont de plus en
plus grands. Ainsi, soit AB (fig. 95, *a*) la
ligne, DD (fig. 95, *b*) le diaphragme, percé de
4 ouvertures, P le point pour lequel l'œil est
adapté. La ligne AB sera vue comme le montre
la figure 95, *b*.

Les lignes vues multiples étant très rapprochées l'une de l'autre au niveau du point P, on
ne se rend pas bien compte de l'endroit exact
où elles se croisent. C'est là une cause d'erreurs inhérente à ce procédé. De plus, il n'est
applicable, sous cette forme, que dans les cas
où l'œil est adapté à un point pas très éloigné
(punctum remotum d'une myopie forte, ou

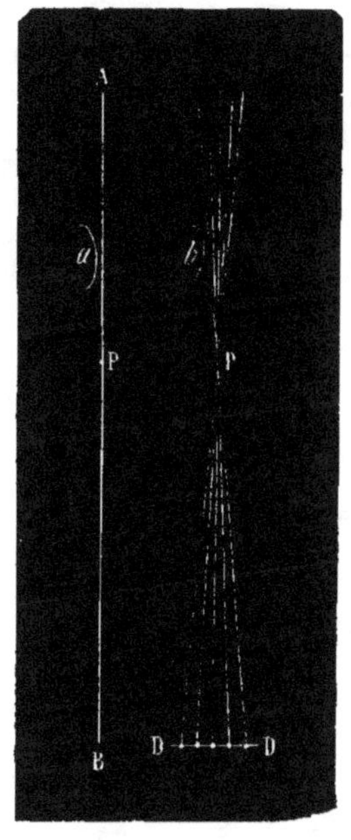

Fig. 95.

punctum proximum assez rapproché). Pour étendre son usage à toutes les
formes d'amétropie, il faudrait combiner le diaphragme avec une forte lentille convexe.

C'est ce qu'a fait Stampfer (4). Il s'est servi d'un tube qui contient deux
diaphragmes : un diaphragme oculaire est percé de deux fentes, larges d'environ 0,7^{mm}, et séparées l'une de l'autre par un intervalle d'un peu plus d'un
millimètre. Il est muni d'une lentille convexe d'environ 8 dioptries. Le diaphragme objectif porte une autre fente, parallèle à celle de l'oculaire. Elle

(1) Porterfield, *On the eye*, vol. IV, p. 423 (1759). *Edinb. medical Essays*, IV, 185. —
Comp. cet ouvrage, t. I, p. 676.
(2) Th. Young, *Phil. Transactions*, 1801, P. I, p. 34, et cet ouvrage, t. I, p. 676.
(3) Lehôt, *Bull. univers. des sciences math.*, p. 417, nov. 1829, et cet ouvrage, I, p. 677.
(4) Voy. cet ouvrage, I, p. 676.

n'a que $0^{mm},1$ de largeur, et est recouverte d'un verre dépoli. Ce diaphragme
est rapproché ou éloigné de l'œil jusqu'à ce que la fente soit vue simple.
C'est le point pour lequel l'œil muni de la lentille est adapté. En faisant la
soustraction de cette dernière, on a l'adaptation de l'œil même, ou plutôt du
méridien dans lequel les fentes ont été placées. On voit que ce procédé peut
être employé avantageusement pour déterminer l'astigmatisme, c'est-à-dire
la différence de réfraction de l'œil suivant différents méridiens.

M. Thomson a encore employé un autre procédé d'optométrie, basé sur la
mesure des cercles de diffusion. Son instrument, auquel il a donné le nom
d'amétromètre, est représenté par la figure 96. A et B sont de petites flammes

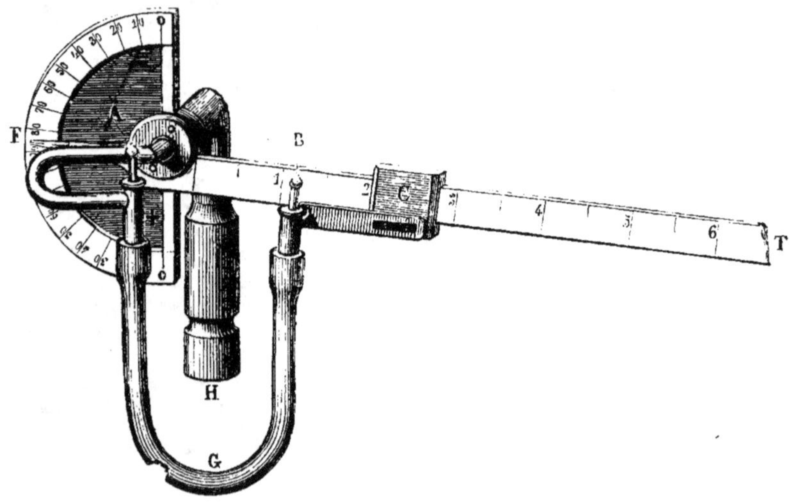

Fig. 96.

de gaz; la première fixe, la seconde mobile. En faisant glisser le curseur C
le long de la tige FT, on peut placer la lumière B tout contre A, ou l'en
éloigner jusqu'à 30^{cm}. De plus, en élevant ou en abaissant l'extrémité T de
la tige, on fait tourner B autour de A. L'angle compris entre la verticale et
la ligne sur laquelle se trouvent les deux lumières est indiqué par l'extrémité F de la tige, qui se termine en une aiguille et glisse sur un demi-cercle
gradué. Le support H est creux, et peut être adapté à tout conduit de
gaz.

L'appareil est placé à 5 mètres de la personne à examiner, et on donne aux
flammes environ 5^{mm} de diamètre. Elles apparaîtront à l'emmétrope comme
deux points lumineux. L'amétrope, par contre, les verra comme deux disques,
d'autant plus larges que les cercles de diffusion auxquels ils correspondent
sont plus grands, c'est-à-dire que l'œil est plus amétrope. L'examinateur

rapproche alors la lumière B de A, jusqu'à ce que les deux disques se touchent. L'écartement nécessaire aux flammes pour que leurs cercles de diffusion soient en contact est évidemment proportionnel au diamètre d'un de ces cercles, c'est-à-dire au degré de l'amétropie.

La tige FT peut donc porter une division, indiquant directement le degré de l'amétropie correspondant à chaque emplacement de B; ou bien on ajoute à l'instrument un tableau de réduction, qui contient le degré de l'amétropie correspondant aux centimètres de la division. L'emmétropie sera toujours représentée par zéro : ne formant pas de cercles de diffusion, les flammes doivent être tout à fait en contact.

Pour se rendre compte de la nature de l'amétropie, M. Thomson fait glisser sur l'œil examiné un verre rouge, de façon à couvrir la moitié de la pupille. Les disques de diffusion se colorent alors à moitié en rouge; seulement, dans l'hypermétropie, la moitié du disque *opposée* au verre se trouve colorée; dans la myopie, la coloration apparaît *du même côté* que le verre. Ce phénomène s'explique facilement quand on se rappelle ce que nous avons dit (p. 245) de la diplopie monoculaire croisée (H) et homonyme (M). Dans le premier cas, la partie colorée du cône lumineux rencontre la rétine avant, dans le second cas, après le croisement au foyer principal de l'œil, et l'image rétinienne est projetée en dehors, de nouveau croisée.

Lorsqu'il y a astigmatisme, les deux points lumineux A et B semblent allongés dans la direction de l'un des méridiens principaux. On fait alors tourner B, jusqu'à ce que les traits formés par les deux flammes se trouvent sur la même ligne, et l'aiguille F indique la direction de l'un des méridiens principaux. L'autre lui est perpendiculaire (L. Purves).

Pour déterminer le degré de l'astigmatisme, on répète l'expérience successivement dans les deux méridiens principaux, et telle qu'elle a été décrite pour l'examen de la réfraction.

F. Optométrie à l'aide de l'aberration chromatique de l'œil.

La lumière blanche se compose, comme on sait, de vibrations de l'éther de longueurs d'onde très différentes. Suivant que ces ondes sont plus ou moins longues, elles produisent sur notre œil l'impression de couleurs différentes. Ces couleurs sont plus ou moins fortement réfractées. C'est pour cela qu'on peut décomposer un faisceau de lumière blanche en une bande multicolore, à l'aide d'un prisme de substance transparente. Si nous laissons pénétrer dans une chambre obscure un rayon lumineux, à travers une ouverture ronde, il formera sur le mur opposé un cercle lumineux blanc, ou un ovale s'il rencontre le mur obliquement.

Interposons, sur le trajet de ce cylindre lumineux, un fort prisme en verre, le sommet en haut, et la tache lumineuse ne sera pas seulement déplacée

dans le sens de la base du prisme, mais le cercle blanc sera transformé en
bande colorée, en un *spectre*. A l'extrémité supérieure de la bande se
trouvera le rouge. En descendant, nous passons par l'orangé, le jaune, etc.,
jusqu'au bleu et au violet, qui se trouve à l'extrémité inférieure et termine
la série des couleurs ou ondulations de l'éther pour lesquelles notre organe
visuel est sensible.

Le prisme a donc fait dévier vers sa base toutes les couleurs qui compo-
saient le faisceau de rayons blancs, seulement les uns ont été réfractés plus
fortement que les autres. Ainsi le rouge est le moins dévié de sa direction
primitive, le bleu et le violet sont le plus déviés. C'est cette expérience qui
peut servir à l'optométrie.

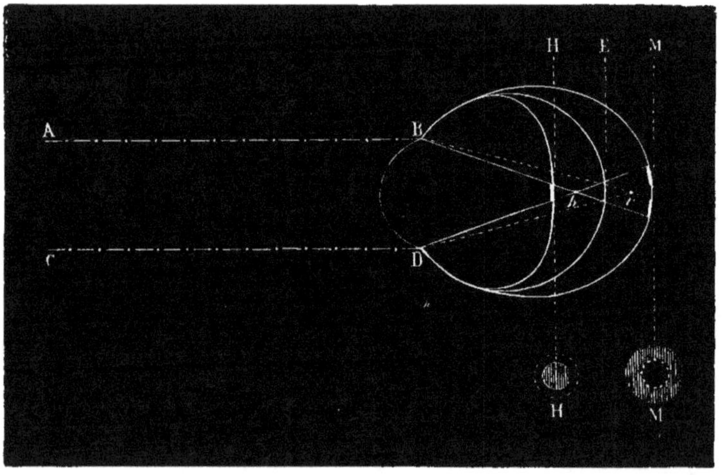

Fig. 97.

Il existe une espèce de verre qui, à première vue, semble bleu foncé, mais
qui, en réalité, contient, outre le bleu, une forte quantité de rouge. Prenons
une lampe, entourons-la d'une cheminée qui ne laisse libre qu'une ouverture
ronde de 2^{mm} de diamètre. Cette ouverture, placée juste au niveau de la
flamme, sera couverte d'un verre dépoli et d'un verre bleu-rouge. Elle forme
ainsi un point lumineux dont la lumière se compose de rouge et de bleu,
c'est-à-dire de couleurs très distantes dans le spectre.

Si les rayons émanés de ce point rencontrent un œil, les rayons bleus
étant plus fortement réfractés que les rouges, formeront foyer avant ceux-ci.
Tandis que les rayons rouges se réuniront après les bleus, quand ceux-là
divergent déjà au-delà de leur foyer. Soit ABCD (fig. 97) la section d'un faisceau de rayons émanés du point rouge et bleu, assez éloigné pour qu'on

puisse les considérer comme parallèles. Le foyer du bleu se trouvera en *b*, celui du rouge en *r*.

L'œil est bien adapté à la distance du point lumineux, lorsque le cercle de diffusion qu'il reçoit sur la rétine est à son minimum. C'est ce qui arrive, lorsque la couche sensible de la rétine se trouve entre les deux foyers (E, fig. 97). Dans ce cas, le point lui apparaîtra comme un petit cercle, composé des deux couleurs, c'est-à-dire violet.

Si la rétine se trouve en avant de ce point, par exemple, au niveau du foyer bleu, l'œil percevra un point bleu entouré d'un cercle rouge, formé par le bord du cône lumineux des rayons rouges, qui se réuniront seulement en arrière de la rétine. Le point bleu deviendra un cercle de diffusion de plus en plus grand, à mesure que la rétine se trouve plus rapprochée du système dioptrique, ou que le foyer bleu est situé plus en arrière d'elle. Mais toujours le cercle bleu sera entouré d'un anneau rouge H (fig. 97).

Au contraire, si la rétine se trouve en arrière du foyer rouge, ce sera le cône bleu qui dépassera le rouge, et on aura un cercle de diffusion rouge, d'autant plus grand que la rétine sera plus éloignée du foyer, mais toujours entouré d'un anneau bleu M (fig. 97).

Or, si le point bleu-rouge se trouve à 5 mètres ou au-delà, c'est évidemment l'œil emmétrope qui le verra le plus distinctement, c'est-à-dire comme un petit point violet. L'hypermétrope, dont la rétine est située en avant du foyer de son système dioptrique, verra un cercle bleu, entouré de rouge ; le myope, dont la rétine est située en arrière du foyer, verra un cercle rouge entouré de bleu. Ces cercles de diffusion seront d'autant plus grands, que l'amétropie est plus forte.

Pour en déterminer le degré, on peut se servir de toutes les méthodes optométriques que nous avons mentionnées. La plus simple sera de chercher le verre de la boîte d'essai qui, placé devant l'œil, fera apparaître le point comme uniformément violet, sans bord de couleur distincte. Ce verre exprime alors la nature et le degré de l'amétropie.

En un mot, le point lumineux rouge et bleu peut servir d'objet dans tous les optomètres. Il pourra rendre service dans des cas douteux, et dans des cas de simulation.

II — Détermination objective de la réfraction statique de l'œil.

Nous avons dit plus haut que, si pour la détermination subjective de la réfraction, on se sert de la lumière incidente dans l'œil, la méthode objective emploie les rayons émergents de l'œil examiné. Conformément à la loi des foyers conjugués, les deux espèces de rayons suivent le même chemin, seulement en sens inverse : les rayons incidents proviennent du punctum remotum, et se rendent à la rétine de l'œil, où ils sont réunis. Les rayons émergents émanent de la rétine et se dirigent vers le punctum remotum de l'œil.

Nous n'avons donc qu'à intervertir ce que nous avons dit jusqu'ici sur la marche des rayons lumineux dans les différentes méthodes subjectives d'optométrie, et nous comprendrons aisément les méthodes objectives.

Dans les figures 54 à 63, nous n'avons qu'à considérer N comme objet, et R est son image. Ainsi (fig. 54) les rayons parallèles, venus de l'infini, c'est-à-dire du punctum remotum de l'œil emmétrope, sont réunis en un point φ'' sur la rétine de celui-ci. Inversement, si φ'' est un point de la rétine de l'œil emmétrope, les rayons qui en proviennent sont parallèles après avoir quitté l'œil.

L'œil myope réunit en une image (fig. 58) les rayons qui divergent d'un point lumineux R, qui se trouve à la distance de son punctum remotum. Inversement, un point N de sa rétine émet des rayons qui quittent l'œil myope en *convergeant*, et se réunissent en une image réelle R à son punctum remotum. L'hypermétrope (fig. 61) réunit sur sa rétine des rayons qui convergent vers son punctum remotum R, situé en arrière de lui. Les rayons qui émanent d'un point N de sa rétine sont donc *divergents* en sortant de l'œil hypermétrope, et semblent provenir d'un point R situé en arrière de celui-ci.

Les choses ne changent point lorsque l'œil est muni d'une lentille, une loupe, une lunette de Galilée, une lunette astronomique, un optomètre, etc. S'il réunit sur sa rétine les rayons lumineux émanés d'un objet, après leur passage à travers n'importe quelle combinaison optique, les rayons provenant d'un point de la rétine de cet œil sont réunis, par cette combinaison optique, en une image située à l'endroit où se trouvait tout à l'heure l'objet; ou, pour parler le langage ordinaire, si je vois nettement un objet avec ou sans instrument optique, je suis sûr que l'image de ma rétine se formera à l'endroit de cet objet, à la seule condition que ma rétine soit éclairée.

Il résulte de cette considération même de la marche des rayons lumineux dans l'un et dans l'autre sens, que les rapports de direction et de grandeur sont toujours les mêmes entre l'objet et l'image. Je veux dire que, si l'œil reçoit une image rétinienne renversée, qui soit vingt fois plus petite que l'objet, une partie quelconque de la macula forme, à la distance de l'objet, une image qui est également renversée par rapport à la direction de l'objet rétinien, et vingt fois plus grande que celui-ci.

Pour se rendre compte de la marche des rayons émergeant d'une rétine, il faut voir les images qu'ils forment, et, pour voir les images, il faut avant tout éclairer l'objet. Pour éclairer la rétine, on se sert de l'*ophthalmoscope*. La détermination objective de la réfraction se fait donc à l'aide de l'ophthalmoscopie.

A. Détermination de la réfraction au moyen de l'image droite.

Le procédé d'optométrie objective le plus usité, le plus exact et le plus pratique est tout à fait analogue au procédé subjectif que nous avons expliqué en première ligne, et auquel nous avons donné la préférence. Ce dernier consistait, on se le rappelle, à chercher le verre qui permet à l'œil de réunir sur sa rétine les rayons parallèles, qui adaptent l'œil à grande distance, qui le rendent emmétrope, le corrigent.

Ici nous cherchons le verre qui rend parallèles les rayons qui émanent de la rétine. On voit de suite que c'est le même verre dans les deux cas. Cela résulte de toutes nos explications précédentes, et les figures 59, 62 et 69 en rendent directement compte. L'œil myope de la figure 59 a besoin de rayons divergeant du point R, pour les réunir en N. Le verre concave imprime aux rayons parallèles juste la divergence voulue, et adapte ainsi l'œil à l'infini. Inversement, les rayons émanés du point N de la rétine de cet œil se seraient réunis au point R, n'était le verre concave, qui les rend parallèles en diminuant leur convergence.

De même pour l'hypermétropie (fig. 62 et 63). Pour les réunir sur la rétine en N, le verre convexe donne aux rayons parallèles la convergence qu'exige le degré de l'hypermétropie, c'est-à-dire les fait converger vers le punctum remotum. Ce même verre donne une direction parallèle aux rayons émanés de la rétine N, et qui semblent, à leur sortie de l'œil, provenir de R. C'est donc encore ici le verre correcteur que nous cherchons, le verre qui rend emmétrope l'œil amétrope.

Comment se rendre compte si les rayons émanés de l'œil sont parallèles ou non? — On y parvient de la façon la plus simple.

On se rappelle que l'œil emmétrope seul réunit sur sa rétine des rayons parallèles. L'observateur n'a donc qu'à se rendre emmétrope à l'aide de son verre correcteur, s'il ne l'est pas déjà, à éclairer la rétine de l'œil examiné, et à regarder au dedans. S'il voit nettement la rétine, les vaisseaux, le nerf optique, etc., les rayons qui en émanent sont parallèles ; sans cela il ne les aurait pas réunis sur sa rétine, il ne verrait pas distinctement. L'œil examiné est donc emmétrope. S'il ne l'est pas, l'observateur ne voit que la lumière rouge diffuse, provenant du fond de l'œil, mais aucun détail distinct, parce que les rayons lumineux qui en proviennent ne sont pas parallèles. Pour les rendre tels, il interposera, entre son œil et l'œil examiné, des lentilles convexes ou concaves, jusqu'à ce qu'il ait trouvé celle qui lui donne une image nette du fond de cet œil. C'est le verre qui rend parallèles les rayons qui en proviennent, c'est le verre correcteur qui indique et la nature et le degré de l'amétropie de l'œil examiné. La figure 98 rend compte de ce qui se passe en pareil cas.

E est l'œil examinateur emmétrope, M l'œil examiné myope, et BA est un objet du fond de ce dernier. Sans la lentille LL et l'œil examinateur, les rayons provenant de B se seraient réunis en R, ceux de A en A'. Ces points R et A' sont déterminés par les rayons de direction tracés à travers le point nodal k, et la distance du punctum remotum (p. 24).

La lentille LL intercepte ces rayons, et les rend parallèles. Pour ne pas embrouiller la figure, nous ne dessinons que ceux correspondant au point A. C'est ainsi qu'ils rencontrent l'œil E. Parmi ces rayons parallèles, il y en a un, CK, qui est dirigé vers le point nodal K de E. Il n'est donc pas dévié, et indique, sur la rétine, le point a où se réunissent tous les rayons émanés de A : ainsi le rayon AJ, qui a traversé le centre optique O de la lentille, sans être dévié par celle-ci, et AD qui n'a pas été dévié, à sa sortie de l'œil M, comme ayant traversé son point nodal k, mais bien par la lentille qui l'a rendu parallèle (PG) à CK et OJ.

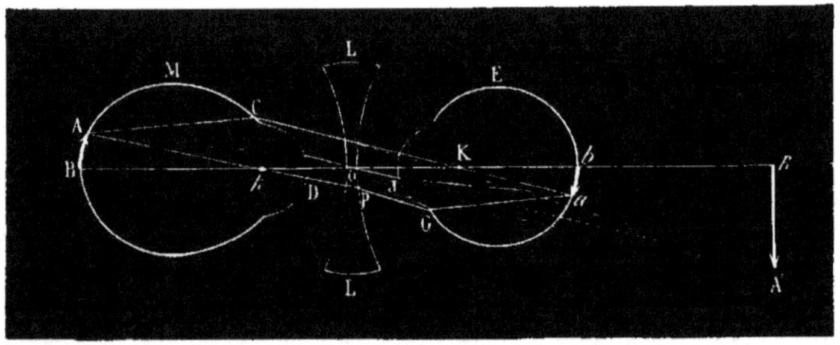

Fig. 98.

La même chose a lieu pour le point B. Son image se forme en b ; et, tous les points compris entre A et B formant leurs images entre a et b, ab est l'image de AB.

On voit que cette image est renversée par rapport à son objet. Comme toutes les images rétiniennes, elle est encore une fois renversée par la projection. On saisit ce que je veux dire : tous les objets que nous voyons forment sur notre rétine des images renversées, et cependant nous voyons ces objets droits, c'est-à-dire dans leur position réelle. Le même fait a lieu pour l'image que nous recevons, à l'aide de la méthode mentionnée, des objets du fond d'un œil examiné. Nous la projetons au dehors droite, et nous voyons par conséquent les objets de la rétine observée dans leur position réelle. C'est pourquoi on donne à ce procédé le nom d'*examen à l'image droite*. Après tout ce que nous venons de dire, il ne nous reste plus qu'à donner quelques indications techniques. Le principe en doit être entièrement compris et facile à mettre en pratique.

Pour obtenir des résultats exacts, il faut évidemment que l'accommodation de l'œil examiné, aussi bien que celle de l'examinateur, soient à l'état de repos.

Chez le premier, ceci est facile à obtenir. Abstraction faite d'une atropinisation prolongée, l'accommodation n'est jamais plus sûrement relâchée que sous l'influence de l'examen ophthalmoscopique, surtout lorsque l'œil n'a aucun objet de fixation (Mauthner).

L'examinateur doit également arriver à mettre à volonté son accommodation au repos: c'est une faculté qu'on acquiert aisément avec un peu d'exercice. Il est important que tout ophthalmologiste se rende maître de son accommodation. Le moyen le plus facile d'y parvenir est de s'exercer à donner à ses yeux une direction parallèle. L'accommodation se relâche alors, au moins chez l'emmétrope et le myope. Ainsi, regardant un objet très éloigné, sans varier la direction de ses yeux, on interpose devant eux un papier blanc avec une tache noire. Celle-ci est vue double et indistincte. Si les yeux sont tout à fait parallèles, la distance qui sépare les deux images est égale à celle qui sépare les deux yeux de l'observateur, soit de 60 à 64^{mm}. On peut s'en rendre facilement compte, en faisant partir du point une division en centimètres et millimètres. On répète l'exercice jusqu'à ce qu'on perçoive cet écartement apparent des deux points. C'est dans l'élévation du regard que l'expérience réussit le plus facilement: mais on arrive bientôt à l'exécuter dans n'importe quelle direction et à n'importe quelle distance de l'objet. Peu à peu la sensation du parallélisme des lignes visuelles devient tellement familière, qu'on le reproduit à volonté. Les yeux se trouvent ainsi dirigés parallèlement, et l'accommodation est relâchée, sans qu'on ait besoin de fixer préalablement un objet éloigné.

C'est ainsi qu'on se rend apte à déterminer la réfraction à l'aide de l'image droite.

Pour l'éclairage de l'œil, on se sert d'un miroir plan ou concave, de préférence d'un miroir percé d'une ouverture et non pas seulement dépourvu d'étamage au centre. Cette ouverture doit être grande. Elle doit avoir au moins 3^{mm} de diamètre, sans cela elle agit comme un trou sténopéique. qui permet de voir nettement, même lorsque l'œil n'est pas bien adapté, à cause de la diminution des cercles de diffusion. Il n'est donc pas possible de déterminer exactement la réfraction dans ces conditions. Il faut qu'on puisse se rendre compte, par la plus ou moins grande netteté de l'image ophthalmoscopique, si l'œil est adapté ou non.

Quant aux verres correcteurs, on les place, comme Helmholtz l'a déjà fait, de préférence derrière l'ouverture de l'ophthalmoscope. La désignation des lentilles suivant leur force réfringente a facilité considérablement leur combinaison; aussi, depuis l'introduction du nouveau système de numérotage des verres de lunettes, la construction des disques de Recoss a-t-elle pris un grand développement. Tout ophthalmoscope moderne contient généralement une série suffisante de verres correcteurs, résultant en partie de combinaisons, pour l'usage optométrique. Il faut seulement que les verres soient assez grands; d'abord, pour être plus faciles à centrer. Dans les verres petits, l'axe passe souvent bien à côté du centre, quelquefois même à côté du bord. D'autre part, on les nettoie plus facilement, ce qui n'est pas un point négligeable en optique, et en ophthalmoscopie surtout. Mais la raison principale est encore celle que nous avons fait valoir à propos de l'ouverture centrale du miroir. Il faut que le verre soit au moins aussi grand que celle-ci, si l'on ne veut pas que l'effet sténopéique fausse la détermination. Le mieux est de donner aux verres de l'ophthalmoscope un diamètre plus grand que celui de la pupille. Dans ce cas, la série des lentilles peut également servir à la détermination subjective de la réfraction. En effet, pourquoi le malade ne regarderait-il pas, dans la recherche simultanée de sa réfraction et de son acuité visuelle, à travers le même verre qui nous sert pour voir dans son œil? On contrôle ainsi directement le résultat de la méthode subjective par celui de la méthode objective. Un opthalmoscope contenant une série assez complète de verres suffisamment grands peut donc remplacer, jusqu'à un certain point, une boîte à lunettes. Notre ophthalmoscope a cet avantage.

L'inclinaison du miroir étant nécessaire pour réfléchir la lumière dans l'œil examiné, les verres correcteurs sont aussi inclinés, s'ils sont appliqués parallèlement au miroir. Leur action dans le sens de l'inclinaison est alors augmentée par rapport à celle dans la direction de l'axe autour duquel on a fait tourner le verre. Il en résulte, pour un œil qui regarde obliquement à travers le verre, un effet analogue à celui de l'astigmatisme. Pour éviter cet inconvénient, on peut adapter à tout ophthalmoscope un miroir oblique, qui évite l'inclinaison des verres correcteurs. Quand on a soin de placer la lampe aussi peu latéralement que possible, et plutôt en arrière de la tête du malade, l'obliquité de l'instrument n'est cependant pas assez forte pour entraver sérieusement la détermination de la réfraction.

Ce qui est très important à considérer, c'est le point de la rétine qu'on choisit pour l'optométrie. Toutes les parties de la rétine n'étant pas à la même distance de l'appareil dioptrique, et celui-ci n'étant pas également adapté à toutes, la réfraction n'est pas partout la même.

En pratique, il s'agit presque toujours de la réfraction correspondant à la fosse centrale. Par malheur, celle-ci ne se prête pas facilement à l'observation optométrique. Il lui manque un objet à contours nets, qui puisse servir comme contrôle de l'adaptation optique. Puis, la lumière de l'ophthalmoscope tombant sur cette partie la plus sensible de la rétine, provoque une contraction maximum de la pupille; enfin, c'est dans cette direction que les reflets des surfaces réfringentes, cornée et faces cristalliniennes, sont le plus gênants, en se formant juste en face de l'observateur.

Un objet mieux approprié à la détermination de la réfraction est la papille, avec ses contours bien circonscrits, quelquefois accentués par du pigment, et des vaisseaux qui se dessinent nettement sur ce fond clair. D'autre part, elle est insensible à la lumière, et les reflets sont un peu écartés de la ligne visuelle de l'observateur qui examine l'entrée du nerf optique.

Seulement la réfraction au niveau de la papille ne correspond pas toujours exactement à celle de la fosse centrale. Elle est quelquefois un peu inférieure à cette dernière, lorsqu'il existe une différence notable entre la distance de la papille et celle de la fosse centrale du système dioptrique de l'œil, comme, par exemple, dans un staphylôme postérieur profond, ou une saillie du nerf par gonflement de son tissu, etc. Mais, dans la plupart des cas, la réfraction correspondant au bord externe de la papille, qui est le plus rapproché de la macula, ne diffère pas assez de celle de la fosse centrale, pour qu'on ne puisse pas, sans crainte, se servir de cette partie de la papille pour l'optométrie.

Une autre question importante est celle de l'endroit où l'on place le verre correcteur. Nous savons qu'une infinité de verres peuvent corriger une amétropie, suivant la distance à laquelle on les place. Ces mêmes verres, aux mêmes endroits, donnent aux rayons émanés de l'œil une direction parallèle.

Pour que la lentille résultant de l'examen ophthalmoscopique corresponde à celle de l'optométrie subjective, il faut évidemment que les deux se trouvent à la même distance de l'œil examiné. Nous avons placé la dernière à 13^{mm} de l'œil (au foyer antérieur). Rapprochons notre ophthalmoscope, avec son disque de Recoss, à la même distance, et le verre résultant de l'examen à l'image droite sera celui que le malade peut porter comme verre de lunettes, son *verre correcteur*. Pour en déduire la distance du punctum remotum à la cornée, ou au premier point principal de l'œil, on fera entrer en ligne de compte la réduction que nous avons exposée pages 120 et 129.

Lorsque l'observateur n'est pas emmétrope, il faut qu'il se rende tel par la correction de son amétropie. Où placera-t-il son verre correcteur? On pourrait penser que celui qui le porte sous forme de lunettes ou de pince-nez n'a qu'à le garder pendant l'examen ophthalmoscopique. Mais, de cette façon, il ne pourrait pas se rapprocher aussi près du miroir qu'il est désirable, d'une part, pour obtenir le maximum d'étendue du champ d'observation, d'autre part, dans l'intérêt de l'exactitude de la détermination. Le plus simple et le plus pratique est donc de réunir, en un seul, le verre correcteur de l'œil observé et celui de l'observateur. En d'autres termes, on cherchera le verre à l'aide duquel l'observateur — dépourvu d'accommodation — voit le plus nettement le fond de l'œil examiné. De ce verre on soustraira le nombre de dioptries nécessaire pour corriger l'amétropie de l'examinateur; le reste vient sur le compte de l'œil du malade.

Il va sans dire que, pour être rigoureusement exact, il faut également tenir compte de la distance qui sépare ce verre de l'œil examinateur. On suivra, pour cela, encore exactement les mêmes règles que nous avons indiquées plus haut. En effet, le verre correcteur ayant rendu parallèles les rayons qui proviennent du fond de l'œil examiné, l'observateur se trouve à l'égard de celui-ci dans les mêmes conditions que lorsqu'il regarde à grande distance. Il doit donner à ces rayons parallèles la même direction que s'ils provenaient de son punctum remotum. Étant donné le verre qui adapte l'œil de l'examinateur à l'œil en question, on commencera par calculer la partie qui en revient au premier, et du restant on déduira la situation exacte du **punctum remotum** de l'œil examiné.

En pratique, on n'a cependant pas besoin de tant d'exactitude. Pour peu que les yeux soient dépourvus d'accommodation, et que l'examinateur se rapproche aussi près que possible de l'œil en examen, on peut, dans la très grande majorité des cas, négliger la distance qui sépare les deux yeux du verre correcteur. On n'aura qu'à tenir compte de la réfraction de l'examinateur, en soustrayant du verre obtenu la quantité qui sert à corriger cette dernière.

L'emmétrope, n'ayant pas besoin de verre pour réunir des rayons parallèles, trouve directement le verre correcteur de l'œil dont il a à déterminer la réfraction.

Un hypermétrope de 2 dioptries, par exemple, soustraira $+ 2$ du verre de l'ophthalmoscope. Un convexe $+ 5$ lui indiquera que le malade a besoin d'un verre de $5 - 2 = 3$ D, c'est-à-dire qu'il a une hypermétropie de 3 D. — D'un concave 4, il conclura à une myopie de $- 4 - 2 = 6$ D.

Pour le myope, c'est la même chose, seulement la soustraction de son verre correcteur, qui est concave, c'est-à-dire négatif, devient en réalité une addition. Ainsi un myope de 2 dioptries qui voit avec le convexe 5, saura que le malade a une hypermétropie de $5 - (- 2) = 5 + 2 = 7$ D. — S'il lui faut un concave 4 pour voir nettement le fond d'un œil, il se dira : cet œil est myope de $- 4 - (- 2) = - 4 + 2 = - 2$ D. La myopie de ce malade doit être moindre que le verre trouvé, attendu qu'une partie de celui-ci sert à corriger celle du médecin.

Nous ne pouvons pas passer en revue tous les cas possibles. Le lecteur s'en tirera avec la plus grande facilité, après tout ce que nous avons exposé. Nous craindrions plutôt de nous être arrêtés trop longtemps à cette méthode l'optométrie. Mais elle est plus importante que tous les autres procédés, non seulement objectifs, mais même subjectifs.

B. Détermination de la réfraction à l'aide de l'image renversée.

De même que la méthode à l'image droite est l'analogue de l'optométrie subjective par le verre correcteur, de même la méthode *à l'image renversée* est directement comparable à *l'optométrie à l'aide d'une seule lentille convexe*.

On se rappelle que ces optomètres consistent essentiellement en une lentille convexe assez forte, placée à une distance donnée devant l'œil examiné, et qu'on détermine la réfraction de ce dernier à l'aide de la distance à laquelle il faut placer les objets-types, pour qu'ils soient vus distinctement, c'est-à-dire, pour que l'œil examiné en reçoive des images rétiniennes nettes.

Nous n'avons qu'à retourner la chose, et nous obtenons la méthode objective à l'image renversée. Éclairons le fond de l'œil, et la partie de la rétine, qui tout à l'heure a reçu l'image rétinienne, devient l'objet dont la lentille convexe forme une image (évidemment renversée), à l'endroit où se trouvait l'objet dans la méthode subjective. On n'a qu'à remplacer le diaphragme qui porte les objets-types par un verre dépoli, et l'image du fond de l'œil se produit dessus.

De même que, dans la méthode *subjective*, la distance de l'objet à la lentille dépend de la réfraction de l'œil examiné, de même, dans la méthode *objective*, la distance de l'image à la lentille est inversement proportionnelle à cette réfraction. Plus la réfraction de l'œil est forte, et plus l'image renversée se produit près de la lentille. Celle-ci ne fait que réunir en foyer les rayons lumineux qui émanent de l'œil et qui, sans elle, se seraient dirigés vers son punctum remotum. Les rayons parallèles de l'emmétrope sont réunis au foyer de la lentille; les rayons du myopie déjà convergents avant de rencontrer celle-ci, se réunissent plus près d'elle; les rayons divergents de l'hypermétrope sont réunis au-delà du foyer de la lentille.

L'analogie des deux méthodes optométriques est telle, que les figures qui nous ont servi pour expliquer le principe des optomètres à lentille unique (p. 234 et 235) ne sont pas autres que celles que j'ai tracées tome I, p. 797 798 de cet ouvrage, pour démontrer la formation de l'image ophthalmoscopique renversée.

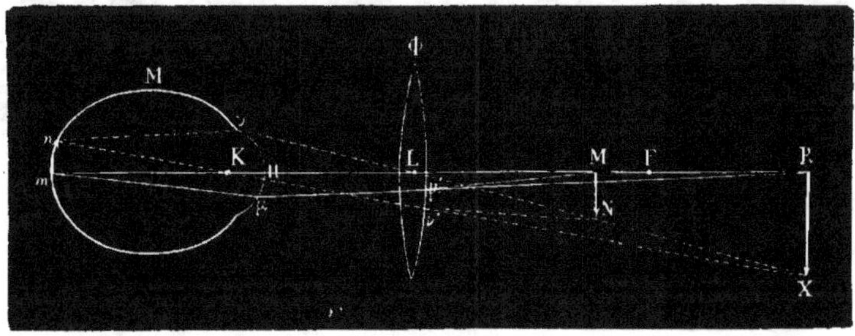

Fig. 91.

Je les reproduis ici. Un regard jeté sur elles suffira pour qu'on se rende aussitôt compte de ce que nous venons d'exposer. *mn* est un objet de la rétine, Φ la lentille convexe, MN l'image renversée qu'elle produit de l'objet. RX est l'image de l'objet rétinien, formée par l'appareil oculaire, sans l'intervention de la lentille. Elle se trouve nécessairement au punctum remotum R, et s'y serait formée réellement dans la myopie (fig. 91).

Dans l'emmétropie (fig. 89), elle se produit à l'infini, étant composée de rayons parallèles.

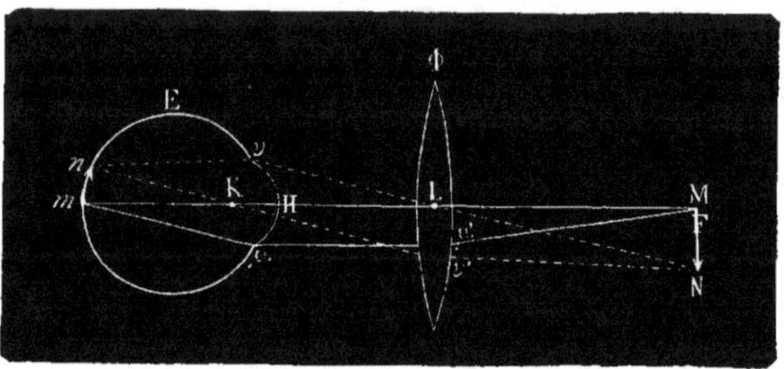

Fig. 89.

Dans l'hypermétropie (fig. 90) elle ne se forme nulle part. Elle résulte seulement de la réunion des rayons divergents supposés prolongés en arrière (RX).

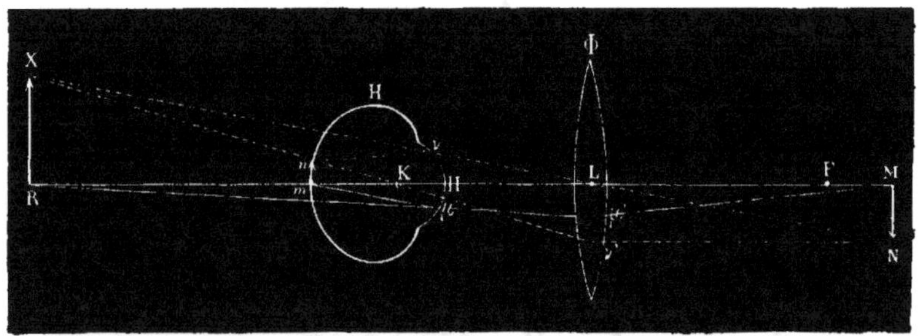

Fig. 90.

La lentille convexe (Φ), dont nous nous servons en ophthalmoscopie, est assez puissante pour rendre convergents les rayons qui émanent de l'œil examiné, quelle que soit leur direction primitive. Elle les réunit donc en une image réelle et renversée par rapport à l'objet rétinien MN. La distance ML de cette image à la lentille est d'autant plus courte (pour la même lentille) que la réfraction de l'œil est plus élevée.

Si l'on veut appliquer ce principe à l'optométrie, il s'agit donc, avant tout, de déterminer l'endroit où se forme l'image renversée. Cette image étant réelle, la première idée qui se présente est de la recevoir sur un écran, qui pourrait être enfermé dans un tube contenant et la lentille et le miroir ophthalmoscopique.

Des expériences de ce genre ont été faites depuis fort longtemps. Citons, entre autres, celles de Snellen et celles qui nous sont propres (vol. I, p. 839).

Nous avons même calculé (1), pour des lentilles de 2″, 4″ et 6″ de distance focale, les distances de l'image renversée pour les différents degrés de myopie et d'hypermétropie.

Plus récemment, MM. Loiseau et Warlomont ont construit un instrument basé sur ce principe. Ils lui ont donné le nom d'ophthalmoscoptomètre (2).

Il se compose de deux tubes glissant l'un dans l'autre. Le tube extérieur est appliqué à l'œil examiné, et maintenu à une distance fixe par la tige. Il porte, d'une part, une lame de verre concave transparente, à surfaces parallèles, de 14 centimètres de rayon de courbure — c'est le réflecteur, — d'autre part, en arrière de ce miroir, une lentille convexe de 14 dioptries. Cette dernière forme l'image renversée dans l'intérieur du tube. L'image doit être reçue sur un verre dépoli, en forme de demi-lune, qui ferme à moitié l'ouverture antérieure du tube intérieur, et glisse avec lui dans l'autre tube. Une graduation indique, pour chaque position de l'écran, la réfraction correspondante de l'œil.

Quelque démonstrative que soit la réception de l'image renversée sur un écran, nous n'osons cependant recommander cette méthode pour la détermination pratique de la réfraction, à cause des difficultés qu'elle présente. Si l'on place le miroir du côté de l'observateur, en arrière de l'écran, celui-ci reçoit du miroir plus de lumière qu'il n'en revient du fond de l'œil, ce qui nuit à la perception nette de l'image renversée.

Pour nous rendre mieux compte de son emplacement, nous avons eu recours à un treillis, ou à un verre douci qui n'occupe qu'une partie du tube, laissant l'autre libre, comme l'ont très judicieusement fait les inventeurs de l'ophthalmoscoptomètre. Ces derniers ont, en outre, placé le réflecteur entre la lentille et l'œil observé. Ils ont ainsi évité l'inconvénient de l'éclairage par derrière l'écran, et les reflets de la lentille convexe. Mais ils ont été obligés de réduire considérablement la puissance de réflexion du miroir, en le choisissant transparent. L'éclairage du fond de l'œil, et, par suite, l'intensité lumineuse de l'image renversée en souffrent. M. Loiseau se déclare cependant satisfait des résultats de cet instrument (3), qu'il a employé dans un très grand nombre de cas.

Il existe une autre méthode d'utilisation de l'image renversée pour l'optométrie, au perfectionnement de laquelle M. Loiseau a beaucoup contribué, et qui nous semble bien préférable. M. Schmidt-Rimpler a eu l'ingénieuse idée de se servir, non de l'image des objets du fond de l'œil, mais de celle qu'y forme un objet placé au point pour lequel l'œil examiné est adapté par la lentille.

Si un objet o forme son image en O, un objet O forme son image en o.

<hr>

(1) Landolt in Graefe-Saemisch, *Handbuch*, III, p. 136-138, 1874.
(2) Loiseau et Warlomont, *Annales d'oc.*, t. LXXXII, p. 129, 1879.
(3) Loiseau, *Annales d'oc.*, t. LXXXV, p. 35, 1880.

Or l'objet O dont se sert M. Schmidt-Rimpler n'est autre chose que l'image réelle, formée par le miroir ophthalmoscopique, de la source lumineuse.

Soit S (fig. 99) la source lumineuse, le miroir C en forme une image réelle en O. Cette image sert à éclairer le fond de l'œil. Elle y forme, à son tour, une image nette, à la condition que l'œil examiné soit adapté à O. L'examinateur verra alors non seulement le fond de l'œil, mais aussi l'image de la source lumineuse, dessinée nettement dessus. Il n'a donc qu'à rapprocher ou à éloigner le miroir, jusqu'à ce qu'il voie nettement l'image de la lampe. Dans ce cas, l'image formée par le miroir concave et l'image renversée de l'œil examiné coïncident. Ce point de coïncidence est facile à trouver di-

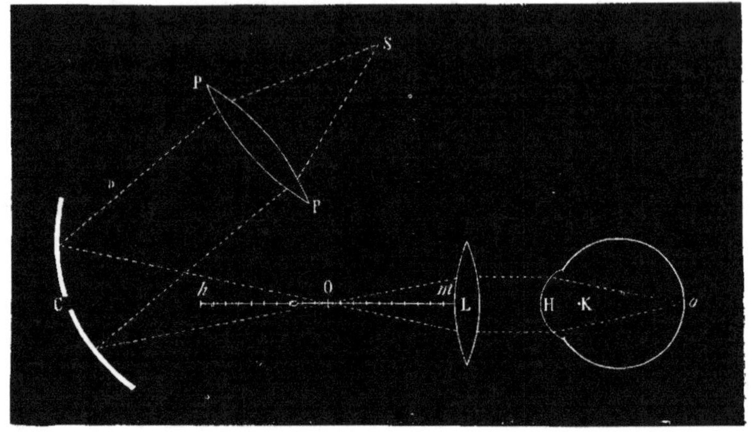

Fig. 99.

rectement, à l'aide d'un écran sur lequel l'image de la flamme, formée par le miroir, se peint avec la plus grande netteté.

Le point O étant ainsi connu, on pourrait en déduire la réfraction de l'œil examiné, à l'aide d'un tableau analogue à ceux que nous avons calculés pour différentes lentilles convexes.

On arrive au même résultat cependant d'une manière plus simple encore. Nous avons vu, à propos de l'optomètre de M. Badal, que, *lorsqu'une lentille convexe est placée devant un œil à une distance telle que son foyer coïncide avec le foyer antérieur, le point nodal,* nous pouvons ajouter, *ou le point principal antérieur, en un mot, avec un des points cardinaux antérieurs de l'œil, dans ce cas, des différences de réfraction égales de l'œil* (dépourvu d'accommodation) *nécessitent des déplacements égaux de l'objet qui est vu nettement.*

Il en est de même pour l'image du fond de l'œil muni de la lentille convexe. *A chaque dioptrie d'amétropie correspond le déplacement du point d'adaptation du système combiné, œil et lentille, du carré de la distance focale de la lentille, exprimée au moyen du mètre.* Suivant que le foyer de celle-ci coïncide avec l'un ou l'autre de ces points cardinaux, le déplacement de l'objet qui est vu nettement, ou de l'image renversée, donne le degré de l'amétropie, compté à partir du point cardinal en question, ou, ce qui revient au même, le numéro du verre correcteur placé en ce point (Bravais) (1).

C'est cette loi que M. Loiseau a utilisée pour perfectionner le procédé de M. Schmidt-Rimpler. Il emploie, pour produire l'image renversée, une lentille convexe de dix dioptries (10^{cm} de distance focale), dont il fait coïncider le foyer avec le point nodal de l'œil (fig. 99, LK = F, si F = distance focale de la lentille).

Si nous calculons la distance du punctum remotum (R) à partir du point principal (H) et non du point nodal (K), et si nous supposons, en conséquence, le verre correcteur placé en ce même point principal, nous faisons coïncider le foyer de la lentille avec le point principal et non avec le point nodal. La différence est d'ailleurs minime.

L'autre foyer de la lentille, dans lequel se produit l'image de l'œil emmétrope, coïncide alors avec le point zéro (O) d'une division tracée aussi bien du côté de la lentille (Om), qu'au-delà du foyer (Oh). La première partie marque la place des images des yeux myopes, la seconde, de celles des hypermétropes. Chaque centimètre de la division correspond à une demi-dioptrie, depuis 0 jusqu'à 10 D.

D'autre part, en rendant parallèles, à l'aide d'une lentille convexe PP' (fig. 99), les rayons qui proviennent de la source lumineuse S, l'image O qu'en forme le miroir, reste toujours à la même distance de ce dernier, en son foyer. CO est une valeur constante, quel que soit l'emplacement du miroir. Ce dernier est muni d'une tige de longueur égale à sa distance focale CO. Cette tige se meut dans la coulisse d'une règle longue de 30 centimètres, dont une extrémité est appliquée au-dessous de l'œil examiné et qui porte la lentille L, et la division Lh. L'examinateur n'a alors qu'à rapprocher son miroir, en en faisant glisser la tige sur la règle objective, jusqu'à ce qu'il voie nettement l'image de la source lumineuse.

L'extrémité de la tige du miroir indique alors, par sa position sur la règle graduée, la nature et le degré de l'amétropie.

Pour une myopie de dix dioptries, on n'a pas besoin de la lentille L. L'image renversée se produit, sans son concours, au point L, le numéro 10 de la division. Pour des degrés de myopie plus élevés, l'auteur remplace la lentille + 10 par une lentille + 20. La division continue donc, à partir de L, dans la direction de l'œil, mais il ne faut plus qu'un quart de centimètre pour chaque dioptrie, depuis 10 jusqu'à 20 D.

On a trouvé que la flamme seule ne donne pas une image assez nettement

____

(1) Nagel in Graefe et Sœmisch, *Handb*, VI, p. 319. Loiseau, *Arch. méd. belges*, mai 1878 et *Ann. d'oc.*, t. LXXX, p. 66, 1878.

imitée pour servir à estimer, avec l'exactitude voulue, la mise au point,
l'adaptation de l'œil. C'est pourquoi M. Schmidt-Rimpler avait déjà placé
devant cette flamme un treillis quadrillé, qui se peint nettement au fond de
l'œil, quand l'image de la flamme se produit à l'endroit de l'image renversée.
M. Loiseau emploie un écran avec des barreaux simples, épais de 1^{mm}, séparés
par des intervalles également de 1^{mm}, qu'il est facile de disposer dans toutes
les directions nécessitées pour la recherche de l'astigmatisme. En donnant à
la lentille P la même distance focale qu'au réflecteur C, l'image formée du
treillis a la même dimension que celui-ci même.

Les divers perfectionnements apportés à l'optométrie au moyen de l'image
renversée sont résumés de la manière la plus simple dans la méthode de
M. Schmidt-Rimpler (1). La lampe est munie de son treillis et de la lentille
convexe, qui projette sur le miroir ophthalmoscopique un faisceau de rayons

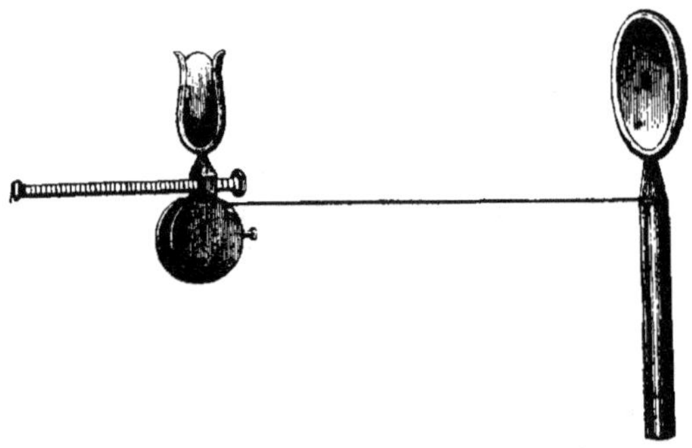

F_{IG}. 100.

parallèles La lentille (+ 10) qui produit l'image renversée est maintenue à
une distance constante de l'œil examiné à l'aide d'une tige reposant sur le
bord orbitaire (fig. 100). Elle porte, de plus, un mètre enroulé, dont l'autre
extrémité est attachée au miroir de l'ophthalmoscope. La division du mètre
part, non de ce dernier, mais de son foyer, c'est-à-dire de l'endroit où se
forme l'image de la flamme. On se rapproche du sujet jusqu'à ce que l'image
formée au fond de son œil soit nette. La division de la tige indique la distance qui sépare cette image de la lentille. Chaque centimètre de différence
entre cette distance et la longueur focale de la lentille convexe 10 exprime
une dioptrie d'amétropie, myopie, si cette différence est en moins, hypermétropie, si elle est en plus.

Si les rayons provenant de la source lumineuse n'ont pas été rendus
parallèles, l'endroit où ils sont réunis en une image par le réflecteur, et qu'on
fait coïncider avec l'image renversée de l'œil examiné, doit être déterminé

____

(1) Schmidt-Rimpler, *Berliner klin. Wochenschrift*, 1877, n° 4 et Nagel, *loc cit.*, p. 432.

directement à l'aide d'un écran. Il me semble que, dans ce cas, il serait préférable de fixer le point zéro du mètre à la lentille, et la boîte dans laquelle il s'enroule, au miroir.

Ce principe de détermination de la réfraction à l'aide de l'image renversée est certainement apte à combler quelques lacunes que laisse le procédé basé sur l'examen à l'image droite. Il ne demande qu'un certain exercice, qui est largement compensé par les avantages que cette méthode fournit à la pratique.

C. La pupilloscopie.

Nous avons à parler encore d'une méthode objective de détermination de la réfraction, qui dans ces derniers temps a pris une assez grande vogue. Nous la désignerons sous le nom de *pupilloscopie*. On verra plus tard pourquoi.

Voici en quoi consiste cette méthode :

On dispose la personne à examiner dans une chambre obscure, comme pour l'examen ophthalmoscopique. Une lampe est placée à côté et en arrière d'elle, et un écran protège la figure contre la lumière directe provenant de la flamme.

On se munit du miroir de l'ophthalmoscope. Prenons d'abord le concave, et plaçons-nous assez loin, à un mètre environ du malade. Si l'on projette alors la lumière d'abord à côté de l'œil, et que, par une rotation lente du miroir autour de l'axe vertical, par exemple, on la fasse passer graduellement sur la pupille, on observe que cette dernière est éclairée, tantôt d'abord du côté d'où vient la lumière, tantôt du côté opposé, tantôt d'emblée dans sa totalité. Dans le premier cas, l'éclat pupillaire se meut dans le même sens que le miroir. Ainsi, lorsque, par la rotation continue de ce dernier, le reflet commence à quitter l'œil, la lueur pupillaire semble s'en aller dans le même sens que le reflet projeté sur la face du malade, et l'ombre qui la suit recouvre la pupille en commençant par le côté opposé.

D'autres fois, au contraire, la lumière provenant du fond de l'œil se meut en sens inverse du mouvement du miroir. Si nous faisons marcher le reflet de droite à gauche (vu du côté du malade), c'est la partie droite de la pupille qui est éclairée tout d'abord, puis la pupille tout entière. Finalement, la lumière recouvrant la partie droite seulement, c'est le côté gauche de la pupille qui est éclairé et par lequel l'éclat semble disparaître, lorsque la lumière cesse de tomber dans la pupille.

Dans d'autres cas enfin, la pupille semble, comme nous venons de le dire, s'illuminer presque simultanément de tous les côtés, si bien qu'il est difficile de se rendre compte si son éclat suit ou non la lumière provenant du miroir réflecteur.

Cette variété dans l'aspect de la pupille sous l'influence de l'éclairage ophthalmoscopique dépend principalement de l'état de réfraction de l'œil, et peut servir à la détermination de celui-ci. Mais il faut, pour cela, que nous nous rendions bien compte comment ce phénomène se produit.

Soit (fig. 101) A, l'œil examinateur ; B, l'œil examiné ; L, la lumière ; MM, le miroir concave. Supposons que ce miroir ait une distance focale de 20^{cm}. Se trouvant à peu près à 150^{cm} de la lampe, il en produit une image renversée réelle à 23^{cm}, soit en l. Cette image se meut évidemment dans le même sens que le miroir. S'il tourne autour d'un axe vertical de droite à gauche, l'image l marche de droite à gauche ; si le miroir s'incline de haut en bas, elle descend, et inversement.

Cette image réelle l joue, à l'égard de l'œil examiné, absolument le rôle d'un objet lumineux placé à $100 - 23 = 77^{cm}$, si le miroir se trouve à 1^m de cet œil.

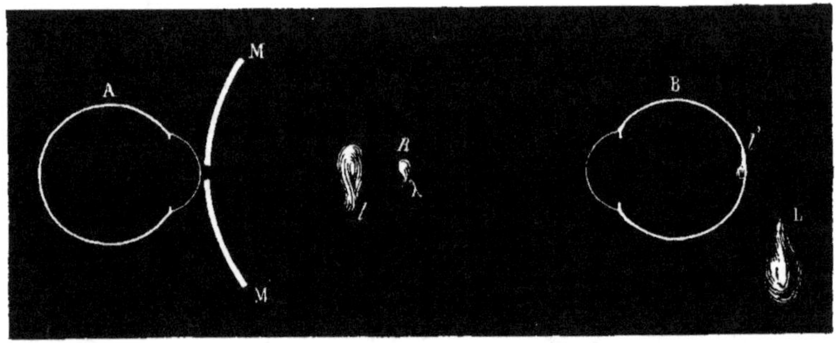

Fig. 101.

L'œil observé B reçoit donc une image rétinienne l' de la flamme l, et, quel que soit son état de réfraction, l'image est toujours renversée, par rapport à l'objet ; seulement, elle sera plus ou moins nette, suivant que l'œil est plus ou moins bien adapté à la distance de celui-ci. Ainsi, dans notre exemple, l'image de la flamme se peindra nettement au fond de l'œil examiné seulement dans le cas où celui-ci est adapté à 77^{cm}, c'est-à-dire, s'il a une myopie de 1,3 D, ou qu'il fasse un effort d'accommodation correspondant à cette distance.

Si l'œil est moins myope, emmétrope ou hypermétrope, les rayons émanés de chaque point de l'objet formeront sur la rétine un cercle de diffusion, avant leur réunion, et l'image sera diffuse, bien que renversée par rapport à l'objet.

Un simple regard jeté sur la figure 102 en rend compte.

Le système dioptrique de l'œil réunirait les rayons émanés du point A en un point α, situé sur la ligne AKz, c'est-à-dire sur le rayon qui traverse le système sans être dévié, parce qu'il passe par le point nodal K. Après leur réunion, les rayons continueraient leur chemin, en divergeant, vers *dc*. De même pour les rayons provenant du point B. Ils formeraient leur image en β, sur la ligne de direction BKβ, et divergeraient ensuite vers *fe*. αβ est donc l'image de AB, formée par les milieux dioptriques de l'œil.

Si la rétine se trouve à cet endroit, elle reçoit donc une image nette et renversée de l'objet.

Si elle se trouve en avant, par exemple, en HH, les rayons émanés de chaque point de l'objet AB forment des cercles de diffusion sur elle, avant leur réunion. Ainsi, les rayons provenant du point A forment le cercle *cd*, les rayons provenant de B le cercle *ef*, et les rayons provenant de points situés entre A et B forment leurs cercles de diffusion entre *d* et *e*. L'image est

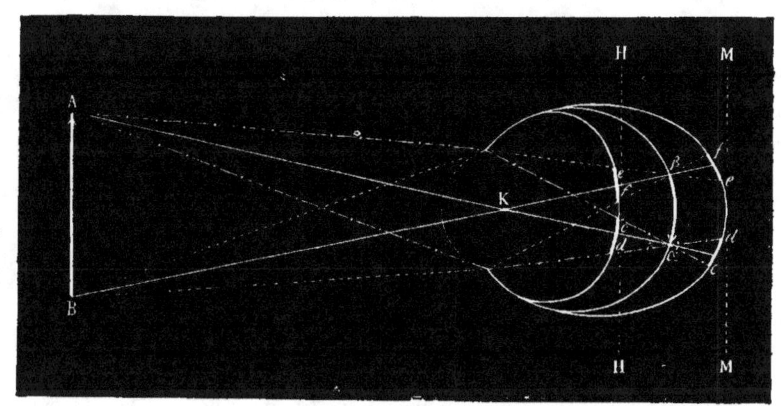

FIG. 102.

donc confuse, indistincte, mais elle est toujours renversée par rapport à l'objet.

Si la rétine se trouve au-delà de l'endroit où se réunissent les rayons émanés de AB, par exemple, en MM, les rayons provenant de A forment le cercle de diffusion *dc*, ceux de B, le cercle *fe*. Les rayons correspondant au même point de l'objet sont intervertis par rapport à leur disposition dans le faisceau en avant du foyer, mais néanmoins l'image diffuse est toujours renversée, l'image de A en bas, celle de B en haut.

C'est donc bien entendu et prouvé : que l'œil soit adapté ou non à l'objet, que la rétine intercepte les rayons en avant ou en arrière de leur foyer, l'image rétinienne, diffuse ou nette, est toujours renversée.

Si l'image est renversée, ses mouvements sont également renversés par rapport aux mouvements qu'exécute l'objet. Dans le cas qui nous occupe, cela veut dire que si, par la rotation du miroir de droite à gauche, nous faisons passer l'image réelle *I* (fig. 101), qui est l'objet pour l'œil examiné, de droite à gauche, l'image rétinienne l' se déplace de gauche à droite. En un mot, quelle que soit la réfraction de l'œil examiné, l'image de la flamme qui éclaire le fond de cet œil marche toujours en sens inverse du mouvement du miroir concave ophthalmoscopique.

Mais la partie éclairée du fond de l'œil B devient, à son tour, objet pour l'observateur A. Or, si l'œil en expérience est emmétrope ou hypermétrope, les rayons qui en émanent ne se réunissent nulle part, sinon sur la rétine de l'œil examinateur. Celui-ci voit donc ce qui existe et ce qui se passe au fond de l'œil examiné tel que cela est et se passe en réalité. Pour me servir d'une expression plus usitée, l'observateur voit le fond de l'œil à l'*image droite*. La partie supérieure d'un objet lui apparaît en haut, la partie inférieure en bas, et, si cet objet se meut de gauche à droite sur le fond de l'œil examiné, l'observateur le voit également passer de gauche à droite, etc. C'est ce qui arrive précisément dans l'examen pupilloscopique de l'œil emmétrope ou hypermétrope : la lueur oculaire qui éclaire la pupille marche dans le même sens que l'image de la flamme au fond de l'œil, c'est-à-dire en sens inverse du mouvement du miroir.

Il n'en est plus ainsi dans la myopie. Tout œil myope forme, à son punctum remotum, une image renversée de son fond. Supposons que l'œil B (fig. 101) soit myope, et que R soit son punctum remotum. Si nous éclairons cet œil à l'ophthalmoscope, nous verrons apparaître, au niveau de R, une image renversée de tout ce qui se trouve au fond de l'œil B. Parmi les objets du fond B, il faut aussi compter l'image de la flamme, l'. Déjà renversée par rapport à son objet l, elle est encore une fois renversée par les milieux dioptriques de l'œil; son image λ a donc la même direction que l. Elle doit donc aussi exécuter les mêmes mouvements. Si l marche avec le miroir de droite à gauche, et l' de gauche à droite, λ va de droite à gauche.

Or l' n'est autre chose que la partie éclairée du fond de l'œil que l'observateur voit dans la pupille de l'œil examiné. La pupille, il la voit droite, telle qu'elle est, tandis qu'il voit le fond de l'œil renversé par rapport à son état réel. Si nous faisons passer le disque lumineux qui éclaire l'œil de droite à gauche, la pupille s'éclaire également de droite à gauche, quand même la lumière passe en réalité de gauche à droite, au fond de l'œil examiné. Voilà pourquoi, dans la myopie, la lueur oculaire marche de pair avec le miroir ophthalmoscopique concave.

On comprend cependant de suite qu'il doit y avoir certaines restrictions. L'observateur A (fig. 101) ne peut voir l'image renversée de B que lorsque celle-ci se trouve à une certaine distance au-devant de lui.

S'il se rapproche assez près de l'œil examiné pour intercepter les rayons qui en émanent avant leur réunion, comme cela arrive lorsque A se trouve entre R et B, l'image renversée n'est point formée dans l'air, en avant de l'examinateur, mais seulement dans son œil, comme dans l'emmétropie et l'hypermétropie, bien qu'avec moins de netteté. C'est ce qui arrive lorsque la myopie de l'œil examiné est très faible, et son punctum remotum très éloigné, situé au-delà de l'examinateur. Dans ce cas, le phénomène pupilloscopique est le même dans la myopie que dans l'emmétropie et l'hypermétropie. Il n'est donc plus possible alors de diagnostiquer la nature de l'amétropie à première vue et à la simple inspection pupilloscopique.

Si l'observateur se trouve à 1 mètre du malade, il faut que le punctum remotum de l'œil examiné se trouve à moins de 1 mètre de ce dernier, pour que l'observateur puisse voir l'image renversée. En d'autres termes, pour que la myopie se révèle par les signes distinctifs que nous avons expliqués, à 1 mètre de distance, il faut qu'elle soit de plus d'une dioptrie. On fait donc bien, pour diagnostiquer simplement la nature de l'état de réfraction d'un œil, de s'éloigner au-delà de 1 mètre avec le miroir.

Cet éloignement entre le malade et l'examinateur a cependant aussi ses inconvénients. On peut, en effet, déterminer le degré de l'amétropie à l'aide de verres de lunettes qu'on place devant l'œil examiné. Si l'on est assez rapproché pour pouvoir tenir le verre à la main, cette détermination se fait assez facilement. Elle est plus compliquée lorsqu'on est éloigné; il faut alors introduire le verre dans un cadre de lunettes, fixé à la tête du sujet, et pour chaque changement de verre on est obligé de se rapprocher et de s'éloigner à nouveau. M. Charnley se sert, pour éviter cet inconvénient, d'une espèce de longue pince pour tenir les verres.

Entre l'amétropie où la lueur pupillaire se meut de pair avec les mouvements du miroir, et celle où elle marche en sens inverse, d'une façon manifeste, il doit y avoir des états de réfraction intermédiaires, où ces mouvements deviennent de plus en plus indistincts, et, finalement, un degré déterminé où ils deviennent imperceptibles. C'est le cas, lorsque le punctum remotum de l'œil examiné se trouve près de l'œil observateur.

C'est en se basant sur cette limite, où le mouvement de la lueur pupillaire change de sens, qu'on peut chercher à déterminer le *degré* de l'amétropie.

Lorsqu'on se trouve à un peu plus de 1 mètre du malade, on sait que, si l'éclairage de la pupille ne marche ni avec ni contre le mouvement du miroir, mais que celle-ci s'éclaire en totalité, on a affaire à une myopie d'une dioptrie. S'il faut placer un verre convexe d'une dioptrie devant l'œil examiné pour amener ce phénomène, celui-ci est emmétrope; s'il faut 3 D convexes, il a une hypermétropie de $3 - 1 = 2$ D. S'il faut un verre concave de 3 D, l'œil examiné a une myopie de $3 + 1 = 4$ D. En un mot, dans les conditions sus-mentionnées, il faut toujours soustraire une dioptrie positive du verre qui fait disparaître les mouvements de la lumière de la pupille examinée, pour obtenir la réfraction de cet œil. Inutile de dire que soustraire une dioptrie positive d'un verre négatif revient à y ajouter une dioptrie négative, comme nous venons de le faire dans notre dernier exemple.

Le mouvement de l'image de la flamme observée par la pupilloscopie est d'autant plus excursif, que le degré de l'amétropie est plus faible. L'intensité de l'éclat est inversement proportionnelle au degré de l'amétropie (1).

Les phénomènes de la pupilloscopie que nous avons décrits se rapportent tous au miroir *concave*, qui forme une image de la source lumineuse devant l'œil observé. Ils changent pour le miroir *plan*. Ici la lueur marche de pair avec les mouvements du miroir dans l'hypermétropie, en sens inverse dans la myopie et ainsi de suite, toujours l'inverse du miroir concave.

Cela se comprend aisément. Le miroir concave produit de la flamme une image *réelle*, située *en avant* de lui, entre lui et le malade. Cette image, objet pour l'œil observé, se meut dans le *même sens* que la surface réfléchissante du miroir. L'image du miroir *plan*, au contraire, est une image *virtuelle*, située *en arrière* de lui et se mouvant en *sens inverse* de la surface tournée vers la personne examinée.

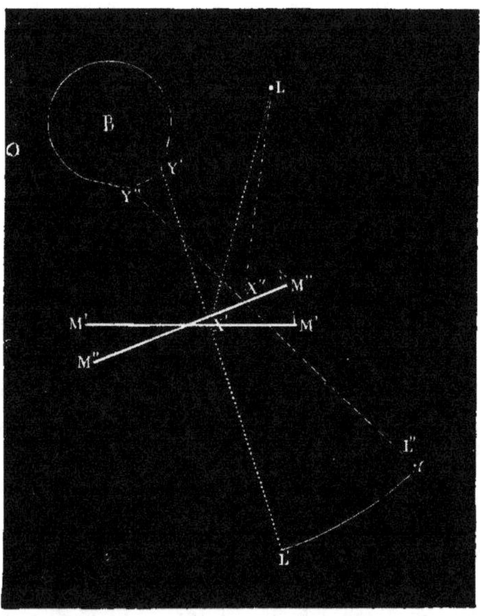

Fig. 103.

Ainsi, soit L (fig. 103) la source lumineuse, B l'œil observé. Lorsque le miroir plan a la position M′M′, il réfléchit la lumière suivant L X′Y′, et celle-ci apparaît à l'œil B en L′. Lorsque, par la rotation indiquée par la flèche, on donne au miroir la direction M″M″, il renvoie la lumière suivant L X″ Y″. Celle-ci paraît donc être en L″, tandis que, par la rotation de la surface réfléchissante de droite à gauche, le reflet s'est aussi porté de Y′ à Y″

(1) Charnley, *On the theory of the so-called Keratoscopy* (*Ophth. Hosp. rep.*, vol. X, part. III, p. 357).

(ce qu'aurait fait également l'image réelle du miroir concave). La source lumineuse a, au contraire, exécuté le mouvement de gauche à droite, de L' à L''. C'est cette lumière L' ou L'' qui éclaire le fond de l'œil B, dont ce dernier reçoit une image renversée, et dont les mouvements se reproduisent, par conséquent, également en sens inverse des mouvements réels exécutés par le reflet de L.

Lorsque la réfraction de l'œil varie d'un méridien à l'autre, comme dans l'astigmatisme, les phénomènes pupilloscopiques varient également, et il peut arriver que la lueur du fond de l'œil marche de pair avec les mouvements du miroir concave dans l'un des méridiens, en sens inverse dans un autre, quand le premier est myope, le second hypermétrope.

Nous parlerons de l'emploi de la pupilloscopie dans la détermination de l'astigmatisme à la fin du chapitre consacré à cette forme de l'amétropie.

Il est intéressant de noter qu'en 1859 déjà Bowman (1) s'est servi de ce procédé pour diagnostiquer le kératocone au début, et l'astigmatisme (2).

Mais ce procédé est resté presque inaperçu et limité à l'auteur, et on peut dire que la méthode de détermination de la réfraction que nous venons de décrire, sous le nom de pupilloscopie, est due à M. Cuignet (de Lille) (3), qui l'a réellement introduite en pratique, et sans connaître les travaux de Bowman. Il est seulement regrettable que l'auteur ne se soit pas mieux rendu compte du principe de son procédé. Attribuant à la cornée ces phénomènes qui se passent au fond de l'œil, il appela sa méthode *kératoscopie*.

Le nom seul, de même que les descriptions nombreuses qui devaient l'expliquer, et dans lesquelles il était question du « reflet cornéen » du « côté éclairé et du côté opposé, ombré de la cornée », de « phénomènes qui s'inscrivent à la surface de la cornée, » etc., etc., n'étaient pas faits pour recommander la méthode aux ophthalmologistes. Aussi est-elle restée longtemps limitée au cercle de son inventeur et de ses élèves.

C'est l'un d'entre eux, M. Mengin qui a beaucoup contribué à la propagation de cette méthode, qui nous en a fait connaître le maniement à notre clinique. Nous en avons donné le premier l'explication, que cet honoré confrère a reproduite en partie, et sous notre nom, dans un de ses travaux (4).

Mais c'est surtout M. Parent qui a étudié la méthode à fond, qui l'a exposée dans tous ses détails et qui en a augmenté considérablement la

(1) Bowman, *Contribution to the general history of conical cornea* (*Ophth. Hosp. Reports*, 1859-60, p. 157).

(2) Donders, *Anomalies*, etc., p. 490, édit. angl., 1864, p. 418, édit. allem., et Nagel. *Refractionsanomalien*, 1864, p. 127.

(3) Cuignet, *Kératoscopie* (*Recueil d'ophth.*, 1873, p. 14). — *Kératoscopie par réflexion* (*Recueil d'ophth.*, 1874, p. 316). — *Kératoscopie* (*Recueil d'ophth.*, 1877, p. 59). — *A propos de kératoscopie* (*Recueil d'ophth.*, juin 1880).

(4) Mengin, *De la kératoscopie* (*Recueil d'ophth.*, avril 1878).

valeur, en se servant des verres correcteurs placés devant l'œil du malade. Il arrive ainsi à déterminer le *degré* de l'amétropie, ce qui n'est pas possible avec la simple observation du reflet (1). M. Charnley (2) donne également de la méthode une explication parfaitement juste.

II. — DÉTERMINATION DE LA RÉFRACTION DYNAMIQUE

DE L'AMPLITUDE D'ACCOMMODATION DE L'ŒIL

L'amplitude d'accommodation est, comme nous l'avons vu, le surcroît de force réfringente que l'œil peut se donner, à l'aide de la contraction de son muscle ciliaire, sa réfraction dynamique. Pour obtenir l'amplitude d'accommodation, il faut donc connaître d'abord la réfraction de l'œil à l'état de repos (r), puis déterminer celle qu'il atteint sous l'influence du maximum de courbure de son cristallin (p). La différence entre les deux est l'amplitude d'accommodation cherchée (a) :

$$a = p - r.$$

Dans les chapitres précédents, nous avons indiqué les méthodes qui servent à déterminer la réfraction statique (r) de l'œil, c'est-à-dire sa réfraction *minimum*. Nous avons trouvé qu'elle est donnée par la distance R du punctum remotum, dont elle est l'inverse : $r = \dfrac{1}{R}.$

Il nous reste à expliquer comment on parvient à déterminer la réfraction *maximum* de l'œil, celle qu'il présente lorsqu'il est adapté au point le plus rapproché qu'il puisse distinguer nettement.

Ce maximum p est, comme nous savons, l'inverse de la distance P du punctum proximum : $p = \dfrac{1}{P}.$

De même que pour la réfraction statique, nous avons deux principes, qui sont au fond identiques, pour déterminer la réfraction dynamique : ou bien nous recherchons la situation du punctum proximum, nous mesurons sa distance à l'œil, et nous en prenons l'inverse, ou bien nous cherchons directement le verre dont la force réfringente égale celle de l'œil à l'état de son maximum d'accommodation.

(1) Parent, *De la kératoscopie : Pratique et théorie* (*Recueil d'ophth.*, févr. 1880, p. 65). — *Kératoscopie* (A M. le professeur Cuignet) (*Recueil d'ophth.*, juillet 1880, p. 424). — *Comment sont réfractés les rayons tombant obliquement sur l'œil* (*Recueil d'ophth.*, avril 1882, p. 216). — *Diagnostic et détermination de l'astigmatisme* (Paris, 1881, p. 15).

(2) W. Charnley, *loc. cit.* — Comparez encore : Forbes (Litton), *On Keratoscopy* (*Oph. Hosp. Rep.*, vol. X, part. I.). — Loiseau, *Application à l'examen des hommes de guerre du procédé de détermination de la réfraction dit kératoscopie* (*Arch. méd. belges*, juillet, 1882). — Morton, *Refraction of the eye*, etc., London, 1881, p. 27. — Chibret, *Détermination quantitative de la myopie par la kératoscopie (fantoscopie rétinienne) à l'aide d'un simple miroir plan* (*Ann. d'oc.*, nov. 1882).

Pour obtenir le punctum proximum, on se sert de très petits caractères d'imprimerie, ou de groupes de points noirs sur fond blanc, comme ceux de l'échelle optométrique de Burchhardt, ou de fils noirs sur fond blanc tendus dans un cadre, ou encore de petits trous percés dans un diaphragme.

L'œil non examiné étant couvert, ces objets sont rapprochés, jusqu'à ce qu'ils commencent à devenir indistincts. Ils se trouvent alors au punctum proximum. On mesure la distance de celui-ci à la cornée (ou à $2,7^{mm}$ en arrière de la cornée, point principal antérieur). C'est la distance P.

Si elle est de $\frac{1^m}{12}$, la réfraction de l'œil est de $\frac{1}{1/12} = 12$ D.

Si elle est de $0,20^m$, elle est de $\frac{1^m}{0,20} = 5$ D.

En réalité, la détermination du punctum proximum n'est cependant pas toujours si simple qu'en théorie. Il faut d'abord que la grandeur de l'objet-type soit dans un certain rapport avec l'acuité visuelle de l'individu. Il y a des personnes jouissant d'une bonne amplitude d'accommodation et qui, cependant, à aucune distance ne liraient de petits caractères d'imprimerie, simplement parce que leur acuité visuelle est trop faible. Il faut alors choisir des objets-types plus grands et se détachant fortement du fond par la différence de clarté : très noirs sur fond blanc ou très clairs sur fond noir. C'est dans ce cas que des points, lignes ou figures découpés dans un diaphragme en métal, et observés à contre-jour, peuvent rendre de grands services.

Il arrive aussi que le punctum proximum est si éloigné, que les petits objets-types, comme les fils de l'optomètre à treillis, ne sont plus distingués, même par l'œil dont l'acuité est normale. On se tire alors d'affaire en plaçant devant celui-ci une lentille convexe, qui augmente sa réfraction et rapproche son punctum proximum. On n'a qu'à soustraire la force de cette lentille de la réfraction correspondante au punctum proximum du système œil plus lentille, pour avoir celle de l'œil. Soit la lentille $+ 10$, et le point jusqu'auquel la vision reste distincte 9^{cm}. Ce point correspondrait à $\frac{100}{9} = 11$ D de réfraction positive.

Pour obtenir la situation du punctum proximum, il faut en déduire la force de la lentille additionnelle, ce qui donne $11 - 10 = 1$ D. Le punctum proximum est donc situé à 1 mètre.

On simplifie beaucoup la détermination du punctum proximum à l'aide du procédé suivant, dont nous nous servons dans notre pratique.

Nous prenons un ruban divisé, d'un côté en centimètres, de l'autre en distances focales de dioptries, portant les numéros des dioptries correspondantes. L'extrémité zéro de ce ruban est attachée au manche d'un cadre, dans lequel on peut introduire, soit un diaphragme avec des ouvertures, soit un papier avec des objets-types quelconques, soit encore des fils ou cheveux tendus. Ce cadre est rapproché de l'œil jusqu'à ce que les objets commencent à devenir indistincts, et le ruban indique, d'un côté la distance du punctum proximum P, de l'autre, les dioptries correspondantes (p).

Pour l'emmétrope, le nombre de dioptries ainsi trouvé est égal à l'amplitude d'accommodation, parce que, son punctum remotum étant situé à l'infini, la réfraction à l'état de repos est $r = 0$. Donc l'amplitude d'accommodation $a = p - r = p - 0 = p$.

Pour rendre le même procédé applicable à l'amétropie, nous laissons à l'œil le verre correcteur de son amétropie *réelle* (hypermétropie totale, et myopie réelle). Il est ainsi emmétrope, et l'expérience avec le ruban divisé est la même que pour l'emmétropie. Les divisions donnent directement l'amplitude d'accommodation.

Nous avons vu que le principe des optomètres appliqué à la détermination de la réfraction statique consiste à donner aux rayons lumineux une direction telle, qu'ils semblent provenir du punctum remotum de celui-ci. Il est évident qu'on peut, de la même manière, donner aux rayons lumineux la direction qu'ils auraient, s'ils provenaient du punctum proximum. Aussi tous les optomètres peuvent-ils servir à la détermination du punctum proximum, et, par conséquent, de l'amplitude d'accommodation.

Une simple lentille suffit déjà pour déterminer la réfraction de l'œil au moment de son maximum d'accommodation. Ainsi, pour une personne dont le punctum proximum est situé à une distance finie, il revient au même qu'elle fixe à grande distance à travers une lentille concave, ou qu'elle regarde, sans verre, à la distance du foyer de celle-ci. La lentille concave donne, en effet, aux rayons parallèles venant de loin, une divergence comme s'ils émanaient de son foyer. Pour voir à $\frac{1^{m}}{6}$, il faut une réfraction de $+6$ D. Pour voir à grande distance à travers une lentille concave (négative) de 6 D, il faut évidemment un excédent de réfraction positive de 6 D, pour neutraliser les 6 D négatives du verre concave. On n'a donc qu'à chercher la lentille concave la plus forte à travers laquelle un œil voit encore nettement à grande distance, et cette lentille indiquera le maximum de réfraction (p) dont il est susceptible.

La distance focale de la lentille rapprochée très près de la cornée donnera la distance du punctum proximum (P).

Chez l'*emmétrope*, dont l'œil à l'état de repos est adapté aux rayons parallèles, ce verre concave le plus fort exprime directement l'amplitude d'accommodation. Un emmétrope qui voit nettement à grande distance avec le concave 8 D, mais non avec un verre plus fort, a une amplitude d'accommodation de 8 D, parce qu'il peut neutraliser, par la contraction de son muscle ciliaire, l'action négative, divergente, diminutrice de la réfraction, du verre concave.

Pour le *myope*, le verre concave le plus fort avec lequel il voit à grande distance donne encore la position du punctum proximum et la réfraction correspondant au maximum d'accommodation (p). Mais, pour trouver l'amplitude d'accommodation, il faut connaître la réfraction à l'état de repos (r), le degré de la myopie. Ce dernier correspond au verre concave le plus faible qui l'adapte à grande distance. L'amplitude d'accommodation est donc exprimée par la différence entre les deux verres.

Supposons, par exemple, un myope de 2 D. Pour voir *sans accommodation* les objets situés à l'infini, il a besoin d'un verre concave de 2 D. Ce n'est qu'avec des verres plus forts que — 2 D, qu'il est obligé de tendre son accommodation. Il faut donc retrancher du verre concave le plus fort (p) qu'il puisse encore supporter en regardant à grande distance, celui qui l'adapte à cette distance au repos, c'est-à-dire qui n'exige aucun effort d'accommodation. Si notre myope voit à distance encore avec le concave 8, son amplitude d'accommodation est $8 — 2 = 6$ D, parce que des 8 D, 2 servent à corriger sa myopie.

Un *hypermétrope* qui voit à grande distance avec un verre concave a aussi son punctum proximum situé au foyer de ce dernier, et, à ce moment, la réfraction (p) de son œil est aussi égale à la force réfringente de ce verre concave qu'elle neutralise. Mais l'amplitude d'accommodation (a) de l'hypermétrope est évidemment plus forte que la lentille concave, attendu que, rien que pour voir à grande distance, l'hypermétrope a déjà mis en jeu une quantité d'accommodation égale au degré de son amétropie. Nous savons, en effet, que l'hypermétropie peut être considérée comme une insuffisance de réfraction. Pour combler cette lacune, pour rendre emmétrope l'œil hypermétrope, il faut un verre convexe, le verre correcteur, ou un effort d'accommodation équivalent. Si le degré de l'hypermétropie (r) est de 2 D, il faut le convexe 2, ou un effort d'accommodation de 2 D pour la corriger. Si ce même hypermétrope voit à grande distance encore avec le concave 8, cela prouve que son accommodation n'est pas seulement assez forte pour corriger l'hypermétropie ($r = 2$ D), mais qu'elle peut encore vaincre une lentille concave de 8 D. Elle est donc de $2 + 8 = 10$ D, dans notre exemple.

Il peut se présenter le cas que l'hypermétrope voie à grande distance sans verre convexe, mais non avec un verre concave, même le plus faible : son punctum proximum est alors situé à l'infini (P étant $= \infty$, $\frac{1}{P} = p$ devient $= 0$), et l'amplitude d'accommodation est égale au degré de l'hypermétropie, que cet œil parvient juste à corriger, en mettant en jeu toute la puissance de son accommodation. En effet, dans la formule $a = p — r$, p est 0, et a devient $= r$.

Enfin il peut même arriver que l'effort d'accommodation maximum n'arrive plus à neutraliser entièrement l'hypermétropie. L'œil reste adapté à des rayons convergents, bien que moins convergents qu'à l'état de repos de l'accommodation. Non seulement il ne peut surmonter aucun verre concave, mais il lui faut encore un verre convexe pour corriger le restant d'hypermétropie et adapter l'œil à l'infini. Si le verre convexe le plus fort donne la mesure de la réfraction de l'œil à l'état de repos (r), le verre convexe le plus faible indique le maximum de réfraction obtenu avec le concours de l'accommodation. La différence entre les deux est donc encore l'amplitude de cette dernière. Un hypermétrope de 4 D, qui voit encore avec le convexe 1, a une amplitude d'accommodation $a = 4 — 1 = 3$ D.

On pourrait s'étonner de trouver ici la formule classique, $a = p — r$, en apparence renversée. Dans notre exemple, nous avons $a = r — p$. Mais la différence n'est qu'apparente. On se rappelle que, la réfraction de l'œil étant exprimée par une valeur positive, tant que l'œil est adapté à une distance finie, à un point situé *en avant* de lui, elle doit nécessairement devenir négative et prendre le signe —, aussitôt que le point auquel l'œil est adapté se trouve en arrière de lui, c'est-à-dire est virtuel.

Dans l'exemple choisi, le punctum remotum, aussi bien que le proximum, est virtuel, r et p sont donc tous les deux négatifs, et la formule pour l'amplitude d'accommodation devient $a = — p — (— r)$, c'est-à-dire $a = r — p$.

La même réflexion explique également le fait que le punctum proximum est ici plus éloigné de l'œil que le punctum remotum : il correspond au foyer du verre convexe le plus faible avec lequel l'hypermétrope voit à grande distance. Ce foyer est plus éloigné que celui du verre correcteur de l'amétropie (r), c'est-à-dire du verre convexe le plus fort qui adapte l'hypermétrope à l'infini. Seulement, les deux points sont, comme nous avons vu, virtuels, situés en arrière de l'œil.

Résumons : Le verre concave le plus fort ou le verre convexe le plus faible, avec lequel un œil puisse voir à grande distance, donne la réfraction de l'œil adapté à son punctum proximum. Il faut seulement changer le signe du verre : le concave indique une réfraction positive, le convexe, une réfraction négative.

Dans l'emmétropie, le numéro de ce verre (concave) exprime directement l'amplitude d'accommodation.

Dans la myopie, on retranchera de ce numéro celui de la lentille qui corrige l'amétropie.

Chez l'hypermétrope enfin, l'amplitude d'accommodation est donnée par la somme du numéro concave le plus fort et de celui de son verre correcteur, ou, si les verres concaves ne sont pas supportés, par la différence entre le verre convexe le plus faible et le degré de l'hypermétropie.

Cette méthode de déterminer l'amplitude d'accommodation semble très simple au premier abord. Il paraîtrait pratique, après avoir déterminé la réfraction statique et l'acuité visuelle, de rechercher aussitôt la réfraction dynamique, par le même procédé d'optométrie. Cependant elle ne nous satisfait pas complètement. L'acuité visuelle se trouve considérablement diminuée par l'emploi des verres concaves, qui rapetissent les images rétiniennes. De plus, il est difficile, même à des personnes exercées, de se rendre bien compte si leur acuité visuelle souffre par le manque de netteté ou le rapetissement de ces images.

En second lieu, il est difficile d'obtenir d'un œil son effort maximum d'accommodation en le faisant regarder à grande distance. L'accommodation n'est pas sollicitée comme elle l'est par un objet qu'on rapproche progressivement de l'œil.

Les expériences comparatives que nous avons faites à ce sujet nous ont prouvé que, dans la majorité des cas, l'amplitude d'accommodation obtenue par ce procédé est inférieure à celle que fournit la détermination directe du punctum proximum.

Les optomètres monoculaires donnent peut-être de meilleurs résultats qu'un simple verre à travers lequel on fait voir à grande distance. L'inconvénient que nous leur avons reproché, en parlant de la détermination de la réfraction statique, et qui consiste à provoquer un effort d'accommodation, pourrait devenir ici un avantage.

L'emploi de ces instruments pour la détermination de l'amplitude d'accommodation ne demande pas d'autres explications. Après avoir trouvé la réfraction statique, on fait varier la mise au point, de façon à obtenir le maximum de force réfringente de l'œil examiné. La différence entre les deux résultats donne l'amplitude d'accommodation.

Si l'emploi des verres seuls ne nous satisfait pas dans la détermination de la force accommodatrice, ceux-ci nous servent cependant quelquefois à rendre plus précis l'examen direct du punctum proximum. Dans les cas où ce dernier est très rapproché de l'œil, une faible excursion de quelques centimètres fait varier l'appréciation du pouvoir réfringent de plusieurs dioptries, et altère ainsi le résultat de notre examen. Entre 7 et 11^{cm}, la réfraction varie, par exemple, de 4 dioptries; de 5 à 10^{cm}, même de 10 dioptries, tandis que de 23 à 50^{cm}, elle ne varie que de 2 dioptries. La détermination faite à cette dernière distance offre donc une garantie d'exactitude plus grande que celle faite à courte distance. Rien de plus simple que de donner au punctum proximum l'éloignement voulu. Nous n'avons qu'à munir l'œil examiné d'un verre concave, plus ou moins fort suivant sa réfraction et son accommodation, et, au lieu de nous mouvoir entre les étroites limites de quelques centimètres en avant de l'œil, nous ferons notre examen avec plus d'aisance et d'exactitude à une distance plus grande. Il va sans dire que le nombre de dioptries du verre concave sera ajouté à la force réfringente de l'œil, trouvée par la recherche du punctum proximum.

On peut de même, dans les cas de forte hypermétropie et d'accommodation faible, rapprocher le punctum proximum, à l'aide d'un verre convexe, dont le numéro sera déduit de celui que représente l'œil adapté à son punctum proximum factice.

L'accommodation étant due à un acte volontaire, à la contraction d'un muscle, ne saurait jamais être déterminée avec la même exactitude que la réfraction statique. Cette dernière correspond au repos de l'œil, état qu'on peut même produire de force avec les mydriatiques. Les agents qui, comme l'ésérine, provoquent une contraction forcée du muscle ciliaire, ne rendent pas exactement le même service pour la détermination de l'accommodation que l'atropine et ses succédanés pour celle de la réfraction. Si, en pratique, nous cherchons le punctum proximum, nous désirons connaître le maximum de réfraction qu'un œil puisse se donner sous l'impulsion de la volonté seule, et non sous l'influence d'une cause étrangère à l'organisme. Cette volonté se manifestant surtout dans l'intérêt de la vision rapprochée, il faut toujours laisser l'individu lui-même maître de son désir de voir nettement et juge du degré auquel il y réussit. En d'autres termes, nous dépendons, dans la détermination de l'accommodation, de la bonne volonté et de l'intelligence du patient, ce qui ôte souvent à cet examen l'exactitude désirable.

C'est pour cette raison aussi qu'il n'existe pas de méthode *objective* proprement dite pour déterminer l'amplitude d'accommodation. Il faudrait, après avoir trouvé, avec l'ophthalmoscope, la réfraction statique, déterminer également celle que l'œil présente sous l'influence d'un effort maximum d'accommodation, pour en déduire l'amplitude, par soustraction. Cet effort maximum est difficile à obtenir du malade, à moins qu'on ne lui donne un objet de fixation. Mais ainsi nous revenons déjà au procédé subjectif : si l'objet se trouve au-delà ou en-deçà du punctum proximum, le malade n'exécutera pas une contraction maximum de son muscle ciliaire ; dans le premier cas, parce que ce n'est pas nécessaire, dans le second, parce qu'il ne parviendrait tout de même pas à voir l'objet nettement. Il renonce donc, au moins en partie, à l'accommodation.

Pour savoir si l'objet se trouve au punctum proximum, il faut de nouveau recourir à la netteté de l'impression visuelle ; le procédé n'est donc pas indépendant de la volonté, ou de l'intelligence du malade. D'ailleurs, si nous connaissons l'endroit du punctum proximum, toute autre détermination de la réfraction de l'œil, dans cet état, devient désormais inutile.

Dans le cas où il s'agirait seulement de constater objectivement s'il y a accommodation ou non, on pourrait utiliser la relation qui existe entre celle-ci et la convergence. On placerait un objet de fixation quelconque au punctum proximum de convergence, dont la détermination objective est plus facile par l'observation directe des yeux, et, pendant que ceux-ci exécutent leur rotation maximum en dedans, on déterminerait, avec l'ophthalmoscope, si la réfraction est plus forte ou non alors, qu'à l'état de repos.

III. — DÉTERMINATION DE L'AMPLITUDE DE CONVERGENCE

Nous avons déjà donné (p. 188 et suiv.) les principes de la détermination des degrés extrêmes de la convergence. Nous n'avons donc qu'à rappeler que son *punctum remotum* peut être situé en arrière de la tête ($-R^c$), à l'infini, ou à une distance finie en avant des yeux ($+R^c$). Nous avons dit que, l'un des yeux étant couvert d'un verre rouge, on fait fixer une lumière très éloignée, et que le *minimum de convergence* est alors donné par le prisme le plus fort qui, placé devant un œil horizontalement, l'arête tournée vers la tempe (ou le plus faible, l'arête tournée vers le nez), est encore supporté sans qu'il y ait diplopie homonyme.

Nous avons indiqué (p. 189) comment, de ce prisme, on déduit les unités qui mesurent la force de convergence, les angles métriques.

La détermination du *punctum proximum*, autrement dit de la *convergence maximale*, a été exposée au même endroit. Nous avons toujours supposé qu'il était situé à une distance finie en avant des yeux. Il peut se présenter le cas où il se trouve à l'infini, ou au-delà, en arrière de la tête. C'est ce qui arrive dans le strabisme divergent. Le maximum de convergence est alors exprimé par zéro, ou par le prisme le plus faible qui corrige la diplopie croisée, c'est-à-dire qui, placé devant un œil, le sommet en dehors, fait fusionner les deux images de l'objet éloigné.

Pour connaître la situation du punctum proximum de convergence, nous nous servons d'un **petit** instrument, auquel nous avons donné le nom d'OPHTHALMODYNAMOMÈTRE. Il consiste essentiellement en une cheminée de laiton noircie, dans laquelle brûle une petite bougie. Ce cylindre est percé d'une fente verticale, recouverte d'un verre dépoli, éclairée par la bougie, et qui constitue l'objet de fixation. À ce petit appareil, muni d'un pied, est attachée l'extrémité du ruban, divisé d'un côté en centimètres, de l'autre en distances focales de dioptries, ou, ce qui revient au même, en distances réciproques d'angles métriques (voy. p. 273). L'un des yeux est toujours, comme ci-dessus, recouvert d'un verre coloré. On approche alors l'instrument sur la ligne médiane, en exhortant la personne examinée à fixer binoculairement la fente lumineuse, jusqu'à ce qu'il se manifeste une diplopie croisée. Celle-ci est aisément accusée, grâce à la netteté de l'objet de fixation et au verre coloré, qui facilite la différenciation des images rétiniennes de chaque œil, au moment où elles ne tombent plus sur des points identiques, sur chaque fosse centrale. En regardant la division du ruban au niveau des yeux, on obtient et la distance en centimètres du punctum proximum, et son équivalent en angles métriques.

Ici, comme dans la détermination de l'accommodation, la convergence est sollicitée par le rapprochement de l'objet de fixation. Il est cependant quelquefois nécessaire de recommander vivement au sujet de fixer, à mesure qu'on l'approche, la fente lumineuse, avec ses deux yeux, de toute la force de ses muscles adducteurs, si l'on veut avoir la véritable mesure de son *maximum* de convergence. Il arrive souvent qu'on trouve le punctum proximum de convergence sensiblement plus près des yeux, lorsqu'on rapproche l'objet d'au-delà de ce point que lorsqu'on l'éloigne à partir d'un point plus rapproché que le punctum proximum. Il vaut donc mieux, pour trouver le punctum proximum de la convergence, le chercher en *rapprochant* l'objet de fixation d'au-delà de ce point, qu'en l'éloignant d'en-deçà.

Même analogie pour ce qui concerne l'exactitude de la détermination de la convergence maximale à une très courte distance des yeux. Dans ce cas encore, de même que pour l'accommodation, la précision diminue à mesure que le punctum proximum se rapproche des yeux, parce qu'une fraction de distance égale correspond à un nombre d'angles métriques plus grand tout près de l'œil que plus loin.

On peut alors rendre le procédé plus sensible à l'aide d'un expédient analogue à celui que nous avons utilisé pour l'accommodation. Là nous avons eu recours aux verres concaves; dans le cas qui nous occupe, nous porterons le punctum proximum de convergence à la distance voulue, à l'aide de prismes placés devant un œil ou devant les deux yeux, le sommet en dehors. Ces prismes rendent la convergence plus difficile, et cela d'autant d'angles métriques qu'ils contiennent. Ces angles sont donc à ajouter à ceux que représente le punctum proximum ainsi déplacé.

Exemple : Ayant muni chaque œil d'un prisme de 11°, qui produit une déviation de $5° 30' = \frac{5° 30'}{1° 5'0} = 3\ am.$ (1), nous trouvons le punctum proximum de convergence à 25^{cm} $\left(\frac{1^m}{4}\right)$ de l'œil; nous savons donc que le maximum de convergence est de $3 + 4 = 7\ am.$

Nous avons simplifié de beaucoup cette méthode, en nous servant du double prisme de Herschell (voy. vol. I, p. 928). La tige de cet instrument, tel qu'il a été construit par M. Crétès, porte une graduation indiquant le numéro des prismes qui résulte de la combinaison. Nous avons ajouté, sur la monture des prismes, deux divisions donnant directement les angles métriques, pour des lignes de base de 64^{mm} et de 58^{mm}.

Rien de plus simple, du reste, que de réduire la première division en la seconde, pour toute longueur de la ligne de base, au moyen du tableau (p. 184). Il n'y a qu'à diviser le nombre de degrés du prisme par la valeur de l'angle métrique, dans chaque cas donné.

Étant placé en face du malade, il est facile de contrôler directement si les yeux conservent ou non la convergence nécessitée par le rapprochement graduel de l'objet, et de trouver le moment où, la force des muscles adducteurs étant épuisée, l'un des yeux ou les deux simultanément cessent de fixer, et se mettent en divergence. On a ainsi un moyen objectif simple de contrôle, parfaitement concordant avec les résultats subjectifs de la méthode de détermination décrite.

Détermination du rapport entre la convergence et l'adaptation de l'œil.

Nous avons vu qu'il ne suffit pas que l'amplitude d'accommodation et celle de la convergence soient normales ou très étendues. Il faut encore qu'elles soient d'accord, en ce sens que, pour toute distance de l'objet de fixation,

---

(1) Pour une ligne de base de 64^{mm}.

les yeux convergent suffisamment, et que chacun d'eux soit adapté optiquement à cette distance. Suivant l'état de réfraction statique des yeux, la quantité d'accommodation mise en jeu sera égale (E), ou supérieure (H), ou inférieure (M) à la convergence exigée.

Si la convergence et l'adaptation optique des yeux ne sont pas en harmonie, il en résulte une asthénopie de plus en plus gênante, qui peut produire des phénomènes pathologiques, empêcher tout travail, ou amener l'exclusion d'un œil par le strabisme.

Pour nous rendre compte si les deux fonctions marchent d'accord, au moins dans la limite de la vision distincte nécessitée par le travail, nous nous servons encore de notre *ophthalmodynamomètre*.

La cheminée est, en effet, percée, dans un second point de son pourtour, d'une série de trous très fins, formant une ligne verticale. Ils sont également recouverts d'un verre dépoli et éclairés par la petite bougie.

Tant que la convergence et l'adaptation optique des yeux coïncident, les points sont vus simples et nets. S'il y a insuffisance de convergence, ils se dédoublent dans l'horizontale. Tout en restant nets, ils forment deux lignes verticales, qui s'écartent d'autant plus que la convergence est plus faible.

Au contraire, si la convergence se fait normalement, mais que l'adaptation optique ne soit pas exacte, la ligne est vue simple, mais les points dont elle se compose sont indistincts, forment des disques de diffusion, ne peuvent plus être séparés les uns des autres.

Dans le premier cas, on placera devant un œil, ou devant les deux yeux, des prismes, jusqu'à ce que la diplopie soit écartée de tout le domaine qu'embrasse la vision exigée par le travail continu. Quelquefois on sera même obligé, comme nous le verrons au chapitre clinique, de modifier l'équilibre musculaire par une opération, afin de rendre à la convergence la force voulue. Dans le second cas, on aura à suppléer, au moyen de verres convexes ou concaves, à un défaut ou à un excès de réfraction des yeux. Des anisométropes quelque peu intelligents indiquent même très bien, par cette méthode, lequel des yeux est le mieux, lequel le moins bien adapté, à l'aide de la plus ou moins grande netteté de l'image qu'ils reçoivent de chaque œil.

Il peut arriver enfin que l'asthénopie musculaire reconnaisse pour cause des troubles variés dans la synergie des divers muscles des yeux. Dans ce cas particulier, nous nous servons d'un point lumineux fourni par un trou pratiqué également dans la cheminée de notre dynamomètre. En effet, la fente verticale est surtout favorable à l'examen de la convergence, c'est-à-dire des mouvements des yeux qui s'effectuent dans un plan horizontal et autour d'un axe vertical, tandis que le point sert à analyser les troubles de motilité qui se manifestent par une diplopie intermédiaire, à la fois dans la verticale et l'horizontale.

Une méthode précieuse et très répandue pour contrôler la solidité du lien qui rattache la convergence à l'adaptation des yeux est due à de Graefe. Je l'ai décrite dans le premier volume de cet ouvrage (p. 931).

CHAPITRE IV

ASTIGMATISME

I. — ASTIGMATISME RÉGULIER

Jusqu'ici **nous avons** considéré les surfaces réfringentes de l'œil comme des surfaces de révolution, **c'est-à-dire** comme produites par la rotation d'une ellipse, d'un cercle ou d'une **autre figure autour** de l'axe optique. Une surface de ce genre a nécessairement la même **courbure dans tous les méri**diens : tout plan mené par l'axe est limité par la même courbe, celle qui a engendré la surface par sa rotation. Il s'ensuit que la réfraction de la lumière est la même dans chacun de ces méridiens. Chacun réunit les rayons émanés d'un point lumineux sur l'axe et en un point d'image unique. La réunion des foyers de tous les méridiens en un seul constitue le foyer de la surface.

Il est vrai que nous avons fait une certaine restriction pour la sphère (p. 4). Nous avons dit que, plus la zone traversée par les rayons lumineux est éloignée de l'axe, plus le point de concours de ceux-ci est rapproché de la surface, de telle sorte que les rayons qui traversent la sphère ne sont pas tous réunis rigoureusement en un point. Mais au moins ils sont tous réunis sur l'axe. La ligne focale qu'ils forment, dans le cas le moins favorable, coïncide avec l'axe optique. De plus, si l'on reçoit sur un écran perpendiculaire à l'axe l'image formée par les rayons émanés d'un point, qui ont traversé la sphère, cette image est partout un cercle, ou un point lumineux plus ou moins grand, c'est-à-dire toujours semblable à son objet.

La réunion en foyer est plus parfaite pour un ellipsoïde de révolution que pour une sphère, parce qu'en raison de la diminution graduelle de la courbure de l'ellipsoïde, les rayons excentriques concourent au même point que les rayons qui passent près de l'axe.

Les surfaces réfringentes d'un œil parfaitement construit se rapprochent beaucoup de l'ellipsoïde de révolution ; on l'appelle, dans ce cas, ellipsoïde à deux axes. L'un des deux, le grand axe de l'ellipse, est en même temps l'axe optique et celui de rotation ; l'autre est perpendiculaire à celui-ci, et égal dans tous les méridiens.

Lorsque nous avons parlé de la forme des surfaces réfringentes de l'œil, nous avons déjà dit qu'on rencontre rarement des yeux constitués d'une

façon aussi parfaite, que presque toujours la courbure de la cornée, par
exemple, est plus forte dans un méridien donné que dans celui qui lui est
perpendiculaire. La surface ne peut plus être alors considérée comme appartenant à un solide de révolution. L'ellipsoïde n'a pas seulement deux axes,
il en a trois inégaux : l'axe antéro-postérieur, l'axe qui correspond au
méridien de la plus forte courbure, et celui qui correspond au méridien
de la plus faible. Les deux derniers sont situés dans le même plan, et perpendiculaires l'un à l'autre.

Ainsi, supposons que le méridien vertical d'une cornée soit décrit avec
un rayon plus court que le méridien horizontal, mais que l'un et l'autre puissent être considérés comme appartenant à une ellipse, plus petite dans le
premier cas, plus grande dans le second. Cette courbe sera un ellipsoïde à
trois axes inégaux : l'axe optique, l'axe du méridien vertical (plus petit),
et l'axe horizontal (plus grand).

Cette irrégularité n'est cependant pas toujours assez grande pour être
susceptible d'une correction utile, et on la néglige. La grande majorité des
yeux étant atteinte du même défaut, on s'en arrange, comme de beaucoup
d'autres imperfections physiologiques. On se borne à exiger l'acuité visuelle moyenne que permet la construction de l'organe.

Mais, dans d'autres cas, la différence de courbure des divers méridiens
de l'œil atteint un degré tel, que la vue s'abaisse beaucoup au-dessous de la
moyenne, qu'il en résulte une gêne considérable pour l'individu, et la nécessité absolue d'y remédier. On appelle cette anomalie de la réfraction *astigmatisme régulier.* Nous expliquerons plus loin l'étymologie de ce mot.

Sans nous préoccuper, pour le moment, des surfaces de l'œil qui peuvent
donner lieu à ce défaut de réfraction, considérons d'abord les phénomènes
optiques qui doivent en résulter.

Nous avons déjà vu, à l'occasion de l'œil réduit et de l'œil artificiel, qu'on
peut assimiler la réfraction oculaire à l'action d'une seule surface, qui produit le même effet que toutes les surfaces réfringentes de l'œil réunies.
Supposons maintenant qu'elle soit plus convexe, décrite avec un rayon plus
court, dans son méridien vertical que dans son méridien horizontal.

Fig. 104 : V représente une section verticale ; H, une section horizontale de la surface réfringente de l'œil réduit.

Pour faire l'expérience qui va suivre, et que nous recommandons beaucoup au lecteur
de répéter, attendu qu'elle est très instructive, on se procurera un système astigmate le
plus simplement à l'aide d'une lentille cylindrique convexe, qu'on placera devant notre
œil artificiel, ou par la combinaison d'une lentille convexe sphérique avec un cylindre
convexe (p. ex. + 10 sph. et + 3 cyl.). Ce dernier sera placé horizontalement dans notre
exemple.

On appelle *méridiens principaux* le méridien de la plus forte, et
celui de la plus faible réfraction. Ils sont généralement perpendiculaires
l'un à l'autre. Dans notre exemple, ce sont les méridiens vertical et
horizontal.

Supposons un point lumineux situé à l'infini, sur l'axe. Il émet des rayons parallèles à ce dernier. Le faisceau de ces rayons, du diamètre de L'L′ = L″L″, rencontre la surface. Pour nous rendre compte uniquement de ce qui se

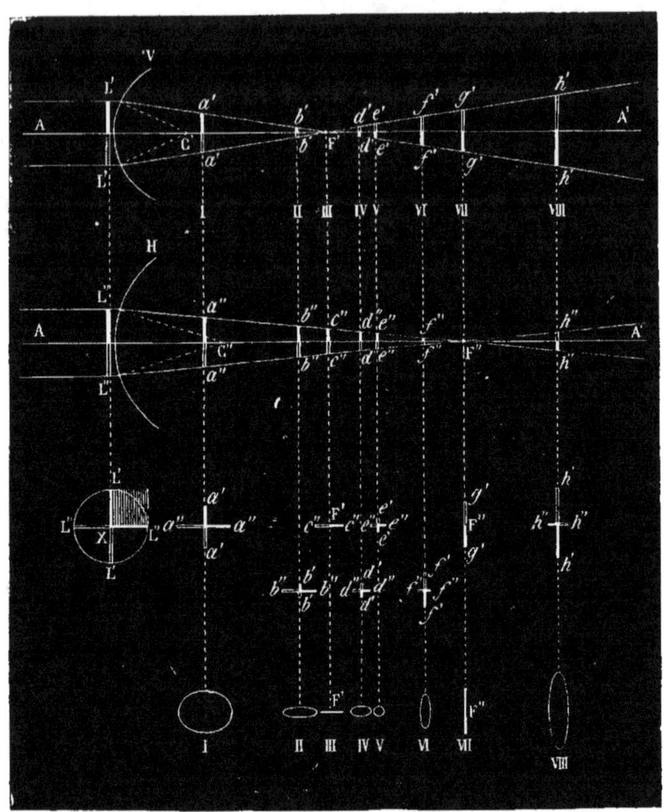

Fig. 101.

AA′, axe optique de la surface réfringente ; L′L′ et L″L″, sections d'un faisceau de rayons lumineux parallèles ; V, méridien vertical ; C′, son centre ; H, méridien horizontal ; C″, son centre.

Les traits pleins indiquent qu'en V la branche supérieure, en H la branche droite de la croix résultant de la réunion des deux fentes, a été couverte d'un verre coloré. Ils indiquent, en même temps, les parties colorées de l'image de diffusion.

Les figures de la quatrième rangée dont les diamètres devraient correspondre exactement aux lignes de la quatrième, sont un peu réduites dans l'intérêt de la clarté. Sans cela quelques-unes auraient empiété sur d'autres.

passe pour le méridien vertical, plaçons devant l'œil un diaphragme percé d'une fente verticale très étroite. Elle ne donnera accès qu'aux rayons compris dans un plan vertical du faisceau.

Le méridien vertical ayant partout la même courbure, fera converger les rayons, les réunira en un foyer F′, après quoi ils divergent de nouveau.

La même chose adviendra pour le méridien horizontal, dont nous pouvons isoler l'action en plaçant notre fente horizontalement. Seulement, le méridien horizontal ayant une courbure moins forte, son foyer F'' se trouvera plus loin de la surface que le foyer F' du méridien vertical, en arrière de celui-ci.

En se servant à la fois de la fente verticale et de la fente horizontale, on peut se rendre compte de l'effet optique produit par le méridien vertical et le méridien horizontal réunis. Qu'on place, derrière le système, un écran successivement aux points I jusqu'à VIII, et on obtiendra, sur cet écran, les figures indiquées dans la troisième rangée de notre dessin.

En I, les rayons qui viennent de traverser le méridien vertical forment une ligne de diffusion verticale, de la longueur $a'a'$. Ceux qui ont traversé le méridien horizontal forment la ligne horizontale $a''a''$, plus longue que $a'a'$.

Les deux ensemble forment une croix à branches inégales.

En II, les deux branches de la croix ont diminué; mais la verticale plus que l'horizontale. En effet, nous sommes près du foyer du méridien vertical.

En F', les rayons réfractés par ce méridien sont réunis en un *point*, tandis que ceux du méridien horizontal forment encore une ligne de diffusion horizontale, $c''c''$ (III).

Au-delà du foyer F' du méridien vertical, la ligne de diffusion verticale commence à se former de nouveau (IV), tandis que la ligne de diffusion horizontale continue à diminuer ($d'd'$, $d''d''$). On doit donc rencontrer quelque part un endroit où les deux barres de la croix formée par les deux lignes de diffusion sont d'égale longueur. C'est ce qui advient en V, ($e'e' = e''e''$).

A partir de cet endroit, la ligne verticale continue à grandir, l'horizontale à diminuer (VI), jusqu'à ce qu'au foyer F'' du méridien horizontal, cette dernière soit devenue un point, alors que la ligne de diffusion verticale a atteint la longueur $g'g'$ (VII).

En poursuivant l'expérience, on voit de nouveau se former une croix, dont les barres vont toujours en augmentant, la verticale toutefois restant constamment la plus longue (VIII).

L'expérience devient plus concluante encore, lorsqu'on couvre d'un verre rouge une moitié de la croix, par exemple la branche ascendante et la branche droite. En avant du premier foyer, les croix sont colorées dans le même sens que les deux fentes.

En IV, la branche *descendante* est rouge, au lieu de l'ascendante, tandis que la *droite* est restée rouge.

Au-delà du second foyer, la position des deux branches colorées est intervertie : c'est la *descendante* et la *gauche* qui sont rouges. On se rend ainsi facilement compte si les faisceaux lumineux ont été interceptés par l'écran avant ou après le croisement des rayons appartenant à chacun des méridiens.

Nous apprenons, de cette façon, ce qui se passe lorsqu'un faisceau de rayons lumineux parallèles traverse simultanément les deux méridiens principaux isolés. Le faisceau lumineux dont l'origine est un point ne forme nulle part une image semblable à un point. C'est tantôt une croix, où prédomine la barre verticale ou la barre horizontale; tantôt une ligne horizontale, **au foyer du méridien vertical**; tantôt une ligne verticale, au foyer du méridien horizontal; ou bien, enfin, une croix régulière, entre les deux foyers, plus près du foyer du méridien le plus réfringent que de celui du méridien le moins réfringent.

Soit dit en passant, que serait-il arrivé, dans les mêmes conditions, avec une surface de révolution?

Les images de diffusion des deux méridiens isolés auraient pu être également des croix, mais toujours des croix à branches égales, jamais des lignes. Et, surtout, quelle qu'eût été la forme des fentes du diaphragme, les rayons qui les auraient traversées seraient toujours allés se réunir en un seul point, le foyer de la surface.

Les expériences que nous venons de faire avec les deux méridiens principaux ne permettent cependant pas encore de conclure à ce qui se passe pour le système astigmate tout entier. Il faut, pour cela, examiner encore les *méridiens intermédiaires*.

Plaçons donc un diaphragme, percé d'une fente *oblique*, devant notre œil astigmate, et nous verrons se produire un phénomène des plus curieux. En plaçant l'écran à l'endroit I, nous obtiendrons une ligne de diffusion assez large, et presque parallèle à la fente.

Au fur et à mesure que nous éloignons l'écran, l'image de diffusion se raccourcit, devient plus nette et s'incline, en se rapprochant de l'horizontale. Au foyer F', l'image du point est une ligne horizontale assez courte, et, si l'on continue d'éloigner l'écran, la ligne continue de tourner. Son extrémité droite, par exemple, s'abaisse de plus en plus, tandis que la gauche s'élève, jusqu'à ce qu'au foyer F'' du méridien horizontal, l'image soit une ligne verticale. En même temps, la ligne s'est allongée graduellement.

Portons encore plus loin notre écran, et nous verrons que, finalement, la ligne se rapproche de nouveau de sa direction primitive. Elle s'allonge et s'élargit en même temps.

De plus, en couvrant une moitié de la fente d'un verre coloré, on constate que l'image de diffusion finale est l'inverse de l'image de diffusion du début. Si nous avons couvert la moitié supérieure de la fente d'un verre rouge, la moitié supérieure de l'image est rouge d'abord, tandis que c'est la moitié inférieure qui est rouge, lorsque l'écran se trouve au second foyer ou au-delà.

L'expérience que nous venons de faire prouve que les rayons lumineux émanés d'un point, qui traversent un des méridiens intermédiaires d'un œil astigmate, ne sont réunis *nulle part* en foyer. Ils se croisent, mais non dans le même plan, comme les rayons qui traversent les méridiens principaux. Ils forment donc une espèce d'hélice.

Aux foyers des méridiens principaux, ils passent tous à travers une ligne, qui est parallèle au méridien auquel correspond le foyer. La ligne est plus courte pour le méridien le plus réfringent, plus longue pour le méridien le moins réfringent. Elle n'est jamais aussi longue que la ligne de diffusion formée par le méridien principal qui n'est pas adapté à la distance du point. Il n'y a d'exceptions que pour l'endroit où les images de diffusion des méridiens principaux sont d'égale longueur. A cet endroit (V, fig. 104), les branches de la spirale formée par la section des rayons qui ont traversé un méridien intermédiaire ont la même longueur que les branches de la croix formée par les méridiens principaux.

Si l'on réunit les images formées par tous les méridiens, c'est-à-dire par le système astigmate tout entier, on obtient des figures qui ne sont autre chose que des ellipses, dont les images de diffusion des méridiens principaux sont les axes. Nous n'avons donc qu'à décrire une courbe autour des croix formées par les méridiens principaux, et nous aurons, pour chaque plan, l'image qui correspond aux rayons émanés d'un point lumineux.

Lorsque l'un des axes de l'ellipse devient infiniment petit, comme aux foyers des méridiens principaux, l'ellipse est une ligne; lorsque les deux axes sont d'égale longueur, elle est un cercle. Ainsi, en considérant la quatrième ligne de la figure 104, nous voyons que, lorsque les méridiens principaux sont, l'un vertical, l'autre horizontal, et que le premier est le plus réfringent, l'image de diffusion est d'abord une ellipse à grand axe horizontal. Ses axes se raccourcissent de plus en plus, surtout le vertical, jusqu'à ce qu'au foyer du méridien le plus fort l'axe vertical soit nul, et l'image de diffusion, une ligne horizontale (F'). Au-delà de ce foyer, l'axe vertical commence à augmenter de longueur, tandis que l'horizontal diminue. L'ellipse horizontale se reforme (IV), pour devenir peu à peu une ellipse à grand axe vertical, en passant par un cercle (V). Au foyer de la surface la moins réfringente (F''), l'ellipse est devenue une ligne, perpendiculaire au méridien de la plus faible courbure, verticale dans notre exemple. Au-delà de ce foyer, l'ellipse reste verticale (VIII); les deux axes continuent à croître, mais celui qui est parallèle au méridien le plus réfringent reste toujours le plus long.

On peut constater ce fait directement, en observant les images de diffusion que le système astigmate fournit d'un point lumineux sur un écran, sans avoir besoin de le décomposer dans ses différents méridiens. Nous avons néanmoins préféré faire cette analyse. La forme de l'image de diffusion n'indique pas quelle part chacun des méridiens prend à sa formation, et ceci est très important pour la pratique, comme nous le verrons tout à l'heure (1).

---

(1) M. Knapp, qui a tant contribué à la connaissance de l'appareil optique de l'œil et de l'astigmatisme en particulier, a construit un modèle très connu, consistant en deux planchettes entre lesquelles des fils colorés tendus rendent compte de la marche des rayons dans l'œil astigmate. Dans ces derniers temps, le même auteur a indiqué une autre méthode, non moins ingénieuse, pour démontrer ce même phénomène d'une autre façon encore (*Transactions of the Am. med. ass.*, 1880; et *The med. Record*, p. 638, 1880).

L'astigmate ne voit donc jamais un point sous la forme d'un point : tantôt c'est une ellipse tantôt, un cercle, tantôt une ligne. C'est de là que provient le terme d'astigmatisme. Il est tiré du grec, *ἀ* privatif et *στίγμα*, point. C'est Whewell qui a introduit ce nom en ophthalmologie.

Nous savons maintenant comment l'astigmate voit un *point* lumineux. C'est une ellipse ou une *ligne perpendiculaire au méridien qui est le mieux adapté* à la distance du point; à moins que ce ne soit un cercle de diffusion, entre la distance d'adaptation du plus fort et celle du **plus faible** des deux méridiens. Comment l'astigmate voit-il une *ligne*?

La manière dont lui apparaissent les objets en général doit résulter directement de la façon dont il voit un point. Nous n'avons qu'à considérer laligne comme composée d'un grand nombre de points. Il se produit pour chacun d'entre eux, exactement le même phénomène qui s'est produit, pourle point isolé. Ainsi, supposons encore dans notre

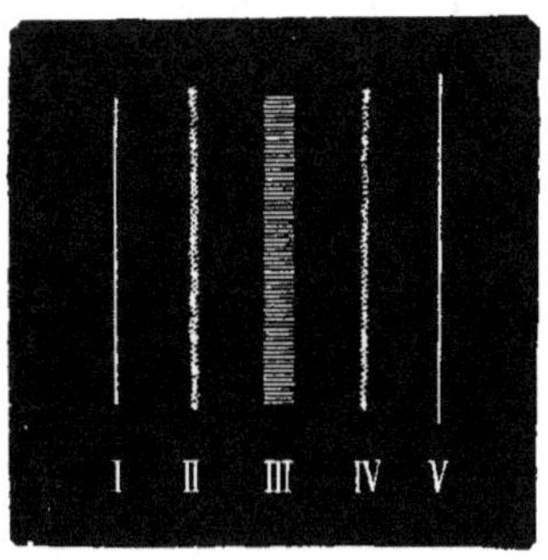

Fig. 105.

système astigmate le méridien *vertical le plus* réfringent, l'*horizontal le moins* réfringent. Nous plaçons à grande distance une ligne *verticale* (I, fig. 105).

Si ni l'un ni l'autre des méridiens principaux n'est adapté à la distance de cet objet, la ligne paraîtra allongée, grâce aux images de diffusion de chacun de ses points produites par le méridien vertical. Elle paraîtra, en outre, élargie par les images de diffusion du méridien horizontal et des méridiens intermédiaires (II, fig. 105).

Si le méridien *vertical* est adapté à la distance de la ligne *verticale*, si nous avons rapproché notre œil artificiel de la ligne, ou éloigné l'écran qui représente la rétine, assez pour qu'il se trouve au foyer du méridien vertical, alors la ligne doit paraître diffuse (III, fig. 105). Elle n'est pas allongée, parce qu'il n'y a plus de diffusion dans le sens vertical, mais elle paraît élargie, parce que les rayons qui ont passé à travers les autres méridiens, notamment à travers le méridien horizontal, forment des images de diffusion horizontales.

Entre les deux foyers, la ligne est de nouveau un peu allongée et toujours diffuse (IV), jusqu'à ce qu'elle devienne nette au *foyer du méridien horizontal* (V). Ce fait s'explique facilement. Chacun des points dont se compose la ligne verticale forme, au foyer du méridien horizontal, non une image de diffusion horizontale, mais bien une ligne de diffusion verticale. Mais toutes ces petites lignes de diffusion se recouvrent, et ne font que donner à la ligne une apparence un peu allongée. Elle ne sera pas pour cela indistincte; c'est toujours une ligne bien nette, sans épaisseur, parce qu'il n'y a pas de diffusion dans le sens de sa largeur, mais seulement dans le sens de sa longueur. Au-delà du foyer du méridien horizontal, la ligne est de nouveau diffuse dans les deux sens.

Donc, en un mot, une ligne droite est vue nettement par un œil astigmate, lorsque le méridien qui est perpendiculaire à la ligne est adapté à sa distance. Une ligne *verticale* est vue nettement lorsque le méridien *horizontal* est adapté à sa distance. Elle paraît *indistincte* lorsque son image est formée par le méridien *vertical*.

Lorsque la ligne se trouve dans un *méridien intermédiaire*, elle n'est vue nettement nulle part. Les rayons émanés des points dont elle se compose n'étant nulle part réunis, la ligne forme toujours une image de diffusion. Seulement, toutes choses égales d'ailleurs, les images de diffusion des méridiens intermédiaires sont moins étendues que celles formées par les méridiens principaux. Il en résulte que, si la ligne est vue avec le plus de netteté lorsqu'elle est perpendiculaire à l'un de ces deux méridiens, son image formée par l'autre méridien principal est plus indistincte que celle formée par n'importe lequel des méridiens intermédiaires.

La façon anomale dont l'astigmate voit les points ou les lignes a conduit à la découverte de cette irrégularité de la réfraction de l'œil. Elle sert encore au diagnostic qualitatif et quantitatif de cette forme particulière d'amétropie.

Siège de l'astigmatisme régulier.

L'inégalité de réfraction dans les différents méridiens de l'œil, qui constitue l'astigmatisme régulier, est due à des anomalies de courbure de ses surfaces réfringentes, ou à la décentration du cristallin, ou à ces deux causes réunies.

Elle peut être congénitale ou acquise, soit par le développement, ou même le fonctionnement irrégulier de l'œil, soit par une cause extérieure, un traumatisme.

Nous avons déjà parlé d'une légère irrégularité de courbure, que nous pouvons maintenant appeler astigmate, dont la cornée est rarement exempte. Mais, à partir de ce degré tout à fait négligeable, cette déformation peut prendre une proportion telle, qu'elle n'atteint pas seulement l'ensemble de l'appareil dioptrique, la cornée et le cristallin, mais le globe oculaire tout entier (1), voire même la moitié ou la totalité de la tête de l'individu. Cet organe et cette région semblent aplatis, comprimés.

Il y a des yeux dont le diamètre vertical est inférieur au diamètre horizontal, et le méridien vertical de la cornée et des faces cristalliniennes plus convexe que le méridien horizontal. Nul doute que, dans ce cas, une cause unique a produit le développement irrégulier du crâne et la déformation de l'œil. Mais même les degrés moindres d'astigmatisme sont très fréquemment acompagnés d'une asymétrie du crâne, qui en est probablement la cause première (2).

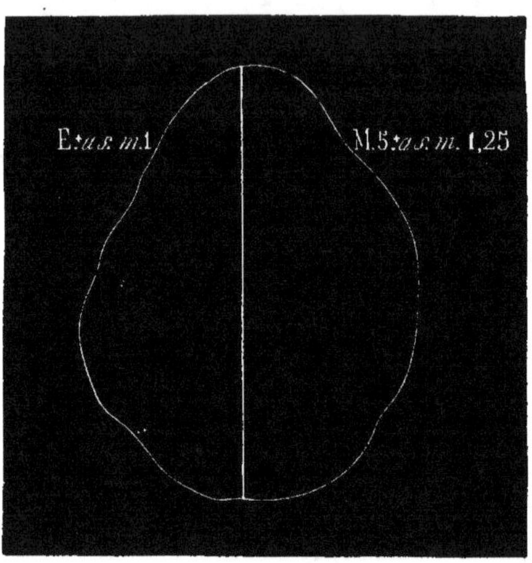

Fig. 106. — Circonférence du crâne, en haut le front, en bas l'occiput. L'œil gauche présentait un astigmatisme simple myopique de 1 D, l'œil droit une myopie de 5, avec astigmatisme myopique de 1,25.

Nous donnons ci-dessus la reproduction de la circonférence d'un crâne visiblement plus développé à droite qu'à gauche, d'une personne astigmate des deux yeux. Il est facile d'en trouver de bien plus asymétriques avec des yeux plus astigmates encore.

Le méridien vertical, ou un méridien qui s'en rapproche, est généralement le plus convexe. C'est pour cela qu'on a cru pouvoir invoquer, comme cause de l'astigmatisme, la pression exercée par les paupières, qui tendrait à faire bomber la cornée et peut-être le cristallin (?) plus dans le sens vertical que dans l'horizontal. Les exceptions à la règle sont cependant des plus

(1) Snellen in Van Haaften, Het Bepalen van Astigmatisme (Thèse d'Utrecht, 1819).
(2) De Wecker, Comptes rendus de la Société d'Anthropologie, 1868.
Landolt, Relations between the conformation of the cranium and that of the eye. (British med. Journal April, 1881).

fréquentes, et on s'exposerait aux plus graves erreurs en voulant toujours trouver la plus forte réfraction dans le sens vertical, la plus faible dans l'horizontal. M. Javal a notamment signalé un fait très curieux aussi bien au point de vue de la direction des méridiens principaux qu'à celui de l'hérédité de l'astigmatisme. « Dans ma famille, dit l'auteur, près de neuf personnes sur dix présentent sur les deux yeux l'astigmatisme contraire à la règle. Il m'a semblé qu'en général, chez les Juifs, le défaut affectait de préférence cette direction. » (Javal *in* Wecker, *Traité*, etc., 2ᵉ édit., vol. II, p. 843.)

La cornée est le plus souvent le siège de l'astigmatisme. Elle le devient par l'exagération de cette irrégularité de courbure qui fait que cette première surface réfringente de l'œil ressemble plutôt à un ellipsoïde à trois axes inégaux qu'à un ellipsoïde de révolution. Cette déformation congénitale de la cornée reste généralement stationnaire durant toute la vie. Elle peut atteindre des degrés considérables, jusqu'à produire une différence de réfraction de plusieurs dioptries entre les méridiens principaux.

Mais les degrés les plus élevés d'astigmatisme cornéen sont ceux acquis par une opération. La cicatrisation consécutive à l'incision cornéenne ou même en partie scléroticale que nous pratiquons, soit pour une simple iridectomie, soit pour l'extraction de la cataracte, produit toujours une déformation de cette membrane telle, que le méridien parallèle à la direction de la plaie est plus convexe, le méridien perpendiculaire à celle-ci moins convexe. L'astigmatisme qui en résulte se modifie toujours avec le temps. Très élevé les premières semaines après la guérison, il peut diminuer considérablement, voire même disparaître, c'est-à-dire devenir assez faible pour être négligeable et ne plus réclamer de correction spéciale.

Mais très souvent il persiste pendant toute la vie. Je me souviens, entre autres, d'un cas de glaucôme, où j'ai pratiqué, à dix-huit mois d'intervalle, une iridectomie en haut et une en bas. La forme de la cornée était, au début, tellement modifiée, que sa ressemblance avec un cylindre vertical était visible à l'œil nu, et qu'elle exigeait, pour être compensée, un cylindre convexe de 10 D à axe horizontal. Peu à peu la courbure se modifia, mais deux ans après, il restait encore un astigmatisme de 4 D.

La correction de l'astigmatisme régulier consécutif à l'extraction de la cataracte augmente souvent très notablement l'acuité visuelle, et est rarement négligeable. On a fait des recherches pour établir laquelle des méthodes opératoires était la moins favorable à la production de l'astigmatisme. Nous avons suivi à peu près tous les procédés d'extraction qui peuvent être rationnellement tentés, et nous avons obtenu des guérisons avec ou sans astigmatisme notable dans toutes ces méthodes. En tout cas, un mode d'opération étant indiqué, la perspective de produire un astigmatisme plus ou moins élevé ne nous engage jamais à l'abandonner pour un autre. L'astigmatisme consécutif à une opération bien faite étant régulier, est facile à corriger.

Le cristallin prend très souvent part à l'astigmatisme, quelquefois d'une manière passive, quelquefois active. Le premier cas se rencontre lorsque le globe oculaire, ou sa partie antérieure au moins, sont comme aplatis dans un sens. Alors le cristallin, comprimé, pour ainsi dire, dans un méridien, se rapproche de la forme également comprimée de la cornée, et l'astigmatisme cristallinien *statique* vient s'ajouter directement à celui de la cornée. Quelquefois les méridiens principaux du cristallin astigmate n'ont pas la même direction que ceux de la cornée; d'autres fois ils sont parallèles, mais de telle sorte que le maximum de courbure du cristallin correspond au minimum de celle de la cornée, et le méridien cristallinien le moins convexe a la même direction que le plus convexe des méridiens de la cornée. C'est ainsi que l'astigmatisme cristallinien peut compenser en partie ou en totalité l'astigmatisme cornéen, voire même prévaloir sur lui.

Basé sur des mensurations et des calculs multiples, Donders a formulé cette observation importante déjà en 1864, en disant qu'avec un haut degré d'asymétrie de la cornée, il existe aussi une asymétrie du cristallin, qui agit dans une direction telle, que l'astigmatisme total de l'œil est presque toujours inférieur à celui de la cornée (1). Cet astigmatisme cristallinien, inverse du cornéen, est le plus souvent un astigmatisme qu'on pourrait appeler actif ou *dynamique*. Il est dû à une contraction inégale du muscle ciliaire, qui fait bomber le cristallin plus dans un sens que dans l'autre, et dans l'intérêt précisément de la correction d'un astigmatisme cornéen. C'est M. Dobrowolsky qui a découvert ce fait et a apporté des preuves nombreuses à son appui (2).

On peut d'abord constater facilement que l'œil parvient à vaincre, par un certain effort, des verres cylindriques faibles. Par quel mécanisme serait-il possible de neutraliser l'inégalité de réfraction produite par le cylindre, si ce n'est par la contraction inégale du muscle ciliaire, suivie d'un changement de forme correspondant du cristallin? Cette action musculaire, inusitée et contre nature pour un œil non astigmate, se révèle d'ailleurs par une sensation assez désagréable, et qui, par sa ressemblance avec celle qu'on éprouve en fixant le punctum proximum, ne laisse aucun doute sur son origine. D'autre part, Hensen et Voelckers ont prouvé, par l'expérience sur les animaux et par l'observation clinique, que la lésion d'un rameau isolé des nerfs ciliaires paralyse, que son excitation fait contracter une partie isolée du sphincter de l'iris et des fibres du muscle ciliaire. La contraction de ce muscle, limitée à un méridien, doit faire relâcher le cristallin inégalement et lui faire prendre une forme plus convexe dans un méridien seulement.

Mais les preuves les plus concluantes sont les observations cliniques de M. Dobrowolsky et de tous ceux qui ont répété ses expériences (3).

(1) Donders, *loc. cit.*, p. 492 de l'éd. angl.; p. 416 de l'éd. allem.

(2) Dobrowolsky, *Ueber verschiedene Veränderungen des Astigmatismus unter dem Einflusse der Accommodation* (Arch. für Ophth., xix, III, p. 51, 1868).

(3) Mauthner, *Die optischen Fehler*, etc., p. 734, 1876. — Javal et Schiötz, *Un ophthalmometre pratique* (Ann. d'oc., juillet 1881, p. 1). — Landesberg, *Ueber das Auftreten von regelmässigem Astigmatismus*, etc. (Arch. für Ophth., xxvii, 2, p. 89, 1881).

En paralysant l'accommodation par une atropinisation énergique et prolongée, on constate quelquefois l'astigmatisme régulier là où il n'y en avait
pas trace lorsque l'accommodation était intacte. Le mydriatique n'exerçant
aucune influence sur la cornée, mais seulement sur la forme du cristallin,
par l'intermédiaire du muscle ciliaire, on est forcé d'admettre que l'astigmatisme devenu manifeste par l'emploi de l'atropine est dû à la cornée, et
qu'il a été masqué, neutralisé, corrigé par la contraction inégale du muscle
ciliaire et la forme du cristallin, astigmate en sens inverse de celle de la
cornée. Dans d'autres cas, un astigmatisme constaté déjà à l'état normal
augmente par suite de la paralysie de l'accommodation. Cela prouve que
l'irrégularité de la courbure cornéenne n'a été qu'en partie compensée par
celle du cristallin. D'autres fois, enfin, l'astigmatisme change de sens sous
l'influence du mydriatique, c'est-à-dire que le méridien de la plus forte
réfraction, avant l'instillation de l'atropine, présente le minimum de réfraction après, et inversement. Dans ce cas, l'astigmatisme cornéen était sur-
corrigé par l'astigmatisme cristallinien dû au muscle ciliaire. Sans avoir
besoin de recourir au mydriatique, l'*astigmatisme latent* se révèle d'ailleurs
à l'ophthalmoscope, attendu que le spasme du muscle ciliaire cesse pendant
l'examen ophthalmoscopique.

Nous avons dit plus haut qu'une différence de réfraction dans deux méridiens perpendiculaires l'un à l'autre se produit lorsqu'on regarde obliquement
ment à travers une lentille sphérique, en d'autres termes, lorsque l'axe de
la lentille ne coïncide pas avec l'axe de notre œil, lorsqu'elle n'est pas
centrée par rapport à celui-ci. Nous avons dit aussi (p. 112) que le centrage de l'appareil dioptrique de l'œil laisse quelquefois à désirer. Cette
irrégularité, négligeable dans la plupart des cas, peut cependant atteindre
un degré assez élevé pour produire un astigmatisme manifeste. C'est ainsi
que Donders a constaté, dans son propre œil, un astigmatisme régulier attribuable à une légère inclinaison de son cristallin, et un autre, observé sur un
jeune homme de vingt ans (1).

Des cas d'ectopie congénitale du cristallin ou de luxation partielle suivie
d'astigmatisme ont été souvent observés.

Étant donné le fait que le cristallin prend part à la production de l'astigmatisme, il est évident que celui-ci est susceptible de changer avec l'âge, sous
l'influence des modifications que subit le cristallin. La force réfringente statique de ce dernier diminuant par suite de l'égalisation de l'indice de réfraction de ses différentes couches, son astigmatisme statique doit diminuer
également. Mais c'est surtout l'astigmatisme dynamique qui varie avec la
diminution de la force accommodatrice. C'est ainsi que l'astigmatisme de
l'œil peut augmenter avec les années, au fur et à mesure que le cristallin
devient impropre à le corriger sous l'influence de la contraction du muscle
ciliaire. Dans les cas, au contraire, où l'astigmatisme est produit ou sur-

(1) Donders, *loc. cit.*, p. 532 de l'éd. angl., p. 447 de l'éd. allem.

corrigé par le spasme astigmate de ce muscle, on le voit diminuer avec
l'affaiblissement de l'accommodation.

L'ASTIGMATISME RÉGULIER DANS SES RAPPORTS AVEC LA RÉFRACTION
GÉNÉRALE DE L'ŒIL

L'astigmatisme régulier a son siège exclusivement dans l'appareil optique
de l'œil. Il est mesuré uniquement par la différence de réfraction qui existe
entre les deux méridiens principaux. Il n'a rien à faire avec la longueur de
l'œil : où que se trouve la rétine, le degré de l'astigmatisme est toujours le
même. Ainsi, dans un astigmatisme de 4 D, la réfraction dans l'un des méridiens est toujours de 4 D plus forte que dans le méridien qui lui est perpendiculaire. Un cylindre concave — 4, placé devant l'un des méridiens, ou un
cylindre convexe + 4, placé devant l'autre, égalise la réfraction dans les
deux.

Après avoir ainsi étudié les propriétés de l'appareil dioptrique de l'œil,
ajoutons-y maintenant la rétine, comme nous l'avons fait, pages 113 et suivantes, et, selon qu'elle se trouve plus ou moins rapprochée de celui-ci, les
foyers des deux méridiens de l'appareil optique se formeront :

a) l'un sur la rétine, l'autre en arrière ;

b) l'un sur la rétine, l'autre en avant ;

c) tous les deux en arrière de la rétine, mais à des distances différentes ;

d) tous les deux en avant, mais à des distances différentes ; et, enfin

e) l'un en arrière, l'autre en avant de la rétine.

Dans le premier cas, *a*), l'un des méridiens est emmétrope, l'autre hypermétrope. Dans le second, (*b*), l'un sera emmétrope, l'autre myope. Donders a
donné à cette forme d'astigmatisme où l'un des méridiens est emmétrope, le
nom d'astigmatisme régulier *simple*, et il le divise en astigmatisme *hyper-*
métropique simple et astigmatisme *myopique simple*.

Lorsque les deux foyers se trouvent en arrière de la rétine, les deux méridiens sont hypermétropes, et Donders appelle cette forme astigmatisme *hy-*
permétropique composé.

L'*astigmatisme myopique composé* est alors celui où les foyers des deux
méridiens principaux se forment en *avant* de la rétine.

Enfin, lorsque la rétine se trouve entre les deux foyers de l'appareil astigmate, l'un des méridiens est évidemment hypermétrope, l'autre myope, et
Donders donne le nom d'astigmatisme *mixte* à cette forme d'astigmatisme
régulier (1).

____

(1) Donders, *loc. cit.* p. 514-531, de l'éd. angl., p. 431-447, éd. allem.

DÉTERMINATION DE L'ASTIGMATISME RÉGULIER

Après tout ce que nous avons dit de l'astigmatisme régulier, les méthodes de détermination de cette forme particulière d'amétropie ne doivent plus présenter au lecteur de grandes difficultés.

Rappelons seulement quelques points caractéristiques, qu'il est essentiel d'avoir toujours présents à l'esprit, quand il s'agit de la vision des astigmates et de sa correction.

Dans l'astigmatisme régulier, la réfraction, régulière dans chaque méridien isolé de l'œil, diffère d'un méridien à l'autre.

Elle atteint son *maximum* et son *minimum* dans deux méridiens, qu'on appelle *méridiens principaux* et qui sont perpendiculaires l'un à l'autre. Le *degré de l'astigmatisme* est exprimé par la différence de réfraction qui existe entre les deux méridiens principaux.

Si l'un ou l'autre de ces *méridiens principaux* est adapté à *un point lumineux*, celui-ci forme sur la rétine une ligne de diffusion ou *ligne focale*, qui est *perpendiculaire au méridien adapté, parallèle au méridien non adapté*.

Si le foyer d'un des *méridiens intermédiaires* tombe sur la rétine, l'image du point est une *ellipse* ou un *cercle de diffusion*.

Une *ligne* apparaît nette à l'astigmate lorsqu'elle est *parallèle* au méridien *non* adapté à sa distance, parce qu'alors les images de diffusion allongées de tous les points dont se compose la ligne fixée coïncident avec l'image de la ligne même.

Au contraire, la ligne est vue *indistinctement* quand elle a la *même direction* que le méridien qui est adapté à sa distance. Les images de diffusion de ses différents points sont perpendiculaires à la ligne même, et la font apparaître élargie, diffuse.

Détermination subjective de l'astigmatisme régulier.

L'astigmatisme se révèle généralement déjà pendant la détermination de la réfraction, surtout lorsqu'on la pratique simultanément avec l'examen de l'acuité visuelle, comme nous l'avons indiqué dans la première méthode optométrique.

L'astigmate, arrivé à la limite de son acuité visuelle, ou même avant, commet des erreurs telles, qu'un œil à surfaces régulières ne les commet jamais : il confond des lettres qui n'ont entre elles aucune ressemblance pour l'œil normal. Parmi les lettres-types de la même série, il distingue facilement les unes, et ne parvient pas du tout à en reconnaître d'autres, tandis qu'il lit de nouveau des lettres beaucoup plus petites d'une autre série. C'est quelquefois à tel point, qu'on pourrait croire à la simulation, si l'on ne pouvait expliquer ce phénomène par la forme particulière des surfaces réfringentes qui constitue l'astigmatisme.

En réfléchissant un peu, on comprend, en effet, qu'un œil astigmate, qui reçoit de chaque point d'une lettre une *ligne de diffusion,* obtienne de ces figures une impression autre qu'un œil qui les voit ou nettement ou en *cercles* de diffusion. C'est ainsi qu'un O peut ressembler à un Z, si le méridien vertical n'est pas adapté et que les traits supérieurs et inférieurs de l'O soient élargis par les images de diffusion. Au contraire, si cette diffusion se produit dans le sens horizontal, l'élargissement des contours latéraux de l'O peut le faire confondre avec un H.

D'autre part, on comprend qu'une grande lettre puisse être moins bien reconnue qu'une plus petite, si la direction particulière des lignes de diffusion est moins favorable à la distinction de la forme de la lettre dans le premier cas que dans le second.

Un autre signe caractéristique pour l'astigmatisme est que le changement successif des verres sphériques exerce généralement une moins grande influence sur l'acuité visuelle que sur des yeux non astigmates. On rencontre des cas où il est difficile de décider, entre des verres qui diffèrent de quelques dioptries, lequel donne la meilleure acuité. Ceci s'explique par la propriété qu'ont quelques astigmates, de faire tomber le foyer de l'un ou de l'autre des méridiens principaux, ou même d'un des méridiens intermédiaires, sur leur rétine. A ce propos, il est toutefois important de noter *qu'un œil voit mieux avec des lignes de diffusion qu'avec des ellipses ou des cercles de diffusion.* C'est tellement vrai, qu'on voit des myopes se rendre astigmates artificiellement par l'inclinaison de leurs verres de lunettes, quand ceux-ci sont trop faibles. Ils échangent ainsi les cercles de diffusion de leur amétropie insuffisamment corrigée, contre les lignes de diffusion d'un astigmatisme acquis.

Voici l'explication du fait : une lentille sphérique (concave ou convexe) qu'on fait tourner autour d'un de ses diamètres comme axe acquiert une forme réfringente plus grande dans le méridien qui est perpendiculaire à cet axe. Dans le méridien parallèle à ce dernier, son action n'augmente qu'insensiblement. Ainsi un myope qui incline ses verres autour de l'axe horizontal obtient le même effet que s'il ajoutait à ses lunettes des verres cylindriques concaves à axe horizontal. C'est-à-dire qu'il produit un astigmatisme dans lequel le méridien vertical est moins réfringent que l'horizontal. Inversement, lorsqu'il regarde obliquement à travers ses verres dans le plan horizontal, il augmente l'effet de ceux-ci, et diminue la réfraction de ses yeux dans ce méridien.

On a cru pendant longtemps, avec Donders, que ce stratagème, si habituel aux myopes, était destiné à corriger un astigmatisme existant. Mais M. Mauthner. fait remarquer qu'il s'observe chez tous les myopes insuffisamment corrigés, et il prouve qu'en réalité l'acuité visuelle augmente par la production de cet astigmatisme régulier. La même chose se produit pour l'hypermétrope. Cette expérience, que tout le monde peut répéter, explique le fait constaté par M. Javal que les astigmates cherchent à porter l'une ou l'autre de leurs lignes focales sur la rétine, c'est-à-dire qu'ils s'adaptent de préférence pour l'un ou l'autre de leurs méridiens principaux. C'est dans ces conditions qu'ils voient le mieux.

S'agit-il maintenant de déterminer l'astigmatisme, nous procédons exactement comme pour la détermination de la réfraction statique, à l'aide de l'acuité visuelle : après l'exclusion d'un œil, nous cherchons le verre sphérique qui donne la meilleure acuité visuelle à grande distance. S'il y a hésitation entre plusieurs verres, nous choisissons le concave le plus faible, ou le convexe le plus fort. D'après ce que nous venons d'exposer, ce verre, précisément parce qu'il augmente la vue au maximum, doit corriger l'un ou l'autre des méridiens principaux, en portant sur la rétine l'une ou l'autre des lignes focales. Il ne reste plus qu'à corriger l'amétropie de l'autre méridien, à réduire à un point la ligne focale qui lui correspond, et l'œil est entièrement corrigé, emmétrope.

Pour exercer une influence dioptrique sur *un* méridien seulement, il faut évidemment des verres qui n'agissent que dans un seul plan. C'est le cas des verres *cylindriques*. Ne présentant une courbure que dans la section perpendiculaire à l'axe, et non dans celle qui lui est parallèle, ces verres exercent leur influence principale sur le méridien qui est perpendiculaire à leur axe.

Nous ajoutons donc au verre sphérique un cylindre dont la courbure est parallèle au méridien déjà corrigé, perpendiculaire au méridien non corrigé. Pour cela, il faut connaître la direction des méridiens principaux.

On y arrive en présentant à l'œil, à la même distance que les lettres-types, une figure composée de lignes rayonnantes noires sur fond blanc. Il faut que ces lignes soient exactement pareilles l'une à l'autre, et il est préférable de les choisir équidistantes (Javal, Green, Snellen).

Elles doivent porter chacune un numéro qui indique son inclinaison sur la verticale ou sur une autre direction convenue. Je préfère la division qui part de la verticale. Celle-ci porte alors le numéro 0°, et les lignes de droite et de gauche, les numéros correspondants jusqu'à 90°, qui est l'horizontale (Snellen).

On n'a ainsi besoin que de la division au-dessus de l'horizontale, car. aussitôt qu'une ligne descend au-dessous, son inclinaison sur la verticale est marquée de l'autre côté de celle-ci : 90° + 10° = 100° à droite de la verticale (fig. A) correspondent à 90° — 10° = 80 à gauche de la verticale (fig. B).

Fig. A.   Fig. B.

M. Javal fait partir la division de l'extrémité gauche du méridien horizontal, et la continue jusqu'à l'extrémité droite, qui correspond nécessairement à 180°, le 90° se trouvant au sommet du demi-cercle gradué.

On demande alors au malade quelle est la ligne qu'il voit le mieux, et quelle est celle qui lui paraît la moins distincte, la moins noire. La première est parallèle au méridien qui n'est pas adapté, la dernière parallèle au méridien rendu emmétrope.

Supposons que le verre sphérique qui donne la meilleure acuité soit le concave 3 D et que le sujet nous dise qu'avec ce verre les lignes verticales de la figure-type sont celles qu'il voit le mieux. Nous saurons que le méridien horizontal est corrigé par le concave 3, qu'il est myope de 3 dioptries, tandis que le méridien vertical n'est pas corrigé.

Il faut donc ajouter au verre sphérique un cylindre à axe horizontal. Ce cylindre doit-il être concave ou convexe ? Si la réfraction est plus forte dans le méridien vertical que dans l'horizontal, il faut évidemment un cylindre concave; si elle est plus faible, un convexe. Mais nous ne pouvons pas le savoir à l'avance. Il est vrai que, dans la majorité des cas, le méridien vertical ou celui des méridiens principaux qui s'en rapproche le plus, quand ils sont inclinés, est le plus fort, le méridien horizontal le plus faible en réfraction.

Nous essayerons donc, dans notre cas, un cylindre concave, par exemple le — 0, 5, ou le — 1, son axe étant placé horizontalement. Si les lignes paraissent moins inégales, ou si au moins la différence de netteté n'est pas plus prononcée que sans le cylindre, nous prendrons un cylindre concave plus fort, et nous l'augmenterons ainsi jusqu'à ce que les lignes soient toutes également nettes. Nous savons alors que le méridien vertical, dans notre exemple, est plus fortement myope que l'horizontal d'une quantité exprimée par le numéro du verre cylindrique.

Ce verre représente évidemment la différence de réfraction entre les deux méridiens principaux; il exprime donc *le degré de l'astigmatisme*. Si c'est le concave cylindre 2 qui corrige l'excès de réfraction de l'un des méridiens sur l'autre, nous disons que l'astigmatisme est de 2 dioptries. Dans l'exemple choisi il y aurait eu : dans le méridien horizontal myopie 3, dans le méridien vertical myopie $3 + 2 = 5$ D, et astigmatisme $5 — 3 = 2$ D.

Supposons que le cylindre concave ajouté au verre sphérique concave ait rendu les lignes horizontales plus indistinctes. Nous en aurions conclu que le méridien vertical, loin d'être plus réfringent, l'est *moins* que l'horizontal, et nous aurions essayé des cylindres convexes, axe horizontal. Si avec le cylindre convexe 2 l'égalité des lignes rayonnantes avait été obtenue, nous nous serions dit : le verre sphérique — 3, qui corrige l'amétropie du méridien horizontal, est trop fort pour celle du méridien vertical. Ce dernier est donc moins réfringent que le premier, puisqu'il faut diminuer pour lui le concave sphérique par l'addition d'un convexe cylindrique, et, si la myopie est de 3 D dans le méridien horizontal, elle est de $3 — 2 = 1$ D dans le méridien vertical. Le degré de l'astigmatisme aurait aussi été de 2 D, c'est-à-dire égal au numéro du verre cylindrique, seulement le méridien vertical aurait été le moins amétrope des deux.

La myopie étant de 3 D dans le méridien horizontal, de 1 D dans le vertical, on peut la corriger aussi bien par un sphérique concave 1, combiné avec un cylindre concave 2 axe vertical, qu'avec le sphérique — 3 et le cylindre + 2 axe horizontal. L'effet optique est le même dans les deux cas ; seulement la première combinaison est plus naturelle que la seconde.

Il ne faut jamais se contenter de la recherche du cylindre qui fait apparaître toutes les lignes également nettes. Nous contrôlons, avec le plus grand soin, l'influence de ce verre sur l'acuité visuelle proprement dite. L'appréciation des malades sur la plus ou moins grande netteté des différentes lignes est généralement trop peu sûre, pour qu'on puisse s'y fier d'une façon absolue. On fait alors regarder de suite des lettres qui se trouvent à côté du tableau contenant les lignes. Si le cylindre corrige vraiment l'astigmatisme, l'acuité visuelle doit être meilleure qu'avec le verre sphérique seul.

Cette augmentation de la vue est souvent très considérable avec des cylindres faibles. Elle doit l'être surtout après la correction de degrés élevés d'astigmatisme.

En général, nous considérons la recherche de l'astigmatisme à l'aide des lignes seulement comme un moyen de détermination préalable, pour trouver les méridiens principaux. La correction parfaite et définitive n'est obtenue qu'après contrôle par l'acuité visuelle.

Ainsi, après avoir trouvé le verre sphérique et le cylindre qui égalise la réfraction dans tous les méridiens de l'œil, en ce sens que celui-ci ne perçoit plus de différence entre les différentes lignes, nous introduisons les deux verres dans les rainures d'un cadre maintenu par une monture de lunettes. Ce cadre est mobile dans le plan de l'axe des verres, à l'aide d'une crémaillère et d'une vis sans fin. Nous donnons au cylindre l'inclinaison trouvée à l'aide des lignes, tout en engageant le malade à essayer si, à l'aide de petites rotations du bouton de la vis, il ne peut pas trouver une position du cylindre encore plus favorable. Celle-ci réglée et vérifiée par l'examen de l'acuité visuelle, nous plaçons devant cette combinaison de verres des lentilles sphériques faibles, afin de voir si la correction ne peut pas encore être perfectionnée.

Il arrive très souvent, surtout chez les jeunes personnes, que pendant toute la durée de la recherche de l'astigmatisme l'accommodation a été fortement tendue, et qu'après la correction de ce dernier, le spasme peut être rompu. La personne voit aussi bien, sinon mieux, avec des verres concaves plus faibles ou des convexes plus forts. L'examen précédent n'est pas perdu pour cela. L'astigmatisme est le même ; seulement on choisira, comme verres correcteurs, des verres plus faibles. Supposons que, dans notre premier exemple, le sujet n'éprouve aucune altération dans son acuité visuelle, lorsque nous ajoutons le convexe sphérique 0,5 aux verres qui nous ont paru corriger la totalité de son amétropie. Nous saurons que la combinaison a été de 0,5 D trop forte dans tous les méridiens; au lieu du concave sphérique 3, nous lui donnerons le concave sphérique $3 - 0,5 = 2,5$, tout en lui laissant son cylindre concave 2.

On peut de même contrôler, par l'addition de cylindres faibles placés parallèlement au cylindre correcteur résultant d'un premier examen, si celui-ci n'a pas été choisi trop fort ou trop faible.

Il est toujours bon de répéter l'examen à deux jours différents, avant d'ordonner le verre correcteur.

Nous avons très rarement recours à l'atropinisation pour la détermination de l'astigmatisme. Elle peut devenir nécessaire, si le malade répond par trop mal, si ses réponses diffèrent d'un examen à l'autre, s'il existe une différence notable entre le résultat de l'examen subjectif et celui de l'examen objectif de l'astigmatisme, ou enfin si la persistance d'une asthénopie fait présumer un spasme de l'accommodation. Ce spasme peut atteindre le muscle ciliaire tout entier, ou seulement certaines parties de ce muscle, de façon à produire un effort d'accommodation dans un méridien seulement. Dans l'un et l'autre cas, la paralysie artificielle de l'accommodation fait non seulement disparaître l'asthénopie, mais rend possible la détermination exacte de l'astigmatisme.

Il n'est cependant pas toujours sûr que la correction ainsi trouvée soit supportée par l'œil, immédiatement après la cessation de l'action du mydriatique. Une autre combinaison lui convient quelquefois mieux. Il faut donc répéter encore l'examen sans le mydriatique, ce qui est plus facile quand on connaît l'astigmatisme réel de l'œil. Dans certains cas, que nous expliquerons plus tard, il est nécessaire d'habituer l'œil au verre qui corrige l'astigmatisme constaté sous l'influence de la paralysie de l'accommodation.

Au lieu des lignes arrangées sous forme de rose des vents, on peut se servir, dans la recherche des méridiens principaux, de groupes de traits, tels que M. O. Becker les a indiqués. C'est un tableau composé de quatre rangées de groupes de quatre traits chacun. Ces traits ont des directions diverses et représentent, pour ainsi dire, la rose des vents décomposée en ses rayons. Le malade indique généralement assez bien les groupes dont les lignes lui paraissent les plus nettes, qu'il peut le mieux compter, et celles qui lui semblent les plus diffuses.

Le même auteur a indiqué, comme moyen d'exploration, une série de cercles concentriques, qui apparaissent sous la forme d'un sablier dans le méridien qui n'est pas adapté à la distance de cet objet-type. D'autres, comme Pray et Heymann, ont composé des lettres de lignes parallèles à directions variées.

Enfin, M. L. Purves a imaginé un moyen assez ingénieux pour déterminer les méridiens principaux. Nous avons déjà eu l'occasion de parler du principe à propos du dernier optomètre de Thomson. Ce sont deux points lumineux, dont l'un tourne autour de l'autre. M. Purves les obtient à l'aide d'un écran placé devant une lampe. Sur l'écran est appliqué un disque, qui tourne autour d'une petite ouverture ronde comme centre. Une ouverture analogue se trouve près de la périphérie du disque. Lorsqu'on fait tourner ce dernier, l'ouverture se meut sur une découpure en demi-cercle pratiquée dans l'écran. De cette façon l'ouverture est toujours éclairée sur le parcours de 180 degrés, et le reste de la fente demi-circulaire de l'écran est couvert par le disque. Les deux ouvertures apparaissent à l'œil normal qui les regarde d'une certaine distance comme deux points lumineux. L'œil astigmate les voit comme deux lignes lumineuses. Lorsqu'on les a placés de telle sorte que les deux lignes forment le prolongement l'une de l'autre, on a trouvé l'un des méridiens principaux. L'autre, perpendiculaire à celui-ci, correspond à la direction parallèle des deux lignes de diffusion.

Quelques ophthalmologistes ont cherché à déterminer l'astigmatisme directement à l'aide d'un verre cylindrique faible quelconque. On le faisait tourner devant l'œil muni du verre sphérique donnant la meilleure acuité visuelle à distance.

M. Mauthner (1) accorde encore la préférence à cette méthode. Il se sert d'un cylindre concave ou convexe de 0,8 D. Ce cylindre diminue également la vue de l'œil normal ou rendu tel par son verre correcteur, quelle que soit la direction dans laquelle on le place devant cet œil. S'il y a astigmatisme, par contre, l'influence du cylindre n'est pas la même dans tous les méridiens.

Supposons que les deux méridiens principaux soient vertical et horizontal, que les deux soient myopes, mais le vertical plus que l'horizontal, et que la myopie de ce dernier soit corrigée par un verre sphérique. En faisant tourner devant ce verre un cylindre concave, l'acuité visuelle augmentera au fur et à mesure que l'axe du cylindre se rapprochera de l'horizontale, parce qu'il corrige une partie de l'excès de réfraction du méridien vertical. Si nous plaçons le cylindre verticalement, la vue diminuera, car il y aurait correction excessive dans le méridien horizontal, ou elle restera tout au plus la même, si l'accommodation neutralise l'effet du verre cylindrique. On placera alors horizontalement devant l'œil des cylindres de plus en plus forts, jusqu'à ce qu'on ait obtenu le maximum d'acuité visuelle.

Il peut aussi arriver que le cylindre choisi au hasard diminue la vision, quelle que soit son inclinaison, seulement plus dans l'un que dans l'autre des méridiens principaux. Dans ce cas on changera évidemment le cylindre contre un autre d'effet contraire, convexe au lieu de concave, ou inversement, et l'examen sera le même que celui que nous venons d'indiquer.

Il nous semble que, dans des degrés élevés d'astigmatisme, le malade doit à peine se rendre compte du changement apporté à son acuité visuelle par un verre cylindrique faible. En tout cas, ce procédé ne nous satisfait pas, et, n'était le témoignage d'un aussi bon observateur que M. Mauthner, qui le recommande, nous n'aurions pas supposé que cette méthode pût avoir une valeur vraiment pratique.

Pour faciliter le changement des verres sphériques et cylindriques, M. Javal les a montés sur deux grands disques, qu'on peut faire tourner

____

(1) *Die optischen Fehler des Auges*, p. 739 et suiv.

simultanément ou isolément devant l'œil examiné. Les verres cylindriques peuvent être tournés dans leur monture à l'aide d'une crémaillère, suivant un principe que M. Schœler (1) a employé, dans le même but, dans son ophthalmoscope.

On a aussi essayé de mesurer l'astigmatisme sans verres cylindriques, en déterminant, à l'aide de verres sphériques, la réfraction successivement dans l'un et dans l'autre méridien principal. Ainsi, après avoir trouvé la direction des méridiens principaux à l'aide de l'une des méthodes mentionnées, on place devant l'œil un diaphragme muni d'une fente étroite, à laquelle on donne la direction de l'un de ces méridiens. Celui-ci se trouve alors isolé, et on cherche la réfraction qu'il présente en se servant des verres sphériques et de l'acuité visuelle, exactement suivant les mêmes principes que pour un œil non astigmate. On isole ensuite l'autre méridien principal, en faisant tourner la fente de 90°, et on répète le même examen.

Supposons que nous ayons ainsi trouvé dans le méridien vertical hypermétropie 2, dans l'horizontal hypermétropie 3 D, nous aurions un astigmatisme d'une dioptrie, et nous le corrigerions par un sphérique convexe 2, combiné avec un cylindre convexe 1, axe vertical. Ce procédé est facile à mettre en pratique à l'aide de notre ophthalmoscope, qui, dans ce cas, sert d'optomètre subjectif : on remplace le miroir par le diaphragme muni de la fente, et on donne à celle-ci l'inclinaison de l'un des méridiens principaux. La recherche du verre correcteur se fait rapidement, grâce à la facilité avec laquelle on change les verres de nos disques de Recoss.

Sans isoler les méridiens principaux par une fente, on peut déterminer la réfraction de chacun d'eux séparément, et l'un après l'autre, à l'aide de verres sphériques, en faisant fixer l'une des figures rayonnées dont on se sert pour trouver les méridiens principaux.

On cherche d'abord le sphérique concave le plus faible ou le convexe le plus fort qui rend nettes les lignes correspondant à l'un des méridiens. Puis, de la même façon, on détermine le verre qui rend nettes les lignes perpendiculaires aux premières, c'est-à-dire corrige l'autre méridien. Supposons que nous ayons trouvé le sphérique convexe 1 pour les lignes verticales, le sphérique concave 2 pour les lignes horizontales. Nous saurions que l'œil examiné est hypermétrope de 1 D dans le méridien horizontal, myope de 2 D dans le méridien vertical. Son astigmatisme est de $1 + 2 = 3$ D, et sera corrigé par un cylindre convexe 1, axe vertical, combiné avec un cylindre concave 2, axe horizontal.

C'est suivant ce principe qu'on détermine l'astigmatisme avec la plupart des optomètres qui, pour la recherche de la réfraction, se servent de l'acuité visuelle. Ils contiennent généralemnet une figure étoilée, et, ne possédant pas de verres cylindriques, ils donnent l'astigmatisme par la détermination suc-

<hr>

(1) *Jahresbericht der Augenklinik von* Dr Schœler, 1875, p. 55.

cessive de la réfraction dans l'un et dans l'autre méridien principal, à l'aide des lignes qui leur correspondent.

Ce mode d'examen peut donner de bons résultats, surtout si l'on a soin de contrôler la correction finale par l'acuité visuelle qu'obtient l'œil à l'aide du verre combiné, sphérique et cylindrique. Mais nous préférons encore le premier procédé de détermination, attendu qu'en examinant les deux méridiens principaux isolément, on risque que l'œil fasse un effort d'accommodation différent pendant l'un et l'autre examen. Dans ce cas, qui n'est d'ailleurs pas la règle, le degré de l'astigmatisme ainsi trouvé est nécessairement inférieur au degré réel.

Nous avons mentionné, à l'occasion (p. 249), comment les optomètres non basés sur l'acuité visuelle peuvent servir à la recherche de l'astigmatisme.

Un optomètre destiné spécialement à l'examen de l'astigmatisme et qui remplit très bien son but est l'optomètre-stéréoscope de M. Javal; la description s'en trouve dans le volume I, p. 689 de cet ouvrage.

Détermination objective de l'astigmatisme régulier.

La détermination objective de l'astigmatisme se fait le mieux à l'aide de l'ophthalmoscope, abstraction faite de l'aphakie.

Lorsque la réfraction diffère dans deux méridiens de l'œil, cette irrégularité doit influencer également les images rétiniennes, comme nous l'avons vu, et les images ophthalmoscopiques, comme nous allons le voir.

D'abord l'observateur emmétrope, ou muni de son verre correcteur, ne pourra jamais voir nettement toutes les parties de l'image ophthalmoscopique, parce qu'il n'est ainsi adapté qu'à l'un ou à l'autre méridien, mais non aux deux simultanément.

De même que dans l'examen subjectif, on contrôlera ici l'adaptation d'un méridien à l'aide de lignes qui lui sont perpendiculaires.

Des lignes *horizontales* sont vues nettement quand le méridien *vertical* est adapté, et inversement. Supposons un œil emmétrope dans son méridien horizontal, myope de 2 D dans le méridien vertical. L'observateur emmétrope n'est adapté, à l'œil nu, qu'au méridien horizontal. Il verra donc nettement les lignes verticales du fond de l'œil, les vaisseaux rétiniens qui ont cette direction, les contours latéraux de la papille. Si, au contraire, il se munit d'un verre concave de 2 D, il est adapté pour le méridien vertical, mais ne verra plus nettement dans le méridien horizontal : les vaisseaux horizontaux et les bords supérieur et inférieur de la papille seront nets, mais les vaisseaux et les contours verticaux du nerf optique seront devenus indistincts.

En même temps, le grossissement de l'image ophthalmoscopique est différent suivant les méridiens principaux. Si l'on examine l'œil à l'*image droite*, on observe son fond avec une loupe plus faible dans le méridien dont la force réfringente est la plus faible que dans le méridien perpendiculaire à celui-ci. Le grossissement est donc moindre dans le premier cas que dans le second.

Dans notre exemple, où le méridien *vertical* est le plus réfringent, les objets du fond de l'œil paraîtront surtout agrandis dans le sens *vertical*. La papille, si elle est circulaire en réalité, prendra, à l'image droite, la forme d'un ovale vertical.

Le contraire a lieu pour l'*image renversée*. Nous savons, en effet, que l'image renversée est d'autant plus petite que la réfraction de l'œil est plus forte (1).

Ainsi, ayant son maximum dans le degré le plus élevé de l'hypermétropie, la grandeur de l'image renversée diminue avec le degré de cette anomalie de réfraction, en passant par l'emmétropie, dans la myopie, et continue à diminuer avec l'augmentation du degré de celle-ci (2).

Par conséquent, dans notre exemple, la papille, circulaire en réalité, paraîtra allongée dans le sens horizontal, à l'image renversée. Et, si nous venons de l'examiner à l'image droite, où elle formait un ovale vertical, ce changement d'aspect ne peut que nous frapper. La comparaison de la forme de la papille à l'image droite et à l'image renversée (Schweigger) constitue, en effet, un des signes de diagnostic les plus importants de l'astigmatisme. Si la papille avait une forme constante, par exemple circulaire, l'observation suivant une des méthodes suffirait pour le reconnaître; mais, cette forme variant aussi en réalité, il est bon de se servir de cet examen comparé. Une papille, verticalement ovale en réalité, paraîtra plus allongée encore à l'image droite, quand le méridien vertical est le plus réfringent. A l'image renversée, elle paraîtra dans tous les cas moins allongée, peut-être circulaire, même plus grande dans le diamètre horizontal.

La grandeur de l'image renversée d'un œil astigmate varie, de plus, inégalement dans différents diamètres, suivant l'éloignement et le rapprochement de la lentille convexe (Javal). Lorsqu'on place une lentille convexe très près devant un œil dont le méridien vertical est plus réfringent, la papille, circulaire en réalité, apparaît comme un ovale horizontal. En éloignant graduellement la lentille, la forme du disque optique se rapproche de plus en plus d'un cercle, et est tout à fait circulaire quand la distance qui sépare la lentille du premier point principal de l'œil (1,75 millimètre en arrière de la cornée) est égale à sa distance focale. Lorsqu'on continue à éloigner la lentille, la papille affecte la forme d'un ovale vertical de plus en plus allongé.

L'image du fond de l'œil se forme à des distances différentes suivant la

<hr>

(1) Landolt, vol. I, p. 800-828.

(2) Nous admettons qu'on n'éloigne jamais le verre convexe au-delà de sa distance focale de l'œil examiné. Si la distance qui sépare le premier point principal de la lentille est plus grande que la distance focale de celle-ci, le phénomène devient inverse.

réfraction du méridien auquel elle est due. Elle se produit plus *près* ou plus *loin* de l'œil examiné, suivant qu'elle correspond à un méridien *plus* ou *moins* réfringent. Dans notre exemple, les contours horizontaux du nerf optique, de même que les vaisseaux horizontaux, formeront des images nettes plus près de l'œil, les contours et vaisseaux dirigés verticalement, plus loin. Si l'un des méridiens est myope, l'autre emmétrope ou hypermétrope, l'image due au premier est réelle, renversée et située en avant de l'œil; celle due au second est virtuelle, droite, et située en arrière de l'œil (Cooper).

Enfin nous avons encore à considérer les symptômes de l'astigmatisme régulier qui résultent de l'observation du reflet rétinien, de la pupilloscopie.

La présence de l'astigmatisme se révèle à la pupilloscopie par le fait que les phénomènes d'éclairage ne sont pas les mêmes dans tous les méridiens de l'œil. En faisant tourner le miroir autour de son axe devant un œil non astigmate, l'éclat pupillaire marche toujours dans le plan de rotation du miroir, quelle que soit l'inclinaison de ce plan. Il semble, pour le miroir concave, se mouvoir en sens inverse dans l'hypermétropie, dans le même sens chez les myopes.

Dans l'œil astigmate, il peut arriver que la lueur pupillaire semble se mouvoir obliquement par rapport au plan de rotation du miroir. C'est le cas lorsque ce dernier tourne suivant un méridien intermédiaire aux méridiens principaux. Voici l'explication de ce phénomène.

La différence de réfraction entre les méridiens donne au reflet du fond de l'œil la forme d'un ovale dirigé parallèlement à l'un des méridiens principaux. La ligne de démarcation entre la lueur et l'ombre a également la même direction, et celle-ci reste invariable, quelle que soit l'inclinaison de l'axe du miroir. Or l'observateur, ne voyant pas l'ovale lumineux dans son ensemble, mais seulement l'un ou l'autre de ses bords, a l'illusion que la ligne suivant laquelle se déplace l'éclat pupillaire forme un certain angle avec le plan de rotation du miroir, lorsque ce plan ne coïncide pas avec l'un ou l'autre des méridiens principaux. La pupille semble traversée par une lumière limitée par une ombre oblique parallèle à l'un des méridiens principaux, qui se meut dans le même plan que le miroir, mais moins vite que si celui-ci tournait autour d'un axe parallèle à l'un de ces méridiens.

La direction de ces derniers est donc indiquée par la ligne de démarcation de l'éclat pupillaire, de même que par l'inclinaison qu'on est obligé de donner à l'axe de rotation du miroir pour obtenir les phénomènes pupilloscopiques du maximum et du minimum de réfraction (1).

Quant à la nature de la réfraction des deux méridiens principaux, elle est caractérisée par les mêmes phénomènes que ceux de la réfraction non astigmate. Supposons que les méridiens principaux soient vertical et horizontal. Si, lorsqu'on fait tourner le miroir concave autour d'un axe vertical, l'éclat

---

(1) Charnley, *loc. cit.*, p. 363-366.

DE WECKER ET LANDOLT.   III. — 20

apparaît peu intense et marche lentement en sens inverse du miroir, on en conclut que le méridien horizontal est fortement hypermétrope. Lorsque l'ombre et l'éclat sont très intenses et se déplacent avec rapidité, l'hypermétropie du méridien horizontal est faible.

Si maintenant, le miroir concave oscillant autour d'un axe horizontal, la lueur pupillaire sémble se déplacer avec une grande rapidité en sens inverse, la différence entre la lumière et l'ombre étant presque imperceptible, il est établi que le méridien vertical est emmétrope ou à peu près. Si la lueur oculaire apparaît et disparaît à la même extrémité du diamètre de la pupille que le reflet du miroir, si, en un mot, elle marche de pair avec celui-ci, le méridien examiné est myope (Charnley).

Il est facile de se figurer de quelle façon se présentera le phénomène dans l'astigmatisme myopique, soit simple, soit composé, ainsi que dans l'astigmatisme mixte.

Ici encore les phénomènes tels que nous venons de les esquisser, se rapportent au miroir concave tenu à une distance plus grande que sa distance focale. Avec le miroir plan, la lueur oculaire se meut en sens inverse.

Tous ces symptômes ont leur valeur pour constater la présence de l'astigmatisme, et ils sont si faciles à produire, qu'on fait bien d'avoir recours à tous, lorsqu'on est dans le doute s'il y a astigmatisme ou non. On arrivera même ainsi à se rendre compte de la *direction des méridiens principaux*.

Détermination ophthalmoscopique du degré de l'astigmatisme. — Nous y parvenons encore le plus facilement en cherchant les verres sphériques qui corrigent successivement l'un et l'autre méridien.

Prenons un exemple : sans savoir si un œil est astigmate ou non, nous désirons connaître son état de réfraction. Nous nous munissons du miroir ophthalmoscopique, et nous éclairons l'œil. A une certaine distance déjà, nous distinguons, dans le rouge du fond de cet organe, quelques détails, des vaisseaux rétiniens, une partie de la papille. Ces objets semblant se mouvoir dans le même sens que notre tête, si nous la déplaçons légèrement, nous savons que nous les voyons à l'image droite ; ce que confirme encore le fait qu'ils deviennent de plus en plus distincts, au fur et à mesure que nous nous approchons de l'œil examiné. Emmétrope de nature ou par correction de notre amétropie, nous en concluons que l'œil examiné est emmétrope ou hypermétrope. Pour nous en assurer, nous faisons passer devant le nôtre des verres convexes de plus en plus forts de l'ophthalmoscope. Nous voyons, avec plusieurs d'entre eux, aussi bien que sans verre. Il y a cependant toujours certaines parties du fond qui ne sont pas aussi nettes que d'autres.

En faisant bien attention, nous remarquons que jamais les bords latéraux de la papille ni les vaisseaux verticaux ne sont nets quand nous voyons distinctement les vaisseaux et les bords horizontaux de la papille. Nous savons donc qu'il y a astigmatisme hypermétropique et que les méridiens principaux sont vertical et horizontal. Pour en être plus sûrs, nous pourrions encore recourir à l'image renversée.

Nous avons donc à déterminer la réfraction dans deux méridiens de l'œil. Commençons par le vertical : nous cherchons, dans notre exemple, le verre convexe le plus fort à l'aide duquel nous voyons les vaisseaux horizontaux et les bords supérieur et inférieur de la papille avec le maximum de netteté. Nous trouvons que c'est le convexe 2. L'œil examiné est donc hypermétrope de deux dioptries dans son méridien vertical.

Nous procédons de même à la détermination de la réfraction du méridien horizontal. Pendant le premier examen déjà nous avons remarqué que les verres convexes essayés pour corriger le méridien vertical, ne rendaient pas plus indistinctes les lignes verticales du fond de l'œil. Nous en concluons que le méridien horizontal n'est pas myope, et nous cherchons à le corriger en continuant de faire passer devant l'œil des verres convexes de plus en plus forts. Les vaisseaux verticaux apparaissent de plus en plus distincts, et finalement c'est le convexe 5 qui donne le plus de netteté aux vaisseaux ainsi dirigés, de même qu'aux bords latéraux du nerf optique. Le méridien horizontal a donc une hypermétropie de 5 D, et l'astigmatisme est de $5 - 2 = 3$ D.

Des cas de ce genre ne sont pas rares : on trouve très souvent les yeux fortement hypermétropes en même temps astigmates, et l'astigmatisme peut atteindre alors des degrés très élevés.

C'est, en effet, chez des hypermétropes que j'ai rencontré les plus grandes différences de réfraction entre les différents méridiens de l'œil. C'est dans ces cas aussi que la détermination objective de l'astigmatisme célèbre ses triomphes, attendu que l'acuité visuelle est souvent si faible, que ces amétropes se rendent difficilement compte de l'aspect plus ou moins net, ou plutôt plus ou moins diffus sous lequel leur apparaissent des lignes de directions différentes, et qu'on ne peut se fier à leurs réponses. L'astigmatisme une fois corrigé, ou à peu près, à l'aide de la détermination ophthalmoscopique, l'acuité visuelle s'élève considérablement, et l'inclinaison des méridiens, de même que la force des verres correcteurs, peut encore être rectifiée au besoin par l'examen subjectif.

Nous avons décrit (vol. I, p. 849 de cet ouvrage) une modification que M. Schœler a apportée à l'ophthalmoscope, dans le but de déterminer le degré de l'astigmatisme à l'aide de verres cylindriques et sphériques combinés. Après avoir trouvé le sphérique qui corrige l'un des méridiens principaux, il y ajoute le cylindre qui corrige l'autre.

On peut aussi reconnaître l'astigmatisme objectivement à l'aide de l'*image formée au fond de l'œil examiné*, et cela à l'image droite aussi bien qu'à l'image renversée.

Ainsi, en plaçant devant la source lumineuse de l'ophthalmoscope un anneau, traversé de fils tendus dans différents diamètres, cette figure étoilée se

peint au fond de l'œil examiné aussi bien que la flamme devant laquelle elle
se trouve. Si l'œil réfracte la lumière normalement, tous les rayons de l'é-
toile apparaissent également nets (ou également indistincts) au fond de
l'œil. S'il est astigmate, les uns seront plus distincts que les autres, et le
méridien qui est le mieux adapté aux rayons réfléchis par le miroir ophthalmoscopique est parallèle à la ligne la plus diffuse. Le cylindre qui, placé
devant l'œil examiné, égalise la netteté de toutes ces lignes, exprime évidemment le degré de l'astigmatisme. Quelquefois il sera nécessaire d'y ajouter
un verre sphérique, pour obtenir le maximum de netteté de l'image.

Cette combinaison du verre sphérique et du cylindre donnerait la correction de l'amétropie totale, mais seulement au cas où les rayons réfléchis par
le miroir sont parallèles. Il faut, pour cela, placer la figure étoilée au foyer
du miroir concave.

Ce dernier a cependant un inconvénient dans cette application : pour peu
qu'on l'incline, il agit plus fortement dans un sens que dans l'autre, exactement comme une lentille à travers laquelle on regarde obliquement. Il produit alors lui-même, pour l'image qu'il projette dans le fond de l'œil, des
phénomènes pareils à ceux de l'astigmatisme, et peut ainsi induire l'examinateur en erreur.

La méthode ne nous paraît d'ailleurs pas très pratique pour la détermination du degré de l'astigmatisme. Mais elle peut servir très bien à la démonstration ou au diagnostic de cette forme de l'amétropie.

M. Coccius emploie, dans ce but, simplement un crayon, qu'il interpose
dans différentes directions entre la flamme et le miroir : il y a astigmatisme
régulier lorsque l'ombre du crayon au fond de l'œil examiné n'est pas également nette dans toutes les directions, et les plus grandes différences de
netteté indiquent les méridiens principaux.

Pour déterminer la réfraction successivement dans les deux méridiens
principaux, on pourrait employer une combinaison de la lentille de Stokes
avec le miroir ophthalmoscopique, comme l'a proposé M. L. Purves. La lentille de Stokes a été décrite, vol. I, p. 688. Elle se compose de deux cylindres, un concave et un convexe, de force égale. Ils tournent l'un sur l'autre
en sens inverse, et, suivant qu'ils se neutralisent plus ou moins, ils produisent
ensemble un cylindre de force variable.

En parlant des méthodes optométriques de MM. Loiseau et Schmidt-Rimpler
nous avons indiqué comment l'astigmatisme peut être déterminé à l'*imag*
renversée (p. 264). On se rappelle que ces auteurs se servent, pour déterminer la réfraction oculaire, de l'image d'un treillis placé devant une source
lumineuse, et projetée dans l'œil examiné.

La présence de l'astigmatisme se révèle évidemment ici, aussi bien qu'
l'image droite, par la différence de netteté de l'image du treillis placé, *ceteris*
paribus, dans différents sens. Le degré de l'astigmatisme se détermine exacte

ment comme la réfraction de l'œil, seulement successivement dans les deux méridiens principaux. On place d'abord les barres du treillis parallèlement à l'un de ces méridiens, et on le rapproche de l'œil jusqu'à ce que l'image soit nette. La graduation de l'optomètre indique alors la réfraction du méridien qui est perpendiculaire à la direction des barres. On répète ensuite la même expérience pour l'autre méridien, c'est-à-dire avec la direction opposée des barres du treillis.

Enfin nous avons vu (p. 305) que l'observation à distance de la lueur oculaire, la pupilloscopie, peut fournir également des symptômes propres à diagnostiquer l'astigmatisme.

Pour déterminer le *degré* de l'astigmatisme par la pupilloscopie, on procède, successivement pour l'un et pour l'autre méridien principal, suivant la même méthode qui sert à déterminer l'amétropie de l'œil non astigmate, c'est-à-dire qu'on cherche le verre qui fait disparaître les mouvements de la lueur pupillaire dans l'un des méridiens, ensuite celui qui les suspend dans l'autre. Ou encore, l'un des méridiens étant rendu emmétrope, corrigé par un verre sphérique, on corrigerait l'autre par l'addition d'un cylindre.

On peut se demander s'il n'est pas possible d'obtenir, par la mensuration directe des surfaces réfringentes de l'œil, une détermination *objective* de l'astigmatisme plus exacte que celle que nous donne l'ophthalmoscope. Il faut dire, en effet, *des* surfaces, au pluriel, car, quand on parle d'astigmatisme, on entend toujours celui de l'œil en totalité, et nous savons qu'il peut être dû à une ou plusieurs des surfaces dioptriques. Comme il n'existe pas de signes qui indiquent à l'avance laquelle d'entre elles est le siège de cette irrégularité de réfraction, il faut donc les mesurer toutes pour obtenir l'astigmatisme total.

La cornée est si accessible à toute observation, que la mensuration de sa courbure n'offre aucune difficulté et peut être exécutée à l'aide de n'importe lequel des principes ophthalmométriques que nous avons exposés précédemment (1). Elle est devenue surtout très simple grâce à un instrument de MM. Javal et Schiötz (2), qui indique, d'une façon rapide et élégante, non seulement le rayon de courbure, mais surtout la différence de réfraction des différents méridiens de cette première surface réfringente de l'œil.

L'instrument de MM. Javal et Schiötz n'existant pas encore à l'époque où j'écrivis le chapitre d'ophthalmométrie dans le premier volume de cet ouvrage, je me permets donc d'en donner une courte explication ici. Il est basé sur l'ophthalmomètre de Coccius (3). L'objet dont on observe les reflets

<hr>

(1) *Ophthalmométrie;* cet ouvrage, vol. I, p. 738 776.

(2) Javal et Schiötz, *Congrès internat. d'ophthalmologie.* Milan, 1880. Ophthalmomètre pratique (*Ann. d'oc.,* juillet 1881). Javal, *Ann. d'oc ,* mai 1882, juillet 1882, janvier 1883.

(3) Vol. I, p. 766.

sur la cornée est formé par deux rectangles blancs, mobiles sur un arc périmétrique de 35^{cm} de rayon, au centre duquel se trouve l'œil observé, plus
exactement, son image cornéenne. Ce reflet est observé à travers une lunette,
dont l'objectif en produit une image réelle et renversée dans le tube de l'instrument. Cette image est dédoublée par un prisme biréfringent de Wollaston,
introduit entre les deux objectifs, et observée à travers l'oculaire, au foyer
duquel elle se forme.

La force du prisme biréfringent est telle, qu'il dédouble précisément un
objet de 3^{mm}, situé à l'endroit où doit se placer l'œil examiné.

L'un des rectangles blancs est découpé en forme d'escalier, dont les marches mesurent 6^{mm} de largeur. L'instrument étant mis au point, il est facile
de donner aux deux rectangles un écartement tel, que l'une des images de
l'un se trouve en contact avec l'une des images de l'autre. En faisant tourner
l'instrument autour de son axe, les deux images conservent leur position relative, quand il n'y a pas d'astigmatisme. Elles s'écartent ou se superposent,
si la courbure de la cornée varie d'un méridien à l'autre. Chaque marche de
l'escalier dont l'une des images empiète sur l'autre, lorsque la position de
l'arc change de 90°, correspond à 1 D de différence de réfraction entre les
deux méridiens de la cornée, une fraction de marche à une fraction équivalente de dioptrie. Suivant l'inclinaison qu'on donne à l'instrument, il
devient ainsi facile de déterminer la réfraction dans tout méridien voulu
de la cornée et, par suite, son astigmatisme.

MM. de Wecker et Masselon (1) proposent de déterminer l'astigmatisme
cornéen à l'aide d'un instrument qui consiste essentiellement en une plaque
carrée de métal ou de carton noirci. Elle est bordée d'un liséré de 15^{mm} de
largeur, et percée d'un trou au centre. Le carré est tenu par un manche,
sur lequel il peut exécuter un mouvement de rotation. Ce dernier s'inscrit
sur un cadran placé au dos de l'instrument. Une cornée normale réfléchit le
carré comme tel, tandis que, lorsqu'elle est le siège d'un astigmatisme régulier, le carré réfléchi paraîtra comme un rectangle, c'est-à-dire diminué dans
le diamètre parallèle au méridien de la plus forte courbure. Pour déterminer l'astigmatisme cornéen régulier, on place le malade le dos tourné contre
la lumière, et on lui dit de fixer le trou central de l'instrument. Ce dernier
est tenu verticalement, et à une distance de 20^{cm} environ de l'œil observé. L'examinateur, qui regarde également à travers l'ouverture centrale,
donne alors au carré, en le faisant tourner autour de son centre, une direction telle, que les angles de son image soient droits — autant que possible.
La mensuration se faisant dans la ligne visuelle et non au sommet de la
cornée, la forme du carré peut paraître irrégulière même sans astigmatisme,
à cause de l'angle gamma (voy. p. 110). L'inclinaison du carré sur le manche indique l'un des méridiens principaux L'autre lui est perpendiculaire.
Le degré de l'astigmatisme, c'est-à-dire la différence de réfraction entre les

____

(1) De Wecker et Masselon, *Astigmomètre* (*Ann. d'oc.*, juillet 1882).

deux méridiens, est indiqué par l'aplatissement plus ou moins prononcé du carré réfléchi. Les auteurs l'apprécient à l'aide d'une petite échelle, jointe à l'instrument. Elle contient un carré dessiné sur fond noir et dix rectangles, dont les numéros de 1 à 10 correspondent à autant de dioptries d'astigmatisme. Cette échelle est tenue au voisinage de l'œil, et destinée à montrer, par comparaison, le degré de l'astigmatisme cornéen.

Il est infiniment plus difficile d'établir la part que prend le cristallin à l'astigmatisme. Déjà la détermination de sa forme se heurte à divers obstacles. La lumière dont les reflets nous renseignent sur la courbure de ses surfaces doit pénétrer dans l'œil observé jusqu'à une certaine profondeur, et ces reflets nous parviennent, par suite, très atténués.

Ainsi celui de la face antérieure du cristallin (fig. 63 et 65) est bien moins intense que celui de la cornée, parce que la lumière qui en est la source a traversé deux fois la cornée et l'humeur aqueuse. Celui de la face postérieure du cristallin est tellement affaibli par les milieux situés en avant, qu'il faut employer, pour s'en servir utilement, de la lumière solaire ou électrique.

De plus, une fois ces reflets cristalliniens obtenus et mesurés, on ne peut pas les comparer simplement avec l'objet qui les a fournis, pour en tirer des conclusions directes sur la courbure de la surface, comme c'est le cas pour la cornée. Il faut encore tenir compte de l'action dioptrique exercée sur ces images par les milieux qui les séparent de notre œil. La première est grossie par le ménisque que forment la cornée et l'humeur aqueuse ; la seconde subit à la fois l'influence de ce ménisque et celle du cristallin lui-même, à travers lesquels nous la regardons. Mais, avant de connaître leur action optique, il faut savoir leur forme, leurs dimensions, leur indice de réfraction. A l'aide de toutes ces données, on aura à calculer la grandeur réelle de l'image réfléchie, laquelle peut alors seulement être comparée à son objet, et servir ainsi à la connaissance de la surface en question (1).

On voit quelles complications présente la détermination de la courbure cristallinienne, et on s'explique pourquoi tant d'observateurs ont mesuré la cornée, et si peu le cristallin.

Enfin, pour avoir épuisé toute l'étiologie possible de l'astigmatisme, il faudrait encore déterminer la position du cristallin, pour savoir s'il est bien centré, ou si, par son inclinaison sur l'axe de l'œil, il n'exerce pas une action optique plus forte dans un sens que dans l'autre. Cette détermination ne serait pas moins compliquée que celle de la courbure cristallinienne.

Ainsi, aussitôt qu'on veut dépasser la cornée, la recherche de l'astigmatisme par la mensuration directe des différentes parties de l'appareil dioptrique rencontre des difficultés incompatibles avec les nécessités de la pratique ordinaire.

On pourrait croire qu'étant connus l'astigmatisme de la cornée, d'une

____

(1) Voy. vol. I, p. 756-761.

part, et l'astigmatisme total de l'autre, celui du cristallin peut être obtenu en soustrayant le premier du dernier. Mais il est facile de comprendre qu'il n'en est pas ainsi. L'astigmatisme du cristallin n'augmente ou diminue directement celui produit par la cornée qu'à la condition que les méridiens principaux des deux aient la même direction. Dans tout autre cas, l'astigmatisme cristallinien ne s'obtient pas si facilement.

Il faudrait, ou corriger l'astigmatisme cornéen et procéder à un second examen dioptrique de l'œil, qui nous révélera alors l'astigmatisme cristallinien, ou, après avoir déterminé la courbure cornéenne, de même que la réfraction de l'œil, successivement dans plusieurs méridiens (Donders l'a fait dans douze directions différentes) en déduire l'action du cristallin à l'aide de calculs assez compliqués (1).

On pourrait aussi supprimer l'action réfringente de la cornée à l'aide d'un orthoscope (2). C'est une petite cuve en verre, ayant la forme d'une œillère, ou encore ouverte en haut et sur un de ses côtés. Ce dernier est appliqué contre l'œil, et la cuve remplie d'eau, qui a le même indice de réfraction que la cornée et l'humeur aqueuse. La surface de ce petit bassin opposée à l'œil devient alors la première surface réfringente, et, comme elle est plane, elle n'altère pas la marche des rayons lumineux, qui sont réfractés seulement par le cristallin.

A l'exception de la première, aucune des méthodes mentionnées ne saurait être applicable en pratique à la détermination de l'astigmatisme cristallinien.

Mais, dans la très grande majorité des cas, il suffit heureusement de connaître l'astigmatisme total de l'œil, sans avoir besoin de se préoccuper quelle est la part qui en revient à la cornée et pour combien y contribue le cristallin.

Il y a cependant des circonstances où l'astigmatisme du cristallin mérite une attention particulière. Nous savons que cette lentille peut participer à l'astigmatisme d'abord d'une façon passive, par sa forme anatomique (astigmatisme statique du cristallin), en second lieu, d'une façon active, par la contraction inégale du muscle ciliaire (astigmatisme dynamique du cristallin). Ce spasme musculaire peut quelquefois donner lieu à des phénomènes d'asthénopie, et ceux-ci disparaissent aussitôt qu'on remplace, par un verre cylindrique, l'action que le cristallin ne peut produire qu'au prix d'un effort pathologique du muscle ciliaire. C'est donc la part active que prend cet organe à la formation ou à la correction de l'astigmatisme qu'il importe de connaître. On ne saurait y arriver autrement que par l'exclusion de l'accommodation, soit par l'examen ophthalmoscopique, soit plutôt par l'emploi des mydriatiques.

Après avoir déterminé l'astigmatisme général de l'œil à l'aide d'une des méthodes mentionnées, on paralysera l'accommodation en instillant de l'a-

____

(1) Voy. la méthode de calcul due à Hueck et Buys-Ballot dans Donders, *Anomalies*, p. 496, éd. angl., p. 419, éd. allem.

(2) Voy. cet ouvrage, vol. I, p. 884.

tropine, par exemple, et on le déterminera de nouveau. Il peut se manifester ainsi sur un œil un astigmatisme qui ne semblait pas exister auparavant, ou bien un astigmatisme préexistant peut augmenter ou diminuer, ou les méridiens principaux peuvent changer de direction. Toutes ces modifications dans la réfraction de l'œil sont évidemment attribuables au changement de forme, à l'astigmatisme dynamique du cristallin.

Lorsque l'œil est dépourvu du cristallin, dans l'*aphakie*, ou lorsque le cristallin, luxé, se trouve hors du champ pupillaire, la cornée reste la seule surface réfringente de l'œil. Dans ce cas des *kératomètres*, comme par exemple l'appareil de MM. Javal et Schiötz, peuvent parfaitement servir à la détermination objective de l'astigmatisme de l'œil.

II. — ASTIGMATISME IRRÉGULIER

Dans l'œil normal, la réfraction se fait d'une façon uniforme dans tous les méridiens. Quel que soit le méridien que traversent les rayons, ils sont réunis au même point.

Dans l'astigmatisme régulier, la réfraction est encore régulière dans certains plans menés par l'axe; mais les foyers de ces plans ne coïncident pas. Ils se trouvent sur une ligne focale qui coïncide avec l'axe de l'œil. Quelque défavorable que soit l'influence de ce défaut optique sur la netteté des images rétiniennes, nous avons vu qu'on peut le corriger, précisément parce que la réfraction se fait normalement, au moins dans les deux méridiens principaux, et que nous possédons un moyen optique, les verres cylindriques, pour agir isolément dans toute direction voulue.

Il existe une imperfection optique plus grave, *l'astigmatisme irrégulier*. Ici la réfraction ne présente plus aucune uniformité. Elle varie même le plus souvent dans les différentes parties d'un seul et même méridien, et peut atteindre une irrégularité telle, qu'elle échappe à toute analyse. S'il est difficile, sinon impossible, de prévoir la forme, ou plutôt la déformation des images rétiniennes produites par un pareil système, on conçoit au moins aisément qu'elles ne peuvent être ni distinctes, ni régulières. L'image d'un point peut présenter toutes les altérations imaginables. Elle peut apparaître sous l'aspect d'une tache informe et mal délimitée; elle peut être étoilée, voire même multiple.

Toutes les surfaces et tous les milieux de l'appareil optique de l'œil peuvent devenir la cause de l'astigmatisme irrégulier, par l'irrégularité de leur courbure, l'inégalité de leur indice de réfraction, le manque de transparence de certaines parties, ou l'imperfection de leur centrage, de leur agencement réciproque. Nous avons mentionné ce dernier défaut (p. 112) à la fin de l'étude de l'appareil dioptrique de l'œil.

Le lecteur se rappelle bien que, dans tous nos calculs et dans toutes nos déductions d'optique, nous sommes toujours restés sur le terrain limité d'une

partie de l'œil très rapprochée de l'axe, et possédant une conformation irréprochable.

En réalité, un petit nombre d'yeux seulement répondent à cette pré-
misse idéale, et, si l'on considérait toute la surface cornéenne, on ne trouverait probablement plus aucun œil qui soit exempt de toute irrégularité dans
ses courbures, sa transparence ou ses indices de réfraction. Tout œil serait
donc entaché d'un certain degré d'astigmatisme irrégulier. C'est le cas, en
effet. Si l'on n'en parle pas plus souvent et qu'on n'en soit pas plus affecté,
c'est précisément parce que l'humanité tout entière est atteinte du même
défaut, et qu'on ne rencontre que très exceptionnellement des yeux privilé-
giés dont l'acuité visuelle, infiniment supérieure, nous fasse sentir toute
l'imperfection de la nôtre. Et il en a toujours été ainsi. La preuve en est
déjà dans le mot *star* (sanscrit védique), (*s*)*tārā* (sanscrit classique), *çtare*
(Zend), d'où ἀστήρ, *étoile*, etc., qui ont toujours eu la double signification
de corps célestes et de figures rayonnées.

Or les premiers sont des corps arrondis. Leurs images, formées par tout
instrument optique quelque peu exact, sont des points ronds. Si l'homme les
voit entourés de rayons, de telle sorte qu'il les prend pour types des corps
munis de piquants et de prolongements, s'il trouve une ressemblance frappante entre un astre et une astérie, une étoile du ciel et une étoile de mer,
cela semble prouver que l'appareil optique de son œil laisse quelque peu
à désirer.

Les rayons que nous voyons presque tous autour des étoiles sont, en effet,
dus à la réfraction irrégulière que subit la lumière dans notre œil; et, ce
défaut de construction étant extrêmement variable, il n'y a pas à s'étonner
si l'un ne voit pas les étoiles comme l'autre. Il est même assez curieux de
demander à différentes personnes sous quelle forme leur apparaissent ces
corps. Une reproduction fidèle de ces apparences donnerait la meilleure
démonstration de la déformation et même de la multiplicité des images que
peut engendrer l'astigmatisme irrégulier.

Un autre exemple de cette polyopie nous est encore donné par une
expérience des plus simples. Fermons un œil, et regardons les pulpes du
pouce et de l'index, que nous rapprochons lentement l'une de l'autre jusqu'à
ce qu'elles soient au contact. L'expérience réussit le mieux lorsqu'on tient
ses doigts juste en face d'une flamme de bougie ou de lampe qui brûle
dans une chambre obscure, et forme le fond sur lequel se passe alors le phénomène suivant. Avant que les deux doigts se touchent, il se forme entre
eux comme une couche de liquide noir, par l'intermédiaire de laquelle ils
semblent s'accoler l'un à l'autre. Avec un peu d'attention, nous verrons facilement que cette espèce de goutte est due à la multiplicité apparente des
contours des deux doigts, qui se rapprochent et se superposent.

C'est donc une polyopie qui produit ce phénomène et qui empêche la
perception du moment exact où deux corps entrent en contact. Cette polyopie
est due à l'astigmatisme irrégulier de l'appareil optique de notre œil. Elle

devient surtout très marquée, lorsque celui-ci n'est pas nettement adapté à la distance des deux corps qui se rapprochent, par exemple, lorsqu'on fixe un objet situé au-delà.

La preuve qu'il s'agit ici, aussi bien que pour les rayons des étoiles, d'une cause inhérente à l'œil est qu'on peut faire cesser la polyopie et priver les étoiles de leurs rayons, en plaçant devant l'œil un diaphragme percé d'un petit trou d'épingle. Cette ouverture minime délimite une partie assez restreinte de l'appareil dioptrique, pour que ses défauts de réfraction soient inappréciables et les rayons lumineux qui la traversent bien réunis en foyer, sans trop de dispersion et d'aberration.

Il n'y a que peu d'exemples connus d'hommes exempts de ce défaut optique, et qui aient vu les étoiles sans rayons. Le reste des mortels ne peut pas se vanter de cette perfection; aussi prenons-nous le sage parti d'en parler peu, de considérer comme rentrant dans la limite du normal un faible degré d'astigmatisme irrégulier, et de nous alarmer seulement lorsqu'il devient assez fort pour faire tomber l'acuité visuelle au-dessous de la moyenne que nous admettons comme normale. Malgré cette restriction, l'astigmatisme irrégulier est loin d'être rare.

La cornée est très souvent le siège du mal. Ce que nous appelons cornée conique, soit congénitale, soit acquise, ne consiste pas seulement dans la saillie de la partie centrale de cette membrane, dont la forme correspondrait alors à celle d'une surface de révolution, mais elle s'accompagne presque toujours d'une déformation bien plus irrégulière. On en a la preuve directe dans les reflets que fournit une pareille surface. Plaçons le malade en face d'une fenêtre, dont nous observons l'image sur la cornée, et nous verrons que cette dernière, presque toujours peu semblable à l'objet, change de forme à chaque variation de direction de l'œil.

La même chose arrive pour toutes les irrégularités de forme de la cornée, et on sait si elles sont multiples. Chaque ulcère de cette membrane, quelque superficiel qu'il soit, peut laisser une cicatrice qui altère, non seulement sa transparence, mais surtout l'égalité de sa surface. La lumière peut entrer à grands flots dans l'œil; si elle n'est pas réunie en un foyer, la vision n'est pas nette. C'est là la cause pour laquelle une opacité à peine perceptible de la cornée trouble la vue quelquefois considérablement, et bien plus que l'occlusion presque totale de la pupille, pour peu que ce qui reste libre de cette dernière corresponde à une partie de l'appareil dioptrique dont les surfaces ont une courbure régulière.

Ainsi s'explique de même un fait qui surprend toujours désagréablement le jeune oculiste dans ses débuts opératoires. Je veux dire l'augmentation relativement petite de l'acuité visuelle qu'on obtient souvent par une iridectomie bien placée et bien exécutée, dans les cas de leucome cornéen. En ne considérant que la transparence du secteur cornéen derrière lequel on a placé la pupille artificielle, on devrait s'attendre à une acuité visuelle excellente. Mais, par malheur, cette partie de la cornée, entourée de cicatrices, a subi la traction et l'altération du tissu que celles-ci entraînent, et elle y a perdu entièrement la régularité de sa forme. Les images rétiniennes produites par les rayons qui l'ont traversée sont absolument difformes et peu propres à donner une bonne acuité visuelle.

On peut s'en convaincre directement à l'aide de l'ophthalmoscope. Les objets du fond de l'œil, de même que l'image de la flamme que nous y projetons, sont quelquefois totalement méconnaissables, et prennent les formes les plus bizarres lorsqu'on change la direction de la ligne d'observation.

L'astigmatisme irrégulier a très souvent son siège dans le cristallin. M. Mauthner (1) a observé, immédiatement après l'ablation d'un staphylôme cornéen, des plis multiples dans la capsule cristallinienne, et pense que les inégalités de cette surface réfringente doivent avoir une influence fâcheuse sur la formation des images rétiniennes là où elles existent.

Mais c'est surtout la structure particulière du cristallin qui devient la cause de l'astigmatisme irrégulier. On se rappelle ce que nous en avons dit, page 150. Ce petit organe se compose de plusieurs secteurs. Or, pour peu que ces différentes parties ne soient pas exactement agencées ensemble, de façon à former une surface bien régulière, chacune d'elles réfractera la lumière différemment et fournira une image à part.

Si la différence est grande, les images rétiniennes correspondantes aux secteurs du cristallin sont assez éloignées l'une de l'autre pour être perçues séparément. L'individu voit plusieurs objets au lieu d'un; il y a polyopie. Si les images se recouvrent en partie, il y a vision indistincte, ou polyopie seulement pour des points lumineux.

La même chose arrive lorsque les différents secteurs n'ont pas le même indice de réfraction. Ici encore ils réfractent différemment la lumière, et produisent un astigmatisme irrégulier d'autant plus marqué, que l'inégalité de l'indice de réfraction est plus grande.

Le cristallin est la cause principale de la polyopie que nous avons signalée comme existant physiologiquement presque dans tous les yeux. Il est également le siège de celle qui se développe fréquemment avec l'âge. Nous savons, en effet, que la structure du cristallin subit des modifications notables, tant au point de vue de son élasticité (peut-être de sa forme), qu'à celui de son indice de réfraction. Les secteurs dont il se compose, presque impossibles à différencier dans la jeunesse, deviennent de plus en plus distincts dans un âge avancé. On voit facilement, à l'éclairage oblique, leur soudure, formant comme une étoile dans le champ pupillaire.

Cette différenciation peut devenir tellement prononcée qu'on la voit directement, sans recourir à la concentration de la lumière. Il n'est pas nécessaire, pour cela, que le cristallin ait perdu sa transparence; et, si néanmoins on distingue ses différentes parties les unes des autres, il faut bien qu'elles réfractent différemment la lumière. C'est ce qui donne lieu à des phénomènes

(1) Mauthner, *Die optischen Fehler des Auges*, p. 800.

d'astigmatisme irrégulier des plus variés. Pour les uns, les étoiles semblent se parer de rayons qu'elles n'avaient pas autrefois; les autres découvrent des satellites aux astres qu'ils avaient toujours vus isolés. Très souvent la lune, surtout lorsqu'elle forme un croissant, semble multiple. La même chose arrive avec tout objet très lumineux, notamment avec les lanternes des rues : elles rayonnent d'une façon inusitée et se multiplient. Ces phénomènes deviennent surtout marqués lorsqu'une cataracte commence à se former, et augmentent lorsqu'on étend le champ pupillaire par l'atropine. Ils cessent après l'extraction bien réussie de la cataracte, mais pour faire place à l'astigmatisme régulier, résultant de l'altération occasionnée par la plaie dans la forme de la cornée. Nous en avons parlé plus haut.

Détermination de l'astigmatisme irrégulier.

L'astigmatisme irrégulier se révèle d'abord par des symptômes *subjectifs*, que nous avons déjà mentionnés : faiblesse de l'acuité visuelle, diplopie et polyopie monoculaire; déformation apparente des objets fixés.

Ces phénomènes se manifestent *objectivement*, quelquefois par l'aspect indistinct du fond de l'œil observé à l'ophthalmoscope, mais surtout par la déformation des détails de ce fond, qui paraissent tantôt allongés, tantôt comprimés, effacés en partie ou étirés de la façon la plus bizarre. Cet aspect change, de plus, suivant la direction dans laquelle on examine l'œil, c'est-à-dire suivant la partie de l'appareil dioptrique qui fournit l'image ophthalmoscopique.

L'anomalie de forme de la *cornée* qui produit l'astigmatisme irrégulier peut être parfois reconnue directement à l'œil nu, de profil, comme dans le kératocone. Mais ce sont surtout les phénomènes catoptriques qui nous renseignent sur la forme de cette surface réfringente; ils correspondent évidemment aux phénomènes dioptriques.

Dans le cas particulier de la cornée conique, par exemple, on voit à l'ophthalmoscope une ombre circulaire entourer la partie centrale du rouge du fond de l'œil. Cette ombre correspond à la partie de la cornée qui, descendant du sommet pointu vers la périphérie de cette membrane, est très peu convexe, affecte surtout la forme conique et réfléchit la lumière de côté, au lieu de la laisser pénétrer dans l'œil. Cette zone moyenne paraît sombre aussi à la simple inspection de l'œil, et le centre brillant semble comme nager sur une couche circulaire de liquide foncé.

Il en est de même pour toutes les irrégularités de la cornée. Elles se manifestent le plus nettement par les images de réflexion que cette membrane engendre; on n'a qu'à fixer son attention, par exemple, sur l'image d'une fenêtre ou d'une lumière quelconque réfléchie par une cornée qui a été le siège d'ulcères ou de traumatismes, pour reconnaître immédiatement l'astigmatisme irrégulier de cette surface, à la forme bizarre que prend la première ou à la multiplicité des reflets qu'on obtient de la seconde. Ici encore le phénomène devient surtout concluant lorsqu'on fait changer la position de l'œil par rapport à l'objet, de façon à promener le reflet, pour ainsi dire, sur toute l'étendue de la cornée et à examiner la courbure de ses différentes parties.

Au lieu de se servir, comme objet, de la fenêtre ou d'une source lumineuse quelconque, il est tout naturel d'en choisir un à forme régulière et mobile, de façon à pouvoir, en l'approchant ou en l'éloignant de l'œil, modifier la grandeur de son image, et en le déplaçant, l'endroit où elle se produit. C'est ainsi que nous nous servons, et probablement beaucoup d'autres aussi, depuis des années, d'un carré et d'un cercle en carton blanc pour étudier la forme de la cornée.

Le malade est placé à contre-jour, et le carton, bien éclairé, rapproché de l'œil à examiner. L'observateur le regarde à travers une ouverture centrale pratiquée dans le carton. S'il y a astigmatisme régulier cornéen, l'image paraît allongée dans le sens du méridien le moins convexe, rétrécie dans le méridien de la plus forte courbure, comme nous l'avons déjà expliqué. Le cercle devient un ovale, le carré, un rectangle, lorsqu'on le place de telle sorte que ses côtés soient parallèles aux méridiens principaux, un trapèze, lorsqu'ils ne le sont pas. Mais la forme du reflet diffère bien plus sensible-

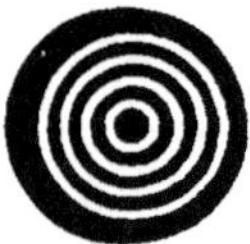 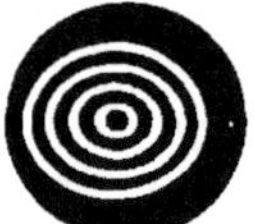

FIG. 107.   FIG. 108.

ment de son objet, lorsqu'il y a astigmatisme irrégulier. Elle peut s'altérer de telle sorte, qu'elle devient absolument méconnaissable.

Ce procédé nous a toujours servi à la démonstration, dans nos conférences cliniques. La méthode est cependant devenue plus démonstrative encore pour l'astigmatisme régulier, et surtout pour l'irrégulier, grâce à une petite modification qu'y a apportée M. Placido (1).

L'auteur se sert comme « kératoscope » d'un disque en carton, bois ou zinc, de 23^{cm} de diamètre. Sur l'une des faces est tracée une série de cercles concentriques alternativement blancs et noirs. Le centre du disque est percé d'une ouverture circulaire d'un centimètre de diamètre. L'autre face est entièrement peinte en noir, et munie au centre d'un petit tube perpendiculaire de 3^{cm} de hauteur.

L'instrument est maintenu et manié par un manche. L'œil du malade et celui de l'examinateur doivent se trouver à la même hauteur. Pour observer

1) Placido, *Nouvel instrument pour la recherche rapide des irrégularités de courbure de la cornée : l'astigmatoscope exploratoire (Period. di oftalm. pratica.* 2e ann., n°⁵ 5 et 6, 1880).

la région de la ligne visuelle, on fera regarder la personne examinée dans le tube central de l'instrument, en ayant soin de diriger son propre œil dans l'axe de ce dernier.

L'œil examiné étant dans l'ombre et le disque bien éclairé, on observe d'un seul regard l'image que forment d'un cercle autant de sections de la cornée que le disque contient de zones blanches et noires. L'aspect est des plus curieux et démontre, pour ainsi dire, la forme de la cornée dans différentes régions. Ainsi, la figure 107 donne l'aspect d'une cornée régulièrement constituée, la figure 108 indique un astigmatisme cornéen régulier.

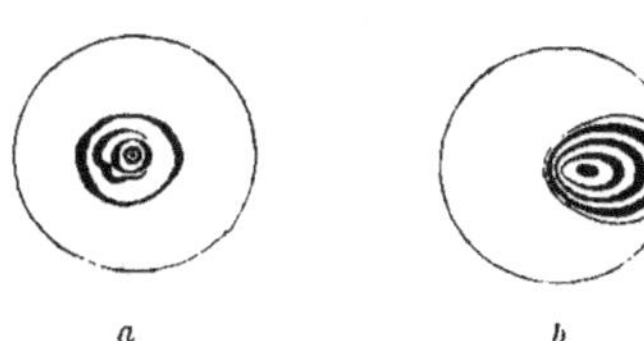

a   *b*

Fig. 109.

Les figures 109 et 110 *a* et *a* correspondent aux sommets de deux cornées coniques, *b* et *b* à une partie excentrique des mêmes cornées (1).

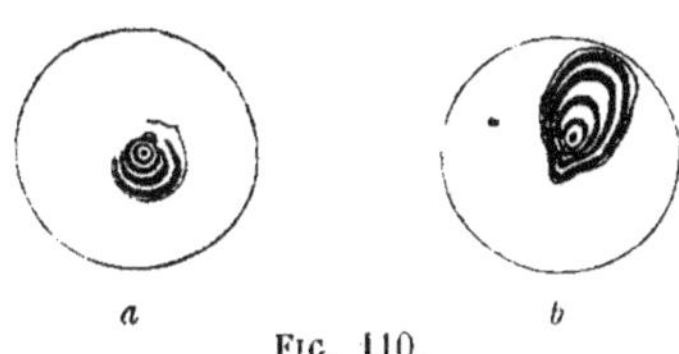

a   *b*

Fig. 110.

MM. Javal et Schiötz ont adapté un disque analogue à leur ophthalmomètre. L'épaisseur des cercles blancs et noirs augmente suivant la loi des tangentes, et les degrés sont inscrits sur les cercles. Ce disque peut servir, suivant les auteurs, non seulement à la démonstration de la courbure cornéenne dans tous les points voulus et bien déterminés par l'angle de déviation de l'œil, mais aussi à la mesure de cette courbure, pour peu qu'on y ajoute un prisme biréfringent. La réfraction cornéenne est donnée alors par le cercle dont les doubles images deviennent tangentes. Elle s'y trouve inscrite en dioptries sur l'un des rayons. Une des couronnes blanches qui répond à la région la plus habituellement mesurée est divisée en cinq parties au moyen de deux cercles noirs. Chacune de ces divisions correspond à une dioptrie (2). En observant la cornée d'abord au centre, puis dans le méridien vertical et horizontal à des degrés égaux du centre, M. Javal (3) a obtenu des dessins très démonstratifs

(1) Hirschberg, *Centralblatt f. Augenheilk.*, p. 59, 1882.

(2) Javal, *Contribution à l'ophthalmométrie* (*Ann. d'oc.*, LXXX, p. 213, 1882).

(3) Javal, *Troisième contribution à l'ophthalmométrie* (*Ann. d'oc.*, LXXXIX, p. 1, 1883).

pour la cornée normale aussi bien que pour ses diverses anomalies de forme : notamment dans le kératocone, où les images fournies par les parties excentriques affectent la forme ovoïde représentée par les figures 109 et 110.

L'astigmatisme irrégulier du *cristallin* est infiniment plus difficile à étudier que celui de la cornée.

Chaque fois qu'on se trouve en présence de symptômes d'astigmatisme irrégulier, qu'on ne peut pas attribuer à la première surface réfringente de l'œil, on les met sur le compte du cristallin.

Les irrégularités de réfraction de cette lentille se manifestent à l'éclairage oblique aussi bien qu'à l'ophthalmoscope. Elles s'accompagnent ou non d'opacités et ne sont pas rares. Mais, le cristallin étant si difficilement accessible aux investigations pratiques, elles échappent à une démonstration et à une mesure aussi précise que celles de la cornée.

Il va sans dire qu'il y a des transitions multiples entre les deux espèces d'astigmatisme que nous venons d'étudier.

La forme de la cornée ou du cristallin n'est pas toujours aussi régulière que l'exige le premier, ni assez anormale pour qu'il ne reste plus, même dans l'astigmatisme irrégulier, un méridien qui possède encore une courbure passable.

Souvent aussi l'astigmatisme régulier de la cornée s'accompagne d'astigmatisme irrégulier du cristallin, et inversement. Si ce sont là des causes qui troublent souvent le résultat de la correction dans le premier cas, la découverte d'un méridien corrigible par un verre cylindrique, dans l'astigmatisme irrégulier, est souvent aussi la précieuse récompense d'un examen attentif et consciencieux.

CHAPITRE III

PARTIE CLINIQUE

Il est parfaitement logique, juste et pratique de classer les différents états de réfraction de l'œil en *hypermétropie, emmétropie* et *myopie*. Dans cette classification, l'emmétropie représente la réfraction *normale*, moyenne, l'amétropie, la réfraction qui s'écarte de cette mesure-étalon, l'hypermétropie, en y restant inférieure, la myopie, en la dépassant.

Mais, au point de vue clinique, on aurait tort de considérer l'emmétropie comme le seul état physiologique de l'œil, état qui serait flanqué de droite et de gauche de deux types pathologiques, l'hypermétropie d'un côté, la myopie de l'autre.

Il ne faut pas croire qu'aussitôt qu'un œil n'a pas son foyer principal sur la rétine, il doive inspirer de l'inquiétude et réclame une correction optique, voire même des soins médicaux. Non. Nous avons déjà vu que, pour les besoins de la pratique, on a notablement élargi le cadre de l'emmétropie. Tandis qu'en s'en tenant à la définition physique, on n'honorerait de ce nom que les yeux adaptés aux rayons parallèles, on admet en réalité dans ce groupe tous ceux dont le foyer conjugué antérieur n'est pas en-deçà d'une distance positive ou négative de 5 mètres.

Comme nous pratiquons nos examens optométriques à la distance de 5 mètres, il s'ensuit que notre emmétropie est, en réalité, une myopie de 0,2 dioptrie. Comme, de plus, nous considérons comme emmétrope tout individu qui refuse un verre convexe ou concave de 0,25 D (le plus faible que contienne la boîte d'essai), il s'ensuit aussi que nous admettons l'emmétropie là où il peut y avoir en réalité une myopie allant jusqu'à 0,37 D, ou que nous considérons déjà comme hypermétrope une personne myope de 0,08 D. En effet, dans le premier cas, si la myopie dépasse 0,37 D, la vision sera améliorée par un verre concave de 0,25 D, car, avec ce verre, les cercles de diffusion produits sur la rétine sont moins grands que ceux qui se produiraient sans correction. Dans le second cas, si la réfraction est inférieure à 0,08 D, l'individu verra mieux (sans accommodation) avec un verre convexe de 0,25 D, qui rend les cercles de diffusion produits par les objets-types à 5 mètres plus petits qu'ils ne le seraient réellement sans verre.

Notre emmétropie oscille donc dans les limites d'un quart de dioptrie.

Ceux qui n'ont recours, dans l'optométrie, qu'aux verres — 0,5 et + 0,5 D
lui donnent même une amplitude d'une demi-dioptrie.

Si nous avons étendu ainsi la définition de l'*emmétropie*, nous aurons à
élargir encore davantage la conception de l'*œil normal*. En effet, il serait
surprenant et contraire aux habitudes de la nature, que, dans la formation de
nos yeux, elle ne se fût jamais trompée d'un millimètre dans la longueur de
l'œil, ou d'une fraction de millimètre dans le rayon de courbure des surfaces
réfringentes. Et il n'en faut pas davantage pour faire varier de plusieurs dioptries l'état de réfraction de l'œil (voy. le tableau de la page 132).
La régularité optique, pour être parfaite, exigerait une exactitude mathématique qu'on ne rencontre guère dans la réalité.

Un certain écart de cette régularité n'implique donc pas nécessairement
un défaut dans la conformation anatomique ou le fonctionnement physiologique de l'organe. Et de fait, la plupart des yeux légèrement hypermétropes et
légèrement myopes sont parfaitement sains. Leur acuité visuelle, après correction, ne diffère nullement de celle des emmétropes purs, ce qui permet
de conclure à une organisation irréprochable de leur appareil nerveux. Les
fonctions des muscles intrinsèques et extrinsèques s'exécutent d'une façon
non moins normale, et l'accord entre les deux yeux, la vision binoculaire,
ne laisse rien à désirer. De plus, jusqu'à un âge assez avancé, l'accommodation suffit pour corriger un certain degré d'hypermétropie. Si bien que, du
moins dans la vision à grande distance, les personnes qui sont atteintes de
cette anomalie ne s'en douteraient généralement pas, si l'heure de porter
des lunettes pour lire ne sonnait un peu plus tôt pour elles que pour
d'autres.

Ce petit inconvénient n'existe pas pour les myopes. Il est vrai que,
par contre, ils ne voient pas si bien au loin que les emmétropes. Une myopie
faible suffit déjà pour raccourcir notablement la portée de la vue. Mais il est
également vrai qu'on n'a que rarement besoin du maximum de l'acuité à
distance. Très peu de professions l'exigent, comme celles de garde-côtes,
de pilote, de chasseur, etc. Au surplus, il se développe, dans des yeux
myopes depuis l'enfance, une faculté étonnante de tirer profit des images
rétiniennes imparfaites qu'ils obtiennent. Ces myopes, de degré faible
toujours, ne se trouvent nullement gênés dans la vie habituelle. Ils reconnaissent facilement les personnes à plusieurs mètres de distance, ils lisent
les noms des rues, et parviennent même quelquefois à devenir d'assez bons
tireurs à l'œil nu.

La myopie légère n'exige l'intervention du clinicien que dans la
minorité des cas, lorsqu'elle affecte une allure progressive ou maligne, que
nous apprendrons à connaître. Mais, à ce titre, l'emmétropie peut quelquefois
réclamer également le secours de la thérapeutique, lorsqu'elle constitue
une étape dans le développement morbide d'un œil qui d'hypermétrope
tend à devenir progressivement myope. Mais alors ce n'est pas la **réfraction**
proprement dite qui est la première en cause ; ce n'est pas la myopie ou

l'emmétropie qu'il s'agit de combattre, c'est une véritable maladie de l'organe, dont l'état particulier de réfraction n'est qu'un symptôme.

En général, il est donc bien entendu, et nous tenons à le dire, à l'encontre d'une tendance à la polythérapie que nous avons souvent constatée : un certain degré d'hypermétropie ou de myopie ne rend pas par lui-même un œil pathologique.

Après ce degré *faible* de l'amétropie, nous distinguons le *degré moyen* : de deux à cinq dioptries environ pour l'hypermétropie, de trois à sept environ pour la myopie.

Ici les conditions sont déjà bien différentes. L'amétropie en elle-même réclame presque toujours une correction optique. Néanmoins l'œil proprement dit peut encore être normal. Son acuité visuelle peut atteindre la moyenne et même la dépasser. L'accommodation *est* encore la même que celle de l'emmétrope. Cependant les différences dans les dimensions du globe et dans sa forme commencent déjà à se manifester, l'œil hypermétrope étant visiblement plus petit, le myope plus grand que l'œil emmétrope type. Ces différences trouvent leur expression, entre autres, dans le champ de fixation, qui indique, pour le premier, des excursions plus grandes que pour le second (1).

Mais ce qui caractérise ces degrés moyens d'amétropie, c'est que, si chaque œil isolé peut encore fonctionner normalement, la coopération des deux se trouve compromise. Précisément le fait que la vue de chacun d'eux est encore assez bonne inspire à l'individu le vif désir de les employer simultanément. Mais, pour fusionner les impressions nettes de chaque œil en une vision binoculaire stéréoscopique, il s'agit de concilier avec le degré d'accommodation qui corrige l'amétropie le degré de convergence qu'exige la position de l'objet.

Or nous avons vu (p. 190 et suivantes) que les deux fonctions sont liées ensemble de telle sorte qu'elles ne sauraient être disjointes que dans une certaine limite. Tout en fixant simultanément le même objet, les yeux peuvent tendre ou relâcher leur accommodation de quelques dioptries, ou changer leur degré de convergence de quelques angles métriques. L'espace dans lequel se meuvent ces variations relatives des deux fonctions n'excède pas toutefois certaines bornes. Il semble avoir été ménagé par la nature précisément en vue des irrégularités qu'elle ne peut éviter dans les rapports entre la longueur et la force réfringente de l'œil. L'amplitude relative d'accommodation et de convergence oscille, en effet, à peu près entre les limites que nous avons assignées à la réfraction d'yeux sains, quoique légèrement amétropes.

Aussitôt que l'amétropie est plus élevée, ce correctif ne suffit plus pour

____

(1) Donders, *loc. cit.*, p. 179 et 218, édit. anglaise ; p. 152 et 208, édit. allemande. — Landolt, *Transact. of the internat. med. Congress*, London, 1881, vol. III. p. 25, et *Arch. d'opht.*, I, p. 589 (1880-81).

réaliser la vision binoculaire. Le maximum d'accommodation lié à la convergence qu'exige la vision binoculaire est impuissant à adapter l'œil hypermétrope à cette distance, et inversement, si la correction optique est obtenue, elle a provoqué un excès de convergence qui rend la vision binoculaire impossible.

Chez le myope, au contraire, la convergence régulière tend à amener un excès d'accommodation. Tandis que la faiblesse de la tension accommodatrice ou son relâchement complet, tel que l'exige le degré de la myopie, exclut une impulsion suffisante pour la convergence. Cette dernière reste donc au-dessous de ce qu'elle devrait être, ou n'est réalisée qu'au prix d'un excès d'accommodation.

Cette lutte entre le désir de la vision nette et celui de la vision binoculaire engendre, chez des amétropes de degré moyen, les manifestations d'asthénopie les plus diverses, et souvent ils n'en sont quittes qu'avec la perte relative d'un œil. Les hypermétropes sont atteints de strabisme convergent, les myopes, de strabisme divergent. Ils ont acquis le repos en sacrifiant la vision binoculaire à la vision distincte. D'autres fois, la coopération des deux yeux est conservée, mais au détriment de l'adaptation optique parfaite.

Nous verrons en détail, dans des chapitres spéciaux, tous les inconvénients, les tourments, les dangers auxquels sont exposés les yeux amétropes de degré moyen. Pour le moment, il nous suffit de faire remarquer que c'est dans la vision binoculaire surtout que se manifestent les troubles dus à cette classe de l'amétropie.

Après les degrés moyens, nous rencontrons les *degrés élevés* d'amétropie.

Les yeux de cette catégorie peuvent en général être considérés comme pathologiques, les hypermétropes comme imparfaitement développés, les myopes comme atteints d'une véritable maladie. Les uns et les autres fonctionnent également mal, quoique par des raisons différentes. L'acuité visuelle est faible, et tombe d'autant plus au-dessous de la normale que l'anomalie de réfraction est plus prononcée. L'accommodation est presque toujours défectueuse, et l'appareil moteur des yeux est altéré, souvent même à un point très considérable.

Par cette dernière raison déjà la vision binoculaire serait très difficile à obtenir. Mais elle rentre presque au second plan en face des difficultés que rencontre chaque œil isolément à se procurer une vue passable. Souvent même ce but n'est pas atteint; mais, si, grâce à la combinaison de tous les moyens dont dispose l'organe et de ceux que peut y ajouter l'art de l'oculiste, les deux yeux sont rendus à leur fonctionnement respectif, il n'est pas rare d'observer que le désir même de la vision binoculaire fait défaut. L'individu se sent assez heureux — non sans raison — de pouvoir se servir utilement au moins d'un œil, ou des deux alternativement.

Si, dans la première catégorie de l'amétropie, il faut se garder d'une intervention trop zélée, de médicaments aussi bien que de verres de lunettes, dans la seconde, la connaissance de la physiologie oculaire et l'observation attentive et prolongée célèbrent leurs plus grands triomphes. La dernière classe enfin constitue un vaste champ ouvert à la correction optique, aussi bien qu'à l'action thérapeutique, la myopie maligne surtout.

Les considérations générales que nous venons d'exposer se rapportent à la grande majorité des cas d'amétropie, et nous croyons utile pour la pratique d'ordonner la matière si difficile à manier que nous traitons d'une façon conforme aux enseignements de l'expérience. Nous procéderons de la même manière dans les chapitres spéciaux qui suivront. Une fois le type normal caractérisé, les cas qui s'y rattachent rangés et étudiés, les formes atypiques, qui constituent encore une minorité très respectable, seront plus faciles à exposer et mieux comprises.

Nous tenons, en effet, à dire ici déjà que, quelque intime que soit la parenté entre la doctrine des anomalies de la réfraction oculaire et la physique, il faut se garder de vouloir considérer les premières d'un point de vue par trop mathématique. Si nous pouvons établir des règles, les exceptions sont fréquentes, et les chiffres ne peuvent souvent pas revendiquer ici une autorité plus grande qu'ils n'en ont généralement en physiologie. On réussira toujours d'autant mieux dans l'adaptation des yeux à leur destination qu'on alliera d'une manière plus intime la connaissance parfaite de la théorie à l'observation clinique la plus soigneuse.

Abordons maintenant en détail les différentes formes d'amétropie.

L'HYPERMÉTROPIE

Souvenons-nous d'abord de la définition que nous avons donnée de l'*hypermétropie* (p. 126), et qui peut se résumer en ces mots : *L'hypermétropie est caractérisée par le fait que le foyer principal de l'œil se trouve en arrière de la rétine.*

Comme nous l'avons déjà fait remarquer à l'endroit cité, la définition ne préjuge rien sur la cause de l'amétropie. Et, de fait, en prenant comme terme de comparaison l'œil emmétrope type (p. 104-115), toutes les conditions qui peuvent faire tomber le foyer du système en arrière de la rétine, l'adapter à des rayons convergents, le rendre hypermétrope en un mot, se rencontrent réalisées. Tantôt c'est un œil trop court, muni d'un système dioptrique égal en puissance à celui d'un œil type, tantôt c'est un œil de longueur normale, mais pourvu d'un appareil dioptrique trop faible. Et cette insuffisance de la force réfringente, qui empêche les rayons parallèles de former foyer sur la rétine et les réunit trop loin en arrière de celle-ci, cette insuffisance peut être due à toutes les causes possibles : aplatissement des surfaces réfringentes, absence d'une partie du système (aphakie), diminution de l'indice de réfraction du cristallin, augmentation de celui du corps vitré. De plus, toutes ces causes peuvent naître à leur tour d'influences différentes, et peuvent enfin se combiner entre elles de la façon la plus diverse.

Suivant son étiologie, l'hypermétropie affecte aussi un caractère variable, et exige un traitement différent.

Étant donnée cette multitude de formes de l'hypermétropie, il faut encore procéder par ordre pour ne pas s'embrouiller, confondre l'important avec l'accessoire, l'exception avec la règle.

Nous essayerons donc d'établir une hypermétropie typique, que nous traiterons en premier lieu, et nous consacrerons un chapitre spécial aux différentes formes d'hypermétropie atypique.

HYPERMÉTROPIE TYPIQUE

L'œil hypermétrope type peut en général être considéré comme un œil *imparfaitement développé* (1).

Cet arrêt de développement peut varier, depuis l'œil humain normal jusqu'à la similitude avec l'œil des mammifères supérieurs dans la classe, et jusqu'au microphthalmos dans l'espèce. Il est, en effet, important de noter que les yeux des animaux sont presque tous hypermétropes. Ceux que nous avons examinés présentaient en moyenne une hypermétropie de trois dioptries.

D'autre part, l'hypermétropie est la règle dans les yeux des enfants jusqu'à huit ans. Ils ne deviennent emmétropes ou myopes que plus tard, quand le corps a acquis son développement complet (2).

Enfin cet état de réfraction est habituel dans les yeux mal formés, affectés d'un vice d'évolution quelconque. Mentionnons les yeux atteints de colobome de l'iris, d'atrophie congénitale plus ou moins complète du nerf optique, avec ou sans nystagmus. Rappelons surtout le microphthalmos déjà cité, et tous les yeux qui s'en rapprochent, dans lesquels l'arrêt de développement se fait sentir très souvent en dehors des yeux, sur leurs organes accessoires, sur l'orbite, la face et le crâne tout entier. Citons enfin un cas caractéristique de trophonévrose de la face avec hypermétropie typique, que nous avons décrit (*Arch. d'ophtalm.*, III, p. 199, 1883).

> Il s'agissait d'un homme de quarante-cinq ans, atteint, dès son enfance, d'un arrêt de développement de la moitié gauche de la face, très probablement à la suite d'une lésion du sympathique cervical gauche. L'œil du côté dystrophique présentait une hypermétropie de 3 D avec acuité visuelle 0,4 et une limitation du champ de fixation. L'œil droit correspondant à la moitié normale de la face, était hypermétrope de 0,5 D seulement et jouissait d'une acuité visuelle égale à 1.

(1) Donders, *loc. cit.*, p. 245, édit. anglaise; p. 206, édit. allemande.
(2) Cohn, *Arch. of Ophthalm.*, IX, 4, 1880. — Horstmann, *Danziger Naturforscherverein* 1880. — Schleich, *Mittheilungen aus der ophth. Klinik in Tübingen*, 1882. — Cohn, *Klin. Monatsbl. f. Augenheilkunde*, p. 460, 1871, et *Arch. für Ophthalm.*, 2, p. 305, 1871.

A. *Hypermétropie faible.* — Dans les *degrés faibles* d'hypermétropie, cet arrêt de développement n'est guère perceptible. L'œil normal montre déjà tant d'écarts dans sa longueur et dans le degré de courbure de ses surfaces que, sans la détermination directe de la réfraction, il n'est pas possible de distinguer un œil faiblement hypermétrope d'un œil emmétrope.

De plus, nous avons déjà dit qu'au point de vue de leur constitution anatomique, aussi bien que de leur fonctionnement, ces yeux sont généralement aussi parfaits que les emmétropes. Nous n'avons qu'à rappeler certaines tribus de sauvages, examinés au point de vue de leur réfraction, qui à leur hypermétropie unissent une acuité visuelle jusqu'à deux fois supérieure à la moyenne de nos pays. Nous n'avons d'ailleurs pas besoin d'aller si loin pour vérifier ce fait. Nous le constatons tous les jours parmi nous-mêmes. Les hypermétropes faibles, qui constituent probablement la majorité des yeux, ont presque tous une très bonne acuité visuelle. Leur amplitude d'accommodation est la même que celle des emmétropes, et les excursions de leurs yeux sont au moins aussi étendues.

B. *Hypermétropie moyenne.* — Dans les *degrés moyens*, par contre, le type hypermétrope s'accuse déjà visiblement. Il se trahit quelquefois même par la conformation du crâne et de la face. Cette dernière est caractérisée par son peu de relief. Elle paraît aplatie, surtout au niveau de la racine du nez, du front, des bords orbitaires et de l'os zygomatique. En un mot, le type hypermétrope du visage tient un peu du mongol. On dirait que la petitesse de l'œil correspond à un manque de profondeur de l'orbite (1).

Le rapport entre la conformation du crâne et celle de l'œil est plus frappant encore dans certains cas d'asymétrie du crâne et de la face. On rencontre très souvent des personnes dont une moitié de la tête est visiblement plus petite que l'autre : une moitié du front est peu développée, fuyante, la pommette plus ou moins aplatie, le diamètre de la joue moindre que de l'autre côté. La même différence se retrouve entre les deux moitiés du palais. Un côté du menton est comme atrophié par rapport à l'autre. La ligne médiane de la face n'est pas droite; elle est légèrement incurvée, tournant sa convexité vers la partie la plus développée, comme si cette dernière tendait, par sa croissance plus active, à entourer l'autre arrêtée dans son évolution. Très souvent la mensuration ou même la simple inspection du crâne dénote une différence analogue.

Or, à la moitié la moins développée de la tête correspond, dans la majorité des cas, l'œil dont la réfraction est la plus faible, l'œil le plus petit, le plus souvent hypermétrope, ou présentant une hypermétropie plus élevée, si cette anomalie de la réfraction existe des deux côtés (2).

<hr>

(1) Donders, *loc. cit.*, p. 252, édit. anglaise; p. 212, édit. allemande.

(2) *Ibid.*, p. 558, édit. anglaise; p. 433, édit. allemande. — Landolt, *Relations between the conformation of the cranium and that of the eye* (**British** med. Ass.-Meeting at Cambridge, Aug. 1880. *British. med. Journal*, April 1881).

Il est vrai que cette règle admet des exceptions fréquentes, sur lesquelles nous n'avons jamais manqué d'insister. Le type crânien hypermétrope dont nous avons parlé plus haut, peut aussi faire défaut dans des cas d'hypermétropie moyenne, mais, ce qui ne manque presque jamais, c'est la forme particulière, caractéristique de l'œil même.

Ces yeux sont généralement plus petits que les yeux normaux. Leur arrêt d'évolution est surtout prononcé dans le diamètre antéro-postérieur, de telle sorte que, sur une section méridienne, leur forme se rapproche du schéma que nous avons donné page 125, et que leur analogie avec les yeux d'ani-

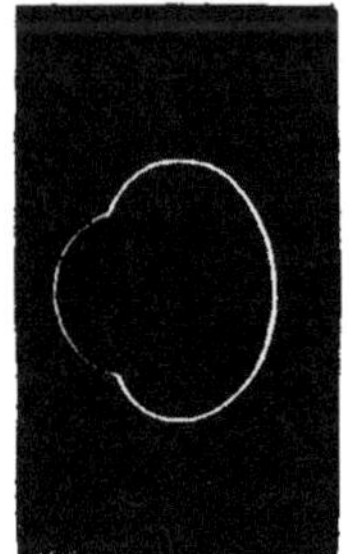

Fig. 111.

maux est très frappante. On n'a qu'à comparer ces sections avec la reproduction très fidèle du contour d'un œil de lapin, représenté par la figure 111.

La forme particulière de l'œil hypermétrope type ne peut d'ailleurs échapper à l'observateur attentif, même sans qu'il ait besoin de recourir à l'autopsie. Sa petitesse et sa grande mobilité frappent à première vue, et, lorsqu'on écarte et refoule les paupières vers la tempe, en faisant exécuter à l'œil une forte rotation vers le nez, la forme ellipsoïdale de ce dernier s'accuse par la forte courbure de sa région équatoriale. Sa petitesse se révèle par la possibilité de suivre son contour de l'œil, et surtout du doigt, en arrière de l'équateur, jusque vers le nerf optique. Cette forme hyperope est frappante, surtout quand on la compare à celle de l'œil myope, qui, comme nous verrons, se distingue par une espèce d'aplatissement de sa portion équatoriale. Chez l'hypermétrope, le contour monte rapidement de la cornée vers l'équateur, pour redescendre aussi rapidement vers le pôle postérieur.

Si le raccourcissement de l'œil hypermétrope est tellement accusé qu'on le remarque à première vue, sans qu'il produise cependant plus qu'un degré moyen de cette amétropie, il faut présumer que le système dioptrique ne peut pas être bien différent de celui de l'emmétrope; c'est-à-dire que l'hypermétropie typique est due au défaut de longueur de l'œil plutôt qu'à un aplatissement de ses surfaces réfringentes.

En effet, les mensurations ophthalmométriques, loin de révéler une courbure cornéenne moindre, en ont même démontré parfois une plus forte chez l'hypermétrope que chez l'emmétrope (1).

Chez cette catégorie d'hypermétropes, l'astigmatisme régulier commence déjà à se montrer très fréquemment, fait très important à noter, vu les autres difficultés de la vision avec lesquelles les hypermétropes se trouvent aux prises, à mesure que s'élève le degré de leur amétropie.

Le muscle ciliaire semble, suivant Iwanoff, affecter une forme particulière chez l'hypermétrope (p. 147). Il n'est pas plus puissant que celui de l'em-

____

(1) Donders, *loc. cit.*, p. 246, édit. anglaise; p. 207, édit. allemande.

métrope, quoique l'état de la réfraction statique réclame une intervention plus active de la réfraction dynamique.

Quant à l'appareil nerveux, il commence à montrer des imperfections : l'acuité visuelle atteint à peine la moyenne et lui est beaucoup plus souvent inférieure que supérieure.

Le champ visuel des hypermétropes est, suivant Uschakoff et Reich, un peu plus étendu que celui des emmétropes et des myopes. Nous avons expliqué ce phénomène par la position des parties excentriques de la rétine par rapport à l'appareil dioptrique de l'œil. La forme du globe, fortement bombé dans sa région équatoriale, permet à des rayons lumineux qui forment un grand angle avec l'axe de l'œil de rencontrer encore des parties sensibles de la rétine, tandis que, dans des yeux allongés, ils seraient tombés en avant de celle-ci. Cette petite différence d'étendue du champ visuel en faveur des hypermétropes n'est donc pas due à une plus grande perfection de leur membrane nerveuse, et ne leur rend même pas de services appréciables.

Si, pour les hypermétropes de degré faible, l'accommodation peut suffire jusqu'à un âge assez avancé pour adapter l'œil à grande aussi bien qu'à courte distance, le défaut de la réfraction statique se fait sentir beaucoup plus tôt dans la catégorie moyenne des hypermétropes. L'insuffisance de l'accommodation, astreinte au double travail de suppléer le manque de réfraction statique et d'adapter les yeux au travail rapproché, s'accuse nécessairement de plus en plus, à mesure que s'élève le degré de l'hypermétropie. Aussi l'on constate chez les hypermétropes moyens une tendance très marquée à éloigner l'objet de fixation, afin de le maintenir dans le domaine sur lequel son accommodation s'exerce encore sans trop d'effort.

Cette distance s'éloigne cependant avec l'âge assez rapidement. Elle arrive à la limite où le maximum d'accommodation suffit à peine pour voir nettement à la distance du travail. Des symptômes d'asthénopie surviennent. Peu à peu le punctum proximum est si éloigné de l'œil que toute lecture, écriture, etc., est impossible par suite de l'imperfection des images rétiniennes.

La seule vision à grande distance est encore nette. Mais elle-même finit par se troubler plus ou moins tôt, suivant le degré de l'hypermétropie. Ainsi le diagramme de la page 164 nous apprend qu'un hypermétrope de 4 dioptries ne voit déjà plus nettement au loin à quarante-trois ans, attendu qu'à cet âge son punctum proximum se trouve déjà au-delà de l'infini.

Seul l'appareil moteur de ces hypermétropes semble fonctionner mieux que dans l'œil normal, vu que le champ de fixation est généralement plus étendu dans les degrés moyens de l'hypermétropie que dans l'emmétropie (1). Cette grande étendue des excursions de l'œil n'est cependant pas attri-

<hr>

(1) Donders et Schuurman, in Donders, *loc. cit.*, p. 409, édit. angl.; p. 343, édit. allem. — Schneller, *Arch. f. Ophth.*, t. XXI, 3, p. 133, 1875; et t. XXII, 4, p. 147, 1877. — Landolt., *Arch. d'opht.*, t. 1, p. 586, 1880-1881.

buable à un développement supérieur des muscles, mais seulement à la plus grande mobilité du globe, qui est petit et court, et dont le centre de motilité se trouve situé plus en arrière que chez l'emmétrope et le myope (1).

L'avantage de la conformation hypermétrope, pour les rotations de l'œil, devient surtout évident quand on la compare à celle des yeux fortement myopes, allongés, amplifiés, et conséquemment gênés dans leurs mouvements par les parois de l'orbite.

Malgré leur grande mobilité, les yeux hypermétropes n'atteignent pas une amplitude de convergence notablement plus élevée que celle des emmétropes (Schuurman, Reich, Landolt).

Les recherches de Donders semblent indiquer que la macula de ces yeux se trouve plus éloignée du bord temporal de la papille que chez les emmétropes et les myopes. Il a constaté, en effet, que la ligne de regard, qui se confond presque avec la ligne visuelle allant de la fosse centrale à l'objet fixé, passe *en dedans* de l'axe qui traverse le centre de la cornée, et que l'angle compris entre les deux lignes, qu'on peut appeler γ, est généralement positif et plus grand que dans d'autres yeux (2).

Ce fait peut être dû ou à un déplacement de la macula vers la tempe, le globe oculaire restant d'ailleurs le même, ou à un déplacement, une enchâssure vicieuse de la cornée, dont l'axe formerait un angle avec celui du globe, et dont le centre serait dirigé vers la tempe.

C'est apparemment la première hypothèse que Donders a admise, car il attribue à cette divergence entre la ligne visuelle et l'axe cornéen l'avantage de faciliter la convergence des lignes visuelles. Ceci n'est le cas que lorsque la macula a changé de place par rapport au reste du globe, notamment à l'appareil musculaire, tandis que l'excentricité de l'insertion cornéenne ne saurait influer en aucune façon dans ce sens.

Nos expériences (3) et celles de M. Dobrowolsky (4), qui ont prouvé que, dans l'hypermétropie, la distance entre la papille et la macula est généralement plus grande que chez les emmétropes et les myopes, prêtent un haut degré de probabilité à cette manière de voir, à moins qu'on ne suppose une insertion anormale du nerf optique.

Du fait constaté par Donders il résulte que les axes cornéens des yeux

(1) Donders (*loc. cit.*, p. 181 et 248, édit. angl., p. 154 et 208, édit. allem). trouve, sur 12 yeux, dont l'hypermétropie variait de 2,5 à 10,5 D, entre la distance qui sépare le centre moteur de la face postérieure et celle qui le sépare de la face antérieure de l'œil, un rapport moyen de 8^{mm},885 à 13^{mm},22, c'est-à-dire presque 2 : 3, tandis qu'il est de 9^{mm},99 : 13^{mm},54, disons 5 : 6,8 chez l'emmétrope.

(2) Donders appelle cet angle α. Mais, en réalité, il a mesuré l'angle formé par la ligne de regard et l'axe mené par le centre de la cornée. Il est donc plus juste de l'appeler γ, quoiqu'il ne corresponde pas non plus rigoureusement à la définition que nous avons donnée de ce dernier, p. 111.— Comparez aussi ce que nous disons des deux angles, vol. , p. 746 de cet ouvrage.

(3) Landolt, *Annali di ottalmologia*, t. II, p. 1, janvier 1872.

(4) Dobrowolsky, *Ann. d'oculistique*, t. LXVI, p. 217, décembre 1871.

hypermétropes divergent toujours relativement aux lignes visuelles, et qu'ils sont en divergence absolue lorsque ces dernières sont parallèles entre elles. Un hypermétrope qui présente de grands angles γ positifs peut donc avoir l'air de diverger, sans être atteint de strabisme. L'observateur, en effet, juge de la direction des yeux d'après celle des cornées, qu'il voit, et non suivant celle des lignes visuelles, qu'il ne voit pas.

Ce strabisme divergent apparent est assez fréquent chez les hypermé-tropes. Il n'atteint cependant que rarement des degrés très élevés (9°) (1), et on le distingue très aisément d'un strabisme vrai. On n'a qu'à faire fixer un objet rapproché, en cachant un des yeux examinés. Si, au moment où, découvrant celui-ci, on cache l'autre œil, le premier n'a pas besoin d'exécuter un mouvement de convergence pour fixer l'objet, sa ligne de regard est bien dirigée, il n'y a pas de strabisme.

Le strabisme divergent réel, en effet, est rare parmi les hypermétropes, surtout parmi ceux de cette catégorie. Au contraire, le strabisme *convergent* est, chez eux, très fréquent.

Comme nous venons de le dire, Donders pense que la grandeur de l'angle γ disposerait déjà ces yeux à la convergence par le fait que, toutes choses égales d'ailleurs, les lignes de regard convergeraient lorsque les yeux se trouvent au repos, dans leur position d'équilibre, qui correspond à peu près au parallélisme des axes cornéens. Quoi qu'il en soit, l'angle γ n'est certainement pas la cause principale du strabisme convergent des hypermétropes.

Aussi Donders explique sa production d'une façon infiniment plus satisfaisante par le rapport qu'il a constaté entre l'accommodation et la convergence. Nous savons que les deux fonctions sont liées entre elles de telle sorte qu'à un degré donné de convergence correspond toujours un degré à peu près égal d'accommodation, et inversement.

Or, si l'emmétrope met en jeu autant de dioptries d'accommodation que la distance de l'objet exige d'angles métriques de convergence, l'hypermétrope est obligé de demander en plus à son accommodation un nombre de dioptries égal au degré de son amétropie.

Tant que ce degré ne dépasse pas la cote positive de son amplitude d'accommodation relative, c'est-à-dire la cote dont il peut augmenter son accommodation sans changer sa convergence, la vision binoculaire et nette est possible. C'est le cas pour les hypermétropes de degré faible et assez jeunes encore pour disposer d'une bonne accommodation. Mais, lorsque l'hypermétropie dépasse certaines limites, il n'est plus possible de mettre d'accord les deux fonctions qui président à la vision binoculaire et nette ; l'individu, ne dirigeant pas ses deux yeux simultanément sur l'objet fixé, n'est plus en état de joindre à cette convergence nécessaire pour voir simple, la cote d'accommodation nécessaire pour voir avec précision.

(1) Donders, p. 248, édit. angl.; p. 208, édit. allem. — Landolt, art. STRABISME, in. *Dict. encyclopéd. des sciences méd.*, par Dechambre, p. 223-226, 1882.

Cette dernière ne saurait être obtenue que grâce à un degré de convergence plus considérable. Mais alors il n'y a plus de vision binoculaire, il y a un excès de convergence, c'est-à-dire strabisme convergent.

En effet, les hypermétropes d'un certain degré se trouvent tous nécessairement dans cette alternative : voir binoculairement, mais d'une manière indistincte, ou voir avec netteté, au détriment de l'association des deux yeux.

Par exemple, un hypermétrope de 5 dioptries a besoin, pour fixer un objet à 1/4 de mètre, qui exige 4 am. de convergence, de $5 + 4 = 9$ D d'accommodation. — Si, pour ce degré de convergence, la partie positive de son amplitude d'accommodation relative n'est que de 2 D, il ne peut pas voir nettement, étant insuffisamment adapté. — Pour réaliser les 3 D qui lui manquent, il est obligé de faire, de chaque œil, un effort de convergence d'environ 3 am. de plus. Ses deux lignes de regard ne seront donc plus dirigées simultanément sur l'objet situé à 1/4 de mètre. Il tournera la tête ou déplacera l'objet de façon que celui-ci se trouve sur la ligne de regard de l'un de ses yeux, en abandonnant à l'autre le soin de la totalité de la convergence nécessaire. Si, dans notre exemple, l'œil droit est dirigé sur l'objet, l'œil gauche se trouverait dans une convergence pathologique de $2 \times 3 = 6$ am., ce qui, si l'objet se trouve à 1/4 de mètre, lui donnerait une convergence totale de $4 + 6 = 10$ am.

Malgré cette inégalité de convergence, l'accommodation ainsi gagnée ne s'en répartit pas moins d'une façon égale sur l'œil droit (l'œil qui fixe, dans notre exemple) et sur l'œil gauche (en convergence exagérée). Tous deux, en effet, reçoivent des centres nerveux la même somme d'innervation ; seulement, dans l'œil gauche, elle se porte exclusivement aux muscles adducteurs, tandis que, dans l'œil droit, elle se distribue d'une façon uniforme aux muscles adducteurs et abducteurs, maintenant ainsi l'œil immobile dans son état de fixation.

Nous ne prétendons pas que les choses se passent avec cette exactitude mathématique, comme le feraient supposer les chiffres. Ceux-ci ne servent qu'à rendre un exemple frappant, à l'instar des lignes d'une figure schématique.

Mais le principe est absolument vrai. Donders a déjà fourni les preuves à l'appui, et nous pouvons les constater tous les jours. Si nous jouissons d'une vision binoculaire parfaite, fixons un objet rapproché ; cachons un œil, par exemple le gauche, et plaçons subitement devant le droit un verre concave. Cet œil ne changera pas de direction, et continuera à voir nettement. Mais l'effort d'accommodation qu'il est obligé de faire pour neutraliser le verre négatif s'impose en même temps à l'autre œil, et provoque, sur ce dernier, un strabisme convergent d'un degré en rapport avec la force du verre concave. Ce strabisme est facile à constater objectivement, et se manifeste subjectivement par une diplopie homonyme, aussitôt qu'on enlève le diaphragme de l'œil couvert.

L'anisométrope dont l'un des yeux est hypermétrope, l'autre emmétrope, et qui jouit de la vision binoculaire, n'obtient pas des images rétiniennes nettes dans l'œil hypermétrope, parce que la cote d'accommodation mise en jeu est à peu près la même pour les deux yeux. Aussitôt qu'il désire voir nettement de ce dernier, son œil emmétrope est dévié en dedans par une contraction exagérée du muscle droit interne.

De plus, si le strabisme convergent des hypermétropes n'est pas trop invétéré, il peut être supprimé par l'emploi de verres convexes, qui les dispensent de cette accommodation forcée, achetée au prix d'un excès de convergence.

La production du strabisme convergent des hypermétropes s'explique donc parfaitement suivant la théorie de Donders (1). Ce qui est plus difficile à comprendre, c'est pourquoi certains hypermétropes louchent, tandis que beaucoup d'autres du même degré ne louchent pas. Donders a cru trouver les motifs de ce fait, entre autres, dans les différences que présente l'angle γ. Mais les mensurations ne semblent pas confirmer cette façon de voir, attendu que la grandeur de cet angle n'est pas en rapport constant avec la présence du strabisme convergent.

Il semble plus naturel d'admettre, avec le grand physiologiste, que, si l'hypermétropie dispose au strabisme convergent, celui-ci se développe surtout dans les cas où l'un des yeux est très inférieur à l'autre, et a, par suite, moins de valeur dans la vision binoculaire. Cet œil serait alors sacrifié en ce sens que, incapable de rendre de grands services par sa collaboration à la vision binoculaire, il faciliterait la vision nette de l'autre, en supportant l'excès de convergence qu'elle exige. C'est ainsi qu'une hypermétropie plus forte d'un côté que de l'autre, un fort astigmatisme, des taies de la cornée ou des altérations du fond de l'œil, enfin toutes les causes qui diminuent l'acuité visuelle d'un des yeux pourraient, chez un hypermétrope, amener la déviation de cet œil.

Cette façon de voir nous semble non seulement plausible, mais très souvent confirmée par l'observation clinique. Nous ne fermons cependant pas les yeux sur les exceptions, qui sont nombreuses. Il arrive fréquemment de voir des hypermétropes dont un œil est plus faible que l'autre, et qui cependant ont échappé au strabisme convergent. D'autre part, on le rencontre chez des personnes dont les deux yeux sont égaux ou à peu près. Mais, tant qu'on n'aura pas prouvé, par des chiffres nombreux, que ces cas forment la majorité, nous admettrons que l'infériorité d'un œil hypermétrope peut devenir pour lui la cause du strabisme, quitte à chercher une autre explication pour les faits exceptionnels.

On a voulu trouver cette dernière dans un spasme tonique, avec ou sans altération consécutive du muscle droit interne, survenue à la suite d'une inflammation cornéenne, qui se serait propagée aux gaines de ce muscle.

____

(1) Donders, *loc. cit.*, p. 291 et 306, édit. angl. ; p. 243, 251, édit. allem.

C'est ainsi que s'expliquerait la fréquence des taies cornéennes sur les yeux strabiques en général.

M. Schweigger, ayant observé que très souvent les deux yeux, non pas seulement l'œil dévié, ont une mauvaise acuité visuelle, pense que cette circonstance place l'individu dans la nécessité de se procurer des images rétiniennes très grandes. Il y arrive par le rapprochement des objets, qui entraîne une exagération de la convergence et de l'accommodation.

D'autres auteurs attribuent cette forme de strabisme à des conditions qui facilitent la convergence, telles qu'un développement plus marqué, ou une insertion plus favorable du muscle droit interne, une innervation plus puissante des muscles préposés à la convergence. Mais ils n'ont pas pu fournir, à l'appui de leur hypothèse, les arguments positifs sans lesquels elle n'a aucune valeur.

M. Mauthner (1) pense que, si tous les hypermétropes ne louchent pas, c'est parce qu'un petit nombre d'entre eux arrivent en possession de cet artifice, destiné à se procurer des images nettes. Il faut, pour qu'ils le découvrent, certaines conditions favorables, comme, par exemple, une parésie de l'accommodation (Javal), ou l'exemple donné par un condisciple expert dans l'art de loucher, qui les entraînerait à l'imitation. Cette interprétaton prêterait un fonds de vérité à la légende si souvent répétée d'un strabisme infligé comme punition aux enfants qui auraient contrefait l'infirmité d'un camarade.

L'hypothèse de notre savant confrère de Vienne peut avoir beaucoup de vrai ; mais ni cette théorie, ni toutes celles que nous avons énumérées réunies ne nous satisfont pleinement, et nous aimons mieux avouer que beaucoup de cas de strabisme convergent échappent encore à notre compréhension. Cet aveu ne nous coûte guère : nous rencontrerons d'autres points obscurs encore dans le courant de ces études. Il faut savoir les envisager avec sérénité, afin d'attaquer avec courage l'œuvre de leur élucidation. La médecine générale, qui fait l'objet de recherches depuis des milliers d'années, offre bien plus de lacunes encore que l'ophthalmologie, qui est pour ainsi dire née d'hier. Donc ne désespérons pas, cherchons consciencieusement ; analysons les faits si multiples que la pratique nous offre tous les jours, et la lumière se fera.

Le strabisme convergent des hypermétropes se développe généralement dans la première enfance. Il n'est pas rare de le rencontrer à l'âge de deux à quatre ans.

Périodique et alternant au début, c'est-à-dire se manifestant seulement sous l'impulsion d'une fixation attentive, et tantôt sur un œil, tantôt sur l'autre, il devient constant avec l'âge et se localise alors sur un œil. C'est généralement le moins bon des deux, s'il existe une différence.

A ce propos, on a avancé que l'infériorité de l'acuité visuelle de l'œil dévié

____

(1) Mauthner. *Die optischen Fehler des Auges*, p. 555.

était non pas la cause, mais la conséquence du strabisme. L'œil exclu de la vision binoculaire n'acquerrait pas ou perdrait son acuité visuelle normale, faute d'exercice. Nous ne partageons pas cette façon de voir. Un œil peut être exclu de la vision pendant des années, sans éprouver une altération de son acuité visuelle. L'amblyopie de l'œil strabique nous semble donc bien être primitive et non secondaire.

Il est intéressant d'observer, par contre, la facilité avec laquelle l'individu apprend à faire abstraction de l'impression rétinienne de l'œil dévié, et le peu de prix qu'il semble attacher à sa vision binoculaire. En effet, on n'entend jamais de plaintes de diplopie dans ces cas. On peut cependant presque toujours produire cette dernière, contrairement à l'opinion généralement répandue. Il s'agit seulement de la faciliter. Choisissant un petit objet qui impressionne vivement l'œil, comme la flamme d'une bougie, on couvre d'un verre coloré celui des yeux qui a l'habitude de fixer, et on attire l'attention de l'œil dévié sur son image rétinienne, en couvrant et découvrant successivement son congénère. Mais, ce qui est curieux à noter, c'est que, une fois arrivées à voir double, ces personnes ont la plus grande difficulté à projeter exactement l'image rétinienne de l'œil strabique. C'est à peine si elles se rendent compte de quel côté se trouve la flamme qu'elles voient de cet œil; le plus souvent, il leur est impossible d'indiquer l'écartement des deux images qu'elles perçoivent, en d'autres termes, de donner l'élément d'une détermination subjective du degré du strabisme.

Cette mensuration réussit cependant très facilement à l'aide de la méthode objective, c'est-à-dire à l'aide de la mensuration périmétrique (1). L'impossibilité de l'obtenir par le premier procédé n'est pas due à l'inconstance de la déviation, à un vacillement de l'œil qui amènerait une variation analogue dans la position réciproque des deux images, mais bien à la perte de la faculté de localiser les impressions rétiniennes de l'œil strabique.

C'est ce fait surtout qui distingue cette forme de strabisme, qu'on a appelé *concomitant*, du strabisme *paralytique*, où la diplopie est si marquée et si nette, si gênante, si persistante.

La différence s'explique d'ailleurs tout naturellement ; le strabisme paralytique avec diplopie se produit presque toujours d'une façon rapide, et à un âge où les yeux ont eu longtemps l'habitude de la fixation binoculaire. Le strabisme convergent des hypermétropes, par contre, se développe presque toujours d'une façon lente et graduelle, à un âge où la vision binoculaire n'est probablement pas encore bien enracinée, et surtout sur un œil dont les impressions rétiniennes sont moins nettes et peut-être moins vivement perçues que celles de son congénère.

Il arrive cependant aussi de voir le strabisme convergent survenir assez brusquement chez des enfants hypermétropes, surtout à la suite de maladies générales, ou même d'affections oculaires très légères : conjoncti-

(1) Voy. vol. I, p. 910, de cet ouvrage.

vite, kératite phlycténulaire. Dans le premier cas, on a pensé à un affaiblissement de la force accommodatrice, dans le second, à une irritation directe du muscle droit interne, ou, ce qui semble plus probable, à l'influence de l'occlusion ou de l'exclusion d'un œil. Celle-ci constituerait, pour ainsi dire, un apprentissage du strabisme. Elle supprime la vision binoculaire, et donne sa liberté de direction à l'œil exclu. Si l'individu trouve un avantage dans un excès de convergence, on ne peut s'étonner qu'il le fasse produire par cet œil, inutile à la vision proprement dite.

Même dans les cas de strabisme concomitant survenu brusquement, la diplopie spontanée fait défaut. Mais il ne faudrait pas en conclure que les jeunes hypermétropes attachent si peu de valeur à leur vision binoculaire, qu'ils y renoncent pour toujours à la moindre occasion, même passagère. Au contraire, le très grand nombre d'hypermétropes qui ne louchent pas, et qui cependant ont passé par les mêmes incidents, ont résisté à la tentation et ont été sauvés du strabisme, sans doute grâce à la solidité de leur vision binoculaire.

Il faut donc admettre, chez la minorité qui louche, une prédisposition au strabisme, de nature quelconque, mais inconnue encore.

C. *Hypermétropie forte.* — Les degrés les plus élevés de l'hypermétropie sont nécessairement aussi les plus typiques. Ils portent le plus l'empreinte de l'arrêt de développement qui caractérise cette forme d'amétropie, et en présentent le mieux certaines conséquences.

Ici, une certaine parenté entre la conformation du crâne et celle de l'œil ou des yeux est plus souvent reconnaissable. Le type hypermétrope de la tête est plus prononcé. L'œil lui-même est réduit dans toutes ses dimensions : la cornée est visiblement plus petite. Cette petitesse nous semble expliquer la diminution de son rayon de courbure, qui a été parfois constatée en pareil cas. Il semble, en effet, que cette membrane ne soit plus bombée que parce que ses diamètres ont été raccourcis par la cause à laquelle le globe entier doit la réduction de son volume. On dirait, en outre, que ce phénomène de constriction de la circonférence cornéenne s'est effectué d'une façon inégale suivant les divers méridiens, ou même d'une manière tout à fait irrégulière. La cornée présente, en effet, le plus souvent, un astigmatisme régulier considérable, auquel s'associe fréquemment un astigmatisme irrégulier, non corrigible.

La petitesse de l'œil semblerait une condition favorable à des excursions étendues. Mais, en réalité, le champ de fixation des hypermétropes de cette catégorie est rétréci et accuse une mobilité inférieure à la normale. La cause en réside, sans aucun doute, dans la faiblesse de l'appareil musculaire extrinsèque, qui a souffert lui aussi de la dystrophie générale de l'organe visuel.

Le muscle ciliaire lui-même n'échappe pas à cette influence. Contrairement à ce qu'on pourrait attendre, il est moins vigoureux que celui d'un œil

normal, ou affecté d'une hypermétropie modérée, et l'amplitude d'accommodation, en pareil cas, est généralement restreinte ; si bien que cette fonction
est presque toujours insuffisante pour corriger les images rétiniennes imparfaites, produites sur la rétine par un appareil dioptrique insuffisant.

Ce serait là déjà, en somme, une explication suffisante de l'inaptitude
des yeux fortement hypermétropes à une vision soutenue. Il en faut cependant chercher la cause principale dans l'infériorité de l'appareil nerveux,
qui participe également de la formation incomplète de l'œil. Malgré la
correction la plus parfaite du vice de réfraction, non seulement l'acuité visuelle
est réduite d'une façon souvent considérable, mais les yeux sont incapables
de fonctionner pendant un certain temps, sans éprouver aussitôt une sensation
de fatigue, qui les force à interrompre leur travail. On dirait que la provision
de substance nerveuse nécessaire à une vision prolongée est plus faible que
chez d'autres et qu'elle s'épuise avec plus de rapidité.

L'ophthalmoscope donne d'ailleurs souvent des indices très accusés des
imperfections de l'appareil nerveux. La papille se présente sous la forme
d'un disque tantôt d'une pâleur anormale, tantôt au contraire d'une coloration foncée, qui tranche à peine sur les environs. Ses limites manquent de
netteté et sont souvent irrégulières.

Ce qui caractérise surtout les degrés élevés d'hypermétropie, et nous autorise à en faire un groupe à part, c'est la façon particulière dont s'accomplit
leur vision.

La *vision des hypermétropes* est variable suivant le degré de leur défaut
de réfraction. Nous nous rappelons que celle-ci ne diffère pas beaucoup de
la normale dans les degrés faibles, qu'avec l'âge seulement survient la
nécessité d'éloigner le livre, ou de recourir à des verres convexes, tandis
que la vue est encore longtemps parfaite à distance. Nous avons vu que, dans
les degrés moyens, la tendance caractéristique à éloigner l'objet de fixation,
ou l'asthénopie qui résulte de l'insuffisance de la réfraction dynamique
par rapport à la réfraction statique, sont plus marquées encore, à moins que
l'hypermétrope ne renonce à la vision binoculaire, en tombant dans un strabisme convergent non moins pathognomonique.

Tout autres sont les phénomènes que présente l'individu affecté d'une *forte*
hypermétropie. Loin de reculer le livre dans lequel on veut le faire lire, il
l'approche, au contraire, tout près de ses yeux, bien en-deçà de son punctum
proximum, de façon à en imposer pour un véritable myope. Cette erreur
est vite dissipée par l'examen des globes oculaires, qui présentent une petitesse marquée, ou en tout cas une forme bien différente de celle que
devraient avoir des yeux myopes, lisant à un punctum remotum aussi rapproché. L'hypermétrope, en effet, applique, pour ainsi dire, ses yeux sur le
papier ; incapable d'obtenir des images rétiniennes nettes, il cherche au
moins à les obtenir aussi grandes que possible. Les cercles de diffusion ne
sont pas un obstacle pour lui, car d'abord leur diamètre, généralement

limité par l'étroitesse des pupilles, n'augmente qu'en proportion de la racine carrée de la diminution de la distance, tandis que la grandeur de l'image augmente proportionellement à cette diminution elle-même. En second lieu, il existe chez lui une aptitude singulière à analyser des images rétiniennes imparfaites et à se rendre compte de la forme de l'objet, malgré les cercles de diffusion dont se compose son image.

Cela ne l'empêche pas de recourir à tous les moyens possibles pour les réduire. Ainsi, il recherchera de préférence une très forte lumière, qui rétrécit sa pupille ; il limitera la grandeur de cette dernière encore en clignant des paupières, ou, lorsqu'il ne se sert que d'un œil, en portant l'objet du côté opposé de la ligne médiane, de façon à le voir par-dessus le nez. Le dos de ce dernier intercepte une partie des rayons lumineux et restreint ainsi les cercles de diffusion.

Une seconde différence capitale, qui existe entre la deuxième et la troisième catégorie d'hypermétropes, c'est que le strabisme convergent est exceptionnel chez les personnes qui ressortissent à cette dernière.

Ce fait a beaucoup surpris par sa singularité, à tel point que MM. Stellwag et Mauthner se sont demandé si la statistique ne nous avait pas trompés en ce point, si la rareté du strabisme dans l'hypermétropie élevée n'était pas due à la faible fréquence de cette dernière elle-même, ou si elle n'avait pas été méconnue dans nombre de cas de strabisme convergent hypermétropique.

D'autres auteurs, sans s'arrêter à ces scrupules, ont vu dans ce phénomène une contradiction formelle de la théorie de Donders. Ils pensent que, si le strabisme convergent des hypermétropes est réellement dû à l'effort considérable d'accommodation qu'ils sont obligés de faire pour corriger l'insuffisance de leur réfraction, et qu'ils achètent au prix d'une convergence exagérée, cette convergence devrait augmenter proportionnellement au défaut de réfraction, c'est-à-dire au degré de l'hypermétropie. Si bien que, parmi les hypermétropies les plus élevées, on devrait rencontrer aussi la plus grande fréquence et les degrés les plus forts du strabisme convergent.

Donders a déjà répondu à cet argument, en disant que l'hypermétrope dont le défaut de réfraction est très considérable renonce à la tentative même de le neutraliser par le moyen indirect d'une convergence exagérée, à cause du sentiment de son impuissance à le corriger entièrement.

On a fait alors une objection nouvelle : l'hypermétropie, même forte, dépasse rarement un degré qui ne pût être largement couvert par l'accommodation dont dispose l'individu à l'âge où le strabisme convergent se développe d'habitude. Ainsi, en supposant que l'amplitude d'accommodation, qui est de 14 dioptries à 10 ans, soit au moins aussi puissante avant cet âge (on ne l'a pas mesurée chez des individus plus jeunes), elle suffit amplement pour corriger une hypermétropie de 8 dioptries et pour amener encore le punctum proximum jusqu'à la distance focale de $14 - 8 = 6$ dioptries, soit 16,6 centimètres.

Mais ici on a oublié deux choses. D'abord, un hypermétrope de 8 dioptries est obligé de fournir un travail accommodateur qui est toujours de 8 D plus fort que celui de l'emmétrope. Si à chaque dioptrie d'accommodation correspond un angle métrique de convergence, ces 8 angles métriques représenteraient, pour un individu jeune, à ligne de base de $57^{m.m}$, 13° de convergence (voy. p. 184). — Et si, comme cela se fait généralement, la déviation se localise tout entière sur l'œil exclu de la vision, les objets fixés étant tenus droit en face de l'autre, l'œil strabique aurait à fournir, déjà dans la vision au loin, une convergence de $2 \times 13 = 26°$, et une bien plus forte encore dans la vision rapprochée. La convergence nécessaire aurait ainsi vite dépassé, et de beaucoup, les limites qu'un œil ou même les deux yeux peuvent atteindre.

Mais même les degrés moindres de convergence ne sont pas si faciles à réaliser qu'on semble le croire. Nous avons déjà fait remarquer (p. 173 et suiv.) que, pour soutenir un travail pendant un certain temps, il faut posséder en réserve une certaine quantité de la force qui le produit. Cette quote est très grande pour la convergence. Il est donc facile de comprendre que, quand même l'individu parviendrait encore à réaliser, pour un instant, le degré de convergence nécessaire pour sa parfaite accommodation, il ne saurait le maintenir. Car ce degré pourrait bien représenter la totalité de son amplitude de convergence ou, en tous les cas, une fraction trop grande pour un fonctionnement prolongé.

Le strabisme convergent ne se produit donc pas dans ces cas, simplement parce qu'il est rendu impossible par la faiblesse absolue ou relative des muscles droits internes.

Quelque chose d'analogue peut se produire avec l'accommodation. Quelle que soit la supériorité de la force du muscle ciliaire sur celle des muscles extrinsèques de l'œil, l'accommodation n'est néanmoins pas à la disposition *absolue* de l'individu. Il est certain que, plus est grande la quote d'accommodation déjà dépensée, plus sa production coûte de peine. La dernière dioptrie d'amplitude d'accommodation exige indubitablement une somme d'innervation et de travail musculaire beaucoup plus grande que la première. L'accommodation mise en jeu, pas plus que la convergence, ne peut donc être évaluée par le nombre *absolu* de dioptries, mais par des quantités *relatives* à la totalité de l'accommodation dont l'individu dispose, par des *quotes* en un mot.

Or, si le travail oculaire doit s'accomplir pendant une certaine durée, il faut qu'il n'exige qu'une certaine quote d'accommodation, en laissant une autre en réserve. Si l'hypermétropie est très forte, il est parfaitement possible que l'accommodation exigée soit trop élevée pour le muscle ciliaire, surtout si ce dernier est encore insuffisamment développé. L'individu se dispense donc d'un effort exagéré de convergence non seulement parce que celle-ci est trop faible, mais encore parce que son accommodation ne suffirait quand même pas. C'est peut-être là encore une des raisons pour lesquelles ces hypermétropes prennent l'habitude de renoncer à l'adaptation optique, et rapprochent les objets si près de leurs yeux.

Si le strabisme convergent est exceptionnel chez les hypermétropes des degrés les plus élevés, on ne rencontre pas rarement chez eux le *strabisme divergent*.

Ce phénomène ne nous surprendra pas, si nous nous rappelons la constitution et le fonctionnement de ces yeux. Ils sont très imparfaitement développés, avons-nous dit, et fonctionnent mal à tous les points de vue. On dirait qu'ayant déjà assez de peine à voir de chaque œil séparément, ces hypermétropes renoncent à la tâche bien plus compliquée de la vision binoculaire.

Il est fort possible que la tendance au fonctionnement combiné des deux yeux, qui est le privilège des races supérieures, soit elle-même aussi peu développée que les moyens de la satisfaire dans ces organes visuels, produits d'une évolution incomplète.

En tout cas, ces yeux étant amblyopes, quelquefois à un très haut degré, ils doivent facilement prendre la direction que suivent d'habitude les yeux amblyopes, la divergence. Celle-ci semble, en effet, la véritable position d'équilibre pour des yeux hors de fonction. L'explication que nous avons donnée de ce fait (1), en disant qu'on pourrait y voir un phénomène d'atavisme, une réminiscence des races inférieures, où les axes des yeux divergent, comme ceux des orbites, cette explication ne se trouverait nulle part mieux justifiée que dans les cas de strabisme divergent des yeux fortement hypermétropes, qui se rapprochent à tant d'égards des yeux de races inférieures.

Que le désir de la vision binoculaire existe ou non, celle-ci est d'ores et déjà exclue, et la divergence, au moins relative, déjà établie chez les hypermétropes qui rapprochent les objets en-deçà du punctum proximum de leur convergence. Il n'y a pas à s'étonner non plus si cette divergence relative devient absolue, c'est-à-dire subsiste pour toutes les distances, même pour l'infini. Le strabisme divergent des hypermétropes extrêmes est, en effet, plus facile encore à expliquer que le strabisme convergent des myopes.

Symptômes et diagnostic de l'hypermétropie typique. — Les symptômes et le diagnostic de l'hypermétropie résultent d'une façon toute naturelle des faits que nous venons d'exposer. Pour en donner une description aisée à comprendre et répondant aux faits cliniques, nous maintenons toujours notre division des hypermétropes en trois catégories.

L'hypermétrope de *degré faible* et d'âge moyen présente la plus grande ressemblance avec un emmétrope. De même que ce dernier, il voit bien à distance; si son accommodation est encore forte, il voit également bien de près, et rien dans son anamnèse ne peut le faire distinguer d'un emmétrope. L'hypermétropie ne deviendra suspecte au premier

---

(1) Landolt, article Strabisme in *Dictionnaire Encyclop. des Sciences méd.*, de M. Dechambre, p. 268.

abord pour le médecin que lorsque la personne qui le consulte, bien qu'encore relativement jeune, lui raconte qu'elle voit bien de loin, mais qu'elle éprouve une certaine difficulté à fixer les objets rapprochés, à lire ou à écrire.

Cette ressemblance avec la réfraction normale peut s'étendre, dans le jeune âge, jusqu'aux *degrés moyens* de l'hypermétropie. Ces derniers toutefois ne manqueront guère de frapper l'observateur, soit par les plaintes des malades, qui décidément éprouvent de la peine à voir de près, soit par un ensemble de signes extérieurs, que nous avons décrits et qu'on pourrait qualifier d'habitus hypermétrope : un crâne brachycéphale, une face aplatie, des yeux petits et mobiles font déjà présumer l'hypermétropie. Si à cet aspect vient se joindre une tendance à la convergence exagérée ou un strabisme convergent déjà établi, on sera presque sûr d'être en présence d'un degré moyen d'hypermétropie.

L'habitus hypermétrope est encore plus frappant dans les *degrés élevés :* combiné avec une tendance au rapprochement excessif des objets fixés, il fera poser d'emblée le diagnostic différentiel avec la myopie extrême, qui donne lieu à la même particularité. Nous avons de plus, dans cette catégorie d'hypermétropie typique, l'insuffisance de l'acuité visuelle, quelquefois le strabisme divergent, et l'amélioration de la vue sous l'influence de verres convexes forts.

L'hypermétropie n'est, en effet, établie d'une façon indubitable que lorsque l'*optométrie* a relevé le défaut de réfraction statique qui la caractérise. C'est, comme nous l'avons exposé plus haut (p. 253 et suiv.), l'*ophthalmoscope* qui représente le moyen le plus sûr, non seulement d'établir la nature de l'amétropie, mais aussi d'en déterminer le degré. Des verres de lunettes placés devant l'œil, ou toute autre des méthodes subjectives d'optométrie que nous avons décrites, sont loin de donner un résultat aussi sûr. Nous avons déjà expliqué pourquoi : c'est à cause de la réfraction dynamique, de l'*accommodation*.

Cette faculté d'augmenter son état de réfraction joue un rôle très important dans l'hypermétropie, parce qu'elle sert à corriger, à neutraliser une partie, sinon la totalité de ce défaut de réfraction, et à adapter l'œil à des distances finies (p. 157).

La force de l'accommodation employée dans l'intérêt de la correction de l'hypermétropie est si puissante chez de jeunes individus, que non seulement elle adapte leurs yeux parfaitement, à grande et à courte distance, mais qu'elle s'exerce même sans nécessité et contrairement à l'intérêt de ces yeux lorsqu'on les munit de verres convexes. Il arrive, en effet, que de jeunes hypermétropes rejettent le secours de ces verres, tout comme le ferait un emmétrope. L'ophthalmoscope et les mydriatiques seuls permettent, dans ces cas, d'établir le véritable état de réfraction.

Théoriquement on pourrait supposer que la recherche du punctum proximum devrait y conduire également. L'amplitude d'accommodation étant la même dans tous les yeux sains, quel que soit leur état de réfraction, le punctum proximum doit être plus éloigné ; en d'autres termes, la réfraction qu'ils présentent pendant qu'ils fixent leur punctum proximum doit être inférieure, dans des yeux qui en dépensent une certaine quantité pour neutraliser leur défaut de réfraction statique, à celle des emmétropes du même âge, qui en emploient la totalité en-deçà de zéro, c'est-à-dire sur le domaine de la réfraction positive (p. 171).

Ce moyen de diagnostic ne serait cependant pas très pratique. L'hypermétropie qui pourrait être confondue avec l'emmétropie n'est jamais d'un degré bien élevé. La différence du maximum de réfraction-dont l'œil est susceptible, p, n'est donc que très faible. La différence de P, c'est-àdire de la distance du punctum proximum à l'œil, est également très petite, parce que le phénomène en question ne se présente que chez des individus très jeunes, où l'accommodation est très puissante, où le punctum proximum est donc très rapproché de l'œil et où, en conséquence, à une différence de quelques dioptries ne correspond qu'une différence minime des distances focales.

Par exemple, deux enfants de dix ans ont une amplitude d'accommodation de 14 D. Chez le premier, emmétrope, p est de 14 D, et le punctum proximum se trouve à $P = \dfrac{1^m}{p} = 71$ millimètres. Le second, hypermétrope de 3 D, a un p de $14 - 3 = 11$ D. Par conséquent, $P = \dfrac{1^m}{11} = 91$ millimètres. Malgré la différence de 3 D dans la réfraction statique, celle de la distance des punctums proximums n'est donc pas supérieure à 2^{cm}. Or un écart de 2 centimètres est très difficile à évaluer d'une façon absolue dans l'optométrie subjective. Il faudrait, pour augmenter la différence linéaire, munir les yeux de verres concaves, pour éloigner le punctum proximum de l'œil, comme nous l'avons indiqué page 277.

Mais, outre que cette méthode serait déjà plus compliquée que la détermination objective, elle serait toujours entachée d'une source d'erreurs, parce que la constance de l'amplitude d'accommodation n'est pas absolue ; elle est sujette à des variations, même à l'état physiologique, mais surtout sous l'influence de causes débilitantes générales ou locales (faiblesse ou parésie du muscle ciliaire). On ne saurait donc tirer une conclusion absolument certaine de la situation du punctum proximum d'un jeune enfant sur le degré de son hypermétropie, ou sur l'absence de cette forme d'amétropie.

Hypermétropie latente, — manifeste, — totale.

Il arrive souvent qu'un spasme d'accommodation couvre la *totalité* de l'hypermétropie, lorsque cette dernière n'est pas très forte, mais surtout lorsque le pouvoir accommodateur est très puissant, comme c'est généralement le cas chez les enfants.

D'autres fois, le jeune hypermétrope, quoique voyant parfaitement bien à grande distance, c'est-à-dire *pouvant* neutraliser son amétropie à l'aide de son accommodation, accepte cependant le secours de verres convexes. Son acuité visuelle, au maximum déjà sans verre, y reste jusqu'à ce que le verre convexe ait atteint un *certain degré*. Disons, par exemple, 1 D. Ce fait est déjà très précieux pour le diagnostic, parce qu'il établit d'une façon certaine la présence de l'hypermétropie; l'emmétrope aurait vu moins bien à distance avec le verre convexe. Mais, si l'on examine cet hypermétrope à l'ophthalmoscope, on peut trouver qu'en réalité son hypermétropie est de 5 D. Le verre convexe n'a donc servi à rendre manifeste qu'*une partie* de l'hypermétropie totale; une autre partie, 5 — 1 = 4 D dans notre exemple, est restée *latente*, et demeure telle malgré des verres plus forts. Ces verres ne feront qu'abaisser de nouveau l'acuité visuelle, parce que le jeune hypermétrope n'est pas à même de relâcher son accommodation au delà d'une certaine limite.

L'*hypermétropie totale* (H^t), qui était complètement masquée dans le premier cas, se compose donc, dans le second, d'une partie que l'individu peut à volonté, ou au moins avec l'aide d'un verre convexe, rendre *manifeste* (H^m), et d'une autre qui, malgré lui, reste *latente* (H^l); $H^t = H^m + H^l$.

Lorsque l'hypermétropie *totale* est très forte par rapport à la puissance de l'accommodation, cette dernière ne suffit pas pour corriger entièrement la première, quel que soit l'effort que fasse l'individu. Dans ce cas, de faibles verres convexes font immédiatement *augmenter* l'acuité visuelle jusqu'à une certaine limite. Arrivée là, elle reste stationnaire, malgré la progression croissante du numéro convexe, pour diminuer enfin quand on dépasse un certain degré du verre correcteur.

Ainsi, il peut arriver qu'une personne voie mal à distance et n'obtienne le maximum de son acuité visuelle qu'à l'aide du convexe 1. Si nous lui donnons le 1,5, le 2, le 2,5, le 3, la vue n'augmente plus, mais ne diminue pas davantage, elle reste la même. Mais, avec le convexe 3,5, le malade voit de suite moins bien. Quelle est ici l'hypermétropie manifeste? Évidemment 3 D.

Il convient cependant de distinguer cette hypermétropie manifeste de celle de l'exemple précédent. Là toute l'hypermétropie manifeste pouvait, à volonté, être corrigée par l'accommodation, elle était entièrement *facultative*. Ici une partie (1 D) est *absolue*, et 3 — 1 = 2 D seulement sont facultatives.

L'hypermétropie manifeste H^m peut donc se composer de deux facteurs : une hypermétropie *manifeste absolue*, H^{ma}, qu'aucun effort d'accommodation ne saurait couvrir, et qui est représentée par le verre convexe *le plus faible* avec lequel l'individu acquiert son maximum d'acuité visuelle, et une hypermétropie *manifeste facultative*, H^{mf}, qu'il peut à volonté corriger, et qui est représentée par la différence entre le verre le plus fort et le plus faible qui lui procurent la meilleure vue à distance : $H^{mf} = H^m - H^{ma}$.

Avec tout cela, une partie de l'hypermétropie totale peut encore rester latente; si bien que, d'après notre exemple, une hypermétropie totale de 5 dioptries peut se décomposer comme suit :

$$\begin{aligned} \mathrm{H^l} &= 2\ \mathbf{D} \\ \mathrm{H^m} &= 3\ \mathrm{D} \qquad \text{dont } \mathrm{H^{mf}} = 1 \\ \text{Total}\quad \mathrm{H^t} &= \overline{5\ \mathrm{D}} \qquad\qquad \mathrm{H^{ma}} = \underline{2} \\ &\qquad\qquad\qquad\quad \text{Total} \quad \overline{3\mathrm{D}} \end{aligned}$$

Au fur et à mesure qu'avec l'âge l'amplitude d'accommodation diminue, une partie de plus en plus grande de l'hypermétropie totale devient manifeste, et une partie de plus en plus grande de la manifeste facultative passe à l'absolue.

Il arrive ainsi que l'hypermétropie entière se révèle à l'examen subjectif, que, par exemple, notre hypermétrope de 5 dioptries voit parfaitement bien à grande distance avec le convexe 5. Dans ce cas, l'hypermétropie totale est évidemment égale à la manifeste : $\mathrm{H^t} = \mathrm{H^m}$. Mais, si notre malade voit encore aussi bien avec un verre moins fort qu'avec le n° 5, cela prouve qu'il peut encore corriger une partie de son amétropie au moyen de son accommodation. Nous essayerons quel est le verre le plus faible qui lui suffit; si c'est le $+$ 3,5, nous dirons que son hypermétropie manifeste absolue est de 3,5, la facultative de $5 - 3,5 = 1,5$ D.

Finalement, quand l'accommodation est nulle, il n'y a plus moyen de corriger spontanément la plus petite fraction de l'hypermétropie. La totalité sera devenue non seulement manifeste, mais *absolument* manifeste.

C'est ce qui arrivera à tout hypermétrope après l'âge de soixante-cinq ans environ, parce que, pour tout le monde, l'accommodation s'éteint à partir de cette époque. Nous mettrons alors : $\mathrm{H^t} = \mathrm{H^{ma}}$. Dans ce cas, l'acuité visuelle, après avoir augmenté graduellement avec le numéro du verre convexe, jusqu'à celui qui l'élève à son maximum, baisse aussitôt qu'on essaye un verre plus fort. Elle ne reste pas invariable, parce qu'avec l'accommodation l'hypermétropie manifeste facultative a disparu : $\mathrm{H^{mf}} = 0$. C'est juste l'état inverse de celui que nous avons considéré en premier lieu, où, chez un enfant, la totalité de l'hypermétropie a été latente, à tel point qu'aucune partie n'en a pu être rendue manifeste : $\mathrm{H^m} = 0$.

Si nous résumons cet exposé, nous dirons donc que l'hypermétropie *totale* est indiquée, en dehors de l'examen ophthalmoscopique, par le verre convexe qui donne le maximum d'acuité visuelle à un œil dont l'accommodation est entièrement paralysée. Cette dernière étant intacte, au contraire, le verre convexe le plus fort qui donne au sujet la meilleure acuité indique le degré de l'hypermétropie manifeste facultative, le verre convexe le plus faible, l'hypermétropie manifeste absolue. L'hypermétropie latente est constituée, nous le répétons, par la différence entre l'hypermétropie totale et l'hypermétropie manifeste.

Ces distinctions établies, il va de soi que les rapports entre ces diverses quantités sont susceptibles de variations très étendues. Le rapport entre l'hypermétropie latente et l'hypermétropie totale, généralement le même pour une amplitude d'accommodation déterminée et un degré donné d'hypermétropie, oscille avec ces deux facteurs. Plus l'hypermétropie totale est forte, plus est grand aussi l'effort d'accommodation mis en œuvre par l'hypermétrope, dans sa jeunesse, pour y remédier, plus considérable, par conséquent, est la fraction de cet effort incapable de relâchement. L'accommodation diminuant avec l'âge, l'hypermétropie latente diminuera d'une façon parallèle, pour devenir nulle, lorsque la faculté accommodatrice sera anéantie.

Ainsi la pratique nous montre tous les jours des enfants hypermétropes, chez lesquels le verre convexe le plus faible produit déjà une diminution de l'acuité visuelle. Le spasme physiologique de leur accommodation est égal à la totalité de leur hypermétropie. Passé l'âge de soixante-cinq ans, par contre, toute hypermétropie latente a disparu, ce qui revient à dire que l'hypermétropie entière est devenue manifeste.

Les mêmes facteurs influent sur la proportion de l'hypermétropie manifeste facultative et de l'hypermétropie manifeste absolue.

M. le Dr de Schroeder, à Saint-Pétersbourg (1), alors notre chef de clinique, a tenté d'établir une loi qui régirait le rapport entre l'hypermétropie totale et l'hypermétropie latente (et, par conséquent, entre celle-ci et la manifeste). Il admet que l'hypermétropie latente est l'expression d'un effort constant du muscle ciliaire, destiné à couvrir primitivement, chez l'enfant en bas âge, la totalité de l'hypermétropie. Celle-ci étant de degré variable pour différents individus, cet effort varie d'autant suivant les hypermétropes, mais l'effort individuel demeure constant pendant toute la durée de l'existence.

Seulement, comme l'élasticité du cristallin diminue avec les années, l'effet de cet effort constant sera de moins en moins grand. L'hypermétropie latente est donc une fonction constante de l'accommodation, qu'on peut exprimer par la formule suivante :

$$H^l = \frac{H^t \times a}{14},$$

dans laquelle a désigne l'amplitude d'accommodation correspondante à l'âge du sujet, et le chiffre 14 l'amplitude d'accommodation telle qu'on la suppose pour le jeune âge, c'est-à-dire au moment où l'individu a prélevé sur elle la quote nécessaire à la neutralisation de son hypermétropie totale.

La discussion la plus élémentaire de cette formule démontre clairement la diminution de l'hypermétropie latente avec l'accommodation, autrement dit avec les progrès de l'âge, et son augmentation avec le degré de l'hypermétropie totale. Ainsi, prenons un homme de dix-neuf ans, affecté d'une hypermétropie totale de 4,5 D. Quelle est son hypermétropie latente? La mensuration de son amplitude d'accommodation nous donne, conformément au diagramme de Donders, $a = 10$ D. Nous aurons donc :

$$H^l = \frac{4,5 \times 10}{14} = 3,21 \text{ D},$$

$$H^m = 4,5 - 3,21 = 1,29 \text{ D}.$$

Il est facile de voir que l'H^l est d'autant plus faible que le degré de l'H^t est moins élevé.

(1) Th. de Schroeder, *Arch. d'ophtalm.*, juillet-août 1882.

Une série de mensurations, pratiquées par M. de Schroeder, lui ont montré une coïncidence remarquable entre les chiffres de l'hypermétropie manifeste ainsi calculée et de
celle trouvée empiriquement par l'emploi des verres convexes.

La formule reste absolument valable pour les cas où la diminution de l'amplitude d'accommodation est due, non plus à la résistance du cristallin, mais à l'affaiblissement parétique du muscle ciliaire. Le résultat est en effet le même : une impulsion nerveuse identique produit un effet accommodateur moins considérable dans l'un et dans l'autre cas.

Nous avons vu que la quote accommodative représentant l'H¹ varie avec le degré de
l'hypermétropie totale. C'est une fraction dont le dénominateur est égal à 14 (amplitude
d'accommodation de l'extrême jeunesse), le dénominateur égal au degré de l'hypermétropie totale. M. de Schroeder a calculé et réuni en un tableau synoptique les diverses
valeurs de l'hypermétropie latente pour les différents âges (de dix à soixante-treize ans)
et pour les degrés d'hypermétropie allant de 1 à 4 D.

Troubles visuels produits par l'hypermétropie. — Les troubles auxquels sont exposés les hypermétropes sont dus surtout à l'effort d'accommodation que leur impose le défaut de leur réfraction.

Si, dans le jeune âge, et avec une hypermétropie pas trop forte, ce surcroît
de travail est si facilement supporté par un muscle ciliaire vigoureux qu'il
ne donne lieu à aucune plainte, à aucun inconvénient, il y a des degrés
d'hypermétropie, et il arrive un âge où ce travail n'est pas aisément fourni.
L'amétropie peut encore être corrigée pour la vue à distance, mais la vision
de près commence à devenir pénible. Le malade cherche à diminuer l'effort
d'accommodation, en reculant le livre ou en éloignant la tête de son établi.
Il est obligé d'interrompre de temps en temps son travail, afin de laisser
reposer son muscle ciliaire. Grâce à ce stratagème, nombre d'hypermétropes
peuvent continuer leur ouvrage tant bien que mal. D'autres, au contraire,
sont de bonne heure déjà tourmentés par des symptômes d'*asthénopie*, provoqués par l'excès de fonctionnement de leur muscle accommodateur. La
vue se trouble, les objets disparaissent et réapparaissent, dansent devant les
yeux, se dédoublent même parfois. Une sensation de pesanteur, qui peut
aller jusqu'à une véritable douleur, occupe les yeux et le front. La céphalalgie
peut affecter la forme d'une véritable migraine, et rendre impossible, non
seulement tout travail, mais même la fixation de l'objet le plus éloigné. Ces
personnes ne peuvent échapper à leur malaise qu'en fermant les yeux et en
les soustrayant ainsi à toute stimulation accommodative. L'asthénopie survient d'autant plus facilement que l'hypermétropie est plus élevée et que le
pouvoir accommodateur est moindre.

La faiblesse de l'accommodation peut avoir deux origines très distinctes :
ou bien c'est le cristallin qui, ayant perdu plus ou moins son élasticité, exige
une contraction musculaire plus énergique pour produire un accroissement
voulu de réfraction. C'est la cause qui, dans tous les yeux, fait diminuer
l'amplitude d'accommodation avec l'âge, déjà à partir de dix ans. C'est pour
cela aussi que tous les hypermétropes sont doués tôt ou tard à l'asthénopie,
s'ils n'ont pas recours aux moyens que nous allons indiquer.

Mais l'insuffisance de l'accommodation peut être amenée aussi par un
affaiblissement du muscle ciliaire. C'est ainsi que nous voyons l'asthénopie

affecter très souvent des enfants et des jeunes personnes anémiques, mal nourries, ou convalescentes de la diphthérie, ou atteintes d'une parésie du muscle ciliaire d'une autre origine. Le pouvoir accommodateur étant ainsi réduit, ne suffit plus pour adapter l'œil, ou pour soutenir une adaptation prolongée. Il ne faut donc pas s'étonner si l'on rencontre assez fréquemment l'asthénopie avec un degré faible d'hypermétropie, et chez des jeunes personnes qui devraient posséder une amplitude d'accommodation très étendue. Elles ne l'ont pas toujours.

Enfin, les troubles visuels mentionnés peuvent aussi se produire en dépit d'une hypermétropie faible et d'une accommodation puissante, lorsque la nature particulière du travail de l'individu ou l'imperfection de sa vue ne lui permettent pas de choisir à son gré la distance à laquelle il place les objets dont il s'occupe. Ces derniers peuvent être si fins, comme, par exemple, le canevas de la brodeuse, les traits du graveur, etc., et demander une précision telle que le travail n'est possible qu'à la condition que les images rétiniennes soient assez grandes. Pour les obtenir, l'individu est donc obligé de se rapprocher autant que possible de son travail.

Le même fait se produit lorsque l'acuité visuelle est insuffisante, soit par suite d'un astigmatisme, d'opacités des milieux réfringents, ou d'altérations du fond de l'œil. Ici encore le malade cherche à agrandir autant que possible ses images rétiniennes, afin de suppléer ainsi à leur imperfection, ou à l'insuffisance de l'impression qu'elles produisent sur un appareil nerveux affaibli. Les hypermétropes très élevés, dont nous avons parlé, nous fournissent les exemples les plus frappants de ce genre de vision.

Or l'hypermétrope (axile), qui s'adapte à l'aide de son accommodation seulement, se trouve dans les conditions les plus défavorables pour obtenir de grandes images rétiniennes. Un simple regard jeté sur les figures ci-contre nous en rendra compte aussitôt.

Les trois yeux, M, E et H (fig. 112) ont tous le même système dioptrique, fixent tous le même objet AB situé à la même distance Cc, et en obtiennent tous une image rétinienne nette. Mais la grandeur de cette image est très différente pour ces trois yeux : on l'obtient en traçant, à travers le point nodal (centre de courbure de la surface réfringente de l'œil réduit), des lignes droites (lignes de direction ou axes secondaires, p. 23 et 61), des points extrêmes A et B de l'objet, jusque sur la rétine, où elles indiquent les points correspondants de l'image. Le point nodal K est le même dans les trois yeux, aussi longtemps que leur système réfringent est le même, par exemple à l'état de repos.

Si l'œil M a une myopie telle que son punctum remotum se trouve juste en C, il verra l'objet AB nettement, sans effort d'accommodation, son système dioptrique ne varie pas, K reste où il est à l'état de repos, et l'image rétinienne aura la grandeur *ab*.

L'œil emmétrope E ne voit pas à courte distance à l'état de repos. Il fait donc un effort d'accommodation. Son système dioptrique augmente de force, le point nodal avance un peu, de K à K'.

L'effet de l'augmentation de la réfraction sur la position du point nodal ne saurait, en effet, être rendu plus évident et plus facile à comprendre que dans l'œil réduit, comme dans les figures ci-contre, où le système dioptrique de l'œil est représenté par une surface réfringente unique, dont le centre de courbure est le point nodal lui-même. L'accroissement de la réfraction dû à l'accommodation est nécessairement représenté, dans l'œil réduit, par

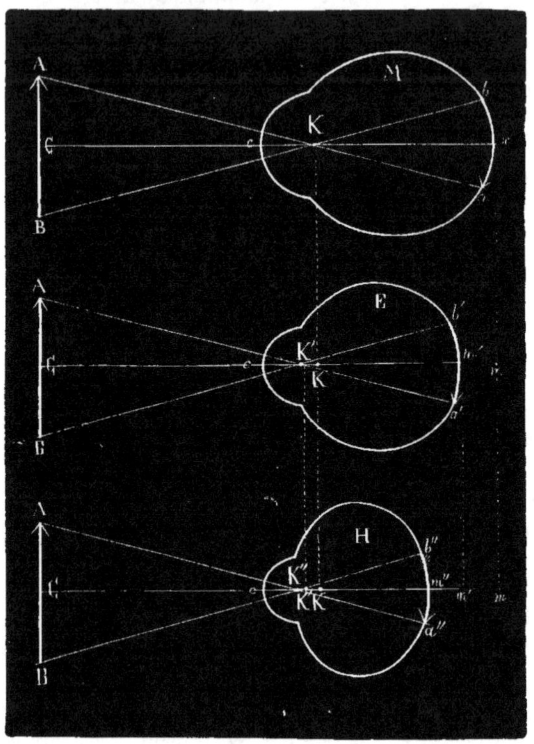

Fig. 112.

une augmentation de convexité de sa surface réfringente. Son rayon de courbure diminue donc, et son centre se rapproche d'elle jusqu'à K′, pour l'œil emmétrope E.

Malgré cet avancement du point nodal, l'image rétinienne $a'b'$ de l'œil emmétrope est notablement plus petite que celle du myope. La raison en est que la distance K′m', qui sépare le point nodal de la rétine de l'œil emmétrope, est plus courte que celle Km de l'œil myope. C'est que l'accroissement KK′, qu'elle a subi, par suite de l'avancement du point nodal, est bien moindre que la différence mm' entre la longueur de l'œil emmétrope et celle du myope.

On peut dire, d'une façon générale, que l'adaptation de l'œil à courte distance, produite par l'allongement de son axe, suppose une distance entre le point nodal et la rétine bien plus grande, et, par suite, des images rétiniennes bien plus étendues, que l'adaptation au moyen de l'accommodation. Voilà pourquoi les myopes voient si bien de près; voilà, notamment, la solution de l'énigme que nous présentent ces myopes extrêmes qui, malgré la meilleure correction, n'obtiennent qu'une acuité visuelle à grande distance infiniment plus faible qu'un emmétrope, et analysent, à courte distance, des objets même plus petits que ce dernier.

La différence dans la vision à courte distance est plus prononcée encore pour l'hypermétropie. L'œil H, plus court que E, donc moins adapté que lui à la distance cC, augmente sa réfraction encore davantage, fait un effort d'accommodation plus considérable. Le rayon de courbure de sa surface réfringente est plus court qu'en E, le point nodal est encore déplacé en avant, mais cet avancement $K'K''$ est encore moindre que la valeur $m'm''$; $K''m''$ est donc inférieur à $K'm'$, et, par suite, l'image $a''b''$ plus petite que ab, proportionnellement à la différence entre KK'' et mm''. Il en résulte que, plus l'hypermétropie (axile) est forte, plus les images rétiniennes obtenues à l'aide de l'accommodation sont petites. Voilà pour l'hypermétrope une nouvelle cause de difficulté dans le travail.

Plus le degré de l'hypermétropie est élevé et plus l'amplitude d'accommodation diminue, plus éloigné sera le point auquel l'asthénopie commence à se manifester.

Loin d'être limitée à la portée du travail, cette distance peut varier jusques et y compris l'infini. Ainsi, un hypermétrope de 3 dioptries, âgé de quarante-sept ans, doit nécessairement éprouver une fatigue très sensible lorsqu'il désire voir nettement au loin, parce qu'il n'y parvient qu'en employant la totalité du pouvoir accommodateur dont il dispose (1). A plus forte raison, la vision à une distance finie est-elle absolument impossible pour lui. A un âge plus avancé, il ne verra même plus nettement dans la rue. C'est ce qui arrive chaque fois que l'accommodation est inférieure au degré de l'hypermétropie. Les personnes dans cette situation sont alors vraiment à plaindre, ne rencontrant nulle part entre ciel et terre un objet qu'elles puissent voir distinctement à l'œil nu.

Nous avons expliqué comment beaucoup d'hypermétropes achètent l'accommodation qui leur est nécessaire au prix de la vision binoculaire, comment ils tombent dans le *strabisme convergent*. Ce strabisme, qui se développe généralement à un âge très précoce, ne donne souvent pas lieu à des plaintes de la part des malades. Ils ne sont presque jamais gênés par la diplopie, et, n'ayant jamais bien connu les avantages de la vision binoculaire, ils ne souffrent presque pas de son absence. Ce sont plutôt des considérations cosmétiques qui, en pareil cas, les amènent au médecin, ou leur indifférence

____

(1) Comparez le diagramme de la page 164.

aux considérations de ce genre qui les empêche de lui demander conseil. Quoi qu'il en soit, nous savons quelle haute importance revêt la collaboration des deux yeux. Que l'individu se trouve ou non défiguré par le strabisme convergent, nous connaissons assez ce qui lui manque, lorsqu'il a perdu sa vision binoculaire, pour considérer le strabisme convergent comme une des conséquences les plus fâcheuses de l'hypermétropie.

Il arrive d'ailleurs aussi que, lorsque cette discordance dans les mouvements des yeux se développe à un âge plus avancé, les malades sont extrêmement gênés par une diplopie passagère, autant que par la fatigue douloureuse qu'entraîne la contraction exagérée des muscles oculaires. Souvent ils n'accusent que des symptômes vagues d'asthénopie, des douleurs de tête, des vertiges ; mais ils ne se rendent pas compte qu'ils voient quelquefois double, ou qu'ils louchent. C'est l'examen au moyen d'une lumière et d'un verre coloré qui met alors le phénomène en évidence.

Enfin, une cause de troubles visuels fréquemment liée à l'hypermétropie, c'est l'*amblyopie*. Elle peut être due à l'astigmatisme irrégulier, contre lequel nous ne possédons guère de remède.

Non moins importante est l'amblyopie due à l'imperfection de l'appareil nerveux de l'œil, telle qu'on la rencontre surtout dans les degrés les plus élevés de cette forme d'amétropie.

Ce sont là les troubles visuels principaux susceptibles d'être produits par l'hypermétropie. Il ne faut pas oublier cependant que celle-ci ne préserve l'œil d'aucune maladie ; en d'autres termes, que l'hypermétrope peut être atteint d'affections oculaires de toute espèce, absolument comme l'emmétrope et le myope. Mais il faut se garder de vouloir, en pareil cas, mettre tout sur le compte de son état de réfraction, comme on l'a souvent fait dans un esprit de système excessif.

TRAITEMENT DE L'HYPERMÉTROPIE

L'hypermétropie peut guérir spontanément. La statistique, quelque fallacieuse qu'elle soit en général, le prouve clairement. La proportion des hypermétropes est beaucoup plus grande parmi les enfants que chez les adultes. Beaucoup d'emmétropes sont donc des hypermétropes guéris ; et beaucoup de myopes ont été hypermétropes autrefois, sans avoir cependant à se louer beaucoup de ce changement de réfraction, comme nous verrons.

On peut d'ailleurs suivre facilement, à l'aide de l'ophthalmoscope, cette diminution et cette disparition de l'hypermétropie, qui s'opère graduellement chez certains individus, pendant la période où l'organisme tout entier s'accroît et acquiert sa forme définitive. L'œil participe alors au développement général, et, d'imparfait qu'il était, devient normal.

C'est la nature seule qui se charge de cette heureuse transformation. Nous sommes incapables de la produire. Si l'hypermétropie guérit spontanément, nous ne possédons aucun moyen de changer la forme de l'œil, d'allonger son axe ou d'augmenter la force de son système dioptrique.

Mais, à défaut de la guérison radicale, nous possédons les remèdes palliatifs les plus efficaces. Ce sont, avant tout, les *lentilles convexes*. Ces verres, en ajoutant leur force réfringente à celle de l'œil, peuvent combler toute lacune de cette dernière, corriger n'importe quel degré d'hypermétropie. Bien plus, si l'accommodation est faible, ils viennent en aide au défaut de réfraction dynamique aussi bien qu'au manque de réfraction statique. En un mot, nous avons, dans les lentilles convexes, les moyens, non seulement de corriger tous les degrés possibles d'hypermétropie, mais d'adapter l'œil à toute distance voulue, en allégeant son accommodation de telle quantité que nous voulons.

Les verres convexes sont sans doute les remèdes les plus puissants et les plus précieux pour l'hypermétrope; mais ils ne sont un bienfait pour lui qu'à la condition qu'on les emploie d'une façon judicieuse; sinon, ils peuvent aussi faire du tort, comme tout remède actif. En effet, il faut considérer les lentilles convexes, et les verres de lunettes en général, comme des remèdes. A ce titre, ils sont destinés *à seconder l'action de la nature*, mais nullement à la remplacer ou à la forcer. On en limitera donc l'emploi aux indications strictes; on ne cherchera pas à les imposer à l'œil qui peut s'en passer, et on ne donnera pas à celui qui en a besoin, des verres plus forts qu'il n'est nécessaire.

Nous le disons ici une fois pour toutes, et en général pour chaque espèce de lentilles : l'usage des verres de lunettes, même bien choisis, n'a pas seulement ses avantages, mais aussi ses inconvénients. Ce n'est pas uniquement qu'ils déparent, reproche que ne lui font pas toujours seulement les dames, ni qu'on puisse les casser sur le nez et en recevoir un éclat dans l'œil. C'est certainement un grave désavantage, si le fait se produit; mais il ne faut pas oublier surtout que des verres se couvrent facilement de buée, de poussière, de malpropretés de toute sorte, et peuvent ainsi troubler la vue plus que leur effet réfringent ne l'augmente. De plus, leurs bords sont très gênants, et beaucoup de personnes ont la plus grande peine à s'habituer à ces cercles nuageux qui encadrent tout ce qu'elles regardent. D'autre part, leur action est toute différente suivant que le regard les traverse selon leur axe ou obliquement. Dans ce dernier cas, les objets fixés peuvent affecter les formes les plus bizarres, suivant le genre et la force des verres; ils peuvent paraître déplacés, dédoublés pour les deux yeux, pour un seul œil même, lorsqu'on regarde à travers les bords. Ce fait oblige le porteur de lunettes à diriger ses yeux autant que possible perpendiculairement à ses verres, et restreint ainsi le champ de leurs excursions. Il cherche à remplacer celles-ci par les rotations de sa tête, ce qui est bien plus compliqué.

Un autre grand inconvénient des verres de lunettes, ce sont les images de réflexion qu'ils produisent des objets situés en arrière d'eux. Ces images sont d'autant plus gênantes que les objets auxquels on tourne le dos sont plus éclairés par rapport au fond qu'on regarde. Qu'on essaye, par exemple, de traverser, en partant des fenêtres, une pièce un peu encombrée et éclairée seulement par la lueur du crépuscule ; on sera arrêté à chaque instant par les reflets des fenêtres, dont l'éclat détruit la faible impression qu'on reçoit des objets peu éclairés placés devant soi. Le même fait se produit d'ailleurs quand on lit avec une vive lumière placée en arrière et un peu à côté de la tête.

On s'abstiendra donc de donner des verres de lunettes sans nécessité absolue, ou sans qu'ils rendent aux malades des services tels que les inconvénients mentionnés disparaissent à côté d'eux.

Pour le cas qui nous occupe, l'hypermétropie, on n'aura recours aux verres de lunettes que lorsque l'asthénopie ou l'insuffisance de la vue le réclameront. Mais on ne les prescrira pas, par exemple, à ces hypermétropes jeunes et de degré faible, qui voient parfaitement de loin et de près, qui n'ont aucune trace d'asthénopie ni de strabisme.

Quand on ordonnera des lunettes, on le fera avec le plus grand discernement. Il ne faut pas s'abandonner à l'idée que, si le verre n'est pas assez fort, le malade reviendra en réclamer un autre, et que, s'il est trop fort, il n'aura qu'à s'en louer, parce que son accommodation sera moins fatiguée. Celui qui agirait ainsi se tromperait grossièrement. Il existe, entre la convergence et l'accommodation que l'individu a l'habitude d'associer ensemble, un rapport intime, qu'on ne peut troubler sans de graves inconvénients pour la vision. Et même celui qui ne regarde que d'un œil a pris l'habitude d'une certaine position de son corps, d'une distance fixe de son travail, d'une grandeur donnée des images rétiniennes, et d'un effort d'accommodation à peu près constant, toutes conditions auxquelles il ne renonce que difficilement, même lorsque son intérêt l'exige. Pourquoi l'y contraindre par des verres trop forts, lorsqu'il n'a rien à y gagner ?

Le choix des lunettes est une opération délicate ; il ne réussira qu'à celui qui, à des connaissances théoriques parfaites, joindra l'observation intelligente de chaque patient. Il ne suffit pas de connaître l'action des lentilles à tous les points de vue, de même que le fonctionnement de l'organe visuel. Il faut savoir encore individualiser les cas, c'est-à-dire prendre en considération l'état de réfraction et d'accommodation, celui des muscles des yeux du malade, le but spécial auquel il destine ses verres, ses habitudes particulières, et mainte autre circonstance que nous enseigne l'observation attentive de la pratique.

Il n'est donc pas possible d'établir à ce sujet des règles à suivre aveuglément, répondant d'avance à toutes les questions et dispensant le médecin de réfléchir et de combiner lui-même. Nous croyons cependant pouvoir donner, pour l'emploi des verres convexes, un principe général qui nous guide depuis longtemps, et dont nous n'avons eu qu'à nous louer, surtout parce que nous ne fermons jamais les yeux aux exceptions d'aucune règle.

Nous considérons la réfraction statique et dynamique comme UN TOUT UNIQUE, et nous disons

Le verre convexe doit corriger la totalité du défaut de réfraction, et, de plus, dégager une certaine quantité de l'accommodation, qui servira à l'individu pour soutenir son travail oculaire pendant le temps voulu.

Ainsi un hypermétrope de 5 D, qui n'a que 4 D d'amplitude d'accommodation, a, pour voir à grande distance, un défaut de réfraction de $4 - 5 = - 1$ D. Nous lui donnerons un verre un peu plus fort que le $+ 1$ D, parce que, sans cela, il serait obligé de dépenser du coup la totalité de son amplitude d'accommodation. Il ne saurait maintenir cette correction. Son muscle ciliaire serait trop vite épuisé. Nous lui rendrons, par conséquent, au moyen d'un verre un peu plus fort, une certaine quantité d'accommodation en réserve.

De même, s'il désire voir de près, par exemple, à 28 centimètres (3,5 D). Le n° 4,5 ne suffirait pas, parce qu'il ne l'adapterait à la distance voulue que pour un instant, mais pas pour la durée de son travail.

Cette même règle est d'ailleurs applicable aux yeux de toute espèce de réfraction, comme nous l'avons déjà vu pages 173-175.

Il résulte de ce même principe qu'un hypermétrope peut réclamer le secours d'un verre convexe quand même son amplitude d'accommodation suffit pour corriger son amétropie. C'est lorsque la première est juste égale au degré de la seconde. Ainsi un hypermétrope de 3 D, qui dispose précisément de 3 D d'amplitude d'accommodation, trouvera généralement un avantage à se servir d'une faible lentille convexe pour voir au loin, à moins qu'il n'ait pris l'habitude de voir avec des images de diffusion, ce qui arrive encore plus souvent qu'on ne croit.

Il en résulte, d'autre part, que là où l'accommodation fait absolument défaut, on donnera juste le verre correcteur pour la distance voulue, attendu qu'il n'y a pas d'accommodation à dégager. Si à un emmétrope de soixante-dix ans, qui désire lire à $\frac{1^{m}}{3}$, je donne le n° 4, la dioptrie que je lui ai accordée de trop l'oblige à rapprocher son livre jusqu'à un quart de mètre, mais n'aura nullement pour effet de le faire voir aisément à 33 centimètres.

Il découle, de plus, de notre principe une règle précieuse pour notre conduite à l'égard de l'hypermétropie *manifeste, absolue* et *facultative*. La première peut toujours être corrigée, et même un peu surcorrigée, aussi longtemps que l'accommodation existe encore.

Mais l'hypermétropie manifeste *facultative* ne sera corrigée en totalité que dans des cas spéciaux, exceptionnels, dont nous parlerons à propos de l'asthénopie et du strabisme convergent surtout.

Nous avons dit, en effet, que, pour l'application de notre règle, les réfractions statique et dynamique doivent être considérées comme ne formant ensemble qu'une somme unique. L'accommodation qui couvre à volonté une partie de l'hypermétropie manifeste, celle qui est facultative, s'ajoute à la réfraction en général, tout aussi bien que celle qui masque l'hypermétropie latente. Soit, par exemple, l'hypermétropie totale 6 D, dont 1,5 D manifeste absolue, 2 D manifeste facultative, par conséquent 2,5 D latente. Pour la corriger à grande distance, nous n'ordonnerons pas le convexe 1,5, parce qu'ainsi la vision à distance exigerait encore toute l'accommodation dont l'individu est capable. Nous ne donnerons pas non plus le 3,5 (montant de l'hypermétropie manifeste), parce que nous aurions dégagé ainsi une partie trop considérable de son accommodation (3,5 sur 4,5). Il lui faudra un numéro intermédiaire, un peu plus fort que 1,5.

Or quel est ce numéro, quelle est, en un mot, cette quantité d'accommodation qu'il faut avoir en réserve pour que le travail oculaire s'effectue avec aisance, et que nous mettons en disponibilité par l'emploi du verre convexe? Nous avons posé la question déjà une fois, page 174. Développons ce que nous y avons dit en passant, pour les besoins de la pratique :

Cette quantité d'accommodation ne peut évidemment pas être une valeur *absolue*, par exemple une dioptrie, ou une demi-dioptrie, pour tous les cas. En effet, ce qu'il s'agit de ménager, c'est la force du muscle ciliaire, et cette force n'est pas proportionnelle à l'effet obtenu, c'est-à-dire au nombre de dioptries de réfraction réalisées. Ce dernier est le résultat à la fois d'un effort musculaire et de l'élasticité du cristallin. Il varie donc avec les deux facteurs, mais surtout avec le dernier, si bien que la contraction du muscle ciliaire produira une valeur accommodative (un nombre de dioptries) plus grande dans un œil dont le cristallin est plus élastique que dans un autre où il l'est moins. Une quantité de réfraction donnée exigera un effort musculaire très différent, suivant l'amplitude d'accommodation dont dispose l'œil, et la quantité qu'il en a déjà dépensée. Nous en avons déjà cité un exemple plus haut, en disant que la première dioptrie d'accommodation coûte nécessairement moins de travail musculaire que la dernière. Un emmétrope éprouvera beaucoup moins de peine à diriger son regard depuis l'infini à la distance d'un mètre (1 D d'accommodation) qu'à rapprocher son livre de 1/3 à 1/4 de mètre, c'est-à-dire à ajouter 1 dioptrie d'accommodation aux trois qu'il a déjà employées pour voir à 33 centimètres. La différence entre les deux dioptries mises en jeu lui sera surtout très sensible, si son amplitude d'accommodation n'est que de 4 D, parce qu'avec la dernière dioptrie qu'il met en jeu il dépense la totalité de sa force accommodatrice, tandis que la première n'en représente que le quart. Pour la même raison, un myope de 3 D, qui n'aurait que 2 D d'amplitude d'accommodation, et qui lirait à 1/4 de mètre, se fatiguerait moins que l'emmétrope cité, précisément parce que la dioptrie nécessaire pour voir de 1/3 à 1/4 de mètre exige de ce dernier la totalité de la force de son muscle ciliaire, tandis qu'elle n'en coûte à l'autre que la moitié.

De tout cela il résulte que la quantité d'accommodation que nous devons procurer au malade, pour un travail soutenu, doit représenter une QUOTE, c'est-à-dire une quantité d'accommodation proportionnelle à l'amplitude de cette dernière; en d'autres termes encore, une fraction de cette amplitude, et non un nombre absolu de dioptries.

Quelle est cette quote d'accommodation qui doit rester disponible? La pratique nous a appris qu'elle est à peu près égale à un quart ou un tiers. En d'autres termes, nous avons constaté que des yeux bien portants peuvent travailler aisément, en employant les 3/4 ou les 2/3 de leur amplitude d'accommodation.

Prenons quelques exemples :

Quel verre convient à un emmétrope doué de 2 D d'amplitude d'accommodation, pour voir à 28 centimètres (3,5 D)? Le quart de son amplitude est 0,5 D. Si nous désirons le lui conserver, il faut donc considérer notre emmétrope comme ne disposant que de $2 - 0,5 = 1,5$ D d'accommodation. Puisqu'il lui faut $+ 3,5$ D pour voir à 28 centimètres, nous lui donnerons donc le verre convexe $3,5 - 1,5 = 2$ D.

Et si cette même personne est hypermétrope de 1 dioptrie? Il lui faudra évidemment une dioptrie de plus, et le résultat sera le même.

La quote d'un quart paraît être, en effet, suffisante chez la grande majorité des emmétropes et des hypermétropes faibles. Mais l'observation journalière nous montre que, pour les hypermétropes forts, obligés de prélever sur leur accommodation, déjà pour voir au loin, un tribut permanent assez considérable, la quote accommodative en réserve pour le travail rapproché doit être augmentée et portée à 1/3. Ainsi, prenons un hypermétrope de 7 dioptries, avec une amplitude d'accommodation de 9 D ; quel verre lui convient pour travailler à 33 centimètres (3 D) ? — La quote d'accommodation est représentée, pour lui, par $\frac{9}{3} = 3$D. En les ajoutant aux 3 D de réfraction positive nécessaires pour voir à 33 centimètres, on obtient 6 D. Outre ces 6 D, il lui en faut encore 7 pour corriger son hypermétropie, ce qui fait 13. Sur ces 13, son accommodation en fournira 9; il en restera donc 4 pour le compte du verre de lunettes.

On peut calculer le même exemple d'une autre façon encore : Pour voir à 1/3 de mètre, un hypermétrope de 7 D réclame $3 + 7 = 10$ D. Le nôtre a 9 D d'amplitude d'accommodation. Il lui faut donc $10 - 9 = 1$ D pour s'adapter à la distance voulue. Mais, pour qu'il puisse y travailler d'une façon continue, il lui faut une quote d'accommodation en réserve ; celle-ci étant le tiers de ses 9 D, c'est-à-dire 3 D, nous les ajouterons au numéro ci-dessus, ce qui donnera $3 + 1 = 4$ D.

Si le même hypermétrope n'a plus que 3 D d'amplitude d'accommodation, il ne faudra que 1 D au delà de ce que son accommodation peut fournir pour la même distance ; mais des 10 D réclamées, il n'en corrigera que 2 de son propre chef. Les $10 - 2 = 8$ D devront lui être procurées artificiellement par la lentille convexe. C'est ainsi qu'il travaillera avec les 2/3 de son accommodation (2 D sur 3), de même que le précédent (6 sur 9 D).

On voit que de cette façon le numéro du verre additionnel nécessaire diminue, et cela d'une façon proportionnelle à l'amplitude d'accommodation, pour devenir nul, quand celle-ci a cessé d'exister. C'est la conclusion à laquelle la simple réflexion nous a conduit, lorsque nous avons dit que là où il n'y a plus d'accommodation, le verre correcteur, pour une distance voulue, doit représenter la totalité de la réfraction exigée par cette distance, et pas davantage.

D'autre part, on remarque que le nombre absolu de dioptries représenté par la quote accommodative en réserve est plus fort, lorsque l'amplitude d'accommodation est plus grande. Ceci est tout à fait logique et se confirme tous les jours par la pratique. Un emmétrope de quarante ans, c'est-à-dire disposant de 4,5 D d'accommodation, lira encore à 1/3 de mètre, parce qu'il n'emploie que 3 D, c'est-à-dire les 2/3 de la force de son muscle ciliaire, et en conserve 1/3 (1,5 D) en réserve. Mais cette dioptrie et demie sera tout à fait insuffisante pour un enfant de quinze ans, hypermétrope de 7,5 D. L'amplitude d'accommodation de ce dernier est de 12 D. Après correction de son amétropie, il lui reste encore $12 - 7,5 = 4,5$ D, donc une dioptrie et demie de plus qu'il ne faut pour voir à $1/3^m$. Mais cette accommodation en réserve est insuffisante pour un travail continu, attendu qu'elle représente seulement $\frac{1,5}{12}$ de la force du muscle ciliaire; en d'autres termes, parce que l'individu en question serait ainsi astreint à travailler avec les $\frac{10,5}{12}$ de son accommodation. Pour le placer dans les mêmes conditions que l'emmétrope de tout à l'heure, il lui faut $\frac{12}{3} = 4$ D en réserve. Nous les lui procurerons à l'aide du convexe 4. Le travail musculaire fourni par les deux personnes sera ainsi le même, et la pratique nous enseigne que le verre de 4 D de notre jeune hypermétrope ne sera pas une correction exagérée.

Je me hâte de dire ou de répéter que la quote d'accommodation qui nous occupe n'a pas encore été fixée d'une façon absolue. Je ne veux donc pas imposer ces fractions d'un tiers ou un quart comme étant immuables. De plus, pour des amplitudes d'accommodation faibles, à partir de 3 D (âge de quarante-sept ans environ), la valeur représentée par les oscillations possibles de la quote ne dépasse pas un quart de dioptrie, car certainement cette quote ne peut varier qu'entre 1/4 ou 1/3, et ne va pas jusqu'à 1/2. Un quart de dioptrie est presque toujours négligeable en pratique ; on n'a donc pas besoin de faire toujours ce calcul pour prescrire des verres de lunettes à un presbyte, par exemple. On lui donnera une demi-dioptrie de plus qu'il ne lui faut pour amener le punctum proximum à la distance voulue. Cette demi-dioptrie suffira en général pour son travail ; sinon, il y remédiera en éloignant un peu le livre (de 33 à 40 centimètres il y a déjà une nouvelle demi-dioptrie). Il le rapprochera, au contraire, s'il avait l'habitude de mettre en jeu une plus grande quote d'accommodation (de 33 à 30 centimètres, il y a 0,25 D de différence). Pour des jeunes gens, par contre, il est indispensable de savoir jusqu'à quel degré on peut ou l'on doit soulager le muscle ciliaire.

Il y a cependant des exceptions. Il arrive, par exemple, que des personnes se sont servies de verres convexes trop forts, ou qu'elles ont pris l'habitude de travailler avec une quote d'accommodation plus faible, d'avoir une réserve accommodative plus grande que n'exige la règle. Il est donc indispensable, quand on prescrit des verres de ce genre, de s'informer si le malade en a déjà eu, quel numéro il a porté, et de tenir compte de l'influence qu'ils ont pu avoir sur les fonctions accommodatrices.

ACTION SECONDAIRE DES VERRES DE LUNETTES CONVEXES. — Le *numéro* de la lentille n'est pas la seule chose qu'il faille prendre en considération quand il s'agit d'adapter un œil.

La distance qui sépare le verre de l'œil peut augmenter ou diminuer l'action qu'il exerce sur la réfraction de ce dernier. Nous en avons déjà rencontré un exemple page 129, et constaté que, employés comme moyen d'adaptation à grande distance, les verres convexes agissent à la façon de lentilles d'autant plus fortes qu'ils sont plus éloignés de l'œil. Mais ce n'est là qu'un cas particulier. Les verres convexes ne servent pas seulement pour la vision au loin et ne se prescrivent pas seulement aux hypermétropes. Or l'influence de leur éloignement de l'œil varie avec les conditions dans lesquelles on les emploie, de même qu'avec leur numéro. Il convient donc de connaître les règles générales de leur action.

Ce sont les suivantes :

Pour adapter l'œil à une distance *supérieure au double de la distance focale de la lentille convexe*, cette dernière devra être d'autant plus faible, qu'elle est plus éloignée de l'œil ; ou, ce qui revient au même, un verre convexe plus faible, mais plus éloigné de l'œil, aura le même effet qu'un verre plus fort, mais plus rapproché.

Cette loi s'applique au cas que nous venons de rappeler, celui du verre *correcteur* de l'hypermétrope. La distance à laquelle ce verre l'adapte est infinie, par conséquent plus grande que 2 F, si nous appelons F la distance focale du verre.

Il en est de même pour une distance d'adaptation finie, tant que celle-ci est plus grande que 2 F. Ainsi, dans l'hypermétropie de degré très élevé, dans l'aphakie surtout. Pour adapter un hypermétrope de 10 D à 25 centimètres $\left(\frac{1\,m}{4}\right)$, il faut, si le verre est appliqué tout contre la cornée, $10 + 4 = 14$ D. La distance focale en est $F = 71$ millimètres, le double, $2\,F = 142$ millimètres, donc moins de 25 centimètres. Si nous plaçons les verres plus loin, un numéro plus faible sera nécessaire pour donner aux rayons émanés de 25 centimètres en avant de la cornée une convergence ver un point situé à 10 centimètres en arrière d'elle.

C'est pourquoi tous les hypermétropes peuvent augmenter l'effet du verre qui les adapte à grande distance, en l'éloignant de l'œil. Les hypermétropes extrêmes jouissent même de cet avantage avec le verre qui leur sert à la vision rapprochée.

Le contraire a lieu lorsque la distance pour laquelle l'œil s'adapte au moyen du verre convexe est *moindre que le double de la distance focale* de ce dernier. Dans ce cas, la lentille devra être d'autant plus forte, qu'elle est plus éloignée de l'œil ; son éloignement l'affaiblit, pour ainsi dire, si on la considère dans ses rapports avec le système dioptrique de l'œil.

C'est ce qui arrive aux hypermétropes faibles, aux emmétropes et myopes qui sont obligés de recourir aux lunettes convexes pour voir à courte distance. Prenons un exemple : Un hypermétrope de 2 D, dépourvu d'accommodation, aura besoin, pour voir à 33 centimètres, du numéro $2 + 3 = 5$ D. La distance focale correspondante est de 20 centimètres, le double, 40 centimètres, donc plus de 33 centimètres. Si le verre est éloigné de l'œil, il agira comme s'il devenait plus faible, ou, en d'autres termes, devra être remplacé par un verre plus fort pour produire un égal effet. Le même fait s'observera à plus forte raison si cet hypermétrope dispose encore d'un certain degré d'accommodation. Il est alors assimilable à un emmétrope, ou même à un myope, lorsque son accommodation est plus forte que le degré de son amétropie.

Or l'emmétrope dépourvu d'accommodation réclame une lentille positive, dont la distance focale est égale à celle pour laquelle il désire être adapté. Celle-ci est nécessairement inférieure à la distance focale double. L'emmétrope qui possède encore une certaine accommodation, ou le myope, ce qui revient au même dans ce cas, réclamera des verres plus faibles encore, c'est-à-dire ayant une distance focale plus grande pour la même distance d'adaptation. Il ressentira donc davantage encore l'effet défavorable de l'éloignement du verre. Par exemple, un emmétrope disposant de 2 D d'accommodation, ou un myope de 2 D dépourvu d'accommodation, aura besoin du n° 1 pour voir à 33 centimètres. La distance focale doublée de ce verre est de 2 mètres, donc de beaucoup supérieure aux 33 centimètres pour lesquels le verre doit ajuster la vision.

Il est donc parfaitement inexact de dire que les presbytes mettent leurs lunettes sur le bout du nez pour en augmenter l'effet. Ils l'affaiblissent, au contraire, en les éloignant des yeux, et verraient de plus près en les rapprochant. S'ils placent parfois les lunettes à l'extrémité du nez, c'est parce que celle-ci se trouve plus bas que les yeux, et qu'ils peuvent ainsi, en même temps, incliner un peu les verres ; ce sont deux avantages pour le regard de près, dans lequel les yeux sont généralement dirigés en bas (1).

Les preuves de ce que nous venons d'exposer sont très faciles à fournir par l'expérience la plus simple. Celui qui n'est pas hypermétrope se rendra fa

(1) Landolt, *Ann. d'ocul.*, janvier 1878, p. 95.

à l'aide d'une lentille concave, et il verra qu'en corrigeant son hypermétropie à l'aide d'un verre convexe faible, il en augmentera l'effet d'autant plus qu'il l'éloigne davantage de l'œil. D'autre part, en se munissant d'une lentille convexe forte, et en lisant à la distance de son *punctum proximum*, on remarquera que, plus on éloigne la lentille de l'œil, plus on est obligé de reculer le livre, et inversement (1).

La lentille convexe n'a pas seulement pour effet de donner à l'œil l'adaptation optique à une distance voulue, c'est-à-dire de lui procurer des images

(1) M. Maimonide Levi, *Sull' influenza dell' allontanamento delle lenti positive dell' occhio*, (comm. faite au Congrès des oculistes italiens à Florence, sept. 1877), a fourni les preuves mathématiques de ce qui précède. Les voici en résumé :

Des formules élémentaires de la lentille convexe (p. 56) il résulte que

$$b = \frac{a\mathrm{F}}{a - \mathrm{F}},$$

où $\mathrm{F} =$ distance focale de la lentille ; $a =$ distance de l'objet à cette lentille, ou première distance focale conjuguée ; $b =$ distance de l'image à la lentille, ou seconde distance focale conjuguée.

Si a est plus grand que $2\,\mathrm{F}$, on peut le remplacer par $2\,\mathrm{F} + z$, et la formule devient

$$b = \frac{\mathrm{F}\,(2\,\mathrm{F} + z)}{2\,\mathrm{F} + z - \mathrm{F}} = \frac{\mathrm{F}}{\mathrm{F} + z}\,(2\,\mathrm{F} + z),$$

d'où il résulte que b est plus petit que $2\,\mathrm{F} + z$, c'est-à-dire que a.

Nous avons, d'autre part, pour la distance focale de la lentille convexe, la formule :

$$\mathrm{F} = \frac{ab}{a + b}.$$

Or appelons x la distance qui sépare de la cornée le point pour lequel la lentille adapte l'œil ; y, la distance qui sépare la cornée du point vers lequel les rayons lumineux sont dirigés après leur passage à travers la lentille. — Si cette dernière se trouve sur la cornée même, x sera $= a$, $y = b$ et $\mathrm{F} = \dfrac{xy}{x + y}$.

Si une lentille se trouve à la distance d de la cornée, elle sera séparée du point pour lequel elle adapte l'œil par la valeur $a = x - d$, et du second foyer conjugué par la distance $b = y + d$. Sa distance focale devra donc être :

$$\mathrm{F}' = \frac{(x - d)\,(y + d)}{x - d + y + d} = \frac{(x - d)\,(y + d)}{x + y}.$$

Or, si la distance à laquelle elle adapte l'œil est plus du double de la distance focale de la lentille, c'est-à-dire $x - d$ plus grand que $2\,\mathrm{F}'$, $x - d$ est aussi plus grand que $y + d$, et $(x - d)\,(y + d)$ plus grand que xy.

Le numérateur de l'expression pour F' est donc plus grand que celui de l'expression pour F, donc F' est plus grand que F ; donc la lentille doit être plus *faible* lorsqu'elle est *éloignée* de l'œil que lorsqu'elle est rapprochée, aussi longtemps que le point pour lequel elle adapte l'œil se trouve au delà du double de sa distance focale, $(x - d) < 2\,\mathrm{F}'$.

Le contraire a lieu lorsque cette distance $(x - d)$ est moindre que $2\,\mathrm{F}'$. Dans ce cas, $x - d$ est également plus petit que $y + d$, et $(y + d)\,(x - d)$ ne pourra être plus grand que xy. S'il est plus petit, comme cela sera généralement le cas, F sera plus grand que F' ; en d'autres termes, la lentille convexe aura besoin d'être d'autant plus *forte*, qu'elle sera plus *éloignée* de l'œil. C. Q. F. D.

nettes des objets qui se trouvent à cette distance. Ces images sont encore *grossies*, par rapport à celles qu'obtiendrait l'œil nu, s'il s'adaptait seulement à l'aide de son accommodation.

L'influence amplifiante de la lentille convexe se fait sentir d'autant plus que celle-ci est plus forte et plus éloignée de l'œil. L'hypermétrope de degré élevé peut, de cette façon, augmenter la grandeur de ses images rétiniennes dans des proportions considérables. Muni de verres convexes de différents numéros, placés à la distance à laquelle ils corrigent l'hypermétropie, son œil représente une véritable lunette de Galilée (1), dont le grossissement peut aller jusqu'à 10 fois et plus.

Les verres positifs exercent sur la vision une autre influence encore, qui tient précisément à leur action amplifiante sur les images rétiniennes, à l'avancement du point nodal et au relâchement partiel qu'ils font subir à l'accommodation. C'est d'abord en ce qui concerne l'*estimation de la distance d'un objet*. Cette estimation, dans la vision monoculaire, résulte de trois facteurs principaux : la grandeur de l'image que produit l'objet sur notre rétine, la grandeur réelle que nous supposons à ce dernier, et l'effort d'accommodation nécessaire pour adapter l'œil à sa distance. Le verre convexe, en augmentant l'étendue de l'image rétinienne, augmente par là la grandeur apparente de l'objet, et nous le fait supposer plus rapproché. Il est vrai que le relâchement produit dans l'accommodation par le verre convexe devrait nous faire juger sa distance plus considérable ; mais, si ce facteur prédomine, lorsque nous faisons usage d'une loupe, par exemple, l'accommodation étant complètement relâchée, il disparaît devant l'influence amplifiante produite par un verre plus faible, qui ne fait qu'alléger le muscle ciliaire d'une partie de sa tâche.

L'amplification de l'image rétinienne a un second effet, d'ordre purement géométrique, en vertu duquel le *relief d'un objet nous paraît altéré*. Il est facile de s'en rendre compte, en construisant d'abord l'image rétinienne d'un corps solide quelconque sur la rétine de l'œil nu, et en augmentant ensuite uniformément toutes les proportions de cette image (comme le fait en réalité le verre convexe). Projetons maintenant au dehors, à travers le point nodal, l'image simple et l'image amplifiée. Nous verrons que le dessin perspectivique de l'objet est altéré dans le second cas ; les parties rapprochées du solide sont moins amplifiées que les parties éloignées. Ce même fait nous porte à considérer les dernières comme plus rapprochées qu'elles ne le sont en réalité, les premières comme plus éloignées ; le relief du corps solide a donc une tendance à s'amoindrir dans ses parties antérieures, à s'exagérer

---

(1) Landolt, vol. I de cet ouvrage, p. 502 : « L'effet de la lunette de Galilée pourrait être expliqué de la façon suivante : L'oculaire concave rend l'observateur hypermétrope, et l'objectif convexe n'est autre que son verre correcteur placé à une grande distance de l'œil.»

dans ses parties postérieures. C'est la raison pour laquelle une surface plane, celle du sol, par exemple, apparaît bombée à ceux que l'on munit de verres convexes. Les mêmes influences se font sentir, en s'exagérant encore, dans la vision binoculaire. Mais il faut dire que ces phénomènes sont rapidement corrigés par le jugement du malade, et qu'il arrive, au bout de peu de temps, à une vision perspectivique absolument normale et à une estimation des distances plus conforme à la réalité (1).

Les verres convexes ont, de plus, pour effet de *diminuer* quelque peu *l'amplitude d'accommodation*. Cet effet est dû à leur éloignement de l'œil. Mais la diminution est si faible, qu'on peut la négliger en pratique. Dans le cas d'une myopie de 2 D ($r = +2$) et d'un maximum de réfraction $p = 10$ D, donc d'une amplitude d'accommodation $a = p - r = 10 - 2 = 8$ D (2), cette amplitude devient de 7,72. Elle diminue donc de 0,28 D par le verre convexe 1, placé à 2 centimètres en avant de l'œil. C'est à M. Nagel que nous empruntons cet exemple, et c'est dans son traité de la réfraction (3) qu'on trouvera la solution mathématique du problème.

Ce qui change, par contre, notablement sous l'influence de l'emploi d'un verre convexe, c'est la distance entre le punctum remotum et le punctum proximum, notre RP (p. 160), la distance que Donders a appelée le *parcours d'accommodation* (the region of accommodation) (4). Cette modification est si évidente, qu'il n'est presque pas besoin d'en parler.

Un emmétrope jouissant de 4 dioptries d'amplitude d'accommodation a un parcours d'accommodation compris entre 25 centimètres et l'infini. Muni du convexe 2, son r devient $= +2$, c'est-à-dire son punctum remotum R se rapproche jusqu'à $\frac{1^{\,m}}{2} = 50$ centimètres.

Son p devient $= 4 + 2 = 6$ D. Le punctum proximum P se trouve donc à 16,6 centimètres, et RP, son parcours d'accommodation, n'est plus que de $50 - 16,6 = 33,4$ centimètres.

(1) Voyez, à ce sujet, les chapitres de Donders, p. 153-169, édit. angl., p. 130-143, édit. allem., et Nagel, *loc. cit.*, p. 349 à 358.

(2) Comparez page 156 et suiv.

(3) Nagel, *loc. cit.*, p. 348.

(4) Donders, *loc. cit.*, p. 150, édit. angl., p. 127, édit. allem. Théoriquement, le *parcours* d'accommodation a pour limites extrêmes le punctum proximum et le punctum remotum, quel que soit le signe, positif ou négatif, de la distance respective de ces deux points à l'œil. Cependant, comme la partie négative du parcours d'accommodation n'a aucune valeur pratique, puisqu'elle n'est d'aucune utilité pour l'individu, on ne tient compte que de la partie positive de ce parcours, de celle qui est située en avant des yeux. Des verres convexes augmenteront donc l'étendue de cet espace lorsque, tout en ramenant ou en maintenant le punctum remotum à l'infini, ils avancent le proximum (c'est le cas des verres correcteurs de l'hypermétropie manifeste). Ils le diminueront au contraire, lorsque le rapprochement du punctum proximum ne sera pas équivalent à celui du punctum remotum, comme cela a lieu avec les verres correcteurs de la presbyopie.

Les verres concaves, étant constamment destinés à éloigner le punctum remotum de l'œil, sans le faire passer jamais au delà de l'infini et sans reculer d'autant le punctum proximum, allongeront toujours le parcours de l'accommodation.

Au contraire, si le verre convexe adapte l'œil hypermétrope à l'infini, comme c'est le cas pour l'hypermétropie manifeste, il augmente le parcours d'accommodation.

Les verres convexes modifient, de plus, le *rapport entre l'accommodation et la convergence*. L'emmétrope qui regarde binoculairement à $\frac{1^{\mathrm{m}}}{4}$ associe à une convergence de $4\,am$ une accommodation de 4 D. S'il regarde à la même distance à travers des verres convexes de 3 D, ces verres étant placés de telle sorte que leurs axes coïncident avec les lignes de regard des yeux, l'effort de convergence sera toujours le même : $4\,am$, mais son accommodation ne sera plus que de $4 - 3 = 1$ D.

L'emmétrope (ou l'amétrope corrigé) peut se rendre facilement compte de ce désaccord entre les deux fonctions, en fixant binoculairement un objet situé au foyer de deux fortes lentilles convexes. Pour fixer l'objet, qui est très rapproché, on est obligé de faire un effort de convergence assez fort, tandis que la vision nette exige le relâchement total de l'accommodation. Il en résulte que l'objet est vu d'abord en diplopie croisée, parce que l'exclusion subite de l'accommodation dispose les yeux à la direction parallèle, ou rend au moins la convergence difficile. Ils se trouvent donc en divergence par rapport à la position de l'objet. Même quand on est parvenu à réunir les doubles images, un certain sentiment désagréable dans le front et dans les yeux persiste souvent, et prouve que ces derniers ne s'acquittent que difficilement de leur fonctionnement inusité et antiphysiologique. Quelque chose d'analogue peut arriver lorsqu'on prescrit des lunettes convexes trop fortes.

Mais l'influence des verres convexes bien choisis sur les rapports entre l'accommodation et la convergence, loin d'être fâcheuse, devient un moyen thérapeutique des plus précieux dans le traitement des anomalies de la réfraction et de l'accommodation. Qu'on se souvienne seulement d'une remarque que nous avons faite dans un paragraphe précédent, c'est que le chiffre qui exprime l'amplitude d'accommodation ne représente pas la mesure de l'effort nerveux ou musculaire mis en jeu, attendu que ce dernier agit par l'intermédiaire du cristallin, dont la plus ou moins grande élasticité déterminera l'effet optique produit par cet effort. Or, l'élasticité du cristallin diminuant pendant toute la vie, l'effort accommodateur doit s'accroître en conséquence pour obtenir le même nombre de dioptries. Et, puisque l'amplitude de convergence, essentiellement dépendante de la force des muscles, ne diminue pas comme l'accommodation, mais se maintient à peu près stationnaire, l'individu est obligé de varier, à l'état physiologique déjà, l'effort d'accommodation qu'il associe à un effort donné de convergence. Les 3 D d'accommodation que réclame de l'emmétrope la fixation d'un objet situé à 33 centimètres exigeront de lui un effort musculaire bien plus grand à l'âge de quarante ans que lorsqu'il n'avait que vingt ans, tandis que l'effort de convergence sera resté le même, $3\,am$. La différence est bien plus sensible encore pour l'hypermétrope, surtout pour les degrés moyens et élevés, où le défaut de la réfraction statique amène déjà une rupture de l'équilibre entre les deux fonctions.

Dans tous ces cas, les verres convexes rendent d'inestimables services. En déchargeant le muscle accommodateur d'une quote de son travail, ils égalisent les efforts de l'accommodation et de la convergence, en établissant au moins entre elles le rapport qui est le plus agréable à l'individu.

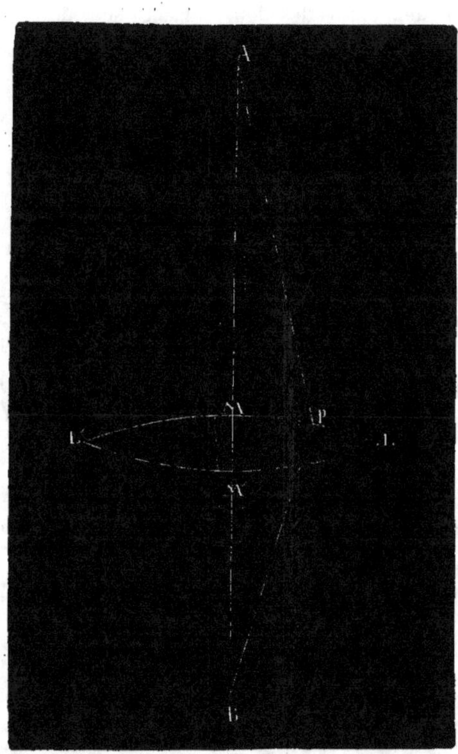

Fig. 113.

Mais les lentilles convexes peuvent exercer aussi une *influence* DIRECTE *sur la convergence*, c'est-à-dire sur la direction des yeux. En effet, on peut considérer une lentille convexe, sur une section, comme composée de deux prismes à surfaces convexes réunis par leurs bases, les sommets correspondant aux bords du verre, MM'L et MM'L' (fig. 113).

Soient A un point lumineux, B son foyer conjugué. Tandis qu'un très mince faisceau de rayons lumineux qui traverse la lentille LL' suivant son axe principal AMB ne subit aucune déviation, la direction réciproque des rayons entre eux étant seule modifiée, les rayons qui rencontrent un point excentrique P sont encore déviés de leur direction générale, et, au lieu de suivre une ligne droite, sont obligés de former l'angle APB pour arriver au foyer conjugué. La partie P de la lentille, outre l'action due à sa convexité, a donc encore agi sur les rayons comme l'aurait fait un prisme : elle a dévié les rayons lumineux vers sa base MM'.

Or chaque particule de la surface de la lentille peut être considérée comme plane. Les plans, autour des points M et M', sont parallèles, tandis que les particules correspondantes des deux surfaces sont de plus en plus incli-

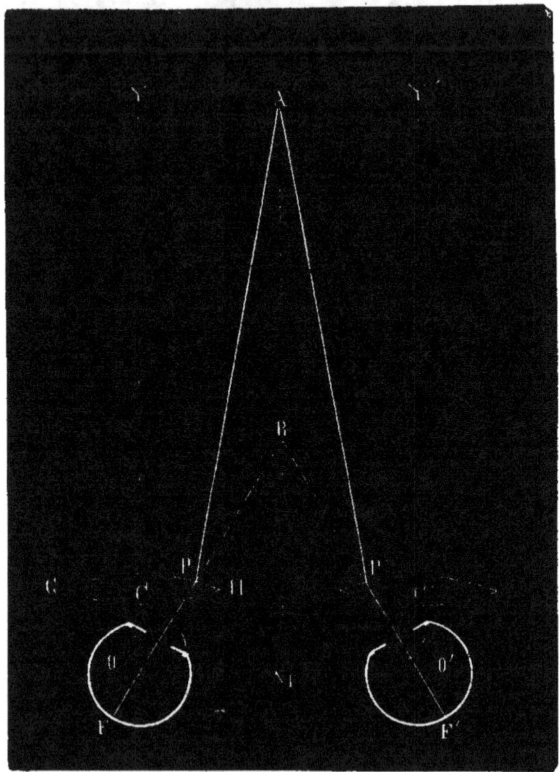

Fig. 114.

nées l'une contre l'autre, au fur et à mesure qu'on se rapproche du bord de la lentille. Les prismes ainsi formés par les différentes particules des surfaces sont donc de plus en plus forts ; leur action augmente du centre vers la péri-phérie de la lentille. Il ne saurait en être autrement d'ailleurs, si les rayons doivent être tous ramenés vers le point B.

Donc un œil muni d'un verre convexe ne verra les objets à leur véritable place qu'en regardant dans l'axe de la lentille, tandis qu'ils lui sembleront déplacés vers la périphérie du verre, exactement comme s'ils étaient vus à travers un prisme, aussitôt que la ligne de regard traverse une partie excentrique du verre. Cet effet prismatique sera d'autant plus sensible que la partie à travers laquelle on regarde est plus rapprochée du bord de la lentille, et que celle-ci est plus forte. Il est facile de s'en rendre compte à l'aide du premier verre convexe venu.

L'*effet prismatique* des verres convexes est extrêmement important à considérer dans la pratique. Supposons, par exemple, deux yeux (O et O', fig. 114) munis de verres convexes, dont les axes YC et Y'C' sont dirigés parallèlement. Si les lunettes servent à regarder des objets éloignés, ces objets sont vus parfaitement à leur place, parce que les lignes de regard coïncident alors avec les axes des verres. Mais, si les verres ainsi placés sont destinés à faire voir de près, leur action prismatique se fera immédiatement sentir, parce qu'en convergeant, les yeux regardent à travers les parties internes des verres, qui agissent comme des prismes à sommet dirigé vers le nez, et dévient les rayons vers la tempe.

Ainsi les rayons venus d'un objet A subiront en P et P' une déviation vers F et F', et l'objet sera vu en B. Les yeux sont donc obligés, dans ce cas, de faire un effort de convergence plus considérable : au lieu d'un angle PAM (ou à peu près), ils convergent d'un angle PBM.

L'effet des lunettes convexes sur la convergence se fait déjà sentir pour des numéros inférieurs, surtout si les muscles sont un peu faibles, comme cela est souvent le cas. Ils déterminent alors une asthénopie inexplicable pour ceux qui ne connaissent pas l'action des verres qu'ils prescrivent. A partir de 4 dioptries, leur influence sur la convergence ne saurait être négligée dans aucun cas. Les numéros forts, mal montés, peuvent produire une diplopie très fâcheuse. Il arrive ainsi que les personnes opérées de cataracte aux deux yeux ne voient de près que monoculairement, en fermant l'un ou l'autre œil. Aussitôt qu'elles ouvrent les deux yeux, elles voient double et sont extrêmement gênées.

Qu'est-ce qu'il faut faire dans ces cas? Théoriquement, il faudrait donner aux verres une inclinaison telle que les lignes de regard coïncident avec leurs axes dirigés sur l'objet, ou, ce qui revient au même, il faudrait que le plan du verre fût perpendiculaire à la ligne qui relie l'objet à la fosse centrale de l'œil. On comprend qu'il serait impossible de porter des lunettes pareilles, au moins pour très courte distance.

Il vaut mieux *décentrer* les verres, c'est-à-dire les tailler de telle sorte que, pour la distance à laquelle ils sont destinés, la ligne de regard traverse leur centre (fig. 115). Ceci est parfaitement praticable tant que les verres ne sont pas trop forts, c'est-à-dire pas trop convexes.

L'épaisseur d'un verre centré augmentant uniformément de sa périphérie au centre, suivant chacun de ses rayons, il est évident qu'un verre de ce genre présentera, pour une courbure et un diamètre constants, le minimum d'épaisseur que puisse avoir une lentille. Mais il n'en sera plus ainsi pour un

verre décentré, de même diamètre et de même courbure. Dès que son centre
est déplacé dans une direction quelconque, le rayon de la lentille dans laquelle il est taillé doit nécessairement s'accroître et, avec lui, l'épaisseur du
verre. On voit, en effet, que la lentille GH de la figure 114 est plus étroite et
plus **mince** que la lentille GH″ de la figure 115, dans laquelle on a découpé
e verre décentré GH′, en lui donnant le même diamètre qu'à GH.

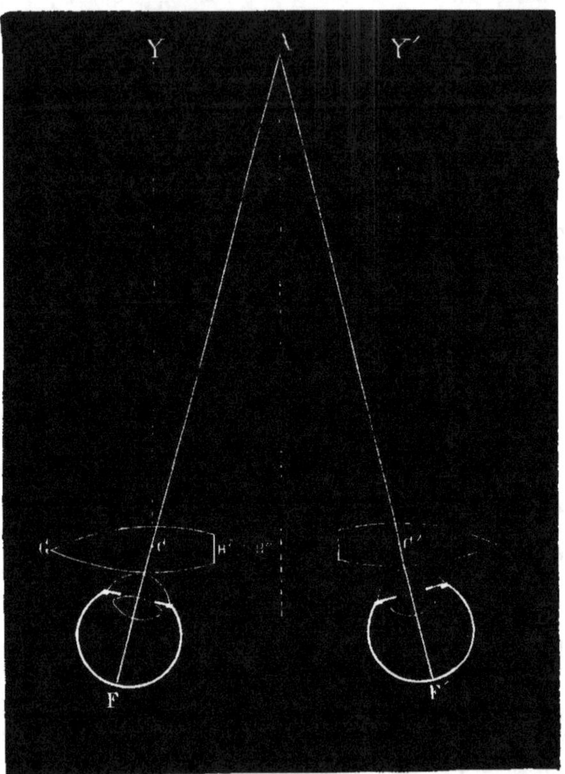

Fig. 115.

La figure 116 en donne la démonstration géométrique. Les surfaces des
lentilles GH et GH″ sont décrites avec des rayons égaux. Le centre C′ de la
seconde est déplacé à droite par rapport au centre C de la première, et l'on
voit qu'en ces deux points l'épaisseur des verres est bien différente pour une
même longueur GH. Cette différence tient au plus grand diamètre de la lentille GH″, dont le verre décentré constitue un fragment.

La correction idéale serait réalisée par une lentille unique, assez grande
pour que, son axe XX′ (fig. 117) coïncidant avec la ligne médiane, les deux

yeux pussent regarder simultanément à **travers des parties excentriques** de la lentille. Dans ce cas, l'effet produit par cette dernière sur la réfraction de l'œil est le même que celui qu'elle exerce sur la convergence. Si elle diminue de 3 D l'accommodation nécessaire pour la vision nette, elle diminue en même temps de 3 *am* la convergence exigée par la vision binoculaire.

Soit, par exemple (fig. 117), A un objet situé à 20 centimètres de chaque œil. Sa vision nette et binoculaire exige donc 5 D et 5 *am*. Si ce même objet est regardé à travers la lentille LL′ de 3 D, les yeux auront besoin de 3 D

Fig. 116.

d'accommodation de moins, soit de $5 - 3 = 2$ D, s'ils sont emmétropes. La lentille a donc eu, **pour l'accommodation**, le même effet que si nous avions porté l'objet de $\frac{1^m}{5}$ à $\frac{1^m}{2}$ (de 20 à 50^{cm}), de A en B (fig. 117).

En même temps, grâce à l'effet prismatique de la lentille, les rayons émanés de A subiront en O et O′ une déviation telle qu'ils sembleront provenir de B. L'angle de convergence sera donc diminué, proportionnellement à l'accommodation, de trois unités, c'est-à-dire de 3 *am*. On remarque, de plus, que ceci est vrai pour n'importe quel écartement des yeux. Plus ils sont éloignés l'un de l'autre, plus le point de la lentille à travers lequel ils regardent est éloigné du centre. L'effet prismatique de la lentille, s'accroissant de son centre à sa périphérie, augmente avec la ligne de base, c'est-à-dire avec l'effort de convergence exigé.

En pratique, on n'a pas besoin de faire porter une lentille entière devant

le visage, ce qui ne serait pas précisément très commode. On y taillera seulement les deux verres de lunettes, de telle sorte que chaque œil soit muni

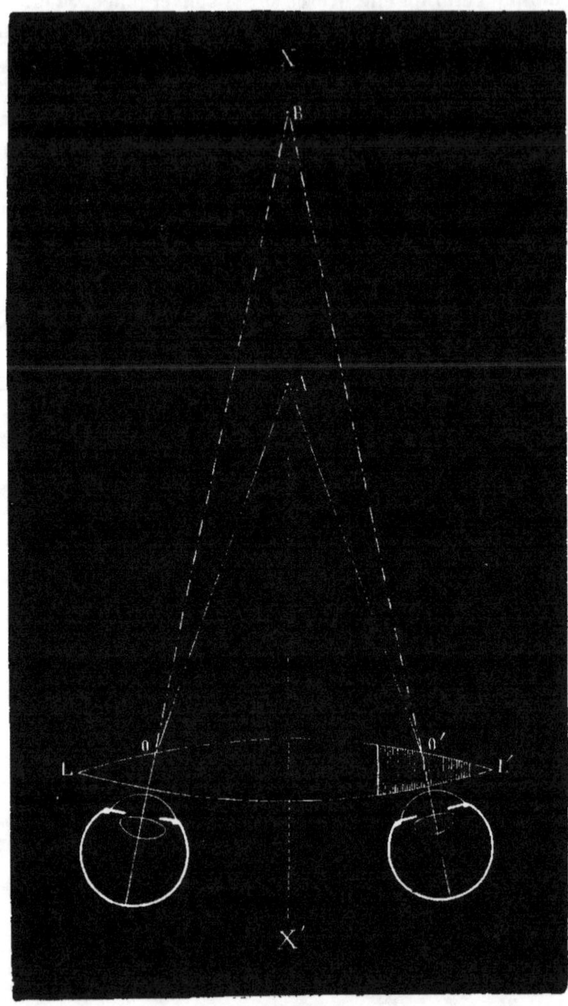

FIG. 117.

de la partie de la lentille placée sur son axe lorsque celle-ci est entière. Dans
la figure 117, cette partie est ombrée pour l'œil droit.

Les lunettes ainsi construites sont appelées *orthoscopiques*. Pour en vérifier l'exactitude, on n'a qu'à les placer à une distance d'une paroi telle que
es verres produisent sur celle-ci l'image d'une flamme de bougie. Les images

des deux verres doivent se recouvrir exactement, s'ils forment les segments voulus d'une même lentille, et s'ils sont séparés par l'écartement qu'ils auraient présenté, l'un par rapport à l'autre, sur la lentille pleine (1).

Voici comment on peut se rendre compte le plus simplement de cette double action de la lentille convexe :

Soient en O et O' (fig. 118) les deux yeux, MM' la ligne médiane, A un point situé sur cette dernière, à une distance A de chaque œil. Pour le voir distinctement, il faut une force réfringente $\dfrac{1}{A} = a$.

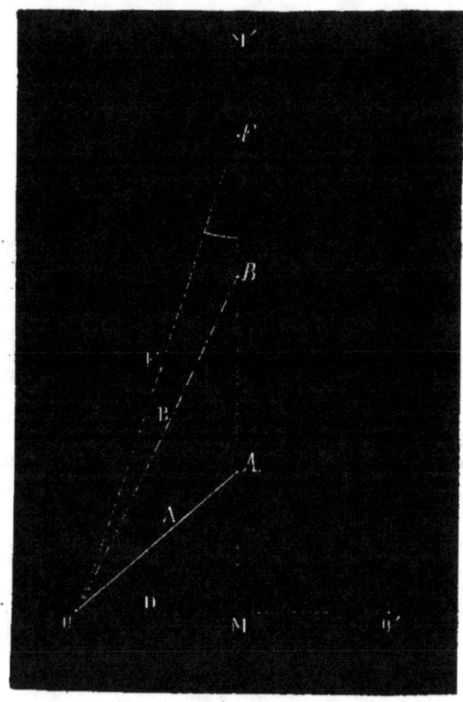

Fig. 118.

Si nous désirons que chaque œil, en fixant A, n'ait pas besoin de plus de réfraction que s'il regardait un point plus éloigné, par exemple B, à la distance B, qui n'exige que $\dfrac{1}{B} = b$ de force réfringente, il faut évidemment une lentille convexe dont la force réfringente soit $= a - b$, ou, exprimé en distances, $\dfrac{1}{F} = \dfrac{1}{A} - \dfrac{1}{B}$, si F est la distance focale de la lentille.

(1) Scheffler, *Die physiologische Optik.* Braunschweig, 1865, vol. II, p. 95. — Comparez aussi Brücke, *Arch. für Ophth..* 1859, V, 2, p. 180 : une lunette à dissection, formée de deux verres qui ne sont autre chose que les deux moitiés d'une lentille convexe de 22 cm. de distance focale (4,5 D).

Marquons le foyer F de la lentille à la distance F de chaque œil sur la ligne médiane.

Pour fixer binoculairement le point A, il faut à chaque œil un angle de convergence qui est aussi l'inverse de la distance A, soit $\frac{1}{A} = a$ (voy. p. 183).

Pour fixer le point B, il faut une convergence $\frac{1}{B} = b$. Et, pour changer la convergence vers A en convergence vers B, il faut évidemment un prisme de la force $a - b = f$, ou

$$\frac{1}{A} - \frac{1}{B} = \frac{1}{F}.$$

Cette expression est identique à la précédente, ce qui doit être, d'après ce que nous avons exposé page 186.

L'angle de déviation de ce prisme sera donc l'angle OFM. Il représente f angles métriques, si F est mesuré au moyen du mètre. Pour obtenir sa valeur absolue, appelons-le δ, et désignons par $D = OM$ la moitié de la ligne de base.

Nous pouvons alors mettre :

$$\sin \delta = \frac{D}{F},$$

ou, en confondant le sinus avec l'angle :

$$\delta = \frac{D}{F}.$$

Supposons maintenant que nous ayons obtenu l'effet de réfraction voulu à l'aide d'une grande lentille biconvexe placée devant les deux yeux, comme l'indique la figure 119. L'œil gauche, regardant à travers le point O de la lentille, verra donc le point A auss nettement qu'il le verrait s'il se trouvait en B.

Quel sera l'effet prismatique produit par ce point O de la lentille? Pour y arriver, menons d'abord une tangente à ce point O, c'est-à-dire une ligne perpendiculaire au rayon CO de la lentille. En répétant la même chose pour la surface postérieure, que nous supposons avoir la même courbure que l'antérieure, nous obtenons le prisme MLP, qui correspond aux deux points des surfaces respectives de la lentille à travers lesquels regarde l'œil gauche.

Or l'angle MLS ou λ est égal à l'angle MCO, parce que leurs côtés sont perpendiculaires chacun à chacun.

Pour l'angle MCO nous avons l'expression

$$\text{tg MCO,} \quad \text{ou tg } \lambda = \frac{D}{R},$$

si nous désignons par D la distance MO, par R le rayon de courbure des surfaces de la lentille.

L'angle MLP du prisme $= 2\lambda$ ou Λ est donc

$$\Lambda = \frac{2D}{R},$$

en confondant la tangente avec l'angle.

Or l'angle de déviation du prisme est, suivant une loi bien connue en physique.

$$\Delta = \Lambda (n - 1).$$

De notre formule 20^a (page 56), il résulte, d'autre part, que

$$R = 2F(n-1);$$

donc

$$\Delta = \frac{2D(n-1)}{2F(n-1)} = \frac{D}{F}.$$

Ce D est à peu de chose près la moitié de la ligne de base. La déviation Δ, produite par la lentille à l'endroit O, est donc identique à celle, δ, que nous avons trouvée plus hau

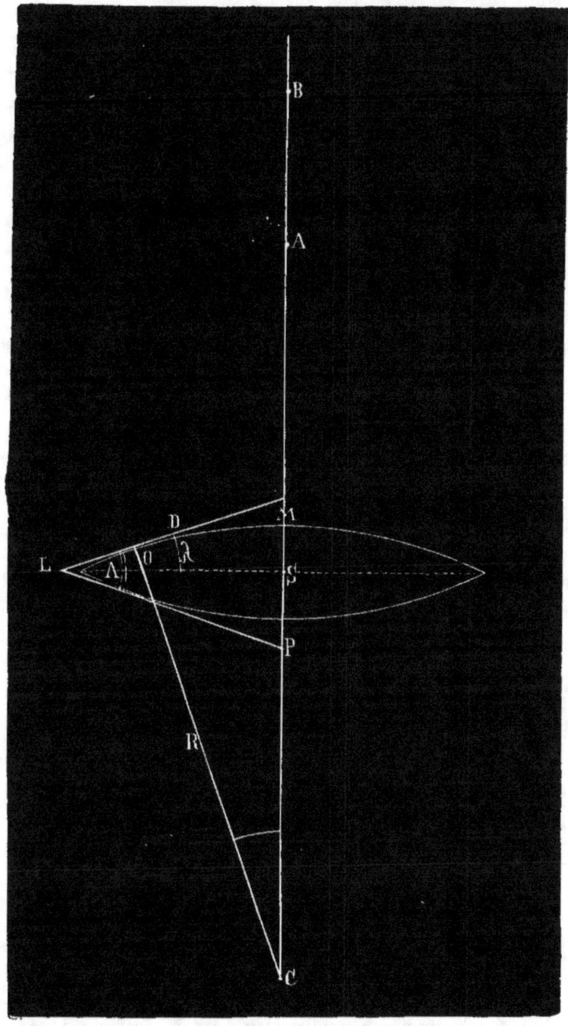

FIG. 119.

· comme étant requise pour changer la convergence pour *A* en convergence pour *B*. La lentille ainsi employée remplit donc le but d'alléger l'*accommodation* et la *convergence des yeux de quantités identiques.*

Il ne faut pas oublier que l'action prismatique des verres sphériques ne se fait pas seulement sentir dans l'horizontale, où elle diminue ou augmente la convergence, et peut amener même une diplopie homonyme ou croisée, mais aussi dans la *verticale*, ou dans toute autre direction. Cette action se manifeste par une diplopie verticale ou oblique, bien plus gênante encore que le même trouble d'équilibre dans l'horizontale, chaque fois que des verres un peu forts sont placés à une hauteur différente devant chaque œil. On fera donc attention à ce que la ligne qui relie les centres optiques des verres soit parallèle à la ligne de base. Il faut, de plus, qu'elle soit contenue dans le plan de regard qui passe par cette dernière et par les lignes de regard, afin que les objets vus binoculairement apparaissent à leur véritable place.

Lorsqu'on regarde à travers les bords d'un verre convexe placé à une certaine distance de l'œil et de telle façon que ses bords arrivent juste au niveau de la circonférence pupillaire correspondante, le point de fixation disparaît, et avec lui une partie plus ou moins étendue de ses alentours. Cette lacune est d'autant plus grande que le verre est plus fort et plus éloigné de l'œil. Cela se conçoit aisément. Parmi les rayons venant du point de fixation, les uns passent en dehors du verre, mais n'entrent point dans la pupille, puisque celui-ci la recouvre tout entière; les autres sont déviés par l'arête prismatique que représente le bord du verre convexe, de telle façon qu'ils tombent au delà du bord opposé de la pupille.

Si le centre de la lentille est placé devant la pupille, le même fait se produira évidemment pour tous les objets situés sur une ligne unissant un point quelconque du bord du verre avec le point correspondant de la circonférence pupillaire. Le *champ visuel* d'un œil muni d'un verre convexe présentera donc une *lacune annulaire*, plus ou moins large, correspondante à la circonférence de la lentille.

Lorsqu'on regarde à travers l'axe de cette dernière, cette suppression d'une partie du champ visuel est d'autant moins gênante que le numéro du verre est plus faible et que cette lacune reste plus périphérique. Mais elle peut devenir un inconvénient sérieux pour des personnes qui, comme des opérés de cataracte, se servent de verres forts, et regardent parfois à travers leurs bords.

L'*aberration chromatique* et l'*aberration de sphéricité* que présentent les verres convexes employés en ophthalmologie ne sont pas assez sensibles pour constituer des défauts fâcheux. Elles ne se manifestent guère que dans les verres forts, lorsque le regard les traverse en dehors de leur centre. Elles sont alors d'autant plus fortes que la partie du verre placée devant la pupille est plus périphérique.

On a tenté, sans beaucoup de profit, de remédier à ces deux défauts, en construisant des lentilles achromatiques et aplanétiques. Les lentilles de crown sont déjà préférables à celles de verre ordinaire, parce qu'elles sont beaucoup moins dispersives. L'achromatisme complet est obtenu par la combinaison d'une lentille de crown avec une lentille de flint. L'aplanétisme est à peu près réalisé par la juxtaposition de deux verres plan-convexes, se touchant par leurs surfaces courbes. Mais ces combinaisons donnent des verres beaucoup trop lourds pour que leurs avantages puissent balancer cet inconvénient (1).

Nous nous rappelons aussi que, lorsqu'on regarde *obliquement* à travers un verre sphérique, ou, ce qui revient au même, lorsqu'on incline ce dernier devant l'œil, son action réfringente augmente dans la direction perpendiculaire à l'axe de sa rotation. Ainsi, si nous faisons tourner une lentille convexe autour d'une ligne horizontale, ou si nous regardons de haut en bas à travers le même verre tenu verticalement, il agira comme si nous lui avions ajouté un cylindre convexe à axe horizontal. Les objets peuvent donc subir une déformation apparente plus ou moins sensible, suivant l'angle que forme la ligne de regard avec le plan du verre. Pour éviter cet inconvénient, on donnera à celui-ci une position telle que la ligne de regard le traverse, autant que possible, perpendiculairement à sa surface. Ainsi les verres destinés à voir à grande distance, les verres correcteurs de l'amétropie, seront placés à peu près verticalement, parce que, le plus souvent, regardant au loin, les yeux sont dirigés droit en avant. Au contraire, les verres destinés à voir de près seront inclinés, parce que les objets rapprochés sont presque toujours fixés en abaissant le regard.

Nous avons exigé, d'autre part, que la ligne qui réunit les centres optiques des verres se trouve dans le plan de regard, et que celui-ci soit perpendiculaire au plan des lentilles. Cela revient à dire que les verres ne doivent pas seulement être *inclinés*, mais aussi *abaissés* dans le regard de près, comme s'ils avaient tourné avec les yeux autour des centres de rotation de ces derniers.

Il en résulte, pour la position des lunettes, ce fait très important : en supposant, ce qui est désirable, que le centre optique se trouve sur le diamètre horizontal du verre monté, il faut que ce verre soit placé plus bas, et son bord supérieur incliné en avant dans les lunettes destinées à la vision rapprochée. Cette position n'est possible que lorsque le sommet du crochet qui relie les deux verres est plus élevé que le milieu de ces derniers. Le plus souvent il faudra même l'élever jusqu'au niveau des bords supérieurs des cadres, et lui faire dépasser plus ou moins leur plan, suivant la hauteur et la forme du nez. On inclinera, d'autre part, ces verres sur leurs branches, pour satisfaire à la seconde condition que nous venons de poser.

Nous regrettons de ne pouvoir consacrer plus d'espace au montage et à l'ajustement des lunettes. Cette question est généralement trop négligée par le praticien, comme si le moindre détail dans l'exécution de ses ordres n'avait pas la plus haute valeur pour le client. C'est ainsi qu'on peut laisser perdre le fruit d'examens consciencieux et des considérations les plus rationnelles, simplement parce que les verres qu'on a choisis sont mal placés devant les yeux du malade.

(1) Donders, *loc. cit.*, p. 139 édit. angl., p. 118 édit. allem.

Pour éviter ce grave inconvénient, on se souviendra des principes que nous venons de donner touchant la position des verres de lunettes. On en vérifiera l'exécution, non seulement au point de vue optique, mais aussi au point de vue de leur adaptation au visage du malade, et aux conditions dans lesquelles ils sont appelés à servir. Si l'ophthalmologie a fait des progrès, l'optique industrielle en a fait aussi, et en fera davantage encore, si elle est guidée par des praticiens éclairés.

Il arrive assez souvent qu'une personne a besoin de verres différents, pour voir à grande distance et pour voir de près. Dans le but d'éviter le changement constant de lunettes, on peut procéder de diverses façons. On peut lui laisser en permanence ses verres pour voir de loin, et y ajouter le surplus nécessaire pour la vision rapprochée, sous forme d'un pince-nez ou d'une face à main. Ainsi un hypermétrope manifeste de 1 D, qui a besoin du n° 4 pour voir de près, portera des verres convexes n° 1 constamment, et placera par-dessus un pince-nez n° 3 quand il voudra lire.

Mais, s'il s'agit de varier fréquemment la portée du regard, comme, par exemple, chez un peintre, qui fixe tantôt son modèle, tantôt la toile, il n'est pas possible de l'astreindre à ôter et à mettre constamment un pince-nez. Les emmétropes et les amétropes faibles, qui voient assez bien à grande distance à l'œil nu, peuvent alors se servir de verres dont la partie supérieure est coupée horizontalement, de façon qu'ils ne couvrent que la partie inférieure du champ de regard. Cela n'empêche pas que le centre optique ne doive se trouver au milieu du verre, que celui-ci ait une forme ronde, ou ovale, ou semi-elliptique.

Pour le cas où deux verres différents sont nécessaires, qu'ils soient tous les deux convexes ou concaves, ou l'un convexe et l'autre concave, on a imaginé des *verres à double foyer*. Le même verre est taillé et tourné de telle sorte que sa partie supérieure a une force réfringente autre que sa partie inférieure.

Le même effet est obtenu, avec moins d'élégance, à l'aide de verres dans le genre de ceux que nous venons de mentionner, mais composés de deux pièces, coupées horizontalement et réunies par leurs surfaces de section. On les appelle *verres de Franklin* (1), d'après le savant illustre qui semble les avoir employés le premier. Ils rendent de très grands services, et j'ai vu un peintre éminent, si enchanté des verres de Franklin que je lui avais indiqués, et qu'il aimait à porter dans une monture ronde, qu'il les reproduisit fidèlement sur son portrait, sans oublier le fin trait lumineux marquant leur ligne de séparation.

Il va de soi que, si l'hypermétropie d'un œil est compliquée d'astigmatisme, ce dernier devra être corrigé à l'aide d'un cylindre approprié (voy. p. 294 et suiv.), qu'on ajoutera au verre correcteur. Celui-ci présente alors, sur l'une de ses faces, la courbure sphérique destinée à neutraliser

---

(1) Donders, *loc. cit.*, p. 138 édit. angl., p. 117 édit. allem.

l'hypermétropie, sur l'autre la courbure cylindrique qui remédie à l'astigmatisme.

On n'oubliera pas que parfois, bien que rarement, la vision rapprochée exige un cylindre quelque peu différent de celui qui l'adapte à grande distance. On vérifiera donc toujours la correction pour les deux cas.

TRAITEMENT DU STRABISME CONVERGENT DES HYPERMÉTROPES

Nous avons vu que l'hypermétrope, pour obtenir l'accommodation dont il a besoin, tombe presque fatalement dans une convergence exagérée, et nous avons montré le lien naturel qui existe entre le défaut de réfraction et le strabisme convergent. C'est ce mode pathogénique qui va nous guider à travers nos tentatives thérapeutiques contre la déviation.

On rencontre fréquemment de jeunes hypermétropes chez lesquels le strabisme n'est encore qu'à ses débuts ; l'exagération de la convergence n'est pas encore passée à l'état d'habitude permanente, et elle ne survient que sous l'influence d'un acte passager de fixation. En pareil cas, le repos des yeux, l'éloignement de tout travail ou de tout objet nécessitant un effort d'accommodation excessif, suffiront quelquefois pour faire disparaître la déviation qui tendrait à devenir persistante. Grâce à ces mesures de précaution, on sera à même de prévenir le strabisme imminent et de conserver la vision binoculaire, en ne lui imposant qu'un travail modéré.

Néanmoins, pour ne pas condamner les yeux à une inaction par trop absolue, surtout chez les enfants qui commencent leurs études, on aura recours à un autre moyen encore ; on allégera l'accommodation d'une partie de sa besogne au moyen de VERRES CONVEXES. C'est ainsi que le port de lunettes corrigeant l'hypermétropie manifeste empêche souvent toute déviation strabique chez les jeunes hypermétropes, ou suffit pour la guérir lorsqu'elle commençait à se produire.

Il est clair que si l'hypermétropie s'accompagne d'astigmatisme, ce dernier devra être corrigé en même temps. De cette façon on soulagera doublement le muscle ciliaire, en lui épargnant d'abord la correction d'une partie du défaut optique et en procurant à l'individu la faculté d'éloigner davantage son travail, grâce à l'augmentation de son acuité visuelle par le verre cylindrique. Le port constant des lunettes choisies est alors obligatoire.

Si l'on a affaire à un hypermétrope encore jeune, atteint de strabisme *convergent déclaré et permanent*, les verres correcteurs de l'hypermétropie manifeste ne suffiront plus pour faire disparaître la déviation. Il faudra chercher à exclure, autant que possible, l'intervention de l'acte accommodatif dans la vision, et, dans ce but, on ordonnera au patient des verres corrigeant la *totalité* de son hypermétropie. Il n'est pas rare d'observer, sous l'influence de leur usage prolongé, un relâchement considérable du muscle ciliaire et une augmentation progressive du chiffre de l'hypermétropie mani-feste disproportionnée avec la jeunesse de l'individu. Le port des lunettes doit être continué pendant des mois et des années ; parfois le malade trouve un grand avantage à ne jamais les quitter. Si ces verres n'étaient pas sup-portés, étaient rejetés comme trop forts, il faudrait, par une gradation mé-nagée dans le numéro des verres employés, arriver à faire porter des lunettes de plus en plus fortes ; on obtiendrait ainsi le même résultat au point de vue du relâchement de l'accommodation.

L'anisométropie sera corrigée entièrement ou d'une façon partielle, sui-vant que l'individu se prêtera ou non à la correction complète de chaque œil isolément. Les nombreuses différences individuelles en ce qui concerne ce point rendent impossible l'établissement d'une règle unique.

Ce qui est plus important à considérer, c'est l'inégalité de l'acuité visuelle sur les deux yeux. Nous avons vu qu'en pareil cas, c'est toujours l'œil le moins bon qui se dévie. Il importe de lui maintenir son rôle dans la vision, tout diminué qu'il soit, en l'exerçant à part et en le faisant travailler à l'ex-clusion de l'autre œil. Sinon on s'exposera à la perte définitive de la vision binoculaire.

Il en est de même dans le *strabisme alternant* des tout jeunes enfants, auxquels on n'ose pas encore faire porter de verres. Il arrive chez eux que la déviation se localise en dernier lieu sur un œil, ce qui entraîne les mêmes dangers que ceux que nous venons de signaler. Pour les prévenir, c'est encore à l'exclusion alternative de chaque œil au moyen d'un bandeau, à leur fonctionnement isolé, qu'il faut avoir recours. On pourra toujours tenter plus tard le rétablissement de la vision binoculaire et simple à l'aide des exercices orthoptiques dont nous parlerons bientôt.

Il faut faire d'abord mention d'un moyen employé pour exclure l'accom-modation de la vision binoculaire, lorsqu'on ne peut y arriver à l'aide des verres convexes : c'est l'ATROPINE. Ce médicament nous rendra les plus grands services dans nombre de cas, surtout chez les enfants. Il va sans dire qu'il faudra prémunir leurs yeux contre l'éblouissement causé par la mydriase, et leur donner la réfraction qu'ils empruntaient à leur accommodation, au moyen de verres convexes appropriés.

Le concours de ces deux puissants moyens, l'atropine et les verres con-vexes, forme la base du traitement du strabisme convergent hypermétro-pique chez les enfants âgés de plus de cinq ans, surtout dans la variété alter-nante.

On a même poursuivi un but identique en employant un remède dont l'action est contraire à celle de l'atropine ; nous voulons parler des instilla-tions d'ÉSÉRINE (1). Dans le cas particulier, l'effet thérapeutique des deux médicaments devait être le même ; l'atropine, en paralysant le muscle ciliaire, donne au malade le sentiment de l'inutilité de tout effort d'ac-

____

(1) Ulrich, *Die Aetiologie des Strab. converg. hypermetrop.*, etc. Kassel, 1881.

commodation; l'ésérine, en contracturant le même muscle, le dispense de tout effort volontaire : le résultat est identique, c'est que l'impulsion accommodative est supprimée et indirectement l'impulsion à la convergence.

Il ne faudrait pas se flatter cependant d'arriver à la correction de tous les cas de strabisme convergent hypermétropique par les moyens que nous venons d'indiquer. Maint œil dévié résiste à toutes les mesures de douceur et nargue toutes les théories. Il faudra alors intervenir par une OPÉRATION CHIRURGICALE, le reculement du tendon du droit interne, l'avancement de celui du droit externe, la ténotomie double des internes, ou enfin la combinaison de la ténotomie avec l'avancement.

Le reculement du tendon du droit interne s'exécute suivant les règles bien connues. Accompagnée d'un large débridement de la capsule de Ténon, cette opération peut donner un effet souvent suffisant, bien qu'il ne dépasse guère 15 degrés. Il ne faut pas craindre, en pareil cas, de laisser subsister une partie de la déviation interne. On ne doit pas oublier, en effet, que le strabisme convergent peut s'atténuer ou disparaître avec le temps (1), ou sous l'influence du traitement orthoptique. Il sera d'ailleurs le plus souvent nécessaire de joindre à la ténotomie les verres convexes, ou même une cure d'atropine.

Si la déviation dépasse 20 degrés, on pourra en répartir la correction d'une façon égale sur les deux yeux, en pratiquant une *double ténotomie* des droits internes, convenablement dosée. On aura recours à ce procédé opératoire, qui est le plus avantageux au point de vue cosmétique, lorsque l'acuité visuelle est égale de chaque œil, que le strabisme est alternant et que l'examen du champ de fixation dénote une prépondérance des droits internes. Mais nous conseillons de ne jamais pratiquer les deux opérations simultanément. On commence par une ténotomie, et l'on se rend compte d'abord de son effet non-seulement immédiat, mais surtout définitif. Ce dernier n'est obtenu qu'au bout de quelques mois. On est étonné parfois du puissant effet qu'on obtient lorsque, immédiatement après l'opération, on institue le traitement à l'atropine et l'usage des verres convexes. Souvent il arrive ainsi que, contre toute attente, une seule opération suffit pour corriger un assez haut degré de strabisme. Il est évident que la combinaison des deux ténotomies aurait, dans ce cas, fait tomber le malade dans le strabisme divergent. Si au contraire, comme c'est la règle, une opération sur l'autre œil se montre nécessaire, on pourra la doser avec plus de sûreté, en se basant sur l'effet obtenu par la première.

La *ténotomie combinée avec l'avancement musculaire* constitue la ressource suprême pour les cas de strabisme considérable. Pratiquée suivant la méthode que nous avons indiquée, elle permet de corriger une déviation de plus de 40 degrés. Si l'on y joint même une *résection partielle du tendon* à avancer, ou une suture conjonctivale et palpébrale qui attire et fixe l'œil

(1) De Wecker, *Soc. ophthalm. de Heidelberg*, 1871.

dans sa nouvelle direction, on atteint une correction qui s'élève jusqu'à 60 degrés (1).

L'avancement musculaire associé à la ténotomie s'emploie ordinairement pour redresser un œil amblyope et atteint d'un fort degré de strabisme. Il est remarquable, en effet, que plus la vision d'un œil est inférieure à celle de l'autre, plus il oppose de résistance aux moyens mis en œuvre pour lui restituer sa direction normale. C'est que la possibilité de la vision binoculaire constitue un adjuvant des plus puissants de nos tentatives, comme nous le verrons tout à l'heure.

Il ne faut pas croire cependant que ce procédé ne soit pas susceptible d'un dosage aussi approximatif que la simple ténotomie. Le chirurgien est parfaitement maître de faire osciller, par de légères modifications dans les manœuvres opératoires, le degré d'effet entre 15 et 60 degrés. Aussi avons-nous fait de cette opération la base de notre traitement dans les cas de strabisme monolatéral dépassant 15 à 20 degrés et ayant résisté à tous les remèdes pacifiques.

Enfin il sera bon, même lorsque l'opéré sera encore jeune, de lui faire porter les verres correcteurs de la totalité de son hypermétropie, ou de son hypermétropie manifeste seulement, suivant la tendance plus ou moins accusée au retour du strabisme.

Il nous reste à parler encore d'un mode curatif du strabisme qui a été indiqué surtout dans le but d'éviter l'opération, mais qui rend également de très-grands services à titre de complément du traitement chirurgical. Nous voulons dire les EXERCICES ORTHOPTIQUES.

Nous savons de quelle importance capitale est la vision binoculaire pour le maintien de la direction normale des lignes de regard.

Une fois la convergence exagérée réduite par l'effet d'une opération, il es possible que les yeux recommencent à fonctionner ensemble d'une façon normale, à la condition, bien entendu, que leur correction optique soit suffisante et que leur acuité visuelle ou leur réfraction ne soient pas trop inégales. Mais on observe, dans la majorité des cas, une abolition persistante de la vision binoculaire et simple. L'opéré continue à faire abstraction des images de l'un de ses yeux, ou bien il les projette faussement, et accuse alors une diplopie dont il ne sait pas bien déterminer le degré.

C'est dans ces cas surtout, mais aussi dans d'autres cas de strabisme non paralytique rebelle, qu'on peut espérer d'arriver à la guérison au moyen du traitement orthoptique, à l'aide des *exercices stéréoscopiques*. Ce traitement est basé sur les conditions suivantes :

Le strabisme en question reconnaît deux causes :

1° La dépréciation d'un œil, qui supprime le désir de la vision binoculaire et la nécessité de la direction normale des yeux ;

(1) Eperon, *Clinique du docteur Landolt : De l'avancement musculaire combiné avec la ténotomie (Arch. d'ophth.*, III, p. 297), et *Ténotomie avec avancement musculaire et résection* (*ibid.*, 1883, p. 393).

2° Le manque d'équilibre entre la convergence et l'accommodation.

Il faut donc, pour y remédier :

1° Augmenter la valeur de l'œil le plus faible par la correction de l'amétropie, les exercices isolés, etc.

2° Lui donner la conscience de sa direction vicieuse, en produisant la diplopie, et réveiller dans l'individu la notion et le désir de la vision binoculaire à l'aide du stéréoscope.

Ce sont en grande partie les principes préconisés par M. Javal (1), qui s'est servi pour cela du stéréoscope de Wheatstone (2).

Il va de soi qu'en nous servant du stéréoscope, nous ne nous occupons pas uniquement de la convergence, c'est-à-dire de la *direction* des yeux, mais aussi de leur *accommodation*. Nous n'espérons pas arriver à la guérison du strabisme en plaçant devant chaque œil un objet distinct (ou son image réfléchie, ce qui revient au même) et en variant l'écartement des deux objets, sans tenir grand compte de l'accommodation des yeux. Pour obtenir une vision binoculaire et nette avec ce procédé, il faudrait que ceux-ci pussent faire varier leur convergence sans changer leur accommodation. Il faudrait donc arriver à rompre entièrement l'harmonie entre ces deux fonctions. Ce résultat serait certainement difficile à atteindre, mais surtout contraire au but de notre traitement, qui est de guérir le strabisme par le rétablissement d'une collaboration intime des deux fonctions mentionnées, basée sur la vision binoculaire.

Nous avons vu en effet que l'altération dans les rapports entre la convergence et l'accommodation chez l'amétrope joue un rôle essentiel dans la dissociation des lignes de regard. Pourquoi le mécanisme de la vision binoculaire est-il compromis chez les amétropes? C'est parce qu'il a été conçu en vue d'yeux emmétropes ou à peu près, c'est-à-dire de la majorité des yeux qui existent dans la nature. Ce mécanisme délicat ne saurait s'accommoder avec une amétropie dépassant les limites que nous avons fixées; au delà il est forcé ou détruit.

De là découle ce principe important, c'est que, si, chez un strabique opéré ou non, on veut rétablir la vision binoculaire, il faut d'abord faire de ses yeux hypermétropes des yeux emmétropes; autrement dit, il faut d'abord corriger leur amétropie.

Cela posé, voici comment nous procédons :

Prenant un stéréoscope ordinaire, d'une profondeur de 166 millimètres environ, nous plaçons sur son fond deux objets de forme très simple, par exemple deux traits verticaux situés l'un au-dessus, l'autre au-dessous d'une même ligne horizontale. Ces deux traits, qui peuvent être rapprochés ou écartés à volonté l'un de l'autre, sont placés à une distance réciproque égale à l'écartement des yeux. Dans ces conditions, leur fusion en un seul trait

---

(1) Javal, *Ann. d'ocul.*, t. LIV, LV et LXVI.

(2) Landolt, *Ophthalmotropométrie*, vol. I de cet ouvrage, p. 914, fig. 239.

vertical nécessite le parallélisme des lignes de regard. Sachant que ce parallélisme n'est possible généralement qu'en l'absence de toute impulsion accommodatrice, nous munirons les yeux du malade, ou les trous du stéréoscope, de verres qui lui permettent de voir à la distance de 166 millimètres sans aucun effort de sa réfraction dynamique. Si nous avons affaire, par exemple, à un hypermétrope de 4 D, nous lui donnerons le convexe 10 (4 D pour corriger son hypermétropie, plus 6 D pour l'adapter à 166 millimètres).

Mais on remarque que, dans ces conditions, la majorité des patients n'arrive pas à fusionner avec les lignes de regard parallèlement dirigées. Ces dernières présentent en général une certaine convergence. Le malade, aidé du médecin, cherchera donc la distance des deux objets nécessaire au fusionnement. Quand il y sera arrivé, on écartera peu à peu les deux objets dans des exercices graduels, jusqu'à ce que le fusionnement s'opère sans la moindre convergence.

Une fois la fusion binoculaire obtenue avec le parallélisme des lignes de regard, ce qui équivaut à la vision binoculaire à distance, nous essayerons de la réaliser pour un point vers lequel les lignes de regard soient obligées de converger. Pour provoquer une convergence d'un angle métrique, nous serons obligé de rapprocher nos deux objets de fixation l'un de l'autre, d'une distance variable suivant la longueur de la ligne de base, en moyenne de 1 centimètre. A cette quantité de convergence doit être liée physiologiquement une quantité équivalente d'accommodation, soit une dioptrie. Nous la ferons fournir par le sujet, en diminuant la force de ses verres convexes de 1 D, pour associer à cette convergence l'accommodation voulue. Nous irons ainsi jusqu'à ce que les deux objets coïncident. A ce moment, ils exigent, pour leur fixation, une convergence de 6 am, et une accommodation de 6 D. Les verres du stéréoscope ne sont plus que de 4 D, dans notre exemple, c'est-à-dire que l'hypermétrope, corrigé de la totalité de son hypermétropie, fixe binoculairement une ligne simple, située à 166 millimètres en avant de lui.

Au lieu de traits, on peut se servir de figures géométriques représentant des solides d'une forme simple. La fusion stéréoscopique est facilitée alors par la tendance à la perception du *relief.*

On nous dira : Mais pourquoi ne pas prendre un objet quelconque, le tenir devant les yeux sur la ligne médiane, et l'approcher à une distance plus ou moins faible des yeux, l'hypermétrope étant toujours muni de ses verres correcteurs? La convergence et l'accommodation ne sont-elles pas alors stimulées au même degré que par les exercices stéréoscopiques?

Sans doute; mais il nous est impossible, avec ce moyen, de nous rendre compte jusqu'à quel point elles répondent à cette stimulation, et jusqu'à quel degré elles marchent d'accord. Le malade peut soutenir obstinément qu'il voit simple et des deux yeux, alors qu'il ne voit que d'un œil et néglige l'image de l'autre. Le stéréoscope nous fournit un contrôle d'une certitude absolue sur les assertions du sujet.

Mais revenons à ce dernier, que nous avons laissé suffisamment exercé pour voir binoculairement et simple jusqu'à la distance de 166 millimètres. Il est encore armé de ses lunettes de 4 D. Ne serait-il pas possible maintenant de le faire bénéficier de la laxité relative qui existe dans les rapports entre la convergence et l'accommodation? En d'autres termes, ne pourrions-nous pas l'habituer à accommoder davantage en convergeant moins? Pour y arriver, nous diminuerons graduellement la force de ses verres correcteurs, de sorte qu'à une convergence donnée, il sera forcé d'associer un effort d'accommodation de plus en plus grand. On arrivera quelquefois, par ce moyen, à dégager une certaine quantité d'accommodation, à supprimer les lunettes pour des hypermétropes de degré faible. Mais l'expérience sera toujours plus ou moins hasardée, attendu qu'en forçant quelque peu, on pourrait faire retomber le malade dans ses anciennes habitudes de convergence exagérée.

En effet, les exercices dont nous venons de parler doivent être répétés généralement pendant très longtemps. Or, avec les années, l'accommodation s'affaiblit; ses rapports avec la convergence s'altèrent, si bien que, loin de nous venir en aide dans notre tentative, ils deviennent au contraire un nouvel obstacle. D'ailleurs, du moment qu'il faut des lunettes au malade, autant vaut lui laisser celles dont il tirera le plus grand profit, tant au point de vue de la facilité du travail qu'à celui de la solidité de la guérison du strabisme (1).

HYPERMÉTROPIE ATYPIQUE

Hypermétropie atypique axile, H^a.

L'hypermétropie typique est, comme nous avons vu, liée à la petitesse du globe, notamment à l'insuffisance de longueur de son axe.

L'*hypermétropie axile* peut être produite accidentellement d'une autre façon encore : ainsi des *tumeurs rétrobulbaires* peuvent exercer sur le pôle postérieur de l'œil une pression telle, que la région de la macula s'avance jusqu'en deçà du foyer principal, et que l'œil devient ainsi hypermétrope.

Le même fait a été observé à la suite d'un *décollement partiel de la rétine* dans le domaine de la macula, par des tumeurs, des extravasations sous-rétiniennes, ou toute autre cause capable de détacher la rétine et de la pousser en avant. La membrane nerveuse de l'œil, déplacée, conserve quelquefois sa sensibilité, et l'on voit ainsi des yeux, autrefois myopes ou emmétropes, acquérir subitement un certain degré d'hypermétropie. Les myopes sont surpris et enchantés de voir au loin sans lunettes. Malheureusement ce bonheur n'est que de très courte durée; la vue, après s'être portée à si grande distance, s'enfuit pour ne plus jamais revenir.

---

(1) Comparez Landolt, article STRABISME dans le *Dictionnaire encyclop. des sciences médicales* par Dechambre, p. 281.

Nous nous souviendrons toujours d'un cas que nous avons observé chez M. le professeur Horner, à Zurich : il concerne un professeur de théologie, âgé de soixante et un ans, myope depuis la première enfance, et ayant toujours employé le n° 8, 7 D (ancien 4 $\frac{1}{2}$). Nous le vîmes arriver chez nous tout essoufflé et congestionné, par une lourde journée d'été, avec des troubles visuels mal définis. L'œil gauche, myope de 12 D, ayant toujours été le plus faible, n'avait que $\frac{1}{6}$ d'acuité visuelle. L'œil droit se montrait atteint d'un décollement très limité de la rétine dans la région supéro-externe du fond de l'œil. Sa myopie était de 8 D à cette époque. Mais peu à peu le décollement rétinien s'accentua, la myopie diminua, et quatre mois après le premier examen, cet œil avait une hypermétropie de plus d'une dioptrie (ancien n° 36). L'acuité visuelle était égale à $\frac{1}{4}$ de la normale (1). — Notre excellent ami Horner nous écrit qu'il a suivi le cas depuis, et, chose extraordinaire et remarquable, ce dé-collement, au lieu d'envahir la rétine tout entière, a diminué graduellement. En même temps la myopie a reparu sur cet œil, si bien qu'en 1873 elle était de 6 D, avec une acuité visuelle de $\frac{1}{3}$, et que le malade travaillait encore en 1884 de préférence avec cet œil.

De Jaeger dit avoir observé un phénomène caractéristique dans la vision de ces individus devenus hypermétropes par l'avancement partiel de la rétine. Les objets vus par la partie décollée sembleraient plus petits et plus éloignés que ceux du reste du champ visuel.

L'hypermétropie que l'on constate à l'ophthalmoscope dans la *névrite op-tique* et l'infiltration de la rétine est aussi une hypermétropie axile, et son degré, comparé à l'état de réfraction avant la maladie, peut servir à estimer de combien la rétine s'est portée en avant (voy. le tableau de la page 132).

On voit quelquefois l'hypermétropie survenir dans le cours de *maladies débilitantes*, surtout lorsque celles-ci s'accompagnent de pertes considérables des sucs nutritifs. M. Horner l'attribue à une diminution de volume du globe dans sa totalité, ce qui en ferait donc également une hypermétropie axile.

Hypermétropie de courbure, H^c.

Nous avons vu qu'en général la courbure de la cornée n'est pas plus faible que la moyenne dans l'œil hypermétrope, qu'elle est souvent même plus forte, et que la forme du cristallin ne semble pas varier beaucoup. On a cependant rencontré exceptionnellement, chez quelques yeux hypermé-tropes, des rayons de courbure assez grands pour qu'une partie, sinon la totalité de leur amétropie, pût être mise sur le compte de la courbure cor-

---

(1) Horner, *Klin. Monatsbl. für Augenheilk*, 1873, p. 489.

néenne. Je veux dire que ces yeux peuvent avoir eu la même longueur que l'œil emmétrope moyen, malgré leur hypermétropie.

Lorsque le contenu du globe oculaire est soumis à une très haute pression, la forme de l'œil doit se rapprocher nécessairement de la sphère, et la cornée s'aplatir plus ou moins. C'est ainsi qu'on explique l'hypermétropie, ou du moins la diminution de la réfraction statique qu'on observe quelquefois dans le *glaucome*.

M. Mauthner (1) cite une observation très instructive à ce sujet : La tension intra-oculaire était très élevée par suite du gonflement d'une cataracte traumatique. Le rayon de courbure de la cornée était de $8^{mm},5$. Après l'extraction des masses cataracteuses et l'abaissement consécutif de la tension, le rayon descendit à $7^{mm},73$.

Certaines affections de la cornée, comme la *kératomalacie*, ou des *ulcères cornéens centraux*, peuvent amener un aplatissement notable de cette membrane, et, par suite, une véritable hypermétropie de courbure. Il faut cependant avouer que le processus morbide amène presque toujours une altération du tissu cornéen telle, que la vision nette à travers la partie aplatie est promptement abolie. Les facettes transparentes de la cornée capables de produire l'hypermétropie sont extrêmement rares.

Pour ce qui est de l'aplatissement des surfaces cristalliniennes, qui pourrait également amener une hypermétropie de courbure, des observations incontestables font encore défaut à ce sujet.

L'hypermétropie qui se manifeste parfois dans le cours de la *paralysie de l'accommodation*, soit diphthéritique, soit d'une autre nature, peut s'expliquer aussi par l'abolition d'un certain spasme du muscle ciliaire qui aurait existé avant la maladie et aurait masqué, en l'augmentant, le véritable état de réfraction de l'œil. Nous avons déjà vu combien ce spasme d'accommodation rend l'optométrie difficile, chez de jeunes personnes surtout. Nous le rencontrerons encore dans la myopie.

APHAKIE

Le cristallin (φακός) possède *in situ* une action optique qui est à peu près la même que celle d'une lentille convexe de 11 dioptries, placée en avant de l'œil, près de la cornée.

Dépourvu du cristallin (*aphaque*, d'où l'on a fait le substantif *aphakie*), l'œil est donc privé du secours d'une lentille équivalente. S'il était emmétrope auparavant, il est hypermétrope de 11 D ensuite. S'il avait une hypermétropie de 2 D, il en a une, à l'état d'aphakie, de $11 + 2 = 13$ D; s'il était myope de 6 D, il sera hypermétrope de $11 - 6 = 5$ D.

(1) Mauthner, *loc. cit.*, p. 223.

Ce ne sont que les myopes d'un degré supérieur à 11 D, c'est-à-dire les yeux qui, à l'état normal, ont déjà 11 D ou plus de réfraction en excès, qui ne deviennent pas hypermétropes par la perte de leur cristallin. Celle-ci rendra précisément emmétrope un myope de 11 D, tandis qu'une myopie de 20 D est changée en une myopie de 20 — 11 = 9 D.

Les yeux affectés d'une myopie supérieure à 11 D formant une petite minorité des yeux en général, l'aphakie amène presque toujours l'hypermétropie. Cette cause d'hypermétropie est même très fréquente. Il y a aphakie, pour nous, chaque fois que le cristallin est hors du domaine pupillaire. Ainsi la luxation, qui écarte cet organe de la marche des rayons lumineux, prive l'œil de son action dioptrique. Le même phénomène se produit à la suite de la résorption du cristallin (accidentelle ou opératoire), plus souvent encore sous l'influence de l'extraction du cristallin cataracté.

L'absence du cristallin se manifeste généralement par une augmentation de profondeur de la chambre antérieure. L'iris, privé de son soutien, ne semble plus bombé en avant, comme dans l'œil sain ; il tremblote (*iridodonesis*) à chaque mouvement brusque de l'œil, à moins qu'il ne soit rigide ou qu'il n'adhère à des restes du cristallin ou à sa capsule.

Le symptôme le plus péremptoire de l'aphakie est l'absence des reflets cristalliniens, des images de Purkinje (p. 136-139). La surface antérieure du cristallin et surtout la postérieure donnent lieu à des reflets qu'on voit facilement à l'éclairage oblique, si la cornée est transparente et la pupille pas trop étroite. Ils disparaissent nécessairement avec le cristallin qui les engendre.

Un très haut degré d'hypermétropie et une réfraction considérablement plus faible sur un œil que sur l'autre rendent probable l'existence de l'aphakie. D'autre part, le fait qu'un œil peut encore déchiffrer des lettres à courte distance n'est pas une preuve contre la présence de l'aphakie, parce que cet œil a pu être fortement myope avant de perdre son cristallin. L'absence de ce dernier n'est établie que si cet œil y voit mieux avec des verres convexes forts, par exemple le n° 16. Un œil possédant son appareil optique au complet verrait beaucoup moins bien dans ces conditions.

Dans l'aphakie, le système dioptrique de l'œil se trouve réduit à la forme la plus simple possible, c'est-à-dire une seule surface réfringente, la cornée (1). L'humeur aqueuse et le corps vitré, ayant un indice de réfraction presque identique, peuvent être considérés comme ne formant qu'un seul milieu.

L'œil aphaque est ainsi directement assimilable à l'*œil normal réduit* que nous avons décrit page 93 et suivantes. Il a la même longueur que l'œil normal. Seulement la courbure de sa cornée est bien plus faible que celle de la surface réfringente qui, dans l'œil normal réduit, représente l'action dioptrique de l'appareil réfringent tout entier.

____

(1) Comparez pages 11-28.

Voilà pourquoi l'hypermétropie par aphakie peut être considérée comme une *hypermétropie de courbure*.

Le point nodal de l'œil aphake coïncide avec le centre de courbure de sa cornée. Il avance considérablement lorsqu'on corrige le haut degré d'hypermétropie à l'aide de verres convexes forts, placés nécessairement à une certaine distance de la cornée. C'est pour cela que ces yeux reçoivent des images rétiniennes extrêmement grandes, non seulement beaucoup plus grandes que s'ils pouvaient s'adapter à l'aide de leur propre système dioptrique (ce qui les assimilerait de nouveau à l'œil normal), mais beaucoup plus grandes que des hypermétropes axiles du même degré corrigés dans les mêmes conditions.

L'éloignement du cristallin entraîne, pour l'œil, non seulement la perte d'une partie considérable de sa réfraction statique, mais le prive aussi entièrement de sa réfraction dynamique, l'accommodation étant une fonction du cristallin. L'œil aphake ne peut donc voir nettement qu'à la distance à laquelle il est adapté par la longueur de son axe et la courbure de sa cornée, ou à laquelle on l'adapte par les verres de lunettes. Seulement, l'aphakie produisant généralement un très haut degré d'hypermétropie, les verres correcteurs sont très forts, et le moindre changement de distance entre eux et l'œil entraîne immédiatement une altération notable dans leur action réfringente. Ainsi, un hypermétrope qui serait corrigé pour grande distance par le convexe 13, placé à 1 centimètre en avant de la cornée, n'aurait qu'à éloigner ce verre de 15 millimètres, et celui-ci agirait comme un convexe 16, et l'adapterait à 35 centimètres.

Les variations dans la distance du verre correcteur peuvent donc remplacer, jusqu'à un certain point, l'accommodation, la main jouant alors le rôle du muscle ciliaire. Hâtons-nous de dire, d'ailleurs, qu'on ne se contentera jamais d'un seul verre correcteur. On en donnera toujours un pour grande distance et un pour la vision de près, ce dernier étant surtout chargé de pourvoir à l'adaptation aux distances variables du travail oculaire.

L'influence des variations de position de ces lentilles convexes très fortes ne se fait pas sentir seulement sur le grossissement et l'adaptation optique de l'œil. Elle s'exerce à tous les points de vue que nous avons considérés à propos de l'action des verres convexes. La moindre inclinaison produit de suite un astigmatisme, le moindre déplacement dans le plan des verres, une diplopie ou un déplacement apparent notable des objets observés. Il n'est donc nulle part plus important de faire attention à l'ajustement du verre correcteur que dans l'aphakie, surtout celle consécutive à l'opération de la cataracte. Car ces mêmes variations dans l'action du verre, qui peuvent causer les inconvénients les plus désagréables, peuvent être employées de la façon la plus utile dans l'intérêt de la vision nette et commode.

Nous avons déjà dit que les opérés de cataracte présentent le plus souvent un certain degré d'astigmatisme régulier. Si celui-ci est très fort, on le corrigera, cela va de soi, en donnant à l'une des surfaces du verre une courbure cylindrique, à l'autre une courbure sphérique. Mais, si l'astigmatisme est faible, on obtient la correction plus simplement par l'inclinaison du verre convexe. C'est surtout facile dans le cas mentionné, parce que le méridien vertical est généralement le moins réfringent, et qu'il suffit alors d'imprimer au verre une certaine rotation autour de son diamètre horizontal. On évite ainsi l'inconvénient de verres trop bombés et trop lourds. En effet, s'il faut reporter sur une seule surface toute l'action sphérique, celle-ci réclame évidemment une courbure double de celle des surfaces du verre biconvexe. Les surfaces du verre 16, qui ont un rayon de 66 millimètres, lorsqu'il est bisphérique, doivent être remplacées par une surface décrite avec un rayon de 33 millimètres seulement, lorsque l'autre surface est employée à la correction de l'astigmatisme. L'aberration sphérique et chromatique, l'action prismatique, etc., se trouvent donc nécessairement augmentées, de même que le poids du verre, qui, pour le même diamètre, devient plus épais.

Pour ce qui est de l'action prismatique des lentilles convexes fortes, elle est tellement prononcée, que jamais un hypermétrope de 10 dioptries, ou plus, ne saurait voir de près sans diplopie, si les verres ne sont pas inclinés, décentrés, ou combinés avec des prismes. C'est un point extrêmement important à considérer pour les personnes aphakes des deux yeux. Il faut *décentrer* leurs verres d'autant plus qu'ils sont plus forts, ou les combiner avec des *prismes* à sommets dirigés vers le nez.

La même attention est de rigueur en ce qui concerne la direction de la ligne de regard par rapport au plan du verre. Combien de fois les opérés de cataracte ne viennent-ils pas chez nous pour se plaindre de ne pas pouvoir monter et descendre les escaliers? C'est simplement parce que, regardant obliquement à travers leurs verres, ils voient les marches déplacées.

Aussi est-ce un système absolument puéril et condamnable que de donner à un aphake monoculaire des lunettes contenant un verre pour grande distance, l'autre servant au travail rapproché, et destinées à être retournées autour de l'axe antéro-postérieur. De cette façon, jamais les deux verres ne peuvent occuper la position voulue devant l'œil. Les montures que l'opticien Hunter a construites d'après les indications de M. Noyes (1) sont déjà bien préférables. Elles contiennent aussi les deux verres pour le même œil, mais, pour les changer, on les fait tourner autour de l'axe *vertical*, de sorte que le crochet occupe toujours la même position sur le nez. Ce mouvement est rendu possible par une charnière qui permet de rabattre les branches aussi bien en avant qu'en arrière.

Mais nous sommes forcé de nous arrêter sans avoir épuisé la série des ressources qu'un aphake peut tirer de ses lunettes pour sa correction, à la condition qu'il possède l'intelligence, la bonne volonté et la patience néces-

<hr>

(1) D. Noyes, *Improvements in Spectacle frames* (*Transact. of the Amer. ophth. Soc.*, p. 356, 1875). Le même opticien a cherché à éviter l'inconvénient de l'aberration sphérique des lentilles convexes fortes, en superposant par leurs surfaces courbes deux verres plan-convexes.

saires. Malheureusement ces qualités font trop souvent défaut à certains de nos clients, si injustement nommés patients. Et même ces avantages deviennent le plus souvent la source d'ennuis interminables pour l'opérateur heureux dans l'extraction de la cataracte. Ma satisfaction est toujours mêlée d'une grande appréhension quand je vois entrer chez moi une belle pupille noire, que j'ai délivrée de son voile épais : la cataracte éloignée de l'œil se change trop souvent en un torrent de plaintes contre l'opérateur. Et nous voyons bien plus souvent luire la larme de la reconnaissance dans l'orbite creuse de l'énucléé que dans l'œil autrefois cataracté, que nous avons rendu à la vue. Elle simplifie tant de choses, l'énucléation; elle est si compliquée, la vision de l'aphake! — Au moment même où j'écris ces lignes, je reçois la visite (combien de fois ai-je eu ce plaisir depuis sept ans!) d'une dame que j'ai opérée de la cataracte. Avec la combinaison du sphérique et du cylindre, elle a une acuité visuelle de 1,5, dépassant donc notablement la normale la plus élevée que j'aie jamais rencontrée après l'extraction du cristallin. Mais toujours ce sont de nouvelles récriminations : « Docteur, je ne vois pas l'heure à la pendule, et je ne reconnais pas le monde qui entre, quand je lève les yeux de mon travail, et je risque de verser mon vin à côté », etc., etc. Elle n'est pas très âgée cependant et devrait avoir conservé un reste d'intelligence. Mais elle n'est pas parvenue à remplacer le mécanisme accommodateur ciliaire par l'accommodation manuelle ou à se conformer aux exigences de sa vue nouvelle.

Les exemples de ce genre abondent, et je suis sûr de trouver de l'écho dans le cœur de tous nos confrères, en disant que l'instruction des aphakes présente souvent des difficultés plus grandes que l'opération de la cataracte.

Hypermétropie par altération de l'indice de réfraction Ih.

La *diminution de l'indice de réfraction* de l'*humeur aqueuse* ou de celui du *cristallin* affaiblit nécessairement la force réfringente de l'œil, et peut ainsi amener l'hypermétropie. Des cas bien observés de ce genre d'hypermétropie font cependant encore défaut.

L'*égalisation de l'indice de réfraction* des différentes couches du *cristallin* doit avoir le même effet. Ceci résulte directement de ce que nous avons exposé pages 107 et 108, au sujet de l'influence de la structure particulière du cristallin sur son action optique. L'hypermétropie qui fait place, avec l'âge, à l'emmétropie et même à la myopie de degré faible (voy. la courbe *r r* du tableau p. 104) est attribuable, en partie au moins, à une altération de ce genre dans les indices de réfraction cristalliniens. Celui des couches périphériques augmente par rapport à celui du noyau. Le cristallin devient plus homogène et, par suite, moins réfringent. Le reflet plus accentué qu'on obtient de la surface antérieure des cristallins séniles, quoique non cataractés, prouve, comme nous l'avons fait remarquer, que l'indice de réfraction de ses couches périphériques a augmenté par rapport à celui de l'humeur aqueuse (1).

Il est possible que d'autres facteurs encore contribuent à la production de cette hypermétropie presque physiologique. Ainsi Donders et Mauthner pensent que, dans la vieillesse, les dimensions du globe oculaire diminueraient un peu, ce qui rapprocherait nécessairement la rétine du système dioptrique. Il est aussi possible, quoique non prouvé, que le cristallin s'aplatisse quelque peu.

Enfin, l'*augmentation de l'indice de réfraction du corps vitré* doit faire diminuer également la réfraction de l'œil, parce que celui-ci présente une surface concave aux rayons incidents, ou parce que les rayons, en quittant le cristallin, sont évidemment d'autant plus fortement déviés qu'ils entrent dans un milieu moins réfringent.

On a expliqué de cette façon l'hypermétropie qu'on voit parfois se développer dans le cours du diabète. Nous avons observé, entre autres, un cas de ce genre des plus intéressants : une dame d'un certain âge fait une chute et devient diabétique à la suite de ce traumatisme, sans toutefois que son état général en souffre beaucoup. En même temps, elle commence à ne plus bien voir à distance et à trouver insuffisantes ses lunettes de presbyte. La réfraction put être déterminée dans ce cas avec une exactitude rigoureuse, non seulement parce que la malade était très intelligente, mais parce qu'elle était arrivée à un âge où l'accommodation est presque nulle. Or je constatai une hypermétropie de 0,5 D, qui n'avait certainement pas existé auparavant, qui augmenta, puis diminua avec la quantité du sucre excrété, et disparut finalement tout à fait. Si bien que, lorsque ce diabète traumatique fut guéri, la malade put mettre de côté ses lunettes pour grande distance et remplacer, pour la lecture, les verres plus forts qu'elle avait dû prendre par ses anciennes lunettes. Nous avons vu cette dame pendant plusieurs années, et il était extrêmement curieux de constater que chaque petite rechute de diabète s'accusait de suite par une diminution de la réfraction, à tel point que, chez elle, la courbe de l'hypermétropie était, pour ainsi dire, parallèle à celle de la quantité de sucre éliminée par les urines. Quoique manquant de preuves directes, il nous a semblé plus naturel d'expliquer ces variations rapides de la réfraction de l'œil par l'augmentation de l'indice du corps vitré, saturé de glycose, que par des changements de volume du globe, qui ne sauraient guère se produire avec cette promptitude.

LA MYOPIE

Rappelons-nous encore, avant tout, notre définition page 118 : *Il y a myopie chaque fois que la rétine se trouve en arrière du foyer du système dioptrique de l'œil.*

(1) Donders, *loc. cit.*, p. 206, éd. angl.; p. 171, éd. allem.

Les mensurations très nombreuses de la courbure de la cornée ont démontré que cette surface, la plus importante du système dioptrique de l'œil, n'est pas plus convexe, qu'elle l'est souvent même moins chez les myopes que dans l'œil normal. Le cristallin et ses indices de réfraction ne semblent pas non plus différer beaucoup, dans cette forme d'amétropie, de ceux de l'emmétropie et de l'hypermétropie. La myopie est donc, dans la grande majorité des cas, attribuable à l'*allongement de l'axe optique*.

L'excès de longueur de l'œil myope est d'ailleurs frappant dans les degrés élevés, et suffit pour expliquer ces dernières sans l'intervention d'une altération dans l'appareil optique.

Si l'œil *hypermétrope est trop court*, l'œil *myope serait donc trop long*, ou il représenterait, *par rapport à la position de la rétine*, un *excès de réfraction*.

Seulement le défaut de réfraction de l'hypermétropie constitue une véritable anomalie, attendu que, tel qu'il est, l'œil hypermétrope n'est adapté à aucune distance réelle, et que, pour être en état de voir nettement, il faut absolument qu'il corrige son amétropie, soit à l'aide de son accommodation, soit au moyen d'instruments optiques. L'œil hypermétrope est donc *absolument* trop court. L'œil myope, par contre, n'est trop long que pour de grandes distances, tandis qu'il est parfaitement adapté pour la vision de près.

MYOPIE TYPIQUE

La myopie *en elle-même*, si elle n'est pas d'un degré tel que la distance habituelle du travail oculaire dépasse déjà son punctum remotum, ne constitue donc pas une anomalie fâcheuse de l'œil. Elle peut même être avantageuse dans certaines conditions, et, si l'hypermétropie représente un arrêt de développement, la myopie *typique* peut être considérée comme un état créé par la nature dans le but d'adapter l'organe aux fonctions d'une race supérieure. Il est, en effet, curieux d'observer que, si tous les animaux sont hypermétropes, la myopie semble être l'apanage de la race humaine et, de plus, qu'elle est beaucoup plus fréquente chez les nations civilisées que parmi les sauvages. La *disposition* à la myopie se trouve donc dans le développement de la race humaine, et la *cause déterminante* dans ce qu'on appelle plus particulièrement la civilisation.

La conformation du corps, celle du crâne en général, des orbites en particulier, subit des variations telles qu'un changement dans la conformation de l'œil n'offre rien que de très naturel. De plus, le développement intellectuel exige de cet organe une structure bien plus parfaite que n'est celle des animaux supérieurs. Pour ceux-ci, l'organe visuel n'a pas plus de valeur, souvent même moins que ceux de l'ouïe et de l'odorat. Chez l'homme, au contraire, la vue acquiert une importance absolument prédominante. L'œil fortement hypermétrope, et peut-être mal accommodé autrefois, s'adapte parfaitement à grande distance, soit par sa forme, en devenant emmétrope, soit à l'aide de sa réfraction dynamique. Tous les sauvages examinés ont prouvé, en effet, par le degré élevé de leur acuité visuelle, que, s'ils sont hypermétropes par la structure de leurs yeux, ils peuvent y remédier parfaitement au moyen de leur muscle ciliaire.

Quand, au sein de l'état demi-sauvage encore, où les principales occupations étaient la chasse, la pêche, la culture de la terre, etc., un commencement de civilisation a pris naissance, elle a exigé de l'œil, autrefois presque exclusivement employé à voir au loin, un travail plus minutieux à courte distance. Longtemps avant qu'il fût question de lire ou d'écrire, on se livrait à la fabrication des tissus, par exemple, et à mille autres occupations qui nécessitent une vision rapprochée nette et continue.

Y a-t-il quelque chose d'étonnant à ce que la nature, qui a si bien su modifier la forme et les fonctions de notre corps suivant les exigences de la race, ait fait ou essayé de faire quelque chose d'analogue pour l'œil, en l'allongeant un peu pour le rendre plus apte à remplir sa destination nouvelle? Je veux dire d'une façon générale : On peut considérer la tendance à la myopie comme un phénomène d'adaptation à des exigences du développement de l'espèce.

L'œil n'étant cependant jamais appliqué exclusivement à courte distance, ni même la plupart du temps, ni par tous les individus de la même nation, il n'est pas étonnant que la conformation myopique ne soit devenue la règle nulle part et ne le devienne probablement jamais.

Cette façon de voir est confirmée d'ailleurs par l'analogie qu'on rencontre fréquemment entre la conformation de l'œil myope typique et celle du crâne qui le porte dans une de ses cavités. La dolichocéphalie, le développement très accusé des os de la face, de la racine du nez et des environs de l'orbite, surtout la profondeur de cette dernière ont été très souvent signalés comme accompagnant la myopie typique. Ces faits semblent indiquer d'une façon indubitable l'intention de la nature de créer un type myopique, en vue duquel elle modifie non seulement l'œil, mais le crâne lui-même.

Si nous pouvons considérer le type myopique comme institué dans l'intérêt du progrès intellectuel, comme consécutif à la civilisation, on aurait tort cependant de croire que le développement de l'œil myope soit plus parfait que celui de l'emmétrope, que ses surfaces réfringentes soient plus régulières et mieux centrées, l'accommodation plus rigoureuse, la rétine plus sensible, l'appareil moteur à la fois plus fort et plus souple.

Non, la moyenne des yeux emmétropes n'est pas encore dépassée dans son fonctionnement par la moyenne des myopes. Ces derniers portent toujours l'empreinte d'une évolution forcée. Ils ont plutôt le type de l'hypertrophie que du perfectionnement. Bien que cette hypertrophie leur rende service dans certaines conditions, ils ne sont pas en somme supérieurs aux emmétropes.

Mais il n'en existe pas moins une MYOPIE TYPIQUE, qui, comme l'hypermétropie typique, se rencontre dans des yeux absolument normaux.

Les degrés faibles de cette forme de myopie se distinguent extérieurement à peine de l'emmétropie. Cependant les yeux affectés d'une myopie d'une dioptrie, ou déjà d'une demi-dioptrie, voient notablement moins bien à distance que les emmétropes, et acquièrent la même acuité visuelle seulement à l'aide du verre correcteur. Il n'en saurait être autrement, attendu qu'il n'y a pas d'accommodation négative, capable de diminuer la réfraction statique de l'œil. Cela n'empêche pas que ces myopes ne puissent parfaitement aller et venir et vaquer à leurs affaires, sans verres ; ils peuvent même tirer à la cible et devenir des chasseurs heureux. Seules les occupations qui exigent un maximum d'acuité visuelle à grande distance, comme certaines fonctions dans la marine, par exemple, leur sont fermées sans l'aide de leurs verres correcteurs.

Les myopes de *degrés moyens* ne sauraient se passer de lunettes dans la vie habituelle ; mais celles-ci leur donnent généralemeut une acuité visuelle parfaite. De plus, la vision à courte distance de chaque œil séparément est notablement meilleure que celle de l'œil emmétrope, et cela par deux raisons : d'abord, parce que les images rétiniennes du myope axile sont plus grandes que celles de l'emmétrope accommodé à la même distance (voy. fig. 112) ; ensuite, parce que le myope y voit avec un effort minime d'accommodation, ou même sans le secours de cette dernière, lorsque l'objet se trouve à son punctum remotum. Il fatigue donc moins son muscle ciliaire que l'emmétrope.

Mais le travail accommodateur par trop faible qu'exige la vision rapprochée du myope peut avoir aussi ses inconvénients. Nous connaissons les difficultés qui résultent, pour la vision binoculaire, chez l'hypermétrope moyen, de la disproportion des efforts imposés à l'accommodation et à la convergence.

Dans la myopie de degré moyen, il se produit quelque chose d'analogue, mais en sens inverse. Abstraction faite de l'écartement interoculaire, la convergence dépend, pour tous les yeux, uniquement de la distance de l'objet. Elle est donc la même pour le myope que pour l'emmétrope. Or nous avons vu que le rapport physiologique qui s'est établi entre les deux fonctions a pris pour base l'état d'emmétropie, de façon que l'accommodation et la convergence sont toujours sensiblement les mêmes. Il ne faut donc pas s'étonner si le myope trouve une difficulté, d'autant plus grande que son amétropie est plus forte, à associer à la petite quantité d'accommodation que lui permet cette dernière le degré voulu de convergence. Il se trouve dans une situation analogue à celle de l'hypermétrope qui, inversement, ne produit qu'à grand'-peine le surplus d'accommodation qui doit dépasser la convergence.

C'est ainsi que nous rencontrons des troubles de la vision binoculaire dans les degrés moyens des deux formes d'amétropie. Seulement, si l'hypermétrope tombe facilement dans un excès de convergence, chez le myope nous trouvons plus souvent la convergence en défaut. Une *tendance à la divergence* se manifeste chaque fois que les yeux ne sont pas dirigés très attentivement sur l'objet de fixation.

Cette tendance devient de plus en plus difficile à vaincre. La divergence.

d'abord *latente*, ou manifeste pour une très courte distance seulement, devient *absolue* et se montre pour toute distance. Le strabisme divergent, qui n'existait qu'en puissance, est établi de fait. C'est ainsi que la myopie en elle seule, sans autre altération de l'œil, la *myopie typique* peut devenir une cause d'asthénopie et détruire l'harmonie dans le fonctionnement simultané des deux yeux. Remarquons, en effet, que cette tendance à la divergence, qu'on a confondue à tort avec l'insuffisance des muscles droits internes, peut être amenée simplement par le désaccord entre l'accommodation et la convergence, malgré l'état parfaitement normal de l'appareil moteur de chaque œil. Nous avons rencontré, en effet, chez des myopes de ce genre, des champs de fixation aussi étendus et de même forme que chez les emmétropes.

On peut se rendre facilement compte de cette *divergence virtuelle*, lorsqu'on fait fixer au myope un petit objet, une lettre, par exemple, ou la pointe d'une aiguille. Aussitôt qu'on exclut l'un des yeux de la vision, il se porte un peu en dehors de sa position primitive, en diminuant sa convergence ou en divergeant même d'une façon absolue. On n'a pas besoin pour cela de couvrir l'œil tout à fait. Il suffit qu'on lui cache l'objet par l'interposition de la main ou d'un petit écran. On a même ainsi l'avantage de pouvoir contrôler directement la position de l'œil. Aussitôt qu'on enlève le diaphragme, l'œil reprend sa direction normale, au moins dans les degrés faibles, et lorsqu'on exhorte la personne à bien fixer. Au contraire, lorsque la tendance à la vision binoculaire s'est déjà relâchée, l'œil persiste dans sa direction vicieuse, parce que la diplopie qui doit nécessairement se produire ne gêne plus le myope, attendu qu'il a appris à supprimer l'impression rétinienne de l'un ou de l'autre œil. Pour obtenir la fixation binoculaire, il faut alors porter l'objet plus loin, à une distance à laquelle celle-ci s'opère avec plus de facilité. En le rapprochant ensuite graduellement sur la ligne médiane, la vision binoculaire, ainsi rétablie, peut se maintenir de nouveau jusque très près des yeux (1).

Lorsqu'on couvre et découvre successivement l'un et l'autre œil, le phénomène se produit alternativement sur chacun d'eux, et le mouvement de redressement qu'ils exécutent en se dirigeant sur l'objet ressemble tout à fait à celui du véritable strabisme. Lorsqu'on commence par couvrir un œil, et qu'on fait fixer l'objet ensuite, en le rapprochant graduellement, on remarque que l'œil exclu ne suit qu'imparfaitement le mouvement de convergence de l'autre, qu'à un moment donné il s'arrête, semble hésiter et finalement diverge tout à fait.

Plus la myopie est élevée, plus ce phénomène est prononcé. Cela se comprend aisément. Chaque fois que, chez un myope, on exclut l'un des yeux de la vision binoculaire et qu'on fait fixer un objet situé au punctum remotum ou au delà, l'œil exclu n'a aucune raison pour se diriger sur l'objet de fixation.

<hr>

(1) Landolt, *Les mouvements des yeux et leurs anomalies* (Arch. d'ophtalm., I, p. 586, 1881).

L'effort de convergence égal des deux yeux, qui renseigne l'emmétrope et l'hypermétrope sur la distance de l'objet, cet effort fait défaut chez le myope dans les conditions mentionnées. Le relâchement complet de l'accommodation qu'exige la vision de tout objet situé au punctum remotum, ou plus loin, immobilisera l'œil exclu plutôt dans une direction parallèle à l'autre ; les deux yeux seront placés par conséquent en divergence relativement à l'objet de fixation. Cette divergence n'est donc pas nécessairement due à une faiblesse musculaire. Elle fait prévoir néanmoins que le myope tombera plus facilement dans le strabisme divergent que l'emmétrope et l'hypermétrope, surtout si d'autres causes favorisent cette déviation. On rencontre, en effet, plus fréquemment une véritable *insuffisance des droits internes* chez les myopes que dans d'autres états de réfraction.

L'insuffisance relative, mais surtout la faiblesse absolue des muscles préposés à la convergence, qui souvent lui succède, peut donner lieu à des phénomènes d'asthénopie très prononcés. Les yeux se fatiguent vite dans la vision rapprochée, et des personnes attentives se rendent bien compte qu'elles sont gênées par la diplopie, quand elles persistent dans la fixation. Des douleurs de tête, des vertiges même sont la punition infligée à celui qui tente de vaincre les difficultés qui s'opposent au travail de près, et nous avons vu des jeunes gens parfaitement bien portants, et doués d'yeux absolument sains d'ailleurs, obligés de renoncer à leurs études, uniquement à cause de cette asthénopie. Le bon état de leurs yeux, loin de leur être utile, leur devenait même funeste, parce qu'il donnait précisément à chacun d'eux la même valeur et le même droit à la vision, et faisait persister ainsi le patient dans le désir du fonctionnement binoculaire.

En pareil cas, les difficultés que rencontre ce dernier deviennent une cause de fatigue, tandis qu'un œil inférieur à l'autre est vite vaincu dans la lutte et se réfugie dans le strabisme divergent. Aussitôt que celui-ci s'est établi, l'asthénopie cesse, et l'individu se croit guéri. Mais, en réalité, il a sacrifié un œil, il a payé par la perte de la vision stéréoscopique la faculté de travailler en paix avec un œil seulement.

Outre la nécessité de se servir de verres concaves pour voir au loin, les difficultés de la vision binoculaire à courte distance, l'asthénopie ou le strabisme divergent qui peuvent en résulter sont donc les principaux désavantages inhérents à la myopie typique de degré moyen.

Les troubles de la vision sont nécessairement plus prononcés encore dans les *degrés élevés* de myopie. Les verres concaves sont indispensables, s'imposent même pour des distances moyennes, comme pour le piano, pour la peinture, pour l'écriture, etc. La vision binoculaire est très rare, souvent impossible, le strabisme divergent, la règle.

En effet, à la rupture de l'équilibre entre les fonctions essentielles pour la vision binoculaire se joint, dans ces cas, une autre cause de divergence encore : c'est la *forme* même de l'œil. Pour réaliser un degré élevé de myopie, l'axe antéro-postérieur doit s'allonger notablement ; mais cette ectasie ne se limite pas au pôle postérieur de l'œil, le globe tout entier y participe.

L'œil fortement myope frappe à première vue par sa taille. Il est volumineux, énorme même, surtout dans sa dimension antéro-postérieure. Il affecte la forme d'un ellipsoïde de révolution. Lorsqu'on écarte et repousse les paupières en arrière, en faisant regarder l'œil vers le nez, on remarque de suite que la région équatoriale présente une courbure beaucoup plus faible que les pôles — juste l'inverse de l'œil hypermétrope, — et que l'œil semble gêné dans ses excursions. Cette forme et cette longueur du globe ont, en effet, une influence fâcheuse sur ses mouvements en général. Le champ de fixation est moins étendu que celui de l'emmétrope, ou surtout celui du petit œil si mobile de l'hypermétrope faible. Mais il est surtout limité du côté interne, nasal. Cela est tout naturel : l'ellipsoïde formé par l'œil myope se place nécessairement dans la direction de l'axe de l'orbite. Or, les axes orbitaires divergeant d'une façon notable, les yeux divergent également et ne peuvent sortir de cette direction qu'avec difficulté. A plus forte raison n'arrivent-ils jamais à réaliser une convergence telle que l'exigerait la proximité du punctum remotum de ces yeux fortement myopes.

Enfin, les muscles mêmes semblent quelquefois manquer de force et de prise sur l'œil, comme si, par un excès de tension, ils avaient perdu leur élasticité et leur puissance contractile.

Les cas extrêmes d'ectasie du globe et de myopie n'appartiennent d'ailleurs plus à la forme typique que nous avons considérée. Ils s'accompagnent presque toujours d'altérations si profondes et si multiples de l'organe, que l'amétropie ne représente qu'un symptôme secondaire dans l'ensemble de cet état morbide.

En effet, à côté de la myopie typique, il existe une forme de *myopie atypique*, presque aussi répandue que la première, mais immodérée dans son développement et funeste dans ses suites. Nous allons la considérer de plus près.

MYOPIE ATYPIQUE

(*Myopie maligne, progressive*).

La myopie atypique que nous avons en vue est aussi une amétropie axile, mais comme une forme bâtarde de la myopie typique. L'allongement de l'œil qui produit l'anomalie de réfraction s'accompagne, chez elle, d'une série de phénomènes morbides, qui vont en augmentant, en se multipliant, envahissant les membranes les plus essentielles à la vision, et ne ménageant même pas les organes accessoires, comme le muscle ciliaire et l'appareil moteur des yeux. En même temps, l'agrandissement du globe semble ne pas connaître de limites, et dépasse de beaucoup le degré désirable pour l'adaptation au travail.

C'est pour cela qu'on a donné le nom de myopie *progressive*, *pernicieuse*, *maligne* à cette forme de myopie atypique. Au début, les deux espèces de myopie sont quelquefois difficiles à distinguer l'une de l'autre. Souvent l'amétropie est le seul symptôme appréciable, le fond de l'œil ne présentant aucune anomalie.

Quelquefois, dans les degrés moyens, le nerf optique est flanqué, du côté temporal, d'un *croissant* clair ou tout à fait blanc (C, fig. 120), limité

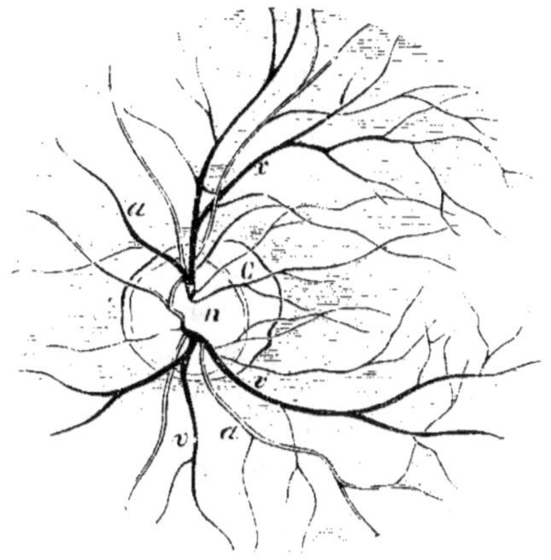

Fig. 120 (1).

lui-même par un contour pigmenté. Mais ce n'est pas encore un signe certain de la malignité de la myopie. Le croissant, en effet, se rencontre parfois même dans des yeux hypermétropes et emmétropes, et très souvent dans la myopie typique qui reste stationnaire dès le début, ou après avoir fait des progrès très modérés. D'autre part, il peut manquer, quoique très exceptionnellement, dans la myopie maligne (2).

Ce qui est plus important à noter, c'est qu'à son début le nerf optique

(1) Donders, *loc. cit.*, p. 355, éd. angl. ; p. 297, éd. allem.

(2) Loring (*Transact. of the internal. med. Congress. Philadelphia*, 1876) trouve le croissant dans 20,5 0/0 des yeux myopes, dans 3,33 0/0 des emmétropes, 3.49 0/0 des hypermétropes ; Cohn (*Untersuchungen*, etc., p. 61) dans 20 0/0 : Conrad, Thèse de Leipzig, 1875) dans 28,17 0/0 (3,41 0/0 des emmétropes ; 1,6 0 0 des hypermétropes) ; Schnabel (*Arch. f. Ophth.*, XX, 2, p. 1) trouve, sur 135 croissants, 73 0 0 de myopes, 13 0/0 d'emmétropes, et 13 0/0 d'hypermétropes. M. Dor (*Etudes sur l'hygiène oculaire au lycée de Lyon*, 1878) trouve sur 890 yeux, 21 0/0 de croissants, et 83 0 0 des croissants dans des yeux myopes.

Suivant de Græfe (*Arch. f. Ophth.*, 1, p. 294, 1854), le croissant se rencontrerait même dans 90 0/0 des myopes de degré élevé, et Donders dit que sa fréquence est telle que « Myopia and Staphyloma posticum have thus become nearly synonymous. » *Loc. cit.*, p. 354 de l'éd. angl.; p. 296 e l'éd. allem.

se montre souvent rouge, congestionné. En même temps qu'on voit apparaître des irrégularités de pigmentation et le croissant au bord externe de la papille, l'entrée des vaisseaux *semble* rapprochée de ce même bord. Mais ce phénomène n'est qu'apparent, car ce qu'on est tenté de considérer, à l'ophthalmoscope, comme le bord nasal de la papille, n'est que la rétine, qui est comme attirée par-dessus le bord interne de celle-ci. L'observateur attentif découvre, sous cette rétine saillante, le contour réel du nerf à l'endroit normal, et complétant à peu près le cercle formé par le bord généralement pigmenté du croissant.

Dans les degrés plus élevés de cette myopie, ces phénomènes sont bien plus marqués. L'hypérémie peut s'accompagner d'exsudation. Le contour de la papille devient indistinct. Plus tard l'hypérémie et les symptômes inflammatoires en général disparaissent, en laissant, comme trace de leur passage, la moitié externe ou même la totalité du nerf optique en partie atrophiée. L'obliquité de l'extrémité intra-oculaire du nerf augmente, de même que l'étendue du croissant, qui entoure la papille quelquefois entièrement, à la manière d'un anneau. Mais ce dernier s'étend surtout vers le pôle postérieur, où il se confond avec une tache blanche d'atrophie pigmentaire et choroïdienne (1).

Des altérations notables dans les membranes pigmentées du fond de l'œil s'ajoutent, en effet, à celles de la papille. C'est d'abord la couche épithéliale qui perd son pigment, ses noyaux et même ses cellules aux environs du nerf optique, mais surtout sur une étendue qui peut aller du pôle postérieur jusque vers l'équateur. Si bien que cette partie du fond de l'œil se montre toute blanche et qu'on y voit les vaisseaux choroïdiens à travers la couche épithéliale privée de pigment.

Celui-ci s'hyperplasie, au contraire, dans la macula, où il forme une tache foncée, qui augmente en étendue et en intensité. Des hémorrhagies s'y ajoutent et la font apparaître comme nageant dans une mare de sang. Plus tard l'extravasation se résorbe; la tache foncée peut s'éclaircir à son centre, dans un stade d'atrophie, et ne laisse qu'un anneau noirâtre entourant quelques particules éparses de pigment. La région polaire postérieure de l'œil blanchit de plus en plus, par suite de la disparition de la matière colorante. Elle s'ectasie et forme ce qu'on appelle, depuis Scarpa (2), le staphylôme postérieur (*b*, fig. 122), espèce de saillie bosselée qui s'ajoute encore au globe, généralement hyperplasié, du côté externe du nerf optique.

Ce dernier est entraîné, en partie au moins, dans le staphylôme. La papille se tourne de plus en plus vers le côté temporal, et, comme nous le verrons, ses fibres avec leur enveloppe intime semblent arrachées de la gaine externe du nerf.

---

(1) Nous donnons ci-contre (fig. 121) une série d'esquisses de différentes formes du croissant empruntées à l'ouvrage de Donders. Comme on voit, on ne tenait pas encore grand compte de l'entrée des vaisseaux à l'époque où cet ouvrage classique a été publié. Donders, p. 355-357 de l'éd. angl.; p. 297-300 de l'éd. allem.

(2) Scarpa, *Trattato delle principali malattie degli occhi*, t. II, p. 146. 1856.

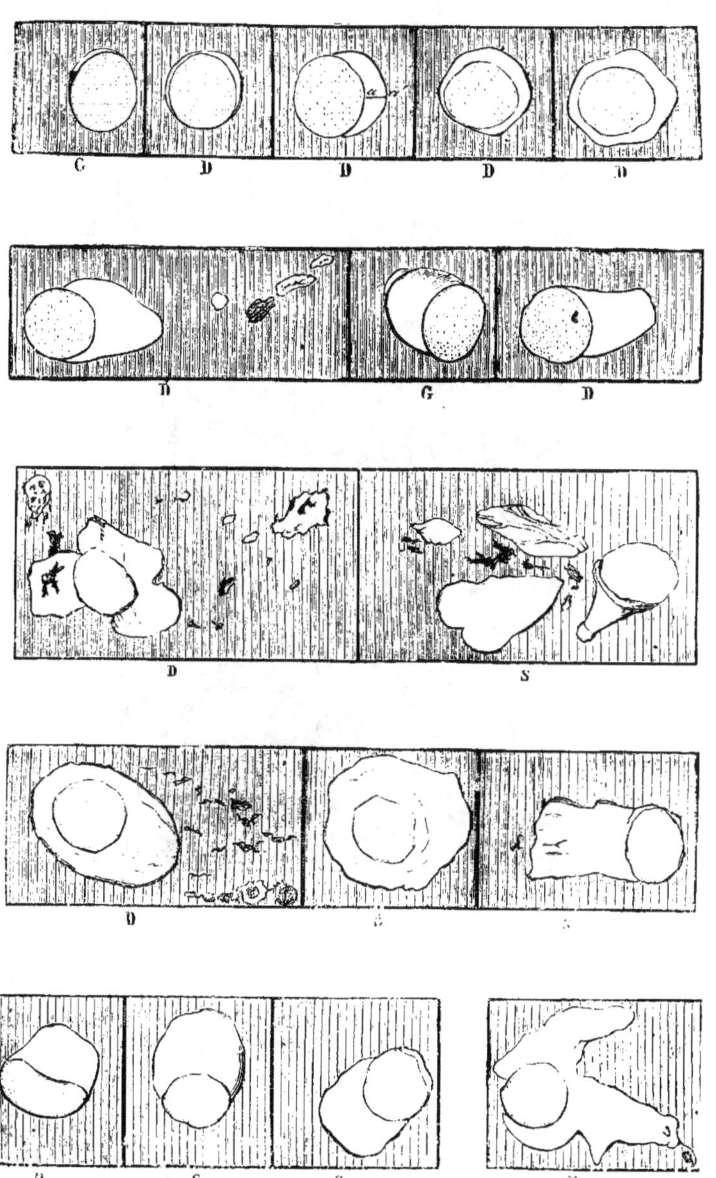

Fig. 121. — Spécimens de croissants, d'atrophie et d'altérations du pigment qu'on rencontre dans les yeux myopes, surtout dans le côté externe et dans la région de la macula. D. œil droit; G et S. œil gauche.

La choroïde, au niveau de cette ectasie, s'amincit, les vaisseaux de la
chorio-capillaire s'atrophient, ceux du stroma, élargis par places au début,
et donnant lieu à des exsudations, deviennent de plus en plus étroits et
peuvent même s'oblitérer tout à fait.

La sclérotique, surtout à l'endroit du staphylôme, se montre très mince, à
tel point qu'elle devient transparente et que le contenu du globe est visible
à travers cette membrane, comme dans ces ectasies bosselées qu'on rencontre quelquefois dans la région ciliaire, à la suite d'irido-cyclite chronique.
Son tissu est altéré profondément dans sa structure : ses fibres comme
écartées, distendues, tiraillées.

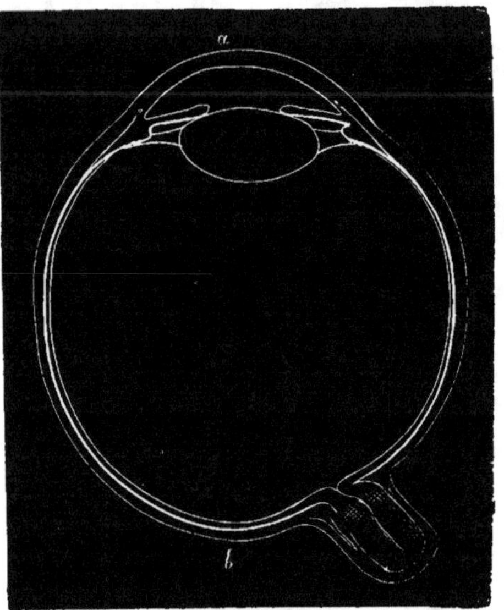

Fig. 122.

Les altérations mentionnées des enveloppes de l'œil peuvent s'étendre bien
en avant, vers l'équateur. Le muscle ciliaire même manifeste sa participation au processus morbide, au moins dans les cas prononcés. Il se montre
comme allongé dans le sens de l'axe optique ; ses fibres circulaires manquent
ou ne sont que faiblement représentées (1).

Le corps vitré, plus ou moins liquéfié, contient des éléments immigrés de
la choroïde ou de la rétine. Il se trouve séparé de cette dernière, sur une
assez grande étendue, au niveau du staphylôme. L'espace ainsi formé est

(1) Voyez, fig. 69, le muscle ciliaire d'un myope d'après Iwanoff, et comparez-le avec
celui de l'emmétrope (fig. 68) et celui de l'hypermétrope (fig. 70), p. 145-147.

traversé par des cloisons membraneuses, excessivement minces, perforées en partie et remplies d'un liquide lymphoïde (1). Des cavités analogues se trouvent également dans d'autres parties du corps vitré, et semblent en communication avec l'espace lymphatique que Henle et Merkel admettent entre la limitante interne et la couche des fibres nerveuses de la rétine.

Le cristallin peut souffrir dans sa nutrition. Les pôles antérieur et postérieur s'épaississent, et le microscope révèle, sous une couche mince de fibres cristalliniennes, des globules ronds, qui semblent dus à la coagulation d'une masse homogène (2). Le ligament suspenseur même du cristallin, la zone de Zinn, semble atrophié en partie.

Nous n'entrons pas plus avant dans l'anatomie pathologique de l'œil myope. Elle a fait le sujet de beaucoup de publications depuis la description classique qu'en a donnée Donders déjà, en 1864 (3). Mais il est un point sur lequel on nous permettra de nous étendre avec plus de détails, parce qu'il est particulièrement propre à éclairer le mode de production de la myopie. C'est l'état du nerf optique et de ses connexions anatomiques.

E. de Jæger (4) a, le premier, observé que l'aspect ophthalmoscopique de la papille de l'œil myope que nous venons d'esquisser est dû surtout à une espèce de tiraillement que le nerf et la rétine subissent dans la direction du pôle postérieur. Les recherches microscopiques entreprises, à l'instigation de M. Nagel, par M. Weiss ont confirmé l'opinion de Jæger, et lui donnent une importance toute particulière. Voici les faits, tels qu'ils résultent de l'étude minutieuse de plusieurs yeux atteints de myopie faible et de myopie forte (5).

La portion intrabulbaire du nerf optique n'a pas seulement pris une position oblique; elle semble avoir été soumise à une traction qui l'aurait en partie séparée de sa gaine et l'aurait attirée ou repoussée vers la région postérieure de l'œil (fig. 123).

Le nerf optique, avant de s'épanouir pour former la rétine, a à traverser deux ouvertures, celle de la sclérotique et celle de la choroïde. L'aspect du fond de l'œil normal dénote une correspondance exacte de ces deux orifices. Dans l'œil myope, il n'en est plus ainsi. L'anneau choroïdien (cc') paraît avoir été déplacé, relativement à l'anneau sclérotical (ss'), en arrière et en dehors, et la papille présente, sur sa coupe, une déformation caractéristique due à ce phénomène.

---

(1) Duc Charles Théodore, *Arch. f. Ophth.*, XXV, 3, p. 111, 1879 ; Leber, *Soc. ophth. de Heidelberg. Compte rendu*, p. 18, 1882 ; Weiss, *Mittheilungen aus der ophthalmiatrischen Klinik in Tübingen*, p. 100-101.

(2) Weiss. *loc. cit.*, p. 63-117, 1882. Cette altération nous semble tout à fait identique à celle que nous avons constatée, décrite et dessinée dans un article sur la rétinite pigmentaire (Landolt. *Arch. f. Ophth.*, XVIII, p. 25, 1872, et *Ann. d'ocul.*, 1872).

(3) Donders, *loc. cit.*, p. 367, éd. angl. ; p. 308, éd. allem.

(4) E. de Jæger, *Ueber die Einstellungen des dioptrischen Apparates des menschlichen Auges*. Vienne, 1861. — Mauthner, *loc. cit.*, p. 436.

(5) Weiss, *loc. cit.*, p. 67-69, 78-80 et 82-88.

Si l'on examine, en effet, une coupe de la portion intrabulbaire du nerf optique, on voit la limite *interne* de la choroïde (*c'*), accentuée par la couleur foncée de son épithélium pigmenté, dépasser le bord correspondant de l'anneau sclérotical d'une quantité notable. Toutes les couches de la choroïde sont représentées à ce niveau; seulement elles s'amincissent progressivement et constituent une espèce de coin, sur l'arête duquel passent, en s'incurvant, les fibres nerveuses. Celles-ci présentent donc du côté nasal une

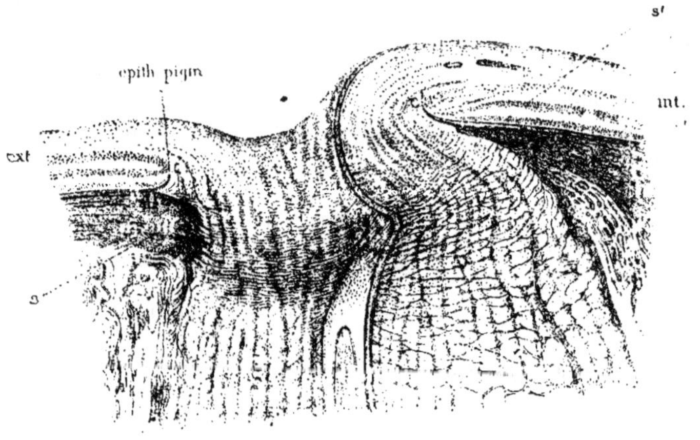

Fig. 123.

Nous empruntons cette figure au travail de **MM. Nagel** et **Weiss**. C'est l'entrée du nerf optique d'un œil gauche myope, vue d'en haut. Dans la partie postérieure du nerf, les fibres optiques sont encore dirigées normalement. Après avoir traversé la lame criblée, fortement convexe en arrière, les unes se rendent, légèrement courbées, vers le côté *externe*. Les autres sont obligées de changer deux fois brusquement de direction, pour passer autour du bord *interne* de l'anneau choroïdien *c'*, qui, avec la sclérotique *s'*, est enfoncé comme un coin dans le nerf optique. La violence que subit ce dernier est visible aussi au trajet anguleux de l'artère centrale. — Du côté *externe*, des fibres de tissu connectif en rapport avec la lame criblée, et même des fibres optiques, sont comme poussées dans la choroïde et la rétine. Elles ont éloigné les couches externes de cette dernière du bord sclérotical et soulevé l'épithélium pigmenté. — En considérant la différence de niveau qui existe entre le bord externe et le bord interne des anneaux sclérotical et choroïdien, et la disposition particulière de la lame criblée, on a tout à fait l'impression que le nerf optique a été arraché en partie de ses gaines, et que la rétine a subi une espèce de *supertraction* par-dessus le bord de la papille.

double courbure. D'abord rectilignes, au moment où elles pénétrent dans l'ouverture sclérale, elles s'infléchissent en dehors, pour franchir la limite choroïdienne déplacée. Une fois ce point dépassé, elles s'incurvent à angle aigu pour aller former les couches antérieures de la partie interne de la rétine. Il en est tout autrement au côté *externe*. Ici la limite choroïdienne se trouve plus éloignée des fibres que la limite sclérale. Les fibres nerveuses, qui, normalement, présentent une courbure très prononcée au moment où elles se distribuent dans la rétine, sont ici infléchies sous un angle obtus et semblent soumises à une traction qui tend à les redresser.

A quoi faut-il rattacher ces déformations? Au fait que la lame criblée, qui constitue le soutien de la papille, n'est pas composée seulement de fibres sclérales, mais aussi de travées issues des couches superficielles et profondes de la choroïde. Ces travées placent dans une dépendance étroite les deux tissus de la papille et de la choroïde; elles font que cette membrane n'est, en réalité, pas interrompue dans sa continuité par le passage du nerf optique au travers d'elle, de façon que, si la choroïde éprouve un mouvement de glissement vers le pôle postérieur de l'œil, elle exécute ce mouvement dans sa totalité. L'orifice choroïdien entier se déplace et tend à entraîner la papille avec lui; mais celle-ci, fixée qu'elle est par ses connexions sclérales, ne cède qu'en partie; elle se laisse pénétrer plutôt par le bord interne tranchant de la choroïde. Sa résistance est telle, qu'à son côté externe on observe la rupture des travées choroïdiennes profondes concourant à la formation de la lame criblée.

Les mêmes altérations se produisent dans la myopie forte; il s'y joint seulement un élargissement de l'anneau choroïdien, dû à l'atrophie partielle de son contour externe.

C'est à cette traction exercée sur le nerf optique qu'est dû le décollement de sa gaine, fait observé déjà par Donders (fig. 125).

Ainsi s'expliquent à merveille les altérations ophthalmoscopiques qu'on observe dans l'œil myope. La limite pigmentée interne de l'anneau choroïdien a empiété sur la papille, de telle façon que les vaisseaux s'en trouvent plus rapprochés. La coloration foncée de la choroïde laisse à peine apercevoir le contour interne réel de la papille; cependant la portion masquée de cette dernière transparaît quelquefois à travers la choroïde sous la forme d'un croissant, dont la coloration moins foncée tranche faiblement sur le fond pigmenté du voisinage. Quant à la limite externe de la papille, elle est à nu derrière la rétine. Le rebord sclérotical, mis à découvert par le glissement de la choroïde, brille d'un éclat nacré dans une étendue plus ou moins grande, qui constitue le croissant blanc, rapporté si longtemps à un arrêt de développement, à un colobome, ou à l'atrophie ou l'arrachement de la choroïde.

Ces faits, si nettement observés et décrits, sont évidemment de la plus haute importance pour l'étiologie de la myopie. Ils ne constituent pas seulement une nouvelle preuve à l'appui de l'opinion qui cherche la cause de cette amétropie dans l'allongement pathologique de l'axe oculaire, mais ils indiquent d'une façon très claire comment cet allongement se produit.

Il est dû à une force qui agit surtout sur la région polaire postérieure de l'œil, qui pousse cette partie en arrière avec un vigueur assez grande pour distendre les membranes de l'œil, en entraînant le nerf optique, qui se place obliquement et se sépare de ses gaines.

Quelle est cette force? — Ce ne saurait être que le contenu du globe oculaire, dont la pression s'exerce, dans certaines conditions, plus particulièrement sur le pôle postérieur de l'œil.

Mais ce contenu étant demi-liquide, la pression qu'il exerce devrait se faire sentir également dans toutes les directions. Pour qu'elle fasse subir son action à une région spéciale, comme le pôle postérieur, de préférence à toute autre, il faut que cette partie de l'œil offre moins de résistance, ou soit plus particulièrement exposée à l'effet de la tension de son contenu. Cette dernière n'aura même pas besoin de s'élever au-dessus de la normale pour amener l'ectasie de la partie faible du globe; mais il est évident que

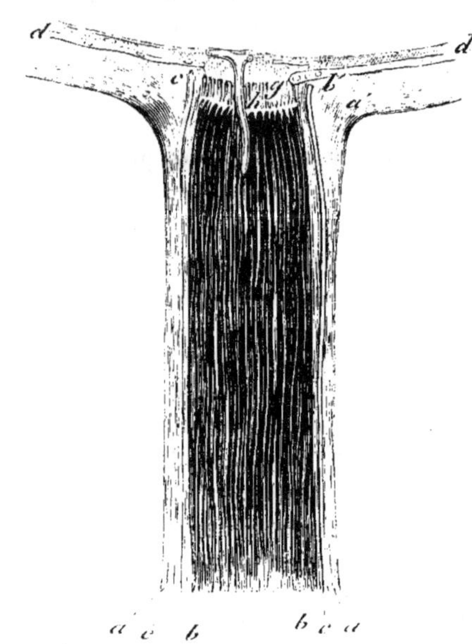

Fig. 124. — Schéma de l'entrée du nerf optique dans l'œil normal. Suivant Donders, *loc. cit.*, p. 375, éd. angl.

a, gaine externe du nerf optique, se confondant en *a′* avec la couche extérieure de la sclérotique. — *b*, gaine interne du nerf optique, suivant ce dernier jusqu'au niveau de la choroïde *d*. — *b′*, partie souvent pigmentée de la sclérotique, qui donne lieu à l'aspect foncé du contour de la papille optique. — *g*, lame criblée. — *c*, espace intervaginal. — *h*, un des vaisseaux centraux du nerf optique.

l'effet sera d'autant plus prononcé, l'ectasie d'autant plus profonde, que la pression sera plus forte.

La véritable membrane protectrice du globe, celle qui lui donne sa forme, est la sclérotique. C'est elle qui doit céder au cas où il se produit une ectasie partielle ou totale. Or, dans l'œil normal, cette membrane présente précisément son maximum d'épaisseur et de résistance à l'endroit où se forme le staphylôme de l'œil myope.

Pour comprendre la production de la myopie nous avons donc, en premier lieu, à trouver les causes capables de diminuer la résistance de la sclérotique, notamment au pôle postérieur.

La première idée qui se présente est nécessairement de rechercher quel
rapport il pourrait y avoir entre l'ectasie du globe et les altérations de ses
membranes que nous venons de considérer. Ces dernières sont évidemment
de nature congestive ou inflammatoire. Elles consistent toujours essentiellement en une choroïdite, qui peut atteindre des degrés plus ou moins élevés,
depuis la simple hyperémie jusqu'à des altérations qui ne le cèdent en rien
à celles de la choroïdite disséminée. C'est une inflammation qui peut se
localiser à une région limitée du fond de l'œil, ou s'étendre au tractus uvéal

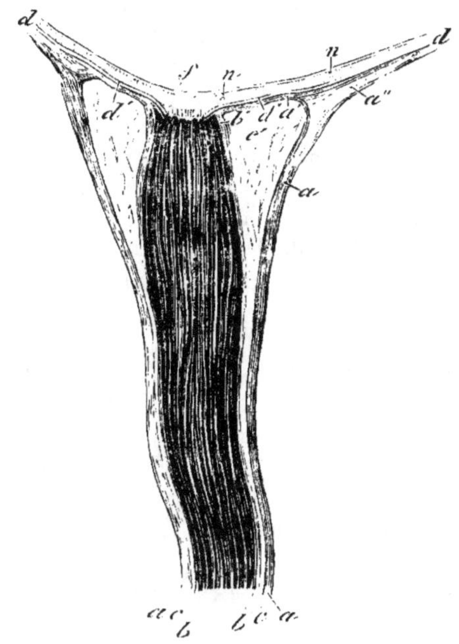

FIG. 125. — Séparation des gaines du nerf optique, élargissement de l'espace intervaginal dans
un œil fortement myope. Suivant Donders, *loc. cit.*, p. 376, éd. angl., p. 316, éd. allem.

La signification des lettres est la même que dans la figure précédente. Une mince couche de la sclérotique (*a'*) reste attachée à la choroïde, tandis que la plus grande partie (*a"*) s'en est séparée. L'espace
intervaginal se trouve ainsi notablement élargi en *c'*. — La partie correspondante de la choroïde (*d'*)
est presque entièrement dépourvue de pigment et laisse voir le reflet blanc de la sclérotique à travers
elle et la rétine *nn*. (Comparez fig. 121, p. 397.)

tout entier, qui surtout peut affecter les membranes voisines, la rétine et la
sclérotique, et même les autres tissus de l'organe visuel. Mais cette choroïdite est-elle l'effet ou la cause de l'ectasie du globe ?

Il n'est pas douteux que, si la sclérotique est primitivement amincie, non
seulement elle cèdera à la tension intra-oculaire, mais elle ne protégera
plus convenablement les membranes intérieures du globe. La choroïde,
privée de son soutien naturel et soumise à la distension par le contenu du
globe oculaire, souffrira dans sa nutrition. Les conditions mécaniques

deviendront propices à son inflammation. Des altérations circulatoires seront bientôt la conséquence de son ectasie; une stase sanguine de ces régions postérieures amènera une augmentation de la pression intra-oculaire; enfin les éléments anatomiques de cette membrane pourront répondre par la phlogose à leur tiraillement continuel.

On a donc admis un affaiblissement congénital de la sclérotique au pôle postérieur, affaiblissement accidentel ou consécutif, soit à un arrêt de développement, — fermeture imparfaite de la fente d'Ammon (1), *funiculus scleroticæ* de Hannover (2), — soit à la séparation des gaines du nerf optique. Nous avons déjà mentionné cette dernière; elle serait due à des efforts de convergence exagérés. La gaine externe, en se détachant, entraînerait avec elle une bonne partie de la sclérotique.

Ces dernières hypothèses ne sont cependant pas très heureuses. La persistance d'une fente fétale demande à être prouvée chez les yeux myopes, et l'élargissement de l'espace intervaginal du nerf optique ne s'étend jamais aussi loin que le staphylôme, même de grandeur moyenne.

Sans qu'on invoque un arrêt de développement de la sclérotique, la cause du manque de résistance peut se trouver dans la forme même du globe oculaire.

Supposons que ce dernier, au lieu d'être sphérique ou à peu près, affecte une forme ovoïde ou ellipsoïde, sa plus forte courbure correspondant au pôle postérieur. Si la tension intra-oculaire vient à augmenter, son effet se fera sentir — conformément aux lois de l'hydrostatique — à l'endroit qui offre le plus de surface sur le plus petit espace, c'est-à-dire au pôle postérieur, qui est le plus courbé. Une conformation oblongue de l'œil prédispose donc à la myopie sous l'influence de la pression intra-oculaire.

Suivant toutes ces théories, l'ectasie du globe oculaire serait donc le fait

(1) V. Ammon (*Arch. f. Ophth.*, IV, 1, p. 1, 1858) avance que la sclérotique, pendant la première époque fétale, présente en bas une ouverture, une fente pyriforme, dont la grosse extrémité se trouve près du nerf optique, tandis que la petite extrémité est dirigée en avant. A l'époque où cette fente se ferme, le globe exécuterait un mouvement de rotation de dedans en dehors, et conserverait pendant quelque temps encore, du côté externe de son pôle postérieur, une protubérance recouverte par la membrane mince qui ferme la fente scléroticale.

(2) Le *funiculus scleroticæ*, découvert par Hannover (Copenhague, 1876), se présente comme un cordon filiforme s'implantant obliquement dans le pôle postérieur de l'œil, dans la région de la fosse centrale. L'extrémité antérieure ou interne s'attache à la choroïde. L'extrémité externe s'épanouit à la surface de la sclérotique. Ces deux extrémités sont élargies en forme de membranes, si bien que la sclérotique peut être amincie à cet endroit. Tout l'espace compris entre le nerf optique et la macula et même au-delà peut présenter un sillon, et la sclérotique peut être ouverte sur toute l'étendue de la fente fétale.

M. Rothholz (*Arch. f. Ophth.*, XXVII, 2, p. 45, 1881) pense, d'après les examens faits sur des yeux de porcs, que la fente scléroticale est une fente correspondante à la fente choroïdale et rétinienne. La sclérotique reste béante à l'endroit où le mésoderme qui a formé le corps vitré pénètre dans l'œil. C'est le pédicule du corps vitré embryonnaire qui devient le funicule, et ce dernier pourrait donner la prédisposition à l'ectasie scléroticale, lorsque son orifice d'entrée n'est pas solidement fermé.

primitif, l'affection des membranes intra-oculaires n'en serait que la conséquence.

Il n'est pas impossible que les choses se passent ainsi, au moins dans certains cas; mais l'hypothèse inverse, qui admet une inflammation de la choroïde comme cause du mal, n'est pas moins probable. La choroïdite qui, comme nous avons dit, accompagne presque toujours la myopie maligne, se communique très facilement à la sclérotique, la rend moins résistante, et amène ainsi l'ectasie du globe oculaire. Nous en avons la preuve, déjà citée, dans ces saillies bosselées qui se produisent au pourtour de la cornée, dans la région ciliaire, lorsque cette dernière est le siège d'une inflammation du tractus uvéal. Parfois cette région tout entière présente une teinte noirâtre, due à l'amincissement de la sclérotique, et le segment antérieur du globe semble ne former qu'un seul et grand staphylôme. L'aspect extérieur de ces staphylômes antérieurs est tout à fait le même que celui du staphylôme postérieur des myopes, et l'examen histologique confirme l'identité de leur nature.

La choroïdite se communique, d'autre part, au nerf optique et à la rétine, qui participent toujours à l'inflammation de la membrane vasculaire, qu'elle soit suivie ou non de myopie.

Les exsudations et hémorrhagies qui se produisent dans la rétine, sous cette membrane et dans le corps vitré, et qui peuvent donner lieu à des troubles visuels de toute espèce, au décollement de la rétine et à la liquéfaction du corps vitré, les altérations du cristallin et de son ligament suspenseur, en un mot, tous les phénomènes objectifs que nous avons cités, et tous les symptômes subjectifs que nous apprendrons à connaître encore trouvent leur explication naturelle dans une inflammation de la membrane nutritive de l'œil. En effet, l'ophthalmoscope, aussi bien que le microscope, ne révèle aucune différence entre la choroïdite de la myopie progressive et une choroïdite quelconque, sinon que la première occupe surtout le pôle postérieur de l'œil.

Non seulement tous les symptômes de la myopie pernicieuse et le ramollissement de la sclérotique s'expliquent parfaitement de cette façon, mais encore la progression de l'ectasie, et, par suite, celle de la myopie, n'a rien que de très naturel. En effet, l'exsudat fourni par la choroïde doit contribuer à augmenter la tension intra-oculaire, à laquelle cède la sclérotique là où elle est le moins résistante, c'est-à-dire au pôle postérieur dans le cas d'une choroïdite polaire postérieure ou de *sclérotico-choroïdite postérieure*, comme on l'appelle depuis de Graefe. Il n'y a d'ailleurs pas de doute qu'une choroïdite ne puisse devenir la cause directe de la myopie. Nous citons à ce propos une observation très concluante de M. Schöler (1) :

Un emmétrope de dix-neuf ans acquiert une myopie de 6,5 D en quatre semaines, par suite d'une sclérotico-choroïdite postérieure aiguë. Son acuité diminue jusqu'à

(1) Schöler, *Deutsche Klinik*, p. 11, 1874.

14/40 et 14/70. Avec la guérison de l'inflammation, la vue redevient normale, mais une myopie de 8,7 D persiste sur l'un des yeux, une myopie de 8 D sur l'autre.

On pourrait se demander seulement pourquoi le pôle postérieur devient si souvent le siège d'altérations morbides. La réponse ne nous semble pas difficile : Le pôle postérieur de l'œil est presque constamment exposé à la lumière, et possède une importance prépondérante dans la vision. Étant le plus actif et le plus fatigué, il doit être également le plus menacé, et ses membranes s'enflammeront facilement, pour peu qu'on leur impose un travail excessif, ou qu'elles présentent la moindre disposition morbide, comme cela arrive.

L'acte de la vision, en effet, il ne faut pas l'oublier, quoique encore un secret pour nous, implique nécessairement un travail physiologique, une consomption de substance nutritive qui doit être constamment reproduite. La choroïde, aussi bien que la rétine, participe à ce processus. La fréquence des altérations maculaires est certainement significative, de même que la fatigue qu'éprouvent les yeux atteints de chorio-rétinite dans cette région, lorsqu'ils analysent des images rétiniennes nettes. Nous voyons très souvent des myopes ne se plaignant d'aucune fatigue tant qu'ils ne sont pas adaptés, éprouver les phénomènes d'asthénopie les plus violents, aussitôt qu'ils se servent du verre correcteur (à l'exclusion, bien entendu, de tout effort d'accommodation) ou qu'ils essayent de travailler à l'œil nu, à la distance du punctum remotum. Ce fait semble indiquer, ce qui est tout naturel d'ailleurs, que la vision distincte exige un travail plus énergique, et cause, par suite, une fatigue plus prompte et plus grande que la vision indistincte, vague, inattentive.

D'autre part, d'Arlt fait remarquer que les muscles droit externe et oblique inférieur doivent exercer, dans certaines conditions, une pression sur les vaisseaux ciliaires postérieurs. Il attribue à une stase veineuse le ramollissement de la sclérotique au pôle postérieur de l'œil. La même cause pourrait certainement aussi provoquer une hypérémie et une inflammation de la choroïde dans cette région.

Quelle que soit la raison qui diminue la résistance de la membrane protectrice de l'œil, celle-ci doit céder d'autant plus promptement, et l'ectasie deviendra d'autant plus profonde et plus étendue, que la tension intra-oculaire est plus élevée. Or cette dernière peut augmenter, comme nous l'avons dit, par suite de l'exsudation provenant de la stase sanguine et de l'inflammation des membranes du fond de l'œil.

D'autre part, la *compression du globe par les muscles extrinsèques* peut avoir directement le même effet.

Le droit externe, entre autres, grâce à l'obliquité de son trajet, s'enroule sur la partie temporale du bulbe. Il s'applique sur la sclérotique sur une étendue d'autant plus grande que la convergence est plus forte, ou que le globe est plus volumineux. L'œil, serré entre le droit interne contracté et le droit externe distendu, comprimé d'autre part par les obliques et les droits supérieur et inférieur, doit tendre à s'allonger d'avant en arrière. Lorsqu'on examine la coupe horizontale d'un œil myope, on ne peut se défendre de l'idée que cette pression musculaire doit contribuer pour beaucoup à lui donner sa forme allongée, et la courbure saillante dans la région située en dehors de la papille. L'œil semble vouloir échapper à la compression, en s'ectasiant dans la région comprise entre le nerf optique et le point où le droit externe entre en contact avec le globe (fig. 122).

L'ectasie du pôle postérieur de l'œil surprendra moins encore, si l'on considère que cette partie n'est pas protégée, comme le reste du globe, par la capsule de Tenon et les muscles qui enveloppent ce dernier de tous côtés. On peut d'ailleurs se rendre compte directement de la pression exercée par les muscles sur le globe oculaire en palpant délicatement un œil fortement myope. Il se montre légèrement aplati dans les parties correspondantes aux muscles droits.

On n'objectera pas à cette façon de voir que la tension intra-oculaire n'est généralement pas exagérée chez les myopes. Elle n'a pas besoin de l'être pour produire l'ectasie d'une sclérotique dont la résistance est diminuée, et si l'on n'observe pas de dureté à la palpation de l'œil myope, c'est précisément parce que son enveloppe a déjà cédé à la pression de son contenu. On ne saurait dire non plus que nous sommes en désaccord avec les faits habituels, caractéristiques de l'augmentation de la tension intra-oculaire : l'excavation papillaire, entre autres, qui, dans le glaucome, ne s'accompagne pas d'allongement de l'axe optique. Il faut bien se souvenir, en effet, que le glaucome survient dans des circonstances tout autres, et dans des conditions de résistance de la sclérotique probablement toutes différentes, telles qu'elles se présentent chez des yeux généralement hypermétropes et d'un âge plus ou moins avancé. On peut très bien supposer, avec M. Laqueur, que les effets de l'augmentation de la tension intra-oculaire soient différents dans diverses périodes de la vie; que, dans l'enfance et la jeunesse, elle produise une distension de la sclérotique, et, quand cette dernière est devenue rigide avec les années, un simple refoulement de la lame criblée.

Toutes les hypothèses sur la production de la myopie maligne que nous avons mentionnées ont été tour à tour attaquées comme insuffisantes, et cependant aucune d'elles n'a été renversée. Toutes sont restées debout à côté des adversaires qu'elles ont vus s'élever contre elles. Il est très probable, en effet, que des causes multiples contribuent à engendrer cette forme d'amétropie. Il est même possible que leurs rôles s'intervertissent entre eux, que l'une engendre l'autre ou en prenne naissance, comme nous l'avons vu pour la choroïdite polaire postérieure et le manque de résistance de la sclérotique. Il est aussi plus que possible qu'à ces causes connues s'en joignent encore d'autres, qui nous ont échappé jusqu'à ce jour, et qui donneront du mode de production de la myopie une explication plus satisfaisante que celle que nous possédons.

Quoi qu'il en soit, l'observation clinique confirme notre manière de voir.

en prouvant que toutes les circonstances capables de diminuer la résistance de la sclérotique, de produire ou d'entretenir la choroïdite et la compression du globe par les muscles extrinsèques, *peuvent* amener ou faire accroître la myopie maligne.

Étiologie de la myopie maligne.

La myopie maligne, aussi bien que la myopie typique, est très rarement congénitale.

L'observation de de Jæger, qui dit avoir trouvé un nombre considérable de myopes parmi les nouveau-nés, est presque isolée. Ély[1] n'en trouve que 18 pour 100, Horstmann[2], 10 pour 100, Schleich[3] n'a trouvé aucun cas de myopie parmi de nombreux nouveau-nés qu'il a examinés. Königstein[4] et Schleich, dans une nouvelle série d'observations[5], ont trouvé la réfraction des nouveau-nés exclusivement hypermétrope. Ils ont eu constamment recours, dans leurs examens, à l'atropinisation des sujets, qu'ils considèrent comme indispensable. Ils pensent même que, si les auteurs précédents ont trouvé des myopes parmi les nouveau-nés, c'est qu'ils avaient négligé de prendre cette précaution.

Jusqu'à l'âge de 8 ans encore, la myopie semble extrêmement rare.

Cohn[6] n'a pas même trouvé 1 pour 100 de myopes sur 240 enfants âgés de 6 à 8 ans. Aucun des enfants de 8 ans examinés par Kotelmann[7] n'était myope; Callan[8] n'a rencontré aucun cas de myopie parmi les enfants nègres au-dessous de 10 ans, ni Koppe[9], parmi les jeunes élèves d'un jardin d'enfants qu'il a examinés.

C'est à partir de cet âge qu'elle commence à se manifester, et entre 12 et 18 ans qu'elle se développe surtout et fait les plus grands progrès.

Citons, comme exemple entre mille, l'observation de M. H. Derby : Un jeune homme issu de père et de mère myope, qui

	à gauche.	à droite.
A 10 ans avait	M 0,75	Emmétropie.
12 —	M 0,75	M 0,75
15 —	M 2,75	M 2,25
17 —	M 4,5	M 4,5 et staph. post.
19 —	M 5,5	M 5,5

(1) Ély, *Archives of Ophthalm.*, t. IX, 4, p. 431, 1880.

(2) Horstmann, *Danziger Naturf. Vers.*, 1880.

(3) Schleich, *Mittheilungen aus der ophthalm. Klinik in Tübingen*, 1882.

(4) Königstein, *Wien. med. Jahrb.*, 1881, p. 47 et suiv.

(5) Schleich, *Mittheil. aus d. ophth. Klinik in Tübingen*, 1884, p. 44 et suiv.

(6) Cohn, *Klin. Monatsbl.*, p. 160, 1871, et *Arch. f. Ophth.*, XVII, 2, p. 305, 1871.

(7) Kotelmann, *Programme du Johanneum à Hambourg*, 1877, et *Jahns Jahrbücher für Philologie u. Pædagogik*, 1877.

(8) Callan, *Amer. journ. for med. Sciences*, t. LXIX, p. 331, 1875.

(9) Koppe, *Thèse de Dorpat*, 1876.

PROPORTION DES MYOPES SUIVANT LES CLASSES OU L'AGE
POUR 100

AGE	7	8	9	10	11	12	1 3	14	15	16	17	18	19	20	21-23
Erismann (1) (Pétersbourg)		10,2	14	13	20,6	21,2	28,6	32,6	39,3	43,2	40,4	47,2	40	50	
Koppe (Dorpat) (2)			11,4				21,2			43,1		61,1			
Pflüger (Lucerne) (3)	0	2	3	6	6,5	6	10	14,5	26	30	43	55	56	40	61.5
Florschütz (Cobourg) suivant les classes (4)		7	7,8	8,5	15,8	22	24,4	30	33	50	59				

AGE	6 à 8 ans.	8 à 9	9-10	10-11	11-12	12-13	13-14	14-15	15-16	16-17	17-18	18-19	19-20	20-21
Conrad (Allemagne) (5)	11,1		15	20			25		40	45	50	55	60	62,2
Loring et Derby (New-York) (6)	3,55		5		10				15		20	25		26,8

AGE	7 à 9 ans.	8 à 13	13 à 19	15 à 19	10 à 15	13 à 15	13 à 16	11 à 19	15 à 18	15 à 19	17 à 19
Nordenson (Paris) (7)	6,6	6	6,4	8,3	13	4,7	23	2,5	25	50	75

Ce fait découle surtout des statistiques nombreuses qui ont été faites dans presque tous les pays civilisés, et qui s'étendent déjà à plus de 70 000 individus. Plus on s'élève dans les classes des écoles, et plus la myopie est fré-

(1) Erismann, *Arch. f. Ophth.*, XVII, I, p. 1, 1871.
(2) Koppe, Thèse de Dorpat, 1876.
(3) Pflüger, *Arch. f. Ophth.*, XXII, 4, p. 63, 1876.
(4) Florschütz, *Die Kurzsichtigkeit in den Coburger Schulen.* Coburg, 1880.
(5) Conrad, *Die Refraction von 3036 Augen von Schulkindern.* Leipzig, 1875.
(6) Loring, *Internat. med. Congress.* Philadelphia, 1876.
(7) Nordenson, *Ann. d'ocul.*, p. 110, mars 1883.

quente et ses degrés élevés. Nous donnons ci-contre quelques spécimens d'observations prises dans différents pays.

Plus instructives encore que les statistiques mentionnées sont celles où les examens ont été répétés d'année en année sur les mêmes personnes.

Le lecteur peut comparer à ce sujet les statistiques suivantes, que nous empruntons à MM. Cohn (1), de Reuss (2), H. Derby (3), Seggel (4), Ott (5), Reich (6), Erismann (7) :

1. — *Statistique de M. Cohn.*

Dans un lycée de Breslau, l'examen peut être répété sur 138 élèves, dont 84 avaient été emmétropes et 54 myopes.

Au bout de 18 mois, 70 seulement sont restés emmétropes; 14, c'est-à-dire 16 pour 100, sont devenus myopes de 0.8 à 2 dioptries. 28 myopes, c'est-à-dire 52 pour 100, ont vu augmenter leur myopie. Elle n'a diminué dans aucun cas.

2. — *Statistique de M. de Reuss.*

Variations de la réfraction en général.	Augmentation.	État stationnaire.	Diminution.
Au bout d'un an, dans.	47,7 p. 100	42,1 p. 100	10,5 p. 100
— de deux ans...	50,8 —	37,5 —	11,7 —
— de trois ans ..	61 —	28,4 —	10,0 —

Variations de la myopie.			
Au bout d'un an, dans.	57,7 —	29,6 —	10,7 —
— de deux ans ..	68,1 —	19,1 —	12,8 —
— de trois ans...	77,5 —	12,3 —	14,2 —

(La diminution de la réfraction constatée par M. de Reuss est d'ailleurs très faible en comparaison de l'augmentation. Elle ne dépasse guère 1,5 D et pourrait bien être mise uniquement sur le compte de la réfraction dynamique, attendu que, sur 76 yeux examinés à l'ophthalmoscope, aucun n'a manifesté une diminution de la réfraction. 42,1 pour 100 sont restés stationnaires, 57,9 pour 100 ont augmenté.)

3. — *Statistique de M. Derby.*

Dans l'espace de trois ans, 10.6 pour 100 des emmétropes du Harvard college à Boston sont devenus myopes; 21,2 pour 100 des myopes ont subi une augmentation de réfraction; 16,6 pour 100 sont restés dans le même état.

(1) Cohn, *Compte rendu annuel du Friedrichs-Gymnasium, à Breslau*, 1877.
(2) De Reuss, *Arch. f. Ophth.*, XXII, 1, p. 211, 1876 et *Hygieine des Auges*, p. 64, 1883.
(3) H. Derby, *Boston med. and surg. Journ.*, p. 337, 1877.
(4) Seggel, *Bair. ärztl. Intelligenzblatt*, p. 33, 1878.
(5) Ott, *Correspondenzbl. f. Schweizer-Aerzte*, VIII, nos 15 et 16, 1878.
(6) Reich, *Arch. f. Ophth.*, XXIX, 2, p. 303, 1883.
(7) Erismann, *Handbuch der Hygieine*, etc., v Pettenkofer u. Ziemssen, II, 2, p, 30, 1882.

4. — *Statistique de M. Seggel.*

	Dans une école militaire.	Dans un gymnase.
Augment. de la myopie, en 3 ans, chez :	13,3 p, 100	28 p. 100

5. — *Statistique de M. Ott.*

Au bout de trois ans, sur 132 yeux, 66,6 pour 100 ont subi une augmentation de réfraction, qui se répartit comme suit, d'après les différents états de réfraction :

Chez les hypermétropes...	52 p. 100
— emmétropes......	51,5 —
— myopes..........	99 —

6. — *Statistique de M. Reich* (85 écoliers).

Variations de la réfraction en général.	Augmentation.	Etat stationnaire.	Diminution.
Au bout de six ans, chez ..	71 p. 100	25 p. 100	3,5 p. 100
Variations de la myopie...	80 —	5 —	11 —
— *l'emmétropie*	44 —	56 —	—
— *l'hypermétropie,* p. 90 —		10 —	—

14 pour 100 des hypermétropes se sont changés en myopes. Sur les cas d'emmétropie passés à la myopie, 2 seulement ont atteint une myopie de 2,5 D.

Les myopes, par contre, ont vu augmenter leur myopie, en six ans, de 2,75 (maximum) à 5,5 et 6 D.

7. — *Statistique de M. Erismann.*

L'auteur a examiné de nouveau, en 1876, 350 yeux, qu'il avait passés en revue 6 ans auparavant. Dans 23 pour 100 des cas, la réfraction n'avait *pas changé*.

Dans 67 pour 100 elle avait *augmenté*.
L'hypermétropie avait diminué dans 7 pour 100 des cas.
L'hypermétropie s'était changée en emmétropie dans 8 pour 100.
L'hypermétropie   —   myopie   — 13   —
L'emmétropie..   —   myopie   — 16   —
La myopie avait augmenté dans   25   —

La réfraction avait *diminué* dans 9 pour 100 des yeux.
L'hypermétropie avait augmenté dans 3 pour 100.
L'emmétropie s'était changée en hypermétropie dans 5 pour 100.
La myopie avait diminué dans 0,5 pour 100 .
La myopie s'était changée en emmétropie dans 0,5 pour 100.

L'auteur fait observer d'ailleurs très justement que les quelques cas de diminution de la réfraction sont attribuables à la disparition d'un spasme accommodatif, qui avait fait paraître autrefois la réfraction plus élevée qu'elle n'était en réalité.

Les mêmes faits découlent de toutes ces statistiques. C'est que, chez les jeunes gens, la réfraction a une tendance à augmenter avec les années, mais

que *cette tendance est, non seulement plus répandue, mais aussi plus prononcée chez les myopes que chez les individus d'autre réfraction.*

En même temps que le nombre des myopes augmente, celui des hypermétropes diminue. Celui des emmétropes est difficile à évaluer, parce que les
auteurs varient considérablement dans leur définition de l'emmétropie. Les
uns s'en tiennent plus strictement à la définition classique et n'en trouvent
nécessairement qu'un très petit nombre; d'autres élargissent les limites jusqu'à une, même plusieurs dioptries au-dessus et au-dessous de zéro, et
obtiennent en conséquence bien plus d'yeux normaux.

Ce point a d'ailleurs peu d'importance. Le fait est que la réfraction statique augmente dans un grand nombre d'yeux pendant la jeunesse. Après cette
époque, elle reste assez stationnaire, non seulement pour les hypermétropes
et les emmétropes, mais aussi pour bon nombre de myopes. L'examen
d'adultes n'a donné nulle part un nombre de myopes plus grand que celui des
classes supérieures des écoles, mais nous verrons des degrés de myopie plus
forts.

Il semble donc que ce soit entre 12 et 18 ans que l'œil acquiert sa forme
définitive et par conséquent sa réfraction statique. Celle-ci est, comme nous
l'avons dit, pour la plupart d'entre eux, plus élevée que celle des nouveau-nés,
mais la différence n'est pas très grande, de 0 à 3 D environ.

Cette évolution doit être considérée comme normale. Ce qui est pathologique, c'est que, dans un certain nombre de ces yeux, la réfraction ne reste
pas stationnaire, mais augmente constamment et avec rapidité, en s'accompagnant des altérations du fond de l'œil que nous avons signalées et de
troubles fonctionnels qui peuvent entraver considérablement l'usage de
l'organe.

La myopie normale et la myopie pathologique se développeraient donc à la
même époque de la vie. Ceci n'a rien de surprenant. Il est tout naturel, d'une
part, que l'œil prenne sa forme définitive en même temps que l'organisme
tout entier et, d'autre part, que les écarts de l'évolution normale se produisent dans une période de la vie où les tissus sont encore peu résistants et
dans un état, pour ainsi dire, de germination.

Pour l'organe visuel, ceci est moins étonnant, vu que c'est précisément à
cette époque qu'il entre en plein fonctionnement et d'une façon aussi subite
que rude pour les individus qui subissent les exigences de l'instruction
ou de l'apprentissage.

Mais il est déjà plus difficile d'expliquer le *pourquoi* et le *comment* de la
production de cette myopie pathologique.

Le fait que certains yeux exposés absolument aux mêmes influences extérieures se développent tout à fait normalement, pour aboutir, soit à l'hypermétropie, soit à l'emmétropie, ou encore à une myopie physiologique, tandis
que d'autres s'écartent de cette voie, pour s'engager dans celle de la myopie
pernicieuse, ce fait nous amène nécessairement à admettre deux ordres de
causes de la myopie : d'abord une *prédisposition* inhérente à l'individu ou à

moins à son organe visuel ; en second lieu, une cause, ou plusieurs causes *déterminantes* qui, sur ce sol préparé, font éclore le vice de formation de l'œil.

Quant à la prédisposition, nous avons vu qu'elle consiste essentiellement dans les circonstances capables de diminuer la résistance de la sclérotique, d'augmenter la tension intra-oculaire, de favoriser la compression du globe, dans un certain sens surtout.

Parmi les premières, nous avons mentionné comme possibles, sinon prouvés, des arrêts de développement de la sclérotique, la conformation particulière du globe, mais surtout la choroïdite.

Or les lésions choroïdiennes résultent souvent de l'état général. Une mauvaise nutrition, une constitution lymphatique, scrofuleuse offrent sans nul doute un terrain favorable à la choroïdite. Aussi rencontre-t-on les altérations progressives fréquemment chez les individus débiles, et chez les populations qui, habitant un pays peu fertile, ont toujours vécu dans des conditions défavorables, ou ont eu à soutenir une lutte pour l'existence particulièrement dure. C'est ainsi qu'on trouve les spécimens les plus caractéristiques, les degrés les plus élevés de la myopie maligne souvent chez les paysans et au milieu des peuples illettrés, qui n'exposent leurs yeux à aucune des causes nuisibles dont nous parlerons encore comme pouvant amener la myopie (1).

On comprend aussi que la myopie puisse devenir ainsi endémique, et la *disposition* à l'acquérir *héréditaire*, parce que la constitution peut se transmettre de père en fils.

Il est cependant possible que cette disposition existe sans se manifester. Mais elle le fera aussitôt qu'à ces causes conditionnelles viendront s'adjoindre les *circonstances déterminantes*.

Quant à la compression du globe, elle doit se manifester surtout pendant la *convergence*. Elle sera d'autant plus énergique, que celle-ci est plus forte ou plus soutenue, c'est-à-dire que le droit externe s'enroule davantage sur le globe oculaire. C'est de la même façon qu'agiront, par conséquent, l'insertion de ce muscle plus rapprochée de la cornée, ou un angle gamma nul ou négatif. Dans ce dernier cas, la ligne de regard passant en dehors de l'axe oculaire, la fixation binoculaire exige une rotation du globe en dedans plus étendue, et expose, par suite, ce dernier davantage à la pression du droit externe.

Hâtons-nous de dire que des données précises sur l'insertion musculaire par rapport à l'état de réfraction des yeux font encore défaut, mais que les mensurations de Donders et d'autres auteurs ont prouvé qu'en général l'angle gamma est plus petit chez les myopes que dans d'autres yeux, qu'il est souvent nul ou négatif.

Nos propres expériences (2), ainsi que celles de M. Dobrowolsky (3), sur

(1) Landolt, *On myopia (London. ophth. Hosp. Rep.*, déc. 1874).
(2) Landolt, *Annali di Ottalmologia*, II, 1, janvier 1872.
(3) Dobrowolsky, *Klin. Monatsbl.* et *Ann. d'ocul.*, décembre 1871.

la distance qui sépare la fosse centrale du nerf optique concordent avec ce fait découvert par Donders ; elles indiquent un rapprochement de ces deux points dans l'œil myope.

Une cause plus puissante encore capable d'augmenter le degré de la compression musculaire pendant la convergence doit se trouver dans l'*écartement des yeux* (1). L'angle de convergence pour un point donné est nécessairement d'autant plus grand pour chaque œil, que les centres de rotation sont plus éloignés l'un de l'autre. Or la distance entre les deux yeux dépend évidemment de la *conformation du crâne*. On a donc cherché dans cette dernière une cause prépondérante de la myopie, par suite de l'augmentation de longueur de la ligne de base, qui peut en être la conséquence.

Nous avons déjà vu que la forme du crâne présente une autre connexion encore avec la myopie : nous avons établi, en effet, que le crâne *dolichocéphale* renferme souvent des yeux formés à son image, c'est-à-dire allongés dans le sens antéro-postérieur.

Si nous connaissions le secret de la nature, le travail délicat par lequel elle parvient à créer la myopie typique, nul doute que nous ne vissions également clair dans l'étiologie de la myopie maligne. Dans leurs rapports avec la conformation du crâne, les deux formes se rapprochent de plus près. Car, si l'on est porté à trouver tout naturel que le globe ellipsoïdal de l'œil myope typique se forme dans l'orbite dolichocéphale comme dans un moule, il semble cependant que les choses ne se passent pas aussi simplement dans tous les cas, surtout dans la myopie progressive.

En effet, on rencontre souvent des crânes du type dolichocéphalique le plus prononcé avec des yeux myopes de forme absolument typique. Et l'on se dit : Voilà des yeux que la nature a dû créer, en conformité avec le crâne, directement pour la myopie ; de même qu'elle en destine d'autres, qu'elle loge dans des orbites plus courts, à l'emmétropie ; ils doivent être aussi sains les uns que les autres ; la seule différence consiste, sans aucun doute, dans leur forme, telle qu'elle résulte du développement de leur axe antéro-postérieur. Les premiers sont seulement myopes par l'excès de ce développement. Mais, quand on examine ces yeux à l'ophthalmoscope, on est tout étonné de rencontrer un staphylôme profond, l'obliquité de la papille avec supertraction de la rétine et les altérations choroïdiennes les plus étendues.

Ce phénomène donne surtout à réfléchir dans les cas d'anisométropie avec asymétrie du crâne. L'un des côtés de la tête est alors visiblement plus petit, le front fuyant, la pommette effacée, le menton presque atrophié. Il contient un œil emmétrope. L'autre moitié, au contraire, montre un front et des bords orbitaires fortement développés, une pommette saillante, un menton proéminent. On ne s'étonne nullement que l'œil de ce côté soit plus long, et par suite myope ; mais, ce qui est surprenant, c'est qu'ici encore la

____

(1) Mannhardt, *Klin. Monatsbl.*, p. 425, 1875. *Arch. f. Ophth.*, XVII, p. 69, 1871

forme myopique du globe n'est pas simplement la copie de celle du crâne, mais aussi le résultat d'une ectasie pathologique de son pôle postérieur, du staphylôme avec les altérations qui l'accompagnent.

Les yeux ainsi déviés du type myopique normal sont extrêmement fréquents, et semblent indiquer que la conformation myopique du globe développée à l'image du crâne renferme en même temps le germe de la progression, c'est-à-dire de la myopie maligne. Il est parfaitement admissible que, dans les cas mentionnés, la configuration du crâne n'aurait occasionné qu'une myopie normale, moyenne, mais que celle-ci a été dépassée par suite de causes accidentelles qui nous échappent encore. Nous en sommes réduits à accuser une insertion particulière des muscles, ou une autre cause favorisant l'ampliation excessive du globe, ou une choroïdite diminuant la résistance du pôle postérieur. D'autre part, ce sont précisément les cas de myopie maligne avec dolichocéphalie qui semblent indiquer que, si la choroïdite peut devenir la cause de l'ectasie du globe, elle en est peut-être souvent aussi la conséquence.

Quoi qu'il en soit, nous connaissons jusqu'à présent deux facteurs principaux qui peuvent amener la myopie : *les troubles de nutrition des membranes de l'œil* et la *conformation du crâne*. Ces deux facteurs peuvent se combiner ensemble. Or tous deux sont éminemment *héréditaires*. Nous l'avons établi déjà en ce qui concerne le premier ; personne ne le contestera pour le second.

S'il est donc possible que la myopie typique se transmette de génération en génération, sans cependant qu'elle se reproduise constamment d'une manière fatale, par la raison que nous avons exposée p. 290, la disposition à la myopie maligne n'est pas moins héréditaire. Mais il n'est pas nécessaire qu'elle se développe. L'individu peut y échapper, grâce à une constitution exceptionnellement heureuse, et surtout lorsque les circonstances déterminantes font défaut.

Si nous considérons la parenté qui existe entre la myopie typique et la myopie progressive, on ne s'étonnera pas non plus si, parmi les descendants d'une famille ou d'une tribu de myopes types, il se rencontre parfois un cas de myopie maligne.

Au point de vue de l'hérédité, nous pouvons donc distinguer les formes suivantes de myopie :

1° *Myopie héréditaire et congénitale.*

2° *Myopie héréditaire*, au point de vue de la disposition, mais *acquise* par suite de circonstances qui favorisent son éclosion.

Si nous admettons, comme cela arrive sans doute, que l'individu puisse présenter spontanément et sans hérédité les particularités physiques dont la myopie est la conséquence, nous aurons :

3° *Une myopie congénitale non héréditaire.*

Enfin une seconde forme de myopie non héréditaire est celle que nous avons vue se produire à la suite d'affections des membranes du fond de l'œil, soit accidentelles, soit attribuables à des causes débilitantes. C'est

4° La myopie acquise non héréditaire.

Nous nous trouvons ainsi parfaitement d'accord avec M. Horner (1), qui a établi le premier d'une façon bien nette les quatre catégories mentionnées de myopie. Nous nous félicitons de cet accord, car rarement on a vu un champ plus favorable à l'étude de la myopie que ne l'est la clinique de Zürich exploité par un observateur aussi compétent que le maître que nous venons de citer.

Ce schéma n'exige plus qu'une seule explication. C'est celle de la manière dont peut se développer la myopie acquise. C'est l'étude des causes qui, sur le terrain déjà préparé par l'hérédité ou par une prédisposition spontanée, font éclore et progresser la myopie.

Causes déterminantes de la myopie.

Parmi ces causes, il faut mentionner avant tout *le travail oculaire à courte distance.*

Cette idée se présente tout naturellement. Nous avons considéré même la myopie normale comme un phénomène d'adaptation de l'organe au travail de près. Si, sous l'influence de ce dernier, la myopie normale peut se produire dans la suite des siècles, il n'y a rien d'étonnant à ce que sa forme bâtarde naisse, chez l'individu, dans les mêmes circonstances, en admettant toutefois la prédisposition.

De plus, le travail oculaire à courte distance exige de l'organe des efforts bien plus grands que la vision au loin. La plus simple expérience peut en convaincre même le plus profane, en lui prouvant combien la fatigue se produit vite dans la fixation d'un objet rapproché. Il n'y a donc rien d'illogique à attribuer à ce genre de vision une influence morbifique sur l'organe.

Enfin la statistique *semble* au moins parler dans le même sens, en démontrant un nombre plus considérable de myopes parmi les personnes qui travaillent de près et d'une façon continue que chez d'autres.

Nous avons déjà mentionné le nombre toujours croissant des myopes à mesure qu'on s'élève dans les classes des écoles. Cette progression s'explique facilement par le fait de l'augmentation de l'âge, qui, comme nous l'avons vu, s'accompagne d'une tendance générale à l'augmentation de la réfraction. Mais elle est en rapport aussi avec l'accroissement du nombre des heures de travail. C'est ce qu'a établi M. Erismann dans sa statistique. Cet auteur a trouvé :

Chez les écoliers occupés pendant 2 heures par jour   17 p. 100 de myopes.
　　　　—　　　　　　　　—　　　4　　　—　　　29　　　—
　　　　—　　　　　　　　—　　　6　　　—　　　40　　　—

(1) Horner, *Klin. Monatsbl.*, p. 458, 1875.

M. Seggel (1), en examinant 1600 soldats, a trouvé :

```
Parmi les paysans...................   2 p. 100 de myopes.
    —    journaliers................   4   —       —
    —    artisans...................   9   —       —
    —    négociants, imprimeurs, etc. 44   —       —
    —    volontaires d'un an........  58   —       —
```

Ces derniers se recrutent, comme on sait, parmi les jeunes gens qui ont fréquenté des écoles supérieures, ou ont fait au moins des études plus longues que les autres.

M. Tscherning (2) trouve la myopie, parmi la population mâle du même âge, distribuée comme suit :

	Nombre total.	*Myopes.*	*Pour 100.*
Journaliers, paysans, marins..	2326	57	2,45
Artisans divers	2861	150	5,24
Artisans à travail rapproché...	566	66	11,66
Artistes, ingénieurs, architect.	270	36	13,33
Négociants.................	1009	159	15,76
Professions libérales........	491	159	32,38

M. Buschbeck (3) a étudié l'action du travail visuel à courte distance chez des enfants occupés à enfiler des aiguilles dans les ateliers de tricotage mécanique. Ces enfants, qui en même temps fréquentaient l'école, ont fourni un contingent de myopes supérieur de 5,4 pour 100 (garçons et filles) à celui de leurs condisciples étrangers à cette occupation. Le nombre des myopes augmente chez eux avec leur ancienneté dans le métier. L'auteur a soin de faire remarquer que ce dernier n'est cependant contraire à l'hygiène sous aucun autre rapport.

On pourrait peut-être également citer à l'appui de cette hypothèse le fait constaté par tous les observateurs, que la myopie est plus fréquente dans les lycées que dans les écoles industrielles, les premiers exigeant généralement un travail plus prolongé que les dernières. M. Cohn compte 30 à 55 pour 100 de myopes au lycée (Gymnasium), 20 à 40 pour 100 à l'école industrielle (Realschule).

La vision à courte distance peut provoquer l'éclosion de la myopie et favoriser sa progression, dans les yeux prédisposés, de diverses façons : d'abord par la *convergence* qu'elle nécessite et la compression musculaire que celle-ci produit. Ce point n'est pas douteux, car, dans l'état de repos absolu, sous l'influence d'un anesthésique, d'une syncope, de la mort, les yeux se mettent en divergence. Ce ne sont pas seulement les droits internes qui se contractent et pressent sur l'œil lors de la rotation des yeux en dedans ; nous avons vu que les droits externes, tendus en même temps, le compriment également. Au surplus, il ne saurait y avoir de doute que les muscles de l'œil n'agissent peut-être jamais isolément. Tous se tendent certainement plus ou moins, quand bien même la résultante de leur action commune serait contraire au sens de leur action isolée. Cette contraction simultanée est d'ailleurs nécessaire pour que l'œil, maintenu dans sa position uniquement par les muscles et la capsule de Ténon avec ses attaches, tourne, comme cela est démontré, autour d'un centre immobile. Une autre preuve s'en trouve dans

(1) Seggel, *Bair. ärztl. Intelligenzblatt*, p. 33, 1878.
(2) Tscherning, *Arch. f. Opath.*, XXIX, 1, p. 201, 1883.
(3) Buschbeck, *Vierteljahrschr. f. gerichtl. Medicin*, etc. janvier 1881.

la dépression qu'on constate sur des globes fortement myopes au niveau des droits supérieur et inférieur, et dans la petitesse relative du diamètre vertical de l'œil, constatée par Donders. Nous avons expliqué plus haut comment la compression du globe peut amener le staphylôme postérieur et les altérations du fond de l'œil qui l'accompagnent.

Un autre facteur important à considérer dans le travail à courte distance est l'*accommodation*. Son rôle dans la production de la myopie a été exagéré par les uns, trop peu apprécié par les autres. Après avoir constaté que la plupart des jeunes myopes étaient atteints d'un spasme d'accommodation, dans ce sens que leur réfraction déterminée subjectivement se montrait sensiblement plus élevée qu'elle ne l'était en réalité, on a voulu voir dans l'accommodation le principal agent producteur de la myopie. On a eu tort certainement, et la preuve à l'appui qu'on a tirée de la statistique n'était surtout pas soutenable. Car tous les yeux, et non pas seulement les myopes, ou ceux qui le deviendront plus tard, ont dans leur jeune âge une tendance à exagérer leur réfraction par une contraction spasmodique du muscle ciliaire. Ce spasme n'est d'ailleurs pas plus intense chez les myopes que chez d'autres personnes. Il diminue et disparaît avec l'âge, et peut exister pendant des années, sans amener la moindre trace de myopie.

Mais, si ce spasme presque physiologique est bien supporté par des yeux normalement constitués, il est permis d'admettre que, dans des yeux prédisposés, il puisse devenir une des causes déterminantes de la myopie (1).

Il est, en effet, incontestable, que l'effort d'accommodation devient très souvent à lui seul une cause de fatigue et d'asthénopie. Pourquoi ne pourrait-il pas entraîner des altérations capables de produire la myopie dans des yeux prédisposés, ou contribuer au moins à l'augmenter?

On a donc certainement eu tort de nier toute influence de l'accommodation sur la production de la myopie. Au surplus, le raisonnement par lequel on a cru avoir poussé cette hypothèse à l'absurde, porte absolument à faux. On a dit que, avant de faire augmenter la réfraction dans des yeux myopes, l'accommodation devrait rendre d'abord myopes les hypermétropes, qui la fatiguent bien plus que les gens à vue courte, ces derniers en ayant peu ou pas besoin.

D'abord, c'est une erreur profonde, à notre avis, de croire que tous les yeux s'adaptent ou cherchent à s'adapter toujours aux objets sur lesquels ils sont dirigés. Très souvent ils ne *regardent* pas, c'est-à-dire ne fixent pas attentivement, en un mot, ne cherchent pas à obtenir des images rétiniennes nettes. C'est ce qui arrive surtout dans le regard vague. Mais beaucoup d'occupations, bien qu'elles ne puissent se passer de l'intervention de l'organe visuel, n'exigent cependant pas une vision absolument irréprochable, et s'exercent certainement souvent en dépit d'une adaptation imparfaite. Tout hypermétrope ou emmétrope peut se surprendre à chaque instant

____

(1) Schiess. Hosch, Chisolm et autres.

dans un état d'adaptation inexacte, s'il y fait attention. Et de fait, si mon voisin, qui, par suite d'opacités de ses milieux dioptriques ou d'altérations dans son appareil nerveux, n'a que la moitié de mon acuité visuelle, peut lire et écrire toute la journée, pourquoi emploierais-je aux mêmes fonctions ce degré d'accommodation qui me donne mon maximum d'acuité visuelle, si cette accommodation me coûte le moindre effort?

D'ailleurs, les preuves de ce travail oculaire sans adaptation complète abondent (1). C'est ainsi que nous voyons tous les jours des presbytes lire leur journal à une distance à laquelle il est matériellement impossible que leur vision soit nette. Je suis convaincu de même que, lorsqu'ils ne fixent pas, la plupart des hypermétropes relâchent une bonne partie, sinon la totalité de leur accommodation, qu'ils tendent même au delà du nécessaire pendant l'examen de l'acuité visuelle.

En tout cas, le fait qu'un individu « a besoin » d'une certaine quantité d'accommodation ne prouve nullement qu'il la mette en jeu.

De plus, on oublie toujours une chose : un hypermétrope d'une dioptrie qui désire voir nettement à 33 centimètres n'a pas besoin de plus d'accommodation qu'un myope d'une dioptrie qui, pour une cause quelconque, rapproche l'objet jusqu'à 20 centimètres. — Si la myopie est plus élevée, de 14 D, par exemple, il suffit que ce dernier rapproche l'objet de 16 millimètres en deçà de son punctum remotum pour que sa vision exige le même effort d'accommodation que celui de l'hypermétrope cité. En un mot, plus la distance de l'œil au punctum remotum est faible, plus l'accommodation est mise en jeu par le rapprochement du point de fixation en deçà de ce dernier.

L'influence de la contraction du muscle ciliaire sur la production de la myopie s'explique sans peine par la compression des vaisseaux choroïdiens, par l'hypérémie veineuse qu'elle produit au fond de l'œil, aussi bien que dans les procès ciliaires (2), hypérémie qui amènerait l'inflammation du tractus uvéal.

Mais ce n'est pas seulement dans les hauts degrés et la longue durée de l'accommodation qu'il faut chercher une des causes de la myopie; c'est surtout dans ses *variations trop souvent répétées* à de courts intervalles. Nous avons vu, en effet, p. 151 et 152, que chaque contraction du muscle ciliaire fait glisser la choroïde en avant, tandis que cette membrane se retire avec le relâchement de l'accommodation. Ces déplacements fréquents doivent nécessairement favoriser son inflammation, et nous avons fait remarquer au même endroit que les personnes atteintes de choroïdite et de rétinite se trouvent soulagées par l'usage de l'atropine, qui met au repos leur muscle ciliaire, et, par suite, leurs membranes oculaires.

Or nulle part les changements de l'accommodation ne sont plus fréquents

---

(1) Landolt, *L'état actuel de la question de la myopie* (Arch. d'opht., p. 47, 1884).
(2) Coccius, *Heilanstalt für arme Augenkranke*. Leipzig, 1870 (voy. cet ouvrage, p. 153).

que précisément dans les hauts degrés de myopie, où la moindre variation dans la distance de l'objet entraîne immédiatement un changement notable dans l'état d'adaptation de l'œil. Pour peu qu'une couturière ou une brodeuse, myope de 10 dioptries, dont le travail ne saurait se faire sans une parfaite adaptation de l'œil, se rapproche de 3 centimètres trop près de son ouvrage, il lui faut de suite 3 dioptries d'accommodation de plus; la distance de 5 centimètres entraînerait même 10 dioptries.

Suivant l'opinion de de Graefe(1), on a cru devoir attribuer une haute importance, dans la production de la myopie, à ce qu'on a appelé l'*insuffisance des droits internes*. On a désigné sous ce nom la tendance à la divergence qui se manifeste lorsque l'objet fixé se rapproche en deçà d'une certaine limite, ou lorsque l'un des yeux est subitement exclu de la vision binoculaire par un diaphragme, ou enfin lorsque cette dernière est suspendue au moyen d'un prisme qui produit une diplopie dans la verticale.

Ce phénomène se rencontre fréquemment dans la myopie (2). Et l'on a pensé que cette dernière pourrait en être la conséquence, en ce sens que l'excès d'innervation des droits internes que nécessite le faible développement de leur tissu s'accompagnerait d'un excès d'accommodation. Ce dernier exercerait l'action nuisible que nous avons exposée tout à l'heure.

Ici encore on est allé trop loin, aussi bien dans l'acceptation de cette doctrine que dans sa négation. Comme nous le verrons, en effet, on a pris souvent pour un symptôme d'insuffisance un phénomène qui n'avait point cette signification, et les opérations sur les muscles des yeux, qui ont été poussées à un excès considérable, n'ont rendu qu'exceptionnellement à la fois la convergence plus facile et la myopie stationnaire. Souvent, par contre, elles ont donné lieu à des plaintes très graves et très justifiées de la part des victimes (3).

(1) De Graefe, *Arch. f. Ophth.*, II, 1, p. 174, 1855; III, p. 308, 1857; VIII, 2, p. 314, 1861.

(2) M. Pflüger (*Luzerner Schulkinder*, etc.) a rencontré des troubles fonctionnels des muscles droits internes dans 49,2 pour 100 des myopes examinés.

M. Schleich (*loc. cit.*, p. 27 et suiv.) trouve, parmi 578 myopes : 7,0 pour 100 de strabisme concomitant, dont 5,3 pour 100 de strabisme divergent, 1,7 pour 100 de strabisme convergent. 16,4 pour 100 présentaient des troubles latents de l'équilibre musculaire, savoir : 4,7 pour 100 une divergence latente pour de près, 3,9 pour 100 une divergence latente pour toutes les distances, 2,0 pour 100 une divergence manifeste pour de près, 1,6 pour 100 une divergence manifeste pour courte, et latente pour grande distance, 0,4 pour 100 une divergence latente pour courte, et une convergence latente pour grande distance, 0,1 pour 100 une divergence manifeste pour courte, et une convergence latente pour grande distance.

(3) De Graefe, *Klin. Monatsbl.*, p. 221, 1869. — V. Œttinger, *Die ophthalmol. Klinik Dorpats*, p. 86, 1871. — Rossander, *Hygiea*, 1870. — Wicherkiewicz, *Compte rendu de la Clinique oculaire de Posen*, 1882. — Mooren, *Fünf Lustren*, etc., 1882. — Abadie, *Ann. d'oc.*, t. LXXXV, p. 64, 1880. — Tscherning, *Arch. f. Ophth.*, XXIX, 1, p. 244, 1883.

Citons une observation instructive de M. Schneller, qui semble parler en faveur de l'influence de la convergence sur la progression de la myopie. Ayant pratiqué la discission de

Mais, si on limite l'intervention chirurgicale aux cas de véritable insuffisance, elle peut avoir cet heureux résultat. Celui-ci parle alors, de même que l'influence favorable d'autres moyens qui diminuent l'effort de convergence, en faveur de l'opinion qui attribue à cette fonction une certaine importance dans la production de la myopie.

Il est un fait qui peut être interprété comme une démonstration de l'influence exercée par la convergence, aussi bien que par l'accommodation, sur l'amétropie qui nous occupe : c'est le petit nombre de myopes que l'on rencontre parmi les horlogers et les bijoutiers (1). Les deux métiers s'exercent cependant à très courte distance. Mais, ce qui distingue ces industriels d'autres artisans qui travaillent de près, c'est qu'ils fixent avec un seul œil et à la loupe. La distance à laquelle ils travaillent est si courte, que la convergence serait impossible au moins pour une longue durée. De plus, la loupe les dispense de l'accommodation, de sorte que, de ce fait, il n'y a pas d'impulsion à la convergence.

La convergence et l'accommodation ne sont cependant pas les seules conditions dont il faille tenir compte parmi les facteurs qui pourraient favoriser la production de la myopie dans le travail à courte distance. Il y a encore *la position de la tête et du corps tout entier*. Dans l'immense majorité des cas, le travail rapproché s'accomplit dans une position assise, le corps courbé en avant, la tête penchée sur l'objet fixé. Cette attitude, lorsqu'elle se prolonge pendant toute une journée, et se répète des années durant, doit entraver considérablement la circulation. Le développement des organes du thorax et de l'abdomen en souffre. La digestion se fait mal, la constipation est la règle, les extrémités sont froides. Tout cela contribue à congestionner la tête. Si cette hypérémie active et passive a des conséquences fâcheuses pour les constitutions les plus robustes, elle devient délétère pour des yeux disposés à la choroïdite et à l'ectasie du globe, à la myopie maligne.

Le travail de près peut manifester son influence de différentes façons. On remarquera même que les trois modes principaux que nous avons mentionnés sont si intimement liés entre eux, que l'un appelle nécessairement l'autre. L'exagération de la convergence amène celle de l'accommodation.

---

cataractes molles sur un enfant d'environ dix ans, il constata ensuite une hypermétropie de 5,57. (L'enfant avait donc été myope avant l'opération.)

L'hypermétropie diminua pendant dix ans, jusqu'à 4,5 sur un œil et 2,5 sur l'autre, ce qui équivaut à l'augmentation de la myopie qui aurait existé s'il n'y avait pas eu aphakie. En même temps, le malade accuse une forte asthénopie, avec diminution de l'acuité visuelle, hypérémie des nerfs optiques et insuffisance des droits internes.

Après la ténotomie de l'un des droits externes, l'asthénopie cesse, et l'hypermétropie ne diminue plus. L'auteur pense que ce serait là un exemple frappant pour prouver l'influence qu'exercent les difficultés de convergence sur le développement de la myopie (Schneller, *Tagebl. d. Vers. deutscher Naturf. u. Aerzte zu Danzig*, p. 250, 1881).

(1) M. Cohn (*Centralbl. f. pract. Augenheilkunde*, avril 1877) ne trouve que 12 pour 100 de myopes parmi les bijoutiers et horlogers, tandis qu'il en a compté 45 pour 100 parmi les lithographes. — M. Dor mentionne également la rareté des myopes parmi les horlogers.

Celle-ci, par elle-même déjà, puis par le trop grand rapprochement de l'objet qu'elle nécessite et la position qui donne lieu à l'hypérémie céphalique, favorise la production de la choroïdite. L'affection des membranes du fond de l'œil entraîne une diminution d'acuité visuelle qui, à son tour, rend obligatoire le rapprochement graduel de l'objet et l'exagération de la convergence.

Quelquefois ce cercle vicieux s'ouvrira, au contraire, par la diminution de l'acuité visuelle, d'autres fois, par le spasme d'accommodation. Mais, par quelque point que l'individu soit saisi dans cet engrenage, il le passera en entier, il parcourra inexorablement la série de ces influences fâcheuses, qui s'ajoutent l'une à l'autre pour aggraver le mal.

Quand on considère cet enchaînement de causes nuisibles, on ne s'étonne plus des progrès rapides et constants que fait la myopie sur un œil qu'elle a une fois attaqué, surtout lorsque ce dernier y est de naissance déjà disposé, ou qu'il est dépourvu de résistance.

Ce fait est rendu surtout évident par les statistiques, qui démontrent que, si la réfraction augmente en général pour tous les yeux, elle progresse d'une façon bien plus marquée chez les myopes. Aussi est-il plus que probable que, si l'on n'avait pas seulement compté le nombre des myopes qui ont progressé, mais si l'on avait prêté une attention particulière à leur *constitution*, on aurait trouvé que ce sont ceux qui montrent le type le plus accentué de la myopie pernicieuse dont la réfraction a subi la plus forte augmentation.

Or l'influence du travail de près sur la myopie étant incontestable, il va de soi que toutes les conditions qui tendent à raccourcir la distance de celui-ci peuvent devenir *indirectement* une cause de la myopie.

Ces conditions sont multiples.

Ce sont d'abord toutes celles qui entraînent une *diminution de l'acuité visuelle*. En approchant l'objet, l'œil cherche à suppléer par l'agrandissement au manque de netteté de l'image rétinienne. Les taies de la cornée, les défauts optiques et les affections du fond de l'œil de toute nature peuvent jouer ainsi un rôle accessoire, mais encore assez important dans l'histoire de la myopie.

Ce n'est qu'à ce titre, nous semble-t-il, que l'*astigmatisme* doit être considéré comme susceptible de produire la myopie. Certains auteurs très compétents voudraient lui attribuer un rôle plus direct, dont l'explication nous paraît encore sujette à caution (1).

---

(1) Quant à la fréquence de l'astigmatisme myopique, M. Green trouve 54 pour 100 d'astigmates parmi les myopes (examinés subjectivement seulement). M. Nordenson, sur 33 myopes, autant d'astigmates, M. Snellen, sur 1273 yeux astigmates, 59 pour 100 myopes. M. Horner, en examinant un grand nombre d'enfants avant leur entrée à l'école, trouve 2 à 4 pour 100 de myopes, affectés presque tous sans exception d'astigmatisme myopique, si bien qu'il incline à admettre que la myopie congénitale consiste toujours dans l'astigmatisme myopique, et serait par suite attribuable à la conformation du crâne (*Communication par*

A côté des causes inhérentes à l'organe lui-même, qui amènent le rapprochement exagéré de l'objet, il y a des causes extérieures non moins nombreuses.

Mentionnons entre autres : la *mauvaise disposition des sièges et des tables;* par exemple, des sièges trop bas, ou au moins relativement trop bas pour des tables horizontales; la *finesse trop grande de certains travaux :* gravure, broderie, couture, dessin mathématique, lecture d'impression trop petite; le *manque de netteté de l'objet,* dû à une typographie défectueuse. Une encre trop claire, un papier mauvais rendent la vision malaisée en diminuant la facilité de distinction entre le fond et l'objet. C'est le cas, par exemple, pour l'écriture à l'ardoise. L'insuffisance de l'éclairage devient ainsi, sans doute, souvent une cause indirecte, mais puissante, de la myopie.

Impossible et inutile d'ailleurs d'énumérer toutes les circonstances qui peuvent agir dans le même sens. Chacun les découvrira facilement, et le travail toujours croissant qu'on exige des yeux dans les pays civilisés tend à en augmenter encore le nombre.

Il va sans dire, d'autre part, que, si nous admettons que la *congestion céphalique,* due à la position inclinée, joue un rôle prépondérant dans la production de la myopie, nous attribuons la même importance à toute autre cause capable d'engendrer cette même congestion. Ainsi, le travail dans des pièces surchauffées, mal aérées, encombrées; la chaleur des sources lumineuses trop rapprochées de la tête, les anomalies circulatoires de toute espèce peuvent déterminer et déterminent très souvent une hypérémie de la tête et des organes visuels aussi funeste que celle qu'amène la position vicieuse du corps.

Nous en dirons autant des circonstances qui, comme une constitution faible, ou des dispositions héréditaires, peuvent provoquer la choroïdite.

Troubles visuels dans la myopie maligne.

Nous avons déjà passé en revue les troubles visuels dus au défaut optique, à l'amétropie proprement dite, qui accompagnent nécessairement toute myopie : l'impossibilité de voir à grande distance, dans certains cas le désaccord entre la convergence et l'accommodation, etc.

A ces inconvénients s'ajoutent encore, dans la myopie maligne, les calamités infiniment plus graves qui résultent de la cause même de celle-ci.

lettre). — Green (J.), *Transact. Amer. ophth. Soc.,* p. 105, 1871. — Thomson, *Transact. Amer., ophth. Soc.,* p. 310, 1871; *Amer. Journ. of med. Sciences,* vol. LXX, p. 383, 1875. — Javal, *Société de méd. prat.,* 27 oct. 1880. — Risley, *Philad. med. Times,* p. 673, 1881. — Fuchs, *Arch. f. Ophth.,* t. XXVIII, p. 139, 1882. — Prouff, *Rev. clin. d'Oc.,* 1883. — Szili, *Centralbl. f. pract. Augenheilkunde,* p. 358, déc. 1883.

L'hyperémie du fond de l'œil donne souvent lieu, au début déjà, et dans des degrés très faibles de myopie, à des *phénomènes d'asthénopie* de toute sorte : photopsies, scintillement apparent dans l'espace, fatigue des yeux. Le myope éprouve souvent, au fond de l'orbite, plus tard dans le front tout entier, une sensation de pression, qui peut aller jusqu'à une véritable céphalalgie. La douleur devient de plus en plus intense, de plus en plus fréquente, quelquefois même constante, et affecte souvent la forme d'une névralgie. Il n'est pas rare, en effet, de voir ces phénomènes, comme d'ailleurs l'asthénopie en général, confondus avec des névralgies dépendantes d'une affection du système nerveux et traités en conséquence, sans aucun succès, cela va sans dire, et au détriment de l'état général.

L'illusion de taches sombres voltigeant devant l'œil ne fait presque jamais défaut en pareil cas. Ce sont les ombres, projetées sur la rétine, de corpuscules suspendus dans le corps vitré ; on désigne ces apparitions sous le nom collectif de *mouches volantes*. Tout œil contient des corpuscules semblables, même l'œil normal. Ce sont alors sans doute des débris cellulaires, des déchets nutritifs du corps vitré, ou d'autres irrégularités de ce tissu transparent. On ne les aperçoit pas dans les conditions ordinaires, parce que leurs ombres sont trop peu intenses, et que la rétine en a l'habitude. Mais il est facile de les rendre visibles en fixant une surface uniformément éclairée, le ciel, un épais brouillard bien éclairé, l'océan, une rue poudreuse, un mur, ou simplement un papier blanc, réfléchissant la lumière solaire. Ils apparaissent plus sûrement encore à travers un diaphragme percé d'un trou d'épingle et très rapproché de l'œil, l'autre étant fermé. Le trou d'épingle forme une source lumineuse unique et très petite, pour laquelle l'œil n'est pas adapté, et qui rend l'ombre plus nette et plus intense.

Le myope voit ces phénomènes avec plus de facilité, parce qu'il est rarement adapté à la source lumineuse. De plus, lorsque la myopie est pernicieuse, la sensibilité de la rétine subit une exagération pathologique au début. Plus tard, enfin, à ces corpuscules presque physiologiques s'en ajoutent d'autres, dus à l'exsudat rétinien et choroïdien. Ceux-ci sont alors plus nombreux, plus grands, plus gênants et plus effrayants pour le malade. Il leur prête toute espèce de formes, ne tarit pas dans leur description, qu'il accompagne volontiers d'un dessin fidèle. C'est une preuve des tourments qu'ils lui font éprouver et de l'anxiété avec laquelle il les observe. Cette observation même le place dans un cercle vicieux, car, plus il poursuit ces fantômes, plus il en est harcelé, rien n'étant plus fatigant que l'observation de ces phénomènes entoptiques. C'est ainsi qu'ils deviennent une cause à la fois directe et indirecte d'affaiblissement de la vue.

Mais ce dernier s'accuse d'une manière alarmante surtout lorsqu'aux troubles de circulation s'ajoutent des altérations anatomiques du fond de l'œil. En même temps que l'ophthalmoscope révèle l'accroissement du staphylôme, l'irrégularité toujours plus grande dans la disposition du pigment choroïdien, et principalement son accumulation dans la macula, l'acuité visuelle diminue graduellement.

Très souvent les malades se plaignent de certaines déformations apparentes de l'objet fixé : les lignes droites, verticales et horizontales, semblent infléchies à certains endroits. Cette *métamorphopsie* est attribuable à la dislocation et aux différences de niveau que subissent les éléments photesthésiques de la rétine, par suite des exsudats et de l'immigration du pigment des membranes sous-jacentes.

Peu à peu, ou souvent d'une façon brusque, la situation peut empirer encore : la vision directe disparaît sur une étendue plus ou moins grande : la pigmentation de la macula est devenue plus épaisse, ou une hémorrhagie s'y est ajoutée. Les fonctions de cette partie de la rétine sont abolies, la vision centrale détruite. Des *scotomes* du même genre peuvent se manifester à d'autres endroits encore du champ visuel, à la suite de foyers hémorrhagiques.

La résorption du sang, quand elle a lieu, ne s'effectue que d'une manière fort lente, et laisse presque toujours après elle une tache blanche d'atrophie pigmentaire, avec les fonctions rétiniennes anéanties ou considérablement diminuées. De plus, ces hémorrhagies se renouvellent facilement; les récidives sont presque de règle, et il faut même se féliciter quand elles n'ont pas lieu en *arrière* de la rétine, où elles peuvent produire le décollement de cette membrane.

Le *décollement rétinien* est, en effet, un accident auquel les yeux fortement myopes sont très exposés. Son étiologie n'est pas encore tout à fait claire. On l'a attribué à la rupture des vaisseaux sous-rétiniens, à des exsudats choroïdiens, à une déchirure préalable de la rétine (Leber). M. Horner n'a trouvé que fort peu de cas parlant en faveur de cette dernière hypothèse; le décollement de la rétine se produisant surtout à l'âge avancé, entre cinquante et soixante-dix ans, il lui semble plus naturel de le mettre en rapport avec la dégénérescence athéromateuse des vaisseaux. Il est, en tous les cas, dû aux troubles de nutrition profonds qui ont amené, avec l'ectasie du globe, les altérations de toutes ses parties, et les réduisent finalement à cet état presque atrophique, dans lequel les tissus perdent leur force de résistance, leurs connexions se relâchent.

C'est ainsi que nous avons vu que le corps vitré se liquéfie, circonstance qui facilite ordinairement le décollement de la rétine; que le cristallin s'opacifie et que son ligament suspenseur s'atrophie en partie. Ce sont là de nouvelles circonstances qui aggravent singulièrement l'état de ces myopes. La *cataracte*, presque toujours polaire, qui s'ajoute à toutes les autres causes d'amblyopie et de métamorphopsie, mûrit généralement avec une lenteur qu'on serait tenté d'appeler désespérante, si son enlèvement offrait la certitude d'un beau succès. Mais ici on se heurte à de nouvelles difficultés. La liquéfaction du corps vitré et le peu de résistance que présentent l'hyaloïde et la zone de Zinn compliquent l'opération des cataractes des myopes du danger de l'écoulement de l'humeur vitrée et du décollement secondaire de la rétine. L'enlèvement des masses corticales, généralement très adhérentes après la sortie du noyau, est aussi difficile que dangereux, et l'extraction dans la capsule est plus que chanceuse à cause du mauvais état du corps vitré. De plus, la moindre inflammation de l'iris et du corps ciliaire peut rallumer les anciens foyers de choroïdite et compromettre à jamais la vision, très précaire déjà, d'une rétine qui ne fonctionne plus que par miracle. Et, même après avoir passé heureusement entre Charybde et Scylla, après une guérison heureuse de la plaie, la vue ne saurait évidemment être très bonne, à cause des altérations du fond de l'œil, notamment de la région de la macula (1).

Si le décollement de la rétine et les dangers de la cataracte ne sont menaçants que dans les degrés les plus élevés de la myopie et à un âge avancé, les *phénomènes d'irritation des membranes intra-oculaires*, dont nous avons parlé au début de ce paragraphe, sont de tout âge et peuvent accompagner tous les degrés de la myopie maligne. Même à une époque où l'on dirait que le fond de l'œil, pareil à un volcan éteint, devrait ne plus pouvoir être capable d'excitation, où la sclérotique brille d'un éclat blanc verdâtre à travers les membranes amincies, atrophiées, dépourvues de vaisseaux et de pigment, lorsque la pâleur de la papille indique la disparition graduelle de la vitalité du nerf optique, même alors les malheureux myopes ne sont pas encore à l'abri des tourments qui proviennent d'une irritabilité exagérée des quelques éléments nerveux qui leur restent : la lumière un peu vive les blesse, et ils ne semblent même pas pouvoir supporter les images rétiniennes nettes que leur propre habileté et l'art de l'oculiste parviennent à leur procurer. En disposant l'éclairage d'une certaine façon, en cherchant la position la plus favorable de l'objet, ils arrivent à faire tomber son image sur la partie la moins altérée de leur rétine; ils la rendent nette en approchant ce dernier suffisamment, ou bien un verre concave approprié, convenablement placé et incliné, leur fournit des images parfaitement distinctes d'objets éloignés. Mais, au bout d'un instant, ils en sont fatigués, abandonnent avec un soupir le livre ou la lorgnette et rentrent dans le chaos de

(1) Nous ne voudrions cependant pas exagérer les dangers de l'opération de la cataracte chez les myopes. En réalité nous n'avons jamais perdu un œil dans ces conditions; mais il n'en est pas moins vrai que les cas de ce genre réclament des précautions toutes particulières. Il est bon, par exemple, de pratiquer l'iridectomie plusieurs semaines avant l'extraction de la cataracte, et d'anesthésier le malade pendant cette dernière. Le hasard nous amène, au moment où nous écrivons ces lignes, un ecclésiastique, jeune encore, et autrefois myope de 6 et de 10 D, que nous avons opéré avec un plein succès sans anesthésie, en pratiquant sur un des yeux l'extraction du cristallin avec sa capsule, sur l'autre, sans la capsule. Il a recouvré de cette façon et possède encore actuellement une vision assez bonne pour qu'il puisse se livrer aux travaux les plus fatigants de mathématiques; mais elle tend à diminuer, parce que la choroïdite fait des progrès sensibles. — Une autre malade, par contre, que nous avons opérée il y a trois semaines, voit à distance avec un simple cylindre convexe, tant sa myopie était forte auparavant, et elle verra probablement toujours bien, parce que cette dernière n'était pas compliquée d'altérations du fond de l'œil.

leur vision diffuse, ou même dans l'obscurité complète, en fermant les paupières. Ils tirent le rideau sur une scène qui leur coûte autant de malaise qu'elle leur présente d'attraits.

Encore ce renoncement ne leur donne-t-il pas toujours le repos : le nerf optique, si endommagé que soit son fonctionnement normal, est en proie à une surexcitation pathologique, qui se traduit par des sensations lumineuses des plus pénibles. Ces phénomènes se présentent devant le myope avec une intensité variable ; ils le tourmentent plus ou moins suivant leur étendue, leur durée et surtout l'interprétation qu'il s'en donne. Tantôt il voit, indépendamment de la lumière ou de l'obscurité ambiante, une surface blanche, vivement éclairée, qui l'éblouit ; les objets paraissent indistincts et décolorés, ou ils s'effacent entièrement. Tantôt le champ visuel imaginaire s'obscurcit, au contraire, et dans l'ombre apparaissent de petites flammes volantes, des fusées, des soleils, des étoiles, des plantes, etc. Parfois enfin, il voit des images moins désagréables, des paysages, des figures humaines, mais qui, par leur persistance et leur nature morbide, deviennent non moins insupportables que les sensations subjectives du nerf auditif dans les affections de l'oreille interne.

Tous ces phénomènes sont évidemment attribuables au processus atrophique qui s'opère dans le nerf de l'œil, attendu qu'ils se rencontrent également dans l'atrophie due à toute autre cause. Il faut dire que, fort heureusement, tous les yeux myopes, même des degrés les plus élevés, ne sont pas voués à cette extrémité, parce que l'atrophie du nerf optique n'atteint qu'exceptionnellement un degré aussi avancé. Mais nous avons vu qu'en dehors de cela il reste au myope encore assez de sujets d'inquiétude et de plaintes, et, si l'amétropie représente, en elle-même déjà, un état peu enviable, sa complication avec les altérations morbides de l'œil font de la myopie maligne une maladie des plus redoutables.

Diagnostic de la myopie maligne.

Le diagnostic de la myopie maligne n'est en somme que le diagnostic différentiel entre elle et la myopie typique. Il résulte directement de ce que nous venons d'exposer.

Dans les degrés faibles, au début de l'amétropie, ce diagnostic sera toujours difficile à poser, attendu que les deux formes de myopie se ressemblent beaucoup. L'une comme l'autre se développent dans l'enfance ; l'une et l'autre peuvent s'accompagner de ce symptôme ophthalmoscopique que nous avons désigné sous le nom de croissant. Dans l'une comme dans l'autre on rencontre le spasme d'accommodation et la tendance à rapprocher démesurément les objets. Ces trois derniers phénomènes se manifestent d'ailleurs aussi dans des yeux qui ne sont et ne deviennent jamais myopes.

La myopie maligne peut être présumée seulement dans l'enfance, lorsque le père et la mère, ou l'un des deux, est atteint de ce mal, ou lorsqu'il est répandu dans la famille. Elle devient plus que probable, lorsque l'augmentation de la réfraction fait des progrès rapides, que les troubles asthénopiques s'y ajoutent, et surtout lorsque le croissant dépasse la forme qui lui a valu son nom, les limites modérées et nettement définies qu'il affecte dans les yeux sains, lorsqu'il s'accroît et se complique d'altérations pigmentaires diverses. L'hypérémie du nerf, les signes de la supertraction ne manquent alors presque jamais, et tout l'ensemble des symptômes ne laisse aucun doute sur la malignité de l'affection, même avant que l'acuité visuelle ne soit sensiblement atteinte.

Ces symptômes ne se manifestent pas toujours à la même époque de la vie, ni dans la même succession. On rencontre des enfants de cinq ans qui présentent déjà un haut degré de myopie, 5 et 6 D, avec staphylôme et altérations profondes des membranes du fond, sans qu'il existe d'asthénopie.

D'autres fois, cette dernière accompagne, chez des jeunes gens de seize à dix-huit ans, une myopie modérée. L'ophthalmoscope ne révèle pas des croissants très étendus, mais bien l'hypérémie de la papille ; et l'amétropie, quelque modérée qu'elle soit, s'est produite assez rapidement. La myopie doit être considérée comme maligne dans les deux cas. Elle l'est évidemment toujours, quand ses progrès et les autres phénomènes morbides qui l'accompagnent prennent les proportions que nous venons d'esquisser dans le paragraphe précédent.

En général, il sera plus facile de dire si une myopie est maligne que si elle ne l'est pas. Il est rare, en effet, de voir s'arrêter et changer de caractère une myopie qui avait débuté par des symptômes pathologiques, tandis qu'on voit souvent devenir progressive et pernicieuse une myopie qu'on aurait crue absolument inoffensive. C'est, en effet, dans la progression immodérée et illimitée, aussi bien que dans les affections des membranes oculaires, que siège la différence entre les deux formes de myopie. Si les dernières ne sont pas très accusées, il est donc impossible de se prononcer après un seul examen sur la nature de l'amétropie. Il faut alors une série d'observations, répétées à intervalles plus ou moins longs, dont l'ensemble puisse servir à construire une courbe de sa progression.

THÉRAPEUTIQUE DE LA MYOPIE

Si, comme l'a constaté Donders, la réfraction statique diminue graduellement à partir d'un certain âge, de telle sorte qu'un œil autrefois emmétrope est hypermétrope à l'âge de soixante ans, la myopie, qui représente un excès de réfraction statique, doit diminuer, voire même disparaître entièrement, à la condition qu'elle soit assez faible et que la personne qui en est affectée atteigne l'âge voulu.

Or cette diminution de la réfraction statique commence à l'âge de cinquante ans, pour atteindre 2,5 D à quatre-vingts ans (1).

Il faut donc beaucoup de patience et peu de myopie pour bénéficier d'une façon sensible de cette bonne aubaine. Le myope dont l'amétropie ne dépasse pas 2,5 dioptries seulement en sera guéri complètement — à l'âge de quatre-vingts ans. Celui qui n'atteint pas ce chiffre de 2,5 D a même en perspective la vision d'un hypermétrope.

Sur cette faible espérance les myopes ont érigé tout un monument d'illusions, auxquelles ils semblent tenir d'autant plus, qu'ils les ont vues moins réalisées. Le myope le plus extrême, qui peut à peine remuer ses yeux et ne voit pas au-delà de son nez, peut-être même pas avec des lunettes, nous demande avec sérénité : « N'est-ce pas, docteur, la myopie guérit avec l'âge? » C'est une de ces croyances pieuses et répandues, comme celle que, si la vue des myopes n'est pas longue, elle est par contre extraordinairement *forte*. Il est même des gens logiques qui pensent qu'elle est d'autant plus forte qu'elle est plus courte. Nous avons vu ce qu'il faut penser de la force visuelle des myopes. Nous n'y reviendrons plus, si ce n'est pour examiner les moyens que nous pourrions bien avoir de lui venir en aide.

En dehors de la guérison que la nature, dans sa remarquable miséricorde, a placée au bout d'une vie longue et sage — encore avec la correction de l'amétropie ne rétablit-elle nullement l'appareil nerveux, — en dehors d'elle, la myopie ne guérit pas spontanément, à moins qu'on ne considère comme une issue favorable l'avancement de la rétine dû à son décollement, qui rend l'œil emmétrope ou même hypermétrope. Ces sortes de guérisons, assez rares d'ailleurs, sont généralement de fort courte durée et suivies de l'extinction de la vision directe.

Un processus curatif un peu moins funeste pour la vue, mais néanmoins encore assez dangereux, consiste dans la luxation spontanée du cristallin. Si, dans le premier cas, c'est la diminution de l'axe qui produit le changement de l'état de réfraction, dans le second, c'est la diminution de la force du système dioptrique. Il faut avouer cependant que nous arrivons plus sûrement à ce dernier mode de guérison, en secondant la nature au moyen de l'art, en faisant la discission ou l'extraction du cristallin. Ce dernier ayant, comme nous l'avons dit à propos de la production de l'hypermétropie, à peu près l'effet d'une lentille convexe de 11 D placée à 13^{mm} de l'œil, sa suppression équivaut à celle d'une myopie corrigée par un verre concave du même degré, placé au même endroit.

On voit que cette opération guérit déjà un degré assez respectable de myopie. Mais malheureusement ce traitement radical n'est applicable que lorsque le cristallin le permet, nous dirons même l'exige, c'est-à-dire lorsqu'il est cataracté et assez jeune pour se résorber après discission, ou assez mûr pour se laisser enlever par l'extraction. Les tentatives d'écarte-

_____

(1) Voy. p. 163-166 de ce volume.

ment du cristallin intact n'ont pas donné des résultats encourageants. Dans tous les cas, la simple existence de la myopie ne justifie aucunement l'application des procédés opératoires dont nous disposons jusqu'à ce jour pour faire disparaître le cristallin. D'autre part, ce dernier ayant dans tous les yeux à peu près la même valeur optique, sa suppression ne corrige exactement que la myopie du degré correspondant. Les myopies plus faibles seraient surcorrigées. Les myopes au-dessous de 11 D sont hypermétropes après l'extraction de la cataracte, ceux de 1 D hypermétropes de 10 D, etc. — Et puis le cristallin est l'organe de l'accommodation, faculté à laquelle les myopes de degrés modérés au moins ne renonceraient pas volontiers. Donc l'emploi de ce moyen est encore fort restreint, et n'amènera qu'exceptionnellement la guérison de la myopie.

On pouvait croire être arrivé à ce but désirable, dans les cas où l'on voyait disparaître l'amétropie sous l'influence d'un mydriatique. Mais, dans la grande majorité de ces cas, l'ophthalmoscope, employé avant la cure, démontre que la myopie n'est qu'apparente, due à un spasme d'accommodation. Ce n'est donc que ce dernier qu'on élimine, mais non la myopie, puisqu'elle n'existait pas. Il est vrai cependant qu'il arrive parfois que la réfraction après l'atropinisation prolongée est inférieure à celle trouvée à l'ophthalmoscope. Mais ces cas sont toujours passibles de l'objection, du soupçon, que l'examinateur n'avait peut-être pas entièrement relâché son accommodation, ou au moins que le spasme accommodateur de l'œil examiné ne s'était pas entièrement résolu pendant l'examen ophthalmoscopique ; de sorte qu'ici encore la myopie n'aurait été que fonctionnelle et non réelle. Même si nous admettons, avec certains auteurs, que l'atropinisation continuée pendant des mois et des années soit capable de modifier définitivement la forme du cristallin, de diminuer ainsi la force réfringente de l'œil, de réduire ou d'enrayer la myopie, même alors cette cure ne serait que d'une application très limitée. Les observations de ce genre sont très rares, le degré de correction obtenu très modéré, et la durée de cette amélioration le plus souvent incertaine.

Si nous ne pouvons pas guérir la maladie, tâchons de la prévenir ; si la thérapeutique curative est le plus souvent impuissante à l'égard de la myopie, la tâche de la *prophylaxie* doit être d'autant plus importante.

Enfin nous possédons ici encore, comme dans d'autres formes de l'amétropie, des *remèdes palliatifs*, des correctifs optiques notamment si parfaits, si variés et si faciles à employer, que leur effet tient presque lieu d'une guérison radicale. Les myopes renoncent alors d'autant plus volontiers à cette dernière, que, tout en jouissant de la vision des emmétropes, ils conservent les avantages que présentent les yeux de beaucoup d'entre eux sur les organes visuels normaux.

Prophylaxie de la myopie.

Il serait aussi irrationnel qu'impossible de restreindre l'application des mesures prophylactiques aux seuls yeux menacés de la myopie maligne, sous prétexte que l'autre forme de cette amétropie ne constitue pas un état fâcheux. On ne pourrait alléguer non plus que les emmétropes ne la réclament en aucune façon et qu'elle pourrait faire perdre aux hypermétropes le bénéfice d'une augmentation progressive de leur réfraction. D'abord, nous l'avons dit à diverses reprises, il n'est guère possible de reconnaître à l'avance le genre de réfraction qui se manifestera plus tard dans un œil, quand il aura terminé son évolution, ni même de distinguer au début une myopie typique d'une myopie pernicieuse. D'autre part, les moyens préventifs dont nous disposons ne sont en somme que l'hygiène oculaire. A ce titre, ils ne peuvent être qu'avantageux à tous les yeux, quels qu'ils soient. Car les circonstances qui peuvent amener la myopie progressive dans les yeux qui y sont quelque peu disposés sont susceptibles d'altérer également la vision d'un œil qui n'aurait pas cette tendance à l'allongement de son axe. Et, puisque nous sommes loin d'être assez puissants pour enrayer le développement exagéré d'un œil, les hypermétropes n'ont rien à craindre, mais tout à espérer de notre prophylaxie, qui contribuera au moins à perfectionner le fonctionnement de leurs organes visuels.

Le profit qui en résulte pour les yeux de toute nature est la meilleure réponse aux assertions pessimistes de ceux qui ont voulu représenter la prophylaxie de la myopie comme impuissante et inutile. On a dit, en effet, qu'elle ne saurait empêcher de devenir myopes ceux qui en ont en eux le germe ; cette assertion demande d'ailleurs encore à être prouvée. Si MM. Mayweg et Just (1) n'ont pas pu constater une diminution du nombre des myopes à la suite de l'amélioration dans la construction de certains établissements scolaires, il ne faut pas oublier que le séjour à l'école ne représente qu'une petite partie du travail oculaire. D'autre part, M. Florschütz (2) a vu tomber de 21 à 15 pour 100 le nombre des myopes, trois ans après la construction des écoles de Cobourg suivant les principes de l'hygiène, et M. v. Hippel (3) ne trouve que 34,5 pour 100 de myopes dans les nouvelles écoles de Giessen, alors que la moyenne est, suivant M. Cohn, de 40,5 pour 100 dans les anciens locaux scolaires. Mais, même si le *nombre* de myopes était resté invariable, nous savons bien que la myopie présente une diversité très grande, tant au point de vue de son degré que sous le rapport des altérations de l'appareil nerveux qui l'accompagnent. Et, si l'hygiène n'avait pour effet, ce

---

(1) Mayweg et Just, *Soc. ophth. de Heidelberg*, 1883 (*Compte rendu*, p. 87-89).

(2) Florschütz, *Die Kurzsichtigkeit in den coburger Schulen*, Coburg, 1880 ; in Cohn, *Die Hygiene des Auges in d. Schulen*, p. 67.

(3) V. Hippel, Discours académique fait le 1ᵉʳ juillet 1884, à l'anniversaire de la fondation de l'Université de Giessen.

qui est incontestable, que d'empêcher un grand nombre d'yeux d'atteindre un degré de myopie déjà pathologique en lui-même, ou de leur conserver une meilleure acuité visuelle, nous pourrions déjà considérer ce résultat comme extrèmement précieux.

Les principes de l'hygiène oculaire capable de prévenir la myopie ou d'en diminuer les conséquences fâcheuses découlent nécessairement de ce que nous avons dit touchant les circonstances qui peuvent, de près ou de loin, favoriser son éclosion. Ainsi, toutes les conditions hygiéniques propres à fortifier la *constitution*, à maintenir la santé florissante, à la préserver contre les influences débilitantes, doivent contribuer, en même temps, à rendre l'organe visuel plus résistant, plus apte à réagir contre tout agent nuisible, contre ceux qui produisent la myopie en particulier.

Mais c'est le *travail oculaire*, celui à courte distance surtout, qui réclamera la plus grande attention. Tout le monde est d'accord pour attribuer à ce dernier le rôle prépondérant dans la production de la myopie. D'un autre côté, on ne saurait le remettre à une époque de la vie où, le corps ayant atteint son développement définitif, les tissus de l'organe visuel sont moins vulnérables. Il convient donc de rendre ce travail de près aussi inoffensif que possible.

Or les règles que nous allons formuler ne s'appliquent pas spécialement au « travail » proprement dit, mais à tout effort des yeux. Il faut les observer, non seulement à un âge où il peut être question de travail, mais aussi et surtout dans l'enfance la plus tendre, on peut dire à partir de l'époque où les deux yeux commencent à fonctionner ensemble. De même, il ne faut pas oublier qu'il s'agit de les mettre en pratique, non pas exclusivement à l'école, comme on semble croire parfois, mais avec la même rigueur, à l'atelier, à la maison, partout enfin, et non seulement, cela va sans dire, pour les enfants, mais pour toute personne indistinctement.

Il est certainement mauvais de rapprocher très près des yeux de tout jeunes enfants des objets brillants, des jouets. Il est possible qu'on donne ainsi le germe du strabisme convergent aux hypermétropes, ou qu'on développe celui de la myopie chez ceux qui y sont disposés. Lorsque les enfants sont plus grands, il faut s'abstenir de leur donner des objets qui réclament une vision minutieuse et les obligent à un effort excessif de leurs yeux, comme de petites gravures, de menus jouets, etc. On aura déjà assez de peine à les empêcher de se rapprocher très près lorsque ces objets sont grands. Mieux vaut donc les occuper, autant que possible, avec des jeux qui les font marcher et courir au grand air, qui font varier la distance d'adaptation de leurs yeux, et favorisent ainsi doublement leur développement. S'ils sont assis et s'amusent autour d'une table, il faut que leurs jouets aient des dimensions convenables, que leur tête soit élevée autant que possible au-dessus de la table. Il faut que le corps soit soutenu de façon que la fatigue n'oblige pas l'enfant à se pencher en avant, à s'appuyer sur les bras et à rapprocher ainsi de nouveau son visage de la table. Il faut donc d'abord des sièges très élevés, ensuite une table qui n'ait pas une forte épaisseur, pas de tiroir par exemple. Ce dernier diminue de toute sa largeur la hauteur à laquelle on peut élever la tête de l'enfant, parce qu'il faut nécessairement qu'il passe ses genoux par-dessous la table pour être commodément assis. Les pieds seront soutenus par une planchette qui permette de les appuyer, sans que les cuisses soient comprimées par le bord de la chaise, ni les genoux élevés au-dessus de l'horizontale. La chaise aura de plus, pour les tout petits enfants, des bras destinés, d'abord à les empêcher de tomber, puis aussi à leur permettre de s'appuyer et de se reposer dans diverses positions. Le dossier ne doit jamais faire défaut. Il est surtout important lorsque l'enfant est assis d'une manière prolongée, comme à l'école, ou lorsqu'il fait ses devoirs à la maison.

La bonne construction des sièges et des tables et leur rapport réciproque ont fait l'objet de recherches et de publications des plus étendues. Il nous est impossible de les mentionner toutes (1). Nous nous contentons de citer les paroles de M. Esmarch, qui résument très bien les principes qui doivent présider à la construction d'un siège rationnel. Ce savant chirurgien dit : « Les écoliers deviennent *scoliotiques* et *myopes*, grâce à la position cour-
» bée de leur corps, lorsqu'ils sont assis sur de mauvais bancs (construits
» à l'ancienne mode). Leur taille se courbe, lorsque le banc est trop éloigné
» de la table, lorsqu'il est trop bas par rapport à celle-ci et qu'il est
» dépourvu de dossier. Aussi les sièges ne sont-ils inoffensifs que lorsque
» l'enfant peut être assis dessus, le corps droit, pendant qu'il lit ou qu'il
» écrit, et lorsqu'il peut conserver cette position longtemps sans fatigue. Pour
» remplir ce but, il faut : 1° que le banc soit élevé au-dessus du plancher (ou
» de la traverse pour les pieds) de la longueur des jambes de l'enfant (mesu-
» rée du jarret à la plante du pied) ; 2° il doit être aussi large que les cuisses
» sont longues (distance du jarret au dos); 3° le bord antérieur, arrondi, du
» banc doit s'avancer de 2 à 3 centimètres au delà du bord interne de la
» table ; 4° les sièges doivent être assez élevés pour que l'enfant puisse,
» quand il écrit, appuyer commodément ses avant-bras sur la table, sans
» lever les épaules et sans pencher la tête ou le corps; 5° la partie inférieure
» du dos doit être convenablement appuyée pendant la lecture (au moyen
» d'un dossier court). Ces conditions variant avec la croissance des enfants,
» il est utile de contrôler les mesures ci-dessus et de corriger les sièges au
» moins tous les six mois (2). »

Les pieds seront, autant que possible, avancés sous la table, et non repliés en arrière au-dessous du banc. La première précaution rend l'abaissement

---

(1) Fahrner. *Das Kind und der Schultisch.* Zürich, 5e éd., 1865. — Parow, *Berliner Schulzeitung*, 1863. — Cohn, *Die Schulhäuser auf der Pariser Weltausstellung. (Berl. klin. Woch.*, p. 41, 1867). — Cohn, *Die Schulhäuser. u. Schultische an der Wiener Weltausstellung*, Breslau, 1876.— Buchner, *Zur Schulgesundheitspflege. Niederrh. Corr. Bl.*, 1873 — Baginsky, *Handb. d. Schulhygiene.* Berlin, 1877. — Cohn, *Die Schulhygiene an der Pariser Weltausstellung*, Breslau, 1878.— Cardot, *Traité du mobilier scolaire.* Paris, 1881.

(2) Prof. Esmarch, *Zur Belehrung über das Sitzen der Schulkinder.* Kiel, 1883.

DE WECKER ET LANDOLT.   III. — 28 de la tête inutile, la seconde presque impossible. Une autre condition essentielle pour éviter le rapprochement excessif et surtout une position capable d'amener et d'entretenir la congestion de la face, c'est que le livre qui sert à la lecture, et surtout le papier sur lequel on écrit soient placés sur un *plan incliné*. Celui-ci est obtenu, soit à l'aide d'un pupitre, soit simplement au moyen d'une planche et d'une pièce de bois qu'on glisse au-dessous d'elle, plus ou moins en avant suivant le degré d'inclinaison qu'on désire lui donner. Cette inclinaison sera plus grande pour la lecture que pour l'écriture, parce que la construction de nos plumes y met des limites. La lecture se fera d'ailleurs bien mieux encore, le dos étant appuyé et tourné vers la lumière, le livre tenu des deux mains. De cette façon le lecteur aura toujours une tendance à éloigner le livre, par suite de la fatigue des bras, tandis qu'il s'en rapproche de plus en plus lorsqu'il l'a déposé sur la table et que les muscles de la nuque ne retiennent plus suffisamment la tête penchée en avant.

Il est d'ailleurs plus facile d'indiquer des règles que d'en obtenir l'exécution. Les enfants ont une tendance extraordinaire à rapprocher les objets outre mesure. On a donc inventé toute espèce de *redresseurs* (1) : des appuis pour le menton, ou un cadre dans lequel s'engage la face, portés par une tige qu'on visse à la table. Une courroie fixée au dossier élevé de la chaise est destinée à être passée autour du front et à tenir ainsi la tête plus ou moins droite. Il n'est pas difficile de se procurer des appareils de ce genre, — dont les plus simples sont toujours les meilleurs, — et de maintenir ainsi les yeux à une bonne distance de 30 centimètres au moins de la table.

Mais la lecture et l'écriture ne sont pas les seules occupations à courte distance. Si le peintre jouit du privilège enviable de pouvoir travailler debout, de se tenir à longueur de bras de sa toile et bien plus loin encore de son modèle, beaucoup de travaux nécessitent un rapprochement très considérable, et, ce qui est plus fâcheux encore, une position défavorable. Nous savons qu'on peut rendre le premier de ces inconvénients moins nuisible à l'aide de verres convexes, qui allègent l'accommodation. Pour le second, il n'y a malheureusement pas d'autre remède qu'une *interruption fréquente du travail*. Cette précaution est d'ailleurs exigée pour toute application des yeux, et cela d'autant plus impérieusement, que les individus sont plus jeunes, plus faibles, et leurs yeux plus menacés de myopie progressive. Il est indispensable, nous le répétons, pour toute personne qui travaille à courte distance, de laisser reposer de temps à autre à la fois ses yeux et les muscles de son dos, en redressant le corps, et en regardant au loin vers un endroit sombre, ou même en fermant les paupières. Il n'est pas nécessaire pour cela de détacher aussi son esprit. La pensée ayant, au contraire, le loisir de s'élever quelque peu au-dessus des préoccupations de détail, ce regard à vol d'oiseau ne pourra que profiter au travail, quel qu'il soit.

(1) Schreber, *Aerztlicher Blick in das Schulwesen.* Leipzig, 1838, p. 22. — Cohn, *Die Hygiene des Auges in den Schulen.* Wien u. Leipzig. 1883. p. 105-112.

Pour des yeux d'ailleurs sains et forts, ces interruptions n'ont pas besoin de dépasser la durée de quelques minutes, et ne se répéteront que toutes les demi-heures par exemple. Aux personnes faibles, aux enfants, surtout s'ils sont affectés de myopie progressive, on recommandera des intervalles de repos plus fréquents et plus longs, à moins qu'on ne leur interdise le travail tout à fait, comme cela peut être indiqué.

Un autre point essentiel à considérer, c'est l'*éclairage*. Il faut que la lumière soit de bonne qualité, qu'elle ne soit ni trop intense, ni trop faible, et qu'elle soit convenablement dirigée.

La meilleure lumière est évidemment celle du soleil, au sein de laquelle nos organes visuels se sont développés et pour laquelle ils ont été créés. Jamais on n'arrivera à la remplacer, de même qu'on ne remplacera jamais l'air atmosphérique pour nos poumons. Toute lumière artificielle sera par conséquent plus ou moins préjudiciable, surtout si, à sa lueur défectueuse, les yeux se livrent à un travail déjà fatigant par lui-même. Il est donc du plus haut intérêt, pour quiconque tient à conserver sa vue, pour les enfants qu'on veut préserver de la myopie et pour les myopes qui désirent ne pas aggraver leur mal, il est du plus haut intérêt de profiter, pour le travail, de la lumière que la Providence nous allume tous les matins. Il y a peu de pays qui, pendant six mois de l'année, ne soient pas suffisamment éclairés par le soleil pour qu'on puisse travailler au moins dix heures à cette lumière. Il y en a peu où la plupart des gens, par une distribution plus rationnelle de leur temps, ne puissent gagner deux heures de lumière solaire par jour pendant le reste de l'année. Il s'agit seulement de se lever au moins avec le soleil en hiver, et l'on abrège ainsi sa nuit, au grand profit de ses yeux.

La lumière artificielle, comme celle des bougies, de l'huile, du pétrole, du gaz, est inférieure à tous égards à la lumière solaire. Elle est fortement colorée; elle est peu intense, ou très chaude, de sorte que, si son manque d'intensité nécessite un grand rapprochement de la source lumineuse, la chaleur qu'elle répand est un grave inconvénient pour l'œil et pour l'organisme entier. Cet inconvénient augmente lorsqu'un grand nombre de personnes travaillent dans la même pièce, car on est obligé de multiplier les foyers de lumière et de chaleur. Il se complique encore d'un désavantage inhérent aux sources lumineuses multiples : ces dernières troublent la perception du relief, gênent par conséquent l'individu dans son travail. Enfin, elles enlèvent à ses yeux tout moyen de repos.

De plus, ces feux consument nécessairement une grande quantité d'oxygène; beaucoup d'entre eux même répandent dans l'atmosphère les produits nuisibles et puants de leur combustion, toutes choses qui contribuent à rendre l'air très mauvais dans des pièces artificiellement éclairées.

La lumière électrique a certainement d'immenses avantages sur toutes les lumières artificielles employées avant elle. Par sa couleur, elle se rapproche le plus de la lumière du jour. Sa puissante intensité permet d'élever le foyer lumineux bien au-dessus des yeux, et d'éclairer, à notre gré, d'un point unique ou d'un petit nombre d'endroits, une vaste salle de travail. De plus, elle ne vicie pas l'air. Mais elle a encore l'inconvénient de n'être pas suffisamment constante, et les brusques variations d'intensité, qu'on peut reprocher d'ailleurs jusqu'à un certain degré aussi au gaz et à certaines lampes qui vacillent, sont très préjudiciables à la vue. Les petites lampes incandescentes, qui sont plus constantes, ont encore une lumière fortement colorée. Au reste, nous avons bon espoir qu'on arrivera à donner à la lumière électrique la fixité voulue, et qu'on inventera en même temps des moyens de production qui en réduiront le prix, encore trop élevé. On aura doté alors l'humanité d'un éclairage artificiel bien supérieur à tous ceux qui l'ont précédé.

Quant à l'*intensité de l'éclairage*, il est facile de s'en mettre à l'abri lorsqu'elle est excessive. On trouve toujours, pour son travail, une place que les rayons du soleil ne frappent pas directement; on se crée facilement de l'ombre, ou l'on se préserve au moyen de *verres noirs* ou *bleus*, plus ou moins foncés. Ces verres étant destinés à atténuer les radiations de la lumière, il faut évidemment qu'ils présentent une couleur opposée à celle qui prédomine dans cette lumière. Celle du jour étant blanche, on se sert, pour l'atténuer, de verres noirs. La lumière artificielle colorée, par contre, sera neutralisée par des verres bleus, qui absorbent les rayons jaunes, orangés, rouges, qui y sont prépondérants. La nuance des verres noirs, fumés, *smoke-glasses*, ainsi que des verres bleus (de cobalt), ou encore des verres de couleurs intermédiaires, bleus ou gris, ardoisés, dépendra évidemment de l'intensité de la lumière contre laquelle on désire protéger les yeux, ainsi que de la sensibilité de ces organes.

Ce qui est infiniment plus difficile, c'est de procurer aux yeux toujours la quantité de lumière suffisante pour le travail. Nous l'avons déjà dit au Congrès d'hygiène qui a siégé à Paris en 1878, on discutera éternellement à propos du bon et du mauvais éclairage, et l'on sera sûr de ne jamais s'entendre tant qu'on n'aura pas donné la définition de ce qu'on doit comprendre par un *bon* éclairage, non seulement au point de vue de la qualité de la lumière, mais surtout au point de vue de son *intensité*.

Or le minimum d'intensité nécessaire pour que l'œil puisse travailler sans danger, cette lumière au-dessous de laquelle l'éclairage d'aucune école, d'aucun atelier ne devrait jamais descendre, elle n'a pas encore été fixée avec certitude. Nous avons indiqué, pour la trouver, et pour vérifier facilement le degré d'éclairage de tout endroit où l'on travaille, un photomètre primitif (1). Il consiste essentiellement en deux planchettes réunies par une charnière, qui peuvent à volonté être rapprochées ou écartées l'une de l'autre. La première se pose directement sur l'endroit dont il s'agit de déterminer l'éclairage, que ce soit un mur ou une table, une surface hori-

---

(1) Landolt, *Une méthode simple pour déterminer l'éclairage des salles d'écoles* (*Compte rendu du Congrès international d'hygiène tenu à Paris,* 1878, t. II, p. 122-125).

zontale ou inclinée. Elle porte, comme objets-types, des points noirs sur fond blanc. L'autre planchette est munie d'un miroir, qui réfléchit les objets-types dans l'œil de l'observateur. Un mètre enroulé, fixé à la première tablette, sert à mesurer la distance à laquelle les objets-types sont reconnus. Étant donnée la distance maximum D à laquelle l'observateur compte les points, dans les conditions les plus favorables (le papier étant exposé à la vive lumière du jour), l'éclairement e de l'endroit en question est exprimé par la formule suivante :

$$log.\ e = \frac{d}{D},$$

où d est la distance à laquelle il faut se rapprocher pour compter les points placés à cet endroit.

Lorsque la fraction $\frac{d}{D}$ est égale à 1, c'est-à dire lorsque l'acuité est à son maximum, e est égal à 10, puisque l'unité est le logarithme de 10. On voit que, de cette façon, nous nous servons, pour évaluer l'éclairage, de l'acuité visuelle. Ce procédé, incertain en photométrie physique, parce que le rapport entre la perception des formes et la sensation lumineuse ne saurait être précisé avec une rigueur mathématique, est parfaitement applicable dans notre cas. D'abord, en pareille occasion, une exactitude aussi grande n'est ni nécessaire, ni même possible. Ensuite, pour les limites entre lesquelles oscille la quantité de lumière que nous avons à examiner, l'acuité visuelle varie sensiblement comme le logarithme de l'éclairage (1).

Le procédé est, comme on voit, tout ce qu'il y a de plus simple. Il a, de plus, l'avantage de donner toujours l'éclairage de l'endroit même auquel le travail s'accomplit, et non celui d'un mur contigu ou d'un plan vertical qui s'élève à cet endroit. L'éclairage est, en effet, bien différent dans l'un et dans l'autre cas. On n'a, pour s'en convaincre, qu'à étendre un livre sur la table et à le redresser ensuite verticalement en le tournant vers le jour. L'éclairage est nécessairement bien plus faible dans le premier cas que dans le second.

Or il nous semble, sauf à modifier cette opinion par de plus nombreuses observations, que l'éclairage ne devrait jamais descendre au point d'abaisser l'acuité visuelle au-dessous de 3/5 pour la lecture et l'écriture, le dessin, etc. C'est-à-dire que, si l'observateur compte, dans les meilleures conditions, les points du photomètre à 5 mètres, il faut qu'il ne soit pas obligé de se rapprocher en deçà de 3 mètres, lorsque ces points sont placés à l'endroit du travail, et que l'expérience a lieu au moment où celui-ci s'accomplit. Inutile de dire que le même appareil peut servir à toute personne, à la condition qu'elle établisse au préalable son maximum de distance D.

Après l'éclairage général, il convient de considérer la *différence entre l'objet visuel et le fond* sur lequel il se détache. Plus cette différence est grande et plus la vision est facile. Le contraste le plus fort qui puisse exister est celui entre le blanc et le noir. Chacun a pu observer que la lecture est

(1) A. Posch, *Ueber Sehschärfe u. Beleuchtg.* (*Arch. f. Augen- u. Ohrenheilk.* V, 1, p. 14, 1876).

plus commode quand le papier est bien blanc et les lettres bien noires, que l'écriture est le plus agréable avec de l'encre noire sur papier blanc. Rien n'est plus fatigant que la lecture d'un texte pâle sur un mauvais papier grisâtre. Les couturières se plaindraient bien moins d'asthénopie, s'il leur était loisible de coudre leur étoffe blanche avec du fil noir et surtout inversement. Aussi vaudrait-il cent fois mieux consacrer tous ses efforts à procurer aux écoliers, aux lecteurs de journaux, à tout le monde en somme, de beau papier blanc et une encre d'un noir pur, qu'à fabriquer un papier coloré suivant des considérations purement théoriques. Nous avons déjà dit plus haut que la lumière blanche doit certainement convenir mieux que toute autre à nos yeux, qui se sont développés sous son influence.

Il n'est pas moins important, pour la distinction des objets, que ceux-ci soient *nettement dessinés.*

Cette observation concerne surtout encore la typographie. Une impression défectueuse est absolument défavorable pour les yeux, de même qu'il est infiniment plus fatigant de déchiffrer des manuscrits que de lire de l'imprimé. Des caractères simples, comme les français, sont, toutes choses égales d'ailleurs, préférables aux lettres plus compliquées, comme les gothiques. Et, parmi les dérivés du type latin, les elzévirs et le type répandu en Amérique et en Angleterre sont supérieurs; les déliés sont plus prononcés que dans les caractères généralement en usage en France; la lettre a ainsi plus de corps, reste plus facilement reconnaissable quand le texte se détériore, ou que la lumière baisse.

Une exécution soigneuse est surtout de rigueur pour les chiffres, dont la lecture exige la distinction nette de tous les détails, comme un nom propre, un mot inconnu, tandis que le lecteur habitué devine les mots courants à leur aspect général, sans épeler lettre par lettre. Le mot est pour lui une figure entière et non un composé de lettres distinctes.

Il faut enfin que les objets aient *une certaine grandeur.*

A propos de la typographie, qui revêt une importance si prépondérante dans le monde civilisé, et qui, pour tant de lumière répandue, a aveuglé, à tous les points de vue, tant de gens, voici ce que conseillent les auteurs experts en cette matière :

Il faut que la hauteur des lettres minuscules ne soit pas moindre de $1^{mm},5$. L'épaisseur des pleins doit être au moins de $0^{mm},25$. Les différentes lettres du même mot ne se rapprocheront pas en deçà de $0^{mm},5$, et l'interligne, l'espace qui sépare le haut des lettres minuscules, comme l'*n,* du bas des mêmes lettres de la ligne précédente, sera au minimum de 3 à $2^{mm},5$. Enfin, ils recommandent que la longueur de la ligne imprimée ne dépasse pas 100 millimètres, à cause des variations de la convergence et de l'accommodation qu'elle peut amener chez des personnes qui s'en rapprochent beaucoup (1).

1) Cohn, *Die Hygiene d. Auges in d. Schulen.* Wien u. Leipzig, 1883 (p. 148-163).

Nous nous sommes déjà largement étendu sur la typographie, plus peut-être que ne comporte ce manuel. Mais il y aurait infiniment de choses importantes à dire et à expliquer encore à ce sujet. Nous renvoyons le lecteur aux publications multiples auxquelles il a donné lieu dans ces derniers temps, et dont nous citons les plus marquantes (1).

La lecture et l'écriture n'étant pas les seules occupations qui s'accomplissent à courte distance, on aura à prendre en considération les principes énoncés dans mainte autre circonstance encore. La broderie, la ciselure, la fabrication d'instruments de précision, qui exigent impérieusement la distinction nette d'objets très fins, ne devraient jamais être abordées avant l'âge où l'œil a acquis, autant que possible, sa forme définitive. Elles sont funestes aux myopies progressives, tandis que les individus dont la myopie reste stationnaire et n'a pas de tendance à s'accompagner d'altérations du fond de l'œil y excellent, grâce à leur aptitude à voir de près de petits objets. Il sera d'ailleurs souvent possible à l'homme intelligent de se faciliter le travail, en disposant bien l'éclairage, en rendant sa position aussi favorable que possible, en faisant attention à ce que les objets dont il s'occupe se détachent sur un fond clair, etc.

Dans ces derniers temps, on a surtout accusé l'*école* d'être la cause provocatrice de la myopie et de bien d'autres maux encore. Et si, à entendre les uns, l'on croirait qu'elle renferme la solution de tous les problèmes sociaux et le suprême salut de l'humanité, les autres la rendent responsable de toute espèce de malheurs. On a, comme toujours, exagéré de part et d'autre.

Personne, parmi les gens raisonnables, ne conteste que l'instruction généralisée est une chose indispensable dans un pays civilisé, et que cette instruction de *tous* ne saurait être obtenue autrement que par l'école. On devrait aussi se féliciter que, l'État ou toute autre association puissante ayant pris en main la fondation et la direction de l'école, on soit ainsi à même, non seulement d'assurer à tous les jeunes citoyens les connaissances de première nécessité, mais encore de les placer, pendant une bonne partie de la journée, dans des conditions hygiéniques avantageuses, ou au moins pour la grande majorité d'entre eux, bien supérieures à celles qu'ils trouvent à la maison.

Mais c'est précisément cette mission qu'on reproche à l'école de remplir d'une manière très imparfaite. On trouve que l'hygiène, dans les établissements d'instruction publique, est déplorable. Et l'on n'a certainement pas tout à fait tort. Cependant, on ne peut méconnaître qu'un mouvement puissant s'est fait sentir dans tout le monde civilisé pour améliorer les écoles à tous

(1) V. Arlt, *Die Pflege der Augen im ges. u. kranken Zustande.* Prag. 1865. — Javal. *Essai sur la physiologie de la lecture (Ann. d'ocul.,* t. LXXIX, p. 79 et 240; t. LXXX, p. 5 et 135, 1878; t. LXXXI, p. 61. 1879 et t. LXXXV. p. 210, 1881).—Weber, *Ueber die Augenuntersuchungen in den höheren Schulen zu Darmstadt,* 1881. — Blasius. *Die Schulen d. Herzogthums Braunschweig. Deutsche Vierteljahrschr. f. öff Gesundheitspflege,* Bd XIII, 3. — Schubert, *Die Schulbücher der staedtischen Unterrichtsanstalten Nürnbergs,* p. 99 et suiv. *Mittheilungen aus dem Verein, f. öff. Gesundheitspflege Nürnbergs* 5. Heft, 1882.

les points de vue. L'élan que la France a pris, depuis 1870 surtout, est tout
à fait remarquable. L'Amérique vient de voter encore des millions et des
millions pour l'instruction publique. Et il faut bien s'en rendre compte : la
condition première, pour une bonne hygiène scolaire, et pour l'instruction
aussi, c'est l'argent. Sans argent, pas d'emplacement favorable, pas d'espace,
pas d'air, pas de lumière, pas de bons instituteurs. En Allemagne, on a déjà
constaté, dans certaines villes, par des chiffres, l'heureuse influence du
« palais scolaire » sur la diminution de la myopie. La Suisse, qui, bien
que petite et peu fortunée, a toujours donné l'exemple en ce qui concerne
l'instruction publique, n'a jamais ralenti son zèle, et fait encore des efforts
surhumains pour assurer le bien-être physique et intellectuel de ses enfants.

Néanmoins il faut bien des sacrifices encore avant que les écoles ne soient
à la hauteur des exigences tout à fait justifiées de l'hygiène. Il y a déjà
d'heureuses exceptions, mais la plupart d'entre elles pèchent encore contre
tous les principes que nous venons de mentionner.

Abstraction faite du manque d'air et de lumière, auquel on ne peut malheureusement remédier si facilement, les livres que certains États, et pas même
les plus pauvres, mettent entre les mains des jeunes élèves sont souvent d'une
exécution déplorable, quelquefois même révoltante : du papier sale, des caractères petits, une impression inférieure à celle du dernier journal destiné
à être jeté au panier après une vie éphémère. C'est là une négligence qu'il
faut absolument réparer, et cela d'autant plus, qu'en attendant la construction
de la maison modèle, on doit, par tous les moyens possibles, faciliter le travail de l'écolier dans la vieille salle sombre où il est encore.

Ce qu'on peut encore reprocher à l'école, ce sont ses prétentions excessives à l'égard des enfants. On dit qu'elle les réclame trop jeunes, qu'elle les
retient trop longtemps dans la journée et qu'elle leur impose trop de devoirs
à la maison.

En ce qui concerne le premier point, il vaudrait certainement mieux, eu
égard à la production de la myopie, que le travail oculaire pût être différé
jusqu'après l'âge de seize ans, comme le souhaite notre excellent et savant
ami Loring. Mais ceci n'est guère possible. Qu'est-ce qu'on ferait des enfants
jusqu'à cet âge ? Et que deviennent beaucoup d'entre eux déjà jusqu'à six ou
sept ans, où des parents incapables de s'en occuper peuvent les confier à
l'État pour une partie de la journée, qui souvent leur paraît trop courte et
l'est, malheureusement, dans nombre de cas ? N'oublions pas, en effet,
que la majorité des enfants sont loin de trouver à la maison les conditions
d'hygiène, physique et morale, que l'école peut leur procurer, quand elle
est à la hauteur de sa tâche.

Ne nous plaignons donc pas, si elle ouvre déjà ses portes à la première
jeunesse. Veillons seulement à ce que cette double hygiène y règne toujours,
et, pour ce qui concerne notre sujet spécial, à ce que les enfants ne soient pas
occupés à lire et à écrire avant l'âge de sept à huit ans. Ceux d'entre eux
qui sont bien portants n'en souffriront pas ; les faibles doivent pouvoir, sur

l'avis du médecin, retarder leur instruction, jusqu'à un âge où leur état se soit fortifié.

Étant donné le minimum de connaissances que le citoyen d'un pays civilisé doit acquérir jusqu'à l'âge où il quitte l'école, nous ne voyons pas un grave inconvénient à ce que des enfants sains passent dans des locaux scolaires 22 heures par semaine jusqu'à l'âge de dix ans, 25 à 28 heures de dix à treize ans, et jusqu'à 32 heures plus tard. Il va sans dire que nous ne comprenons pas dans ce chiffre les heures affectées aux exercices de gymnastique. Seulement il faut alors que l'école ne charge pas les jeunes élèves de devoirs qui leur prennent autant de temps à la maison, où ils travaillent généralement dans de mauvaises conditions; sinon, elle leur retire un des principaux avantages qu'elle devrait leur procurer. Elle leur enlève surtout la possibilité de se mouvoir librement, de se donner l'exercice indispensable au développement normal du corps et de l'esprit. S'il est bon et rationnel que l'écolier apprenne à étudier seul et indépendamment du maître, il faut que ces travaux n'exigent pas de lui au delà du cinquième de ses heures scolaires jusqu'à treize ans, et pas plus du tiers plus tard.

Je sais bien que ces exigences sont faciles à formuler, mais je suis aussi convaincu qu'elles ne sont pas difficiles à satisfaire. Le secret de leur réalisation se trouve dans le principe : *Non multa sed multum.*

Il est incontestable que là où on surcharge les élèves de travaux en classe et à la maison, on leur enseigne une quantité de choses qui ont infiniment moins de valeur pour eux qu'une heure ou deux de récréation en plein air. On leur impose des connaissances qui ne leur sont pas indispensables et que ceux d'entre eux qui en auront besoin acquerront facilement plus tard. Ce sont, de plus, des sujets d'un intérêt médiocre pour eux, dont ils ne saisissent pas la portée et qui partant sont oubliés. Le temps qui leur est consacré est donc à peu près perdu. En s'en débarrassant, on gagne déjà bien des heures par semaine. Ce dégrèvement des devoirs serait déjà un bon commencement. Plus tard, en y mettant le prix, on se procurera des maîtres assez intelligents pour apprendre à la majorité des élèves (il y aura toujours des fruits secs, qui ne devront pas arrêter les progrès des autres) beaucoup de choses en peu de temps. On en augmentera le nombre, de façon que chacun d'eux ait moins d'élèves et qu'ainsi son enseignement devienne plus profitable encore.

Quelque évidentes que soient d'ailleurs les imperfections de l'école, nous soutenons qu'elles portent encore bien moins de préjudice aux enfants, surtout en ce qui concerne l'état de leurs yeux, que le travail excessif à la maison, dans les ateliers et les fabriques, contre lesquels on ne saurait trop protéger l'enfance.

Si l'observation des règles d'hygiène que nous avons esquissées se recommande à tous sans exception, elle est indispensable aux gens de constitution faible, ou appartenant à une famille où la myopie s'est déjà manifestée. Mais, lorsqu'on constate déjà des symptômes qui font présumer l'imminence du mal, ou lorsqu'une véritable myopie s'est déjà établie, il faut recourir à des mesures plus rigoureuses. Ainsi on interdira tout travail à courte distance aux enfants atteints d'un spasme d'accommodation tel qu'ils ne puissent pas distinguer nettement les objets situés à grande distance, tout en étant emmétropes ou hypermétropes en réalité, ou qu'ils soient incapables de voir distinctement à la distance de leur *punctum remotum*, lorsqu'ils sont myopes. On différera leur entrée à l'école, et, s'ils y sont déjà, on les en retirera au moins provisoirement pour la cure de leur spasme. Cette cure est surtout indiquée lorsque l'exagération de la réfraction des yeux s'accompagne de symptômes d'asthénopie.

Il suffit quelquefois de faire *reposer les yeux* pendant quelques semaines, d'envoyer les enfants à la campagne, de les laisser courir et jouer au grand air, et d'*améliorer* à tous les points de vue *leur état de santé*. En cas de photophobie, lorsque la saison ou le pays les expose à un soleil éclatant, l'usage de *verres fumés* peut leur être recommandé.

Il faut cependant, avant de recourir à ce moyen, se bien demander si le malade sera à même de porter des verres *constamment* au grand jour. Or, si, comme c'est le cas pour des enfants turbulents, il fallait tantôt les ôter pour le jeu, tantôt les remettre, ils feraient plus de mal que de bien à cause du changement d'éclairage de la rétine.

Souvent le spasme d'accommodation ne cédera pas à ces moyens, ou il reparaîtra avec les autres symptômes : fatigue des yeux, douleurs de tête, aussitôt que les occupations scolaires recommenceront. Il convient alors de le supprimer à l'aide de *mydriatiques*. On instillera pendant plusieurs semaines, une ou deux fois par jour, une goutte de solution d'atropine ou de duboisine (1 : 200), en recommandant de tenir les yeux fermés ensuite pendant cinq minutes. On remarquera, en pareil cas, déjà au bout du premier jour, que la réfraction a considérablement diminué, que l'accommodation est presque entièrement paralysée. Il arrive cependant exceptionnellement qu'un reste de spasme persiste et s'accuse par une différence de réfraction dans l'examen subjectif et objectif. Il faut alors continuer l'atropinisation plus longtemps et la rendre plus énergique. La dilatation et l'immobilité des pupilles qu'entraîne nécessairement cette cure commande l'usage presque constant de verres fumés très foncés pour le grand jour, moins foncés pour le soir. Ces verres auront la forme d'une coquille. Pour des myopes faibles et des emmétropes, ils n'ont pas besoin d'exercer une action optique. Aux myopes plus forts, on pourra donner des verres en même temps concaves, ne corrigeant cependant pas la totalité de la myopie, attendu qu'ils pourraient s'en servir à courte distance. L'hypermétrope, par contre, profitera de l'occasion pour avoir la totalité de son défaut de réfraction corrigée.

Au début du traitement, tout travail à courte distance sera interdit. Plus tard, quand les symptômes d'asthénopie auront disparu, on permettra au malade de s'occuper pendant quelques heures, avec de longues pauses, en s'aidant de verres convexes qui l'adaptent à une distance de 30 à 40 centimètres, lorsque sa réfraction est inférieure à 2,5 D de myopie ; on le laissera travailler sans verre à la distance de son punctum remotum, lorsqu'elle est plus élevée. Celle des jeunes gens dépasse rarement 4 D. Si elle est plus forte, on peut leur donner des verres concaves qui leur permettent de tenir les objets plus éloignés, et diminuent ainsi l'effort de convergence. L'accommodation étant paralysée, le choix de ces verres est trop simple pour que nous y revenions. Nous en avons longuement exposé le calcul p. 173 et suiv.

Si, au bout de plusieurs semaines, malgré l'augmentation graduelle du travail, le malade n'accuse plus aucune fatigue, on diminuera peu à peu la dose du mydriatique. On continuera l'usage des verres de lunettes. Le numéro des verres convexes sera seulement diminué d'une façon lente et proportionnelle à la réapparition de l'accommodation. Le myope moyen restera sans verres, et l'on n'augmentera pas le numéro dans la myopie forte. En même temps, on redoublera d'attention au point de vue de l'hygiène et surtout de la distance à laquelle le malade travaille. Tant que l'accommodation était paralysée, il était forcé de donner à son livre un écartement déterminé, celui pour lequel nous l'avions adapté par le moyen de lunettes. Si l'on ne veut pas qu'il retombe dans la contraction spasmodique de son muscle ciliaire, il est indispensable qu'il conserve la même distance. Le myope de 4 dioptries doit, en vertu de sa réfraction, pouvoir lire, écrire, etc., à 1/4 de mètre (25 centimètres) avec ou sans atropine. Celui de 5 D doit, pour la même raison, voir à la même distance avec le concave 1.

Prenons, d'autre part, un emmétrope qui, grâce à un spasme d'accommodation, présentait une myopie apparente, que nous avons fait disparaître au moyen de l'atropine. Pour lui permettre le travail à 33 centimètres, nous l'avions muni de verres convexes de 3 D. Au fur et à mesure que son accommodation se rétablit sous l'influence de la diminution de l'action mydriatique, nous lui donnerons des verres convexes plus faibles. Notre désir n'est point, en effet, de l'habituer à fixer sans accommodation, mais à n'en mettre en jeu que le strict nécessaire : 3 dioptries pour voir à 33 centimètres, et à la relâcher totalement pour voir à grande distance. Les même principes nous guideront pour l'hypermétrope, sauf que nous pouvons lui laisser plus longtemps le bénéfice du verre correcteur de son amétropie.

Mais, pour peu que nous nous apercevions que le spasme accommodateur tend à reparaître, que le myope ne peut plus lire à la distance de son punctum remotum, que l'emmétrope ou l'hypermétrope corrigé ne voient plus bien à 33 centimètres et n'ont plus leur pleine acuité visuelle à grande distance, immédiatement nous reprendrons le traitement, l'atropinisation, les verres auxiliaires, et, au besoin, le repos absolu.

Il va sans dire que ce traitement sera prolongé encore dans les cas où la myopie spasmodique dure depuis longtemps déjà, où elle est associée à une myopie réelle, surtout lorsque cette dernière est en voie de progression et que l'examen ophthalmoscopique ne laisse aucun doute sur sa nature maligne. L'hyperémie du fond de l'œil, les altérations pigmentaires que nous avons décrites, et les phénomènes d'asthénopie qui ne manquent jamais en pareil cas nécessitent alors une interruption bien plus prolongée du travail, un ménagement plus scrupuleux de l'organe visuel. Il est même indiqué d'employer une médication dérivative, comme des bains de pieds chauds, des ventouses sèches appliquées au tempes, tous les deux jours ou tous les jours, pendant vingt minutes dans la soirée, ou des purgatifs légers. En même temps, on recommandera aux malades plus que jamais d'éviter le séjour dans des pièces surchauffées et mal aérées, de se procurer un bon air, d'entretenir leur circulation aussi active que possible, en un mot, de se placer dans les meilleures conditions hygiéniques. On leur prescrira donc des promenades au dehors, ou, si possible, un séjour dans les montagnes ou dans une contrée boisée.

Les altérations plus profondes encore de l'organe, — les exsudats, les hémorrhagies, les hyperplasies et atrophies du pigment, — ou de ses fonctions, comme les photopsies, la métamorphopsie, la diminution de l'acuité visuelle revêtent franchement le caractère d'une choroïdite, d'une scléroticochoroïdite ou d'une chorio-rétinite. Elles réclament donc le même *traitement antiphlogistique* que l'inflammation des membranes du fond de l'œil. Elles surviennent quelquefois chez des jeunes gens, mais plus souvent à l'âge adulte, qui supporte bien une cure un peu énergique. La première condition du succès de celle-ci est alors l'obscurité presque absolue pendant quelques semaines. Si les symptômes l'exigent, et si la constitution l'admet, on y joindra l'application répétée de ventouses Heurteloup aux tempes et une cure de sudation au moyen de draps mouillés — peut-être à l'aide de la pilocarpine, — des préparations iodées à l'intérieur (?).

Malheureusement les victimes de cette sclérotico-choroïdite ne sont souvent ni assez âgées, ni assez bien constituées pour qu'on puisse les soumettre à une cure radicale ; car un traitement de ce genre ne laisse pas d'être fort débilitant, vu la longue durée qu'il doit avoir pour produire un résultat qui vaille, c'est-à-dire un effet permanent. Le médecin se trouve alors dans une situation vraiment triste. D'un côté, il voit l'affection locale, menaçant de détruire une fonction précieuse et avec elle souvent l'existence même du malade, de l'autre une constitution incapable de supporter le remède. Que faire en pareille circonstance ? Lorsque les individus sont jeunes encore, comme c'est la règle, il faut avant tout leur exposer la situation ; il faut leur faire comprendre combien leurs yeux sont faibles et impropres à supporter un travail quelque peu fatigant, afin qu'ils renoncent à l'idée d'embrasser un métier qui exige une vue parfaite, ou qu'ils l'abandonnent lorsqu'ils l'ont déjà entrepris. S'ils ne tolèrent pas le séjour dans une chambre obscure, on protégera du moins leurs yeux contre l'action de la lumière au moyen de verres noirs ; si leur constitution interdit les émissions sanguines, la sudation, etc., on cherchera à y suppléer au moyen de ventouses sèches et de bains e pieds, etc. L'abstention du travail est évidemment indiquée pour une période d'autant plus longue, et sa reprise doit être entourée de précautions d'autant plus minutieuses, au point de vue soit de l'hygiène générale, soit de celle de l'organe. Ainsi on allégera autant que possible l'accommodation et la convergence de ces jeunes myopes de degré généralement moyen, chez lesquels l'altération de l'harmonie entre les deux fonctions devient souvent une cause d'asthénopie. Nous indiquerons plus tard les principes qui doivent nous guider dans cette intervention, parce qu'ils sont applicables à tous les myopes, et pas seulement à ceux dont la myopie affecte un caractère malin.

Lorsqu'aux symptômes mentionnés s'ajoutent des opacités du corps vitré, du cristallin même, les *paracentèses* de la chambre antérieure, telles que Sperino les a employées sur une si vaste échelle, peuvent rendre de véritables services. Nous avons pu nous en convaincre dans la clinique du professeur Horner à Zurich, de même que dans notre propre pratique.

On les fait le mieux à l'aide d'un petit instrument que de Graefe a indiqué : une petite lance à arrêt, large de 2^{mm}, longue de 4^{mm} ; l'autre extrémité du manche est munie d'une fine spatule en argent, arrondie et recourbée. Si la pointe est bonne, comme elle doit l'être, on pourra l'enfoncer à travers la cornée dans la chambre antérieure, sans saisir l'œil à l'aide d'une pince et sans introduire le blépharostat. On écartera les paupières, et on fixera en même temps le globe simplement à l'aide des doigts, comme pour enlever un corps étranger de la cornée. On choisira, pour la ponction, un endroit situé à quelques millimètres du bord cornéen, et on conduira la pointe de façon qu'elle ne vienne pas en collision avec le cristallin. En faisant l'opération délicatement, on pourra entrer et sortir l'instrument sans perdre une goutte d'humeur aqueuse. On laissera échapper celle-ci lentement, goutte à goutte, en appuyant la spatule sur une des lèvres de la plaie. Il est bon de faire le dernier acte de cette opération à quelques reprises avec des intervalles d'une minute au moins, afin de ne pas modifier trop brusquement la tension intra-oculaire. On appliquera ensuite un léger pansement sur l'œil, jusqu'au soir. La paracentèse peut être répétée 2 ou 4 fois par semaine. Son effet favorable dans la myopie maligne est dû, comme dans toutes les affections chroniques du tractus uvéal, à la diminution de la tension intra-oculaire et à l'éclaircissement des milieux dioptriques qu'elle produit. Peut-être exerce-t-elle aussi une action favorable sur la circulation sanguine et lymphatique.

Dans les stades plus avancés, les degrés extrêmes de la myopie, les phénomènes inflammatoires cèdent le pas à ceux de l'atrophie ; le traitement a de moins en moins de prise sur le mal, devient de plus en plus symptomatique. Et cela se comprend. Qu'est-ce que la médecine peut faire pour un œil distendu dans toutes ses dimensions, allongé par un staphylôme profond ? Il lui est aussi impossible de rendre leur fonctionnement à la choroïde détruite, à la rétine en ruines, aux fibres optiques à moitié atrophiées, que de ressusciter un mort. Ici on est donc réduit à soigner le malade au jour le jour. Tantôt il ira passablement, et vivotera avec son champ visuel en lambeaux. Il lira même, en promenant ses yeux par saccades le long des lignes, imprudemment des heures entières. Quand il se porte bien en général, il lira du bout de son nez tacheté d'encre, qui aura frôlé ses lignes fraîchement écrites, et nous montrera tout fier les objets menus qu'il distingue, ne fût-ce que le nom de l'horloger gravé sur sa montre, et qu'il a vu déjà tant de fois depuis ant d'années.

Mais le lendemain déjà, sous l'influence d'une mauvaise digestion, ou d'un malaise quelconque, il accourra chez nous, effrayé par des mouches volantes, ébloui par « un champ blanc », inquiété par un sentiment de pression dans l'œil, ou par d'autres phénomènes alarmants. Tout cela se calmera le plus souvent, quand l'état général aura repris son équilibre, sous l'influence bienfaisante du baume de Fioravanti, du baume de vie de Hoffmann ou d'une autre friction miraculeuse du front et des tempes.

Il est d'ailleurs à remarquer que, pour des yeux dans un état si précaire, les moindres incidents prennent une importance beaucoup plus grande que pour des yeux bien portants : la sécrétion muqueuse d'une conjonctivite, qui se répand sur la cornée et ne gène que peu la vue d'un organe normal, peut réduire facilement de moitié l'acuité d'un œil qui n'en possède qu'un dixième. Le moindre gonflement de la muqueuse, par la pression qu'il exerce sur un globe hypertrophié et la gêne dans les mouvements qui peut en résulter, feront croire au malade que son œil a grossi, qu'il est enflé et dur. C'est pour cela qu'on fait bien d'apporter la plus minutieuse attention à l'état de ces yeux, quelque impuissant qu'on se sente à l'égard de leur mal essentiel.

D'autres fois la vision de notre malade sera plus profondément altérée. Il ne voit plus du tout, ou seulement indirectement. L'objet vers lequel il dirige son regard disparaît ; il n'en distingue que les alentours, et encore très imparfaitement. L'ophthalmoscope révèle, comme cause de ce *scotome central*, une hémorrhagie dans la macula. Que faire? Les frictions énergiques sur le front avec la pommade iodée (iodure de potassium 3 grammes, iode pur 0ᵍʳ,30, vaseline ou axonge 15 grammes, — à l'iodoforme, 1 pour 10) seront-elles assez puissantes pour activer la résorption du sang ; l'iode pris à l'intérieur aura-t-il une autre influence que d'amener une certaine irritation des muqueuses et d'altérer la digestion? — Le repos de l'œil sera encore ici le remède par excellence. Peu à peu le sang disparaîtra ; sa place sera marquée par une tache blanchâtre, sa matière colorante aura alimenté l'hyperplasie du pigment qui occupe généralement cette région de l'œil. La vue en aura souffert certainement, par suite de la destruction irréparable des éléments rétiniens.

Si le trouble visuel est dû au *décollement de la rétine*, la situation est plus grave encore. Dans les cas tout récents, on peut essayer la ponction de la sclérotique, au-dessous de la rétine détachée, à l'aide d'un couteau de de Graefe, qu'on retournera un peu dans la plaie, afin de laisser s'écouler le liquide sous-rétinien. Cette petite opération, faite avec ménagement, n'offre aucun danger et a quelques chances de succès lorsqu'elle est suivie d'un pansement compressif et surtout du repos prolongé au lit. Mais c'est cette immobilité dans l'obscurité que beaucoup de malades ne peuvent pas supporter, soit que leur constitution, soit que la disposition de leur esprit s'y oppose. Et, il faut bien l'avouer, eu égard à l'incertitude du résultat, on n'ose vraiment pas trop insister, dans ces cas, pour faire subir ce martyre au malade, surtout s'il a encore un autre œil plus ou moins bon.

Cet autre œil, en effet, réclame alors la plus grande sollicitude. Il exige souvent même la suppression du premier, lorsque celui-ci, des années après le décollement de la rétine, et par suite des altérations profondes qu'il amène dans le globe tout entier, est devenu le siège d'une *cyclite*. Cette inflammation du corps ciliaire, la plus dangereuse de celles qui atteignent le tractus uvéal, peut menacer l'autre œil d'ophthalmie sympathique. Cette dernière est d'autant plus à redouter, que l'inflammation de l'œil perdu, aussi bien que celle de son congénère resté sain, ne se déclare généralement pas d'une façon subite et ne s'accompagne pas toujours de symptômes aigus, de douleurs vives et d'une rougeur significative, comme dans les cas de blessure de l'œil par un corps étranger. Ces ophthalmies sont lentes et insidieuses, parce qu'elles peuvent se manifester par des symptômes auxquels on n'attribue pas de suite le caractère de l'ophthalmie sympathique. Souvent ce n'est qu'une diminution graduelle de l'acuité visuelle sans aucun autre phénomène appréciable, ou de légères poussées de choroïdite ou d'iritis séreuse, etc. Il ne faut pas s'y laisser tromper, ni hésiter à sauver l'œil unique qui reste par l'*énucléation* de l'autre.

Quant au traitement de l'atrophie partielle ou même totale du nerf optique qui, comme nous l'avons dit, termine quelquefois le drame dont l'extrême myopie n'était qu'une scène, nous n'oserons pas forcer la main au lecteur. Nous préférons lui laisser choisir, entre les remèdes multiples (injections de strychnine, électricité, etc.), celui qui lui aura donné les meilleurs résultats, ou celui pour lequel un maître plus fort que nous aura su lui inspirer la plus grande confiance.

Traitement de la myopie à l'aide de verres correcteurs.

Ce que nous venons d'exposer touchant le traitement de la myopie ne concerne en somme que la myopie *maligne*; ces mesures ne sont dirigées que contre les accidents morbides qui l'accompagnent et qui, comme nous l'avons dit, forment un ensemble d'une gravité telle que l'altération de la réfraction n'y joue que le rôle d'un symptôme secondaire. Ce symptôme a cependant aussi la plus haute importance; la preuve, c'est qu'il a fourni son nom à la maladie. De plus, il est presque seul en cause dans la myopie typique. Il est donc temps que nous nous occupions de son remède, du traitement de la myopie comme amétropie proprement dite, d'une façon détaillée.

Ce traitement n'est en réalité, nous le savons, qu'un traitement palliatif, c'est la correction du défaut optique par des moyens optiques.

L'altération de la réfraction propre à la myopie consiste dans le fait que l'œil est adapté en permanence à une distance finie, c'est-à-dire qu'il ne saurait réunir sur sa rétine que les rayons qui émanent d'un point plus ou moins rapproché en avant de lui, en d'autres termes, des rayons divergents (p. 118). Or, les *verres concaves* possédant le pouvoir d'imprimer aux rayons lumineux, quelle que soit leur origine, toute divergence voulue, suivant leur force, ces verres peuvent évidemment servir à adapter l'œil myope pour n'importe quel point de l'espace. Ils donneront aux rayons émanés de ce point la divergence qu'il faut à l'œil pour les réunir sur sa rétine.

Ainsi, pour faire voir à grande distance, ou adapter à des rayons parallèles un œil myope de 4 dioptries, en d'autres termes un œil adapté à $\frac{1^m}{4}$, il faut une lentille concave 4, parce qu'elle donne aux rayons parallèles une divergence telle qu'ils semblent provenir de $\frac{1^m}{4}$. Dans ce cas spécial, celui des rayons parallèles, le point d'où ils semblent provenir après leur passage à travers le verre est, on s'en souvient, le foyer principal de celui-ci.

Le problème n'est pas beaucoup plus difficile lorsqu'il s'agit de rayons déjà divergents avant d'avoir rencontré le verre. C'est le cas lorsqu'on désire adapter un œil myope, non à l'infini, mais seulement à une distance déterminée, plus grande que celle à laquelle il voit distinctement. Supposons que notre myope de 4 D désire voir nettement à 1 mètre. Pour changer la divergence de rayons émanant de 1 mètre en divergence de $\frac{1^m}{4}$, il faut évidemment un verre concave plus faible que dans le premier exemple. En effet, pour voir à 1 mètre, il faut 1 dioptrie de réfraction positive. Le myope de 4 en a donc $4 - 1 = 3$ D de trop. Avec le concave 3, qui diminue la réfraction d'autant de dioptries, il est donc adapté à un mètre.

On peut calculer le même exemple d'une autre façon encore : Un œil de 4 D de myopie est adapté à $\frac{1^m}{4}$ ou $0^m,25$ ou $9''$. Sa réfraction est $\frac{1}{1/4} = 4$ D ou $\frac{1}{25^{cm}}$ ou $\frac{1}{9''}$.

Pour voir à 1 mètre, il faut une réfraction de $\frac{1}{1^m} = 1$ D ou $\frac{1}{100^{cm}}$ ou $\frac{1}{7''}$, et, pour changer la première adaptation en la seconde, il faut évidemment un verre égal à la différence qui existe entre les deux :

$$4\,\mathrm{D} - 1\,\mathrm{D} = 3\,\mathrm{D}$$

$$\text{ou} \quad \frac{1}{25^{cm}} - \frac{1}{100^{cm}} = \frac{1}{33,3^{cm}},$$

c'est-à-dire un verre de $0^m,333$ de distance focale $= 3$ dioptries,

$$\text{ou} \quad \frac{1}{9'',2} - \frac{1}{37''} = \frac{1}{12'',2} = \frac{1}{33^{cm}} = 3 \text{ dioptries.}$$

Quelle que soit la méthode suivant laquelle on cherche le verre correcteur, elle est assez simple, surtout la première, celle qui se base sur le système des dioptries, et que nous avons trouvée de beaucoup préférable en pratique. Mais, s'il est théoriquement facile de varier à volonté l'adaptation de l'œil, le choix des verres de lunettes n'est en réalité pas aussi simple qu'il en a l'air, et cela pour différentes raisons :

D'abord la base sur laquelle nous nous appuyons dans la détermination du verre correcteur est souvent variable. Cette base devrait être la réfraction statique de l'œil, la distance à laquelle il est adapté, la réfraction qu'il présente à l'état de repos. Cette réfraction est souvent augmentée par une quantité plus ou moins grande de la réfraction dynamique qui s'y ajoute involontairement. Nous avons déjà vu, à l'occasion de l'hypermétropie, quelles complications résultent, pour le choix des verres de lunettes, de cette intervention de l'accommodation. Son influence n'est pas moins importante à considérer dans la correction et l'adaptation des yeux myopes. Le rôle que la contraction du muscle ciliaire peut jouer dans l'étiologie de la myopie maligne le fait déjà facilement pressentir. De même que l'hypermétropie peut être masquée plus ou moins par un spasme d'accommodation, de même la myopie peut être exagérée par la même raison.

Or, en prenant comme point de départ, dans le choix du verre correcteur, la *myopie apparente*, la myopie représentée par la réfraction statique *plus* une certaine quantité de la dynamique, on risque évidemment de donner des verres trop forts, et d'entretenir, par cela même, le spasme nuisible du muscle ciliaire. En se basant, par contre, sur la myopie *réelle*, on reste au-dessous du numéro que le malade réclame, et on ne l'adapte qu'à une distance beaucoup plus courte que celle qu'il désire.

Néanmoins nous conseillons et posons comme première règle générale du choix DU VERRE DE LUNETTES DES MYOPES, DE PRENDRE COMME BASE DE SON CALCUL LA MYOPIE RÉELLE. Nous avons exposé (p. 221-222 et p. 251 et suiv.) comment on parvient le plus sûrement à la connaître. Il s'agira alors, non seulement d'adapter le verre à l'œil, mais encore l'œil à son verre correcteur.

Si ce dernier, déterminé suivant la règle, ne convient pas immédiatement, on parviendra souvent, par un exercice graduel, à faire diminuer le spasme d'accommodation et à accoutumer l'œil à sa véritable correction. D'autres fois, on sera obligé de recourir aux mydriatiques pour rompre un spasme trop rebelle. Ce cas se présentera surtout chez de jeunes enfants. Si la contraction du muscle ciliaire est assez énergique pour qu'après la correction de la myopie réelle la réfraction soit encore trop élevée, que l'œil soit encore incapable de voir suffisamment à grande distance, et que le myope soit obligé de rapprocher les objets à une distance beaucoup trop courte, alors nous considérons ce spasme comme pathologique. Loin de vouloir en neutraliser l'effet par des verres concaves, qui ne feraient que l'augmenter et fatiguer l'organe, nous avons recours aux moyens hygiéniques exposés plus haut, abstention du travail oculaire, etc., ou à une cure d'atropine en règle.

Au bout d'un certain temps de ce traitement, on pourra donner au malade les verres correcteurs, l'habituer à s'en servir pour la distance voulue, pendant qu'il est encore sous l'influence du mydriatique. L'usage de ce dernier ne sera supprimé que graduellement, et on aura toujours soin de surveiller la distance à laquelle se tient le myope de l'objet qu'il fixe.

Ce n'est que très exceptionnellement, et pour de très courts intervalles, que nous avons permis à un myope l'usage de verres un peu plus forts que la myopie trouvée chez lui à l'ophthalmoscope : c'est lorsqu'il n'existait aucun symptôme d'asthénopie, aucune altération du fond des yeux, aucun soupçon de myopie héréditaire; lorsque, d'autre part, l'interruption du travail était impossible, et l'adaptation de l'œil au loin absolument nécessaire. Encore n'avons-nous toléré, en pareil cas, les verres concaves que sous forme de face à main ou de pince-nez, afin qu'ils ne fussent portés que juste le temps nécessaire, et nous n'avons jamais négligé d'avertir le malade et surtout ses parents (car il s'agissait généralement d'enfants) des dangers qu'entraîne l'abus de ces verres.

Lorsqu'il n'existe pas de spasme accommodateur, ou qu'on l'a supprimé, la question du choix des verres de lunettes pour le myope est encore loin d'être réduite à un simple problème de réfraction.

Ainsi, prenons seulement les verres correcteurs proprement dits, ceux qui adaptent l'œil à grande distance, et dont aucun myope ne saurait se passer, s'il désire voir nettement au loin. On pourrait croire à priori qu'il n'y a aucun inconvénient à lui prescrire ces verres et à les lui laisser, même pour voir de près ; ils le rendent emmétrope, et nous avons répété assez de fois que le jeu des muscles intrinsèques et extrinsèques, et surtout leur solidarité fonctionnelle, se sont développés en vue de cet état de réfraction de l'œil.

On commettrait cependant une erreur considérable en raisonnant de la sorte. D'abord, nous avons aussi souvent expliqué que la nature a laissé une certaine latitude dans les rapports entre l'accommodation et la convergence, précisément en vue des amétropes de degré pas trop élevé. Pour ceux-ci, les verres correcteurs seraient donc au moins inutiles. Mais ils ont même de graves inconvénients pour le myope : ils l'obligent à faire un effort d'accommodation dont son amétropie le dispense, et ils le privent d'un autre avantage, c'est-à-dire de la grandeur plus considérable des images rétiniennes qu'il obtient à l'œil nu, et que les verres réduisent.

Même pour voir à grande distance, les verres concaves ne sont pas toujours bien reçus; beaucoup de myopes préfèrent voir confusément sans verres que distinctement avec; d'autres se contentent d'images rétiniennes nettes pour des cas spéciaux, mais ne les recherchent pas pour tous; quelques-uns d'entre eux enfin ne les supportent même pas, comme nous avons déjà eu l'occasion de le dire.

Les premières catégories comprennent, cela va sans dire, surtout les myopes de *degré faible* et moyen. A ce propos, il est quelquefois surprenant de constater combien ces myopes se retrouvent encore facilement dans la vie ordinaire, quelle acuité visuelle ils atteignent avec une correction imparfaite ou nulle.

Mais ce qui pourrait étonner davantage encore, c'est la différence qu'on rencontre entre la force visuelle de myopes non corrigés, du même degré et de la même acuité visuelle, lorsqu'ils portent leurs verres correcteurs. Ainsi, il peut arriver que de deux myopes de 3 D, avec $V = 1$, l'un n'ait, à l'œil nu, que $V = 0,1$, l'autre $V = 0,3$. Il arrive de même que chez l'un l'acuité visuelle s'élève graduellement au fur et à mesure qu'on augmente la force du verre concave placé devant son œil, et que celui-ci se rapproche du numéro correcteur; chez l'autre, par contre, l'acuité visuelle ne variera presque pas, malgré des verres concaves de plus en plus forts, pour devenir presque subitement normale, lorsque l'amétropie est entièrement corrigée.

Ce fait trouve cependant une explication facile dans les variations du diamètre pupillaire, et leur influence sur la grandeur des cercles de diffusion, qui sont moindres pour une pupille étroite que pour une pupille dilatée Mais il s'explique surtout par la faculté plus ou moins développée d'analyser les images rétiniennes diffuses. Nous en avons déjà parlé à propos des degrés élevés d'hypermétropie. Ici encore nous aurons à admirer l'habileté à laquelle arrivent certains amétropes dans l'interprétation des cercles de diffusion. Cette faculté est, dans les deux cas, le résultat de l'exercice et de l'expérience.

Ainsi, tel myope qui, examiné dans notre cabinet avec nos lettres-types, n'obtiendra qu'une très faible acuité visuelle sans verre, reconnaîtra parfaitement un lapin à une certaine distance, le distinguera peut-être même de son chien, et le tirera; un autre, au contraire, sera perdu en rase campagne, tandis qu'il lira résolument les lettres de notre pancarte. C'est évidemment que le premier, par une longue expérience, a appris à se rendre compte de ce que le dessin imparfait esquissé sur sa rétine pouvait bien signifier en fait de gibier, le second, en fait de lettres. Pour y parvenir, ils ont mis à profit tous les deux encore une foule de détails, qui nous échappent à nous qui jouissons d'images nettes, et ne demandant presque aucun effort d'interprétation, des détails dont ils n'ont même pas une conscience bien précise. Ainsi le premier utilisera, outre son image, encore les mouvements qu'elle subit, la couleur qu'elle présente, etc., etc.

Les jugements par exclusion jouent aussi, chez tous deux, un rôle considérable. Qu'on examine l'acuité visuelle à pupilles égales, avec des points ou des figures de formes inconnues, et la différence sera moins grande entre divers myopes de même degré et de même *intelligence*. N'oublions pas, en effet, que c'est cette dernière qui représente l'aide le plus puissant dans l'analyse de toute question, la solution de tout problème.

Quant à l'influence de l'exercice, citons une observation entre mille, qui se présente à propos au moment où nous écrivons ces pages : Un jeune homme de quatorze ans est emmétrope à gauche, et possède une acuité visuelle de 1,5. L'autre œil est myope de 1 D et a la même acuité. Mais, sans le verre correcteur, la vision de cet œil n'est que de 0,3, donc 1/5 de la réelle. Et cependant l'amétropie n'est que très faible. Nous avons rencontré des myopes du même degré, présentant une acuité bien supérieure, jusqu'à 0,5 et plus de l'acuité totale. D'où vient cette différence? Évidemment, du fait que notre malade, ayant un œil emmétrope doué d'une vue supérieure, s'est habitué à des images rétiniennes nettes, et n'a jamais appris à analyser des images même aussi peu diffuses que celles de son œil myope. Si son œil gauche avait été égal au droit, nul doute que l'examen visuel de notre malade non corrigé n'eût donné un chiffre bien plus élevé.

La même cause doit placer les personnes dont la myopie s'est développée et a augmenté rapidement dans une situation bien plus pénible que ceux qui ont eu le temps de s'habituer à leur amétropie.

Si l'on considère ce que nous venons d'exposer, on arrive à une conclusion si naturelle qu'on aurait pu déjà la poser d'avance, sans en attendre la confirmation pratique, c'est que ceux qui ont essayé de déterminer le degré de l'amétropie à l'aide de la fraction d'acuité visuelle que présente l'œil non corrigé devaient parfaitement échouer dans leur tentative.

On comprendra aussi, d'autre part, pourquoi nous nous abstenons d'imposer l'usage de leurs verres correcteurs aux myopes qui ne se plaignent pas de l'insuffisance de leur vue. Aux jeunes personnes et aux myopes faibles, nous recommandons même généralement de ne porter les verres qu'exceptionnellement. C'est pour cela que nous faisons monter ceux-ci en face-à-main ou en pince-nez, comme nous l'avons dit plus haut.

Si les myopes faibles ne sentent pas toujours le besoin de corriger leur amétropie, ceux de *degré moyen* ou *fort* ne sauraient se passer de verres concaves, pour grande distance du moins. On pourrait croire alors que, tant que les verres n'entraînent pas un effort d'accommodation, c'est-à-dire aussi longtemps que ceux qui servent pour grande distance, par exemple, ne dépassent pas le degré de la myopie, ils devraient être supportés sans danger et sans inconvénient.

Tel n'est cependant pas toujours le cas. Il est rare que le myope de degré et d'âge moyen se trouve bien de la pleine correction de sa myopie. Si nous donnons à un myope de 5 D le concave 5, nous risquons fort qu'il revienne au bout de quelques jours nous dire que ses verres le fatiguent, et que nous soyons obligés de lui en donner de plus faibles. De même que nous recommandons au myope faible de n'employer des verres que d'une façon intermittente, de même il est prudent de prescrire à ceux qui portent leurs lunettes en permanence, des numéros quelque peu au-dessous du degré de leur myopie. S'ils se montraient insuffisants, il serait toujours temps de les échanger contre de plus forts, ou, ce qui peut arriver surtout dans la myopie très élevée, de leur adjoindre, en cas de besoin, des verres auxiliaires.

Nous avons eu déjà l'occasion de dire que les plus forts degrés de myopie sont rarement exempts d'altérations du fond de l'œil. Cet état morbide de l'organe semble s'opposer à la correction entière de l'amétropie, et il est à remarquer qu'en général la myopie maligne supporte moins bien les verres correcteurs que la myopie typique. En pareil cas, on fait bien de laisser au malade, sous forme de lunettes, les verres concaves les plus forts qu'il supporte, sans fatigue, même à une distance moyenne (30 à 50 centimètres). Ce peut être le numéro — 13 pour un myope de 16 D. En même temps, on le munira d'une face-à-main contenant les verres qui complètent la correction (— 3 dans notre exemple). Il la placera devant ses lunettes, quand il voudra voir distinctement pour un instant.

Les myopes *extrêmes* refusent très souvent toute espèce de correction permanente. Si elle n'est qu'imparfaite, ils n'y trouvent aucun avantage, et, aussitôt qu'elle commence à leur procurer des images rétiniennes d'une certaine netteté, en se rapprochant de la neutralisation entière, elle les fatigue. Ainsi, un myope de 20 D nous saura généralement peu de gré d'un concave 15 ou 16. Le 18 le gênera au bout de quelque temps. Il préférera le — 20 monté en face-à-main. Il s'en servira par instants et dans des occasions très exceptionnelles, à cause de la fatigue que lui fait éprouver leur usage.

Les inconvénients que présente l'emploi de verres concaves très forts ne s'expliquent d'ailleurs pas seulement par le mauvais état des yeux qui en ont besoin. Ils sont dus aussi à certains effets optiques particuliers à ces verres, dont nous parlerons plus tard.

Après la correction de l'amétropie pour l'infini, considérons les fonctions visuelles des myopes à des *distances finies*. Le domaine de la « vision de près » commence, pour la pratique, à peu près à 50 centimètres, la longueur du bras. Celle-ci marque la limite du travail manuel, et c'est ce dernier surtout qui nous intéresse. Le plus court rayon de ce domaine est difficile à fixer. Pour la vision binoculaire, il ne saurait guère être inférieur à 20 centimètres. Mais, lors de l'exclusion d'un œil, nous connaissons des cas où cette limite se trouvait même en deçà d'un nez un peu long.

Or, les yeux myopes étant, de par leur état de réfraction, adaptés à des distances finies plus ou moins courtes, il va sans dire que, si l'éloignement de leur travail est le même que celui de leur punctum remotum (R), ils n'auront besoin, pour ce dernier, ni de correction, ni d'un effort accommodatif. Si la distance à laquelle ils désirent voir est plus courte que celle de leur punctum remotum, il leur faut mettre en jeu leur accommodation, ou, à défaut de celle-ci, se servir d'un verre convexe. Si l'objet de fixation est plus éloigné que le punctum remotum, ils auront, au contraire, besoin d'un verre concave.

Lorsqu'il s'agit d'adapter un œil myope pour un point rapproché, nous suivrons encore les mêmes principes qui nous ont guidés dans la correction à grande distance. Nous nous basons sur le degré réel de la myopie. Nous posons comme seconde règle générale, découlant en partie de la première, qu'il faut INTERDIRE AU MYOPE UN VERRE CONCAVE POUR TOUTE DISTANCE A LAQUELLE IL PEUT VOIR NETTEMENT SANS ACCOMMODATION.

Nous nous garderons donc de laisser leurs verres correcteurs aux myopes faibles, et en général à tous ceux qui travaillent à une distance inférieure ou égale à celle de leur punctum remotum. Un myope de $2\,D\,(R = \frac{1^m}{2})$ doit pouvoir jouer du piano, écrire sur de gros registres, en un mot, travailler à 50 centimètres sans user de lunettes et sans se pencher en avant. Si cela lui est impossible, c'est qu'il est atteint d'un spasme d'accommodation, et nous le traiterons exactement comme un malade affecté de la même myopie, qui, avec le concave 2, ne voit pas de loin et exige pour cela — 3 ou plus.

Les objets de fixation sont-ils plus rapprochés, par exemple à $\frac{1^m}{3}$, notre myope y verra avec une accommodation de $3 - 2 = 1\,D$; ou, si son accommodation est nulle, comme cela lui arrivera avec l'âge, nous le munirons d'un verre convexe d'une dioptrie.

Les mêmes règles nous guideront nécessairement dans notre conduite à l'égard des myopes *moyens*. Ces derniers verront de plus près encore sans recourir à leur accommodation, et réclameront bien plus tard le secours des lentilles convexes. Un grand nombre d'entre eux n'en auront même jamais besoin, pour peu que le degré de leur amétropie soit assez élevé, et que leurs occupations n'exigent pas une application de la vue par trop étroite.

Il peut, au contraire, arriver ici, qu'au lieu d'être trop courte et de réclamer une augmentation de la réfraction, la distance du travail soit plus longue que celle du punctum remotum du myope. Il faut alors étendre le domaine de la vision distincte en diminuant le degré de la myopie. C'est le cas de l'exemple que nous avons calculé au commencement de ce paragraphe. Il nous a prouvé que cette correction est très simple. Nous n'y reviendrons donc pas ici, si ce n'est pour répéter qu'il faut se mettre en garde contre le spasme d'accommodation des personnes jeunes, et ne tenir compte, en ordonnant le verre, que du degré de la myopie réelle.

Mais des difficultés d'un autre ordre peuvent surgir dans la vision rapprochée des myopes de degrés moyens et même élevés. Nous les avons exposées déjà longuement : elles sont dues à l'incongruence de l'accommodation et de la convergence. Ainsi un myope de $5\,D$ ne demanderait souvent pas mieux que de lire, de graver, de coudre, etc., à une distance de 20 centimètres, mais il ne le pourra pas, à cause d'une insuffisance relative ou absolue de la convergence (voy. p. 205).

On n'oubliera pas que la force de convergence, dépendant de muscles striés, n'a pas une énergie aussi durable que la puissance de contraction du muscle ciliaire; en d'autres termes, qu'il faut en réserve une quote de convergence plus grande que d'accommodation. En effet, si, comme nous l'avons dit page 355, 1/3 ou 1/4 de l'amplitude d'accommodation suffit pour un travail prolongé, des expériences nombreuses, entreprises depuis le commencement de cet ouvrage, nous ont appris qu'il faut une réserve équivalente à près des 2/3 de la convergence, que le travail ne doit jamais exiger que 1/3 de cette fonction à la fois. Ainsi, pour travailler binoculairement à $\frac{1^m}{4}$, c'est-à-dire avec 4 *am*, il faut posséder 12 *am* de convergence positive. 8 *am*, c'est-à-dire 2/3 de cette quantité, seront destinés à remplacer la force qui se consomme pendant la contraction prolongée des muscles adducteurs.

Étant donnée la grande quantité de convergence requise pour le travail, on ne s'étonnera plus de trouver cette fonction si souvent en défaut chez des myopes, dont la courte portée de la vue exige déjà par elle-même un degré de convergence notable, lorsque la vision doit s'accomplir binoculairement.

Dans ces cas, il s'agit, avant tout, de se rendre compte de l'amplitude de convergence, notamment de sa partie positive, et de la comparer avec le chiffre exigé par la distance et la durée du travail. Cette expérience se fera à l'aide de notre dynamomètre, dont nous avons exposé le mode d'emploi page 279.

Pour corriger de faibles degrés d'insuffisance, on a quelquefois le choix entre des verres concaves et de simples prismes. Les premiers, en reculant les limites de l'adaptation optique, abaissent la quantité de convergence exigée; les seconds, sans altérer la distance du travail, diminuent l'effort de convergence nécessaire, grâce à la déviation des rayons lumineux qu'ils produisent.

Supposons, par exemple, que notre myope de 5 D soit atteint d'un léger degré d'insuffisance de convergence. En lui donnant des verres concaves de 2 D, il verra à $\frac{1^m}{3}$, et nous aurons diminué, en même temps, de 2 *am* la convergence nécessaire. Néanmoins notre malade ne sera peut-être pas absolument satisfait : les verres de lunettes, tout en lui permettant d'éloigner les objets, rapetissent sensiblement ses images rétiniennes, et peuvent ainsi substituer une cause d'asthénopie à une autre. C'est pour cette raison que les verres concaves quelque peu forts, prescrits dans ce but, ne sont généralement pas bien supportés.

Il est cependant impossible d'établir une règle touchant la force des verres qui peuvent être employés : l'acuité visuelle, les habitudes du sujet et d'autres circonstances individuelles sont les premiers faits à consulter. Mais l'influence rapetissante des lentilles concaves est telle, qu'elles sont rarement applicables, comme verres de travail, dans les hauts degrés de myopie. Ici, en effet, pour gagner quelques centimètres de distance, il faut de suite plusieurs dioptries. Un myope de 16 D est obligé de payer de 6 dioptries concaves les 4 centimètres dont nous allongeons sa vision, en la portant de 6 à 10 centimètres.

On sera donc souvent tenté de recourir aux prismes. Mais ici encore il faut souvent une lourde pièce de verre pour réaliser un médiocre avantage. Le tableau de la page 184 nous apprend que l'angle métrique, pour une ligne de base de 62 millimètres, est de $1°,77$. L'angle de la déviation produite par un prisme étant égal à la moitié de son angle d'ouverture, il faut donc un prisme de $3°,54$ uniquement pour alléger la convergence d'un angle métrique. $2\ am$ exigeraient nécessairement le double, soit un prisme de $7°$ devant chaque œil. Nous disons à dessein *exigeraient*, car il n'est pas possible d'employer en pratique des prismes de ce calibre; $5°$ représentent déjà un prisme épais, et ce chiffre ne donne, dans notre exemple (62 millimètres de ligne de base) que $1,4\ am$.

Mais il sera souvent avantageux de combiner les deux moyens. En donnant à notre myope de 5 D des prismes de $3°,5$ dont les surfaces concaves seront taillées de façon à posséder une force divergente de 2 D, nous lui épargnerons $3\ am$ de convergence; au lieu de voir avec $5\ am$ à $\frac{1^m}{5}$, il verra à $\frac{1^m}{3}$ avec $2\ am$.

Des verres concaves d'une certaine force peuvent même acquérir un effet prismatique assez puissant, rien que par le moyen de leur décentration. Nous en parlerons encore plus tard. En tous les cas, la correction optique de l'insuffisance de convergence, si souvent cause d'asthénopie chez les myopes, ouvre un champ très vaste au praticien instruit, attentif, intelligent.

Mais cette infirmité atteint souvent, et dans la myopie maligne surtout, rapidement des degrés tels qu'elle résiste à tous les essais pacifiques et nécessite l'intervention chirurgicale. C'est rendre un très grand service au malade que de savoir déterminer l'opportunité de cette dernière. On ne lui épargnera pas seulement une longue période d'asthénopie et d'incapacité de travail, perspective doublement pénible à cause de l'insuccès inévitable de la cure, mais on lui conservera encore l'usage de sa vision binoculaire.

En effet, un remède bien plus puissant que tous les moyens optiques, pour alléger la tâche des muscles droits internes, est l'affaiblissement de leurs antagonistes : En diminuant, par le reculement de leur insertion, par une ténotomie, la force des droits externes, des abducteurs, on augmente nécessairement la partie positive de l'amplitude de convergence. Mais nous parlerons du traitement chirurgical des hauts degrés d'insuffisance de convergence à propos du strabisme divergent des myopes, qui en représente le plus souvant le stade final. Il nous reste quelques mots encore à dire au sujet de l'emploi des verres de lunettes dans l'adaptation des myopes.

Nous nous rappelons que leur usage pour la vision éloignée, quoique indispensable, surtout aux myopes des degrés les plus élevés, réserve toutefois précisément à ces derniers, de tristes désillusions, à cause du rapetissement des images rétiniennes d'une part, et du mauvais état des membranes oculaires de l'autre. Les services qu'ils peuvent rendre dans l'adaptation à courte distance sont bien plus restreints encore. Il faut bien se rendre compte, en effet, que les occupations à courte portée exigent de l'organe visuel infiniment plus que l'immense majorité des hommes ne lui demande pour voir au loin. Les myopes forts, en particulier, ont depuis longtemps renoncé à la prétention de se faire garde-côtes ou pilotes, s'ils l'ont jamais eue. Ils se contentent de distinguer un homme d'une femme de l'autre côté de la rue, ou de reconnaître leurs amis dans un salon, satisfaction qu'on parvient généralement à leur procurer au moyen de verres correcteurs.

Mais, pour voir de près, les exigences sont bien différentes : « Docteur, je ne vois même plus à enfiler une aiguille »; voilà une exclamation de désespoir que nous entendons couramment, comme si, pour enfiler une aiguille sous le contrôle exact de la vision, il ne fallait pas l'organe visuel d'une race tout à fait supérieure. Ne plus pouvoir lire un journal équivaut, pour beaucoup de gens, à être aveugle. Et cependant l'analyse d'images rétiniennes aussi petites que celles des caractères d'imprimerie, dans des conditions aussi mauvaises qu'elles les présentent, cette analyse suppose une rétine en très bon état. On ne s'est pas contenté, en effet, de créer strictement les lettres de nos livres en vue d'yeux bien portants, mais encore l'intérêt de l'économie prime tellement celui de l'hygiène que, la plupart du temps, la petitesse des caractères et l'imperfection de leur exécution sont poussées au delà des limites tolérables pour un organe bien constitué. Ajoutons à cela le réel avantage que le myope a toujours eu sur d'autres yeux dans la vision rapprochée, et nous comprendrons sa désolation lorsque l'ectasie de son globe a fait accroître sa myopie jusqu'à un degré excessif, et que l'état précaire de son appareil nerveux ne lui permet plus de satisfaire ses exigences.

Vouloir intervenir ici avec des lunettes concaves, c'est évidemment peine perdue. Ces verres ne peuvent qu'augmenter notablement les difficultés de la vision par leur effet rapetissant, à moins qu'il ne s'agisse d'occupations qui exigent d'une façon péremptoire une certaine portée de vue et des yeux encore relativement bons. C'est alors qu'on peut quelquefois rendre service à une maîtresse de piano myope de 16 D avec des lunettes de 14. Mais, pour des travaux plus rapprochés, dont la distance est fixée au gré de l'individu, les verres divergents n'ont même aucune raison d'être. Les myopes excessifs, comme nous l'avons fait remarquer, ont renoncé depuis longtemps à la fixation binoculaire. Et celle-ci ne saurait généralement être rétablie. Il n'y a donc aucun intérêt à porter la vision distincte au delà de la distance à laquelle elle s'accomplit naturellement à l'œil nu. Et, à part cet allongement de la vue, les effets accessoires du verre concave ne représentent en pareille occasion qu'une série d'inconvénients.

Le seul avantage de cette vision monoculaire des myopes de degré élevé étant la grandeur des images rétiniennes, on pourrait, au contraire, essayer d'augmenter encore cette dernière au moyen d'une lentille convexe, d'une loupe. Il est cependant rare de voir des myopes tirer grand profit d'un verre amplifiant. Cela se comprend : le maniement de ce verre devient très difficile, en raison du court espace qui sépare l'œil de son punctum remotum, car le moindre déplacement de la loupe en avant ou en arrière suffit pour effacer la netteté de l'image.

Effets accessoires des verres de lunettes concaves. — De même que les lentilles convexes, les concaves ont encore pour la vision d'autres résultats que de varier la distance de son adaptation. Nous avons déjà souvent mentionné l'*influence diminutrice* qu'elles exercent sur la grandeur des images rétiniennes. Cette influence est bien plus importante à considérer que l'effet grossissant des verres convexes, attendu qu'elle constitue un inconvénient souvent fâcheux, tandis que ce dernier est toujours un avantage.

L'effet rapetissant des verres concaves est d'autant plus prononcé, qu'ils sont plus éloignés de l'œil, dans la vision à distance. Nous avons exposé page 122 que ces verres doivent être d'autant plus forts que l'intervalle qui les sépare de la cornée est plus grand, parce qu'ils se trouvent ainsi plus rapprochés du punctum remotum (1).

Il y a donc toujours avantage à placer le verre concave aussi près que possible de l'œil myope. On réduira ainsi au minimum sa force réfringente nécessaire et son effet rapetissant.

Si les verres convexes diminuent parfois le *parcours* d'accommodation, les concaves l'augmentent toujours. Ce fait n'a pas besoin d'explication. Le myope de 5 D doué de 4 D d'amplitude d'accommodation a, à l'œil nu, son punctum remotum à 20 centimètres, son proximum à 11 centimètres, donc un parcours de 9 centimètres. Muni du concave 3, son punctum remotum s'éloigne jusqu'à 50 centimètres, le proximum seulement à 16 centimètres, le parcours est donc de 34 centimètres. Avec le verre correcteur — 5, il s'étend même depuis 25 centimètres jusqu'à l'infini.

En même temps, l'*amplitude* d'accommodation augmente quelque peu. M. Nagel a calculé qu'un verre concave 1, placé à 2 centimètres devant un œil myope de 2 D, doué de 8 D d'amplitude d'accommodation, fait accroître cette dernière de 0,29 D.

Nous avons vu comment les verres convexes sont capables d'*altérer la perception du relief*. L'explication que donnent de ce fait Donders et Nagel repose sur cette particularité que l'image rétinienne subit un accroissement dans ses dimensions absolues, sans éprouver dans ses proportions les changements nécessaires pour provoquer la même sensation corporelle. Il est clair que nous devons nous attendre à un effet analogue

---

(1) L'œil myope muni d'un verre concave est assimilable à une lunette de Galilée *retournée*. Si nous considérons le verre convexe de cette dernière comme appartenant à l'œil, elle le rend myope, et cette myopie est corrigée par un verre concave (l'oculaire de la lunette) très fort parce qu'il est très éloigné de lui (Landolt, ce traité, I, p. 502).

On explique l'effet amoindrissant qu'exercent les verres concaves sur les images rétiniennes, en disant que, dans le système dioptrique qu'ils forment avec l'œil, le second point nodal se trouve d'autant plus reculé vers la rétine, que le verre concave est plus fort et plus éloigné de l'œil.

de la part des verres concaves, seulement en sens inverse. Le rapetissement uniforme des images rétiniennes nous fera juger les parties postérieures d'un solide moins rapprochées que ses parties antérieures ; le relief d'un objet nous semblera donc diminué sur ses surfaces les plus reculées, exagéré dans ses détails les plus avancés. Une surface plane paraîtra se creuser de-

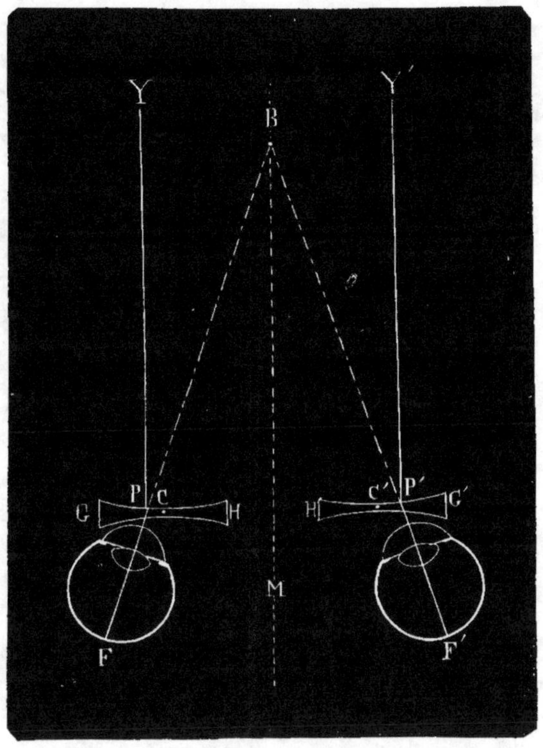

Fig. 126.

vant les pieds du porteur de lunettes concaves, et cela d'autant plus que ses regards se porteront plus loin et qu'il sera moins habitué à ses verres.

De même que les lentilles convexes, les concaves agissent comme des *prismes,* aussitôt qu'on ne regarde pas à travers leur centre optique. Seulement, comme elles sont plus minces au centre que sur leurs bords, c'est évidemment le premier qui représente le sommet du prisme, tandis que c'était le bord dans les lentilles convexes. Il s'ensuit que, si l'on place devant les yeux les verres concaves de telle sorte que les lignes de regard passent en dehors de leurs axes, ils augmentent l'effort de convergence nécessaire pour la fixation d'un même point, tandis qu'ils le diminuent, lorsque leurs centres optiques se trouvent en dehors des lignes de regard.

Si, par exemple, comme le montre la figure 126, les faisceaux de rayons parallèles YP et Y′ P′, provenant d'un objet très éloigné, traversent les moitiés *externes* des verres concaves GH et H′G′, ils sont déviés en dehors,

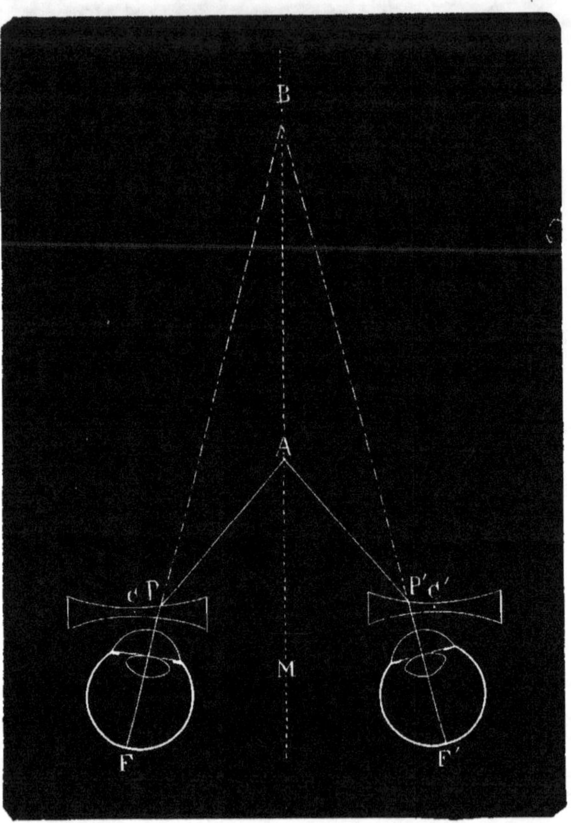

Fig. 127.

c'est-à-dire vers la base des prismes formés par ces parties des lentilles. Les yeux, au lieu de se diriger parallèlement, sont donc obligés de converger pour recevoir les images sur leurs fosses centrales F et F′, de donner à leurs lignes visuelles les directions FB et F′B, comme si l'objet se trouvait en B.

Au contraire, si l'on considère un objet A (fig. 127) à travers les moitiés *internes* des verres concaves, ceux-ci agiront comme des prismes à sommets dirigés vers les tempes. Les rayons venus de A subiront, en P et P′, une déviation vers la base des prismes, et les lignes visuelles FB et F'B convergeront moins, comme si l'objet s'était porté de A en B.

Lorsqu'une lentille concave est assez grande pour que, son axe coïncidant

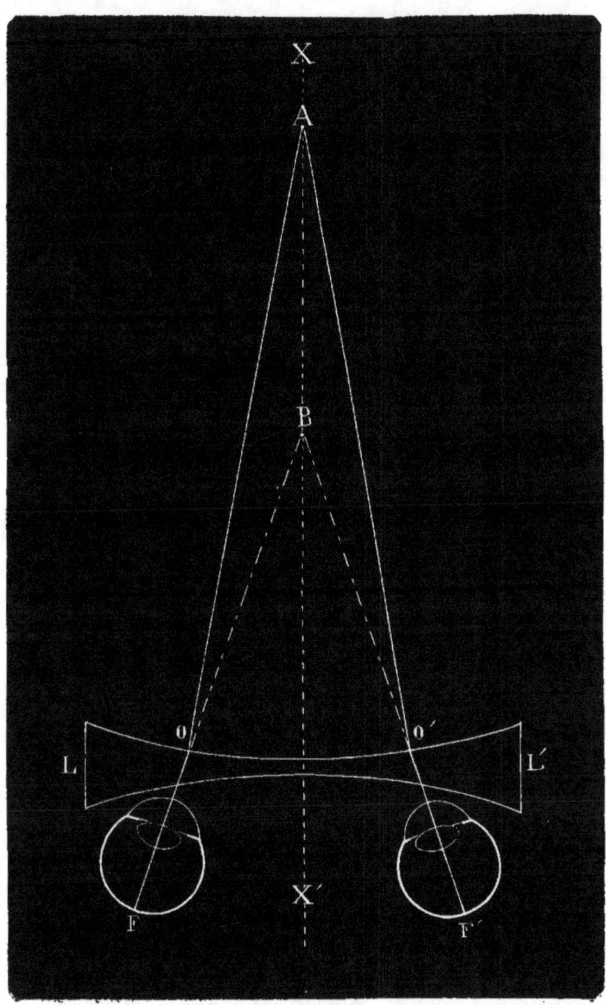

FIG. 128.

avec la ligne médiane, les deux yeux puissent regarder simultanément à travers ses deux extrémités, elle augmente l'effort de convergence nécessaire pour fixer un objet binoculairement d'un nombre d'angles métriques égal au nombre de dioptries dont elle diminue la réfraction de l'œil.

Soit LL' (fig. 128) une lentille de ce genre, A un objet situé à la distance de $\frac{1^m}{6}$ sur la ligne médiane XX', qui coïncide avec l'axe de la lentille. Si cette dernière a 4 D de force réfringente, elle augmente de 4 D la réfraction nécessaire pour voir l'objet distinctement, et de 4 *am* la convergence exigée par sa vision binoculaire. L'objet semblera donc être en B, à $\frac{1^m}{10}$ de chaque œil, et les lignes visuelles seront obligées de prendre les directions FB et F'B.

Une lentille de 5 dioptries exigerait de l'emmétrope, pour voir à grande distance, un effort d'accommodation de 5 D et une convergence de 5 *am*. Un myope de 5 D qui s'en servirait comme verre correcteur n'aurait pas besoin d'accommoder. Elle pourrait peut-être l'initier à l'art, si utile aux myopes, de converger sans accommoder.

Mais nous possédons dans ce but un moyen plus sûr et plus simple, c'est l'atropine. De plus, les deux fonctions sont tellement solidaires l'une de l'autre, qu'en forçant la convergence on ne ferait probablement qu'augmenter l'accommodation, déjà trop mise en jeu par les jeunes myopes. En effet, toutes les tentatives d'augmenter par l'exercice la faculté de convergence, beaucoup moins puissante que celle d'accommodation, ne présentant presque aucune chance de succès, il vaut mieux s'adresser aux moyens que nous avons mentionnés déjà : régime fortifiant en général, hygiène oculaire en particulier, dans les cas les plus bénins; si l'insuffisance des droits internes est très prononcée, opération.

Dans les cas intermédiaires, on pactisera avec le mal, et, au lieu de vouloir lui faire entendre raison par des prismes convergents, on permettra au myope de diverger d'une façon absolue ou relative à l'aide de prismes divergents, comme nous l'avons dit.

C'est ainsi que l'effet prismatique des verres concaves peut rendre de véritables services. On les décentrera de façon à faire voir l'individu à travers la partie *interne* de la lentille concave, et on diminuera ainsi l'effort de convergence nécessaire pour la fixation de tout objet vu à travers des lunettes de ce genre.

En vertu du déplacement apparent des objets qu'ils peuvent produire, il est très important de placer les verres concaves comme les convexes, à la même hauteur devant les yeux. Les numéros forts surtout pourraient, sans cette précaution, causer une diplopie très gênante.

De même que pour les verres biconvexes, l'effet prismatique des verres biconcaves se manifeste dans tous les méridiens. Seulement la lentille peut être considérée comme composée d'une infinité de sections prismatiques dont les sommets convergent tous vers son centre. Il s'ensuit que, si l'on regarde à travers le bord du verre, ce dernier coupant la pupille en deux moitiés, les objets sont vus *doubles*, d'une part, directement, d'autre part, à travers le prisme, qui les déplace du côté du centre de la lentille. Si donc l'œil, muni du verre convexe, a une lacune dans son champ visuel, le verre concave le favorise, au contraire, d'une zone où il voit les objets deux fois.

Parmi les effets secondaires les plus importants des lentilles concaves, nous avons enfin à rappeler encore *l'action cylindrique* qu'elles exercent lorsqu'un faisceau de rayons lumineux ne les rencontre pas perpendiculairement à leur plan. Nous avons déjà expliqué, que, lorsqu'on fait tourner une lentille sphérique autour d'un de ses diamètre comme axe, son action augmente sensiblement dans le plan perpendiculaire à cet axe. C'est ainsi qu'en inclinant le verre concave dans la verticale, nous obtenons le même effet que si nous lui avions ajouté un cylindre concave à axe horizontal, qui augmente la force réfringente du méridien vertical de la lentille.

Le même fait se produit évidemment lorsque l'œil regarde obliquement à travers le verre. Si, par exemple, à travers des lunettes concaves on dirige ses regards fortement à droite ou à gauche, on se place dans les mêmes conditions que si l'on s'était muni de cylindres concaves à axe vertical : que la ligne de regard se dévie dans l'horizontale ou que le verre tourne autour d'un axe vertical, l'effet est nécessairement le même.

Or cette action cylindrique des verres concaves peut rendre des services aux myopes qui sont obligés de les porter. En inclinant ces verres plus ou moins devant leurs yeux, ce qui est très facile, surtout lorsqu'ils sont montés en pince-nez, ils peuvent corriger un astigmatisme dont le méridien vertical est généralement le plus réfringent. Il paraît cependant, suivant M. Mauthner, que les myopes ont souvent recours à ce stratagème, non pour corriger un astigmatisme existant, mais simplement pour augmenter, au moins dans un méridien, la force insuffisante de leurs verres. Ils se rendraient alors volontairement astigmates; ils préféreraient les images rétiniennes fournies par des *lignes* de diffusion à celles qui se composent de *cercles* de diffusion (voy. p. 288).

Les myopes de degrés élevés, auxquels leurs verres concaves forts permettent des variations d'action très étendues, arrivent parfois à une remarquable habileté dans le maniement de ces verres. Ils obtiennent une acuité visuelle notablement supérieure lorsqu'on leur permet de tenir eux-mêmes la lentille devant l'œil comme ils l'entendent, que lorsqu'on la place bien d'aplomb dans une lunette d'essai. Cela se conçoit aisément d'après tout ce que nous venons de dire.

Lorsqu'il s'agit d'une myopie très élevée, compliquée d'un astigmatisme pas trop fort, le méridien vertical étant le plus réfringent, il vaut mieux abandonner au myope la correction de ce dernier par une légère inclinaison de ses verres que de combiner un concave sphérique 18, par exemple, avec un cylindre 1. Pour répartir, de plus, sur une seule surface l'action d'une lentille concave aussi forte, on est obligé de lui donner une courbure tellement excessive, que le verre devient très lourd, à moins qu'on n'en rogne les bords, en limitant ainsi le champ de son action.

En toute autre circonstance, nous n'avons pas besoin de le dire, nous profiterons du verre correcteur de la myopie pour neutraliser en même temps l'astigmatisme, suivant les règles exposées pages 297 et suivantes. Le cylindre correcteur sera ajouté au verre pour la vision éloignée, aussi bien qu'à celui pour voir de près. Il sera même porté seul lorsque l'œil ne demande pas le secours d'un verre sphérique, et que l'avantage de la correction de l'astigmatisme l'emporte sur l'inconvénient du port des lunettes.

Traitement chirurgical de l'insuffisance de convergence et du strabisme divergent des myopes.

Lorsque l'insuffisance de convergence a résisté aux moyens hygiéniques, à un traitement général fortifiant, au repos des yeux, et qu'elle est trop forte pour être corrigée par des moyens optiques, on peut songer à y remédier par voie chirurgicale.

Les opérations qui se présentent au choix du médecin ne peuvent être que l'avancement d'un ou des deux droits internes, et la ténotomie d'un ou des deux droits externes. La première opération n'est que rarement employée en pareil cas. L'exécution en est plus compliquée, et surtout le dosage plus incertain que celui de la ténotomie. Quoique nous pratiquions plus que beaucoup de nos confrères l'avancement musculaire dans le strabisme, nous donnons cependant encore la préférence à la ténotomie lorsqu'il s'agit de guérir une simple insuffisance de convergence.

Le principe de l'opération consiste évidemment à augmenter l'effet de la contraction des muscles adducteurs, en diminuant la force de leurs antagonistes, les abducteurs. De cette façon, nous rapprochons nécessairement le punctum proximum de convergence, nous augmentons de son côté l'amplitude de cette fonction, en la restreignant de l'autre, celui du punctum remotum.

Mais le punctum remotum de convergence ne doit jamais se rapprocher en deçà de l'infini ; sans cela il y aurait strabisme convergent et diplopie homonyme dans le regard à grande distance. En d'autres termes, le minimum de convergence ne doit pas dépasser zéro.

Il s'ensuit que les cas où le maximum de convergence est insuffisant, tandis que le minimum n'est que de zéro, ne se prêtent pas à la ténotomie. Car toute diminution de l'amplitude de convergence du côté de son punctum remotum ferait tomber l'individu dans le strabisme convergent relatif, et l'on aurait acheté la vision binoculaire de près au prix de son abolition pour grande distance et d'une diplopie plus gênante que ne l'était l'insuffisance des adducteurs.

Il faut donc, pour qu'on puisse tenter l'opération, que le minimum de convergence soit négatif ($-r$), qu'il existe une certaine force de divergence, car c'est sur celle-ci seulement qu'on peut prélever la quantité dont on désire augmenter la convergence positive. De Graefe a déjà signalé ce fait, en disant que la ténotomie des droits externes était permise seulement dans les cas où il y avait au moins 8° d'abduction (1). Ce qui veut dire, suivant notre expression, que le minimum de convergence doit être négatif et dépasser quelque peu 1 *am*, ou qu'il doit y avoir plus de 1 *am* de force de divergence.

Depuis que nous possédons une méthode précise et rationnelle d'explorer les mouvements synergiques des yeux, nous nous sommes appliqué à déterminer, à l'aide de cette méthode, l'influence qu'exercent sur l'amplitude de convergence les différentes opérations pratiquées sur les muscles. C'est une question du plus haut intérêt pratique, et dont la solution nous mettra à même de poser un jour plus nettement que cela n'a été possible jusqu'à présent, l'indication de ces opérations, en nous guidant dans leur dosage.

Ainsi, pour ce qui est de la ténotomie des droits externes dans l'insuffisance des adducteurs, on peut se demander si le superflu que l'opération enlève à l'une des extrémités de l'amplitude de convergence s'ajoute directement et sous forme de bénéfice à l'autre extrémité. Si, par exemple, j'ai un malade disposant de 3 *am* de force de divergence, je puis sacrifier cette dernière tout entière dans l'intérêt de sa convergence positive, car la faculté de diverger n'a, comme telle, aucune utilité pour lui. Une ténotomie sagement dosée d'un ou des deux droits externes fera disparaître la partie négative de l'amplitude de convergence, portera son punctum remotum à l'infini, et, en diminuant la force de leurs antagonistes, augmentera l'effet de la contraction des muscles adducteurs.

Mais cette augmentation de la convergence positive sera-t-elle juste équivalente à la diminution de la négative, par exemple 3 *am* dans notre cas ? Si notre malade a eu, avant l'opération, une amplitude de convergence

$$p - r = a$$
$$7 - (-3) = 10 \ am,$$

aura-t-il ensuite $\quad 10 - \quad 0 = 10 \ am$?

Cette supposition laisserait, comme on voit, l'amplitude inaltérée, ses composantes seules étant changées.

Ceci est certainement possible, mais ce que nous avons pu observer jusqu'à ce jour nous fait croire que les choses ne se passent généralement pas ainsi.

L'effet de la ténotomie dépend, toutes choses égales d'ailleurs, essentiellement de la force absolue et relative des muscles oculaires. Lorsque ces derniers fonctionnent normalement pour chaque œil, ce qui se révèle à l'examen du champ de fixation monoculaire (2), et que le trouble de motilité ne porte que sur la collaboration des deux yeux, c'est-à-dire lorsque l'insuffisance n'est que relative, appréciable dans le champ de fixation binoculaire, alors la

---

(1) De Graefe, *Die Operation des dynamischen Auswaertsschielens*, etc. (*Klin. Monastbl* VII, p. 251, 257, 264, 268, 271, 1869).

(2) Landolt, cet ouvrage, vol. I, p. 907.

ténotomie convenablement dosée et le traitement consécutif savamment dirigé ne *déplacent* pas seulement l'amplitude de convergence, mais l'*augmentent* encore, au grand avantage du malade.

Lorsque l'insuffisance n'est pas très forte, nous conseillons de faire l'incision conjonctivale horizontalement, et de ne pas dégager le muscle plus qu'il ne faut pour introduire le crochet musculaire. Au contraire, dans le cas où l'on désire un effet plus énergique, on pourra augmenter le reculement du muscle en le dégageant davantage de la conjonctive et de la capsule de Ténon. Nous préférons cependant beaucoup, dans ce cas, répartir l'opération sur les deux yeux et faire suivre la seconde ténotomie seulement quelques mois après la première. On peut se baser alors sur l'effet de celle-ci.

L'effet immédiat de l'opération peut être augmenté ou diminué au moyen des sutures conjonctivales connues (1).

Immédiatement après l'opération, on constate souvent une diplopie homonyme dans le regard droit en avant. Ceci n'a rien d'étonnant, puisqu'à ce moment, le tendon du droit externe, détaché du globe, n'a plus de prise directe sur celui-ci. Même si cet excès de convergence persiste encore pendant plusieurs jours, il n'y a pas lieu de s'en effrayer, pourvu qu'il ne dépasse pas certaines limites (2), que la force des abducteurs se soit montrée assez puissante avant la ténotomie et que le malade suive bien le traitement que nous lui indiquerons après l'opération.

Il est indispensable pour cela qu'il ne reprenne pas trop tôt ses occupations. Il faut qu'il porte un pansement pendant au moins quatre jours. Lorsqu'il existe une convergence très marquée à grande distance, M. Horner laisse l'œil opéré bandé pendant une ou deux semaines, en ayant soin seulement que la tête soit tenue droite, et ne prenne pas une direction oblique vers le côté sain, telle qu'elle s'établit dans la paralysie du droit externe. Les louchettes peuvent même rendre de grands services dans ces cas.

Nous interdisons le travail oculaire au moins pour quinze jours, et instituons de bonne heure des exercices orthoptiques, tendant à diminuer cette convergence excessive. On peut se servir, dans ce but, de notre stéréoscope (p. 379). On choisira les verres de façon que les yeux regardent sans effort d'accommodation, et l'on pourra même recourir pour cela à l'atropinisation. Après avoir trouvé l'écartement des objets stéréoscopiques qui permet la fusion de leurs images, on les éloignera graduellement l'un de l'autre. — D'autre part, un malade quelque peu intelligent trouve facilement la position de la tête dans laquelle il voit simple à distance. On l'engage alors à la tourner lentement du côté où la diplopie se manifeste, tout en évitant d'arriver jusqu'au dédoublement apparent de l'objet. Ce dernier sera, de préférence,

----

(1) De Graefe, *loc. cit.*, p. 265.

(2) De Graefe (*loc. cit.*, p. 268) dit que, lorsqu'un prisme vertical placé devant l'un des yeux ne produit pas de diplopie autre que dans la verticale, les yeux ayant une direction oblique de 15° vers le côté sain, étant abaissés de 15° et fixant un objet situé à 3 mètres on n'a pas à craindre un excès de correction.

une flamme de bougie placée à 5 mètres au moins. Le malade arrive ainsi à étendre le domaine de la vision simple.

Cette dernière peut se rétablir encore parfaitement après des semaines et des mois, si l'excès immédiat de correction n'a pas été trop fort. S'il n'en reste plus que quelques degrés, et que le malade soit obligé de reprendre son travail, on peut lui venir en aide avec des verres prismatiques. Comme ce strabisme ne se manifeste que pour grande distance, il suffit généralement de décentrer les verres correcteurs concaves comme l'indique la figure 127. Peu à peu l'équilibre musculaire se rétablira, si bien que le malade verra simple même sans cet artifice. Il est cependant absolument indiqué de surveiller ces cas jusqu'à entière et solide guérison. Il faut surtout ne pas considérer comme telle la seule disparition de la diplopie. Celle-ci peut être due à la suppression de l'image d'un œil, principalement dans le cas où il y a une différence notable de réfraction et d'acuité visuelle entre les deux yeux. Elle inaugure alors, au contraire, un nouvel état très fâcheux, le strabisme convergent définitif.

L'effet de la ténotomie sur l'amplitude de convergence étant encore peu connu, nous nous permettons de citer ici une observation de ce genre.

Elle concerne une jeune fille de vingt ans, présentant un astigmatisme myopique de 1 D avec V = 0,5, et une amplitude d'accommodation normale aux deux yeux. Cette demoiselle souffre d'une insuffisance notable de convergence, qui va parfois jusqu'à un léger degré de strabisme divergent, avec diplopie croisée. L'amplitude de convergence est la suivante

$$p - r = a$$
$$3 - (- 1) = 4\,am.$$

Elle est donc très faible; sa partie positive notamment est absolument insuffisante, surtout si nous avons égard à la quote en réserve que réclame un travail continu.

Immédiatement après la simple ténotomie de l'un des droits externes, on constate une amplitude de convergence de $6 - 1,75 = 4,25\,am$. Elle a donc été quelque peu augmentée et en totalité rapprochée. La malade peut converger jusqu'à 16 *am*, mais au delà de 57 centimètres elle accuse déjà une diplopie homonyme.

Le lendemain l'amplitude de convergence était plus étendue et plus rapprochée :

$$9 - 2,2 = 6,8\,am.$$

Mais peu à peu, le punctum remotum s'éloigna, sans que pour cela le proximum se fût arrêté dans sa progression vers l'œil. En d'autres termes, l'amplitude de convergence s'étendit à ses deux extrémités, si bien qu'au bout de trois semaines elle était de

$$12 - 0 = 12\,am,$$

c'est-à-dire tout à fait normale. Il n'y avait plus de diplopie, et le travail rapproché s'accomplissait binoculairement et sans fatigue. Cet heureux résultat doit être attribué sans doute en partie aux exercices orthoptiques, stéréoscopiques et autres que nous fîmes faire à la malade pendant le cours de sa guérison.

Dans un autre cas d'insuffisance très élevée, où il n'y avait que 0,5 *am* de maximum de convergence et où le verre coloré faisait apparaître une diplopie croisée, nous pûmes réaliser par la ténotomie une amplitude de convergence de

$$8 - (- 1) = 9\,am.$$

Dans un cas analogue, où il existait un strabisme divergent non paralytique de 6° et un p^c de 1 *am*, nous arrivâmes à l'amplitude remarquable de

$$14 - (-0,5) = 14,5 \ am.$$

Outre les cas où la faculté de divergence fait défaut, la ténotomie des droits externes est contre-indiquée chaque fois que les muscles sont en général trop faibles. Ceci arrive surtout dans les hauts degrés de myopie. Ici les muscles, distendus par l'excès de développement du globe oculaire, ont perdu une bonne partie de leur contractilité. Le champ de fixation est restreint, de même que l'amplitude de convergence. Les excursions des yeux peuvent être réduites à 18° du côté interne, à 26° de l'externe (1). Il peut y avoir un maximum de convergence (p) de 1,5 *am* seulement, un minimum ($- r$) de 2 *am*, ce qui donne une amplitude (a) de 3,5 *am*.

En pareil cas, la ténotomie des droits externes ne saurait jamais donner un bon résultat. Elle diminue, il est vrai, l'amplitude de convergence du côté du punctum remotum, et l'augmente du côté rapproché, mais la diminution est plus grande que l'augmentation ; l'amplitude est donc en réalité restreinte, et, si elle était faible dès le début, il est matériellement impossible de ramener le punctum proximum à la distance du travail, sans produire un strabisme convergent énorme, se manifestant déjà à très courte distance. En d'autres termes, le minimum aussi bien que le maximum de convergence sera une valeur positive très élevée. Dans l'exemple cité, p peut donc devenir 7 *am*, alors que r devient $+ 4$ *am*. La diplopie homonyme commencerait au plus à 25 centimètres, si ce n'est plus près encore, et l'amplitude de convergence ne serait plus que de $7 - 4 = 3$ *am*. Souvent elle perdra encore davantage par la ténotomie.

De plus, elle serait en tous les cas si faible, que, quand bien même le punctum proximum binoculaire se trouverait à la distance du travail, celui-ci ne serait pas possible, parce qu'il n'existerait pas une force musculaire disponible suffisante pour le soutenir pendant une certaine durée.

Il faut se souvenir ici de ce que nous avons dit, touchant les degrés extrêmes de myopie, au commencement de ce chapitre clinique et dans le paragraphe relatif à cette forme d'amétropie : ce sont là des yeux malades, profondément altérés dans toutes leurs fonctions. De même que nous sommes impuissants à leur rendre une acuité visuelle normale, de même nos tentatives de rétablir de force la vision binoculaire seraient à l'avance frappées de stérilité.

Lorsque l'insuffisance des adducteurs a fait place à un véritable *strabisme divergent*, mais que celui-ci est encore périodique, on peut quelquefois y remédier à l'aide de verres prismatiques et concaves, mais ces cas sont très rares. Le strabisme divergent que nous rencontrons en pratique a généra-

---

(1) Landolt, *Etude sur les mouvements des yeux* (Arch. d'opht., p. 603, 1881).

lement depuis longtemps dépassé de beaucoup les degrés corrigibles par des moyens optiques.

Le *traitement orthoptique* lui-même n'a que très peu de prise sur lui. Et cela s'explique de soi. Toute personne douée de deux yeux qui voient est, pour ainsi dire, constamment sous l'influence de la stimulation à la convergence. A moins de regarder à l'infini, elle est toujours obligée de converger plus ou moins, pour voir simples les objets qui l'entourent. Elle pratique donc sans cesse les exercices qui devraient l'habituer à converger et l'empêcher de tomber dans le strabisme divergent. Si ce dernier s'établit, il n'y a par conséquent que fort peu d'espoir que ces exercices suffiront pour la guérir du strabisme, qu'ils ont été impuissants à prévenir. Les muscles droits internes sont trop faibles pour maintenir ou seulement produire la convergence. Chez les jeunes personnes débiles, aux yeux surmenés, des manœuvres de convergence forcées ne sauraient qu'augmenter la fatigue des muscles oculaires.

Le traitement chirurgical est, en effet, le seul efficace dans les hauts degrés d'insuffisance de convergence, et, à plus forte raison, dans le strabisme divergent.

Si le strabisme divergent est de degré faible, nous le corrigerons à l'aide d'une ténotomie simple, ou double, en ayant soin de bien nous rendre compte de la force relative et absolue des muscles en conflit, de l'amplitude de convergence totale, de la valeur relative des éléments qui la composent, ainsi que de tous les moyens que la thérapeutique chirurgicale et pacifique met à notre disposition.

Lorsque le strabisme divergent a duré longtemps et a atteint un haut degré, la vision binoculaire est presque toujours irrémédiablement perdue. L'opération ne se pratique alors que dans un but cosmétique. Il suffit de supprimer la divergence et de rétablir la direction parallèle des yeux dans la vision au loin. La contractilité des droits internes, favorisés dans leur action par le reculement des externes, rendra aux yeux leur aspect normal dans le regard à distance, quand bien même elle n'amènerait pas la convergence jusqu'au punctum remotum du myope.

On a rarement à craindre ici un excès d'effet de l'opération, à cause de l'inertie des muscles adducteurs et de la tendance à la divergence naturelle à beaucoup d'yeux myopes. Lorsque l'acuité visuelle est bonne, la myopie pas trop élevée aux deux yeux, on peut cependant encore tenter le rétablissement de la vision binoculaire après l'opération, au moyen du stéréoscope. Ces tentatives ne sont d'ailleurs que rarement couronnées de succès, et ce dernier ne présente même pas toujours un grand avantage pour l'individu. La vision binoculaire est, en effet, utile surtout à une distance rapprochée, pour laquelle la convergence est précisément insuffisante en pareil cas.

Lorsque le strabisme divergent dépasse 15 degrés, la ténotomie la plus étendue ne suffit pas pour sa correction, On peut alors y ajouter une ténotomie sur l'autre œil. Si l'œil dévié est de beaucoup inférieur à son congénère, nous préférons combiner le reculement du droit externe avec l'avancement du droit interne, suivant la méthode que nous avons indiquée (1).

Il n'est pas rare que l'effet maximum de ce procédé énergique soit encore impuissant à corriger le strabisme divergent extrême qu'on rencontre fréquemment dans les plus hauts degrés de myopie. On y ajoutera alors la ténotomie du droit externe de l'œil non strabique, voire même l'avancement de son droit interne.

MYOPIE ATYPIQUE DE CAUSES RARES

L'allongement de l'axe de l'œil, quoique étant l'origine la plus fréquente de la myopie, et pouvant porter cette anomalie de réfraction à des degrés très élevés, n'est cependant pas la seule cause capable de faire passer le foyer du système dioptrique en avant de la rétine. Souvent c'est ce dernier lui-même dont le foyer se déplace par suite de l'augmentation de sa force réfringente.

C'est ainsi qu'on voit parfois un œil d'une longueur ne dépassant pas même le minimum compatible avec l'emmétropie, myope par suite d'une *augmentation de courbure de sa cornée.* Ce sont des cas exceptionnels. Nous nous souvenons, en effet, que les mensurations de Donders déjà, et toutes celles qui ont été faites après lui, établissent que la cornée, loin d'être plus convexe chez les myopes, se montre même souvent plus aplatie chez eux que chez les emmétropes.

L'exemple le plus frappant et le plus caractéristique de cette myopie de courbure (M^c) est la *cornée conique.* La première surface réfringente de l'œil affecte, dans ces cas, comme l'indique le nom, une forme acuminée, facilement reconnaissable à son profil, et donnant lieu aux phénomènes catoptriques et dioptriques que nous avons déjà mentionnés page 317. Le sommet du cône présente une courbure d'un rayon tellement petit, que la myopie d'un œil affecté de kératocone peut facilement atteindre 30 D et plus, alors que la myopie axile dépasse rarement 20 ou 22 D. Nous n'avons pas encore rencontré un chiffre supérieur à 25 D résultant de l'excès de longueur d'un globe oculaire.

Par malheur, ces cornées coniques ne sont pas seulement excessivement convexes, ce à quoi on pourrait facilement remédier par des verres d'une concavité équivalente, mais leur courbure est généralement fort irrégulière.

Elle s'éloigne d'abord encore bien plus de la sphéricité, se rapproche plus de celle d'un hyperboloïde que la courbure de la cornée normale. Cependant les essais de M. Raehlmann et d'autres praticiens, pour neutraliser l'effet de la difformité cornéenne au moyen de verres hyperboliques, n'ont pas donné, jusqu'à présent, des résultats très satisfaisants. C'est que, dans la plupart des cas, la surface de la cornée n'est même pas une surface

(1) Landolt, art. STRABISME in *Dict. encyclop. des sc. méd.* de Dechambre, p. 278, et *Arch. d'opht.* III, p. 297.

de révolution ; sa courbure diffère d'un méridien à l'autre. En un mot, elle est fortement astigmate. L'astigmatisme régulier de ces kératocones peut varier de 5 à 15 dioptries (1), et la correction, combinée avec celle de la myopie en général, augmente sensiblement l'acuité visuelle de ces yeux. Cette dernière n'atteint cependant jamais la normale, attendu qu'une partie seulement de l'irrégularité cornéenne est corrigible, et qu'il reste toujours un astigmatisme irrégulier, rebelle à toute correction.

La myopie de courbure peut être produite aussi par un *excès de convexité du cristallin*. Ceci arrive notamment lorsque cet organe est soustrait à l'action de son ligament suspenseur, qui tend à l'aplatir plus ou moins. Ainsi, une rupture de la zone de Zinn, comme elle peut arriver à la suite d'un traumatisme, augmente presque toujours la réfraction de l'œil, quelquefois jusqu'à rendre ce dernier fortement myope. Dans les cas de subluxation du cristallin, on constate même la myopie à côté de l'hypermétropie dans le même œil. La partie de la pupille occupée par le cristallin est myope, la partie aphake, hypermétrope.

La luxation du cristallin peut produire la myopie d'une autre façon encore, c'est-à-dire par le déplacement en avant de cette lentille. L'*avancement du cristallin* par toute autre cause a également pour effet l'augmentation de la réfraction de l'œil.

Enfin le même organe peut occasionner une troisième forme de myopie encore, grâce à l'augmentation de l'indice de réfraction de son noyau. Nous avons assez souvent déjà exposé que la force réfringente du cristallin est d'autant plus considérable que la différence de réfraction entre sa périphérie et son centre est plus grande. L'effet d'une augmentation de densité du noyau, reconnaissable quelquefois au reflet qu'on en obtient à l'éclairage oblique, s'explique donc facilement. C'est ainsi qu'on rencontre parfois des personnes qui, loin de devenir hypermétropes par la sénilité de leur cristallin, voient, au contraire, augmenter leur réfraction, peuvent lire sans lunettes convexes, et jouissent d'une espèce de « second sight », comme l'appellent les Américains. Cette amélioration de la vue n'est cependant que très relative. Si la vision de près est possible sans verres convexes, elle est confuse à distance. Ces personnes sont devenues de véritables myopes. Et, par malheur, cette *myopie par altération de l'indice de réfraction* (M^i), fait presque toujours place à la cécité, attendu que cette augmentation dans la densité du noyau du cristallin est généralement le prodrome d'une opacité nucléaire, bientôt suivie de cataracte totale.

L'augmentation de l'indice de réfraction de l'humeur aqueuse, de même que la diminution de celui du corps vitré, pourrait également amener la myopie, mais des faits de ce genre n'ont pas encore été constatés d'une façon certaine.

(1) Laqueur, *Ueber die Hornhautkrümmung*, etc. (*Klin. Monatsbl.*, p. 99, 1884).

La correction de la myopie atypique est nécessairement la même que celle de la myopie typique. Mais l'importance de l'anomalie de la réfraction s'efface le plus souvent devant celle de l'altération primitive qui lui a donné naissance.

L'ANISOMÉTROPIE

On désigne par *anisométropie* (α privatif, ἰσός, égal) l'état dans lequel la réfraction est inégale des deux yeux.

De légères différences entre un œil et l'autre se voient très souvent, et sont probablement plus fréquentes que l'égalité absolue entre les deux. Mais ce n'est évidemment pas de ces inégalités minimes, qui ne méritent pas de nom particulier, que nous allons parler. L'*anisométropie* commence, pour nous, lorsque la différence de réfraction entre les deux yeux dépasse la valeur de l'intervalle minimal que présentent nos notations relatives aux différents degrés de réfraction. Autrement dit, il y a anisométropie dès que les deux yeux réclament, pour avoir chacun leur maximum d'acuité visuelle, ou pour présenter à l'observateur la même netteté dans leurs images ophthalmoscopiques, deux numéros différents de verres de lunettes.

Toutes les variétés d'anisométropie imaginables, toutes les combinaisons de réfraction sont possibles entre les deux yeux : Un œil étant *emmétrope*, l'autre peut être *myope* ou *hypermétrope*. Les *deux* peuvent être *hypermétropes* ou *myopes* à des *degrés différents*. Enfin, l'un d'eux peut être *hypermétrope*, l'autre *myope*.

La différence de réfraction peut atteindre des degrés très élevés. 6 dioptries d'anisométropie congénitale ne sont pas un chiffre rare, et, par l'extraction unilatérale de la cataracte, nous créons des inégalités bien plus grandes encore. Ajoutons à cela que l'astigmatisme est très fréquent chez les anisométropes, et l'on comprendra combien la réfraction d'un œil peut être dissemblable de celle de son congénère. Il est vrai que c'est précisément l'astigmatisme qui rétablit parfois un peu d'analogie dans cette inégalité, par la disposition symétrique de ses méridiens principaux. Mais cette symétrie même n'est pas plus constante que le degré de l'astigmatisme, et bien moins encore que sa nature à chaque œil.

L'anisométropie peut être *congénitale* ou *acquise*. Après ce que nous avons dit du développement du globe oculaire, il est évident que, lorsqu'un œil devient myope dans le cours de son évolution, tandis que l'autre reste hypermétrope ou devient emmétrope, cette différence de réfraction, quoique survenue avec l'âge, constitue néanmoins une anisométropie congénitale. La disposition à l'état de réfraction est en effet congénitale, au moins dans la majorité des cas.

Une anisométropie incontestablement acquise, par contre, est celle déjà mentionnée, créée par la suppression du cristallin d'un des yeux. Mais il est plus que douteux qu'un œil puisse devenir myope par suite de son usage exclusif dans la vision de près, tandis que l'autre resterait, par exemple, hypermétrope. L'organe qui ne participe pas à la vision prend une bonne part à la fatigue de son congénère, comme cela est facile à vérifier. Aussi voit-on très souvent un œil primitivement plus faible, et, par suite, exclu de la vision et dévié, devenir plus staphylomateux et plus myope que son congénère, qui est en activité effective. Le travail n'est donc que la cause déterminante du développement de la myopie sur des yeux qui y sont congénitalement ou accidentellement prédisposés. C'est cette prédisposition qui a fait défaut à l'œil inactif, resté hypermétrope pendant que l'autre est devenu myope.

A moins d'être la conséquence d'une opération, d'un accident, comme la luxation unilatérale du cristallin, du décollement de la rétine, d'une facette cornéenne, etc., l'anisométropie peut donc être considérée comme étant congénitale, attribuable au développement inégal des yeux. Il est, par suite, tout à fait logique de rechercher si cette différence entre l'évolution des organes visuels ne serait pas en rapport avec une inégalité analogue entre les deux orbites, et même les deux moitiés de la tête. Cette supposition est d'autant plus justifiée, que l'asymétrie de la face et du crâne se rencontre très fréquemment, et sous des formes aussi variées que ses degrés sont divers.

Or nous avons déjà eu l'occasion de parler des rapports qui semblent exister entre le développement du crâne et celui des yeux. Il arrive très souvent qu'à la moitié la moins développée de celui-ci correspond l'œil le plus petit. Mais, si l'on fait attention à la forme de la face et de la tête en général dans tous les cas, et non seulement à l'occasion de l'anisométropie, on trouve que des degrés très marqués d'asymétrie faciale peuvent exister sans qu'il y ait de différence dans la réfraction des deux yeux. Il arrive même qu'au front le plus proéminent, à la pommette la plus marquée, au menton le plus large, correspond l'œil le plus petit.

On aurait tort cependant de vouloir nier, pour cela, tout rapport entre le développement des yeux et celui du crâne. Quoique Donders déclare modestement qu'il n'est pas encore parvenu à préciser les lois de ces anomalies (1), il ne faut pas nier qu'elles existent, ni désespérer de les trouver un jour. Voici déjà un point à considérer : l'investigation ne doit pas porter uniquement sur le développement apparent des deux moitiés de la face, mais sur celui de la tête entière. Il n'est pas rare, en effet, que le relief d'une moitié de la face, par exemple la gauche, paraisse plus accusé, celui de l'autre, la droite, plus effacé. Mais, quand on regarde la tête d'en haut, ou qu'on fait prendre l'empreinte de sa circonférence par un conformateur de chapelier, on constate que l'occiput présente une asymétrie inverse, qu'ici la moitié droite est la plus saillante, l'autre la moins proéminente ; de façon qu'on a l'impression comme si les deux moitiés de la tête avaient été sim-

(1) Donders, *loc. cit.*, p. 558, éd. angl. ; 469, éd. allem.

plement déplacées l'une par rapport à l'autre, dans le sens antéro-postérieur.

En second lieu, le développement en longueur et celui en largeur des deux moitiés du crâne peuvent avoir une influence distincte. Ainsi Donders (*loc. cit.*) dit avoir constaté que « du côté de la réfraction la plus élevée, ou, pour mieux dire, de l'axe visuel le plus long, l'orbite, et avec elle l'œil, est plus rapprochée de la ligne médiane, en même temps que les bords orbitaires proéminent davantage ».

Enfin il ne faut pas oublier que la configuration de la tête ne constitue certainement pas la cause déterminante unique de la forme et de l'état de réfraction de l'œil, mais que beaucoup d'autres facteurs encore influent sur |eux| d'une façon diverse et même inverse a celle du développement crânien.

S'il est prudent d'être très réservé dans les jugements qu'on tire de la figure de l'individu sur la réfraction absolue et même relative de ses yeux, l'observateur attentif arrive cependant assez aisément à distinguer par l'inspection extérieure des globes oculaires, lequel des deux possède la réfraction la plus forte ou la plus faible. C'est-à-dire, puisqu'il s'agi presque exclusivement d'amétropie axile, qu'il verra facilement lequel des yeux est le plus long, lequel est le plus court. On n'a qu'à écarter et repousser les bords palpébraux, en faisant regarder fortement vers le nez, comme nous l'avons indiqué, et compléter encore cet examen visuel par la palpation.

La *vision des anisométropes* peut s'effectuer de trois façons :

1° *Les deux yeux fixent simultanément, et la vision binoculaire existe;*

2° *L'anisométrope se sert alternativement de l'un et de l'autre œil;*

3° *La vision s'accomplit avec un seul œil, toujours le même, l'autre en étant exclu en permanence.*

1° Pour se rendre compte si une personne qui voit des deux yeux *fixe binoculairement*, on n'a qu'à lui désigner un objet de fixation et à couvrir et découvrir alternativement chacun de ses yeux. Si, au moment où l'on porte le diaphragme, ou simplement la main, d'un œil devant l'autre, le premier fait un mouvement pour se diriger vers l'objet, il est certain qu'il n'avait pas pris part à la fixation pendant qu'il était exclu de la vision. Et, lorsqu'il ne s'agit pas d'yeux fortement myopes, qu'aucune impulsion accommodative ne renseigne sur la distance de l'objet fixé, on peut conclure de cette épreuve que la direction des yeux est également incorrecte en l'absence de tout obstacle. Il est bon de faire l'expérience pour un point éloigné aussi bien que pour un objet rapproché.

On arrivera au même but, avec plus de sûreté encore, en interposant brusquement un prisme, à sommet interne ou externe, entre l'objet de fixation et l'un des yeux. Si ce dernier exécute immédiatement une rotation dans le sens du sommet du prisme, on a la preuve que la fixation binoculaire existe (1).

Mais on a longtemps supposé que, nonobstant la fixation simultanée et précise des deux yeux, la vision binoculaire, c'est-à-dire l'impression stéréoscopique faisait défaut aux anisométropes de ce genre. L'existence de cette dernière est cependant facile à démontrer. L'épreuve la plus simple consiste dans l'expérience de Hering : on prend un tube d'environ 30 centimètres de longueur, aplati dans le sens vertical, de façon à ne laisser libre qu'une fente large de 15 millimètres, mais assez longue pour que les deux yeux puissent regarder ensemble à travers elle. Faisant fixer, un peu au delà du fond de ce tube une pointe verticale, située sur la ligne médiane, on laisse tomber des billes d'une certaine hauteur, en avant et en arrière de ce point de fixation. Si la vision binoculaire existe, l'observateur attentif saura toujours indiquer si les billes tombent en deçà ou au delà de la pointe. Si, au contraire, ses réponses ne concordent pas avec la réalité, on peut être sûr qu'il ne jouit pas de la vision binoculaire (2).

C'est à l'aide d'expériences de ce genre qu'on a constaté d'une façon indudubitable que la vision stéréoscopique existe chez les anisométropes qui fixent correctement. On pouvait supposer dès lors qu'il leur était loisible de faire varier leur état de réfraction au moyen de l'accommodation, en se servant de cette faculté d'une façon inégale aux deux yeux. On pensait qu'ils pouvaient élever la réfraction du plus faible à la hauteur de celle du plus fort, et supprimer la différence qui existait entre les deux. Il n'en est rien cependant, et c'est là un fait extrêmement important à noter : *l'anisométrope fait presque toujours le même effort d'accommodation des deux côtés*. Il s'ensuit qu'il réunit en une impression stéréoscopique l'image rétinienne nette de l'œil adapté avec l'image diffuse de l'autre.

Cela n'empêche pas que l'œil le plus favorisé par sa réfraction ne conserve toujours une valeur prépondérante dans la vision. Si nous donnons à cet anisométrope un objet à *viser*, si nous l'engageons, par exemple, à placer un doigt à quelque distance devant lui, de telle sorte qu'il lui couvre juste un point éloigné, ces deux objets se trouveront toujours sur la ligne visuelle du meilleur de ses yeux. Il n'a qu'à fermer alternativement l'un et l'autre œil. S'il ferme celui qui est mal adapté, le doigt aura conservé exactement la même position par rapport à l'objet éloigné que lorsqu'il avait les deux yeux ouverts ; s'il ferme le bon œil, par contre, le doigt paraît sensiblement déplacé vers le côté opposé. De même lorsqu'il regarde à très grande distance ou lorsqu'il lit, c'est-à-dire lorsque la vision binoculaire n'a pas grande valeur pour lui, il remarquera à peine l'élimination de l'œil le moins bon par un objet qui lui masque le point de fixation, tandis que le même ob-

<hr>

(1) Donders, *loc. cit.*, p. 560, éd. angl.; p. 471, éd. allem.

(2) Nous avons décrit vol. I, p. 933 de cet ouvrage une amélioration que M. Donders a apportée à l'expérience de M. Hering et qui la rend plus exacte encore.

stacle le gênerait considérablement, au moins pour un instant, en se plaçant devant l'autre œil. Et, si l'exclusion du premier lui est très sensible lorsqu'il a besoin de sa vision binoculaire, celle de l'autre l'est cependant bien plus encore.

Il va sans dire que la valeur dans le travail commun de l'œil le moins avantagé dépend de son acuité visuelle, de la netteté et de la grandeur de ses images rétiniennes, comparées à celles de son congénère. Les deux derniers facteurs sont évidemment en rapport direct avec la différence de réfraction qui existe entre les deux yeux, c'est-à-dire avec *le degré de l'anisométropie*.

A ce propos il est extrêmement curieux d'observer combien grande peut être la différence entre les images rétiniennes, sans qu'elles cessent de se confondre en une impression stéréoscopique. Une personne emmétrope sur l'œil droit, hypermétrope de 3 D à gauche, qui a bien voulu se prêter à un grand nombre d'expériences sur l'anisométropie, a une vision binoculaire parfaite, quoiqu'elle dépense toujours de chaque côté une quantité d'accommodation égale. Or, dans ces conditions, l'image de son œil hypermétrope est tellement diffuse, que son acuité visuelle n'est que de 0,1, pendant que celle de l'autre est de 1,25. Nous nous en sommes convaincu, en couvrant brusquement le bon œil de notre malade. Il fallait un moment, le temps nécessaire pour la mise en jeu de ses 3 D d'accommodation, avant que l'acuité de son œil hypermétrope ne fût égale à 1.

Mais le degré de l'anisométropie peut être plus élevé encore, 6 D et plus, sans entraver la production de l'impression stéréoscopique. De Graefe a même trouvé qu'un œil privé de son cristallin peut coopérer avec l'autre à la vision binoculaire. La différence entre les deux serait de 11 D environ. Il est vrai que le cas sur lequel de Graefe fonde en grande partie son assertion concerne un enfant, opéré de cataracte congénitale, auquel il a été plus facile de s'habituer à la fusion d'images aussi dissemblables qu'à une personne devenue aphake à un âge avancé. Nos vieillards opérés de cataracte ne nous ont du moins pas semblé jouir d'une vision binoculaire bien certaine, pas même avec la correction de leur anisométropie. Nous en exposerons plus loin encore les raisons.

Quant à la différence de grandeur des images rétiniennes qui peuvent être réunies en une seule impression, notre anisométrope hypermétrope nous a dit fusionner encore parfaitement des images dont les diamètres sont entre eux comme 1 à 1,25, ou comme 4 à 5. Il est arrivé à ce résultat en corrigeant l'œil hypermétrope à l'aide de verres convexes faibles, qui, placés à une assez grande distance de l'œil, amplifient notablement les images rétiniennes. Cette expérience n'est d'ailleurs pas beaucoup plus concluante que si elle avait été faite par une personne non anisométrope qui, par des moyens optiques, se serait procuré des images différentes aux deux yeux. En effet, l'anisométrope a l'habitude de réunir une image diffuse avec une image nette, et non deux images nettes de différente grandeur. Seulement l'expérience est plus aisée pour lui, parce qu'il peut la faire avec un simple verre sphérique, ce qui n'est pas possible à l'isométrope.

2° *L'anisométrope se sert alternativement de l'un et de l'autre œil,* surtout lorsque l'un d'entre eux est emmétrope ou faiblement amétrope, l'autre modérément myope, et que tous deux ont une bonne acuité visuelle. Le premier œil est employé alors pour voir à distance, l'autre pour voir de près. La fusion binoculaire existe quelquefois en pareil cas, mais pas toujours.

Il arrive très souvent que l'anisométrope est loin de se rendre compte de la manière dont sa vision s'effectue, et, croyant disposer aux deux yeux d'une amplitude d'accommodation extraordinaire, il se flatte d'échapper aux lois les mieux établies de la physiologie de l'œil. Donders cite un exemple de ce genre : Un de ses amis, dont l'œil droit était emmétrope, l'autre myope de 7 D, se servait alternativement de l'un et de l'autre œil, suivant les besoins de son travail visuel. A l'âge de vingt ans, où tout le monde a 10 D d'amplitude d'accommodation, il semblait en avoir 17 ; son punctum remotum de l'œil emmétrope étant à l'infini, celui de l'œil myope se trouvait à $\frac{1}{7+10} = \frac{1}{17}$ de mètre ou 6 centimètres, au lieu de 10 centimètres. A l'âge de soixante-cinq ans, alors que tout emmétrope ne voit qu'à l'infini, il voyait encore parfaitement à $\frac{1}{7}$ de mètre, au punctum remotum de son œil myope. Le mystère s'expliqua d'une façon très simple lorsqu'on couvrit successivement l'un et l'autre œil, et qu'on lui prouva ainsi que chacun d'eux ne fournissait qu'une partie du parcours d'accommodation, celle que la physiologie lui assigne. Aussi, si à vingt ans il pouvait voir distinctement depuis l'infini jusqu'à 6 centimètres, parce que le punctum proximum de l'œil emmétrope se trouvait encore en deçà du punctum remotum du myope, à soixante-cinq ans, il ne devait plus rien distinguer nettement entre l'infini et 14 centimètres $\left(\frac{1^m}{7}\right)$, parce que ce trajet n'était plus parcouru par l'accommodation.

Nous avons rencontré plusieurs exemples analogues, notamment un savant des plus justement estimés de la Faculté de médecine de Paris. De son regard franc et ouvert, qui n'a rien de l'expression incertaine du myope, il vous reconnaît à la plus grande distance ; ses cheveux blanchissent sans qu'il devienne presbyte, et jamais des lunettes ne dépareront sa figure sympathique. C'est qu'un de ses yeux est emmétrope, l'autre myope, et qu'il a pris l'habitude de s'en servir alternativement.

Une autre fois nous vîmes arriver chez nous un confrère âgé de cinquante-sept ans, qui nous dit avoir porté depuis dix ans constamment les mêmes verres convexes, 2,5, aux deux yeux, pour voir de près et pour voir de loin. Il devait donc être hypermétrope. Mais, ce qu'il y avait d'étrange au premier abord, c'est qu'effectivement il avait une acuité visuelle normale à grande distance et lisait encore à 40 centimètres $\left(\frac{1^m}{2,5}\right)$ avec ses verres, ce qui aurait fait supposer une amplitude d'accommodation de 2,5 D au lieu de 1, qui est celle de son âge. En examinant, comme toujours, l'un et l'autre œil séparément, je trouvai qu'il y avait une hypermétropie de 2,5 à gauche, une hypermétropie de 1 D à droite. L'une de ses lentilles positives, 2,5, corrigeait donc l'hypermétropie de l'œil gauche pour la vision à grande distance, l'autre adaptait le droit à la distance du travail.

3° Une troisième catégorie d'anisométropes *ne se servent que d'un seul œil, toujours du même*, comme nous avons dit, l'autre étant absolument mis de côté. C'est ce qui arrive surtout lorsque, non seulement la réfraction, mais aussi l'acuité visuelle, sont très différentes pour les deux yeux. Le mauvais œil prend alors la direction que lui imprime le rapport de sa forme avec celle de l'orbite, l'équilibre de ses muscles, ou l'action synergique de ces derniers avec ceux du bon œil. Cette direction est, dans l'immense majorité des cas, anormale; il existe un strabisme, soit divergent, soit convergent. Le premier est la règle lorsque l'œil dévié est fortement myope. Le strabisme convergent se rencontre plus souvent chez les hypermétropes, surtout dans leur jeunesse. Nous en avons exposé plus haut les raisons. Quelquefois le strabisme convergent des hypermétropes diminue ou disparaît avec l'âge, ou se change même en divergence; quelquefois il s'affirme de plus en plus par la contraction et le raccourcissement du droit interne.

Dans tous les cas, les mouvements de l'œil dévié n'accompagnent que très imparfaitement ceux de son congénère normal. Lorsque le premier diverge, il se porte quelquefois graduellement en dedans pendant la convergence énergique de l'autre, sans cependant se diriger sur l'objet fixé. Arrivé à un certain degré, il s'arrête, puis, la convergence du bon œil augmentant, il cède et retourne en dehors.

Quoique ne servant pas directement à la vision et ne contribuant en aucune façon à la perception binoculaire, un œil dévié peut néanmoins présenter un avantage pour l'orientation, en étendant le champ visuel de son côté. Il arrive aussi que l'œil abandonné et dédaigné renferme un trésor de vision, dont son possesseur ne se doute pas. Si maint anisométrope ignore qu'il regarde tantôt de l'un, tantôt de l'autre œil, maint autre croit un œil aveugle et perdu, simplement parce qu'il ne sait pas s'en servir. C'est le cas surtout lorsque l'organe exclu est fortement myope. Le malade est alors tout étonné lorsqu'en rapprochant le livre très près, on le fait lire avec l'œil « dont il n'a jamais vu ».

D'autres fois, au contraire, c'est la correction d'une forte hypermétropie ou d'un astigmatisme formidable qui rend l'usage à un œil ainsi négligé. Il est généralement trop tard pour rétablir en même temps la vision binoculaire ou seulement alternative. Elle ne renaît pas même lorsqu'on corrige la direction de l'œil par la voie chirurgicale. Mais le service qu'on rend à l'individu en rétablissant l'usage d'un de ses yeux n'en est pas moins grand, attendu qu'il n'est jamais sûr si un jour un accident arrivé à l'autre œil ne lui fera pas apparaître comme un véritable sauveur celui qu'il avait toujours laissé de côté.

Il est inutile de citer des exemples. Chacun d'entre nous a eu et aura encore l'occasion d'en observer, surtout chez les myopes, si sujets aux accidents de toute sorte : hémorrhagie dans la macula, décollement rétinien, etc. Inutile aussi, par suite, d'insister sur l'importance de l'examen soigneux de chaque œil isolé, quand bien même on devrait se montrer parfois plus royaliste que le roi, en cherchant à faire voir un œil en dépit de l'indifférence du malade qui en a fait son deuil depuis longtemps.

TRAITEMENT DE L'ANISOMÉTROPIE

S'il est de notre devoir d'examiner consciencieusement la réfraction de chaque œil, et d'essayer tous les moyens pour procurer à chacun d'eux son maximum d'acuité visuelle, notre conseil de ne pas se laisser entraîner à la polythérapie optique n'est cependant nulle part plus applicable que lorsqu'il s'agit d'anisométropie.

Étant donné, d'une part, que l'impression stéréoscopique est d'autant plus vive, la vision binoculaire d'autant plus précise que les images rétiniennes de chaque œil sont plus nettes, d'autre part, que l'anisométrope est dans l'impossibilité de corriger son inégalité de réfraction par un effort d'accommodation différent pour chaque œil, on serait tenté de rétablir, au moyen de verres correcteurs, l'identité dans l'adaptation des yeux. S'agit-il, par exemple, d'une personne qui a un œil gauche emmétrope et une myopie de 3 D sur l'œil droit, il semble tout à fait logique de corriger la myopie de cet œil par un concave 3, afin d'égaliser aux deux yeux la portée de la vue dans le regard à grande distance, et de donner, pour le travail de près, un convexe 3 à l'œil emmétrope, afin de le mettre au même point que son congénère myope.

En agissant de la sorte, on irait absolument à l'encontre du succès dans l'immense majorité des cas. L'*anisométrope doué de la vision binoculaire*, — et il ne peut être question que de cette catégorie dans notre exemple, — l'anisométrope conviendra parfaitement qu'il voit bien mieux avec son œil corrigé que lorsqu'il ne l'est pas, mais il déclarera plus énergiquement encore qu'il préfère de beaucoup la vision binoculaire sans verre qu'avec la correction, que cette dernière lui occasionne une gêne considérable, insurmontable, qu'il est ébloui, que la tête lui tourne, que les objets dansent devant ses yeux, que les lunettes le fatiguent au possible, et que jamais il ne saurait s'y habituer.

Il existe des cas, en effet, où l'anisométrope est incapable de s'accoutumer à la moindre modification apportée à la différence qui existe entre ses deux yeux. On est donc obligé de la laisser subsister. Si l'un des yeux est emmétrope, l'autre amétrope, on s'abstiendra de prescrire des verres pour la vision au loin, à moins que l'œil amétrope ne soit le privilégié, ce qui arrivera d'ailleurs rarement dans le cas où la vision binoculaire existe.

Pour la vue à courte distance on se réglera d'après l'œil que le malade préfère. On le fera lire, par exemple, les deux yeux étant ouverts, et on couvrira subitement l'un et l'autre. L'œil dont le malade se sert le plus volontiers est évidemment celui dont l'exclusion lui cause une gêne sensible. Il interrompt sa lecture, éloigne ou rapproche le livre, ou attend au moins un moment jusqu'à ce qu'il ait comblé, par un effort d'accommodation, la lacune dans la force réfringente de son œil. C'est ce qui arrivera lorsque le malade use habituellement de son œil le plus réfringent, de l'emmétrope, par exemple, si l'autre est hypermétrope. Dans ce cas, on n'aurait recours à des lunettes que si l'accommodation de l'œil emmétrope était insuffisante. On donnerait alors de chaque côté le numéro que cet œil emmétrope réclame.

Si l'un des yeux est myope et qu'il soit spécialement chargé de la vision rapprochée, on sera rarement obligé de prescrire des verres de lunettes pour le travail; on ne le fera que dans les degrés inférieurs de la myopie, lorsque l'accommodation est faible, ou exceptionnellement dans la myopie très forte.

Le choix des verres, pour les anisométropes qui ne supportent aucune correction de leur différence de réfraction, est très simple aussitôt qu'on s'est assuré quel est l'œil le plus employé. C'est de celui-ci seulement qu'on tient compte, en lui appliquant les règles que nous avons formulées plus haut. L'autre œil reçoit le même numéro, de façon que l'anisométropie elle-même n'est pas modifiée.

D'autres fois, le malade tolère parfaitement un *certain degré*, mais non la totalité de la correction. Si la différence de réfraction est de 5 D, on peut la réduire, par exemple, à 2 D, à l'aide d'un concave 3 placé devant l'œil le plus réfringent, ou du convexe 3 ajouté au moins réfringent. Le reste de l'intervalle n'est pas comblé par l'accommodation. Le malade reçoit toujours des images rétiniennes peu distinctes dans son œil imparfaitement corrigé, mais cependant plus nettes que de l'œil nu. Faut-il alors corriger toujours la partie corrigible de l'anisométropie?

On pourrait croire que la réponse ne saurait être douteuse, et que, puisque le malade supporte les verres et déclare voir distinctement avec leur aide, il ne faudrait pas balancer à les lui prescrire. Il existe cependant des cas où nous hésitons. On sait d'abord que nous n'aimons pas affubler les malades de verres de lunettes, si ces derniers ne sont pas indispensables. Or une personne emmétrope et douée d'une bonne acuité visuelle sur un œil, amétrope sur l'autre œil, a rarement besoin du petit secours que la correction partielle de cet œil peut lui procurer. Sa vision sera un peu plus nette, mais pas beaucoup, et la sensation du relief des objets très éloignés ne dépend pas de la vision binoculaire. Il aurait donc acheté un petit avantage au prix des inconvénients que présente le port des verres.

On objectera cependant que celui-ci est parfois indiqué par d'autres raisons, par exemple, pour protéger les yeux contre la poussière, l'excès de lumière, etc., et que, dans d'autres conditions, il n'entraîne que des inconvénients minimes, comme dans la vision de près. Il semblerait donc préférable de réserver la correction de l'anisométropie pour ces cas spéciaux, et de procurer au malade le bénéfice des verres seulement dans les circonstances où ils n'ont pour lui aucun désavantage, sans lui en imposer l'usage continu. Ainsi, à un anisométrope emmétrope à droite, hypermétrope de 3 D à gauche, qui voit mieux avec le convexe 2 devant cet œil que sans verre, on lui donnerait ce numéro dans son pince-nez protecteur et dans ses lunettes de travail. Il ne s'en servirait donc qu'incidemment.

Mais cette correction l'habitue à des images rétiniennes d'une certaine netteté dans son œil hypermétrope. Il se contentera de moins en moins des images diffuses d'autrefois, dont il avait cependant bien su tirer profit. Il deviendra de plus en plus dépendant de ses lunettes, et, s'il les quitte, il encourra une sorte d'asthénopie due aux efforts infructueux que l'œil hypermétrope tente pour se procurer, par son accommodation, les images relativement nettes dont on lui a donné le goût. Les anisométropes de cette espèce se rendent parfaitement compte qu'au moment où ils enlèvent leurs lunettes correctrices, il se passe dans l'œil le moins réfringent quelque phénomène désagréable; ils éprouvent une sensation de crampe, de contraction, qui les oblige à fermer l'œil, ou à le frotter; ils sont forcés de cesser de regarder pendant quelque temps, sous peine d'être gênés, éblouis, fatigués. C'est la lutte pour obtenir des images nettes. Nous ne serions pas surpris si, poussé par ce désir, un œil jeune découvrait, un jour néfaste, l'artifice défendu du strabisme, en voulant à toute force revoir, avec une netteté familière, un objet donné. Cette netteté exige un effort d'accommodation égal au degré de l'anisométropie corrigé par les lunettes. Il ne peut être fourni qu'au prix d'une convergence équivalente, c'est-à-dire exagérée par rapport à la distance de l'objet. Cet excès de convergence sera imposé à l'œil le plus réfringent, tant que l'autre reste maître de la fixation; mais, une fois que la sensation du strabisme convergent est devenue consciente, l'individu le produira avec une facilité de plus en plus grande, et, si l'œil le plus fort en réfraction était le plus faible en acuité visuelle, le strabisme pourrait devenir permanent, au moins pendant la fixation.

Les mêmes précautions sont nécessairement indiquées lorsque le malade supporte la correction non seulement d'une partie, mais de la totalité de son anisométropie. On se demandera toujours si l'avantage de cette correction ne pourrait pas être compensé par des inconvénients plus grands que l'imperfection des images rétiniennes d'un œil qui, cependant, participe utilement à la vision binoculaire.

Hâtons-nous de dire pourtant que, lorsqu'une personne est obligée, par une autre raison que son anisométropie, de porter des lunettes, il y a presque toujours avantage à égaliser en même temps la réfraction de ses yeux autant que cela lui est agréable.

Quelquefois même cette égalisation relative ou absolue est exigée impérieusement. L'anisométropie qui, dans la majorité des cas, est supportée sans aucun phénomène subjectif désagréable, devient parfois la cause d'une asthénopie extrêmement pénible. Ce cas, quoique étant l'exception, ne se présente cependant pas très rarement. Ainsi, sans chercher dans nos protocoles, nous pouvons en citer quelques exemples, qui se sont présentés à nous pendant la rédaction de ces pages :

Le premier concerne un jeune homme, qui a été obligé d'interrompre ses études depuis plusieurs années, parce que, aussitôt qu'il lit ou écrit, son œil droit se fatigue et lui donne « des douleurs de tête épouvantables ». Je constate, à gauche M 3, V = 1 ; à droite H 1, V = 1. La réfraction déterminée à l'ophthalmoscope ne diffère pas de celle trouvée subjectivement. La vision binoculaire existe ; sans cela, son anisométropie ne le gênerait pas.

Le malade ne supporte pas la correction de son anisométropie, mais se trouve tout à fait soulagé, pour la vision à distance, par le concave 2 placé devant son œil myope. Il retire un plus grand avantage encore du convexe 1,5, dont nous munissons son œil hypermétrope, pour le travail. Il est tout heureux et peut reprendre ses occupations de suite.

Ce cas est intéressant, en ce qu'il montre combien l'anisométropie est capricieuse dans sa correction. Nous avons essayé toute espèce de combinaisons, en diminuant graduellement le numéro depuis la correction pleine jusqu'à ce que le malade nous dit que la vision lui était agréable, et, comme on voit, nous avons été obligé de laisser subsister une anisométropie de 2 D pour la vision à distance et de 2,5 pour la vision de près.

Le même jour, j'ai revu une demoiselle artiste, qui s'était adressée à moi l'année dernière à cause d'une asthénopie extrême, inutilement soignée en France et à l'étranger, et qui l'empêchait de se livrer à son travail de sculpture. Elle avait, à gauche, une myopie de 7 D ; l'acuité visuelle, égale à 0,4, était élevée par la correction d'un astigmatisme de 1 D, à 0,7. A droite, il existait une myopie apparente de 3 D, V = 0,6.

La myopie de cet œil se montrait due à un spasme d'accommodation. Elle diminua jusqu'à 1 D sous l'influence d'une cure d'atropinisation que nous instituâmes aux deux yeux. La malade accepta alors avec plaisir le concave sphérique 4 avec le cylindre 1 pour l'œil gauche, le concave 1 à droite, c'est-à-dire la correction de 3 des 6 D de son anisométropie. Cette année, nous avons même essayé de supprimer le concave 1 de l'œil droit, c'est-à-dire de neutraliser une dioptrie de plus de la différence de réfraction entre les deux yeux, tout en facilitant la vision de près à notre malade, dont l'accommodation pourrait bientôt demander un petit soulagement. Elle fut très satisfaite de ses nouvelles lunettes.

Il est vrai qu'ici l'anisométropie n'était pas la seule cause de l'asthénopie : il y avait l'astigmatisme, laissé auparavant sans correction, et le spasme accommodatif de l'œil droit. Mais ce dernier était peut-être attribuable à la différence de réfraction des deux yeux, quelque exceptionnelle que soit la contraction inégale du muscle ciliaire dans l'anisométropie.

Il y a trois mois, un jeune commerçant me consulta, en se plaignant d'être depuis longtemps considérablement gêné dans ses occupations par une fatigue de l'œil gauche, qui l'obligeait à fermer cet œil pendant le travail de près. Je constatai à gauche une hypermétropie de 1 D, V = 1 ; à droite emmétropie, V = 1 ; à l'ophthalmoscope : à gauche H 1,5, à droite H 0,5. Le malade accepta avec empressement la pleine correction de son anisométropie, c'est-à-dire le verre convexe 1, placé devant l'œil gauche. Son asthénopie a cessé depuis lors.

Citons encore une observation absolument inverse, que nous avons faite il y a huit jours. Un garçon de douze ans se plaint d'asthénopie. Son père est anisométrope, et présente une différence notable dans le développement des deux moitiés de la face. L'enfant lui-même montre une asymétrie du visage plus marquée encore. Le côté gauche est notablement arrêté dans son développement. Il n'existe cependant qu'une faible anisométropie : à gauche, M 0,5, V = 1 ; à droite, M 1,5, V = 1 ; pas d'astigmatisme. A l'ophthalmoscope, l'œil gauche se montre hypermétrope de 1, le droit de 0,5 D. Soupçonnant que l'asthénopie pouvait provenir de l'anisométropie, nous essayâmes d'y remédier à l'aide du convexe 0,5 placé devant l'œil gauche. Quelque faible que fût ce verre, le malade ne le supporta pas un seul instant, et nous serons obligé de recourir à une cure d'atropine, qui nous donnera sans doute un résultat satisfaisant.

Ces quelques observations prises au hasard démontrent bien tout ce que la correction de l'anisométropie renferme d'imprévu : l'un exige la correction totale, l'autre la rejette entièrement, un troisième réclame une correction partielle pour pouvoir se servir de ses deux yeux, un quatrième s'accommode de son asthénopie, sans cependant dédaigner le secours optique qui la diminue quelque peu.

Toutes ces difficultés ne se rencontrent guère chez les *anisométropes qui ne jouissent pas de la vision binoculaire*. Les yeux sont indépendants l'un de l'autre ; on peut les traiter isolément, en prenant en considération les besoins issus de leur emploi spécial. La tentative de les égaliser et de les faire fonctionner de pair serait presque sûrement infructueuse et contraire à l'intérêt de l'individu.

Ainsi, les anisométropes qui se servent d'un œil pour voir au loin, de l'autre pour voir de près, nous sauraient mauvais gré si nous adaptions les deux yeux à grande ou à courte distance. D'abord, n'ayant pas appris à fusionner les images nettes des deux rétines, ils éprouveraient un sentiment d'embarras extrême, ils rejetteraient les lunettes d'emblée. Ou bien, si nous parvenions, au moyen d'exercices persévérants, à les y habituer, ils s'estimeraient moins heureux qu'auparavant, précisément parce qu'ils seraient obligés de porter des verres, alors qu'ils pouvaient s'en passer autrefois, ou de se servir d'une paire de lunettes de plus.

En effet, si l'individu a appris spontanément à dissocier ses deux yeux, à utiliser l'un pour voir au loin, l'autre pour son travail, c'est précisément que la différence de réfraction entre les deux organes équivaut à celle que demande l'isométrope à son accommodation, ou à des verres de lunettes, lorsqu'il veut faire varier la portée de sa vue de l'infini à la distance de ses occupations. L'anisométrope a donc le grand avantage de pouvoir se passer de cet effort musculaire ou de ce secours optique et de jouir d'une amplitude d'adaptation extraordinairement étendue, grâce au fait que chaque œil domine un espace différent et que les longueurs de leurs parcours s'ajoutent, au lieu d'être parallèles. Nous réduirions nécessairement cette amplitude, en ramenant artificiellement les deux yeux au même niveau de réfraction.

Donc, lorsque la différence entre les deux yeux de ces anisométropes est juste de 3 à 4 D, il vaut mieux la laisser intacte; si l'un des yeux est emmétrope, l'autre myope de 4 D, le malade verra toujours au loin et lira sans lunettes. Si les deux yeux sont hypermétropes et que le plus hypermétrope d'entre eux serve pour voir à distance, on donnera aux deux le même verre convexe, le verre correcteur de l'hypermétropie la plus forte, suivant ainsi l'exemple que nous a donné l'anisométrope cité plus haut. Si l'hypermétropie de l'un des yeux est de 4, celle de l'autre 1 D, nous prescrirons les lunettes convexes 4. Le premier œil y verra à distance, l'autre de près. Le cas inverse ne se présentera pas; on ne verra jamais l'œil le moins réfringent servir à la vision rapprochée.

Si les deux yeux sont myopes, avec l'intervalle indiqué, on pourra essayer de donner aux deux le verre correcteur du plus faible d'entre eux. Soit, par exemple, la myopie de l'un $= 2$ D, celle de l'autre $= 5$ D, le premier verra à grande distance, le second à 33 centimètres avec le concave 2. En pareil cas, le malade préférera cependant probablement ne pas se servir de verres du tout pour son travail. Il réservera donc son concave 2 pour la vision au loin.

Il peut cependant arriver que l'on soit obligé de donner des verres différents aux deux yeux de cette catégorie d'anisométropes. Supposons une personne emmétrope à gauche, myope de 4 D à droite, et âgée de soixante ans. Elle désire voir nettement à 50 centimètres, c'est-à-dire donner à ses yeux une réfraction positive de 2 dioptries. Ni l'œil gauche, ni le droit ne peuvent les fournir, le premier, parce qu'il n'a plus que 1 D d'accommodation, le second parce qu'il est de 2 D trop fort et qu'il n'a aucun moyen pour diminuer sa réfraction. Nous nous trouvons donc entre ces deux alternatives seulement, ou de donner un verre convexe (un peu plus de 1 D) à l'œil emmétrope, ou le concave 2 au myope. Nous essayerons successivement l'une et l'autre combinaison, en laissant le choix au malade. Il est impossible de prévoir d'avance auquel des deux verres il donnera la préférence, mais, en tout cas, il ne saurait s'accommoder à la correction simultanée des deux yeux, et ne demandera pas non plus deux verres convexes ou concaves égaux pour les deux. On aurait alors diminué artificiellement l'anisométropie d'un certain degré.

La même nécessité peut se présenter lorsque la différence de réfraction entre les deux yeux est un peu moindre que celle qui est nécessaire pour porter l'adaptation à la distance du travail, à partir de l'infini ; par exemple, si l'hypermétropie d'un œil est de 1, l'autre de 2 D. Tant qu'il dispose d'une parfaite amplitude d'accommodation, le convexe 2 suffira à l'anisométrope pour lui rendre aisé le travail avec l'œil le moins hypermétrope, mais, si avec l'âge cet œil réclame un convexe 3, on ne saurait imposer le même numéro à l'autre, parce que la réfraction statique, le degré de l'hypermétropie n'aura pas changé. On sera donc obligé de lui laisser le convexe 2 et de remplacer le verre de l'autre œil par le convexe 3, qui plus tard fera place à un plus fort encore. Cette différence entre les verres correcteurs sera d'ailleurs facilement supportée par l'anisométrope, précisément parce que ses yeux sont indépendants l'un de l'autre.

C'est là aussi la raison pour laquelle nous n'avons pas besoin de multiplier les exemples. On se laissera guider, dans l'adaptation de chaque œil, par les règles que nous avons données plus haut, y compris le conseil de ne pas négliger les appréciations personnelles du malade, et on atteindra sûrement son but. On ne risquera de se tromper qu'en voulant faire mieux que la nature et forcer le couple désuni à reprendre le labeur commun.

Lorsque *l'anisométrope ne se sert que d'un œil exclusivement*, c'est celui-ci qu'on corrigera, au besoin, suivant les principes connus. L'autre œil étant généralement de beaucoup inférieur à tous égards, non habitué à fixer, dévié même, il ne saurait être question que très exceptionnellement de le ramener dans la bonne voie de la vision binoculaire, par une opération de strabisme, par la correction partielle ou totale de son amétropie, les exercices visuels isolés ou stéréoscopiques.

Nous ne voulons pas dire pour cela qu'un œil ainsi abandonné ne mérite aucune attention. S'il n'est que rarement utilisable dans la vision binoculaire, il peut quelquefois rendre d'inestimables services, lorsque, par exemple, son congénère est frappé d'un accident. Seulement, pour qu'il soit toujours prêt à entrer en fonction, il convient de l'exercer, de l'habituer à la vision. On y parviendra, comme nous l'avons déjà dit, au moyen d'exercices, qu'on facilitera par la correction de l'astigmatisme surtout, en donnant des verres concaves aux myopes, des convexes à l'hypermétrope et même à l'emmétrope pour la vision rapprochée, et on aura bien rarement à regretter ces soins attentifs et patients, cette sollicitude persévérante à l'égard de l'œil disgracié.

ANOMALIES DE L'ACCOMMODATION

Nous avons exposé, pages 131-156, que l'accommodation est une fonction à la fois de *l'élasticité du cristallin et du muscle ciliaire*. Les anomalies de l'accommodation doivent donc trouver leur origine dans les altérations de l'un ou de l'autre de ces deux facteurs, ou des deux réunis.

La diminution d'élasticité que subit le cristallin, déjà à partir de l'âge de dix ans, nous a occupé durant tout un chapitre (p. 166 et suiv.). C'est à elle qu'est due la décroissance graduelle de l'amplitude d'accommodation et l'extinction complète de cette fonction vers l'âge de soixante-quinze ans.

Si le cristallin devient rigide par une autre cause que la sénilité, l'effet sur l'accommodation doit être le même. Les cas de ce genre semblent cependant être rares. Il est probable que la lentille de l'œil perd de son élasticité lorsqu'elle s'opacifie. Mais l'altération de la structure qui amène la cataracte s'accompagne de troubles visuels si intenses, que la diminution de l'amplitude d'accommodation disparait à côté d'eux.

Il arrive plus souvent que le cristallin se soustrait, par la subluxation, à l'action du muscle ciliaire. Il occupe encore le domaine pupillaire, mais, ses attaches avec le ligament contentif, la zone de Zinn, étant rompues, en partie au moins, il prend sa forme la plus convexe, porte au maximum la réfraction de l'œil, et rend en même temps impossible toute modification de celle-ci. L'accommodation est tout aussi abolie que si le cristallin n'existait plus, comme dans *l'aphakie*.

Les altérations dans la réfraction dynamique de l'œil qui dépendent du cristallin sont cependant bien moins fréquentes et moins importantes à connaitre que celles qui résultent des troubles dans le fonctionnement du muscle ciliaire. Celle-ci sont aussi multiples que complexes, et souvent même peu expliquées.

Comme dans le fonctionnement pathologique de tout organe musculaire, nous aurons à considérer ici : le *spasme*, l'*affaiblissement*, la *parésie* et la *paralysie du muscle ciliaire.*

Mais, avant d'entrer en matière, nous demanderons la permission de rappeler brièvement quelques faits anatomiques et physiologiques relatifs à l'appareil accommodateur de l'œil.

L'innervation du muscle de Brücke est fournie, comme l'ont démontré MM. Hensen et Voelckers (1), par les rameaux du *ganglion ciliaire*. Comme ils innervent aussi l'iris, et que les mouvements de ce diaphragme présentent des rapports étroits avec ceux de l'accommodation, comme de plus

_____

(1) Hensen et Voelckers, *Experimentaluntersuchungen über den Mechanismus der Accommodation*. Kiel, 1868.

la physiologie du ganglion ciliaire n'a guère été étudiée qu'à l'occasion des mouvements pupillaires, nous résumerons en quelques mots l'action de ce ganglion sur l'iris.

Le *ganglion ciliaire* envoie au muscle accommodateur et au diaphragme irien une quinzaine de rameaux nerveux, les *nerfs ciliaires courts*. Ils perforent la sclérotique aux environs du nerf optique, cheminent entre cette membrane et la choroïde, et, arrivés à la partie antérieure de l'œil, s'épanouissent en un réseau de fines fibrilles, qui se perdent dans le muscle ciliaire, dans le sphincter et le muscle radié de l'iris.

Les branches afférentes du ganglion ciliaire proviennent de trois sources : 1° de l'*oculo-moteur commun* (racine motrice) ; 2° du *trijumeau*, par l'intermédiaire du *nerf naso-ciliaire* (racine sensitive) ; 3° du *grand sympathique* (racine végétative).

La première de ces racines paraît tenir seule sous sa dépendance le fonctionnement du muscle accommodateur [Trautvetter (1)], et du sphincter de l'iris. Les expériences de H. Mayo (2) ont déjà prouvé, en effet, d'une manière indubitable, que l'excitation de ce nerf produit un rétrécissement de la pupille. La pathologie démontre de même que la paralysie de l'accommodation, aussi bien que la mydriase qui l'accompagne souvent, est due à des lésions de la troisième paire ou de la racine motrice qu'il donne au ganglion ciliaire.

La racine végétative, émanée du grand sympathique intracrânien, commande au muscle *dilatateur de l'orifice pupillaire* [Petit (3), Budge et Waller (5)], et aux vaisseaux de cette région. Il est depuis longtemps établi que l'excitation du grand sympathique au cou, expérimentale ou pathologique, provoque la mydriase, et que la section ou la paralysie du même nerf entraîne la prépondérance du sphincter pupillaire. Quant à la racine fournie par le trijumeau, elle ne contient très probablement que des fibres sensitives, bien que Magendie (4), Claude Bernard (6) et d'autres aient vu se produire, à la suite de l'irritation isolée de ce nerf, un resserrement constant de la pupille, dont on n'a pu donner encore une explication suffisante (7).

La contraction du muscle ciliaire et celle du sphincter de la pupille s'exercent presque toujours simultanément, tandis que le relâchement de l'accommodation s'accompagne habituellement d'une dilatation pupillaire. Ces deux actes ne sont cependant pas liés l'un à l'autre d'une façon indissoluble. Nous n'avons qu'à nous rappeler que la pupille se resserre et se dilate

(1) Trautvetter, *Arch. f. Ophth.*, XII, 1, p. 65, 1866.
(2) H. Mayo, *Anatom. and physiolog. Commentaries*, n° 2. Londres, 1823.
(3) J.-L. Petit, *Mémoires de l'Acad. des sciences*, p. 1. Paris, 1827.
(4) Budge et Waller, *Comptes rendus*, t. XXXIV et XXXV, *passim*, 1852.
(5) Magendie, *Journal de Physiol.*, t. IV, p. 176, 1824.
(6) Cl. Bernard, *Leçons sur la Physiol. et la Pathol. du système nerveux*. Paris, t. II, p. 207-209.
(7) Voy. Donders, *loc. cit.*, p. 580-583, édit. angl. ; 489-492, édit. allem.

sous l'influence de variations d'éclairage, sans que l'accommodation subisse aucun changement. Le mouvement réflexe de l'iris reste intact, non seulement lorsque l'accommodation est entièrement abolie par la rigidité du cristallin, mais aussi dans beaucoup de cas de paralysie du muscle ciliaire.

Inversement, on a observé l'immobilité de la pupille sous l'influence de la lumière aussi bien que sous celle de l'accommodation, alors que le muscle ciliaire fonctionnait normalement.

Les substances toxiques qui agissent sur le sphincter pupillaire ont généralement une action analogue sur l'accommodation : les mydriatiques, qui dilatent la pupille, paralysent l'accommodation, tandis que les myotiques, qui la resserrent, font contracter aussi le muscle ciliaire. Il est cependant à remarquer que l'effet exercé par ces médicaments sur les deux fonctions n'est pas synchrone ni égal en intensité. Ainsi nous verrons que, sous l'influence de certains mydriatiques, l'accommodation commence à diminuer quelque peu après le début de la dilatation pupillaire, et que cette dernière atteint son maximum bien avant la paralysie du muscle ciliaire. Quelques-uns d'entre eux ont une action beaucoup plus prononcée sur l'une que sur l'autre des deux fonctions, comme, par exemple, la muscarine, qui provoque promptement un spasme accommodateur, tandis qu'elle a beaucoup moins de prise sur le sphincter pupillaire.

Les altérations de l'accommodation sont donc le plus souvent, mais pas toujours, accompagnées de modifications dans le diamètre et la mobilité de la pupille ; le *spasme de l'accommodation* coïncide avec la *myosis*, la *paralysie* avec la *mydriase*. Dans ces deux états la pupille présente une diminution de contractilité, voire même une *immobilité complète sous l'impulsion accommodatrice*. Néanmoins l'iris réagit encore jusqu'à un certain degré aux variations de l'éclairage, à moins qu'il n'y ait paralysie complète des fibres ciliaires de la troisième paire. Dans l'ataxie, on observe le contraire : les pupilles, contractées sous l'influence de la tonicité prépondérante du sphincter, qui n'est plus compensée par l'action des fibres dilatatrices, ne répondent plus aux excitations lumineuses, mais se resserrent encore sous l'influence de l'accommodation.

Le symptôme capital d'une anomalie de l'accommodation est le *changement de position du punctum proximum* ou du *punctum remotum*, ainsi que les troubles visuels qui en résultent.

Le spasme de l'accommodation non artificiel, c'est-à-dire non provoqué par les myotiques, rapproche le punctum remotum de l'œil, sans altérer la position du punctum proximum. Celui-ci ne passe jamais en deçà du punctum proximum absolu.

La parésie de l'accommodation éloigne le punctum proximum, sans influencer le punctum remotum.

Les deux affections réduisent donc l'amplitude d'accommodation, le spasme, à son extrémité éloignée, la parésie, à son extrémité rapprochée.

Or l'amplitude d'accommodation est en rapport avec l'âge, et, bien que ce rapport ne soit pas absolu et mathématique, il admet cependant moins de latitude que la plupart des lois physiologiques. Le tableau de Donders (p. 164) correspond avec une exactitude presque surprenante à la réalité, si bien que, chaque fois que l'amplitude d'accommodation est moindre que ne l'exige la loi de Donders, il y a lieu de rechercher une cause pathologique qui la restreint.

Le diagnostic différentiel entre le spasme et la parésie de l'accommodation sera généralement facilité par les autres symptômes qui les accompagnent.

SPASME D'ACCOMMODATION

Le spasme d'accommodation peut être *clonique* ou *tonique*. Dans le premier cas, il ne se produit que sous l'influence de la fixation, de la convergence, du désir de la vision nette, ou de certaines causes excitant la sensibilité de l'œil, tandis qu'il cesse aussitôt que cet organe est en repos. Dans le second cas, la crampe ciliaire est permanente, et ne cède qu'aux mydriatiques.

Nous avons déjà appris à connaître une forme très répandue de spasme de l'accommodation. C'est celui qui augmente la réfraction de presque tous les jeunes individus et la fait paraître plus élevée qu'elle n'est en réalité. Cette contraction spasmodique du muscle ciliaire est, dans la plupart des cas, inoffensive. Elle cesse en même temps que la fixation et disparaît avec l'âge. Parfois cependant elle cause une asthénopie grave, et quelques auteurs lui attribuent même, on s'en souvient, une part active dans la production de la myopie.

Nous avons déjà traité de ce spasme ciliaire ainsi que de sa thérapeutique, à l'endroit cité. Nous n'y reviendrons donc pas. Nous ajouterons seulement que cette affection, presque toujours binoculaire, peut cependant se manifester aussi sur un seul œil, ou affecter l'un des yeux plus fortement que l'autre. Les troubles visuels qui en résultent sont alors plus gênants encore que lorsqu'elle existe des deux côtés.

Le traitement est nécessairement identique à celui du spasme binoculaire. Nous conseillons même d'employer le mydriatique simultanément aux deux yeux, et de laisser reposer ceux-ci pendant quelques semaines.

Nous avons vu, il y a trois mois, une jeune fille de dix ans, appartenant par son père et par sa mère à une famille de myopes. Le premier, actuellement mort, aurait été fortement myope de l'œil gauche. L'enfant se plaignait de phénomènes d'asthénopie assez vagues. Elle accusait, à gauche, une myopie de 3 D; V = 1; à droite, emmétropie: V = 1. Pas d'asymétrie de la face, pas de différences dans l'aspect des nerfs optiques. A l'ophthalmoscope, les deux yeux se révélèrent comme étant hypermétropes de 1,5 D. Nous instituâmes une cure d'atropine. Au bout d'un mois, il y avait à gauche et à droite hypermétropie 1,5; V = 1. Après la suppression du mydriatique, la réfraction et l'accommodation se montrèrent égales sur chaque œil; une partie de l'hypermétropie resta manifeste

et facultative; l'asthénopie avait absolument disparu, de même que la tendance fâcheuse
à rapprocher les objets outre mesure.

Nous avons cité, à propos de l'anisométropie, un autre cas de spasme unilatéral de l'accommodation, produisant également une forte asthénopie, guérie par une cure d'atropine
et la neutralisation partielle de la différence de réfraction entre les deux yeux.

Rappelons encore la contraction anormale du muscle ciliaire qui peut
masquer ou même produire un astigmatisme régulier (p. 291 et suiv.). Ce
dernier aussi cède aux mydriatiques et guérit radicalement, lorsqu'on y
ajoute la correction de l'astigmatisme.

Dans les formes citées du spasme d'accommodation, la pupille ne présente
généralement rien de particulier. Elle semble réagir normalement à tous les
points de vue. Son diamètre ne paraît pas être influencé par la contraction
du muscle ciliaire; même dans les cas de spasme monoculaire, nous n'avons
pas constaté de différence entre les deux pupilles. Néanmoins le diagnostic
est très facile, parce que la contraction clonique cesse pendant l'examen
ophthalmoscopique. On constate ainsi directement que la réfraction statique
a été augmentée pendant l'examen subjectif par une quantité donnée de réfraction dynamique.

Lorsqu'il s'agit d'un *spasme tonique* de l'accommodation, ce diagnostic
est moins aisé, parce que l'état réel de la réfraction n'est démasqué que
sous l'influence d'un mydriatique, qui paralyse le muscle ciliaire. La diminution de l'amplitude d'accommodation, qui accompagne le spasme tonique ne
saurait cependant être confondue avec celle produite par une parésie,
attendu que, dans le premier cas, la pupille est plutôt contractée, dans le
second dilatée, et que les anomalies dans sa grandeur n'échappent guère
à l'observateur, quelque variable que soit cette dernière à l'état physiologique.

Les malades accusent, de plus, généralement un sentiment de constriction
très désagréable dans l'organe affecté, sentiment qui s'accompagne souvent
d'un malaise dans toute la région du globe, voire même de céphalalgie.
Lorsque le spasme est dû à une irritation des nerfs sensitifs de l'œil, on
observe fréquemment une hypersécrétion de larmes. L'acuité visuelle est
presque toujours diminuée et surtout très variable. Dans certains cas on constate un rétrécissement du champ visuel. Quelquefois il existe en même temps
une tendance à la convergence, qui peut aller jusqu'au véritable strabisme
convergent. Ce phénomène ne nous étonne pas, vu les rapports intimes
qui existent entre la contraction du muscle ciliaire et celle des droits
internes.

Le spasme tonique idiopathique de l'accommodation est assez rare.
Donders cite, sous le titre d'accommodation douloureuse (1), deux observations où chaque effort d'accommodation était accompagné de douleurs
oculaires telles que tout travail devenait impossible. Les deux malades

(1) Donders. *loc. cit.*, p. 622, éd. angl.: p. 526, éd. allem.

étaient des hypermétropes. La guérison fut obtenue grâce à une cure d'atropinisation prolongée pendant plusieurs mois.

Dans un cas publié par de Graefe (1), le spasme d'accommodation s'accompagnait d'une crampe douloureuse de l'orbiculaire ; dans un autre, il était dû à une lésion superficielle (coup d'ongle) de la cornée.

On l'a observé, de plus, à la suite de *contusion du globe oculaire* (2); quelquefois il accompagne l'*inflammation du corps ciliaire*, notamment celle qui est due à une ophthalmie sympathique (3).

Il est difficile de se faire une idée exacte du mécanisme suivant lequel les causes locales peuvent déterminer la contracture du muscle ciliaire. Ou bien celle-ci est le résultat d'une lésion du tissu musculaire, ou bien elle est produite par l'irritation de ses nerfs moteurs, directe ou réflexe.

L'*excitation réflexe des branches motrices du ganglion ciliaire* est la seule hypothèse admissible dans les cas de spasme coexistant avec des affections qui n'ont déjà plus un rapport immédiat avec le muscle ciliaire : tel est le spasme accommodateur que M. Samelsohn (4) voudrait mettre sous l'influence des *inflammations externes de l'œil*, les conjonctivites, les kératites, les épisclérites et même les blépharites (Nagel). Ce spasme, qui peut augmenter jusqu'à 4,5 D la réfraction de l'œil, semble la plupart du temps être clonique, c'est-à-dire cesser pendant l'examen ophthalmoscopique, tandis qu'une crampe tonique du muscle ciliaire a été observée concurremment avec le *blépharospasme* par le même auteur, ainsi que par M. Hagedorn (5).

On peut aussi ranger sous ce chef les cas curieux décrits par MM. A. Graefe et Leber (6), où la crampe du muscle ciliaire n'était qu'un des phénomènes d'une *affection spasmodique* plus *généralisée* et étendue, dans le premier exemple, aux muscles des paupières et aux droits internes, dans le second, à la face entière. La compression des nerfs sus et sous-orbitaires faisait cesser la contraction tonique.

On pourrait signaler ici le spasme qui se rencontre dans ce qu'on a appelé l'*hyperesthésie de la rétine*, et chez les personnes qui ont *surmené leur organe visuel*, probablement atteint encore de quelque anomalie de réfraction (7).

(1) De Graefe, *Arch. f. Ophth.*, II, 2, p. 308, 1856.

(2) Voelckers, Berlin, Steffen, Seligmüller, Berlin, *Klin. Monatsbl.*, p. 124, 1875. — Just, *Klin. Monatsbl.*, p. 226, 1872. — Leber, Dehenne, *Ann. d'ocul.*, t. LXXXI, p. 180, 1879.

(3) Lüders, *Thèse* de Würzburg, 1871. — Cuignet, *Recueil d'ophth.*, p. 198, 1878. — Reich, *Ann. d'ocul.*, t LXXV, p. 13, 1876).

(4) Samelsohn, *Soc. ophth. de Heidelberg*, 1878. — Berthold, *Deutsche med. Wochenschr.*, p. 430, 1880.

(5) Hagedorn, *Thèse* de Halle, 1872.

(6) A. Graefe. *Arch. f. Ophth.*, XVI, p. 90, 1870. — Leber, *Arch. f. Ophth.*, XXVI, 2, p. 249, 1880.

(7) Webster, Observations de la clinique de M. Agnew. *Arch. of. Ophth. and Otol.*, vol. IV, n. 3 et 4, 1875. — Van Santen. *Weekbl. van het Nederl. tijdschr. voor Geneesk.* n. 15, p. 209, 1875. — Cuignet, *Rec. d'ophth.*, page 24, 1873. — Weiss, *Klin. Monatsbl.*, p. 124,

La synergie qui existe entre l'accommodation et la convergence et qui nécessite l'admission d'un centre commun d'innervation, cette synergie rend compte aisément du spasme d'accommodation observé dans certains cas d'*insuffisance des droits internes* (1). Les obstacles à leur fonctionnement que rencontrent ces muscles, ou bien l'infériorité de leur structure provoque une impulsion nerveuse exagérée, qui se manifeste sur le muscle ciliaire par une augmentation pathologique de sa tonicité.

Comme tous les organes musculaires, le muscle ciliaire est sujet aux *contractures symptomatiques des affections du système nerveux central*. Les graves désordres fonctionnels qu'entraînent généralement ces dernières, le peu d'attention prêté par les névropathologistes aux troubles accommodatifs dans les maladies cérébro-spinales, font que nos connaissances sur ce sujet sont encore très restreintes. Il en est ainsi de la cause par excellence des contractures symptomatiques, la *méningite* et la *méningo-encéphalite*. Ces affections s'accompagnent généralement, dans leur premier stade, d'un rétrécissement marqué de la pupille et de strabisme spasmodique, phénomènes dus à l'irritation du tronc de l'oculo-moteur commun. Il est probable que le muscle ciliaire participe à cette excitation pathologique, mais on ne l'a pas encore constaté d'une façon indubitable. M. Knies (2) a observé un spasme clonique du muscle ciliaire chez un *épileptique*. M. Gradle (3) l'a vu lié à une hémiplégie. MM. Heidenhain et Grützner (4) ont trouvé que le premier acte de l'*hypnotisation* s'ouvre par un spasme accommodateur. MM. Rumpf (5) et Cohn (6) l'ont également observé en pareil cas. Enfin l'*hystérie* donnerait lieu souvent, d'après l'expérience de M. Galezowsky (7), à une contracture isolée du muscle de Brücke.

Un certain nombre d'observations concluantes et empruntées à des savants de valeur nous montre que le *sympathique cervical*, bien qu'exclu de l'innervation directe du muscle ciliaire, peut néanmoins, à l'état pathologique, être la cause d'une augmentation prolongée de la réfraction, due à un bombement plus considérable des surfaces cristalliniennes. Ce changement de forme est-il simplement passif, consécutif à la diminution de la tension intra-oculaire qui accompagne généralement la paralysie du sympathique? Est-il attribuable, au contraire, à une exagération de la tonicité du muscle accommodateur, de cause inexpliquée? C'est ce qu'on n'a pu encore établir, malgré

1875.— Manz, *Berliner klin. Wochenschr.*, p. 2-3, 1880. — Pagenstecher, *Klin. Monatsbl.*, p. 41, 1871. — Block, *Klin. Monatsbl.*, p. 155, 1875.

(1) A. Graefe et Hagedorn, *loc. cit.*

(2) Knies, *Soc. ophth. de Heidelberg*, 1877.

(3) Gradle, *Journ. of nerv. and mental diseases*, New-York, p. 164, 1881.

(4) Heidenhain, *Breslauer aerztl. Zeitschr.*, 13 mars 1880.

(5) Rumpf, *Deutsche. med. Wochenschr.*, p. 279, 1880.

(6) Cohn, *Breslauer aerztl. Zeitschr.*, n° 6, 1880.

(7) Galezowsky, *Prog. méd.*, p. 39, 1878, et *Rec. d'ophth.*, p. 86, 1878.

l'étude soigneuse qu'ont faite des cas de ce genre MM. Jany (1), Fränkel (2) et Schliephake (3). Il s'agissait presque toujours de parésie des sympathiques avec ses phénomènes oculo-pupillaires caractéristiques.

La pathogénie de la crampe accommodatrice est encore plus obscure chez le malade de M. Stilling (4), où elle constituait le seul symptôme d'une *fièvre intermittente*. Le poison miasmatique s'était sans doute, par un caprice de localisation qui lui est habituel, fixé sur quelque région du système nerveux (moelle, ganglion ciliaire), d'où il déterminait, d'une manière directe ou réflexe, la contracture du muscle ciliaire.

Citons enfin une observation très intéressante, que M. Nagel a communiquée à la Société ophthalmologique de Heidelberg, en 1871. Un garçon de douze ans acquiert subitement, à la suite d'un fort refroidissement de la tête, une myopie de 5,2 D. En même temps, il existe une violente céphalalgie, une tendance continuelle à la convergence et un strabisme convergent très prononcé à chaque effort de fixation. Un collyre à l'atropine fit disparaître entièrement cette myopie apparente, qui fit place à une légère hypermétropie. Les autres symptômes cessèrent de même. Mais tous se manifestèrent de nouveau, aussitôt qu'au bout de quelques semaines l'atropine fut supprimée. Ils cédèrent à l'application d'une sangsue artificielle à la tempe. Une récidive, qui survint six mois plus tard, fut guérie radicalement par des injections de strychnine.

TRAITEMENT DU SPASME D'ACCOMMODATION

Nous savons que les collyres mydriatiques et le repos des yeux sont des remèdes sûrs pour rompre le spasme idiopathique de l'accommodation.

Ils ne sauraient suffire évidemment là où la crampe du muscle ciliaire est liée directement ou indirectement à une cause locale ou générale. Ici leur emploi doit s'accompagner du traitement de l'affection fondamentale. Les inflammations des organes et membranes extérieurs des yeux seront traitées avec le plus grand soin. Une rétine surmenée réclamera un repos absolu, la protection contre toute lumière vive au moyen de verres fumés, voire même le séjour dans l'obscurité complète. Lorsqu'il y a en même temps hyperhémie et que l'état général de l'individu ne s'y oppose pas, des émissions sanguines à la tempe pourront être très utiles, comme nous l'avons vu, par exemple,

---

(1) Jany, *Berl. klin. Wochenschr.* (goitre comprimant l'un des nerfs sympathiques et produisant céphalalgie, myosis et spasme d'accommodation du même côté).

(2) Fraenkel (*Thèse* de Breslau, 1874), Migraine attribuable à la paralysie du grand sympathique, blépharospasme, myosis, crampe accommodatrice unilatérales.

(3) Schliephake, *Arch. f. Augen- u. Ohrenheilk.*, V, p. 286, 1876. La paralysie du centre cilio-spinal, qui détermine la myose des *ataxiques*, ne s'accompagne qu'exceptionnellement d'une tension anormale de l'accommodation (Hempel, Coppez).

(4) Stilling, *Klin. Monatsbl.*, XIII, p. 5-30, 1875.

dans l'observation citée par M. Nagel. D'après le même auteur, des injections hypodermiques de strychnine seraient quelquefois efficaces.

L'insuffisance des droits internes sera traitée suivant les règles que nous avons indiquées pages 455 et 464.

Un œil qui pourrait donner lieu à un spasme d'accommodation par ophthalmie sympathique sera immédiatement énucléé.

Les maladies générales et les affections du système nerveux central qui pourraient être en cause fourniront la principale indication thérapeutique. Cette dernière variera naturellement suivant la nature du cas, suivant le siège de la lésion à combattre, suivant la constitution de l'individu qui en est atteint. Aussi nous est-il impossible de nous engager dans le détail du traitement applicable à chaque catégorie particulière. M. Pagenstecher (*loc. cit.*) dit avoir guéri radicalement un cas de spasme d'accommodation dû à un état d'irritation spinale, à l'aide du courant constant, appliqué sur la colonne vertébrale. M. Leber obtint également, chez son malade, une guérison rapide par l'emploi de la morphine, en injections sous-cutanées.

LES MYOTIQUES

On peut produire *artificiellement* le spasme du muscle ciliaire au moyen de certaines substances qu'on appelle des *myotiques*, parce qu'elles ont en même temps pour effet le rétrécissement de la pupille, la *myosis*.

Les myotiques les plus puissants et les plus employés dans la pratique proviennent de la *fève de Calabar* (*faba calabarica* ou *semen physostigmatis*,) fruit du *Physostigma venenosum* (Balfour). Cette plante, une espèce de *Phaseolus*, appartient donc aux Légumineuses.

On ne se servait autrefois, comme collyre myotique, que de *l'extrait alcoolique de Calabar* (Sharpey), dont M. Th. Fraser (1) découvrit l'action sur la pupille, M. Argyll Robertson (2) celle sur l'accommodation. C'est à ce dernier surtout que revient le mérite d'avoir introduit le nouveau médicament dans la pratique scientifique. Celui-ci fit ensuite l'objet des recherches de plusieurs savants (3), parmi lesquelles celles de Donders et Hamer sont les plus remarquables.

L'extrait alcoolique de Calabar, employé sous forme d'une solution qui n'était jamais tout à fait limpide, ou incorporé à des tablettes gélatineuses, ou porté sur la conjonctive à l'aide d'un papier imbibé de cette substance, était toujours plus ou moins irritant pour la muqueuse de l'œil. Il n'était pas toléré longtemps, et son action était assez incertaine, soit par la difficulté du dosage, soit par l'altérabilité de la préparation.

<hr>

(1) Th. Fraser, *Thèse* d'Édimbourg, juillet 1862.
(2) Argyll Robertson. *Edimb. medico-surg. Soc.*, février 1883.
(3) Harley, Hulke, Bowman, Soelberg Wells, de Graefe, Rosenthal, Schelske et autres.

Ce fut donc pour l'ophthalmologie une acquisition précieuse que la découverte des *alcaloïdes* de cette substance. En 1863, MM. Jobst et Hesse en tiraient la *physostigmine*, MM. Vée et Leven l'*ésérine*. Ces deux alcaloïdes ont été reconnus d'ailleurs comme identiques. MM. Harnack et Witkowsky en découvrirent, en 1866, un second dans la fève de Calabar, qu'ils appelèrent la *calabarine*.

On comprenait autrefois sous le nom de calabarine non pas cette substance, mais la physostigmine elle-même. Il est bon d'attirer l'attention sur ce point, attendu que la plupart des pharmaciens considèrent encore maintenant ces deux alcaloïdes comme identiques. Mais la calabarine est en réalité un produit de décomposition de la physostigmine, aux dépens de laquelle elle se forme d'une façon plus ou moins lente. Elle s'en distingue par son insolubilité dans l'éther et quelques différences dans son action physiologique (1). La calabarine se conserve, de plus, bien mieux que la physostigmine.

Les solutions de toutes ces substances, introduites dans le sac conjonctival, agissent à la fois sur le diamètre pupillaire et sur l'état d'accommodation de l'œil. Leur influence sur le sphincter de l'iris est cependant plus prompte et plus énergique que celle sur le muscle ciliaire. Les doses trop faibles pour altérer la contractilité de ce dernier suffisent encore pour amener la myosis; et cette dernière, lorsqu'elle est produite par des doses plus fortes, persiste encore longtemps après que l'action du médicament sur l'accommodation a entièrement cessé.

Le resserrement de la pupille dû à une forte solution d'un de ces myotiques mentionnés est plus considérable que la contraction provoquée par l'effort d'accommodation le plus énergique, par la lumière la plus intense. Néanmoins la réaction de la pupille sous l'influence de ce dernier agent n'est pas entièrement abolie; elle se manifeste même comme mouvement consensuel dans un œil calabarisé, lorsque l'autre, non soumis au médicament, est exposé à des variations d'éclairage. La pupille contractée au maximum est rarement tout à fait ronde, sa forme est généralement irrégulière, même anguleuse.

L'effet qu'exercent les myotiques sur le *muscle ciliaire* est très curieux. De faibles doses stimulent la contractilité de ce muscle, augmentent son énergie, sans produire de spasme. Elles agissent donc sur le punctum proximum, qu'elles permettent de rapprocher de l'œil en deçà de sa distance physiologique, sans altérer la position du punctum remotum. *L'amplitude d'accommodation se trouve donc augmentée.* Cette influence se manifeste parfois aussi au début de l'action de doses fortes, mais surtout pendant la période de décroissance de l'effet myotique.

La vertu stimulante de ces médicaments se fait sentir d'ailleurs pendant toute la durée de leur action. Ainsi, dans une expérience de Donders, la con-

(1) Cloetta, *Lehrb. der Arzneimittellehre*, p. 43, 1881.

vergence qui provoque sur l'œil non soumis au médicament un effort proportionnel d'accommodation, par exemple 3,7 D pour 3,7 *am*, était accompagnée
sur l'autre œil, d'une tension accommodative égale à 8,3 D (1).

Lorsque l'action du myotique a 'atteint son *maximum*, le punctum remotum est relativement plus rapproché de l'œil que ne l'est le punctum proximum. L'*amplitude d'accommodation* a donc *diminué*, ayant perdu à son
extrémité éloignée plus qu'elle n'a gagné à son extrémité rapprochée. Mais il

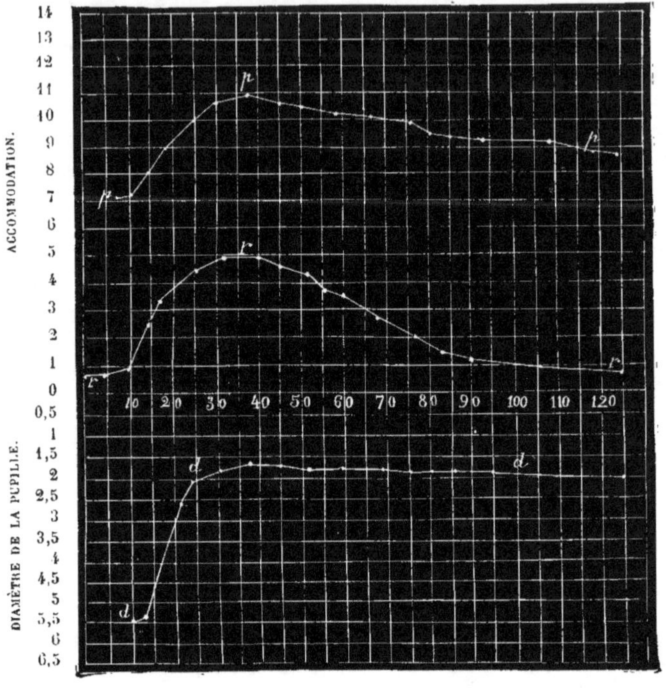

Fig. 129.

est à remarquer qu'au moins pour les jeunes individus, sur lesquels on a
fait des expériences, jamais un myotique n'a été assez puissant pour ramener
le punctum remotum jusqu'à coïncidence avec le punctum proximum. La
volonté a donc toujours conservé un certain empire sur l'accommodation. Cette
dernière n'a jamais été complètement abolie.

Les diagrammes suivants représentent mieux que toute description l'influence du myotique sur l'œil. Ils sont dus aux recherches que Donders e
Hamer ont entreprises avec l'extrait de calabar (2). Nous les avons seulemen
adaptés au système métrique (fig. 129).

(1) Donders, *loc. cit.*, p. 614, éd. angl; p. 518, éd. allem.
(2) *Ibid.*, p. 610, éd. angl; p. 515, éd. allem.

La partie inférieure est consacrée à la pupille. Les chiffres placés sur la gauche au-dessous de zéro représentent des millimètres, les chiffres sur l'horizontale, à partir de zéro, des minutes dans la figure 129, des heures ou des jours dans la figure 130. La courbe *ddd* indique les variations du diamètre pupillaire.

La partie supérieure des diagrammes montre l'effet exercé par le myotique sur l'état de réfraction de l'œil. Les chiffres placés sur la gauche indiquent

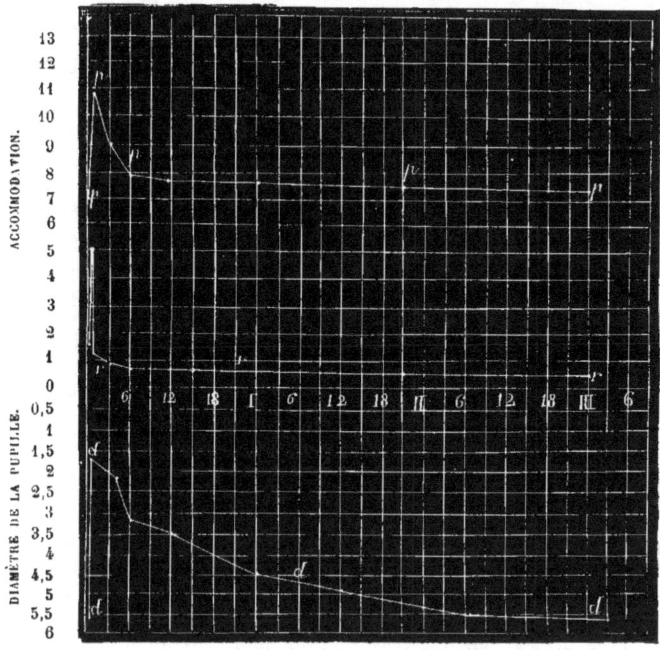

FIG. 130.

des dioptries, ceux de l'horizontale représentent toujours les unités de temps. La courbe *rrr* dessine la marche du punctum remotum, c'est-à-dire du minimum de réfraction, la courbe *ppp*, celle du punctum proximum, c'est-à-dire du maximum de réfraction de l'œil. L'espace compris entre les deux n'est par conséquent autre chose que l'amplitude d'accommodation, directement exprimée en dioptries par les divisions horizontales qui le parcourent.

Il est à remarquer que le commencement de ce schéma ne répond pas absolument aux exigences de la règle suivant laquelle le myotique manifeste son action d'abord sur la pupille, ensuite sur le punctum proximum, puis sur le remotum. Donders mentionne d'ailleurs, au même endroit, le rétrécissement de la pupille *avant* la crampe d'accommodation (1).

Quant à l'effet sur le muscle ciliaire, il a constaté, dans une autre expérience sur la même personne, une *augmentation* de l'amplitude d'accommodation au début.

Les figures 129 et 130 nous montrent les trois courbes arrivant assez promptement, après trente-cinq minutes, et presque simultanément à leur maximum de hauteur respectif. Seulement la courbe *rr* est montée plus haut que *pp*; l'amplitude d'accommodation a donc diminué. En effet, tandis qu'au début la personne examinée avait un maximum de réfraction $p = 7,2$

un minimum $r = 0,6$

et par conséquent une amplitude d'accommodation $a = 6,6\,\text{D}$,

pendant le maximum d'action du myotique on trouvait $p' = 11$

$r' = 5$

$a' = 6\,\text{D}.$

La descente des trois courbes s'opère d'une manière très inégale; celle de *ddd* est la plus lente. Ce n'est qu'au bout de trois jours (fig. 130) que la pupille a repris son diamètre physiologique; *rrr* tombe plus rapidement. Au bout de cent vingt minutes (fig. 129) le punctum remotum est déjà revenu à l'endroit où il était avant l'expérience. La personne examinée pouvait alors relâcher entièrement son accommodation. Mais le punctum proximum était encore en deçà de sa position physiologique. Le maximum d'accommodation était $p = 8,6$

et le minimum n'était que de $r = 0,6$

l'amplitude d'accommodation était donc $a = 8\,\text{D}$,

au lieu des 6,6 que comportait l'âge de l'individu.

Les alcaloïdes du calabar donnent, comme nous l'avons dit, des résultats tout à fait analogues. Citons un exemple emprunté à une monographie sur les myotiques et les mydriatiques, écrite par M. Jaarsma sous la direction de notre excellent ami le professeur Doyer (2).

Une personne soumise à l'instillation d'une solution au centième de *sulfate d'ésérine* avait, avant l'expérience, un maximum de réfraction $p = 8$

un minimum $r = 0,$

donc une amplitude d'accommodation $a = 8\,\text{D}.$

____

(1) « The first effect, immediately after the application, is a brief irritation; upon this, after the laps of four minutes, slight spasms supervene in the lower eyelid. The contraction of the pupil, and almost simultaneously, the spasm of accommodation now follow. » (*Loc. cit.*, p. 610.)

(2) Jaarsma, Thèse de Leiden, p. 21, 1880.

Au bout d'un quart d'heure, le *maximum* de l'action myotique était atteint, et il y avait :

$$p = 12,5$$
$$r = 5$$
$$\text{donc}\quad a = 7,5\ \text{D.}$$

Lorsqu'au bout d'une heure et quart, le punctum remotum avait repris sa position normale, le maximum d'accommodation était encore

$$p = 12,8$$
$$r = 0$$

L'amplitude d'accommodation $a = 12,8$ D était donc ici aussi notablement augmentée pendant la période de décroissance de l'action myotique.

La plus faible solution du sulfate d'ésérine dont on pût encore constater un effet sur l'œil fut de 1/12 800. Elle n'influa cependant que sur le sphincter de l'iris. — Le punctum remotum commence à se rapprocher de l'œil sous l'influence d'une solution de 1/800. Mais, avant que cet effet se fasse sentir, l'excitabilité du muscle ciliaire et, par suite, l'amplitude d'accommodation s'accroissent.

La crampe du muscle ciliaire la plus forte que l'auteur ait pu produire n'a jamais dépassé la durée d'une heure et demie, tandis que la contraction de la pupille se maintenait jusqu'à soixante-douze heures.

Le *sulfate d'ésérine* est très employé dans la pratique, soit pour stimuler l'action du muscle ciliaire, soit à cause de sa puissance myotique, soit enfin pour diminuer la tension intra-oculaire. Les collyres d'ésérine au 300ᵉ ou au 200ᵉ sont généralement assez bien supportés. La conjonctive se montre cependant parfois intolérante à l'égard de l'usage prolongé de ce médicament, et il nous semble qu'il y aurait avantage à le remplacer par le *salicylate d'ésérine* (Merk), qui est moins irritant et plus stable.

Le sulfate d'ésérine s'altère, en effet, assez vite sous l'influence de l'air et de la lumière, ainsi que d'autres agents chimiques. Sa solution rougit, l'ésérine passe à l'état de *rubrésérine*, qui se distingue facilement par son insolubilité absolue dans l'éther. La rubrésérine ne possède pas d'action myotique; aussi les solutions rougies des sels d'ésérine perdent-elles de leur efficacité.

L'action de la *physostigmine* ne diffère pas de celle de l'ésérine (Hamer, Krenchel). Cet alcaloïde est d'ailleurs, comme nous l'avons dit, identique à l'ésérine.

La *pilocarpine*, alcaloïde retiré en 1875 par M. Hardy des feuilles du Jaborandi (*folia Pilocarpi*, est un myotique capable de remplacer parfois ceux de la fève de calabar. Elle forme avec les acides chlorhydrique et nitrique des sels cristallisés, facilement solubles dans l'eau.

D'après M. Jaarsma, l'action du chlorhydrate de pilocarpine employé en collyre est analogue à celle de l'ésérine. Elle porte à la fois sur le sphincter de la pupille et sur le muscle ciliaire, qui se contractent simultanément sous son influence, quoique indépendamment l'un de l'autre. Il est à remarquer cependant que, si l'action myotique se fait sentir pour l'ésérine déjà à des doses qui n'altèrent pas encore l'accommodation, et si la myosis de l'ésérine précède toujours quelque peu le spasme ciliaire, la solution la plus faible de pilocarpine qui agit sur le sphincter de l'iris agit également sur l'accommodation. Cette solution minimale est d'ailleurs plus concentrée (1/400) que celle de l'ésérine, qui est de 1/12 800 pour la pupille, de 1/800 pour l'accommodation.

La promptitude de l'action de la pilocarpine serait, d'après notre auteur, indépendante de la concentration de la solution. Cette action atteint son maximum déjà au bout de trente minutes, et ne dure pas plus de vingt-quatre heures pour la pupille, et deux heures et demie pour l'accommodation. La pupille ne perd jamais entièrement sa réaction sous l'influence de la lumière. Celle de l'autre œil ne se dilate pas même quand la myosis de son congénère est à son plus haut degré.

Comme exemple de l'influence de ce médicament sur le muscle ciliaire, nous citerons l'observation suivante de M. Jaarsma (1).

Avant l'expérience.	Un quart d'heure après l'instillation d'une solution au 50°.	Deux heures trois quarts après l'instillation.
$p = 9,5$	$p = 10,5$	$p = 10,2$
$r = 0$	$r = 1,25$	$r = 0$
$a = 9,5$ D	$a = 9,25$ D	$a = 10,2$ D

L'action de la pilocarpine sur l'accommodation est donc tout à fait analogue à celle de l'extrait de calabar et de ses dérivés.

Le premier de ces myotiques n'altérerait pas la vision, d'après l'auteur, tandis qu'elle baisse un peu pendant le maximum d'action de ces derniers.

On emploie généralement le *chlorhydrate de pilocarpine*, qui cristallise facilement, et dont la solution se conserve fort bien pendant longtemps; mais, sous ce rapport, le *salicylate* est encore préférable, car sa solution reste inaltérée encore au bout de trois mois.

La *muscarine* est un alcaloïde découvert par MM. Schmiedeberg et Koppe (2), d'abord dans l'*Amanita muscaria*, et, plus tard, par MM. Schmiedeberg et Harnack, également dans l'albumine des œufs de poule (3).

(1) Jaarsma, *loc. cit.*, p. 47.
(2) Schmiedeberg et Koppe, *Das Muscarin*. Leipzig, 1869.
(3) Schmiedeberg et Harnack, *Centralbl. f. d. med. Wissensch.*, p. 598, 1875.

Ces auteurs ont constaté les premiers l'influence que ce médicament exerce sur l'œil ; elle consiste dans le resserrement de la pupille et la contraction spasmodique du muscle ciliaire. Mais cette dernière action prédomine de beaucoup sur celle que subit le sphincter de l'iris. Six minutes après une injection hypodermique de 4 milligrammes de muscarine, son action commençait à se manifester, et seize minutes après, elle avait atteint son maximum sur la réfraction, qui, de 6,5 D, se serait accrue jusqu'à 13 D. L'accommodation aurait été abolie à ce moment. Ce fait n'a cependant pas pu être constaté dans les expériences ultérieures que nous allons citer. Une solution de 1,5 pour 100, instillée dans l'œil, aurait laissé la pupille intacte, tout en produisant un spasme intense de l'accommodation.

M. Krenchel(1) a fait, avec ce médicament, des expériences plus étendues. Il a constaté que l'action de la muscarine sur la pupille est très inconstante : parfois celle-ci reste indifférente à côté d'un spasme très fort de l'accommodation ; d'autres fois une myosis énergique accompagne un spasme ciliaire très modéré.

Contrairement à ce que nous avons vu pour les autres myotiques, la muscarine agit d'abord sur l'accommodation, et ensuite sur la pupille. Les modifications que subit cette dernière persistent quatre à six fois plus longtemps que celles de la première.

Le spasme de l'accommodation s'annonce cinq à dix minutes après l'instillation de solutions de 1 à 5 pour 100, atteint son maximum entre quinze et trente minutes, et disparaît au bout d'une heure à deux heures et demie. L'amplitude d'accommodation n'est jamais tout à fait abolie, quoique l'action de la muscarine débute par le rapprochement du punctum remotum et n'altère que plus tard la position du punctum proximum. Le muscle ciliaire serait donc mis d'abord dans un état de crampe tonique, sans toutefois que son énergie contractile fût augmentée. Ce dernier effet ne se manifeste que plus tard, et n'est jamais aussi accusé que le spasme tétanique initial. L'augmentation de la réfraction statique dépasse toujours de beaucoup l'accroissement de la réfraction dynamique ; en d'autres termes, la muscarine restreint toujours l'amplitude d'accommodation. C'est là une différence capitale entre ce myotique et les précédents, notamment la physostigmine, dont une faible solution augmente notablement l'énergie du muscle ciliaire, sans altérer la réfraction statique de l'œil. La muscarine ne semble donc pas destinée à rendre de grands services dans la pratique oculistique.

Nous avons épuisé la liste des myotiques les plus importants connus jusqu'à ce jour. En effet, quoique certains auteurs aient vu survenir une forte

---

(1) Krenchel, *Arch. f. Ophth.*, XX, 1, p. 135, 1874.

myosis sous l'influence d'inhalations de protoxyde d'azote (1) ou d'injections hypodermiques de morphine (2), l'action qu'exercent ces médicaments sur l'iris est aussi accessoire qu'incertaine. Quant aux changements subis par l'accommodation, ils sont inconnus, en tout cas absolument inutilisables pour la pratique.

Il nous reste à dire un mot encore d'un phénomène qui accompagne généralement l'action des myotiques. Les objets paraissent agrandis pendant que l'œil est sous l'influence d'un spasme de l'accommodation (3). Cette *macropie* s'explique tout naturellement par le fait que l'effort d'accommodation déployé pour voir nettement est moindre qu'à l'état normal. L'individu se trompe donc sur la distance réelle des objets. Il les juge plus éloignés qu'ils ne sont, et, comme il rapporte son image rétinienne à une distance exagérée, c'est-à-dire qu'il projette cette image trop loin, l'objet doit lui paraitre plus grand qu'il n'est en réalité.

Il est à remarquer enfin que l'influence de tous les myotiques sur le muscle ciliaire, que nous avons toujours dite être indépendante de celle qu'ils exercent sur le sphincter de l'iris, persiste même dans les cas d'aniridie.

FAIBLESSE, PARÉSIE ET PARALYSIE
DE L'ACCOMMODATION

A titre de symptôme de la parésie du moteur oculaire commun, la diminution ou l'abolition de la faculté accommodative se rencontre dans les affections les plus diverses, capables de provoquer des altérations, soit du ganglion ciliaire et de ses branches, soit du tronc de la troisième paire, soit de ses noyaux d'origine.

C'est ainsi que Maingault (4), Trousseau (5), Donders (6) avaient déjà constaté depuis longtemps la faiblesse absolue ou relative du muscle ciliaire chez des personnes convalescentes ou depuis longtemps guéries d'*angine diphthéritique*. Ces savants observateurs admettaient que le virus propre à cette maladie, se localisant sur certains points du système nerveux, produisait les accidents paralytiques qui figurent au nombre de ses suites fréquentes. Les investigations récentes ont confirmé leur opinion, bien qu'on se demande encore si le poison diphthéritique agit plus particulièrement sur les fibres ner-

(1) Bordier, *Journ. de thérapeutique*, t. XXIII, p. 885, 1876.

(2) De Græfe. — H. Lawson, *Med. Times and Gazette*, vol. LIII, p. 671, 1876.

(3) Donders, *loc. cit.*, p. 614, éd. angl.; p. 519, éd. allem.

(4) Maingault, *De la paralysie diphth.* (Arch. gén. de méd. Paris, II, p. 285 et 674, 1859 et 1860).

(5) Trousseau, *Clinique méd. de l'Hôtel-Dieu*, t. I, 1861.

(6) Donders, *Holländische Beiträge z. Natur-u. Heilkunde*, p. 10, 1861.

veuses [Buhl (1), Oertel (2), Voelckers (3)] ou sur les cellules ganglionnaires de leur noyau d'origine [Déjerine (4)].

Il est à remarquer d'ailleurs que les affections les plus diverses de la gorge, **sans** être de nature diphthéritique, peuvent se compliquer de paralysie de l'accommodation [Hutchinson, Mooren (5)].

Au reste, la diphthérie **n'est pas** la seule maladie infectieuse dont les effets puissent se faire sentir sur le muscle **ciliaire**. La *fièvre typhoïde*, le *typhus récurrent* (6), le *rhumatisme articulaire* sont cités, dans plusieurs observations, comme la cause avérée d'une parésie accommodatrice, dont la genèse est sans doute la même que celle que nous venons d'indiquer.

Si des maladies aiguës nous passons aux altérations constitutionnelles chroniques, nous rencontrons tout d'abord la *syphilis*, cette cause universelle de toutes les lésions pathologiques imaginables. Son action nuisible sur l'appareil accommodateur peut dériver soit d'une lésion des centres de l'oculomoteur commun, soit plus souvent de la compression ou de la destruction des fibres de ce nerf par une infiltration de sa gaine, par des productions gommeuses ou des proliférations périostiques. M. Alexander (7) a même constaté la paralysie unilatérale du muscle ciliaire dans des affections syphilitiques corticales de l'encéphale, et attribue à ce symptôme une certaine valeur pronostique fâcheuse. M. Hutchinson (8), par contre, a rassemblé plusieurs exemples de parésie localisée à un œil et attribuables à une lésion plus périphérique, celle du ganglion ciliaire. La paralysie isolée des muscles de l'accommodation et de l'iris, que cet auteur appelle *ophthalmoplégie interne*, est presque toujours d'origine spécifique ; au surplus, elle s'accompagne généralement plus tard de manifestations multiples sur les autres nerfs oculaires.

Quoique la nature des altérations nerveuses produite par le *diabète* nous soit encore inconnue, les exemples sont nombreux qui démontrent l'influence de cette anomalie de la nutrition sur le fonctionnement des nerfs crâniens, en particulier de la 3e paire et de ses filets destinés au muscle de Brücke. Trousseau écrivait, il y a déjà longtemps, que les troubles accommodateurs peuvent être le premier symptôme qui décèle l'existence de la glycosurie. Et, en effet,

(1) Buhl, *Zeitschr. f. Biologie*, Bd III, p. 341.

(2) Oertel, *Deutsches Arch. f. klin. Medicin*, VIII. p. 242.

(3) Voelckers. Voy. Scheby-Buch. *Arch. f. Ophth.*, XVII, p. 265, 1871.

(4) Déjerine, *Arch. de Physiol.*, 1878.

(5) Hutchinson, *Ophth. Hosp. Rep.*, p. 436, 1873, et Mooren, *Fünf Lustren ophth. Wirksamkeit*, Wiesbaden, 1882.

(6) Scheby-Buch, *Bericht über 38 Fälle v. Accommodationslähmung aus den Kieler Kliniken* (*Arch. f. Ophth.*, XVII, p. 265, 1871).

(7) Alexander, *Berl. klin. Woch.*, n° 21, 1878 et *Deutsche med. Wochenschr.*, n° 41, 1881.

(8) Hutchinson. *Medico-chirurg. Transact.*, LXI, et *Med. Times and Gazette*, April 1878. C'est sans doute dans cette catégorie de cas qu'il faut ranger celui de M. Sichel (*Gaz. des Hôp.*, p. 347, 1876) où la paralysie de l'accommodation était accompagnée d'une paralysie du moteur oculaire externe.

dans nombre de cas, c'est l'oculiste qui, conduit par la présence d'une paralysie d'un des nerfs de l'œil à analyser les urines, donne l'éveil sur cette maladie.

Certaines affections parasitaires ont également pour effet la paralysie de l'accommodation. Telle est la *trichinose* (1). Les désordres fonctionnels que produit dans les muscles l'envahissement de leur tissu par les trichines ne suffisent pas pour expliquer la participation du muscle ciliaire, attendu qu'on n'a pas encore rencontré ces parasites dans les muscles lisses. Il est encore plus difficile d'expliquer l'abolition de la faculté accommodatrice observée dans certains cas *d'empoisonnement aigu produit par la viande de saucisses crues* [Scheby-Buch (2), Ulrich (3), Eichenberg] ou la *viande gâtée* [Cohn (4)].

Les lésions primitives du *système nerveux central*, principalement de l'*encéphale*, s'accompagnent très fréquemment de parésie de l'accommodation. Elles intéressent alors les noyaux d'origine de l'oculo-moteur commun ou le tronc de ce nerf lui-même, qui est altéré par compression, par inflammation ou par destruction. Les simples troubles vasculaires de cette région sont capables de produire un affaiblissement de la faculté accommodatrice : l'anémie ou l'hyperhémie suffit, sans qu'il existe d'autre cause plus grave.

C'est à ces anomalies circulatoires qu'on a rapporté la paralysie du muscle ciliaire observée dans les *troubles digestifs* (5). Il n'y a guère d'autre explication possible pour le cas étrange publié par de M. de Hasner (6), où une jeune fille était atteinte régulièrement, à chaque époque mensuelle, d'une paralysie complète de l'oculo-moteur commun, disparaissant au bout de trois jours, pour se renouveler à la période suivante.

Il va de soi que les altérations grossières de certaines régions cérébrales en rapport plus ou moins direct avec la 3ᵉ paire ou ses noyaux protubérantiels, de même que l'augmentation de la pression intracrânienne par une tumeur, se manifestent toujours par une paralysie partielle ou complète du nerf accommodateur. Il serait superflu d'énumérer toutes les lésions spontanées ou d'origine traumatique qui rentrent dans cette catégorie. Il faut dire d'ailleurs que, comme pour le spasme du muscle ciliaire, les symptômes généraux qu'elles produisent sont d'une gravité telle, que les troubles accommodatifs passent souvent inaperçus au milieu d'eux. Citons cependant la *sclérose*

---

(1) Foerster, in Gräfe-Sämisch, *Handb. der ges. Augenh.*, vol. VII, chap. XIII, p. 179.

(2) Scheby-Buch, *loc. cit.*

(3) Ulrich, *Klin. Monatsbl.*, p. 230, 1882.

(4) Cohn, *Arch. f. Augenh.*, IX, 2, p. 148, 1880. Voy. aussi Leber, *Arch. f. Ophth.*, XXVI, 2, p. 236, 1880.

(5) Coccius, *Die Heilanstalt*, etc. Leipzig, 1870 ; — Steffan, *Nagels Jahresh.*, 1874, p. 25 ; — Leber, *Erkr. d. Auges bei Diab. mell.*, p. 318-322 (Diabète aigu consécutif à un catarrhe gastrique) ; — et Unterharnscheidt, *Klin. Monatsbl.*, p. 37, 1882 (Gastralgie).

(6) De Hasner, *Arch. gén. de méd.*, p. 732, 1883.

cérébro-spinale disséminée, et, comme exemple de lésions localisées, l'observation de M. Cohn (1), où une fracture par arme à feu de la base du crâne avait entraîné une paralysie de l'accommodation. M. Parinaud (2) l'a observée aussi chez un malade qui avait succombé à une tumeur cérébrale, aplatissant entre autres le tronc de l'oculo-moteur commun.

Parmi les affections spinales, *l'ataxie locomotrice* est la seule qui paraisse donner lieu à la parésie accommodative, grâce aux manifestations fréquentes de cette maladie sur les nerfs de l'œil. Lorsque la 3e paire est atteinte, il est naturel que le muscle ciliaire souffre dans sa contractilité.

Il n'existe que deux observations où la compression du *sympathique* ait été accompagnée d'un affaiblissement du pouvoir accommodateur. Ce sont celles de M. Eulenburg (3) et de M. Warner (4). Dans le premier cas, il s'agissait d'une lésion irritative, dans le second, d'une parésie de ce nerf. Ces données contradictoires font pressentir toute l'obscurité qui règne encore sur ce point. Suivant M. Eulenburg, la tension intra-oculaire, augmentée sous l'influence de l'excitation du sympathique, s'opposerait au bombement des surfaces cristalliniennes lors du relâchement de la zone de Zinn.

Le cas de M. Hutchinson (5), qui vit se développer une paralysie subite et passagère à la suite d'une *frayeur vive*, reste inexpliqué, à moins qu'on ne recoure à l'hypothèse de troubles vaso-moteurs ou d'une action d'arrêt particulière exercée sur le centre accommodateur.

Nous avons déjà eu l'occasion de faire remarquer, en parlant de l'asthénopie accommodative, l'influence fâcheuse qu'exerce sur l'énergie du muscle ciliaire un état de santé défavorable. Toute cause capable d'entraver la nutrition et de déterminer une dépression générale des forces retentira donc sur la faculté accommodatrice. Aussi n'est-il pas étonnant qu'on ait signalé la faiblesse de l'accommodation dans *l'anémie essentielle* et dans une foule d'autres états anémiques symptomatiques, tels que celui qui succède aux *maladies aiguës* (6), ou qui est provoqué par la *lactation* (7), *l'alcoolisme* (8), les *excès vénériens*, la *masturbation* (9), les *lésions utérines* (10), les *hémorrhagies abondantes* (11), etc.

Signalons enfin, parmi les affections nerveuses périphériques, la névrite des terminaisons ciliaires de l'oculo-moteur commun, qui, dans un cas de

(1) Cohn, *Schussverletzungen des Auges*, p. 6, 1872.
(2) Parinaud, *Arch. de Neurol.*, vol. V, n° 14, p. 145.
(3) Eulenburg, *Berl. klin. Wochenschr.*, p. 169-172, 1873.
(4) Warner, *Brit. med. Journ.*, April 1877.
(5) Hutchinson, *Ophth. hosp. Rep.*, VII, p. 39, 1871.
(6) Coccius, *Die Heilanstalt f. arme Augenkranke*, etc. Leipzig, 1870.
(7) Hutchinson, *Ophth. hosp. Rep.*, VII, p. 38, 1871.
(8) Romiée, *Rec. d'ophth.*, p. 33, 1881.
(9) Landesberg, *Med. Bulletin*, III, n° 4, 1881.
(10) Mooren, *loc. cit.*
(11) Rampoldi, *Ann. di Ottalm.*, XI, p. 318, 1882.

M. de Hasner, accompagnait une éruption d'*herpès* (1). Les complications paralytiques de cette lésion trophique s'étaient manifestées ici du côté du muscle ciliaire.

C'est sans doute à des altérations locales de ces terminaisons nerveuses ou du tissu même du muscle ciliaire qu'il faut rattacher la parésie accommodative survenant à la suite de *traumatismes de l'œil ou de la région orbitaire* (2). Peut-être faut-il les mettre en cause aussi pour expliquer celle qu'on a observée dans l'*ophthalmie sympathique* (3), dans le *glaucome*, dans la *névralgie des rameaux dentaires* (4), de la deuxième branche du trijumeau.

Diagnostic. — Quelle que soit la cause qui la provoque, la paralysie partielle ou totale du muscle ciliaire, envisagée à part et dégagée de toute autre lésion concomitante, s'annonce par un trouble fonctionnel constant : la diminution ou l'abolition complète de l'amplitude accommodative, par suite de l'éloignement du punctum proximum de l'œil, ou de sa coïncidence absolue avec le punctum remotum. Ce dernier ne subit en général aucun déplacement (5). La réfraction statique reste la même; la réfraction dynamique est affaiblie ou nulle.

Il résulte de cet état de choses des troubles visuels divers, suivant qu'on les considère chez l'emmétrope, chez le myope ou chez l'hypermétrope, et même chez l'astigmate. Ces troubles sont ceux que nous avons déjà décrits en parlant des altérations séniles du cristallin, de la presbyopie. Ils n'en diffèrent que par leur apparition rapide ou même soudaine, qui peut leur donner un caractère des plus alarmants.

Après tout ce que nous avons dit des phénomènes consécutifs à la diminution de l'amplitude accommodative, on comprendra que nous n'insistions pas sur le *diagnostic* de la paralysie de l'accommodation. Le médecin aura lieu d'en soupçonner l'existence dès que, chez un sujet jeune, il constatera la difficulté ou l'impossibilité de la vision rapprochée à divers degrés, toutes les fois qu'une hypermétropie manifeste se trouvera brusquement augmentée ou devenue absolue, de facultative qu'elle était, ou enfin qu'un astigmatisme aura subitement pris naissance. Il ne manquera pas de trouver dans l'anam-

---

(1) V. Hasner. *Allg. Wiener med. Ztg.*. p. 120, 1873, et v. Arlt, *Klin. Monatsbl.*, p. 333, 1877.

(2) Harlan. *Amer. Journ. of the med. Sc.*. vol. LXI. p. 130-140, 1871. — Hirschberg, *Klin. Beobachtungen*, p. 33-38, 1874.

(3) Cuignet, *Rec. d'ophth.*, p. 193, 1878.

(4) Schmidt-Rimpler, *Arch. f. Ophth.*, XIV, 1, p. 107, 1868.

(5) MM. Jacobson et Weiss (*Arch. f. Ophth.*, XXIV, 2, p. 236, 1878) ont observé le fait singulier que, lors de la paralysie diphthéritique de l'accommodation, l'état de réfraction était notablement inférieur à celui que possédaient les mêmes individus avant ou après guérison, sous l'influence de l'atropine. Ce qui prouve qu'on ne peut attribuer cette diminution de la réfraction à une inertie plus complète du muscle ciliaire dans le premier cas que dans le second, c'est qu'en pleine paralysie diphthéritique le mydriatique mentionné était encore capable de reculer le punctum remotum d'une façon très sensible.

nèse du malade quelqu'une des circonstances étiologiques que nous avons mentionnées. Le plus souvent, il aura affaire à des jeunes gens convalescents d'une affection diphthéritique, ou anémiés soit par une constitution vicieuse, soit par une hygiène défavorable. L'emploi de l'une quelconque des méthodes que nous avons décrites pour la mensuration de l'amplitude accommodative achèvera la précision de son diagnostic. Nous n'attachons pas grande importance à certains phénomènes objectifs, tels que la mydriase, le ptosis ou une déviation paralytique, attendu qu'ils peuvent faire défaut dans la paralysie du muscle ciliaire (1), et qu'ils peuvent exister en l'absence de cette dernière.

Mais il est important, au point de vue du pronostic, non seulement des altérations locales, mais même de celles de l'organisme entier, il est important, disons-nous, de se rendre un compte aussi exact que possible de la cause de ce trouble fonctionnel, et du siège de la lésion qui le provoque. En pareil cas, l'ophthalmologiste doit se montrer familier avec la pathologie générale et avec tous les moyens d'exploration qu'elle possède. Les commémoratifs seront les premiers éléments du diagnostic. Il sera généralement facile de savoir si le malade a été atteint d'affections de la gorge, diphthéritiques ou simples; s'il a des antécédents syphilitiques; s'il est sous le coup de quelque affection grave du système nerveux central, ou bien s'il a été seulement soumis à des influences délétères pour sa santé, soit dans son régime alimentaire, soit dans ses habitudes, soit dans les autres conditions hygiéniques qui l'entourent. L'existence d'une maladie infectieuse aiguë ne saurait rester ignorée, même après son entière guérison.

Si ces renseignements font défaut ou sont insuffisants, le médecin n'hésitera pas à recourir à un examen attentif et complet de toutes les fonctions de son patient. Il interrogera son facies général, ses organes digestifs, les troubles qu'il pourrait présenter dans la motilité ou la sensibilité générales ou dans les sens spéciaux. Il examinera ses urines au point de vue de l'albumine et du sucre. Il se livrera surtout à une exploration minutieuse de l'œil, de sa motilité, de la largeur de la fente palpébrale, du diamètre et de la réaction pupillaires, des fonctions rétiniennes, toutes notions capitales à acquérir pour se faire une idée sur le point du trajet de l'oculo-moteur commun qui peut être compromis. Il ne saurait entrer dans notre plan de rééditer ici la symptomatologie de toutes les maladies nerveuses ou générales pouvant donner lieu à l'abolition de la faculté accommodative. Nous nous contenterons d'attirer l'attention du lecteur sur la coïncidence si fréquente des paralysies du voile du palais dans la convalescence de la diphthérie. Ces paralysies peuvent d'ailleurs s'étendre aux membres et même aux muscles du tronc, auquel cas la vie est sérieusement menacée. Il est remarquable

____

(1) MM. Jacobson, Maingault, Scheby-Buch et d'autres encore, n'ont pas observé de troubles pupillaires dans la paralysie diphthéritique de l'accommodation. Suivant ces mêmes auteurs, la coïncidence de paralysies des muscles extrinsèques est rare.

qu'elles n'affectent que rarement des terminaisons de l'oculo-moteur commun autres que les rameaux ciliaires.

Le diagnostic étiologique une fois posé, le *pronostic* en découlera facilement. Il est établi que les paralysies diphthéritiques, quand elles ne s'étendent pas à des régions importantes pour la conservation de l'individu, guérissent sûrement au bout de quelques semaines. On pourra donner la même assurance consolante au malade qui se présente avec une anémie symptomatique de quelque vice diététique, ou consécutive à une maladie infectieuse aiguë. On sera plus réservé si l'on se trouve en face d'une intoxication chronique ou d'une maladie à longue échéance, telle que la syphilis ou le diabète. On connaît sans doute des succès éclatants et nombreux obtenus dans certaines affections nerveuses syphilitiques par le traitement mixte énergique. Mais il n'en existe pas moins trop de cas où cette médication reste impuissante, et nous avons vu que la paralysie syphilitique de l'accommodation est souvent le prélude d'une altération grave et incurable des centres nerveux. Enfin chacun connaît le triste sort réservé aux ataxiques, aux personnes atteintes de sclérose disséminée ou de tumeurs cérébrales.

Comme dans toute autre paralysie musculaire, l'irritation électrique pourrait nous fournir ici des indices précieux pour le pronostic, si elle était applicable au muscle de Brücke. Mais nous possédons heureusement un réactif presque aussi commode et sûr dans les myotiques. On peut dire d'une façon générale que, toutes les fois que le muscle ciliaire répond d'une manière prolongée à l'excitation produite par cet agent, le pronostic de sa paralysie est favorable.

Traitement. — Bien que les paralysies curables de l'accommodation disparaissent pour la plupart spontanément, il n'en est pas moins hors de doute qu'un traitement local peut en activer quelquefois la guérison.

Si nous ne parlons pas particulièrement d'une médication générale, c'est que cette dernière se comprend d'elle-même dans tous les cas où elle est applicable à la cause de la faiblesse accommodative. Il va de soi, par exemple, qu'on prescrira une hygiène réconfortante et des remèdes toniques à toute personne dont la nutrition est défectueuse. Cette règle s'applique spécialement aux convalescents de maladies diphthéritiques, qui sont en général très débilités : on leur ordonnera une alimentation azotée, réparatrice; on leur procurera, si possible, l'air pur de la campagne, des altitudes ou des bords de la mer; on leur recommandera le repos de leurs yeux et un exercice corporel proportionné à leurs forces. Les préparations ferrugineuses activeront la régénération de leurs globules sanguins, et les amers relèveront leurs fonctions digestives.

A-t-on affaire à un syphilitique atteint de lésions tertiaires? En dehors des prescriptions ci-dessus, qui ne peuvent qu'être favorables à tout malade cachectique, on instituera un traitement énergique au moyen de frictions mercurielles et d'iodure de potassium à hautes doses. On réglera avec minutie le régime du diabétique, et l'on emploiera avec les malheureux patients en proie à la sclérose du système nerveux central, la ressource incertaine des médications thermales, de l'hydrothérapie, des révulsifs, de l'électricité, des injections sous-cutanées de strychnine.

Nous avons dit qu'on pouvait hâter beaucoup la terminaison favorable de la paralysie accommodative en agissant directement sur le muscle ciliaire lui-même ou les ramuscules nerveux qu'il contient. Plusieurs observations de valeur (1) démontrent, en effet, que l'instillation d'un collyre à l'ésérine abrège notablement la durée de la guérison. Il faut seulement se garder de vouloir employer ce remède en solution concentrée et d'en exiger d'emblée l'effet maximal. On ne doit pas perdre de vue que l'ésérine remplace ici la faradisation appliquée aux autres muscles du corps, et que, comme cette dernière, administrée d'une façon imprudente, elle peut anéantir la vitalité du muscle paralysé, au lieu de la réveiller et de l'entretenir jusqu'au retour de l'innervation normale. On instillera donc une fois par jour une goutte d'une solution au 500ᵉ. Si l'on redoute l'action nuisible de ce médicament sur la conjonctive, on pourra s'adresser à la pilocarpine (1 pour 100), qui, suivant Georges (2), agirait même dans les cas où l'alcaloïde du calabar reste impuissant.

Dans le cas où l'on serait désireux d'accélérer encore davantage la guérison de son malade, on pourrait avoir recours à l'électrisation localisée. Duchenne a recommandé la faradisation, qu'il pratiquait en plaçant deux petites électrodes métalliques aux deux extrémités du diamètre horizontal de la cornée, à 3 millimètres environ du bord de cette membrane. Certains électrothérapeutes redoutent l'action des courants faradiques sur l'appareil nerveux de l'œil, et conseillent, en conséquence, de ne jamais employer pour cet organe que les courants continus. On applique alors le pôle positif au niveau du premier ganglion cervical du sympathique (immédiatement au-dessous de l'apophyse mastoïde) et le pôle négatif sur les paupières fermées. Le courant, de 8 à 12 éléments, est maintenu pendant deux ou trois minutes, et l'on doit éviter toute interruption (Onimus) (3).

En raison de la grande autorité du savant qui l'a préconisé, nous devons mentionner encore le traitement de M. Coccius (4), qui consiste à instiller dans l'œil quelques gouttes d'une solution camphrée (1 : 300). Nous ne possédons pas d'expérience personnelle suffisante sur la valeur de ce médicament.

---

(1) Voy. entre autres : Manz, *Klin. Monatsbl.*, VIII, p. 245-246, 1870. — Stammeshaus. *Ueber die Functionsstörungen d. Auges nach Ang. diphther.* Inaug. diss., Bonn, 1870. — Woinow, *Med. Bote*, p. 391, 1875. — Badal, *le Monit. méd.*, mars 1877.

(2) Georges, *Ein Beitrag. z. Wirk. d. Jaborandi auf. d. Sphincter pup. u. Accomm. Apparat.* Inaug. dissert., Greifswald, 1875.

(3) Voy. Webster, *Phil. med. Times*, 24 oct., 1874. — Camuset, *Gaz. des hôp.*, p. 209, 1874.

(4) Coccius, *Tagebl. der deutsch. Naturf.-versamml. in Leipzig*, p. 173

Enfin le spécialiste peut être appelé à se prononcer sur l'opportunité d'un traitement palliatif, optique, de la paralysie de l'accommodation. Lorsque cette affection est récente et bilatérale, le mieux est de laisser au début les veux dans un repos complet, et de protéger seulement, au moyen de verres fumés, la rétine exposée à l'éclairage exagéré qui résulte de la mydriase. Au bout de quelque temps, on pourra permettre de nouveau le travail visuel, et on viendra en aide aux forces renaissantes du muscle ciliaire au moyen de verres appropriés à l'état de réfraction du malade. Lorsque la paralysie est ancienne et sans espoir de guérison, il n'y a aucun inconvénient à traiter le sujet comme un simple presbyte, et à lui prescrire le verre de travail qui lui convient.

Rien n'est plus facile que d'adapter un œil dépourvu d'accommodation à n'importe quelle distance. Nous nous souvenons, en effet, que c'est précisément la réfraction dynamique qui complique souvent la détermination de l'état de réfraction, aussi bien que celle du verre de travail. Ici nous n'avons à compter qu'avec la réfraction statique, et avec celle requise pour la vision à la distance voulue. Le verre nécessaire sera représenté par la différence entre les deux. On n'a qu'à se souvenir que la réfraction de l'hypermétrope est négative, celle du myope positive, comme celle exigée pour toute distance finie. Nous pouvons nous dispenser de donner encore ici des exemples. Ce que nous en avons dit, p. 171, ainsi qu'aux chapitres cliniques de l'hypermétropie et de la myopie, suffit pour guider le lecteur dans le choix du verre nécessaire à l'œil dépourvu d'accommodation.

Lorque la paralysie du muscle ciliaire n'est pas complète, on déterminera avant tout l'amplitude d'accommodation, et prescrira le verre qui laissera au malade la quote requise pour le travail continu. Celle-ci devra généralement être assez forte (1/3 environ), comme nous avons eu l'occasion de l'exposer, p. 355.

Lorsque la parésie ou paralysie de l'accommodation est unilatérale et que l'autre œil fonctionne normalement, il est souvent difficile de faire travailler les deux yeux ensemble. Le verre correcteur de l'œil malade altère la grandeur de ses images rétiniennes, de telle sorte qu'elles ne se fusionnent pas toujours facilement avec celles de son congénère. De plus, elles ne sont nettes dans la vision binoculaire que pour une seule distance, aussi bien lorsque la paralysie est incomplète que lorsqu'elle est totale, tandis que le bon œil jouit d'une amplitude de vision distincte d'autant plus grande qu'il est plus jeune. Le médecin se trouve alors dans une position analogue à celle de l'anisométropie. A défaut de règles absolues, impossibles à formuler, c'est son propre jugement et les appréciations du malade touchant les verres qu'on lui essaye qui le guideront, pour chaque cas particulier, dans le choix des correctifs optiques.

LES MYDRIATIQUES

L'accommodation peut être paralysée artificiellement par certaines substances, qui dilatent en même temps la pupille. Ce dernier effet, plus apparent et aussi plus tôt connu que celui sur le muscle ciliaire, leur a valu le nom de *mydriatiques*. On emploie ces substances, toutes fortement toxiques, sous forme de collyres, ou de pommades, ou de petits morceaux de papier ou de gélatine qui en sont imbibés, et qu'on introduit dans le sac conjonctival.

Les quatre mydriatiques les plus actifs sont des alcaloïdes de solanées, qui ont entre eux la plus grande similitude dans leur composition chimique et dans leur action physiologique. On se sert des sels solubles qu'ils forment avec l'acide sulfurique, chlorhydrique, salicylique, bromhydrique.

Ce sont :

1° L'*atropine*, retirée en 1831, par Mein, de l'*Atropa Belladona* (1) préparée à l'état pur par MM. Geiger et Hesse, en 1833, — et l'*homatropine*, un dérivé de l'atropine, découverte par M. Ladenburg ;

2° La *duboisine*, extraite par MM. Gérard et Petit, de la *Duboisia myoporoides;*

3° L'*hyoscyamine*, alcaloïde de l'*Hyoscyamus niger*, découvert par MM. Geiger et Hesse en 1833.

La *daturine*, que MM. Geiger et Hesse ont extraite des feuilles et des semences du *Datura stramonium*, est identique avec l'atropine.

MM. de Planta et Ladenburg considèrent également comme identiques la duboisine et l'hyoscyamine. Il n'existe donc essentiellement que deux alcaloïdes mydriatiques fournis par les solanées : l'*atropine* et l'*hyoscyamine;* encore ces deux substances sont-elles isomères. Nous ne mentionnons pas spécialement l'*hyoscine*, qui ne diffère de l'hyosciamine que par la faible solubilité en chlorure double qu'elle forme avec l'or.

Un mydriatique qui n'appartient pas à la famille des solanées est :

4° La *gelsémine*, substance résineuse extraite par M. Wormsley du *Gelsemium sempervirens* (Aiton. Apocynées), dont ce chimiste a tiré l'hydrochlorate de gelsémine. Ce sel, ainsi que le sulfate de gelsémine, est applicable sous forme de collyre.

Tous ces mydriatiques, introduits dans le sac conjonctival, filtrent à travers la cornée, et ont pour effet, lorsqu'ils sont employés à une certaine

(1) Van Swieten (*Commentaria in Boerhavii Aphorismos*, t. III) a mentionné déjà l'influence de la *belladone* sur la pupille. — Himly (*Goetting. gelehrte Anzeig.*, 1800) découvrit l'action mydriatique de la jusquiame et généralisa l'emploi de ces substances en oculistique. — Wells (*Philosoph. Transactions*, t. I,, p. 378, 1811) étudia plus particulièrement leur influence sur l'accommodation. Donders).

concentration : 1° de dilater la pupille au maximum et de la rendre immobile; 2° de paralyser entièrement l'accommodation. Il y a donc une différence essentielle entre l'action des mydriatiques et celle de leurs antagonistes, les myotiques. Ces derniers, quoique réduisant la pupille à un diamètre bien inférieur au plus petit qu'elle présente à l'état physiologique, ne lui ôtent cependant pas toute mobilité, de même qu'ils laissent toujours persister une certaine contractilité du muscle ciliaire. Ils agissent à la fois sur le punctum remotum et sur le punctum proximum, en rapprochant ces deux points de l'œil, sans cependant les faire coïncider, sans abolir l'amplitude d'accommodation. Les mydriatiques, par contre, influent uniquement sur le punctum proximum, qu'ils éloignent graduellement de l'œil jusqu'à ce qu'il se confonde avec le punctum remotum dans la paralysie complète du

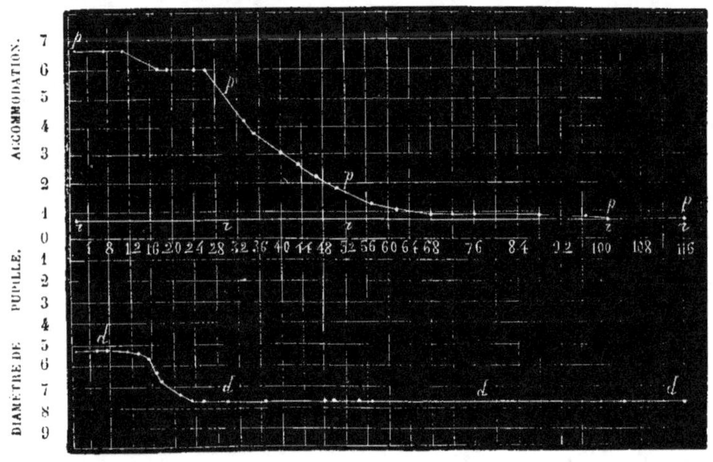

Fig. 131.

muscle ciliaire, l'anéantissement de l'accommodation, la réduction à zéro de son amplitude.

Pour mieux nous rendre compte de l'action d'un mydriatique, considérons les deux diagrammes (fig. 131 et 132), que nous empruntons à Donders (1), en les adaptant encore au système métrique. Ils représentent l'influence d'une goutte d'une solution au 120° de sulfate d'atropine sur l'accommodation (partie supérieure) et sur le diamètre de la pupille (partie inférieure).

Les chiffres placés sur la gauche, au-dessus de zéro, correspondent à des dioptries, la courbe *ppp* au maximum de réfraction (punctum proximum); la courbe *rrr* au minimum de réfraction (punctum remotum). Les divisions comprises entre les deux courbes donnent donc l'amplitude d'accommodation.

<hr>

(1) Donders. *loc. cit.*, p. 585 et 586, éd. angl.; p. 494 et 495, éd. allem.

Les chiffres rangés sur l'horizontale, à partir de zéro, indiquent le temps écoulé depuis l'instillation : fig. 131, des minutes; fig. 132, des jours.

Les chiffres sur la gauche, au-dessous de zéro, indiquent en millimètres le diamètre de la pupille, dont les variations sont représentées par la courbe *ddd*.

On voit (fig. 131) que la pupille commence à se dilater au bout de douze minutes, et qu'en vingt-quatre minutes la mydriase a atteint son maximum, qu'elle conserve pendant plus d'une journée. Elle ne revient que lentement et graduellement au diamètre normal et à la mobilité physiologique, c'est-à-dire au bout de treize jours environ (fig. 132).

D'après le texte de Donders, la diminution de l'accommodation commence

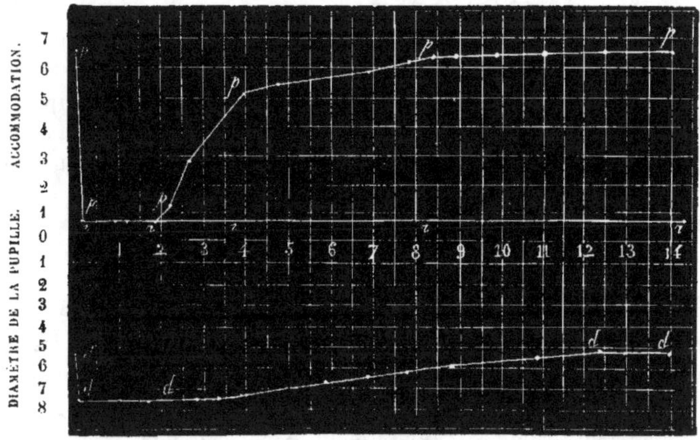

Fig. 132.

à se faire sentir quelque peu après l'influence mydriatique. Mais c'est surtout le maximum d'effet sur le muscle ciliaire, la paralysie complète de l'accommodation, qui est atteint notablement plus tard que la mydriase absolue. Au bout de cent trois minutes seulement, les courbes *p* et *r* coïncident, marquant ainsi la perte du pouvoir accommodateur. Dans l'expérience citée, cet effet a persisté pendant plus de trente-six heures (fig. 132), pour disparaître ensuite plus promptement que la mydriase, comme l'indique l'ascension rapide de la courbe *ppp* (fig. 132).

La ligne *rr* n'a pas été altérée; elle est restée droite; ce médicament n'ayant aucune influence sur la réfraction statique. Le fait qu'elle ne coïncide pas avec l'abscisse zéro, mais se trouve au-dessus d'elle, indique que la personne examinée, M. Hamer, était légèrement myope.

Les deux expérimentateurs ont fait encore les observations suivantes, qui sont des plus curieuses :

Lorsque l'œil est sous l'influence du mydriatique, sans que son muscle ciliaire soit entièrement paralysé, comme cela arrive, par exemple, quelques jours après l'instillation, son *amplitude d'accommodation relative* se comporte comme celle d'un myope : La quantité d'accommodation mise en jeu est toujours moindre que la quantité de convergence qu'elle accompagne. Donders cite l'exemple suivant : « Thus, M. Hamer, on the sixth day, found, » that while with convergence to 9″ of his eye which had not been subjected » to instillation, about the half of the total accommodation came into play, » the eye which had undergone the operation » (instillation), « attained only » a fifth of what it was now capable of at the maximum of convergence (1). »

Or, pour voir à 9″, c'est-à-dire, à peu de chose près, $\frac{1^m}{4}$, il faut 4 *am* de convergence et 4 D de réfraction positive. L'amplitude d'accommodation de l'œil non soumis au mydriatique était sans doute la même que celle de l'autre avant l'expérience, c'est-à-dire environ 6 D (fig. 131). Avec une myopie de presque une dioptrie, il lui fallait, en effet, la moitié de son amplitude, c'est-à-dire 3 D pour s'adapter à la distance voulue. Avec cette convergence, l'œil atropinisé ne mettait en jeu que le cinquième de son amplitude d'accommodation, c'est-à-dire 1 D. En effet, le diagramme fig. 132 nous montre que, ce sixième jour, l'amplitude d'accommodation était de 5 D.

Nous nous souvenons que l'inverse avait lieu pour les myotiques, qui augmentent l'excitabilité du muscle ciliaire à tel point que l'accommodation dépasse toujours de beaucoup la convergence.

Un phénomène inverse aussi de celui provoqué par les myotiques, c'est la *micropie* qui se manifeste sous l'influence des mydriatiques : les objets paraissent plus petits à l'œil atropinisé, parce que l'effort d'accommodation anormalement grand qu'exige leur vision nette les fait supposer plus rapprochés qu'ils ne sont en réalité. En projetant son image rétinienne à si courte distance, l'œil juge nécessairement les objets trop petits (2).

La dilatation excessive de la pupille d'un œil entraîne, à cause de l'éblouissement qui s'ensuit, le rétrécissement de la pupille de l'autre. Par la même raison, les objets paraissent beaucoup plus éclairés au premier œil qu'au second.

La myosis dans un œil ne provoque pas la mydriase dans l'autre. Cependant l'éclairement des objets est ici aussi en rapport avec le diamètre des deux pupilles.

La plus faible solution de sulfate d'atropine dont une goutte produise encore la mydriase est, suivant Jaarsma (3), de 1 : 80 000. La goutte ne contiendrait que $0^{gr},0000008$ de la substance; l'effet commencerait à se montrer au bout d'une heure et durerait vingt-quatre heures.

---

(1) Donders, *loc. cit.*, p. 586.

(2) Donders, *Nederlandsch Lancet.* t. VI, p. 607, 1851.

(3) Jaarsma, *loc. cit.*, p. 68.

La plus faible solution capable de paralyser l'accommodation serait, suivant le même auteur, de 1 : 1200. La durée de son action serait également de vingt-quatre heures, tandis qu'elle se manifesterait pendant quatre-vingt-seize heures sur la pupille.

Il est cependant bon de faire remarquer ici que nos auteurs ont expérimenté sur des yeux normaux, répondant aux différentes épreuves auxquelles on les soumettait avec une promptitude qui ne laissait rien à désirer. Il en est tout autrement à l'état pathologique. Nous rencontrons parfois des muscles ciliaires plus récalcitrants et des spasmes d'accommodation qu'une solution bien plus forte d'atropine met des jours et des semaines à rompre entièrement. Abstraction faite des synéchies de toute espèce et des adhérences étendues entre l'iris et le cristallin, qui s'opposent à la dilatation de la pupille, celle-ci s'obtient aussi plus ou moins facilement suivant la contractilité de cette membrane, l'énergie de ses muscles et de son innervation.

Le sel d'atropine le plus répandu en pratique est le *sulfate*. Le *salicylate* serait cependant bien préférable, car, bien qu'il soit hygroscopique, sa solution se conserve inaltérée pendant très longtemps. Deux parties de sulfate d'atropine sont équivalentes dans leur action à trois parties de salicylate, attendu que la même proportion de la base est contenue dans l'une et dans l'autre de ces quantités.

Dernièrement, M. Pettorelli (1) a recommandé l'emploi d'une substance qu'il appelle la *nitro-atropine*. On l'obtient en soumettant l'atropine à l'acide nitrique fumant et en y ajoutant une solution alcoolique de potasse caustique. On prépare aussi un produit analogue avec la daturine, la *nitro-daturine*. Ces deux substances ont les mêmes effets que les bases originelles.

La solution usuelle de sulfate d'atropine contient 5 centigrammes de ce sel pour 10 grammes d'eau distillée. Cette concentration est amplement suffisante pour la plupart des cas. Il est même bon de l'affaiblir un peu chez les enfants qu'on soumet à une atropinisation prolongée, pour un spasme accommodateur ou un strabisme convergent hypermétropique. Une dissolution moitié plus diluée conviendra parfaitement en pareille occasion. Ce n'est que dans des conditions exceptionnelles qu'on se trouvera obligé de recourir à des doses plus fortes, lorsqu'il s'agit, par exemple, de rompre des synéchies tenaces.

Il convient d'observer certaines précautions dans l'emploi de l'atropine et des mydriatiques en général, surtout chez les individus en bas âge. Les exemples d'intoxication générale produite par ces substances ne sont pas rares, et peuvent revêtir un caractère des plus inquiétants. M. Kugel (2) a même publié un cas de mort chez un enfant à la suite d'instillations d'atropine. Plusieurs autres auteurs ont cité des observations analogues, avec une issue toutefois plus favorable, et presque chaque spécialiste a eu le désagrément d'en rencontrer dans sa pratique. Une solution très faible (0,1 — 0,4 pour 100)

---

(1) Pettorelli, *Compte rendu du Congrès internat. de Milan*, 1881, p. 203.
(2) Kugel, *Arch. f. Ophth.*, XVI, 1, p. 345. 1870.

suffit souvent pour provoquer ces accidents fâcheux (1) chez certains sujets, évidemment doués d'une idiosyncrasie à l'endroit des alcaloïdes de solanées. Il est bon d'être prévenu de cette complication, qu'on traitera efficacement à l'aide d'injections sous-cutanées de morphine (0,01 — 0,03) (Kugel, Hedler (2), Beauvais), ou de pilocarpine (0,02 *pro dosi*) (Juhasz) (3).

Un autre inconvénient de l'atropine, moins redoutable il est vrai, consiste dans l'action nuisible qu'elle exerce sur la conjonctive. Après un emploi prolongé, quelquefois même après un petit nombre d'instillations de ce médicament, on voit survenir une conjonctivite, qui d'une simple inflammation catarrhale peut s'accroître jusqu'à présenter les caractères d'un véritable trachome avec pannus cornéen. Certaines personnes, qu'une prédisposition spéciale rend tout particulièrement sensibles à l'influence de l'atropine, sont même atteintes d'un eczéma des paupières, voire d'un gonflement phlegmonoïde de toute la région périorbitaire.

On a beaucoup discuté sur la genèse de ces accidents : on les a attribués à l'impureté chimique de l'alcaloïde, à sa réaction acide ou alcaline, ou à des micro-organismes (champignons) se développant dans ses solutions. Partant de cette dernière idée, M. Kroemer (4) a même conseillé de saturer ces solutions d'acide borique et d'y ajouter encore une petite quantité d'acide phénique (1 p. 1000) (5). Le liquide ainsi traité garderait indéfiniment sa limpidité et serait inoffensif pour la muqueuse oculaire. Mais M. Schenkl (6) a objecté à cette assertion que les pommades d'atropine à la vaseline, bien que ne donnant lieu à aucune végétation parasitaire, n'en produisaient pas moins la conjonctivite mentionnée (7).

Quoi qu'il en soit, on devra toujours s'assurer, avant de se servir d'un collyre à l'atropine, de sa neutralité absolue, au moyen du papier de tournesol, et l'on aura soin de n'employer que des solutions récentes. Si la conjonctive s'irrite, on suspendra l'emploi de cette préparation ; on la remplacera par la duboisine, qui est en général mieux supportée, bien qu'elle soit loin également de présenter une innocuité absolue (8).

(1) Beauvais, *Ann. d'hyg. publ. et de méd. lég.*, janvier 1881.

(2) Hedler, *Berl. klin. Woch.*, p. 471, 1875.

(3) Juhasz, *Klin. Monatsbl.*, p. 82, 1882.

(4) Kroemer, *Corr.-blatt. f. Schweizer-Aerzte*, n° 19, 1881.

(5) On peut ajouter aux solutions d'atropine une petite quantité d'acide salicylique (1 p. 2000), en ayant soin de prendre pour la solution une eau chimiquement pure et surtout exempte d'ammoniaque.

(6) Schenkl, *Prag. med. Wochenschr.*, VII, p. 61, 1882.

(7) M. Green (*Transact. amer. ophth. Soc.*, p. 375, 1875) a conseillé de dissoudre l'atropine dans de l'huile de ricin. Elle se conserverait très bien dans ce liquide, sans acquérir de propriétés irritantes.

(8) Les sels d'atropine et des divers mydriatiques et les bases elles-mêmes qu'on trouve dans le commerce sont loin de présenter la constance désirable. Les préparations vendues ne sont souvent qu'un mélange de plusieurs de ces substances à la fois. Voyez à ce sujet les recherches de Ladenburg, *loc. cit.*, celles de Regnault et Valmont (*Archives gén. de méd.*, janv. 1881) et l'analyse critique de ces travaux dans le *Jahresbericht* de Nagel, 1881 (p. 261). On voit combien il importe d'être sûr de la provenance du produit qu'on emploie.

—L'*homatropine* est un produit artificiel obtenu en faisant agir de l'acide chlorhydrique sur le cyanate de tropine. Elle se présente sous l'aspect d'un liquide oléagineux. Le sel qu'elle forme avec l'acide hydrobromique, facilement cristallisable, est seul employé en médecine. Il produit un effet tout à fait analogue à celui de l'atropine. Son action sur l'accommodation et sur la pupille est aussi énergique que celle de cette dernière ; seulement elle se manifeste plus promptement, pour disparaître plus tôt. M. Tweedy (1) a constaté qu'une solution à 1/125 amenait la mydriase au bout de quinze à vingt minutes. Celle-ci avait disparu entièrement au bout de vingt-quatre heures, de même que la paralysie totale de l'accommodation produite par le médicament. MM. Schaefer (2) et Goetz (3) sont arrivés aux mêmes résultats : l'action d'une solution au 200ᵉ d'atropine dure six à sept fois plus longtemps que celle d'une solution d'homatropine au 100ᵉ.

D'après M. Segura (4), l'homatropine n'aurait pas augmenté la tension intra-oculaire dans plusieurs cas où l'atropine produisait ce symptôme fâcheux.

M. Schell (5) trouve l'homatropine impropre à un usage continu, à cause de l'irritation de la conjonctive qu'elle provoque, tandis qu'elle serait très recommandable lorsqu'il s'agit d'un simple examen de l'œil. Une solution au 33ᵉ, facilement supportée, amènerait une mydriase maximale en vingt minutes, la paralysie de l'accommodation en trente minutes, et son influence aurait disparu au bout de dix à trente heures.

2° Le sulfate ou le salicylate de *duboisine* possèdent une action plus énergique que l'atropine. D'après M. Jaarsma, une solution à 1/1 200 000, contenant 0ᵍʳ,000000054, c'est-à-dire 54 billionièmes de gramme de cette substance, produit, en une heure et quart, une mydriase qui dure vingt-quatre heures.

La même quantité d'une solution à 1 : 3000 détermine une paralysie de l'accommodation qui persisterait pendant vingt-quatre heures. La mydriase qui l'accompagne ne cesse qu'au bout de soixante-douze heures.

M. Norris a constaté qu'une solution à 1 pour 100 de duboisine amène la mydriase en douze à dix-huit minutes, tandis que l'atropine, à concentration égale, demandait de vingt-cinq à trente minutes pour produire le même effet. La paralysie de l'accommodation est complète au bout de trente à cinquante minutes pour la duboisine, de quatre-vingts à cent pour l'atropine.

En somme, tous les auteurs s'accordent pour reconnaître à la duboisine une action plus prompte et plus énergique qu'à l'atropine. Elle a, de plus, le

(1) Tweedy, *Lancet*, I, p. 795, 1880.
(2) Schaefer, *Arch. f. Augenheilk.*, p. 185, 1880.
(3) Goetz, Thèse de Kiel, 1880.
(4) Segura, *Clinica de Malaga*, III, p. 7, 1882.
(5) Schell, *Specialist. and Intellig. Philad.*, I, p. 32, 1880.

grand avantage d'irriter moins la conjonctive que cette dernière. Ce médicament rend donc de très grands services dans les cas où l'atropine est mal supportée. En revanche, il semblerait qu'elle amène plus facilement des phénomènes toxiques généraux que cette dernière (1).

On se sert généralement du sulfate de duboisine ; mais ici encore le salicylate l'emporte sur le premier de ces sels par sa stabilité plus grande, et son innocuité plus complète pour la conjonctive.

3° L'*hyoscyamine* et son isomère, l'*hyoscine*, sont encore peu connues et peu employées en thérapeutique. L'extrait dont les premiers expérimentateurs se sont servis semble être très instable ou très impur, attendu que les résultats obtenus diffèrent considérablement suivant les observateurs et même d'une expérience à l'autre.

Dans la thèse de Mlle Simonowitch (2), qui résume bien l'historique de ce médicament, en y ajoutant des recherches et des réflexions nouvelles, M. Dor dit que les tablettes de gélatine saturée d'hyoscyamine (préparées par MM. Morson, Merk, Sittel et Heberlin) se sont montrées moins efficaces que l'atropine ; que cependant l'hyoscyamine a donné quelques beaux résultats dans des cas de kératite interstitielle où l'atropine était restée impuissante, et que la première peut avantageusement remplacer la seconde dans l'iritis chronique, lorsque l'atropine cesse d'être supportée.

Il semble en être autrement du sulfate et de l'iodhydrate d'*hyoscine* préparés dans ces derniers temps par M. Merk. M. Risley (3) trouve au premier de ces sels une action tout à fait comparable à celle de la duboisine. Une goutte d'une solution au 300° paralysa l'accommodation pendant 77 à 100 heures. M. Emmert (4), qui a expérimenté avec le second de ces sels, estime que son action est plus prompte et plus énergique que celle du sulfate d'atropine et de duboisine employés à doses égales. Une solution au millième suffirait dans la majorité des cas pour amener la mydriase et la paralysie de l'accommodation. La conjonctive la supporterait facilement, de même que l'organisme en général. M. Hirschberg (5) conteste cette innocuité du médicament, tout en lui reconnaissant une action plus puissante qu'à d'autres mydriatiques.

Le sulfate de *daturine* a été surtout examiné par MM. Doijer et Jaarsma. Ils trouvent qu'une goutte d'une solution à 1 : 160 000, c'est-à-dire $0^{gr},00000004$ de cette substance, suffirait pour faire dilater la pupille au bout d'une heure, et que cette action persiste vingt-quatre heures.

Une goutte d'une solution à 1 : 2000 paralyserait l'accommodation pendant

(1) Ringer, *Pract.*, p. 247, 1879.
(2) Rosa Simonowitch. Thèse de Berne, 1874.
(3) Risley, *Amer. Journ. of. med. sciences*, n. 161, 1881.
(4) Emmert, *Corr.-blatt f. Schweizer-Aerzte*, n° 2, 1882.
(5) Hirschberg, *Centralblatt f. pract. Augenheilk.*, février 1881.

vingt-quatre heures, tandis que la mydriase qui l'accompagne durerait quatre-vingt-seize heures.

Nous avons vu d'ailleurs qu'il faut considérer la daturine et l'atropine comme identiques.

M. Oliver (1), en comparant l'action des *sulfates de daturine* et d'*hyoscyamine*, trouve que $0^{gr},00135$ de chacun de ces sels, instillé dans l'œil sain, suffit pour dilater la pupille **au maximum** et pour paralyser son accommodation. Les deux effets se feraient attendre plus longtemps et disparaîtraient plus promptement pour la daturine que pour l'hyoscyamine. Cette dernière produirait, suivant l'auteur, très facilement des troubles généraux, même après une seule instillation.

4° L'action de la *gelsémine* a été examinée également par M. Jaarsma (2). Il en a employé le sulfate, dont il a instillé dans l'œil des solutions au cinquième et au dixième. L'effet de ce médicament s'est montré très variable d'une personne à l'autre. Chez l'une le punctum proximum changeait à peine de place, malgré une mydriase complète, tandis que chez une autre l'accommodation était entièrement paralysée déjà au bout de deux heures et demie sous l'influence d'une goutte de la même solution (20 pour 100).

Il en est de même des autres symptômes qui accompagnent l'instillation de ce mydriatique. Certaines des personnes examinées ressentaient à peine une légère cuisson de la conjonctive après l'instillation, tandis que celle-ci provoquait chez d'autres une injection très forte, bien que passagère; d'autres enfin, dont la conjonctive avait parfaitement supporté une solution au cinquième du médicament, éprouvaient, au bout d'un quart d'heure déjà, une sensation d'amertume très désagréable dans la bouche, accompagnée de nausées.

L'incertitude de son action et la facilité avec laquelle elle provoque des symptômes généraux rendent la gelsémine impropre à l'usage pratique. Peut-être est-elle utilisable sous une autre forme, ou à un état de pureté plus grand.

Antagonisme entre les mydriatiques et les myotiques. — L'atropine et l'ésérine, ainsi que leurs succédanés, ayant une action physiologique directement contraire, il est intéressant de se demander comment se comportent ces deux agents mis en présence l'un de l'autre, s'ils arrivent à se neutraliser réciproquement, si l'action de l'un peut totalement enrayer celle de l'autre, ou si les deux manifestent leur pouvoir quoique à un degré inégal.

Les avis des expérimentateurs ne sont guère partagés sur ce point. M. Rossbach semble être le seul à admettre la prédominance absolue des substances paralysantes sur les médicaments excitants du système nerveux. Il soutient,

(1) Ch. A. Oliver, The comparative action of sulphate of daturia and of sulphate of hyoscyamia upon the iris and ciliary muscle (*Amer. Journ. of the med. sciences*, juillet 1882).
(2) Jaarsma, *loc. cit.*, p. 61.

en particulier, qu'une pupille dilatée par un mydriatique ne peut être resserrée par un myotique que dans des conditions exceptionnelles. Ainsi, lorsque l'atropine étant injectée sous la peau en très faible quantité, la physostigmine est portée directement dans le sac conjonctival à une dose assez considérable (1).

Si cette opinion est contredite par la presque universalité des auteurs, il reste toutefois établi que l'action de l'atropine et de ses congénères sur le système nerveux l'emporte de beaucoup sur celle de l'ésérine et des substances analogues. On a néanmoins toujours constaté une neutralisation partielle de l'effet des premières, lors de l'administration des secondes, non seulement en ce qui concerne les phénomènes de sécrétion [Luchsinger, Heidenhain (2), Vulpian (3)], mais surtout pour ce qui a trait aux altérations de la pupille et de l'accommodation.

Les meilleures expériences que nous possédions sur ce sujet sont encore dues à Donders et à ses élèves (4) et à de Græfe. Ces auteurs ont constaté que, lorsque les instillations du mydriatique et du myotique sont simultanées, c'est ce dernier qui déploie d'abord son action, mais pour être bientôt surmonté par son antagoniste, qui garde définitivement l'avantage. De Græfe a vu que l'action de l'atropine pouvait être interrompue momentanément par l'instillation d'une solution de calabar, mais qu'après ce temps d'arrêt elle reprenait son cours normal.

Il résulte également des essais pratiqués sous la direction de Donders que la fève de calabar est encore capable de rétrécir le diamètre de la pupille agrandi au maximum par l'atropine, et de faire avancer le punctum remotum pendant la paralysie complète du muscle ciliaire. L'amplitude d'accommodation se rétablit alors en partie; mais cette influence est de courte durée, et les diagrammes montrent que l'effet de l'atropine redevient tout-puissant à la fin de l'expérience. MM. Krenchel et Schäfer ont constaté les mêmes faits pour la pupille (5), et M. Schäfer (6) a vu que l'ésérine était capable d'enrayer totalement la mydriase que tend à provoquer l'homatropine. Par contre, la duboisine et surtout l'atropine combattent avec plus d'avantage l'effet de leur antagoniste.

Nous avons déjà dit plus haut que les préparations de pilocarpine pouvaient être employées avec succès contre les symptômes d'intoxication produits par l'atropine ou les substances du même groupe.

(1) Rossbach et Fröhlich, *Verhandl. d. physic.-medic. Ges. in Würzburg. Neue Folge* V. Band , p. 1-79, 1873. — Rossbach, *Arch. f. d. gesammte Physiol.*, t. XXI, p. 1, 1879.

(2) Heidenhain, *Pflüger's Archiv*, t. IX, p. 335.

(3) Vulpian, *Gaz. des hôp.*, nº 47, 1875.

(4) Donders, *loc. cit.*, p 617, éd. angl. : p. 522, éd. allem.

(5) Krenchel, *Arch. f. Ophth.*, t. XX, 1, p. 127-134, 1874.

(6) Schäfer, *Arch. f. Augenh.*, t. X, p. 186, 1880.

APPENDICE

Page 102. — La traduction de l'ouvrage fondamental de Gauss (*Dioptrische Untersuchungen*, in *Abhandlungen der k. Gesellschaft der Wissenschaften zu Göttingen*, t. I, 1840), a été faite par Bravais, et se trouve dans les *Annales de chimie et de physique*, 4ᵉ série, t. XXXIII, 1851.

Nous recommandons encore au lecteur désireux de se familiariser avec cette importante théorie l'*Interprétation géométrique de la théorie de Gauss*, etc., par Ad. Martin (*Annales de chimie et de physique*, 4ᵉ série, t. X).

Les lois élémentaires de la réfraction ont été rendues très compréhensibles par des appareils démonstratifs dus à M. Gariel : *Démonstration des lois de la réfraction* (*Association française pour l'avancement des sciences*. Lille, 1874, p. 244, et Montpellier, 1879, p. 423).

Page 160. — A l'alinéa imprimé en petits caractères ajoutez : la distance *RP* qui sépare le punctum proximum du punctum remotum a été appelée par Donders le *parcours d'accommodation*, the *region of accommodation*, das *Accommodationsbereich*, het *accommodatie-gebied*. Donders, *loc. cit.*, p. 150, édit. angl.; p. 127 édit. allem.

Page 153. — A propos de la théorie de Helmholtz sur le mécanisme de l'accommodation et des observations de MM. Becker et Coccius sur les phénomènes que présentent dans l'œil vivant le système cristallinien et les procès ciliaires, nous devons mentionner encore l'intéressant travail de M. le professeur Hjort (1), de Christiania. Son observation est des plus concluantes :

Il s'agissait d'un homme qui, par suite d'une explosion de dynamite, avait perdu l'iris d'un œil en totalité, sans que les fonctions de cet œil eussent sensiblement souffert. L'acuité visuelle était normale, l'amplitude d'accommodation de 5.8 D, celle de l'autre étant de 7 D, en rapport avec l'âge (30 ans) de l'individu. La contraction du muscle ciliaire fut provoquée tantôt par la fixation d'un objet rapproché, tantôt par l'instillation d'une solution de calabar. Les modifications que subissent, lors de cette contraction, l'équateur du cristallin, les procès ciliaires et la zone de Zinn purent être observées avec la plus grande netteté. Les examens à l'œil nu, aussi bien qu'à l'aide de la loupe de Brücke, ont conduit M. Hjort aux mêmes résultats que M. Coccius, sauf en ce

(1) Hjort, *Klin. Monatshl.*, p 205, 1876.

qui concerne la largeur de l'espace compris entre le bord du cristallin et les procès ciliaires. Alors que le savant ophthalmologiste de Leipzig a cru voir **augmenter** pendant
l'accommodation cet « espace zonulaire », comme il l'appelle, M. Hjort s'est convaincu
que son diamètre ne varie pas, que l'avancement des procès est toujours proportionnel à
la rétraction de l'équateur cristallinien. Le cas de M. Hjort était plus **propre** à faire la
lumière sur le mécanisme de l'accommodation que les précédents. Les observations ont
été répétées maintes fois dans les meilleures conditions, et leurs résultats parlent d'une
façon aussi concluante que possible en faveur de la théorie de Helmholtz.

Légende des figures :

Reproduction de l'œil observé par M. Hjort.

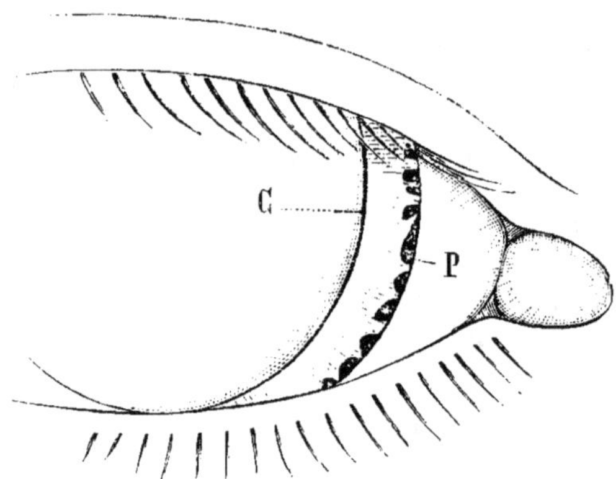

Fig. 133. — État de repos.

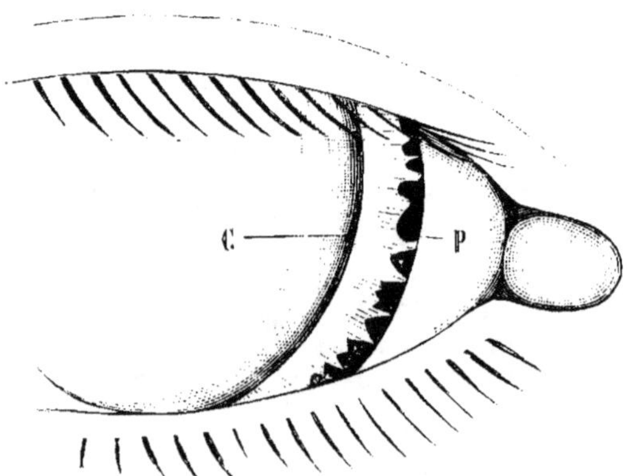

134. — Effet de la contraction du muscle ciliaire sous l'influence du calabar.

CC et C′C′. Équateur du cristallin.
PP et P′P′. Procès ciliaires et bord cornéen.

Page 218. — Le lecteur a pu voir, p. 354 et p. 454, que nos expériences relatives à la quote d'accommodation et de convergence qu'il faut avoir en réserve pour un travail continu nous ont mis en mesure d'être plus précis à ce sujet. Nous sommes, en effet, arrivé à l'exprimer par une fraction ordinaire, que nous croyons à peu de chose près constante, et qui, suivant nos observations, ne doit pas s'éloigner beaucoup de la quote réelle.

Page 258. — Il est très difficile, dans les conditions ordinaires, de diagnostiquer à l'image droite les degrés de myopie supérieurs à 8 ou 10 D. Cela tient à la diminution du champ de la vision nette et de son intensité lumineuse, par le fait de la position des verres correcteurs au delà du foyer antérieur de l'œil myope et de la trop grande diffusion de l'image rétinienne de la source lumineuse.

Ces deux obstacles ont été levés de la manière la plus avantageuse par un moyen dû à M. le docteur Eperon (1). Il interpose, entre l'œil et le miroir, un ménisque divergent de 13 D, qui transforme, suivant le cas, la myopie forte en une hypermétropie ou une emmétropie, ou une myopie faible, tous états de réfraction très faciles à déterminer à l'image droite. Il va de soi qu'il faut ajouter ce numéro — 13 au verre concave, ou soustraire du verre convexe avec lequel on voit le plus distinctement le fond de l'œil examiné, pour obtenir le degré de myopie de ce dernier.

L'emploi du verre concave oblige à se servir d'un miroir convergent à très court foyer (6 ou 5 centimètres), dont la surface doit être distante du ménisque d'au moins 5 millimètres.

Toutes ces modifications ont été apportées à l'ophthalmoscope du docteur Landolt par les opticiens Crétès et Roulot, à Paris.

Page 326. — Nous aurions pu, si nous n'avions été restreint par le cadre de notre travail, multiplier les preuves en faveur de l'idée que nous soutenons concernant l'étiologie de l'hypermétropie, à savoir le défaut de développement de l'œil, qu'il soit peu appréciable ou très accusé. Nous citerons ici encore quelques observations qui corroborent cette manière de voir.

M. Schmidt-Rimpler (2) a constaté un degré élevé d'hypermétropie dans deux yeux présentant un colobome maculaire de la choroïde seule, sans ectasie et sans lacune du champ visuel. Or l'occlusion incomplète de la fente chorio-rétinienne est généralement due à un obstacle dans l'évolution complète de l'organe visuel.

M. Desjardins(3) a trouvé que presque tous les sourds-muets de naissance

---

(1) Eperon, *De la détermination à l'image droite des degrés élevés de myopie* (*Arch. d'opht.*, p. 217, 1884).
(2) Schmidt-Rimpler, *Arch. f. Ophth.*, XXVI, 2, p. 221, 1880.
(3) Desjardins, *Ann. d'ocul.*, t. LXXXIV, p. 103, 1880.

sont hypermétropes. M. Schaefer (1) a été également frappé du petit nombre de myopes et d'emmétropes qu'il a rencontré parmi les élèves d'une institution de sourds-muets qu'il a examinés. Il est permis d'admettre un certain rapport entre l'arrêt de développement de l'organe de l'ouïe et celui beaucoup moins prononcé de la vue.

Page 372. — Nous mentionnerons ici pour mémoire les *verres taillés suivant la forme d'un ellipsoïde de révolution;* ils ont été indiqués par M. Stilling dans le but de corriger l'astigmatisme (2). Nous ne sachions pas qu'ils aient jamais reçu d'application pratique.

Pages 408 et suivantes. — Dans notre chapitre statistique sur l'étiologie de la myopie, nous avons dû nous borner à résumer les travaux les plus importants parus sur ce sujet. Les résultats intéressants qui découlent des examens en masse faits par M. Nicati (3) à Marseille nous engagent à reproduire ici la statistique de cet auteur :

Nombre d'yeux examinés : 3434.

I. *Myopes israélites des écoles primaires.*   *Myopes chrétiens.*
   a. Garçons.....   15 p. 100   8 p. 400
   b. Filles.......   10 —   7 —

II. Yeux peu pigmentés, bleus ou gris.   Myopes :   18 p. 100
   — très pigmentés, bruns ou noirs.   —   11,7 —

Les yeux fortement pigmentés doivent donc être considérés comme plus résistants.

III. Le plus grand nombre des individus atteints d'opacités de la cornée, d'astigmatisme, de lésions du fond de l'œil, se trouve parmi les myopes :

Myopes avec taies........................... 29
   —   astigmatisme prononcé............ 72
   —   héméralopie, rétinite pigmentaire..   4 (sur 6)
            Total : 105, ou 20 p. 100 du nombre total des myopes.

Page 438. — L'exécution typographique de cet ouvrage se trouve précisément répondre aux exigences formulées en chiffres à la page citée. Il faut faire exception cependant pour la longueur des lignes, qui est un peu trop grande. De plus, on ne doit pas oublier que les chiffres en question représentent chacun le *minimum* des diverses conditions requises par l'hygiène en matière d'impression. S'il n'est pas permis de descendre au-dessous de ce

(1) Schaefer, *Centralbl. f. pract. Augenh.*, p. 65, 1884.
(2) Stilling, *Centralbl. f. pract. Augenh.*, p. 279, 1880.
(3) Nicati, *La myopie dans les écoles de Marseille (Assoc. franç. pour l'avancement des sciences.* Congrès de Montpellier, séance du 3 septembre 1879).

minimum, il serait, par contre, avantageux de choisir des caractères sensiblement plus grands, surtout pour les enfants.

Page 437. — On trouvera, dans une récente brochure de M. Cohn (1),
d'intéressantes mensurations de l'éclairage diurne des salles d'école, prati-
tiquées au moyen d'un photomètre construit par M. L. Weber, de Breslau.
M. Cohn a tenu compte, dans ses expériences, de l'état de pureté du ciel ; il
a examiné la perte de lumière que produisent les rideaux, les châssis des
fenêtres, les marquises et les couleurs des parois. Il admet, comme minimum
d'éclairage d'une place d'écolier, une quantité égale à 10 bougies.

Le collaborateur de M. Cohn, M. L. Weber, a également imaginé un petit
appareil très ingénieux destiné à mesurer la *quantité de ciel* qu'un écolier
doit pouvoir apercevoir de son banc. Il consiste simplement en une lentille
convexe, qui produit une image renversée de l'espace extérieur à la fenêtre
qui éclaire un point quelconque d'une salle. Cette image est projetée sur un
écran gradué, qui permet d'en apprécier la grandeur en chiffres.

(1) Cohn, *Tageslicht-Messungen in Schulen* (in P. Börner's *Deutsche med. Wochenschr.*,
nº 38, 1884).

Page 7, ligne 25, lisez $\dfrac{4}{3}$ au lieu de $\dfrac{3}{2}$.

—   7, ligne 5 d'en bas, rayer le signe $=$ après sin. log.

—   11, ligne 4, lisez « qui sépare le milieu M′ d'un milieu plus réfringent M″ ».

—   32, ligne 12 d'en bas, ajoutez : perpendiculairement à l'axe principal.

—   38, supprimez la seconde fois la formule $\dfrac{a}{b} = \dfrac{f_1''}{f_2'} \dots 10\,a)$, qui fait double emploi.

—   41, dernière ligne, lisez S″Y″ au lieu de S′Y″.

—   48, ligne 4, lisez b au lieu de a.

—   69, ligne 13 d'en bas, lisez $\dfrac{1}{133}$ au lieu de $\dfrac{1}{333}$.

—   96, dernière ligne, lisez $l'' = \dfrac{F'F''}{l'}$.

—   160, ligne 7 d'en bas, lisez $\dfrac{1}{R} = \dfrac{1}{\infty} = 0$ au lieu de $\dfrac{1}{R} = \dfrac{1}{8} = 0$.

—   162, ligne 12 d'en bas, lisez $\dfrac{1}{333}$ au lieu de $\dfrac{1}{133}$.

—   167, ligne 4, lisez fig. 77 au lieu de fig. 76.

—   172, ligne 8, rayez la virgule après le mot dénominateur.

—   187, ligne 5, lisez *minimum* au lieu de *maximum*.

—   226, ligne 2 d'en bas, lisez $\dfrac{1}{5}$ D.

—   231 (note), lisez *aculeness* au lieu de *aculenesse*.

—   245, ligne 13, lisez en *avant* au lieu de en *arrière*.

—   250, ligne 3, ajoutez : Si le sommet du prisme est dirigé en haut.

—   259, ligne 15, lisez *myope* au lieu de *myopie*.

—   260, ligne 9, ajoutez MN aux mots : une image.

—   274, ligne 12, lisez *de l'œil examiné* au lieu de *celui-ci*.

—   280, ligne 8, lisez *dedans* au lieu de *dehors*.

—   290 (note), lisez 1879 au lieu de 1819.

—   349, ligne 17, lisez *a′b′* au lieu de *ab*.

K′*m*′ au lieu de KK″.

K″*m*″ au lieu de *mm*″.

INDEX ALPHABÉTIQUE

TABLE DES MATIÈRES

PARTIE PHYSIQUE

LA RÉFRACTION DE L'ŒIL

PARTIE CLINIQUE

ANOMALIES DE L'ACCOMMODATION.

BOURLOTON — Imprimeries réunies, A, rue Mignon, 2, Paris.

AMBLYOPIES ET AMAUROSES

PAR

J. P. NUEL

PROFESSEUR A L'UNIVERSITÉ DE GAND

INTRODUCTION

Si nous connaissions suffisamment la physiologie et la pathologie de l'appareil nerveux optique dans toute son étendue, depuis la rétine et le nerf optique jusque dans le cerveau, le chapitre des amblyopies et des amauroses n'aurait plus de raison d'être. *Amblyopie* signifie vision défectueuse, diminution de l'acuité visuelle, dans ses différents degrés, quelle qu'en soit du reste la cause. On parle de l'amblyopie des astigmates, de l'amblyopie dans les kératites, dans les rétinites et dans les névrites, etc. *Amaurose* s'applique à la perte totale de la vision, n'importe à quelle cause cette perte soit due. Un œil phthisique est amaurotique, un œil à staphylôme antérieur finit par le devenir ; les névrites, les choroïdites, les cyclites, etc., conduisent souvent à l'amaurose.

L'amblyopie et l'amaurose sont donc des « symptômes » d'altérations très diverses de l'appareil optique.

De tous temps on a cependant plus spécialement réservé les noms d' « amblyopie » et d' « amaurose » par excellence aux troubles visuels (diminution et abolition de l'acuité visuelle) produites par des lésions dont on ne savait préciser ni le siège, ni la nature. La catégorie des amblyopies et des amauroses était très étendue chez les anciens ophthalmologistes, en raison même de leur ignorance relativement à beaucoup de processus pathologiques intéressant l'appareil optique : il y avait des amblyopies et des amauroses rhumatismales (comprenant surtout les iritis, les cyclites et les kératites profondes), glaucomateuses, cérébrales (dues à n'importe quelle cause intracrânienne), etc.

Le nombre des amblyopies et des amauroses par excellence diminua considérablement lorsque, à la suite de l'invention de l'ophthalmoscope, la science ophthalmologique prit l'essor qu'on connaît. Au fur et à mesure qu'on parvenait à préciser le siège et la nature de l'un ou l'autre processus morbide dont un symptôme principal était l'amblyopie ou l'amaurose, on en faisait l'une ou l'autre espèce morbide que nous connaissons aujourd'hui sous les noms de névrite, d'atrophie du nerf optique, de rétinite, de choroïdite, d'astigmatisme, etc., etc.

La classe des amblyopies et des amauroses ne s'est pas cependant évanouie

à l'heure actuelle. Dans bon nombre de cas pathologiques, la vision est diminuée ou même abolie, sans que l'examen le plus minutieux de l'œil permette
de préciser ni le siège, ni la nature du processus morbide qui est en cause.
Nous continuons donc toujours à parler d'amblyopies et d'amauroses, au
même titre que les anciens oculistes, lorsque dans un cas d'amblyopie
l'examen le plus minutieux ne fait découvrir dans l'œil aucune altération ou
anomalie capable d'expliquer la défectuosité de la vision.

Pour qu'on parle d'amblyopie, il faut notamment que les milieux de l'œil
soient transparents, qu'il n'y ait aucune anomalie de la réfraction (astigmatisme, etc.) d'un degré assez élevé pour qu'elle puisse à elle seule être la
cause de l'amblyopie. Il faut encore, pour qu'une diminution de la vision
puisse être rangée parmi les amblyopies, que l'ophthalmoscope ne révèle
aucune raison suffisante du trouble visuel, par exemple une névrite, une
rétinite, une choroïdite. — Assez souvent on découvre dans les affections amblyopiques quelques légères altérations du fond de l'œil, telles qu'un léger
trouble ou une faible congestion du nerf optique ou de la rétine ; mais
ces altérations n'atteignent pas, au moins au début, le degré d'intensité qui, d'après notre expérience acquise dans toutes sortes de maladies
oculaires, est nécessaire pour diminuer la vision dans la mesure donnée.
Dans ce cas encore on envisage l'affection comme étant de nature amblyopique.

L'examen clinique du globe oculaire a aujourd'hui atteint un tel degré de
perfection, qu'il ne reste plus guère d'abaissement de la vision dû à une altération du globe oculaire dont on ne puisse déterminer avec quelque rigueur
la nature et surtout le siège. Les affections du nerf optique lui-même se traduisent, en règle générale, par des signes ophthalmoscopiques tellement
caractéristiques, que le diagnostic ne doit rester que rarement en suspens,
tout au plus lorsque le siège de l'altération est très reculé, au niveau du
trou optique par exemple.

D'après ce qui précède, les *amblyopies par excellence*, autrement dit
les *amblyopies sans signes ophthalmoscopiques*, sont dans l'immense majorité des cas produites par des lésions rétrobulbaires ou intracrâniennes de
l'appareil nerveux optique. Nous y rangerons cependant quelques amblyopies, telles que l'héméralopie, qui semblent être dues à des altérations
rétiniennes, mais tellement intimes et peu apparentes que l'examen ophthalmoscopique est incapable d'en révéler l'existence.

L'examen objectif de l'œil donnant par définition un résultat négatif dans
les véritables amblyopies, il ne reste, pour se former une idée de la nature
d'une affection amblyopique, pour les diviser en diverses espèces, que l'examen subjectif, fonctionnel, de l'organe visuel, notamment sous les points de
vue suivants : 1° celui de l'*acuité visuelle* (centrale) ; voy. t. I, p. 470
et suivantes ; 2° celui de l'exploration du *champ visuel* pour les sensations blanches (p. 593 et suivantes du t. I), ce champ pouvant être rétréci
de tous les côtés, d'un seul côté, offrir des lacunes sous forme de sco-

tomes, soit centraux, soit périphériques. Ces scotomes peuvent être positifs ou négatifs ; la vision périphérique peut n'être que diminuée, sans qu'il y ait véritable rétrécissement du champ visuel, etc. 3° L'examen du *sens de lumière* (t. I, p. 525 et suivantes) à l'aide des photomètres de Fœrster et de Charpentier (t. I, p. 531-533), la variation de l'acuité visuelle avec l'éclairage, donnent souvent des renseignements précieux. 4° La *chromatopsie* (t. I, p. 539 et suivantes) doit être examinée soigneusement, tant pour ce qui regarde l'intensité de cette fonction que par son extension dans le champ visuel (t. I, p. 539). 5° Dans le temps on s'attendait à pouvoir localiser le siège (périphérique ou central) d'une amblyopie ou amaurose selon que les *phosphènes lumineux* par pression exercée sur l'œil étaient conservés ou non. La constatation de ce symptôme n'a pas encore donné les résultats qu'on en attendait. De Graefe avait cru que ces phosphènes étaient dus à la compression des fibres nerveuses dans la rétine. Leur persistance dans un cas d'amaurose, ou dans un endroit rétinien amaurotique, indiquerait donc que les éléments conducteurs seraient intacts, et que la cause de l'amblyopie siégerait à la périphérie. On répond à cela que les phosphènes ne sauraient être dus à une compression des fibres nerveuses, sinon ils devraient toujours s'étendre jusqu'à la périphérie du champ visuel, puisque la compression agit sur les fibres terminées à l'endroit comprimé et sur celles terminées plus périphériquement. 6° Il est au contraire très important de constater si la *réaction pupillaire* à la lumière est conservée ou abolie dans une amaurose, ou bien si elle est notablement diminuée dans une simple amblyopie, etc. Cette constatation pourra décider si le siège de l'amblyopie ou de l'amaurose est dans les hémisphères cérébraux ou plus à la périphérie (voyez plus loin p. 560). 7° Bien plus précieux sont les renseignements qu'on obtient en confrontant les symptômes d'une amblyopie ou d'une amaurose avec les données que nous possédons relativement à la disposition anatomique et aux fonctions des éléments nerveux visuels, depuis les bâtonnets jusqu'au centre nerveux de la conscience. Cette manière de procéder peut souvent nous éclairer sur le siège et la nature de l'altération que nous devons supposer dans un cas donné. Son utilité va même beaucoup plus loin ; non seulement elle conduit à poser à la physiologie et à l'anatomie des questions relatives à l'arrangement central des éléments optiques, mais encore elle a servi à résoudre plusieurs questions de ce genre, posées depuis longtemps, et que ni l'anatomie, ni la physiologie n'étaient parvenues à résoudre. — Nous allons voir qu'on est arrivé dans cette voie à des résultats très sérieux ; qu'on a pu localiser avec assez de précision les lésions qui sont au fond de beaucoup d'amblyopies et d'amauroses, à tel point qu'à la rigueur on pourrait aujourd'hui les extraire de la classe des amblyopies et les ranger sous les rubriques : affections du chiasma, des bandelettes optiques, du lobe occipital du cerveau, etc. On peut même prévoir qu'une telle classification des affections amblyopiques pourra être tentée avec des chances sérieuses de succès dans un avenir assez rapproché.

Pour notre part, nous comprendrons encore dans un chapitre à part les *amblyopies et les amauroses sans signes ophthalmoscopiques* (1).

Dans l'examen des amblyopies et des amauroses, il faut donc avoir présent à l'esprit l'anatomie et la physiologie des éléments nerveux visuels dans toute leur étendue. Le désidératum serait de pouvoir poursuivre une fibre nerveuse quelconque depuis la rétine à travers le nerf optique jusqu'à sa terminaison centrale. Nous avons pour ce motif cru bien faire en faisant précéder le chapitre des amblyopies et des amauroses d'une espèce d'introduction résumant les faits les plus marquants qu'on a mis récemment au jour relativement au parcours central des fibres optiques et à la physiologie des centres optiques cérébraux.

Quant à la classification adoptée, on sait que la seule rationnelle serait une classification anatomique. Vu notre ignorance relativement à beaucoup d'amauroses et d'amblyopies, nous avons dû nous borner à les ranger d'après un système mixte, tantôt en nous en tenant au point de vue anatomique, tantôt au point de vue étiologique, tantôt au point de vue symptomatique (en relevant, comme caractère spécifique, tel ou tel symptôme saillant). On serait donc mal venu de rechercher une idée scientifique dominante dans notre classification. Notre préoccupation dominante a consisté à être aussi complet que possible.

(1) Nous évitons donc qu'on ne puisse définir facétieusement l'amblyopie : l'état dans equel le malade voit encore quelque chose ; et l'amaurose : l'état dans lequel ni le patient, ni le médecin n'y voient goutte. Car dans beaucoup d'amblyopies, et même d'amauroses, nous y voyons avec les yeux de l'esprit.

ANATOMIE ET PHYSIOLOGIE

DE L'APPAREIL NERVEUX OPTIQUE RÉTROBULBAIRE

CHAPITRE PREMIER

A. ANATOMIE DE L'APPAREIL NERVEUX OPTIQUE CENTRAL

Nous aurions à considérer le parcours et les rapports des éléments nerveux depuis leur origine dans la rétine à travers les nerfs optiques, le chiasma optique et les bandelettes optiques jusqu'à leur aboutissant cérébral.

Pour ce qui est du nerf optique, nous nous bornerons à relever, comme ayant quelque importance au point de vue de certaines amblyopies, son passage à travers le trou optique, canal rigide qu'il remplit totalement à l'état normal. On comprend donc que ce soit à ce niveau que les troubles circulatoires intéressant le nerf dans son ensemble entravent le plus facilement la nutrition du nerf et de ses enveloppes, et conduisent à des altérations pathologiques plus sérieuses, un gonflement du nerf devant y produire un étranglement, à peu près comme au niveau de la lame criblée. Aussi la lame criblée et le trou optique sont-ils les points de départ les plus fréquents des désorganisations du nerf optique. Celles qui partent du trou optique peuvent pendant quelque temps ne pas occasionner des altérations intra-oculaires appréciables à l'ophthalmoscope ; dans ce cas elles rentrent dans la catégorie des amblyopies et des amauroses sans signes ophthalmoscopiques.

Les deux nerfs optiques vont aboutir au chiasma que leurs fibres traversent pour gagner le cerveau à travers les bandelettes optiques. Des quatre angles saillants du chiasma (fig. 1) partent en avant les deux nerfs optiques, en arrière les deux bandelettes optiques, délimitant quatre angles rentrants, dont deux latéraux, un antérieur et un postérieur. L'angle postérieur, très ouvert, est délimité par les deux bandelettes optiques divergeant fortement en arrière. Dans une vue de face de la base du cerveau (fig. 1), cet angle ferme en avant un espace quadrilatère, un losange, dont l'angle postérieur est formé par la divergence des pieds pédonculaires (P) à leur émergence du pont de Varole (P. V); les deux angles latéraux sont formés par la rencontre des bandelettes (*b. o*) et des pédoncules, les premières passant au-dessus de ces derniers en les croisant. Le fond de l'espace losangique ainsi délimité par quatre faisceaux de substance blanche est lui-même constitué par une lame de substance grise, portant des deux côtés de la ligne médiane deux saillies blanchâtres, les corps mammillaires (*c. m*), qui divisent notre losange en deux triangles; le triangle postérieur, appelé

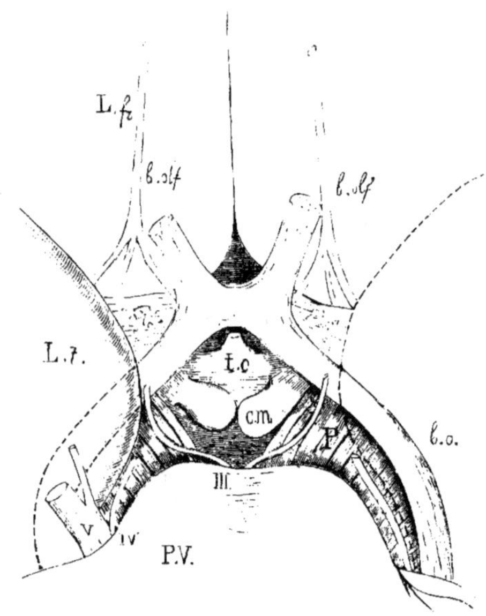

Fig. 135. — Schéma de la base du crâne aux environs du chiasma optique.

P. V, *pont de Varole.* — P, *pied pédonculaire.* — L. *t,* lobe temporal du cerveau. — L. *fr,* lobe frontal. — *b. olf,* bandelette olfactive. — *b. o,* bandelette optique. — *t. c,* tuber cinereum. — *c. n,* corps mammillaire. — III, nerf oculo-moteur commun. — IV, nerf pathétique. — V, nerf trijumeau.

trigone interpédonculaire ou substance perforée postérieure, porte une foule de petits pertuis pour le passage des vaisseaux sanguins destinés aux couches optiques; le triangle antérieur se soulève en un monticule acuminé, le *tuber cinereum* (*t. c*), organe creux communiquant avec la lumière du troisième ventricule, et dont la pointe se prolonge dans l'hypophyse et dans la glande pituitaire, ; celle-ci est située dans l'enfoncement de la selle turcique, en arrière et en bas du chiasma, mais dans son voisinage immédiat. Les altérations assez fréquentes de la glande pituitaire devant empiéter plus ou moins sur le chiasma, sont une cause assez fréquente d'amblyopies et d'amauroses.

En avant et au-dessus du chiasma, la lamelle grise qui constitue le plancher du troisième ventricule se recourbe en haut, sous le nom de substance perforée antérieure, pénètre dans la profondeur du cerveau et constitue la paroi antérieure, terminale (*lamina terminalis*) du troisième ventricule. En avant du chiasma et latéralement existent deux surfaces criblées de petits pertuis pour le passage des vaisseaux des ganglions centraux des hémisphères; ces surfaces mériteraient le nom de substance perforée antérieure, réservée à une autre partie de la base du cerveau.

Plus en avant encore, nous avons les deux lobes frontaux (*L. fr*) sur lesquels courent les deux bandelettes olfactives (*b. olf*) dont les racines sont dans le voisinage immédiat du chiasma. L'externe de ces racines se recourbe en dehors, traverse la scissure de Sylvius et abouti là la circonvolution de l'hippocampe, du lobe temporal du cerveau (*L. t*). Ce voisinage entre le bord antérieur du chiasma et l'origine des nerfs olfactifs explique comment les amblyopies par altération du chiasma s'accompagnent de troubles de l'odorat, de même que le voisinage des nerfs moteurs de l'œil (IV et V) occasionne souvent dans les mêmes circonstances des paralysies des muscles de l'œil.

Les rapports plus exacts du chiasma avec la lamelle sus-jacente de substance grise constituant le plancher du troisième ventricule sont importants à considérer. Cette paroi inférieure du troisième ventricule est, sur la ligne médiane, une mince lamelle de substance grise, à nu à la base du cerveau, et doublée par la substance blanche du chiasma et des bandelettes optiques, qui font corps avec elle. Cette paroi s'étire vers le bas en un véritable entonnoir, l'*infundibulum* ou *tuber cinereum*, au sommet duquel est appendue l'hypophyse logée dans l'excavation de la selle turcique et recouverte de replis de la dure-mère.

La forme d'une tente renversée qui en résulte pour la partie déclive du troisième ventricule est altérée par la présence, contre son versant antérieur, du chiasma optique. Ce dernier déprime en réalité la paroi antérieure de la tente, s'y enfonce comme un coin, et l'angle rentrant qui en résulte sépare en deux *diverticulums* la grande entrée de l'*infundibulum*. Un de ces diverticulums est l'infundibulum proprement dit; l'autre est situé à la face supérieure du chiasma. Ce dernier diverticulum, sus-chiasmatique, décrit avec soin par Michel, joue probablement un rôle important dans la production de certaines amauroses et amblyopies: il sera distendu par les épanchements dans le troisième ventricule et exercera ainsi une pression sur le chiasma.

On comprend maintenant que le chiasma soit à sa face supérieure tapissé d'une couche de substance grise; que celle-ci se continue en arrière du chiasma et même un peu à sa face inférieure, depuis son angle rentrant postérieur; c'est tout bonnement la paroi grise du troisième ventricule qui constitue également la paroi de l'infundibulum, se moule en se courbant en S sur le chiasma, et qui au-devant de ce dernier se recourbe en haut sous le nom de substance perforée antérieure — visible si on écarte un peu le chiasma, — se relève à angle presque droit, et sous le nom de *lame terminale* s'enfonce dans la profondeur, formant la paroi antérieure du troisième ventricule. Le diverticum sus-chiasmatique s'isole encore davantage du troisième ventricule, grâce à la présence, à son entrée, de deux replis latéraux de la lamelle grise ; il constitue une poche qui ne communique en arrière avec le troisième ventricule que par une ouverture très étroite, une espèce de boutonnière, et qui en avant émet sous forme de cornes deux prolongements au-dessus de l'origine des deux nerfs optiques.

Au sortir du chiasma, les bandelettes optiques divergent fortement, s'élancent sur les pédoncules cérébraux qu'elles contournent par leur face externe à angle presque droit ; elles se relèvent peu à peu, et une fois le pédoncule franchi, chacune d'elles s'élance sur la face postérieure de la couche optique de son côté, où elle se subdivise, pour l'œil nu, en deux racines, dont une, externe, va aboutir au corps genouillé externe ; et l'autre, interne, au corps genouillé interne.

Avant d'aller plus loin, relevons quelques rapports macroscopiques qu'affectent les bandelettes, et qui sont de la plus haute importance pour apprécier certaines amblyopies. Là où la bandelette croise le pédoncule cérébral, nous sommes à l'origine de la scissure de Sylvius ; les pédoncules cérébraux et les bandelettes sont recouvertes par l'extrémité du lobe temporal (*L. t*, fig. 1), plus spécialement par la circonvolution de l'hippocampe et par la *lingula*. Un processus morbide peut donc intéresser successivement le lobe temporal (surdité croisée ?), la bandelette optique (hémianopie homonyme du côté opposé) et le pédoncule cérébral (contractures, paralysies et anesthésies dans la moitié opposée du corps). Enfin nous sommes dans le voisinage de l'*insula* et de la troisième circonvolution frontale qui pourront être envahies également (diverses formes d'aphasie).

Pour terminer avec les connexions macroscopiques des bandelettes optiques, signalons les deux côtes saillantes connues sous les noms de bras conjonctivaux des tubercules quadrijumeaux ; l'antérieur, parti du tubercule antérieur, aboutit pour l'œil nu au corps genouillé externe ; le postérieur, parti du tubercule postérieur, aboutit au corps genouillé externe. Les deux corps genouillés sont précisément les deux aboutissants de la bandelette optique. Un examen à la loupe suffit pour poursuivre, avec une évidence parfaite, des fibres des bandelettes à travers ces deux bras conjonctivaux jusqu'aux tubercules quadrijumeaux antérieur et postérieur.

Les aboutissants de la bandelette optique sont donc multiples déjà pour l'œil nu ou muni simplement d'une loupe. Elle se rend d'une part à la partie postérieure de la couche optique, surtout aux deux corps genouillés, l'externe et l'interne, et aux deux tubercules quadrijumeaux, l'antérieur et le postérieur.

Des dilacérations faites sous la loupe et des coupes microscopiques à travers les parties en question ont permis de poursuivre plus loin encore, dans l'intimité des tissus, les racines de la bandelette, notamment vers l'écorce cérébrale, l'organe présumé de la conscience, et partant des sensations visuelles qui ne siègent ni dans les tubercules quadrijumeaux ni dans les couches optiques. Ces derniers organes sont selon toutes les apparences les centres pour les mouvements réflexes provoqués par les impressions visuelles ; le centre psycho-optique se trouve quelque part dans l'écorce occipitale.

A l'aide des procédés indiqués (dilacération et coupes microscopiques), on a donc découvert les racines suivantes de la bandelette optique.

La racine externe, qui pour l'œil nu se rend au corps genouillé externe, pénètre en partie dans la masse de ce dernier, où il est impossible de la poursuivre. La plus grande partie de ses fibres passent au-dessus du corps genouillé externe ; les unes restent à la surface, et contribuent à former le voile superficiel de substance blanche recouvrant la couche optique, voile qui est connu sous le nom de *stratum zonale*. D'autres pénètrent dans la profondeur de la couche optique ; d'autres enfin gagnent le tubercule quadrijumeau antérieur du même côté, en passant par le bras conjonctival antérieur (Huguenin). Elles ne passent pas cependant la ligne médiane en cet endroit, contrairement à ce qu'on admettait dans le temps. Contre le corps genouillé externe, de nombreuses fibres de la racine externe pénètrent dans la profondeur, et s'éparpillent (Huguenin) dans la partie postérieure de la couche optique, dans cette saillie qui chez l'homme et chez le singe est connue sous le nom de pulvinar.

La racine interne de la bandelette dépasse le corps genouillé interne (auquel elle enverrait quelques filets d'après Stilling) ; une partie de ses fibres vont se rendre au tubercule quadrijumeau postérieur en passant par le bras conjonctival postérieur ; une autre partie irait au tubercule quadrijumeau antérieur (Gratiolet, Huguenin, Stilling).

Il y a une troisième racine superficielle, naissant à peu près au même niveau que les deux précédentes. En d'autres mots, parvenue sur la couche optique, la bandelette optique se divise, non pas en deux, mais en trois racines superficielles. Cette troisième racine, située entre les deux premières, se rend, d'après Stilling, au tubercule quadrijumeau antérieur ; en partie elle y pénètre dans la profondeur, en partie elle s'y entre-croise avec celle du côté opposé ; enfin, une troisième partie de ses fibres ont été poursuivies le long de la ligne médiane en arrière jusqu'au *frenulum* de la lame médullaire antérieure.

Les trois racines précédentes sont superficielles, visibles de l'extérieur. Il y a encore des racines profondes, visibles seulement sur des coupes microscopiques ou à la dilacération.

C'est ainsi que Stilling décrit une racine dont le trajet central est encore en discussion ; il s'agit d'un faisceau de fibres venues du chiasma et se détachant de la bandelette au niveau du corps genouillé externe pour se rendre dans le pédoncule cérébral. Ici il se tient à la surface et descend avec le pédoncule vers la périphérie, à travers le pont de Varole. Stilling l'aurait poursuivi jusque dans l'entre-croisement des pyramides. — D'autres auteurs décrivent un faisceau analogue se joignant au pédoncule cérébral, mais le poursuivent dans une direction tout à fait opposée, c'est-à-dire vers l'hémisphère cérébral. Wernicke le considère comme une racine venue *directement* de l'écorce cérébrale ; d'après cet auteur, cette racine contribuerait à former la partie postérieure de la capsule interne, qui se dirige en arrière, et (se plaçant en dehors de la corne postérieure du ventricule latéral) va se rendre dans l'écorce du lobe occipital (voyez plus loin).

D'après Stilling et Roller, de nombreuses fibres de la bandelette optique, arrivées contre le corps genouillé interne, passeraient en dessous de cette substance grise, en dessous du bras conjonctival postérieur, puis se joignant au lemnisque, pourraient être poursuivies jusque dans l'olive.

Stilling décrit aussi des fibres qui aux environs du corps genouillé interne se détachent de la bandelette et se rendent en arrière dans le noyau d'origine du nerf oculo-moteur commun.

Citons enfin les deux racines suivantes, qui de même que quelques-unes des précédentes, ne semblent pas être affectées au sens visuel. — Dans la paroi antérieure du *tuber cinereum* au-dessus du chiasma, Meynert a décrit un petit amas cellulaire, le *ganglion optique basal*, duquel partent des fibres qui se mélangent intimement à celles du chiasma, et se rendent peut-être dans le nerf optique et dans la bandelette du même côté. — J. Stilling a poursuivi des fibres sorties du corps de Luys (amas de substance grise situé à la base de la couche optique, au-dessus du pédoncule cérébral, qu'il sépare de la couche optique), qui traversent transversalement de haut en bas le pédoncule cérébral, s'accolent à la bandelette optique et se rendent à l'angle postérieur du chiasma qu'elles dépassent, en s'entre-croisant avec celles du côté opposé. C'est ce faisceau commissural du chiasma qui était connu déjà depuis quelque temps sous le nom de commissure de Meynert.

L'anatomie pure a servi à démontrer que les fibres de la commissure de Meynert n'affectent aucun rapport avec les nerfs optiques, et ne servent donc pas à la vision. On a démontré qu'il en est de même pour un grand nombre d'autres fibres, qui elles aussi constituent probablement des commissures entre parties homologues des deux hémisphères. C'est Gudden qui a mis ce point en évidence, en procédant de la manière suivante. Si à des mammifères nouveau-nés (lapins, chiens), chez lesquels les parties optiques conductrices ne sont pas encore développées, on extirpe les deux yeux, les fibres des nerfs optiques ne se développent pas, et il en est de même de leurs continuations dans le chiasma et dans les bandelettes. La même atrophie s'observe chez l'homme adulte qui depuis longtemps, le mieux à partir du bas âge, a perdu la vue sur les deux yeux. Le chiasma et les deux bandelettes sont alors fortement amincis, mais on y trouve encore beaucoup de fibres intactes. Sur des mammifères adultes tués quelque temps après l'extirpation des deux yeux, on trouvera dans les mêmes parties beaucoup de fibres dégénérées, plus ou moins atrophiées, à côté d'autres qui ne le sont pas. On conclut donc avec raison que la bandelette et le chiasma renferment de nombreuses fibres qui ne se rendent ni dans le nerf optique du même côté, ni dans celui du côté opposé.

Ce sont les parties antérieures du chiasma qui sont atrophiées dans ces circonstances. Dans la partie non atrophiée, nous avons d'abord la commissure de Meynert, signalée plus haut ; elle se distingue du reste du chiasma et des bandelettes par le gros calibre de ses fibres. Mais au-devant de la commissure de Meynert il reste dans le chiasma un gros faisceau non atrophié, confondu normalement avec le reste du chiasma et ne s'en distinguant pas chez l'homme par les dimensions des fibres : c'est la commissure de Gudden, qui, pas plus que celle de Meynert, ne sert donc à la vision. Faisons observer ici que chez l'animal privé des deux yeux, le ganglion basal optique de Meynert (voy. pl. h.) n'est pas atrophié (Gudden), pas plus que les fibres qui en partent. Ce ganglion ne fait donc pas non plus partie de l'appareil nerveux visuel.

Le chiasma optique et les bandelettes optiques sont donc des parties des centres nerveux, qui à côté de fibres nerveuses optiques en renferment d'autres d'une signification physiologique différente, notamment des fibres commissurales entre parties homonymes du cerveau. Gudden estime que le tiers environ des fibres d'une bandelette n'ont rien de commun avec l'organe visuel. D'après cela, il ne suffit plus d'avoir déterminé les diverses racines de la bandelette pour pouvoir assurer que les parties centrales auxquelles elles aboutissent servent à la vision.

Nous savons bien que la commissure de Meynert provient du corps de Luys, mais les fibres de la commissure de Gudden se confondent avec les fibres optiques, et l'anatomie pure a été impuissante à distinguer les origines de la bandelette optique qui reçoivent des fibres optiques et celles qui sont les aboutissants de la commissure de Gudden.

La méthode d'expérimentation signalée plus haut, inaugurée par Gudden, a servi à lever les difficultés, au moins en partie. En effet, chez un lapin adulte auquel on a extirpé dès la naissance un œil ou tous les deux, l'atrophie des éléments optiques ne se borne pas aux nerfs optiques, au chiasma et aux bandelettes; elle s'étend à certaines parties plus centrales, notamment à des ganglions du mésocéphale dans lesquels nous venons de poursuivre les racines des bandelettes optiques. Il semble légitime de conclure que les ganglions atrophiés sont liés aux fonctions visuelles, et que les aboutissants de la bandelette qui ne sont pas atrophiés n'ont pas cette signification physiologique. — Des atrophies identiques ont du reste été constatées chez l'homme à la suite de la perte d'un œil ou des deux yeux.

Dans ces cas d'atrophie des deux nerfs optiques, les parties suivantes étaient atrophiées : les deux corps genouillés externes, la partie postérieure des couches optiques chez l'homme, surtout le pulvinar, ainsi que les tubercules quadrijumeaux antérieurs. Un seul œil est-il extirpé ou perdu par accident, alors les mêmes parties sont atrophiées, mais seulement du côté opposé au nerf atrophié. — Ne sont pas atrophiés dans ces circonstances, ni le tubercule quadrijumeau postérieur, ni le corps genouillé interne (ni le ganglion optique basal de Meynert).

Les corps genouillés externes, la partie postérieure de la couche optique, surtout le pulvinar, et les tubercules quadrijumeaux antérieurs reçoivent donc des fibres optiques ; le corps genouillé interne et le tubercule quadrijumeau postérieur sont des aboutissants de la commissure de Gudden ; celle-ci se prolonge dans la racine interne de la bandelette (Gudden, Forel). Des observations de ce genre faites sur l'homme ont été publiées par Magendie, Gall (chez Longet, *Anatomie et physiologie du système nerveux*), Samelsohn, Prévost, Lancereaux et Wrolick.

Tartufferi, qui a répété les expériences de Gudden, soutient que le tubercule quadrijumeau antérieur est la seule masse ganglionnaire réellement atrophiée dans ces circonstances. Pour le corps genouillé externe, l'atrophie ne serait qu'apparente ; elle serait due à la disparition des fibres optiques qui passent au-dessus de lui. — Ce point toutefois mérite confirmation. — D'après le même auteur, les fibres des bandelettes qui passent en dessous du corps genouillé interne seraient aussi atrophiées en partie. — La substance grise du tubercule quadrijumeau antérieur devrait donc, d'après Tartufferi, être considérée comme une terminaison (ou une origine) de fibres optiques.

La couche optique (y compris le pulvinar) et le corps quadrijumeau antérieur se sont révélés à l'expérimentation physiologique comme des centres pour des actions réflexes, surtout pour celles qui sont provoquées par des impressions visuelles. Nous reviendrons sur ce sujet plus loin, dans la partie physiologique. Rien ne nous autorise à voir dans ces masses ganglionnaires le siège des sensations visuelles ; ce dernier doit être recherché dans l'écorce cérébrale, et comme nous le verrons, dans l'écorce du lobe occipital ; ce lobe s'est du reste trouvé atrophié dans des cas de cécité de l'œil opposé (Huguenin). Nous aurons donc à rechercher les fibres qui relient cette écorce, soit directement à la bandelette optique, soit aux ganglions du mésocéphale qui reçoivent des fibres optiques (corps genouillé externe, pulvinar, tubercule quadrijumeau antérieur).

Pour remémorer certains rapports rentrant ici et qui sont de la plus haute importance au point de vue de quelques amblyopies, surtout des hémianopies, nous intercalons ici deux schémas de coupes à travers le cerveau. La figure 136 représente une telle coupe frontale, située à peu près au niveau du milieu des couches optiques (*co*). Les pieds du pédoncule cérébral (ponctués, parce qu'en réalité ils ne tombent pas dans la coupe représentée) divergent au sortir de la protubérance, passent en dessous des couches optiques, et s'étalant en éventail d'avant en arrière, montent dans les hémisphères en constituant la capsule interne (*C. i*), située entre la couche optique et le corps strié en dedans, le noyau lenticulaire (*L*) en dehors. Au-dessus de

cette limite, les faisceaux fibrillaires de la capsule interne s'étalent et
divergent encore davantage pour gagner les endroits les plus divers de
l'écorce cérébrale. Des couches optiques surtout, ainsi que du noyau lenti-

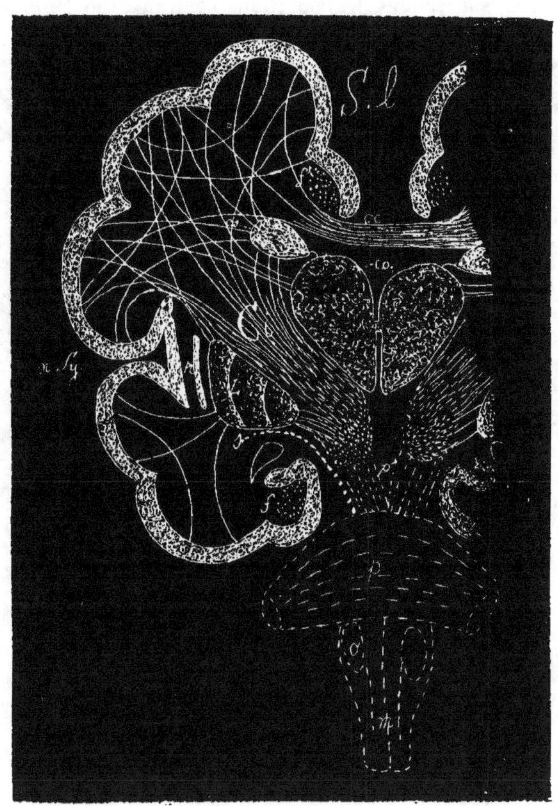

FIG. 136. — Schéma d'une coupe verticale, frontale, à travers le cerveau, vers le milieu
des couches optiques.

Les parties pointillées ne tombent pas dans une coupe de ce genre. — *m*, moelle allongée. — *o*, olive.
— *p*, pont de Varole. — C. *i*, capsule interne. — *c. o*, couche optique. — L, noyau lenticulaire. —
c. s, corps strié. — S. *l*, grande fente longitudinale du cerveau. — *sc. Sy*, scissure de Sylvius.

culaire et du corps strié, d'après Meynert, sortent de nombreuses fibres qui
se mélangent intimement à celles venues des pédoncules cérébraux et
gagnent avec elles les divers points corticaux (1). Signalons de plus les

(1) Wernicke soutient contre Meynert que ni le noyau lenticulaire, ni le corps strié n'envoient des fibres rayonnantes vers l'écorce. Ce point discuté ne nous intéresse pas spécialement à notre point de vue.

bres commissurales entre points corticaux symétriques (Meynert), surtout les fibres du corps calleux (*c. c*), puis les fibres d'association qui relient des points corticaux du même hémisphère (Meynert).

On a donné le nom de couronne rayonnante (Reil) à l'ensemble des fibres, soit pédonculaires, soit venues des ganglions centraux, qui se dirigent ainsi

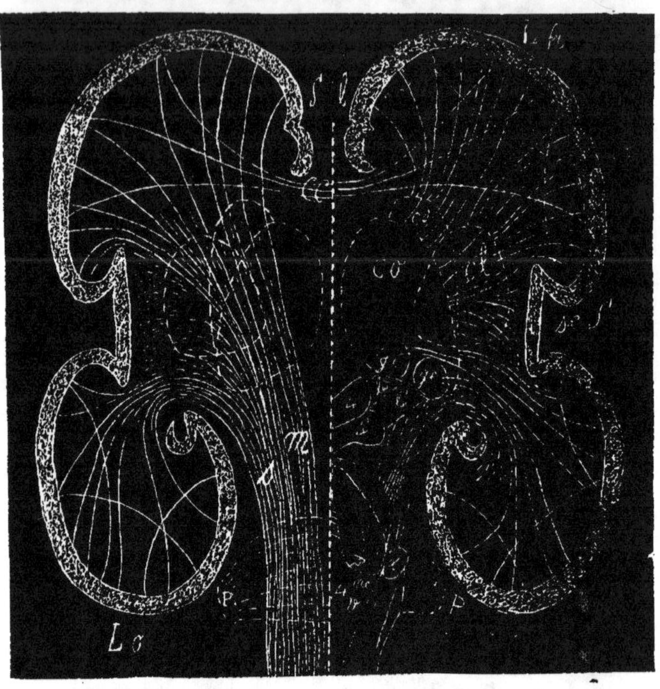

Fig. 137. — Schéma d'une coupe horizontale à travers le cerveau ; à droite la coupe est sensée être plus superficielle qu'à gauche.

l..o, lobe occipital du cerveau. — *l.fr*, lobe frontal. — *sc.S*, scissure de Sylvius. — *4°v*, quatrième ventricule. — *b.b'*, bras conjonctivaux, l'antérieur et le postérieur. — *4, 4'*, tubercules quadrijumeaux. — *g. i, g. e*, corps genouillés, l'interne et l'externe. — *c. o*, couche optique. — *c. l*, corps lenticulaire. — *c. s*, corps strié. — *s, m*, faisceaux externe et interne du pied pédonculaire, le premier se rendant à travers le tiers postérieur de la capsule interne dans le lobe occipital, le second se rendant à travers le tiers antérieur de la capsule interne dans le lobe frontal. Le tiers moyen des fibres pédonculaires se rendent de préférence dans le lobe pariétal, autour de la scissure de Sylvius.

vers l'écorce cérébrale. La capsule interne est cette partie de la couronne rayonnante qui s'étale en éventail entre le noyau lenticulaire d'une part, la couche optique et le corps strié d'autre part.

Les fibres du pied pédonculaire sont certainement des conducteurs d'innervations conscientes ; elles n'affectent aucun rapport de continuité, ni avec la couche optique, ni avec les tubercules quadrijumeaux. Au contraire, l'étage supérieur, ou la calotte du pédoncule cérébral, qui semble affecté **plus** spécialement aux innervations réflexes, aboutit supérieurement aux tubercules quadrijumeaux et aux couches optiques.

La figure 137 représente un schéma d'une coupe horizontale à travers le cerveau, à gauche plus profonde qu'à droite. On y voit (à gauche) que les fibres les plus internes (*m*) du pied pédonculaire se continuent dans les faisceaux antérieurs de la capsule interne, ainsi que dans l'écorce des lobes frontal et pariétal, et que les fibres les plus externes (*s*) du pied pédonculaire se rendent dans la partie postérieure de la capsule interne, et plus loin dans l'écorce occipitale (et temporale, ce qui ne saurait ressortir de la figure) (les ganglions centraux sont indiqués par des contours pointillés). Or nous savons (par les recherches de Charcot, Veyssière, etc.) que la partie postérieure de la capsule interne préside à des fonctions conscientes centripètes et la partie antérieure à des fonctions conscientes centrifuges.

A droite, dans la figure 137, est représentée une coupe fictive horizontale plus superficielle que celle à gauche ; on y voit des fibres rayonnantes sorties des ganglions centraux, surtout de la couche optique et des corps genouillés externe (*g. e*) et interne (*g. i*). *b, b′* sont les bras conjonctivaux et 4, 4′ les tubercules quadrijumeaux. — C'est ici que nous aurons à rechercher les prolongements directs ou indirects de la bandelette optique vers l'écorce cérébrale ou plutôt vers l'écorce occipitale. En enlevant ces couches de fibres, on tombe sur les fibres rayonnantes pédonculaires, représentées à gauche, et auxquelles elle se mélangent plus ou moins. — Profondément, ces faisceaux fibrillaires constituent la partie postérieure de la capsule interne, le « carrefour sensitif » de Charcot; car effectivement, les voies sensibles de toute la moitié opposée du corps, y compris celles des organes des sens, s'y trouvent condensées. Les lésions en cet endroit produisent une hémianesthésie de toute la moitié opposée du corps. Les fibres en question se rendent du reste de préférence dans la portion purement sensorielle de l'écorce, dans celle des lobes temporal et occipital.

Ce sont surtout les faisceaux qui se dirigent vers le lobe occipital qui nous intéressent, car de loin la plupart de ces fibres sortent des ganglions dans lesquels nous avons poursuivi des fibres nerveuses optiques; et puis leur aboutissant central, l'écorce occipitale, est certainement affectée aux fonctions visuelles. C'est donc ici que nous aurons à rechercher les voies conductrices optiques allant à l'écorce cérébrale.

Du pulvinar sort un faisceau très épais de fibres dirigées en arrière vers l'écorce occipitale. Déjà Gratiolet, considérant que ces fibres sortent de la couche optique, avait supposé qu'elles étaient les continuations des fibres optiques, d'où aussi leur nom de « radiations optiques » ou d'« expansions cérébrales optiques ». Elles forment pour la plus large part un gros faisceau de substance blanche situé assez superficiellement dans le lobe occipital, suivant une direction antéro-postérieure, en dehors de la corne postérieure ou occipitale du ventricule ; Wernicke l'a soigneusement décrit sous le nom de « faisceau médullaire sagittal ».

Ce faisceau sagittal ne se compose pas uniquement de radiations sorties
du pulvinar. Ces radiations en constituent certainement la plus grosse
partie ; elles en occupent les plans supérieurs. Mais plus profondément on
trouve des faisceaux, plus ou moins mélangés aux premiers, qui montent de
la profondeur et qui sont sortis du corps genouillé externe et du tubercule
quadrijumeau antérieur, ces derniers arrivant par le bras conjonctival antérieur. Le tubercule quadrijumeau antérieur et le corps genouillé externe
étant les aboutissants principaux des fibres optiques, il y a lieu de supposer
que leurs radiations vers l'écorce occipitale sont des conducteurs optiques.

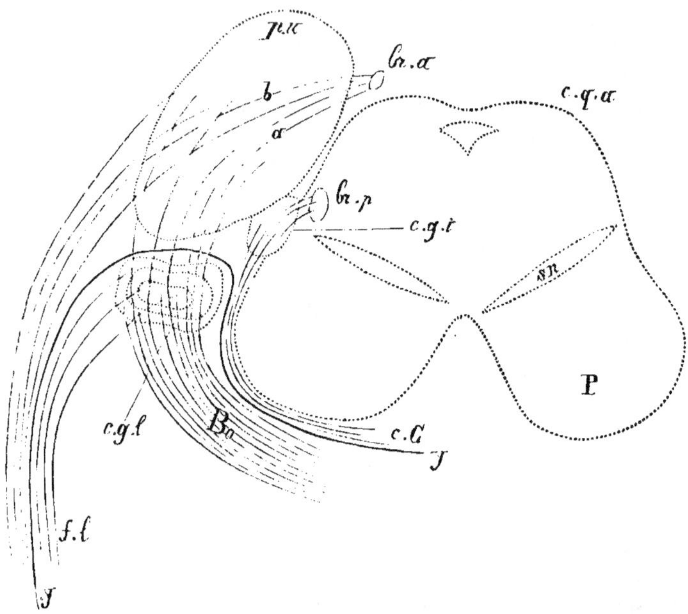

Fig. 138. — Schéma du parcours central des fibres optiques, d'après Wernicke.

P, pied pédonculaire. — *s. n*, substance noire de Sœmmering. — *p. u*, pulvinar.— *c. g. e*, corps genouillé
externe. — *c. g. i*, corps genouillé interne. — *br. a*, bras conjonctival antérieur. — *br. p*, bras conjonctival
postérieur. — R. *o*, racine externe de la bandelette optique. — *c. G*, racine interne ou commissure de
Gudden ; *y*, racine directe (provenant, d'après Wernicke, directement du lobe occipital du cerveau) de
la bandelette optique, — *f. l*, faisceau sagittal de substance blanche dans le lobe occipital du cerveau.
— *a*, fibres optiques reliant, à travers le bras conjonctival antérieur, le tubercule quadrijumeau
antérieur (*c. q. a*.) à l'écorce occipitale.

Quant à la question de savoir si les fibres optiques sont toutes interrompues par des cellules ganglionnaires avant d'arriver à l'écorce cérébrale,
elle est loin d'être résolue. Dans tous les cas, l'atrophie qui se produit dans
la substance grise des tubercules quadrijumeaux, de l'antérieur surtout,
puis du pulvinar et du corps genouillé externe, à la suite de l'atrophie du
nerf optique, démontre qu'au moins certaines de ces fibres sont interrompues de cette manière.

Nous avons signalé plus haut (p. 542) le faisceau fibrillaire qui, d'après Wernicke, se détache de la bandelette optique sur la couche optique, s'accole aux radiations optiques décrites à l'instant, et avec elles va gagner l'écorce occipitale. Ce serait là une racine de fibres optiques qui se rendrait directement dans l'écorce occipitale, sans être interrompue par de la substance grise.

Ajoutons ici, pour achever de démontrer que ces diverses radiations optiques servent aux fonctions visuelles, que leurs lésions (voyez plus loin : *Hémianopie*), ainsi que celles de l'écorce occipitale, à laquelle elles se rendent, occasionnent des troubles visuels que nous caractériserons plus loin.

Le schéma de la figure 138, emprunté à Wernicke, condense les faits relatifs au parcours central des fibres optiques. *f. l* est le faisceau médullaire sagittal qui conduit à l'écorce occipitale les radiations optiques provenant des diverses sources signalées. B. *o* est la bandelette optique renfermant d'abord le faisceau direct *y* (représenté par une ligne épaisse) qui se recourbe au niveau du corps genouillé externe (*c. g. e*) et gagne le faisceau sagittal sans avoir été interrompu par de la substance grise. Le corps genouillé externe (*c. g. e*) et le pulvinar (*pu*) reçoivent des fibres optiques et en envoient audit faisceau sagittal. D'autres fibres optiques (*a*) gagnent le tubercule quadrijumeau antérieur à travers le bras conjonctival antérieur (*br. a*) (représenté seulement en coupe), qui ramène également de nombreuses fibres (*b*) sorties du tubercule et les verse dans le faisceau sagittal. — *c. G* est la commissure de Gudden, aboutissant au corps genouillé interne (*c. g. i*) et au tubercule quadrijumeau postérieur à travers le bras conjonctival postérieur (*br. p*) ; elle ne renferme pas de fibres optiques.

DÉCUSSATION PARTIELLE DES NERFS OPTIQUES DANS LE CHIASMA.

Dans ce qui précède, nous avons appris à connaître les voies que suivent les fibres optiques depuis les yeux jusque dans les centres nerveux cérébraux, sans nous préoccuper de l'arrangement réciproque des conducteurs optiques. Et cependant depuis longtemps l'observation attentive de faits physiologiques et pathologiques avait fait naître le besoin d'en savoir plus long sur le chemin plus exact que suit chaque fibre optique depuis la rétine jusqu'à sa terminaison la plus centrale.

Nous avons négligé jusqu'ici d'envisager les questions de cet ordre, par la raison que leur solution est hors de la portée des moyens d'investigation de l'anatomie pure. La physiologie et la pathologie ont suscité ces questions; ce sont elles aussi qui les ont résolues dans la mesure que nous allons voir.

En premier lieu se présente la question de savoir *quel est le sort des fibres optiques dans le chiasma optique.* Si pour les nerfs et les bandelettes optiques il ne saurait guère y avoir de doute qu'ils sont traversés dans toute leur longueur par les fibres, les choses ne sont pas aussi simples pour le chiasma. Macroscopiquement, le chiasma est une espèce de carrefour au-

quel aboutissent ou dont partent les fibres des nerfs et celles des bandelettes
optiques. Mais toutes les fibres d'un nerf passent-elles dans la bandelette
du même côté? Ou bien se rendent-elles dans celle du côté opposé? Ou bien
encore passent-elles en partie de l'autre côté et pour une part seulement
dans la bandelette du même côté? — En d'autres mots, y a-t-il oui ou non
entre-croisement ou décussation des fibres optiques sur la ligne médiane
dans le chiasma? Et s'il y a décussation, est-elle totale ou seulement partielle?

On n'a jamais pu éprouver d'hésitation touchant ces questions chez certains poissons surtout, et chez les oiseaux : la décussation y existe, et elle est
complète ; les fibres d'un nerf optique se continuent toutes dans la bandelette
du côté opposé. Chez le brochet, un nerf passe tout simplement au-dessus de
l'autre; l'œil nu suffit pour y constater le fait de l'entre-croisement complet.
Chez les oiseaux, il faut déjà le secours du microscope pour élucider la
chose ; chaque nerf optique se divise contre le chiasma en plusieurs feuillets
entre lesquels passent, comme dans un treillis, les feuillets analogues de
l'autre nerf. Chez les mammifères — et déjà chez certains oiseaux —, le
nombre de ces feuillets augmente, et leur calibre diminue au point que le
chiasma devient une intertrication fibrillaire des plus compliquées. Chez
l'homme, l'intertrication n'existe plus entre faisceaux fibrillaires, mais entre
fibres isolées; aussi est-elle inextricable, ainsi que le prouvent les nombreux
travaux anatomiques entrepris sur ce sujet.

Tout d'abord, il n'y a pas de doute que dans le chiasma humain des fibres
optiques passent la ligne médiane. La question est de savoir si la décussation est totale ou seulement partielle.

C'est un des points les plus solidement établis que *dans le chiasma
humain il y a décussation partielle* des fibres optiques, et que chaque
bandelette mène vers le cerveau des fibres optiques sorties des deux rétines.
— Il vaut mieux parler de « décussation partielle » que de « semi-décussation » parce que, comme nous le verrons, les fibres qui traversent la ligne
médiane dans le chiasma et passent définitivement de l'autre côté sont plus
nombreuses que celles qui restent du même côté ; on estime que le *faisceau
direct* du nerf optique n'est que le tiers du *faisceau croisé*.

Deux ordres de preuves, les unes *physiologiques*, les autres *anatomo-pathologiques*, démontrent la réalité de la décussation partielle chez les animaux supérieurs et chez l'homme.

Une preuve physiologique décisive a été fournie par Nicati (1878). A de
jeunes chats, cet auteur sectionne d'avant en arrière et sur la ligne médiane le chiasma optique, à l'aide d'un couteau poussé dans le crâne par la
voûte de la bouche. Plusieurs de ces animaux chez lesquels l'autopsie montra
que l'opération avait réussi, voyaient encore manifestement, suivaient par
exemple des yeux et de la tête les déplacements d'une lumière. Ce résultat
est absolument inexplicable dans l'hypothèse d'un entre-croisement complet
dans le chiasma; il fournit la preuve de l'entre-croisement incomplet chez le
chat. Et qu'on le remarque bien, l'expérience ne perd en rien de sa valeur en

supposant que le chiasma n'ait pas été coupé exactement sur la ligne médiane, ou même que le couteau n'ait sectionné que le nerf et la bandelette du même côté.

Brown-Séquard et Dupuy, puis Beauregard, avaient trouvé que l'opération décrite produit une cécité des deux yeux. Mais Beauregard avait opéré sur des oiseaux, animaux chez lesquels le résultat de l'opération était prévu, de sorte qu'il ne pouvait rien ajouter au fait bien connu de l'entre-croisement complet. Brown-Séquard opéra sur des lapins et des cobayes, auxquels on accorde tout au plus un très mince faisceau direct, et auxquels on dénie généralement la vision binoculaire. — Nicati a aussi fait observer avec raison que si la persistance de quelque vision après la section du chiasma démontre que l'entre-croisement n'est que partiel, on ne serait nullement fondé à conclure à l'entre-croisement complet en constatant la cécité complète après son opération. En effet, pour peu que le faisceau direct soit près de la trace du couteau — et cela est toujours plus ou moins le cas pour un chiasma aussi petit que celui des petits mammifères en question, les hémorrhagies, l'œdème, l'inflammation, voire même une lésion directe et non voulue du faisceau direct, pourraient bien enrayer le fonctionnement de ce dernier : la cécité pourrait être complète malgré l'entre-croisement partiel.

Voilà donc la décussation partielle dans le chiasma bien établie pour le chat, un animal assez élevé dans la série des vertébrés, et sensiblement rapproché de l'homme. Rien que cette considération suffirait pour la rendre très probable chez l'homme. La probabilité devient certitude presque absolue si on se rappelle les nombreuses observations d'hémianopie homonyme résultant d'insultes apoplectiques siégeant dans un hémisphère cérébral, observations qui depuis plus d'un siècle avaient fait naître l'hypothèse de la décussation partielle dans le chiasma humain. L'expérimentation sur l'animal a mis récemment au jour un fait du même ordre, c'est-à-dire que chez le singe et le chien, deux animaux sensiblement rapprochés de l'homme, on peut produire l'hémianopie homonyme en enlevant certaines parties d'un hémisphère cérébral. — Ces observations démontrent que des fibres venues des deux rétines se rendent dans le même hémisphère cérébral, et la décussation partielle dans le chiasma étant hors de doute chez un mammifère supérieur, ce serait singulièrement méconnaître les lois qui régissent les analogies et les dissemblances entre organismes animaux que de ne pas admettre que chez l'homme aussi la décussation est incomplète dans le chiasma.

Les sceptiques à outrance pourraient soutenir que dans le chiasma humain l'entre-croisement est complet, et que plus haut, dans la substance cérébrale, un certain nombre de fibres repassent sur le côté primitif; ainsi s'expliquerait l'hémianopie par lésion d'un hémisphère cérébral. Mais les observations pathologiques suivantes, appuyées des données nécroscopiques, lèvent tout doute à cet égard.

A. A propos de l'hémianopie homonyme, nous verrons que Hirschberg (1875) et Gowers (1878) ont observé chez l'homme une telle hémianopie dans deux cas de destruction d'une bandelette optique. Il y avait bien, dans les deux cas, encore d'autres lésions cérébrales, mais celles-ci, d'après de nombreuses observations, ne produisent jamais de troubles visuels. Nous verrons que dans ces hémianopies les deux moités homonymes (les deux droites ou les deux gauches) des deux rétines ne fonctionnent plus. La lésion d'une bandelette intéresse donc chez l'homme aussi des fibres des deux nerfs optiques, et l'entre-croisement ne peut être que partiel dans le chiasma.

B. **Nous avons vu** (p. 542 et suiv.), que si on enlève un œil à un mammifère nouveau-né, les fibres optiques se rendant à cet œil ne se développent pas, et que si la vision vient à se perdre totalement sur un œil d'un homme, même adulte, on trouve après des années les fibres de ce nerf optique atrophiées ; nous savons aussi que l'atrophie se propage jusqu'aux centres optiques de la base du cerveau, et même à l'écorce occipitale. On pouvait donc s'attendre à trouver que dans les cas de ce genre, l'atrophie se propage à travers le chiasma aux deux bandelettes — dans le cas de la décussation partielle —, ou seulement à la bandelette du côté opposé — dans le cas d'une décussation complète dans le chiasma.

Morgagni avait déjà remarqué que la perte d'un œil produit une « dégénérescence » — nous disons aujourd'hui une « atrophie » — du nerf optique, jusque contre le chiasma. Au delà de ce point, tout lui semblait être normal; au moins les bandelettes optiques paraissaient être normales et avoir conservé le même calibre. Le chiasma semblerait donc arrêter la dégénérescence ascendante.

D'après de nombreuses observations plus récentes, le chiasma n'oppose pas à l'atrophie ascendante une barrière infranchissable. Dans les cas de cécité bilatérale datant de longtemps, le mieux depuis l'enfance, on trouve les nerfs optiques, le chiasma et les bandelettes grisâtres et fortement réduits de calibre.

Lorsque la cécité n'a été qu'unilatérale, la couleur blanche peut persister dans les deux bandelettes ; en réalité, le volume de toutes les deux a diminué, surtout pour celle du côté opposé, comme le prouvent suffisamment les travaux récents d'auteurs très divers (Woinow, Schmit-Rimpler, Gudden, Manz, Adamük, Baumgarten, Kellerman, Purtscher, etc.).

Ce fait à lui seul suffirait pour résoudre la question dans le sens de la décussation partielle. Cependant la circonstance que des mensurations de ce genre ont mené à des conclusions tout à fait opposées (Michel) rend désirable un supplément de preuve tiré de l'examen microscopique. Ce dernier était du reste nécessaire pour résoudre diverses autres questions, notamment celle des volumes relatifs du faisceau croisé et du faisceau direct, et pour poursuivre à travers le chiasma et les bandelettes la voie exacte des deux faisceaux.

La différence de transparence entre les faisceaux atrophiés et les faisceaux normaux, puis la circonstance que les moyens de tinction colorent généralement les parties atrophiées autrement que les parties normales, voilà des éléments qui suffisent ordinairement pour assurer sous le microscope le diagnostic d'une atrophie de fibres nerveuses (voyez : *Atrophie du nerf optique, anatomie pathologique*).

Gudden, Purtscher, Baumgarten, Marchand, Treitel et Burdach ont vu
ainsi sur des coupes successives l'atrophie d'un seul nerf optique (de
l'homme) se communiquer dans le chiasma à des faisceaux fibrillaires des
deux bandelettes. Hosch a vu que l'atrophie (primitive) d'une bandelette se
propageait à certains faisceaux des deux nerfs optiques.

Rappelons pour mémoire que la méthode d'expérimentation inaugurée par Gudden
(p. 542), méthode consistant à enlever à des animaux nouveau-nés un œil ou tous les deux.
a permis à cet auteur de fournir chez le chien aussi la preuve de la décussation partielle.

Il y a donc chez l'homme décussation partielle des fibres nerveuses optiques dans le chiasma. Chaque nerf optique amène à l'œil un faisceau de
fibres croisées, et un autre de fibres directes : *faisceau croisé* et *faisceau
direct* du nerf optique. Chaque bandelette amène à la moitié cérébrale de
son côté des fibres issues de la rétine du même côté et d'autres issues de la
rétine du côté opposé ; elle aussi renferme un *faisceau croisé* et un *faisceau
direct*. Ajoutons maintenant que les observations d'hémianopie (voyez plus
loin : *Hémianopie*) démontrent que le faisceau croisé innerve la portion
interne, nasale de la rétine, et que le faisceau direct innerve la portion
externe, temporale de la rétine, les deux portions étant séparées par le méridien vertical passant par la *fovea centralis*. La portion de rétine innervée
par le faisceau direct est plus petite que l'autre (fig. 139, p. 557), à peu près
dans la proportion de 2 : 3. Il y a donc lieu de supposer, ce qui se confir-
mera bientôt, que les volumes des deux faisceaux diffèrent dans le même
sens et dans la même mesure.

La question de la décussation dans le chiasma remonte à une antiquité très respectable, puisqu'elle a été posée par Newton (1740), qui développa même dans ses traits
essentiels, et dans les termes suivants, une théorie de la décussation partielle. C'est la
quinzième des trente et une questions (posées in *Optice*) relatives à des sujets « dont
Newton a à peine entamé l'analyse, et qu'il laisse comme objets à l'expérimentation et à
l'observation d'autres investigateurs » :
« Annon imagines rerum objectarum, ambobus oculis visarum, coeunt in unum eo in
loco, ubi nervi optici, antequam in cerebrum ingrediantur, conveniunt ac conjunguntur?
Fibris nimirum, quae sunt in dexteriori parte utriusque nervi, coeuntibus illo in loco, et
progredientibus deinceps conjunctim ad cerebrum per nervum qui est a dexteriori parte
capitis : fibrisque, quae sunt in sinisteriori parte utriusque nervi, coeuntibus itidem eodem
in loco, et progredientibus deinceps conjunctim ad cerebrum per nervum qui est a sinisteriori parte capitis ; duobus autem nervis illis posterioribus, in cerebro demum ita in
unum convenientibus, ut fibrae ipsorum unam duntaxat ibi imaginem constituant ; cujus
videlicet imaginis dimidium id, quod sit a dexteriori parte sensorii, veniat a dextra parte
amborum oculorum, per dextram partem amborum nervorum opticorum, ad locum ubi
nervi illi coeunt, indeque per nervum a dexteriori parte capitis in ipsum cerebrum ; dimidium autem alterum, quod sit a sinisteriori parte sensorii, veniat similiter a sinistra parte
amborum oculorum? Etenim nervi optici eorum animalium, quorum ambo oculi eodem
spectant (ut hominum, canum, ovium, boum, etc.), coeunt in unum antequam in cerebrum ingrediantur ; at nervi optici illorum animalium, quorum ambo oculi non spectant
eodem (ut piscium et chamaeleontis), vel non coeunt omnino, vel non ita in unum coeunt
ut eorum capillamenta invicem intermisceantur ; siquidem vera audivi. » (Newton, *Optice*.
Lausannae et Genevae. MDCCXL.)
Cette question de Newton, posée vers 1704, a donc attendu les observations pathologi-

ques et les expériences physiologiques des derniers jours pour passer de l'état de simple hypothèse à celui d'un fait bien démontré.

D'après le passage cité, Newton paraît avoir imaginé son hypothèse pour expliquer la vision simple avec les deux yeux, et non pas, comme on l'a prétendu, pour expliquer la vision de la troisième dimension.

Déjà vers 1723, Vater et Heinicke, puis Joseph et Carl Wenzel en 1812 (cités par Mackenzie, *A treatise*, etc.), ainsi que d'autres auteurs encore, expliquèrent par la conception de Newton des observations d'hémianopie. Le cas le plus connu est celui du célèbre physicien Wollaston, qui à vingt années d'intervalle subit des atteintes passagères d'hémianopie homonyme, la première fois à gauche, l'autre fois à droite. Wollaston expliqua lui-même ces symptômes dans l'hypothèse de Newton ; et comme les couches optiques étaient les seules origines des nerfs optiques connues à ses contemporains, il émit l'idée d'une affection identique s'attaquant à vingt années d'intervalle successivement aux deux bandelettes optiques ou aux deux couches optiques.

A l'autopsie de Wollaston, on trouva une tumeur, entourée d'une zone ramollie, dans la couche optique droite. La confirmation surprenante du diagnostic paraît toutefois n'être que fortuite ; la première attaque seule aurait pu reconnaître pour cause une lésion de la couche optique droite. Peut-être aussi que la présence de la tumeur a été une cause d'altération (passagère) de parties cérébrales donnant lieu à l'hémianopie.

Mackenzie, qui relate en détail le cas de Wollaston, cite Newton, Vater, Ackermann, Vicq-d'Azyr, Cuvier, etc., — auxquels il faudrait encore ajouter Demours, — comme partisans de la semi-décussation ayant précédé Wollaston.

J. Müller, le père de la physiologie des organes des sens, avait cru (en 1826) devoir admettre que chaque fibre optique, arrivée des centres jusqu'au chiasma, se subdivise en deux qui iraient innerver des points identiques des deux rétines. En 1838 cependant, dans son grand traité de physiologie, il se range au nombre des partisans de l'hypothèse de Newton, et cela parce que pas plus que Treviranus ni Volkmann, il n'avait pu trouver de bifurcation des fibres du chiasma.

Pour les auteurs précédents, la semi-décussation était plutôt une hypothèse destinée à expliquer des faits physiologiques. C'est pour satisfaire à ces exigences physiologiques que Hannover, en 1852, donna du chiasma une description anatomique qui resta long-temps classique, et dans laquelle il conclut à la semi-décussation.

D'après Hannover, chaque bandelette optique et chaque nerf optique se composent d'un faisceau qui provient de l'œil homonyme : *faisceau non croisé, faisceau direct*, nommé aussi *faisceau latéral*, parce qu'il devait se trouver latéralement dans le chiasma, dans le nerf et dans la bandelette. Il y a ensuite le *faisceau croisé*, qui, s'entre-croisant dans le chiasma avec son congénère, y constitue la *commissura cruciata*. Hannover décrit de plus une *commissure postérieure* et une *commissure antérieure*, celle-là située dans l'angle rentrant postérieur ; celle-ci dans l'angle rentrant antérieur. Il est probable que Hannover s'est trouvé en présence de la commissure de Gudden. Quant à la commissure antérieure, on est à peu près unanime aujourd'hui à en nier l'existence ; Hannover a été trompé sur-tout par le fait que les deux nerfs optiques délimitent chez l'homme un angle très obtus, et que par conséquent leurs fibres se rendent dans le chiasma les unes à peu près dans le prolongement des autres (1).

La nomenclature créée par Hannover a été maintenue, au moins en partie. Mais les travaux de ses successeurs, qui eux ont débité le chiasma en tranches successives, démontrent amplement que la simple dilacération du chiasma humain sous la loupe ne saurait servir à poursuivre un faisceau de fibres à travers le chiasma, et que partant elle ne saurait servir à résoudre la question qui nous occupe.

En 1861, Biesiadecki, à la suite de ses recherches anatomiques, conclut à l'entre-croisement complet, chez l'homme aussi bien que chez les animaux. Son travail n'attira guère

---

(1) Cependant, si des observations de la dernière heure venaient à se confirmer, il faudrait admettre entre les deux rétines un lien établi par des fibres commissurales passant peut-être par le chiasma. Engelmann et van Genderen Stort (*Acad. van Wentensch. te Amsterdam*, 1884) ont en effet observé des phénomènes de mouvements dans les cônes rétiniens, se produisant sous l'influence de la lumière. Ces mouvements, de même que ceux dans le pigment, se produiraient dans l'œil tenu à l'obscurité, rien que sous l'influence d'un éclairage du second œil, et même d'une partie quelconque de l'animal.

l'attention, et les cliniciens n'en continuèrent pas moins à admettre la décussation partielle, pour expliquer les nombreux cas d'hémianopie homonyme. Meynert (1872) décrivit plus tard brièvement des fibres qui du ganglion optique banal se rendent au nerf du même côté (fibres non croisées), et pour le reste déclara n'être arrivé à aucune conclusion.

La question recommença à passionner le monde ophthalmologique en 1873, lorsque Mandelstamm et Michel vinrent, chacun de son côté, soutenir que la décussation est complète chez l'homme aussi bien que chez les autres vertébrés.

Mandelstamm prétend d'une part que l'examen de coupes microscopiques ne saurait résoudre la question. La dilacération au contraire lui aurait donné la preuve de l'entre-croisement complet chez l'homme. D'autre part, à des lapins nouveau-nés il extirpe un tubercule quadrijumeau antérieur et la plus grande partie de la couche optique du même côté. L'examen ophthalmoscopique, contrôlé par l'examen microscopique, montra après trois ou quatre semaines une atrophie des fibres nerveuses dans l'œil opposé, à l'exception d'un petit faisceau latéral, alors que le fond de l'œil du même côté resta normal. Cette constatation ophthalmoscopique est facile chez le lapin, puisque la plupart des fibres conservent leur moelle jusque dans l'œil. — Mandelstamm a eu le tort de s'adresser au lapin, un animal dont les deux champs visuels ne se recouvrent guère, chez lequel il n'y a donc pas de vision binoculaire, et chez lequel le faisceau direct du nerf optique ne saurait être que très petit (comme du reste Gudden l'a démontré depuis). Il aurait d'ailleurs dû conclure à l'entre-croisement partiel chez le lapin, puisqu'un petit faisceau latéral n'était pas atrophié dans l'œil du côté opposé. Mais Mandelstamm se laissa guider dans son appréciation par l'absence de signes d'atrophie dans l'œil du côté opéré. Or nous verrons, à propos de l'hémianopie, que l'atrophie du faisceau direct est masquée à l'examen ophthalmoscopique.

Michel, à l'opposé de Mandelstamm, s'est convaincu de la décussation totale sur des séries de coupes microscopiques du chiasma.

C'est alors que Gudden (1874) vint défendre la thèse de la décussation partielle, dans des travaux successifs, les uns purement anatomiques, les autres, les plus démonstratifs, basés sur sa méthode expérimentale (extirpation d'un œil, etc.).

On a cru quelquefois pouvoir combattre la décussation partielle dans le chiasma, ou bien lui enlever sa signification physiologique, en invoquant les trouvailles extraordinaires, faites par quelques anciens anatomistes, et consistant en une absence complète du chiasma, chaque nerf se continuant dans la bandelette de son côté. Vésale a décrit une observation de ce genre; H. Meyer a pu, en 1870, réexaminer la pièce anatomique et confirmer le dire de Vésale. Henle cite à ce propos (dans son *Anatomie*) deux cas analogues, dont l'un a été publié en 1520, par Ludovicus Pisanus, et l'autre en 1612, par Losel. — Mais que conclure de ces trois observations datant de plusieurs siècles, non accompagnées de l'examen fonctionnel des yeux ?

Enfin, le caméléon et la lamproie ont été cités comme étant dépourvus de chiasma. Le caméléon a un chiasma bien apparent, colossal même, et, s'il était permis au physicien Newton de citer ce racontar (qui doit son origine au fait que cet animal meut les yeux l'un indépendamment de l'autre), ils sont impardonnables les anatomistes et les physiologistes qui ont répété, sous forme affirmative, une chose que Newton avait exprimée sous forme interrogatoire. — Quant à la lamproie, qui à première vue semble ne pas posséder de chiasma, Langerhans a démontré qu'il existe, mais qu'il est plongé dans la masse cérébrale grise. Du reste, déjà chez l'homme nous avons trouvé à la face inférieure du chiasma une mince couche de substance grise.

CONSTITUTION PLUS INTIME DU CHIASMA OPTIQUE. ARRANGEMENT DES FIBRES OPTIQUES DANS LES NERFS ET DANS LES BANDELETTES OPTIQUES

Un grand obstacle à l'élucidation de la structure intime du chiasma a consisté et consiste encore dans ce fait que le chiasma ne renferme pas seulement des fibres optiques, mais en sa qualité de partie des centres nerveux, encore d'autres fibres, notamment des fibres commissurales se rendant dans le cerveau. Nous connaissons trois ordres de fibres du chiasma et des bandelettes qui n'ont aucun rapport avec l'acte visuel : 1° Il y a d'abord la commissure de Meynert (p. 542) située à l'angle postérieur du chiasma, composée de fibres volumineuses, et qui grâce à cette particularité se distingue anatomiquement des autres fibres du chiasma. Ces fibres s'accolent à la bandelette, passent à travers le pédoncule cérébral, et vont se rendre dans le corps de Luys, noyau de substance grise, situé entre le pédoncule cérébral et la couche optique proprement dite (Stilling). Elles ne dégénèrent pas après la perte des deux yeux, et ne sont donc pas affectées à la vision.

2° En second lieu, nous avons la commissure de Gudden (p. 542 et 543), épais faisceau de fibres situées à l'angle postérieur du chiasma, au-devant de la commissure de Meynert, et qui ne dégénèrent pas non plus à la suite de la perte des deux yeux. Ces fibres sont du même calibre que celles du reste du chiasma, avec lesquelles elles se confondent. Le seul moyen de les isoler est de provoquer une atrophie ascendante des deux nerfs optiques, surtout chez le jeune animal. On en a constaté l'existence chez l'homme, dans des cas de perte totale de la vue (Gudden). Ce sont ces fibres surtout qui constituent la racine interne de la bandelette optique, celle qui se rend au corps genouillé interne et au tubercule quadrijumeau postérieur.

3° Il y a enfin les fibres qui du ganglion optique basal de Meynert (p. 542) se rendent au chiasma; Meynert croit les avoir poursuivies jusque dans le nerf optique du même côté. Elles ne dégénèrent pas à la suite de la perte des deux yeux (Purtscher), et la vision n'était pas altérée dans certains cas de dégénérescence de la paroi antérieure du *tuber cinereum* (Cunningham, *Centralbl. f. d. med. Wissensch.*, 1880, p. 560; Kohts, *Arch. f. path. Anat.*, t. LXV; Wilbrand, *Ueber Hemianopsie*, 1881, p. 92).

On estime qu'un tiers des fibres du chiasma n'ont rien à faire avec l'acte de la vision. Et comme ces fibres occupent la partie postérieure du chiasma, on ne sera pas étonné de constater que des tumeurs ou d'autres processus pathologiques siégeant à l'angle postérieur du chiasma altèrent la vision dans une mesure beaucoup moins prononcée que les altérations de l'angle antérieur du chiasma. Cette particularité semble expliquer pourquoi dans une observation de Nélaton (*Revue méd.*, 1833, juillet) la vision n'était pas altérée d'une manière sensible alors que le milieu du chiasma était transformé en une masse gélatineuse (on comprend du reste qu'à cette époque un certain degré d'hémianopie temporale a pu ne pas être remarqué sur le vivant). — La même circonstance rend compte du cas de Seiler (*Handb. de Graefe et Saemisch*, t. II, p. 121), d'une anophthalmie congénitale, dans laquelle il existait des faisceaux fibrillaires bien développés dans les bandelettes jusqu'au chiasma, un état des choses analogue à ce que Forel (Nagel, *Jahresber.*, 1877, p. 43) a trouvé chez la taupe.

Chaque bandelette se compose donc de trois parties : du faisceau direct, du faisceau croisé, et des parties qui ne sont pas affectées à la vision.

Il nous reste à poursuivre les faisceaux direct et croisé depuis la rétine, à travers le nerf optique et le chiasma jusque dans les bandelettes.

Les observations d'hémianopie ont démontré que le faisceau direct innerve une zone temporale de la rétine, et le faisceau croisé la zone nasale, les deux étant séparées par le méridien oculaire vertical passant par la *fovea centralis*. En effet, dans l'hémianopie homonyme typique, due à une interruption de la bandelette droite par exemple, les deux moitiés gauches des champs visuels sont abolies; une ligne de séparation verticale passe par le point de fixation. Comme la vision directe, avec le centre physiologique de la rétine, n'est jamais abolie dans ce cas, ni même diminuée, il faut conclure que le faisceau direct et le faisceau croisé envoient chacun des fibres à la *fovea centralis*. Ordinairement il y a aussi entre la partie intacte et la partie abolie du champ visuel une zone étroite dans laquelle la vision n'est pas abolie, mais simplement diminuée. Il semble donc que tout le long de la

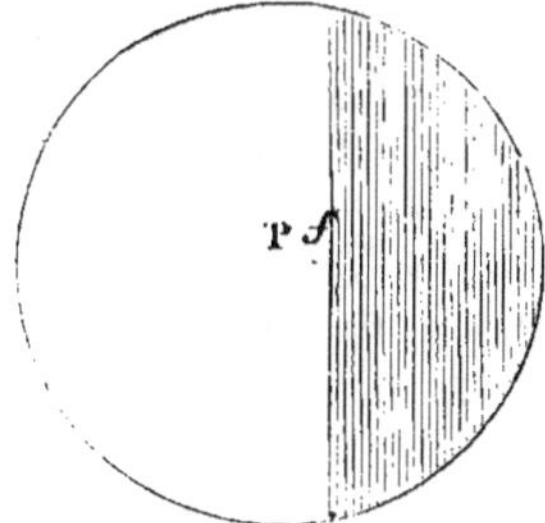

FIG. 139. — Étendue relative des deux portions rétiniennes innervées par les deux faisceaux du nerf optique. Le faisceau direct innerve la plus petite portion, striée et située du côté temporal ; le faisceau croisé innerve la plus grande portion rétinienne (nasale, non striée). — P, endroit de la papille du nerf optique ; *f*, endroit de la *fovea centralis*.

ligne de séparation entre les deux portions rétiniennes, de même que dans le centre physiologique de la rétine, les fibres des deux faisceaux s'entremêlent un peu dans leur terminaison périphérique. — D'après les relevés des champs visuels hémianopiques, les deux portions rétiniennes n'ont pas la même étendue. La ligne de séparation entre les deux parties du champ visuel ne passant jamais par le punctum cæcum (le centre géométrique approximatif du champ visuel), mais par le point de fixation (situé en dedans du punctum cæcum) la portion rétinienne temporale, innervée par le faisceau direct, ne constitue qu'environ le tiers de la portion nasale, innervée par le faisceau croisé. La figure 139, dans laquelle P est la papille, et *f* la *fovea centralis*, représente approximativement les deux parties de la rétine afférentes à chacun des deux faisceaux, la partie correspondant au faisceau direct étant ombrée. — Gudden a du reste conclu des observations faites dans le cas d'atrophie d'un seul ou des deux yeux, accompagnée d'une atrophie des nerfs correspondants et de leurs prolongements à travers le chiasma jusque dans les bandelettes, que chez l'homme le faisceau direct peut constituer environ le tiers de la masse du faisceau croisé.

Les *rapports des faisceaux direct et croisé dans le nerf optique ne sont pas encore suffisamment élucidés*. On s'attendrait à trouver des renseignements complets sur cette question dans l'examen microscopique pratiqué dans les cas d'hémianopie homonyme due à une lésion d'une bandelette optique. — Il paraît que l'atrophie descendante qui marquerait dans un nerf la trace du faisceau croisé, se produit beaucoup plus tardivement et plus incomplètement que l'atrophie ascendante à la suite de la perte d'un œil. Dans un cas de ce genre (compression d'une bandelette), Hosch (*Klin. Monatsbl. f. Augenheilk.*, t. XVI, p. 285) a constaté dans les deux nerfs une atrophie des fibres internes, nasales (contre le chiasma). Dans un cas d'atrophie de la bandelette gauche, produite par une apoplexie arrivée avant treize ans dans le corps quadrijumeau antérieur et dans la couche optique du même côté, Gudden (*Arch. f. Ophth.*, t. XXV) trouva dans le nerf gauche (faisceau direct) une atrophie des faisceaux centraux et internes (nasaux); dans le nerf droit (faisceau croisé) il ne trouva rien d'anormal. On pouvait voir à l'œil nu que le faisceau direct passait à travers le chiasma au côté interne du nerf. — Cette méthode d'observation ne nous semble pas encore avoir dit son dernier mot.

Il paraît donc prouvé que *le faisceau direct se place contre le chiasma au côté interne du nerf*. Cela est d'autant plus remarquable que contre le globe oculaire, une partie au moins de ses fibres occupent le côté externe du nerf.

Pour prouver ce dernier point, nous devons envisager l'expansion du nerf optique dans la rétine. A partir de la papille, les fibres s'épanouissent de tous les côtés dans la rétine, particulièrement en haut, en bas et en dedans. La moitié externe de la papille ne renferme que peu de fibres, seulement celles qui se terminent dans la portion de rétine située entre la papille et la *macula lutea*. Les fibres destinées à la *macula lutea* elle-même, ainsi qu'à la portion temporale située au delà de la *macula*, ne gagnent leur terminaison que par des voies détournées ; elles se dirigent d'abord les unes en haut, les autres en bas, et n'atteignent leur destination qu'après avoir décrit des arcs de cercle ouverts du côté de la *macula* (Kœlliker, *Hdb. de Gewebelehre*; Liebreich, *Atlas der Ophthalmosc.*; Michel, *Gratulationsschr. an Ludwig*).

D'après certaines observations, cet épanouissement se ferait de telle sorte que près de l'œil les fibres destinées à la périphérie rétinienne se trouveraient plus particulièrement à la périphérie du nerf. Dans un cas de rétrécissement concentrique considérable du champ visuel, Leber (*Arch. f. Ophth.*, t. XIV, fasc. 2) trouva une zone atrophique sur toute la périphérie du nerf. Les faisceaux atrophiés étaient entremêlés de fibres normales. Treitel décrit (*Arch. f. Ophth.*, t. XXII, fasc. 2) un cas analogue.

Ces observations microscopiques faites sur des nerfs qui se trouvaient

dans un état d'atrophie simple ne paraissent pas cependant avoir donné
des résultats bien nets, ainsi qu'il résulte de trois observations de scotome
central, dans lesquels on a pu faire l'autopsie. Dans le scotome central
(voyez plus loin : *Amblyopie alcoolique*), le centre physiologique de la rétine
ne fonctionne plus, par le fait d'une dégénérescence partielle du nerf
optique; la périphérie rétinienne au contraire fonctionne normalement.
Samelsohn, Nettleschip et Vossius en 1882 (voy. la bibliographie plus loin,
à l'article *Amblyopie par abus alcoolique*) ont pu examiner des portions
plus ou moins étendues du nerf, et Vossius en même temps le chiasma et
une bandelette optique. On a trouvé dans les trois cas un faisceau atrophique à situation identique, de sorte que ces renseignements méritent la
plus grande confiance. Les fibres de la portion temporale de la rétine et
de la lame criblée étaient plus ou moins atrophiées. Dans le nerf proprement dit, il y avait un faisceau atrophié, assez bien délimité, et changeant
de position le long du nerf. Contre l'œil, dans toute l'étendue où le nerf
renferme les vaisseaux centraux (fig. 140, A), il (x) occupait la portion temporale du nerf et y constituait sur la coupe transversale un secteur à base

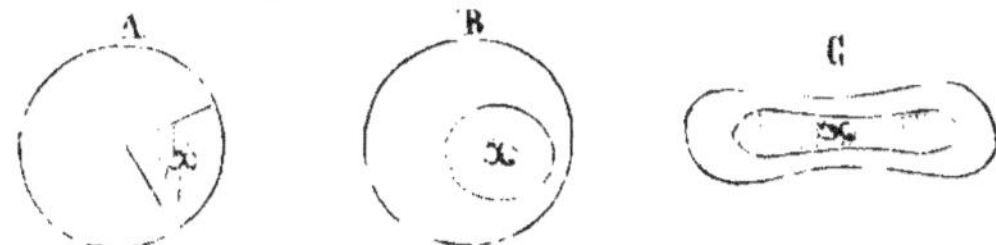

Fig. 140. — Coupes du nerf optique dans un cas de scotome central, d'après Samelsohn.
Le faisceau atrophié (x) occupe le côté temporal du nerf tout contre le globe oculaire
(A) : il s'enfonce dans le nerf en arrière de l'entrée des vaisseaux centraux (B), et
occupe le centre du nerf au niveau du trou optique (C).

périphérique et à sommet arrivant jusqu'au centre du nerf, contre les vaisseaux centraux. Vers le milieu du nerf, en arrière de l'entrée des vaisseaux
centraux, le faisceau atrophié s'était déplacé vers le centre du nerf (B); il
était recouvert de toutes parts de fibres intactes. Dans le canal optique (C) il
était aplati de haut en bas et occupait le centre du nerf. Dans le cas de
Vossius, dans lequel l'atrophie s'étendait jusque dans la bandelette, le faisceau
atrophique continuait à maintenir sa position centrale jusqu'au chiasma
inclusivement. Dans la bandelette optique droite, la seule qu'il eût à sa disposition, se trouvaient deux faisceaux atrophiques, l'un à l'endroit qui,
d'après ce que nous allons voir, est occupé par le faisceau direct; l'autre à
l'endroit occupé par le faisceau croisé de la bandelette. L'affection était bilatérale. — La *macula lutea* est donc représentée dans la bandelette par deux
faisceaux fibrillaires, qui à partir du chiasma se réunissent (après décussation partielle) en un seul.

Ce qui précède résume nos connaissances relatives aux rapports réciproques des fibres optiques dans les nerfs. Le parcours exact des faisceaux
direct et croisé y est donc à peu près inconnu, alors que nous connaissons

assez exactement les endroits occupés dans le nerf par les fibres maculaires provenant des deux faisceaux. Nous savons aussi que les faisceaux fibrillaires modifient leurs positions réciproques le long du nerf. Enfin, bien que les fibres provenant d'une certaine étendue rétinienne restent dans le nerf ramassées en faisceau, cela semble cependant ne pas être vrai d'une manière absolue; car dans toutes les descriptions d'atrophies partielles du nerf optique, on peut lire que sur une coupe transversale du nerf on trouve, entre la limite et les faisceaux atrophiés, un mélange de fibres normales et de fibres dégénérées.

Ce mélange de fibres provenant d'endroits rétiniens différents semble aller très loin dans le chiasma. D'après Gudden, les fibres qui se croisent dans le chiasma seraient renfermées surtout dans les plans inférieurs du chiasma; les faisceaux non croisés empiéteraient cependant fortement sur eux. Kellermann est arrivé (à la suite de recherches anatomiques faites dans les cas de cécité monoculaire) à la conclusion que dans le chiasma les fibres croisées et directes s'entremêleraient de la manière la plus intime, et qu'il n'y aurait dans le chiasma aucun faisceau fibrillaire qui le traverserait sans

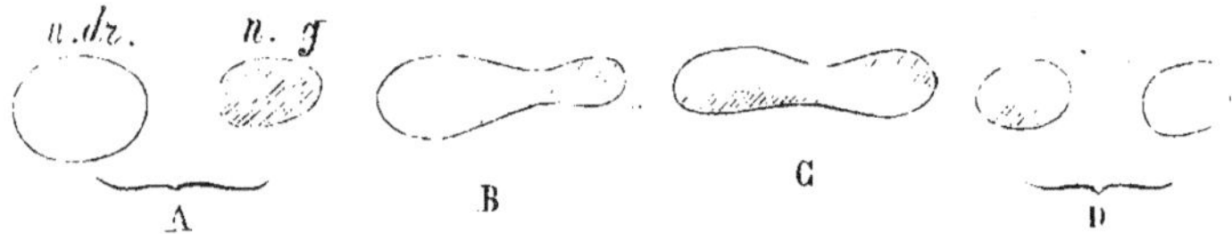

Fig. 141. — Coupes à travers les nerfs, le chiasma et les bandelettes optiques dans un cas d'atrophie d'un seul œil, d'après Burdach. — A, coupes à travers les deux nerfs optiques : n. dr, nerf droit, normal; n. g, nerf gauche atrophié. — B, coupe à travers le bord antérieur du chiasma. — C, coupe à travers l'extrémité postérieure du chiasma. — D, coupes à travers les deux bandelettes.

s'entremêler avec d'autres fibres. Il n'y aurait surtout pas de faisceau latéral allant directement du nerf à la bandelette du même côté, le long du bord latéral du chiasma.

Dans la bandelette, au contraire, les fibres optiques restent sensiblement parallèles entre elles, et de plus, les faisceaux direct et croisé occupent chacun une position à part, qu'ils maintiennent dans toute la longueur de la bandelette. Elles seraient toutefois assez fortement entremêlées à la surface des bandelettes. Quant aux endroits occupés dans la bandelette par les deux faisceaux, voici les résultats obtenus par les divers auteurs. Ces recherches ont été faites dans des cas de cécité d'un œil.

Gudden et Purtcher placent le faisceau direct contre le bord supéro-externe ou antérieur de la bandelette, sous forme d'une bande allongée. Baumgarten, Marchand et Burdach décrivent ces détails sensiblement de la même manière, représentée dans la figure 141 (donnée d'après Burdach). En A, nous avons la section des deux nerfs, dont le gauche (n. g) est atrophié. B est une section à travers le bord antérieur du chiasma, dont la moitié droite commence à renfermer en bas et en dedans des traces du faisceau croisé atrophié, et la moitié gauche, également en bas, une trace de son faisceau croisé, mais non atrophié. En C est une coupe prise contre le bord postérieur du chiasma; l'entre-croisement est achevé; le faisceau croisé (atrophié à droite) occupe dans chaque bandelette la partie inférieure; le faisceau direct, atrophié à gauche, occupe la partie supéro-externe. Cette orientation se maintient dans les coupes des deux bandelettes (D). — Le faisceau direct occupe donc dans la bandelette le bord supéro-externe; d'après ce qui a été dit à la page 558, il passe dans le chiasma au bord interne du nerf.

Quant aux volumes relatifs des deux faisceaux, Gudden estime que le faisceau direct n'est que le tiers du faisceau croisé. D'après Stilling, ce rapport serait beaucoup moins favorable pour le faisceau direct.

Les aboutissants centraux des deux faisceaux ne nous sont guère connus. Ganser (*Arch. f. Psychiatrie*, t. XIII, p. 341) a observé un cas dans lequel le faisceau direct parcourait isolément son trajet, simplement accolé à la bandelette et au nerf. Ce faisceau prenait son origine dans la partie médiane du corps genouillé externe, et longeait la face ventrale de la bandelette ; près du chiasma, il se plaçait au côté externe du nerf, dans lequel il plongeait à 34 millimètres en arrière de l'œil. — Ces rapports affectés par le faisceau direct dans le nerf ne concordent pas avec ce que Gudden a trouvé. Il est vrai qu'il s'agit ici d'une anomalie, d'une malformation congénitale.

B. PHYSIOLOGIE DES PARTIES CENTRALES DE L'APPAREIL NERVEUX OPTIQUE

Sous le rapport physiologique, il n'y a rien de particulier à dire des fibres optiques dans leur parcours depuis le nerf optique à travers le chiasma et les bandelettes optiques. Elles ne s'y divisent pas, n'affectent aucun rapport avec des cellules nerveuses, et jouent simplement le rôle de conducteurs isolés. L'état d'excitation, né dans leurs extrémités périphériques, se propage dans la direction centripète jusqu'à l'une ou l'autre station ganglionnaire (1).

Dans le mésocéphale, nous avons, comme aboutissants ganglionnaires des fibres optiques, la partie postérieure de la couche optique, notamment le pulvinar et le corps genouillé externe, puis le tubercule quadrijumeau antérieur; il y a de plus les fibres descendant dans le pédoncule cérébral, notamment dans le noyau d'origine des nerfs oculo-moteur commun et pathétique.

Selon toutes les apparences, ces ganglions, que la physiologie générale caractérise comme des centres pour des réflexes compliqués, ne sont nullement le siège des sensations visuelles. Ces dernières naissent dans une partie de l'écorce cérébrale, dans l'écorce du lobe occipital, dans laquelle nous

____

(1) Voyez toutefois la remarque au bas de la page 554. Si les observations mentionnées en cet endroit venaient à se confirmer, il y aurait dans le nerf optique des fibres conduisant l'influx nerveux dans une direction centrifuge.

avons poursuivi de nombreuses radiations optiques. Dans la couche optique, le tubercule quadrijumeau antérieur et dans le noyau de l'oculo-moteur commun, l'excitation des fibres nerveuses optiques provoquera les réflexes nombreux, quelquefois très compliqués, que nous savons être la conséquence d'impressions visuelles diverses.

Il y a lieu de demander aussi à la physiologie quelles sont donc les voies d'innervation visuelles allant aboutir à l'écorce cérébrale.

Nous avons bien décrit les nombreuses radiations optiques allant de la couche optique et des tubercules quadrijumeaux à l'écorce occipitale. Mais dans quelle mesure ces radiations servent-elles aux innervations visuelles conscientes ? D'autre part l'existence du faisceau qui, d'après Wernicke, va directement de la bandelette optique à l'écorce occipitale, est encore plus ou moins problématique.

Nous savons que chez l'oiseau, l'abblation d'un lobe optique (= tubercule quadrijumeau) produit la cécité de l'œil opposé, et que l'ablation des deux lobes optiques rend l'animal tout à fait aveugle. Les fibres optiques allant à l'écorce paraissent donc toutes passer chez l'oiseau par les tubercules quadrijumeaux. Toutefois, cela n'autorise pas à admettre la même chose chez les mammifères supérieurs. Nous savons que beaucoup de fonctions qui chez les mammifères siègent dans les couches optiques sont chez les oiseaux localisées dans les tubercules quadrijumeaux. Les essais d'ablation des tubercules quadrijumeaux chez des mammifères ont produit des troubles visuels, la cécité même ; mais ils nous semblent trop peu nombreux pour décider la question de savoir si toutes les fibres optiques passent par cette station.

D'un autre côté, la destruction d'une couche optique produit des troubles visuels chez le mammifère (lapin) ; mais d'après Knoll (*Centralbl. f. d. med. Wiss.*, 1872), l'opération a cet effet seulement lorsque l'enveloppe blanche de la couche optique, renfermant les racines de la bandelette optique, est comprise dans la destruction. L'observation clinique elle aussi semble démontrer (Nothnagel, *Top. Diagn. de Gehirnkr.*) que des lésions bornées à l'intérieur de la couche optique ne produisent pas de troubles des sensations visuelles. La physiologie n'a donc jusqu'ici reconnu, en fait de racines optiques allant vers l'écorce occipitale, que celle qui provient du tubercule quadrijumeau antérieur (voyez à la p. 548 le schéma du parcours de cette racine).

Le tubercule quadrijumeau antérieur, le pulvinar et le corps genouillé externe s'atrophiant après la perte de la vision, on peut se demander si les fibres passant par ces stations sont toutes interrompues par de la substance grise. La question n'est pas définitivement résolue ; on sait seulement que beaucoup de ces fibres sont interrompues par la substance grise.

Sur la dernière question s'en greffe une autre, celle de savoir si dans le nerf optique il faut supposer deux espèces de fibres optiques, dont les unes iraient dans l'écorce provoquer des sensations visuelles, et dont les autres se borneraient à provoquer des réflexes dans le mésocéphale. — La physiologie tend à ne plus admettre les fibres excito-motrices, c'est-à-dire des fibres centripètes ne donnant jamais lieu à des sensations, mais produisant seulement des actions réflexes. Aussi admettons-nous, conformément au schéma de la figure 138, que les fibres optiques terminées dans les tubercules quadrijumeaux peuvent y provoquer des réflexes, et néanmoins se continuent, après intercalation de cellules, dans l'écorce occipitale. — En est-il de même des fibres qui, d'après Stilling, se rendent dicretement au noyau d'origine de l'oculo-moteur commun ? Et si on venait à démontrer que les racines de la bandelette optique qui remontent depuis l'olive et le pont de Varole sont des fibres optiques, devrait-on faire l'hypothèse, très invraisemblable, d'une voie d'innervation optique consciente faisant un immense crochet descendant à travers la moelle allongée ?

I. — RÉFLEXES PROVOQUÉS PAR LES IMPRESSIONS VISUELLES

D'après les observations souvent confirmées de Magendie, de Longet, de Schiff, etc., l'enlèvement des hémisphères cérébraux et des couches optiques laisse intacts les mouvements de l'iris, notamment les réactions sous l'influence de la lumière.

Des observations pathologiques démontrent la même chose pour l'homme. Dans l'amaurose urémique, qui selon toutes les apparences est due à une altération corticale (voy. plus loin : *Amaurose urémique*), la réaction pupillaire à la lumière est souvent conservée. Fürstner (*Arch. f. Psychiatrie*, t. VIII, p. 170) cite deux cas de démence paralytique dans lesquels les pupilles réagissaient à l'éclairage de l'un et de l'autre œil, bien que l'un d'eux semblât ne plus rien voir.

On suppose donc que dans les cas d'amaurose par cause cérébrale avec conservation de la réaction pupillaire, le siège du mal est dans les hémisphères, au delà des tubercules quadrijumeaux.

On sait du reste que chez l'homme aussi bien que chez les animaux, la destruction des tubercules quadrijumeaux antérieurs dilate au maximum les pupilles et en abolit la réaction.

Schiff (*Lehrb. der Physiol. de Menschen*, I, p. 359) a pu produire des mouvements des deux iris (dilatation), surtout de celui du côté opposé, en excitant la partie postérieure du tubercule antérieur et le tubercule postérieur. En même temps, il observait des mouvements divers des deux yeux.

Adamück (*Onderzœck., ged. in het physiol. Laborat. te Utrecht*, 1870), poursuivant ces expériences, a obtenu chez le lapin et le chien, par l'excitation électrique du tubercule antérieur, une rotation des deux yeux vers le côté opposé ; par une excitation entre les tubercules antérieurs, sur la ligne médiane, une convergence des deux yeux ; par une excitation plus forte, surtout des tubercules postérieurs, il obtint des mouvements coordonnés de tout le tronc en harmonie avec les mouvements oculaires.

D'après ces expériences, les tubercules quadrijumeaux renfermeraient les centres réflexes d'ordre supérieur, ayant sous leur dépendance les noyaux d'origine des nerfs moteurs de l'œil, tant des muscles intrinsèques que des muscles extrinsèques ; ces centres innerveraient les mouvements oculaires si variés, tous plus ou moins réflexes (réaction pupillaire, déplacement du regard, etc.) qui se produisent lorsqu'un objet inconnu apparaît par exemple dans la périphérie du champ visuel. — Comme substratum anatomique de ces centres, on regarde la substance grise du tubercule antérieur surtout : elle dégénère (au moins en partie) après extirpation de l'œil du côté opposé. La voie centripète de ces innervations réflexes serait le gros faisceau de fibres optiques qui se rendent au tubercule antérieur. — Effectivement, Meynert a décrit des fibres qui de la substance grise du tubercule se rendent au noyau de l'oculo-moteur du même côté.

La doctrine précédente repose toutefois sur une base assez fragile. C'est ainsi que Hensen et Vœlkers (*Arch. f. Ophth.*, t. XXIV, f. 1) ont obtenu les mouvements les plus divers des muscles oculaires en excitant telles ou telles portions du noyau d'origine de l'oculo-moteur commun. L'excitation portée

sur la tête de ce noyau, dans le plancher du troisième ventricule, agit sur
le muscle ciliaire; un peu plus en arrière, elle agit sur le sphincter de la
pupille; plus en arrière encore, successivement sur les divers muscles
innervés par des fibres nerveuses sorties de ce noyau. — En songeant au
voisinage immédiat des deux noyaux de l'oculo-moteur commun, on admet-
tra la possibilité que les excitations électriques portées sur les tubercules
aient pu agir sur les noyaux sous-jacents. Les mouvements du corps qu'on
observe à la suite d'une excitation plus forte pourraient être dus à une
excitation du pédoncule cérébral, ainsi que cela semble du reste résulter
d'expériences de Knoll (*Centralbl. f. d. med. Wiss.*, 1872, p. 265). Cet
auteur a obtenu chez le lapin tous ces mouvements combinés (de l'iris et
de tout l'œil) après enlèvement des tubercules, en excitant les parties sous-
jacentes.

Knoll a trouvé de plus que chez cet animal, à décussation presque complète des nerfs optiques, les fibres optiques dont l'excitation agit sur la
pupille s'entre-croisent. Cela ne prouve naturellement rien pour l'homme,
dont le faisceau direct est assez volumineux, et chez lequel chaque nerf
optique est probablement en rapport avec les deux centres réflexes des deux
sphincters pupillaires, car les variations de l'éclairage d'un œil produisent des
variations pupillaires égales sur les deux yeux.

L'anatomie n'est du reste pas sans avoir fourni quelques données en
accord avec cette dernière manière de voir. Nous avons vu (p. 542) que,
d'après Stilling, la bandelette optique envoie au noyau de l'oculo-moteur
commun une racine directe qui ne passe pas par le tubercule quadrijumeau.
Et d'après Knoll, la réaction pupillaire serait chez le lapin conservée après
destruction de la seule substance grise du tubercule quadrijumeau.

On voit donc qu'en plaçant dans la substance grise des tubercules quadrijumeaux les centres réflexes pour la réaction pupillaire, on fait une
supposition qui n'est rien moins que prouvée. D'une part, les conséquences
qui résultent pour la pupille (dilatation, immobilité) de la destruction des
tubercules pourraient être dues à la destruction des fibres optiques, et
d'autre part les mouvements oculaires observés lorsqu'on excite les tubercules peuvent encore être produits après destruction des tubercules.

Pour ce qui est des autres mouvements réflexes, tels que le clignotement,
les mouvements de toute la tête, qui sont les conséquences d'impressions
visuelles, on pourrait invoquer l'intervention des fibres qui, d'après Stilling,
arrivent à la bandelette optique en remontant des parties profondes du
mésocéphale, notamment de la protubérance (et même de l'olive). Ces fibres
pourraient constituer les voies optiques centripètes pour les innervations
réflexes du nerf facial. — On penche cependant aujourd'hui à localiser chez
les animaux supérieurs dans la COUCHE OPTIQUE les centres pour la plupart
des réflexes visuels autres que la réaction pupillaire à la lumière. De ce
nombre est le clignotement, les mouvements de la face et même de tout le
corps. On sait que les pigeons et les grenouilles privés des hémisphères

cérébraux évitent dans leurs mouvements les obstacles, rien qu'à l'aide de leurs impressions visuelles. Les mêmes animaux clignotent souvent lorsqu'on rapproche de leurs yeux une lumière par exemple. — Christiani (*Berlin. physiol. Gesellsch.*, 1884, n°⁵ 15 et 16) a récemment réussi à maintenir quelque temps en vie et à observer des lapins auxquels il avait réséqué les hémisphères cérébraux, à l'exception des couches optiques. Ces animaux évitaient aussi des obstacles en marchant.

Ces divers mouvements réflexes exécutés chez les animaux supérieurs (mammifères) par la face, la tête et même par tout le corps, sous l'influence de certaines impressions visuelles, ne se produisant plus après l'ablation des couches optiques, on a conclu que l'organe central qui préside à leur innervation est situé dans la couche optique. — On relève à ce point de vue le fait que les fibres optiques qui pénètrent dans la couche optique s'y éparpillent, et viennent dans un contact intime avec les fibres (centrifuges?) les plus diverses qui de la couche optique se rendent vers la périphérie à travers l'étage supérieur du pédoncule cérébral.

Voici quelques mécanismes nerveux, décrits par certains auteurs, et qui seraient mis en action lors des mouvements combinés des deux yeux, mouvements qui se produisent ordinairement à la suite d'impressions visuelles, et plus ou moins avec les caractères des réflexes purs.

Nous avons dit plus haut que Meynert a décrit des fibres allant du tubercule quadrijumeau au noyau de l'oculo-moteur du même côté. Nous aurions ainsi un mécanisme d'innervation réflexe, dont la voie centripète, le nerf optique, aboutirait au tubercule quadrijumeau, qui de son côté aurait sous sa dépendance les muscles oculaires les plus divers.

D'après Mathias Duval (*Journ. de l'anat. et de la physiol.*, 1879 et 1880), les fibres de l'oculo-moteur commun ne lui parviendraient pas toutes de son noyau ; un certain nombre d'entre elles seraient issues du noyau de l'oculo-moteur externe du côté opposé : ces dernières remonteraient le mésocéphale avec la bandelette longitudinale postérieure, et après s'être entre-croisées, se joindraient au nerf oculo-moteur commun du côté opposé. On comprendrait ainsi qu'une innervation du noyau d'origine de la sixième paire puisse innerver à la fois le muscle droit externe d'un œil avec le droit interne de l'autre (mouvement combiné de latéralité des deux yeux).

On estime de plus que ces mécanismes sont mis en action, tantôt par l'écorce cérébrale (volontairement), tantôt (en qualité de purs réflexes) par les fibres optiques qui se rendent soit dans la substance grise de la couche optique, soit dans celle des tubercules quadrijumeaux.

II. — Centres optiques psychiques

L'animal privé de ses hémisphères et qui en marchant ou en volant évite des obstacles, ne doit pas être pour cela considéré comme éprouvant des sensations visuelles. Un tel animal est probablement une machine réflexe très compliquée, mais inconsciente, dans laquelle les impressions visuelles aboutissant aux couches optiques et aux tubercules quadrijumeaux modifient dans un certain sens les mouvements exécutés, tout comme les excitations des autres nerfs centripètes. Les nerfs du sens musculaire et du sens de l'équilibre par exemple règlent également chez le même animal, et d'une manière purement réflexe, les mouvements exécutés.

A la rigueur on ne peut pas nier la possibilité que chez les vertébrés inférieurs surtout, la couche optique et les tubercules quadrijumeaux ne soient le siège d'une sensation visuelle plus ou moins obtuse; mais chez l'homme tel ne paraît pas être le cas : les lacunes occasionnées dans le champ visuel par des lésions des hémisphères sont quelquefois absolues, c'est-à-dire que l'individu n'éprouve aucune sensation par l'apparition d'un corps lumineux dans le scotome du champ visuel. — Tout nous porte au contraire à rechercher dans l'écorce cérébrale les sièges des sensations les plus diverses, notamment des sensations optiques.

Flourens avait déjà (en 1842) remarqué que chez le pigeon, l'ablation des parties postérieures d'un hémisphère rend l'animal aveugle. Cette observation n'a guère éveillé l'attention des physiologistes; elle est cependant facile à répéter. L'ablation de cette partie cérébrale d'un seul côté rend l'animal aveugle sur l'œil opposé. Seulement, il faut que l'ablation soit un peu large, sinon le trouble visuel se dissipe plus ou moins. En enlevant de petites portions de cette écorce, on remarquera aussi que les différentes portions rétiniennes sont représentées en des endroits corticaux différents.

En 1874, Hitzig annonça brièvement que des ablations pratiquées dans le lobe cérébral postérieur du chien produisent une cécité de l'œil opposé.

Ferrier (1874 et 1876) alla à la recherche du centre psycho-optique chez le singe. Il trouva dans l'écorce occipitale un endroit (dans le *gyrus angularis*) dont l'extirpation, d'après lui, produit la cécité de l'œil opposé. L'excitation électrique de cet endroit cortical donna lieu à certains mouvements que l'auteur réussit aussi à provoquer chez le chien par l'excitation d'une partie postérieure de la seconde circonvolution. Il conclut donc qu'en ce dernier endroit existe aussi le centre psycho-optique du chien.

La figure 142, page 570, représente un cerveau de chien. Le centre psycho-optique de Ferrier s'étend de *a* en *b*.

Goltz (1876) avait remarqué que chez le chien, le trouble visuel de l'œil opposé à l'hémisphère mutilé n'a pas les caractères de la cécité absolue, et de plus, que la vision de l'œil du côté opéré n'est pas intacte non plus. D'après lui, on pourrait observer les mêmes troubles visuels après des extirpations corticales pratiquées ailleurs que dans le lobe occipital. Nous aurons l'occasion de revenir sur les assertions de cet auteur, ainsi que sur celles de son élève Loeb (1884), qui résument les idées que Goltz se fait du centre psycho-optique.

Un peu plus tard H. Munk (1877) commença une série de publications sur le centre psycho-optique chez le singe et surtout chez le chien. C'est dans le lobe occipital que Munk localise le centre psycho-optique. L'ablation de cette écorce chez le singe produit une hémianopie du côté opposé, c'est-à-dire un état dans lequel les moitiés des deux rétines situées du côté de l'opération ne fonctionnent plus. Dans une publication ultérieure Munk annonça que l'extirpation large de l'écorce d'un lobe occipital produit également chez le chien une hémianopie du côté opposé.

Nos développements ultérieurs consistent surtout à confronter les observations et les opinions de Goltz et de Munk, les deux auteurs qui ont le plus expérimenté sur le centre psycho-optique.

Luciani et Tamburini (1879) observèrent chez le chien des troubles visuels après l'ablation de petites portions corticales dans presque toute l'étendue de la deuxième circonvolution (fig. 142, de *b* en *c*).

On remarquera que le centre psycho-optique de Munk correspond assez bien à la partie postérieure de ce même centre tel que le décrit Ferrier et tel que le délimitent Luciani et Tamburini.

Dalton enfin (1881) place chez le chien ce même centre dans le *gyrus angularis* (fig. 142, en *d*).

Il y a de cela quelques années, on en était réduit, pour élucider la question du centre psycho-optique chez l'homme, à conclure des résultats obtenus par l'extirpation de l'écorce chez les animaux. Ce procédé était certes légitime dans une certaine mesure; mais une grande difficulté ressortait de ce fait que directement nous ne savons absolument rien d'une altération des sensations survenue chez un animal à la suite d'une opération; nous ne pouvons que conclure à une telle altération en observant qu'après avoir été mutilé, l'animal se comporte d'une manière inusitée à l'égard de certains excitants extérieurs. Ce moyen peut être suffisant pour constater l'absence totale d'une sensation déterminée; mais lorsque, comme dans la plupart des cas que nous aurons à envisager, nous provoquons seulement une diminution ou une perversion des sensations optiques, la nature du trouble visuel est assez difficile à préciser; il devient dès lors hasardé de transporter sur le terrain de la physiologie humaine un point qui est encore en discussion dans le domaine de la physiologie expérimentale. Mais grâce à la lumière que cette dernière avait jetée sur les fonctions cérébrales, des questions précises relatives au centre psycho-optique chez l'homme ont pu être posées, questions auxquelles la clinique aidée de l'anatomie pathologique n'a pas tardé à répondre. Nous disposons aujourd'hui d'un certain nombre d'observations pathologiques démontrant que chez l'homme les lésions bornées au lobe occipital, soit à l'écorce seule, soit à la masse blanche de ce lobe, produisent ou bien de l'hémianopie typique, ou bien des scotomes symétriques dans les deux champs visuels. Voyez ces observations plus loin, à l'article *Hémianopie homonyme.* — D'un autre côté, dans l'immense majorité des cas de troubles visuels occasionnés par des lésions plus étendues d'un hémisphère, il y avait une lésion, soit de l'écorce occipitale, soit des masses blanches qui se rendent à cette écorce. On consultera avec fruit à ce sujet la liste complète des cas de ce genre, rassemblés par Exner (*Die Localisationen in der Gehirnrinde*, Wien, 1882). Ces observations sont tellement nombreuses que les quelques cas de troubles visuels par cause cérébrale dans lesquels on n'a consigné aucune lésion des parties que nous avons en vue, ne peuvent guère entrer en ligne de compte, et laissent subsister le doute légitime qu'on n'ait pas remarqué certaines lésions des hémisphères.

L'observation de Huguenin (*Correspondenzbl. f. schweizer Aerzte*, 1878, n° 22), confirmée par Nothnagel (*Top. Diagnost. der Gehirnkrankh.*, 1879, p. 389-414), d'une atrophie de l'écorce d'un lobe occipital chez un homme aveugle depuis longtemps sur l'œil opposé, parle dans le même sens, bien qu'elle n'ajoute guère quelque chose à la démonstration qui précède.

La localisation du centre psycho-optique dans l'écorce du lobe occipital de l'homme nous semble donc aujourd'hui un fait bien établi. Il est démontré de plus que chaque lobe occipital est l'aboutissant de fibres provenant des deux rétines. De larges destructions d'un lobe occipital produisent précisément la même hémianopie que la destruction de la bandelette optique du même côté. Toutes les fibres optiques d'une bandelette se rendent donc dans le lobe occipital du même côté. Nous verrons de plus que chaque lobe occipital contribue à innerver les deux *foveæ centrales*, les centres physiologiques des deux rétines. Le fait que des scotomes sensiblement symétriques dans les deux champs visuels sont si fréquemment le résultat d'une attaque apoplectique (voyez l'article *Hémianopie homonyme*) démontre de plus que vers leur terminaison corticale, ou au moins dans les hémisphères, deux fibres provenant de points correspondants des deux rétines se sont sensiblement rapprochées.

L'étendue exacte du centre psycho-optique de l'homme reste cependant indéterminée pour le moment. On ne sait pas non plus de quelle manière plus précise les terminaisons des diverses fibres optiques se juxtaposent dans l'écorce occipitale. Nous reviendrons sur ce dernier point après avoir discuté certaines observations faites sur le centre psycho-optique du chien.

La pathologie, guidée par les données expérimentales, ayant donc localisé le centre psycho-optique de l'homme avec un tel degré de certitude, est à son tour à même de rendre à la physiologie le service qu'elle a reçu d'elle : dans certaines questions physiologiques controversées, son appui peut entraîner la décision dans telle ou dans telle direction. Il en est ainsi de la localisation du centre psycho-optique chez le singe. Eu égard à la grande similitude du cerveau humain et du cerveau simien, il faut bien admettre que l'écorce occipitale de ce dernier est le centre en question, conformément à la manière de voir de Munk ; c'est-à-dire que la destruction de cette écorce produit une véritable hémianopie du côté opposé, hémianopie qui existait manifestement chez les singes opérés par cet auteur. — Munk explique de la manière suivante le trouble visuel observé par Ferrier après l'extirpation du *gyrus angularis*. Cette extirpation ne produirait un tel trouble que si elle est un peu profonde et intéresse le faisceau sagittal de substance blanche sous-jacent, faisceau qui conduit des radiations optiques depuis l'écorce occipitale jusqu'à la capsule interne.

Wernicke (*Lehrb. d. Gehirnkrankh.*, 1881, p. 26) a cru pouvoir proposer un schéma d'après lequel se feraient les terminaisons des fibres optiques dans l'écorce occipitale de l'homme. Suivant ce schéma, basé sur les idées de Munk relatives à la sphère visuelle du chien, le faisceau croisé se terminerait au côté interne du lobe occipital, et le faisceau direct dans les parties externes, temporales, de ce lobe. Nous croyons cette tentative prématurée, parce que les idées de Munk, sur lesquelles elle est basée, ne sont rien moins que prouvées, et parce que nous ne disposons pas d'une seule observation faite chez l'homme et qui soit utilisable dans une telle entreprise.

Nous en arrivons au centre psycho-optique du chien, le terrain sur lequel se débattent la plupart des questions plus délicates touchant le centre psycho-optique, notamment celle de la nature des troubles visuels observés à la suite d'extirpations corticales, et celle de l'arrangement géométrique des éléments optiques psycho-sensibles. La question est surtout débattue entre Munk et Goltz. Nous avons dit aussi que la publication récente de Loeb doit être considérée comme exprimant le plus clairement les idées de Goltz touchant ces diverses questions. Nous allons donc surtout procéder à la confrontation des expériences et des opinions des deux auteurs.

Commençons par analyser les travaux de Munk. Pour cet auteur, l'écorce du lobe occipital est, chez le chien comme chez les autres animaux, le centre psycho-optique, la « sphère optique ». L'extirpation complète de l'écorce de tout le lobe cérébral postérieur (fig. 142), y compris celle de la face interne dans toute la profondeur de la grande fente cérébrale — opération qu'il faut exécuter en plusieurs temps pour ne pas voir mourir l'animal —, produit une véritable hémianopie, c'est-à-dire une insensibilité de chaque rétine dans la partie située du côté opéré. Seulement la portion rétinienne insensible est beaucoup plus large dans l'œil opposé à l'extirpation, et de plus elle y comprend l'endroit de la vision la plus distincte. Il ne reste sur ce dernier œil qu'une petite portion temporale de la rétine qui fonctionne encore, de même que la rétine du côté opéré n'est insensible que dans une petite portion temporale. Un petit segment temporal de la rétine est donc innervé par le lobe occipital du même côté (par le faisceau direct du nerf et de la bandelette optiques), tandis que la plus grande partie interne ou nasale de la rétine, celle qui comprend l'endroit de la vision la plus distincte, est innervée par l'hémisphère du côté opposé (par le faisceau croisé). Le faisceau direct du nerf optique est beaucoup plus faible que le faisceau croisé. Il y a décussation partielle des fibres optiques dans leur parcours depuis l'écorce jusqu'à la rétine, car l'extirpation la plus large de l'écorce d'un hémisphère ne produit jamais la cécité complète de l'un ou l'autre œil.

L'existence de cette hémianopie peut se démontrer chez le chien, si en lui couvrant alternativement les deux yeux, on avance de divers côtés dans le champ visuel un objet éveillant son attention, de la viande par exemple.

Au lobe occipital gauche, par exemple, se rendent donc les fibres sorties d'une petite portion temporale de la rétine gauche, et de plus celles qui sont sorties de la plus grande portion nasale de la rétine droite. Ces terminaisons corticales des fibres optiques sont disposées en mosaïque, à peu près comme les terminaisons rétiniennes des fibres, et cela de la manière suivante. L'extirpation corticale bornée au centre du lobe occipital, à l'endroit ponctué dans la figure 142, rend insensible dans l'œil du côté opposé l'endroit de la vision la plus distincte. Une extirpation partielle d'un centre psycho-optique contre la grande fente cérébrale rend insensible la portion interne de la rétine opposée, celle qui est située en dedans de l'endroit rétinien le plus sensible. Une extirpation partielle de a portion externe du centre

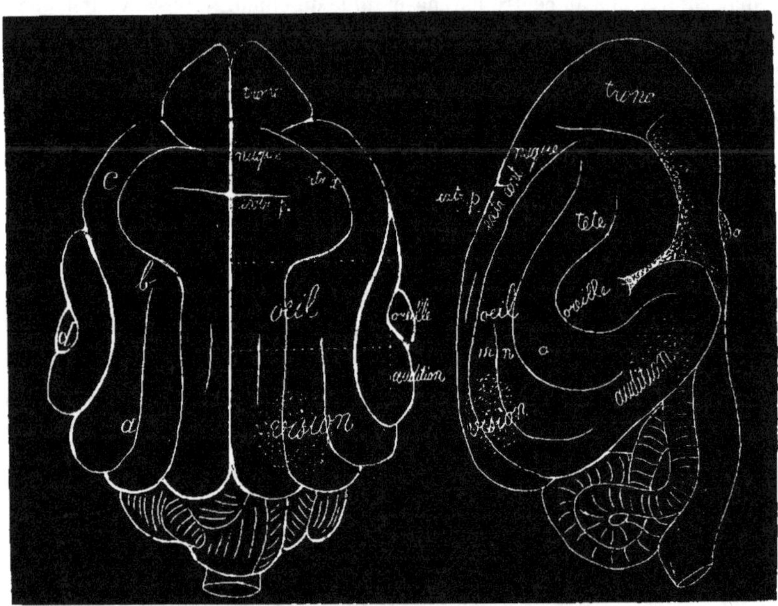

FIG. 142. — Topographie physiologique de l'écorce cérébrale du chien, d'après H. Munk.

Vision, milieu du centre optique d'après Munck. — De *a* en *b*, centre optique d'après Ferrier. — De *b* en *c*, c même centre d'après Luciani et Tamburini. — *d*, centre optique de Walton. — Les mots : *œil, oreille, tête, tronc, extr. ant. et post.* représentent, d'après Munck, les régions de la sensibilité pour les organes indiqués; d'après d'autres auteurs, ce seraient les centres psycho-moteurs des organes correspondants. — *Audition*, centre psycho-acoustique d'après Munk.

optique, en dehors de l'endroit ponctué (fig. 142), produit une cécité de la portion temporale de la rétine du même côté. Il y aurait de plus une espèce de transposition, d'entre-croisement des fibres provenant du même œil, transposition en vertu de laquelle les fibres internes sur la rétine seraient externes dans l'écorce cérébrale, ainsi que cela est représenté dans la figure 143, dans laquelle Munk a dessiné cette transposition comme si elle s'opérait dans le chiasma optique, bien qu'elle puisse avoir lieu aussi en d'autres endroits. — Enfin les fibres supérieures dans la rétine seraient,

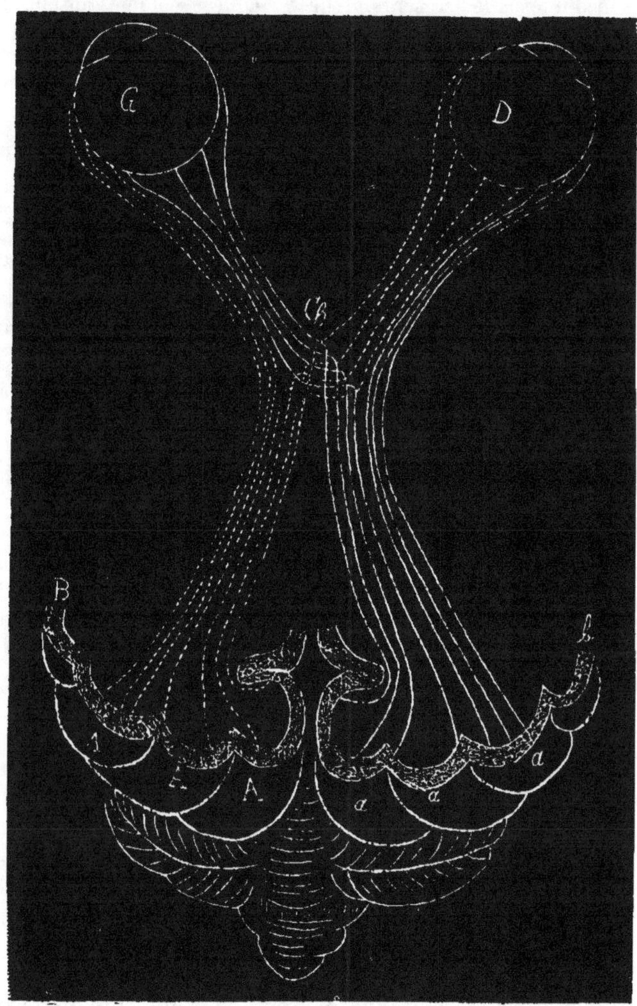

FIG. 143. — Schéma du parcours des fibres nerveuses optiques depuis la rétine jusque dans l'écorce cérébrale occipitale (d'après H. Munk).

G, œil gauche. — D, œil droit. — *Ch*, chiasma. — A, A et *a, a*, centre psycho-optique.

d'après Munk, antérieures dans l'écorce, et les éléments rétiniens inférieurs seraient reliés aux parties inférieures (postérieures) du lobe occipital.

Une extirpation plus ou moins étendue de l'écorce d'un lobe occipital produit une « cécité corticale » de parties plus ou moins étendues, soit des deux rétines, soit d'une seule ; ce seraient de véritables scotomes absolus dans le champ visuel. — Un point cortical n'est relié qu'à un seul point de l'une ou de l'autre rétine, et un point rétinien n'est relié qu'à un seul point de l'un ou l'autre hémisphère.

L'extirpation totale de l'écorce des deux lobes occipitaux rend l'animal tout à fait aveugle. Lorsque la guérison des plaies est complète, l'animal est normal sous tous les autres rapports sensoriels (tact, goût, odorat, etc.) ; les pupilles se resserrent à la lumière, s'agrandissent dans l'obscurité, absolument comme avant l'opération ; c'est l'image typique d'une amaurose cérébrale. Seulement, pendant les premières semaines qui suivent l'opération, l'animal est apathique ; il ne se met à marcher que poussé par la faim, la soif, ou contraint par l'homme. Alors il marche lentement, en tâtonnant le terrain de son nez ; il se heurte contre les obstacles. Dans la suite, sa démarche devient un peu plus dégagée, parce qu'il apprend à mieux utiliser ses autres sens. Cependant, l'absence des données sensorielles fournies par un organe aussi important que celui de la vue laissera l'animal pour toujours dans un certain degré d'infériorité intellectuelle, que du reste Munk prétend retrouver aussi chez le chien auquel on a énucléé les deux yeux.

D'après Munk, ce qui précède n'épuiserait pas ce qu'il y a à dire sur les troubles visuels observés chez le chien privé de certaines portions de l'écorce occipitale. Chaque fois qu'on extirpe le centre (pointillé dans la figure 142) de la sphère cortico-optique, il y a d'abord cécité corticale permanente pour l'endroit de la vision la plus distincte de la rétine opposée, et de plus, il y aurait « cécité de l'âme » pour cet œil. La dernière cécité serait susceptible de disparaître par l'exercice de l'œil.

Voici en quoi consiste cette « cécité de l'âme ». Le chien auquel on a extirpé à 2-3 millimètres de profondeur l'écorce aux sommets des deux lobes occipitaux (dans la partie ponctuée de la figure 142), se comporte de la manière suivante lorsqu'après quelques jours la blessure est fermée. Il se meut librement, ne se heurte à rien, évite et surmonte des obstacles compliqués. Mais, s'il voit manifestement, il ne s'émeut plus à la vue d'êtres ou d'objets qui avaient cet effet sur lui avant l'opération. Il reste indifférent en présence de son maître ou de ses camarades avec lesquels il ne faisait que jouer. Quand il a faim ou soif, il se met à marcher d'une manière persistante , mais ne cherche plus aux endroits où d'ordinaire il trouvait son manger ; si l'on met sur son chemin le vase habituel avec le boire ou le manger, il passe souvent à côté sans avoir l'air de le remarquer. Il ne remarque le manger devant soi que s'il le sent. L'aspect du feu ou du fouet dont il avait peur dans le temps ne l'émeut nullement. Avec un regard vague, hébété, il regarde les objets environnants, sans avoir l'air de les reconnaître, bien qu'il les envisage d'un air étonné et de tous les côtés, etc.

Peu à peu le chien reconnaît les objets à la vue, d'abord le manger et le

boire, son gardien, d'autres chiens, etc. En même temps sa curiosité et l'espèce d'agitation qui l'animait se calment. Enfin, trois à quatre semaines après
l'opération, la vision est en apparence restituée tout à fait.

Un chien ayant subi la même opération d'un seul côté se comporte de
même si on lui ferme l'œil du côté opéré ; au contraire, si on lui laisse les
deux yeux ouverts, rien dans sa manière d'être ne dénote un trouble visuel.
Dans ce cas encore la restitution apparente sur l'œil du côté opposé à l'opération se produit, si en couvrant l'autre, on force l'animal à se servir seulement de l'œil amblyopique pendant quelque temps. On pourrait cependant
toujours constater que le scotome primitif dans le champ visuel, c'est-à-
dire la cécité corticale, continue à persister.

Munk explique de la manière suivante le trouble particulier de la vue
et sa restitution apparente. Le chien voit encore après l'opération, seulement il ne reconnaît plus à la vue les objets. Il est dans le cas d'un nouveau-né, c'est-à-dire qu'il doit apprendre à reconnaître les objets à la vue.
Cette éducation répétée serait achevée après trois ou quatre semaines. Avec
la portion corticale en question, on aurait enlevé non seulement les éléments
psycho-sensibles correspondant à l'endroit rétinien le plus apte à la vision,
mais encore les impressions visuelles plus ou moins durables qui font que
le chien reconnaît un objet qu'il revoit, qu'il se souvient de ceci et de cela.
Munk se figure que les impressions visuelles persistantes, ou les représentations optiques (*Gesichtsvorstellungen*) sont déposées d'abord au centre
de l'endroit extirpé, puis, à mesure qu'elles deviennent plus nombreuses,
autour de ce point, dans l'aire d'un cercle s'agrandissant toujours. Peut-être
même que ce dépôt se ferait dans des éléments anatomiques autres que
les éléments cortico-sensibles, mais situés dans le voisinage immédiat de
ces derniers. — En temps ordinaire, toute l'écorce optique ne serait pas
utilisée pour emmagasiner ces impressions visuelles ; aussi après l'extirpation
de l'écorce en question, avec son stoc d'impressions, les parties environnantes pourraient entrer en fonction. Seulement, comme l'animal n'y a
pas encore déposé des impressions anciennes, il faut qu'à l'aide de ces parties
corticales, laissées jusqu'ici en quelque sorte en friche, il apprenne à voir de
nouveau. Cette absence des représentations optiques acquises est appelée
par Munk « cécité de l'âme ». L'enlèvement de la portion centrale de la
sphère optique produirait donc d'une part la cécité de l'âme, qui peut
disparaître, et d'autre part une cécité corticale pour l'endroit de la vision
la plus distincte, qui, elle, serait définitive. Et pour que rien ne manquât à
la démonstration, l'auteur prétend avoir observé qu'un enlèvement partiel
de l'écorce au point indiqué peut enlever la mémoire optique de certains
objets, et les laisser persister pour d'autres (!!), par exemple pour le fouet.

Après enlèvement de toute l'écorce d'un lobe occipital, il y aurait cécité
de l'âme pour l'œil opposé à l'opération ; il y aurait de plus hémianopie,
c'est-à-dire cécité corticale pour la plus grande partie nasale de la rétine
de l'œil opposé à l'opération, ainsi que pour une petite portion temporale

de la rétine du côté opéré. En couvrant ce dernier œil, le trouble visuel est plus fort qu'après l'enlèvement de la seule portion centrale, puisque maintenant il ne reste plus au chien qu'une petite portion rétinienne temporale pour refaire son éducation visuelle. — L'endroit rétinien de la vision la plus distincte, celui qui sert à la fixation binoculaire, serait donc chez le chien innervé par le seul hémisphère du côté opposé, contrairement à ce qui existe chez l'homme.

Certes, un physiologiste habitué à penser sainement écartera par la question préalable un tel mélange, nous dirions incestueux, de notions psychologiques et physiologiques, qui aboutit à créer cette notion de la « cécité de l'âme », et qui nous emporte à cent coudées au delà du terrain des sciences naturelles, le seul qu'il nous soit permis de fouler sans risquer de trop trébucher. Mais enfin la « cécité de l'âme » est aujourd'hui un objet discuté, et elle a même fait irruption sur le terrain de la pathologie (voy. plus loin : *Amauroses par cause cérébrale*) ; nous ne pouvions donc pas la passer sous silence.

Nous croyons avoir le premier (*Ann. d'ocul.*, 1878) interprété à un point de vue plus physiologique la « cécité de l'âme », c'est-à-dire les troubles visuels offerts par un chien auquel on a enlevé le centre de la sphère visuelle. En supposant que chez le chien la vision avec les différentes parties de la rétine se fasse à peu près comme chez l'homme, il suffit d'un scotome à l'endroit de la vision la plus distincte — scotome qui paraît exister réellement dans le cas supposé — pour expliquer tous les troubles visuels présentés par le chien. A l'article *Amblyopie alcoolique*, nous verrons qu'un homme affecté de scotome central, à l'endroit de la vision la plus distincte, voit encore, s'oriente parfaitement au milieu des objets environnants, même dans une rue très fréquentée ; mais il ne reconnaît plus personne à la vue, et surtout ne remarque plus l'expression de la figure de son interlocuteur. Un tel individu a le regard vague, hébété, que Munk relève comme caractéristique de sa « cécité de l'âme ». — Nous concevons aussi qu'à force d'exercice, le chien puisse arriver à s'orienter un peu mieux à l'aide des sensations visuelles défectueuses que continue à lui procurer la partie périphérique de la rétine restée sensible.

Nous sommes toujours d'avis que c'est là encore la seule interprétation qu'on peut donner aux faits. Aussi, sans nous arrêter à relever bon nombre d'invraisemblances inhérentes à la notion de la « cécité de l'âme », nous passerons aux travaux de Goltz, qui ont également le chien pour objet. Dans ce qui suit, nous nous tiendrons surtout au grand travail de Loeb, fait sous les auspices de Goltz. Cet auteur dispose du reste d'une expérience considérable dans ces sortes de questions ; nous pouvons considérer comme parfaitement établis les points au sujet desquels il est d'accord avec Munk, et cela d'autant plus que de tout temps il s'est posé en adversaire de Munk pour ce qui regarde la question des localisations cérébrales en général et celle des sensations visuelles en particulier.

Ce qui nous semble le plus clairement ressortir des publications de Goltz et de Loeb, c'est que *le lobe occipital est réellement le centre psycho-optique ; que chaque lobe occipital est relié aux deux rétines, de manière que des extirpations de l'écorce d'un lobe produisent des troubles visuels hémianopiques ; chaque lobe occipital est relié à la portion temporale de la rétine de son côté et à la portion nasale de la rétine du côté opposé.*

Ce ne sont pas là précisément les conclusions de Goltz (qui n'admet pas de localisation dans l'écorce cérébrale), mais elles nous semblent légitimes d'après ses expériences mêmes.

La localisation plus détaillée des éléments optiques corticaux, d'après le schéma de la figure 143, donné par Munk, semble ne pas pouvoir être maintenue. Chaque fois que Goltz a obtenu des troubles visuels après une extirpation corticale unilatérale, ils étaient de nature hémianopique. Chaque point cortical semblerait donc être relié aux deux rétines. Pour ce qui regarde spécialement le point rétinien servant à la fixation, au centre physiologique de la rétine, il semble être relié aux deux hémisphères, de sorte qu'il n'est jamais absolument insensible à la suite d'une extirpation dans un hémisphère cérébral. Enfin, le trouble visuel serait constitué ordinairement par une simple hémiamblyopie, et non pas par une véritable hémianopie.

Pour ce qui est de la localisation du centre psycho-optique dans l'écorce du lobe occipital, Loeb et Goltz prétendent bien qu'il n'y a en réalité pas de localisation dans l'écorce, qu'on peut enlever les centres optiques des divers auteurs sans provoquer de troubles visuels, et que des extirpations en dehors des limites du lobe occipital, notamment dans le *gyrus angularis* (le centre optique de Walton), produisent de tels troubles. Mais ils sont forcés d'avouer, d'une part, que de loin la plupart des opérations pratiquées sur le lobe occipital sont suivies de troubles visuels, et d'autre part, que de tels troubles ne se produisent avec une certaine intensité que si l'extirpation corticale empiète plus ou moins sur le lobe occipital ; de ce nombre sont les extirpations dans les régions occipito-temporale et occipito-pariétale.

Nous ajouterons, de notre côté, qu'une demi-douzaine d'extirpations que nous avons pratiquées, chaque fois sur un seul lobe occipital, ont été toutes suivies de troubles visuels, la plupart certainement de nature hémianopique ; mais toujours la vision était beaucoup plus diminuée sur l'œil opposé à l'opération. De plus, les extirpations assez nombreuses que nous avons pratiquées dans l'écorce dite « motrice », chez le chien, au pourtour du *sulcus cruciatus*, n'ont jamais été suivies de troubles visuels appréciables.

Les quelques extirpations dans le lobe occipital qui, chez Goltz et Loeb, n'étaient pas suivies de troubles visuels appréciables, ne nous semblent pas inconciliables avec la localisation d'un centre psycho-optique dans l'écorce du lobe occipital, car une petite lacune dans le champ visuel peut très bien ne pas être sensible pour un observateur, surtout si cette lacune n'est que relative, si la vision est simplement diminuée, ce qui, d'après Goltz, serait la règle.

Les troubles visuels qui résultent d'extirpations corticales pratiquées ailleurs que dans le lobe occipital ne prouveraient qu'une chose, c'est que le centre optique s'étendrait plus loin que Munk ne l'a admis. Il ne faut pas oublier d'ailleurs que les centres corticaux ne sont nullement délimités anatomiquement, et que leur emplacement et leur étendue semblent même varier sensiblement d'individu à individu, et surtout d'une race à l'autre.

Nous avons déjà dit que, d'après Loeb-Goltz, du moment qu'un trouble visuel résulte d'une extirpation corticale, il est de nature hémianopique. Nos propres observations sont trop peu nombreuses pour nous permettre de décider ce point délicat. Quelquefois nous n'avons pas observé de trouble visuel sur l'œil du côté opéré, bien qu'il y en eût de très manifestes de l'autre côté; mais, comme le fait remarquer Loeb, un faible trouble peut très bien passer inaperçu. Nous croyons donc que, jusqu'à plus ample informé, ce point devra rester en suspens. On remarquera que la solution de cette question en déciderait une seconde, celle de savoir si, conformément à la manière de voir de Munk, les éléments cortico-sensibles correspondant à une rétine sont disposés à part dans l'écorce; ou bien si les fibres que les deux yeux envoient dans le même hémisphère s'entremêlent dans leur terminaison corticale, peut-être de telle sorte que les deux fibres issues de deux points rétiniens correspondants se terminent dans le même point cortical.

D'après Loeb-Goltz, le trouble visuel ne consisterait jamais en une insensibilité absolue des parties rétiniennes, mais en une hémiamblyopie d'autant plus intense qu'on aurait soumis le même lobe occipital à des opérations plus nombreuses; de plus, les troubles peu intenses seraient de nature passagère. — Je me suis convaincu également qu'ordinairement il ne s'agit que d'une amblyopie plus ou moins intense. Mais Loeb est forcé, d'avouer que lorsque le trouble est très intense, les objets apparaissant dans la partie défectueuse du champ visuel ne sont pas du tout remarqués. Que se produirait-il de plus s'il y avait hémianopie véritable?

Pour ce qui est de la restitution de la partie insensible, niée par Munk, admise par Loeb-Goltz, il semble certes très souvent qu'elle soit complète. Mais il nous est toujours resté un doute à cet égard. Elle peut très bien n'être qu'apparente, l'animal apprenant peu à peu à masquer la lacune, surtout si elle est incomplète.

Quant à la raison de ce fait que le trouble visuel consiste tantôt en une amblyopie, tantôt en une insensibilité absolue de la rétine, nous croyons devoir la rechercher dans la difficulté qu'il y a d'extirper toute l'écorce occipitale. Il y a dans le lobe occipital de profondes incisions, dont on n'atteint le fond qu'en enlevant à peu près tout le lobe. Il se peut même que la grande lacune du champ visuel renferme ordinairement de petits îlots au niveau desquels la vision persiste plus ou moins.

Quant à la « cécité de l'âme », après ce qui a été dit plus haut, il nous semble inutile d'insister davantage sur les raisons pour lesquelles elle est rejetée par Goltz. Cet auteur prétend que la manière extraordinaire dont se comportent ces animaux s'explique aisément en partie par l'amblyopie, et en partie par les troubles généraux de l'intelligence ou de l'innervation cérébrale totale.

Goltz insiste surtout sur un phénomène offert par ses chiens. Lorsqu'ils sont hémianopiques, ils ne se retournent presque jamais du côté de la lacune du champ visuel. Supposons un chien qui n'a que l'œil gauche, et qui ne voit plus qu'à droite, contre le nez, à la suite d'une extirpation dans le lobe occipital droit. On meut rapidement au-devant de lui, et de dehors en dedans, un morceau de viande; ce dernier est aperçu dès qu'il arrive dans la moitié interne du champ visuel; si la viande dépasse la limite interne du champ, l'animal tourne la tête et tout le corps de ce côté, et cherche la proie. Si au contraire on fait passer rapidement la viande de droite à gauche, dans la partie aveuglée du champ visuel, l'animal cesse de s'en occuper dès qu'elle a disparu; il n'essaye de tourner de ce côté ni la tête, ni le corps, pour essayer d'atteindre la viande.

Suivant Goltz, la raison pour laquelle ces animaux se tournent de préférence du côté opposé à l'amblyopie ne serait pas l'amblyopie, mais un déficit dans l'innervation motrice générale pour toute la moitié du corps opposée à l'opération. L'explication ne nous semble pas satisfaisante.

Enfin, d'après Goltz, l'amblyopie par suite d'extirpations corticales ne serait pas due à la suppression d'éléments corticaux, mais à l'excitation de certaines parties restantes. Ce serait une influence d'arrêt. — Nous avouons ne pas saisir une idée précise à cet égard dans les développements de Goltz. Le fait que le trouble visuel est transitoire ne prouve rien, d'après ce que nous avons dit. Du reste, assez souvent il s'agit d'une insensibilité absolue, et on ne se figure guère une influence d'arrêt pathologique qui continuerait à agir indéfiniment.

BIBLIOGRAPHIE *des nerf, chiasma, bandelette et centres nerveux optiques de la base du cerveau.*

1779. MORGAGNI. *De sedibus et causis morborum. Epist.* XIII, p. 202.
1822. WROLICK. *Mém. d'anat. et de physiol.* Amsterdam.
1824. WOLLASTON. *Philosoph. Transact.*, p. 27.
1836. CRUVEILHIER. *Anat. path.*, IV, p. 21 ; et *Anat. descript.*, p. 888.
1842. LONGET. *Anat. et physiol. du syst. nerv.*, II. p. 72.
1861. BIESIADECKI. *Wien. Sitzb.*, t. XLII, p. 86.
1864. LANCEREAUX. *Arch. gén. de méd.*, p. 47 et 170.
1879. LEBER. *Arch. f. Ophth.*, XV, 3, p. 98.
— LIEBREICH. *Klin. Monatsbl. f. Augenheilk.*, p. 457, et *Atlas d'Ophthalm.*
1871. BERT (P.). *Soc. de biol.*, p. 171.
— MEYNERT. *Stricker's Hdbd. der Lehre v. d. Geweben*, p. 694.
1872. BROWN-SÉQUARD. *Arch. de physiol.*, p. 261.
— WOINOW. *Arch. f. Ophth.*, t. XVIII, 2, p. 44.

1873. Mandelstamm. *Arch. f. Ophth.*, t. XIX, fasc. 2, p. 39.
— Michel. *Ibidem*, p. 59.
1874. Magnus. *Die Sehnervenblutungen.* Leipzig.
— Gudden. *Arch. f. Ophth.*, t. XX, fasc. 2, p. 249.
— Schwalbe. *Graefe-Saemisch Hdb.*, t. 1, p. 356 et 375.
— Huguenin. *Allgem. Pathol. d. Nervenkrankh.*
1875. Gudden. *Arch. f. Ophth.*, t. XXI, fasc. 3, p. 199.
— Michel. *Festschrift an Ludwig.*
— Beauregard. *Gaz. méd. de Paris*, p. 553.
— Huguenin. *Arch. f. Psychiatrie*, t. V, p. 189.
— Emmert. *Klin. Monatsbl. f. Augenheilk.*
— Weiss. *Ibidem*, p. 114.
876. Hirschberg. *Arch. f. path. Anat.*, t. LXV.
— Treitel. *Arch. f. Ophth.*, t. XXII, 2, p. 245.
1877. Brown-Séquard. *Arch. de physiol.*, mai-oct.
— Leber. *Graefe et Saemisch Hdb.*, t. V, p. 985.
— Michel. *Arch. f. Ophth.*, t. XXIII, fasc. 2, p. 227.
— Meynert. *Wien. Sitzber.*, t. XIX, p. 183.
— Schmit-Rimpler. *Société ophth. d'Heidelberg.*
1878. Fave. *Compt. rend.*
— Stilling. *Centralbl. f. d. med. Wissensch.*, p. 385.
— Hirschberg. *Zeitschr. f. pract. Med.*
— Wilbrand et Binswanger. *Klin. Monatsbl. f. Augenheilk.*, p. 516.
— Nicati. *Compt. rend.*, 10 juin, et *Arch. de physiol.*, p. 658.
— Baumgarten. *Centralbl. f. d. medic. Wiss.*, n° 31.
— Charcot. *Leçons sur les localis. dans les maladies du cerveau.* Paris.
— Stilling. *Centralbl. f. d. med. Wiss.*, n° 22.
— Tartufferi. *Rivist. sperim. di freniatro e medic. legale*, p. 47.
1879. Moullin. *St. Barth. Hosp. Rep.* London, XV, p. 277.
— Gudden. *Arch. f. Ophth.*, t. XXV, fasc. 1, p. 1, et fasc. 4, p. 237.
— Mohr. *Ibidem*, fasc. 1, p. 57.
— Binswanger. *Verhandl. d. schles. Gesellsch. f. vaterl. Cult.*, 4 avril.
— Bellonci. *Acad. d. Lincei*, 1878-1879, p. 183.
— Kellermann. *Klin. Monatsbl. f. Augenheilk. Beilageheft.*
1880. Adamük (E.). *Arch. f. Ophth.*, t. XXVI, fasc. 2, p. 187.
— Purtscher. *Ibidem*, p. 191.
— Uthoff. *Ibidem*, t. XXVI, 1, p. 262.
— Samelsohn. *Centralbl. f. med. Wiss.*, p. 418.
1881. Mauthner. Gehirn u. Auge. (*Vortr. aus d. Gesammtgeb. d. Augenheilk.*, fasc. 6,
    7 et 8).
— Wilbrand. *Ueber Hemianopsie.*
— Tartufferi. *L'Osservatore*, n° 17.
— Wernicke. *Lehrb. d. Gehirnkrankh.*, t. 1. Kassel.
1882. Parinaud. *Rec. d'Ophth.*, p. 259.
— Stilling. *Untersuch. über d. Bau d. opt. Centralorg.* Kassel et Berlin.
— Ganser. *Arch. f. Psychiatrie*, t. XIII, p. 341, et *Morphol. Jahrb.*, p. 591.
— Marchand. *Arch. f. Ophth.*, t. XXVIII, fasc. 2, p. 63.
— Samelsohn. *Ibidem*, t. XXVIII, fasc. 1, p. 1.
— Vossius. *Ibidem*, t. XXVIII, fasc. 3, p. 301.
1883. Burdach. *Ibidem*, t. XXIX, fasc. 3, p. 135.
— Deutschmann. *Ibidem*, fasc. 1, p. 323.

BIBLIOGRAPHIE *des centres psycho-optiques.* — Nous n'y avons renseigné que les travaux consultés par nous.

1874. HITZIG. *Centralbl. f. d. med. Wissensch.*, p. 548.
— FERRIER. *Proceed. of the Roy. Soc.*, t. XXII, p. 229.
1875. LE MÊME. *Philos. Trans.*, t. CLXV, part. II, p. 433.
— LE MÊME. *Proceed. of the Roy. Soc.*, t. XXIII, p. 431.
1876. HITZIG (E.). *Arch. f. Anat. u. Physiol. (Physiol. Abth.)*, p. 692.
— GOLTZ et GERGENS. *Arch. f. d. gesammt. Physiol.*, t. XIII, p. 1, et t. XIV, p. 412.
— FERRIER. *The functions of the brain.* London.
1877. LUSSANA et LEMOIGNE. *Arch. de physiol. norm. et path.*, t. IV, p. 119.
— MUNK. *Verhandl. d. physiol. Gesellsch. zu Berlin.*
1878. LE MÊME. *Arch. f. Anat. u. Physiol. (Physiol. Abth.)*, t. V et VI, p. 162 et 547.
— MUSEHOLD. *Diss.* Berlin (Centres psycho-optiques chez le pigeon).
— HUGUENIN. *Corresp. Bl. f. schweitz. Aertzte*, t. VII, p. 665.
1879. STILLING. *Centralbl. f. prakt. Augenheilk.*, p. 83.
— MUNK (H.). *Arch. f. Anat. u. Physiol. (Physiol. Abth.)*, p. 581.
— LUCIANI e TAMBURINI. *Ann. d'Ottalm.*, p. 348 et 350.
— CORTY. *Arch. de physiol. norm. et pathol.*, VI, p. 793.
— MOELI. *Arch. f. path. Anat.*
1880. FERRIER. *De la localis. des malad. cérébr.*, trad. par VARIGNY. Paris.
— MAUTHNER. *Gehirn u. Auge.* Wiesbaden.
— WERNICKE. *Arch. f. Anat. u. Physiol.*, p. 184.
— BLASCHKO. *Diss.* Berlin (Centres psycho-opt. chez les grenouilles).
— MUNK (H.). *Arch. f. Anat. u. Physiol.*, p. 449.
1881. GOLTZ. *Ueber d. Verricht. d. Grosshirns (Gesam. Abh.).*
— LE MÊME. *Transact. of the internat. medic. Congress.* London, t. I, p. 218.
— MUNK. Ueber d. Funktion der Grosshirnrinde (*Gesammelte Abh.*, travaux des années 1877-1880).
— LE MÊME. *Arch. f. Anat. u. Physiol.*, p. 455.
— DALTON. *New-York med. Rec.* March 26.
— EXNER (S.). *Untersuch. über d. Lokalisat. in der Grosshirnrinde.* Vienne.
— WILBRAND. *Ueber Hemianopsie,* etc.
1882. MICKLE. *Med. Times and Gaz.*, n° 1648.
— EXNER. *Arch. f. d. gesammt. Physiol.*, p. 412.
1884. LOEB (J.). Die Sehstörungen nach Verletzung der Gehirnrinde (*Arch. f. d. gesammt. Physiol.*, t. XXXIV, p. 67 et 115).

CHAPITRE II

HÉMIANOPIE, HÉMIOPIE, HÉMIANOPSIE, HÉMIOPSIE, VISUS DIMIDIATUS

En parcourant les diverses publications traitant de l' « hémiopie », « hémiopsie », « hémianopie », « hémianopsie », « visus dimidiatus », — tous termes employés pour désigner le même symptôme visuel pathologique, — on ne manquera pas d'être frappé de la confusion qui règne dans l'emploi de ces désignations. D'après l'étymologie, « hémiopie » (visus dimidiatus) s'entend d'une demi-vision. Disons dès à présent qu'on parle d' « hémiopie », d' « hémianopie », etc., lorsqu'une moitié d'une ou des deux rétines fonctionne seule, l'autre moitié étant insensible à la lumière, ou moins sensible qu'à l'état normal. En un certain sens — et beaucoup d'auteurs l'ont entendu ainsi —, il y a hémiopie droite, si la moitié droite de la rétine fonctionne seule, hémiopie gauche si la moitié gauche de la rétine fonctionne seule. Pour d'autres auteurs, il y a hémiopie droite, gauche, etc., si la moitié droite, gauche, etc., du champ visuel est seule intacte. On le voit, hémiopie droite, au point de vue du champ visuel, signifie hémiopie gauche au point de vue de la rétine, et *vice versa*. Mais la confusion va beaucoup plus loin. Comme c'est l'absence d'une moitié du champ visuel qui est le phénomène donné primitivement à l'observateur, on a employé le terme « hémiopie », à l'encontre de son étymologie, en vue, non pas de la moitié persistante du champ visuel, mais en vue de la moitié manquante. Aussi beaucoup d'auteurs emploient le mot « hémiopie » gauche, etc., lorsque c'est la moitié gauche, etc., du champ visuel qui est abolie. Le même mot peut donc désigner deux choses tout à fait opposées. Enfin, pour que toutes les possibilités soient épuisées, on a parlé d'hémianopie gauche, etc., lorsque la moitié gauche, etc., de la rétine ne fonctionnait plus.

Étymologiquement, le mot « hémiopie » devrait s'entendre de la moitié intacte du champ visuel ou de la rétine, et « hémianopie » (ά privatif) désignerait les mêmes moitiés manquantes. Mais la confusion n'en persisterait pas moins, puisque « hémiopie gauche » par exemple pourrait s'entendre d'une absence de la moitié gauche du champ visuel ou de la rétine, c'est-à-dire de deux choses opposées comme blanc et noir; tel auteur n'en parlerait pas moins d'hémiopie droite, lorsque tel autre parle d'hémiopie gauche.

En fait, c'est l'absence de telle ou de telle moitié du champ visuel qui frappe l'attention lors de l'examen clinique, et c'est en vue de cette absence que la nomenclature devrait être conçue. Le sens du terme « hémiopie », le plus anciennement employé, ne s'y prêtant pas, Monnoyer et à sa suite Hirschberg ont proposé de l'abandonner et de ne parler que d' « hémianopsie » ou d' « hémianopie » droites, lorsque la moitié droite du champ visuel fait défaut ; d'hémianopie gauche, supérieure, inférieure, dans les cas d'absence des moitiés correspondantes du champ visuel. Nous adoptons cette nomenclature, qui ne donnera plus lieu à des équivoques.

A peu près toutes les formes et toutes les combinaisons imaginables d'hémianopies ont été décrites réellement. Nous pouvons donc, en guise d'une première orientation, rechercher quelles sont les formes d'hémianopies imaginables. Nous verrons ensuite jusqu'à quel point il convient d'attribuer cette désignation aux diverses formes morbides que les auteurs ont eues en vue.

Il y a d'abord à faire une première subdivision en *hémianopies monoculaires* et en *hémianopies binoculaires*, selon que l'altération fonctionnelle atteint un seul œil ou tous les deux.

La forme monoculaire peut être nasale (interne) ou temporale (externe), inférieure ou supérieure, selon que les moitiés désignées du champ visuel sont abolies. Par exemple, la désignation d'hémianopie interne de l'œil droit a une signification bien déterminée.

Dans l'hémianopie binoculaire, il y a des lacunes dans les deux champs visuels, dans des combinaisons très diverses. Nous parlerons d'*hémianopie homonyme*, lorsque les deux moitiés homonymes du champ visuel, c'est-à-dire droites, gauches, supérieures ou inférieures, font défaut ; nous dirons, par exemple, hémianopie homonyme gauche pour exprimer que les deux moitiés gauches des deux champs visuels n'existent plus. On pourrait, à la rigueur, se borner à parler dans ce cas d'hémianopie gauche tout court, puisque dans le cas d'une hémianopie monoculaire, il faut désigner l'œil atteint, — hémianopie gauche de l'œil droit par exemple. — Mais cette manière de procéder prêterait de nouveau à des équivoques, et il vaut mieux l'éviter. Ajouter le qualificatif de « double » au mot « hémianopie », pour marquer que le trouble atteint les deux yeux, serait superflu, puisque l'emploi des termes « homonyme » et « hétéronyme » exprime déjà la chose.

L'*hémianopie hétéronyme* s'entend des combinaisons où soit les deux moitiés internes, soit les deux moitiés externes, ou bien une moitié supérieure et une moitié inférieure du champ visuel font défaut à la fois. L'hémianopie hétéronyme dans le sens horizontal est donc interne (nasale) ou externe (temporale). On pourrait aussi parler d'hémianopie double interne ou externe (nasale ou temporale) dans les mêmes cas. Nous préférons la première terminologie, comme exposant moins à des méprises.

On remarquera que dans l'hémianopie homonyme, le champ visuel binoculaire est réduit de moitié, mais la vision binoculaire est conservée dans le restant du champ. Dans l'hémianopie hétéronyme au contraire, le champ visuel binoculaire a l'étendue normale, mais la vision binoculaire fait défaut dans toute son étendue.

Nous ne trouverons pas un seul exemple d'hémianopie hétéronyme dans le sens vertical, c'est-à-dire d'absence simultanée de la moitié supérieure du champ visuel d'un côté et de la moitié inférieure de l'autre. Cette espèce fera donc défaut dans notre cadre. Peut-être même qu'aucun cas publié sous le nom d'hémianopie homonyme supérieure ou inférieure ne mérite réellement ce nom.

De plus, pour des raisons qui ressortiront amplement de notre exposé, il convient de réserver le nom d'hémianopie aux cas dans lesquels le trouble fonctionnel caractéristique reconnaît une cause anatomique unique centrale, ou plutôt intra-crânienne. Il sera préférable de parler de « scotomes symétriques », quand il s'agit d'une cause intra-oculaire ou intra-orbitaire. Pour qu'il y ait hémianopie, il faut, ou bien que l'examen ophthalmoscopique donne un résultat négatif, ou bien que les altérations visibles du fond de l'œil n'aient aucune liaison directe avec le trouble visuel qui reçoit la qualification d'hémianopique. Ne rentrent donc pas dans l'hémianopie les lacunes d'un seul ou des deux champs visuels par décollement rétinien, par altération d'un ou des deux nerfs optiques, etc.

Bien qu'ordinairement les processus névritiques finissent à la longue par se manifester dans l'œil, on observe cependant des lacunes d'une moitié de l'un ou l'autre champ visuel, par lésion du nerf optique, sans signes ophthalmoscopiques. On continue encore à parler dans ce cas d'hémianopie monoculaire, à l'encontre de notre définition. Nous dirons un mot de ce symptôme visuel.

Nous aurons donc à envisager : *a*. l'hémianopie monoculaire (qui en réalité n'en est pas une); *b*. les hémianopies homonymes droite et gauche; *c*. les hémianopies hétéronymes interne (nasale) et externe (temporale); et *d*. les hémianopies homonymes supérieure et inférieure (dont on ne connaît pas un seul exemple authentique, dû à une cause plus reculée que le nerf optique).

Nous commencerons par les hémianopies homonymes dans le sens horizontal, dans lesquelles on fait rentrer également les scotomes symétriques des deux champs visuels par cause cérébrale.

A. Hémianopie homonyme (dans le sens horizontal).

Les hémianopies homonymes droite et gauche sont de beaucoup les plus fréquentes de toutes; elles offrent aussi les symptômes les plus caractéristiques. Ce sont en quelque sorte les hémianopies par excellence.

Voyons dans un cas bien typique les troubles fonctionnels accusés par un tel malade. Le plus souvent il s'agit d'une personne ayant dépassé l'âge

moyen, qui a essuyé une insulte apoplectique, accompagnée ou non de perte
de connaissance passagère. Si des paralysies de nerfs moteurs ont été observées immédiatement après l'attaque, elles se sont ordinairement dissipées
plus ou moins; il n'est pas rare toutefois de constater encore un certain
trouble de la parole pouvant avoir les caractères de l'aphasie. Le malade accuse une diminution de la vision, peut-être sur un seul œil.

Nous procédons à l'examen des yeux. L'acuité visuelle est à peu près
normale sur les deux yeux — elle pourrait aussi avoir baissé de la moitié —. Le résultat de l'examen ophthalmoscopique est négatif. Une exploration grossière des deux champs visuels y dénote l'existence de lacunes
considérables. Le relevé plus exact, fait ou bien à l'aide du périmètre,
ou à l'aide d'un tableau transformé en campimètre (t. I, p. 593 et suiv.),
démontre qu'il s'agit d'une hémianopie homonyme, soit droite, soit gauche,
tout à fait typique. Admettons, pour fixer les idées, qu'il s'agisse d'une

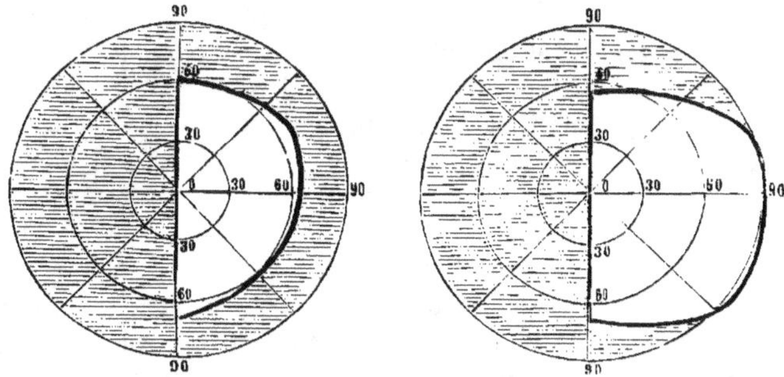

Fig. 144. — Les deux champs visuels monoculaires dans un cas d'hémianopie homonyme
gauche. Les scotomes sont ombrés.

hémianopie homonyme droite. Un objet qu'on avance de droite à gauche
dans le champ visuel de l'un ou de l'autre œil n'est aperçu que s'il atteint
la verticale passant par le point de fixation. Pour les deux yeux, le champ
visuel manque à partir de cette ligne verticale passant par le point de
fixation : la moitié droite du champ visuel binoculaire fait défaut; la moitié
gauche au contraire fonctionne normalement. Les deux moitiés sont séparées
par une ligne nette, en ce sens que la vision fait absolument défaut jusque
tout contre cette ligne verticale, et qu'à partir de cette limite elle est
complètement normale dans la moitié gauche. La chromatopsie n'est nullement altérée à gauche. — La figure 144 représente les champs visuels d'un
vieillard de soixante-dix ans, qui a eu deux attaques d'apoplexie à une année
d'intervalle, chaque fois avec perte de connaissance pendant quelques heures.
Les parties obscures représentent les endroits manquants des champs. A la
suite de la dernière attaque, arrivée il y a de cela deux mois, une hémiplégie à
gauche a persisté pendant un mois ; à présent la marche semble être normale,

et il reste une faible parésie du bras gauche, sensible surtout à la pression exercée par ce membre. La face n'est pas déviée; néanmoins le pli naso-labial gauche est un peu effacé. La langue poussée n'est que très faiblement déviée à gauche. La parole est profondément altérée par un trouble aphasique L'acuité visuelle est de $\frac{15}{20}$ des deux côtés. La ligne de séparation verticale entre les deux moitiés du champ visuel passe par le point de fixation. Le malade ne s'était plaint que d'un affaiblissement de la vue à droite. La lecture surtout lui était devenue difficile.

Inutile du reste d'insister plus particulièrement sur ce cas spécial. — De même que les hémianopies homonymes gauches, les droites sont relativement fréquentes.

Bien qu'on rencontre des cas où la ligne de séparation verticale soit bien droite et passe par le point de fixation, il s'en faut de beaucoup que tel soit toujours le cas. Elle peut être légèrement sinueuse et décrire des angles, une moitié empiétant légèrement sur l'autre. Quelquefois elle passe un peu à côté du point de fixation ; dans ce cas elle est généralement déplacée vers la moitié manquante du champ visuel. Il en résulte que la vision binoculaire ne fait jamais défaut au point de fixation. — On a bien décrit des cas dans lesquels la moitié manquante du champ visuel empiétait sur l'autre, même au niveau du point de fixation, c'est-à-dire avec une insensibilité de la *macula lutea*. Dans ces cas la moitié restante du champ visuel n'a généralement plus son étendue périphérique normale ; du reste, ce rétrécissement périphérique du champ restant peut s'observer alors que la *macula lutea* fonctionne encore. La partie manquante du champ visuel peut empiéter sur la seconde moitié au point de ne plus laisser pour chaque œil qu'un petit secteur triangulaire sensible, secteur dont la base est périphérique, et dont la pointe touche le point de fixation. — Ces cas irréguliers rentrent parfaitement dans le cadre de l'hémianopie typique. Seulement il s'agit là ou bien de complications avec des lésions périphériques, ou bien de lésions des deux moitiés cérébrales, tandis que la forme typique reconnaît pour cause une telle lésion unilatérale.

Sur 154 cas d'hémianopie homonyme, la ligne de séparation passait (Wilbrand) 33 fois par la moitié défectueuse du champ visuel, 23 fois par le point de fixation, 3 fois elle passait d'un côté par le point de fixation, et de l'autre par la moitié intacte du champ visuel.

Dans 11 cas d'hémianopie homonyme (Wilbrand), la partie persistante du champ visuel était rétrécie à sa périphérie. De ces 11 cas, 8 offraient des altérations ophthalmoscopiques expliquant ce rétrécissement périphérique.

Il est de règle aussi que la vision ne cesse pas brusquement à la limite contre la partie abolie du champ visuel; il y a là une zone étroite dans laquelle la vision est simplement diminuée.

Nous devons ranger parmi les hémianopies homonymes les *scotomes symétriques* dans les deux champs visuels; de tels cas constituent réellement des hémianopies incomplètes. Ces scotomes sont sensiblement symétriques. Tantôt ils se présentent sous forme de secteurs dont les pointes touchent les points de fixation et dont les bases arrivent à la périphérie des champs visuels (fig. 144). Quelquefois ils sont environnés de toutes parts de parties intactes du champ visuel. Ils peuvent aussi ne pas toucher le point de fixation. Le plus souvent un de leurs côtés est constitué par la ligne verticale passant par le point de fixation. — D'après Wernicke, ils ne seraient absolument congruents que pour ce qui regarde cette dernière limite; sur le reste du pourtour ils différeraient toujours un peu, ainsi que cela avait lieu dans le cas de la figure 144.

Les scotomes symétriques ne touchant pas le point de fixation sont peut-être plus fréquents qu'on ne l'admet généralement, car, s'ils ne sont pas de dimensions excessives, leur existence ne se révèle guère au malade. Au contraire, lorsque les scotomes touchent le point de fixation, les sujets se

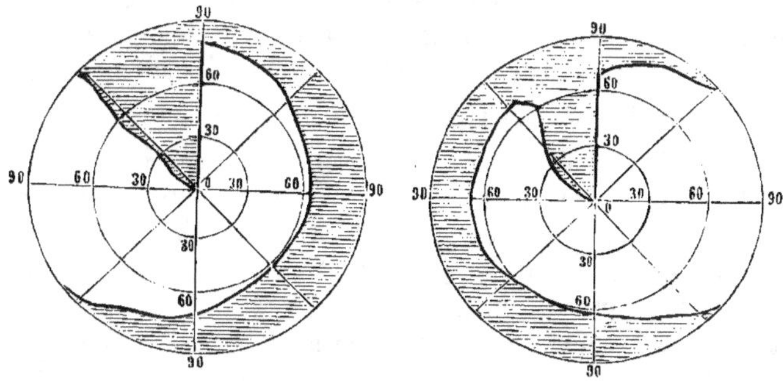

FIG. 145. — Scotomes symétriques dans les deux champs visuels.
Les scotomes sont ombrés.

plaignent ordinairement d'un trouble visuel mal défini, surtout d'une gêne dans l'orientation. — Il s'agit, en règle générale, d'individus ayant essuyé des insultes apoplectiques, quelquefois très légères.

Wilbrand répartit comme suit 154 cas d'hémianopie homonyme, d'après l'étendue et la situation des scotomes: hémianopie complète, 121 ; hémianopie incomplète, 28. Dans ces 28 cas de scotomes symétriques, les lacunes des champs visuels s'étendaient du point de fixation jusqu'à la périphérie dans 34 cas ; une fois seulement on a noté un scotome entouré de parties intactes.

L'*acuité visuelle* est dans l'hémianopie homonyme relativement bonne $\left(\frac{1}{1}\right)$, ou bien diminuée depuis $\frac{1}{3}$ jusqu'à $\frac{1}{2}$. Du moment qu'elle descend encore plus bas, le cas n'est plus typique. Il s'agit ou bien d'une affection des deux hémisphères, ou bien d'une affection d'un hémisphère avec complication d'un processus névritique, appréciable à l'ophthalmoscope ; dans ce cas la moitié restante du champ visuel n'est pas intacte. — Dans 33 cas d'hémianopie homonyme rassemblés par Wilbrand, l'acuité visuelle était normale; elle était défectueuse dans 51 cas, dont 26 avec des altérations ophthalmoscopiques capables d'expliquer l'amblyopie.

Lorsque le scotome est absolu, la *chromatopsie* est naturellement abolie à son niveau; elle persiste dans la partie intacte du champ visuel, jusque contre la ligne de séparation. Si dans la suite la lacune du champ visuel se rétrécit, la vision des couleurs reparaît aussi généralement jusque contre la lacune restante. Lorsque la vision est simplement diminuée dans une moitié du champ visuel, la chromatopsie y est en somme en rapport avec le degré de vision, conformément aux règles connues pour les altérations pathologiques du sens chromatique en général. Elle peut n'être que diminuée, si la vision est relativement bonne au niveau du scotome.

La règle est donc que dans les cas typiques d'hémianopie homonyme, la chromatopsie soit intacte dans la partie restante du champ visuel. On connaît cependant un certain nombre d'observations d'une chromatopsie abolie dans toute l'étendue du champ visuel. Il s'agit alors d'hémianopies compliquées de lésions périphériques; l'acuité visuelle n'est pas normale — elle peut toutefois être encore de $\frac{2}{3}$ —, et la partie restante du champ visuel est également réduite à la périphérie. Des exemples de ce genre ont été publiés notamment par Quaglino, Bois de Loury (cité par Galezowski), Samelsohn (1881), Bjerrum (1881) et Noyes (1882). Le cas de Charpentier (1881) — hémiachromatopsie d'un œil — ne rentre pas ici; c'était probablement une lésion d'un nerf optique.

Dans des cas de ce genre, il faut aussi songer à la dyschromatopsie congénitale.

Remarque pratique pour le relevé du champ visuel hémianopique. — Le périmètre n'est pas un instrument approprié pour délimiter exactement les lacunes hémianopiques du champ visuel; il vaut mieux se servir d'un tableau campimétrique, à défaut de périmètre ayant la forme d'un hémisphère. Avec le périmètre, on recherche les limites du champ visuel successivement dans chaque méridien, en allant de la périphérie vers le centre de fixation. En procédant ainsi, on n'arrivera évidemment pas à délimiter nettement une lacune hémianopique du champ visuel, ou bien on n'y parviendra que très difficilement. La détermination se fait plus aisément et avec plus d'exactitude sur un tableau.

La vision des hémianopiques offre des particularités curieuses, qui toutes découlent en quelque sorte physiquement de ce fait que les deux moitiés homonymes des rétines ne fonctionnent plus. D'abord le regard étant supposé fixé vers le milieu d'un objet ou d'un homme, ce dernier ne sera vu qu'à moitié; par exemple le visage d'une personne sera vu dans une de ses moitiés, la seconde semblant faire défaut. Il ne faudrait pas croire que cette seconde moitié paraît noire; car toute sensation fait défaut dans le scotome hémianopique, de même que derrière notre dos ou au niveau du *punctum cœcum*, ce qui ne revient pas à dire qu'on y voit du noir. On sait que c'est là le caractère de tous les scotomes dits « négatifs » (Fœrster), dus à une cause centrale, en opposition avec les scotomes « positifs », dus à une cause périphérique, intra-oculaire, par exemple à un exsudat choroïdien ou à une apoplexie rétinienne. — Lorsqu'il s'agit d'un scotome positif, la lacune du champ visuel se dessine en noir sur le fond constitué par le reste du champ visuel.

Si la vision dans la moitié défectueuse du champ visuel hémianopique n'est qu'affaiblie, les objets y apparaîtront seulement plus pâles, à contours lavés et indécis.

Il s'en faut du reste de beaucoup que le malade vienne toujours dire au médecin qu'il ne voit pas les objets dans telle ou dans telle direction, ou bien qu'il ne voit qu'une moitié d'un objet. La mobilité incessante du regard masque plus ou moins le défaut, et il faut au patient une certaine somme d'intelligence et un esprit d'observation notable pour analyser le trouble visuel, dont il ne s'aperçoit d'abord que très vaguement.

Souvent aussi après une certaine durée de l'affection, le sujet croit à une amélioration survenue dans sa vision, alors que tel n'est pas le cas. Après des jours, il apprend à tourner la tête du côté malade, de manière à placer droit devant soi le centre de la partie restante du champ visuel.

En règle générale, le malade ne se plaint même d'une vision défectueuse que sur un œil ; alors il accuse toujours une défectuosité de l'œil dont le champ visuel est défectueux dans la moitié temporale. Tous les observateurs ont relevé ce détail, qui se comprend du reste aisément ; car la vision périphérique dans le sens horizontal est surtout le fait de l'œil droit pour le côté droit et de l'œil gauche pour le côté gauche. La vision binoculaire normale ne s'étend pas de loin jusqu'à la limite du champ visuel commun ; une zone externe notable revient au seul œil du même côté. Supposons les deux moitiés droites des deux rétines insensibles ; le malade ne verra rien dans la moitié gauche du champ visuel binoculaire. Et l'extrémité périphérique de cette moitié du champ visuel binoculaire, cette partie du « champ de défense », étant une fonction de la seule rétine gauche, ce sera surtout la défectuosité de celle-ci qui frappera l'attention du malade. Il se montre fort étonné lorsque sur le campimètre ou sur le périmètre on lui démontre que le second œil ne voit pas non plus normalement ; souvent même il répond qu'on ne saurait donc voir à travers le nez. — Nous verrons plus loin que c'est toujours pour l'œil opposé à la lésion cérébrale que le champ visuel est défectueux dans sa moitié temporale.

Les mouvements de ces individus sont fortement gênés, surtout dans la rue. Le malade ne voyant rien du côté anopique, à moins de détourner fortement la tête de ce côté, heurte les objets et les personnes ; il ne reconnaît pas ses connaissances, ne s'aperçoit pas d'un danger qui approche, toujours d'un seul et même côté. Un cas classique sous ce rapport est présenté par le tailleur de H. Jackson affecté d'hémianopie et d'hémianesthésie gauches, qui se brûla tranquillement la main contre son fer à repasser, parce qu'il ne sentait pas la douleur et qu'il ne voyait pas le fer.

La lecture est plus ou moins entravée selon l'espèce d'hémianopie homonyme. L'acuité visuelle centrale étant ordinairement normale, il n'y a pas de symptômes amblyopiques véritables. Mais supposons une hémianopie homonyme droite. Le malade ne verra d'une ligne d'impression que les deux ou trois caractères fixés ; il ne verra que le commencement d'un mot. Or nous savons dans quelle mesure importante la vision indirecte, autrement dit notre jugement basé sur les sensations obtenues avec la périphérie rétinienne, entre en ligne de compte dans la lecture courante : un simple coup d'œil jeté sur une page d'impression nous permet de reconnaître ou plutôt d'entrevoir des lettres et des mots entiers dont nous n'avons qu'une perception diffuse. Aussi le malade en question ne pourra-t-il plus lire couramment. — Tout autres sont les symptômes s'il s'agit d'une hémianopie gauche : Le patient lira comme auparavant ; tout au plus trouvera-t-il de la difficulté pour aller à la ligne. Tels hémianopiques auraient donc un avantage à ce que leur langue s'écrivît et se lût de droite à gauche, ou de haut en bas.

Les *causes* de l'hémianopie homonyme sont les influences pathologiques les plus diverses intéressant une moitié du cerveau. En première ligne se placent les hémorrhagies et les ramollissements cérébraux. Viennent ensuite, par ordre d'importance, les tumeurs cérébrales, les contusions de la tête (Leber), les blessures d'un hémisphère cérébral (Keen et Thomson), les chutes sur la tête (Cohn), l'insolation (une fois), les processus méningitiques, etc.

Marche de l'affection. — Le trouble visuel apparaît à l'ordinaire brusquement, dans le cortège d'une attaque apoplectique ou apoplectiforme, quelquefois très légère. Le malade peut n'avoir éprouvé que quelques vertiges ; il peut aussi être tombé, ou avoir essuyé une attaque avec perte de connaissance. L'attaque peut être suivie d'hémiplégie et d'hémianesthésie à divers degrés. L'aphasie est un symptôme concomitant assez fréquent.

Assez souvent (lorsque le processus pathologique siège à la base du crâne) l'hémianopie n'apparaît pas au milieu de symptômes apoplectiques, mais elle vient s'ajouter finalement à des processus pathologiques envahissant peu à peu diverses parties de l'encéphale, processus qui occasionnent d'abord des paralysies de certains nerfs moteurs, du facial, des nerfs oculomoteurs, etc., et même finalement de l'hémiplégie et de l'hémianopie.

On connaît aussi des exemples d'hémianopies développées sans autres symptômes cérébraux.

La lacune du champ visuel est ordinairement absolue dès le début ; le scotome peut, dans des cas plus rares, n'être que relatif, et devenir absolu dans la suite. Il est de règle que le scotome reste pour toujours au même point, sans envahir d'autres parties et sans diminuer d'étendue. On a cependant observé des hémianopies passagères, ou qui se sont améliorées dans la suite. Dans ce dernier cas, la vision pourra rester abolie tout à fait dans une partie restreinte du champ visuel, alors qu'à côté elle n'est que diminuée. Il arrive que la chromatopie reste abolie dans un endroit rétinien redevenu sensible à la lumière.

D'après Powers, dont nous avons pu confirmer l'opinion dans quelques cas, les insultes apoplectiques un peu intenses seraient très souvent accompagnées d'une hémianopie passagère, qui disparaîtrait avec les symptômes de l'*ictus* apoplectique. Seulement il est difficile de reconnaître le trouble visuel chez un tel malade apathique et dont la conscience est obnubilée.

Ces différences tiennent probablement à ce que, comme nous le verrons plus loin, il y a dans l'hémianopie complète et définitive destruction d'éléments visuels, fibres ou cellules, tandis que dans les formes passagères il y a simplement suppression de la conductibilité nerveuse, suite de la compression exercée par un extravasat et qui cessera lorsque ce dernier se résorbera.

Pour ce qui est du *pronostic*, l'hémianopie n'est pas, en règle générale, susceptible d'amélioration, réserve faite pour les hémianopies très passagères accompagnant les apoplexies. Ordinairement le pronostic est favorable en ce sens que l'hémianopie reste stationnaire, le scotome n'envahissant pas la seconde moitié du champ visuel. Tel est surtout le cas de celles qui accompagnent l'apoplexie. Seulement il ne faut pas oublier que le processus central peut envahir peu à peu les environs du chiasma, les nerfs optiques, et donner lieu à l'amaurose uni - ou bilatérale. Mais ce sont des cas compliqués, la complication les faisant rentrer en quelque sorte dans une autre catégorie d'affection. Le pronostic *quoad vitam* dépend de la nature du processus pathologique, trop souvent il est très grave.

L'examen ophthalmoscopique est négatif au début de l'affection, et cela se maintient pendant très longtemps. Plus tard, après des mois et même après une à plusieurs années, on remarque dans le fond de l'œil des signes d'atrophie partielle de la papille. A priori, on doit s'attendre à voir survenir une atrophie descendante, au moins lorsque le siège de l'affection est quelque part le long de la bandelette optique, en deçà des ganglions de la base du cerveau, ce qui du reste est bien souvent le cas. Si au contraire les fibres optiques sont interrompues en un endroit plus central que ces ganglions, il se peut que l'atrophie ne descende pas jusque dans l'œil. L'expérience n'a pas encore décidé définitivement à cet égard.

Sur 71 cas d'hémianopie homonyme, le fond de l'œil offrait 28 fois des signes ophthalmoscopiques (Wilbrand). On a trouvé à l'ophthalmoscope des signes d'atrophie dans les périodes avancées de l'affection ; mais les auteurs sont loin de s'accorder dans leurs dires : de Graefe a noté une atrophie des moitiés droites des deux papilles dans un cas d'hémianopie gauche.

De Wecker et Woinow parlent d'une atrophie des deux papilles, surtout dans leurs moitiés droites (hémianopie gauche). Schön trouve une atrophie, une décoloration porcellanique des deux papilles, surtout des moitiés temporales. Rydl, après six mois de durée d'une hémianopie gauche, trouva de faibles troubles papillaires avec atrophie commençante, *surtout* à gauche. Mauthner (hémianopie droite, datant de treize ans) trouva à droite la papille grisâtre, pâle et trouble ; à gauche le fond de l'œil était normal. Hirschberg signale une observation concordante avec celle de Mauthner.

Le dernier auteur explique comment, d'après tout ce que nous savons de l'arrangement des fibres optiques dans le nerf optique et dans la rétine, l'atrophie descendante, dans les cas d'hémianopie homonyme, doit se montrer sous l'aspect qu'il lui a vu. Supposons une hémianopie gauche par lésion de la bandelette optique droite. L'atrophie descendra dans les deux yeux ; à gauche nous aurons une atrophie du faisceau croisé, qui occupe la moitié interne et un peu la moitié externe de la papille et fournit à la moitié interne entière et un peu à la moitié externe de la rétine ; à droite ce sera le faisceau direct, qui n'occupe qu'une partie de la moitié externe de la papille et ne fournit qu'à une partie de la moitié temporale de la rétine qui sera atrophiée. L'atrophie du faisceau direct, dans l'œil droit, sera masquée plus ou moins par les fibres non atrophiées du faisceau croisé qui les recouvrent ; cet œil aura un fond normal. A gauche, au contraire (atrophie du faisceau croisé), toute la moitié interne de la papille sera atrophiée, et il en sera de même de la moitié externe, où les fibres intactes du faisceau direct sont recouvertes par une couche de fibres atrophiées.

« Je pense, dit Mauthner avec une pointe d'ironie, que dorénavant on ne trouvera plus deux moitiés papillaires atrophiées dans l'hémianopie homonyme. »

Schiess-Gemuseus a noté un trouble et une injection papillaire dans une hémianopie droite datant de trois semaines. Cela ne doit pas nous surprendre, car bien souvent le processus intracrânien, surtout s'il siège plus ou moins près du chiasma, peut retentir en même temps sur les nerfs optiques.

D'après Leber et Deutschman (*Arch. f. Ophth.*, t. XXVII, f. 1, p. 288), l'atrophie descendante arrive dans l'œil environ dans trois semaines s'il s'agit d'une lésion du nerf entre l'œil et l'organe central.

B. Hémianopie hétéronyme.

Les hémianopies hétéronymes (p. 581) sont très rares comparativement aux hémianopies homonymes. Mauthner estime qu'on en rencontre tout au plus une sur cent de la dernière espèce, et que c'est encore l'hémianopie latérale ou temporale qui est la plus fréquente.

1° *Hémianopie latérale ou temporale.* — Les moitiés latérales, temporales, des deux champs visuels font défaut dans une étendue plus ou moins
considérable ; les moitiés internes devraient être intactes dans les cas
typiques. — Les observations cliniques rentrant dans cette catégorie sont
relativement rares. De plus, il s'en faut de beaucoup que le symptôme
hémianopique soit aussi nettement accusé que dans l'hémianopie homonyme.

Ordinairement il s'agit de lacunes plus ou moins considérables des
moitiés temporales des champs visuels. Assez souvent la ligne de séparation
est nette entre la partie manquante et la partie intacte du champ visuel,
c'est-à-dire qu'il n'y a pas de zone de transition insensible. D'autres fois il
existe une telle zone.

A en juger d'après les cas publiés avec des indications suffisantes relativement aux champs visuels, on n'observe jamais d'emblée une absence des
deux moitiés externes des champs visuels avec intégrité des moitiés internes.
Si l'hémianopie est assez typique et complète sur un œil, elle ne l'est pas
sur l'autre, où elle n'atteint pas le point de fixation ; ou bien aussi l'une ou
l'autre moitié restante du champ visuel, peut-être les deux à la fois, sont
rétrécies périphériquement. Souvent le scotome commence, d'après Fœrster,
de chaque côté par une petite lacune située en dehors du point de fixation ;
la lacune s'accroît ensuite et envahit plus ou moins toute une moitié du
champ. D'autres fois, le trouble visuel a débuté par une cécité complète, qui
laisse à sa suite les lacunes hémianopiques (Saemisch, Loewegrén). Le
scotome peut primitivement n'exister qne sur un œil (D. E. Mueller, Schoen,
Williams). En thèse générale, et contrairement à ce que nous avons dit des
hémianopies homonymes, les lacunes ont une tendance à envahir les deux
champs visuels dans leur ensemble.

L'acuité visuelle n'est jamais intacte d'après Mauthner. Elle est toujours
plus ou moins abaissée, ordinairement dans une mesure très notable. Dans
un cas de Schoen, elle était de deux tiers, la plus élevée qu'on ait observée
(Mauthner). Elle diminue ordinairement progressivement, et on peut voir
survenir la cécité complète.

L'ophthalmoscope révèle très souvent des altérations du fond de l'œil, au
moins dans un stade plus avancé de l'affection ; il s'agit surtout de processus
névritiques et atrophiques. Toutefois, dans des cas isolés, le fond de l'œil
était normal après une durée de plusieurs années.

Le pronostic de l'affection *quoad visum* est donc moins favorable que
dans l'hémianopie homonyme, vu la tendance du scotome à envahir tout le
champ visuel. On a cependant observé un état stationnaire de l'hémianopie. La guérison, c'est-à-dire la disparition des scotomes, s'observe quelquefois ; ordinairement l'amélioration n'est que passagère. Ces particularités
qui distinguent l'hémianopie hétéronyme de l'hémianopie homonyme résultent de la nature du processus pathologique dans le crâne.

En fait de symptômes concomitants de l'hémianopie hétéronyme latérale,
on observe souvent des symptômes cérébraux divers, mais rarement ceux

d'une apoplexie véritable. On note surtout des paralysies des muscles oculaires, du facial, etc. Nous en verrons la raison plus loin.

Il s'agit toujours de processus pathologiques chroniques, de tumeurs, de méningites de la base, etc., qui envahissent peu à peu le chiasma optique. Assez souvent on a relevé la coexistence de la polyurie et du diabète sucré, qui probablement ont occasionné des processus inflammatoires aux environs du chiasma. — Rosenthal notamment et Galezowski ont rencontré l'amblyopie hystérique sous forme d'hémianopie latérale. De Wecker cite un tel cas où l'hémianopie était temporaire et revenait par accès.

    2° *Hémianopie interne ou nasale.* — D'après la définition, les deux moitiés internes des deux champs visuels font seules défaut.

C'est à peine si une dizaine de cas ont été décrits sous la désignation d'hémianopie hétéronyme nasale (de Graefe, Mandelstamm, Mooren, Schmidt, Knapp, etc.). Tous se distinguent de l'hémianopie homonyme par les particularités signalées à propos de l'hémianopie externe. D'abord la lacune du champ visuel ne semble jamais offrir les apparences typiques, une ligne de séparation verticale entre le scotome et la partie intacte et qui passerait par le point de fixation. Ordinairement il s'agit de simples lacunes plus ou moins étendues des deux champs visuels, de scotomes plus ou moins symétriques. — L'hémianopie en question n'apparaît jamais brusquement et d'emblée ; elle se développe progressivement, ou elle apparaît à la suite d'une amaurose complète, mais passagère.

La partie restante du champ visuel est ordinairement plus ou moins rétrécie, et de plus elle tend à se rétrécir de plus en plus. L'acuité visuelle était très défectueuse dans tous les cas publiés ; elle a une tendance marquée à disparaître tout à fait. On a trouvé, sans exception, de profondes altérations du fond de l'œil, soit des névrites, soit des atrophies consécutives à des névrites.

Cette hémianopie s'accompagne, en règle générale, de symptômes cérébraux divers. De même que pour les autres formes, on signale la coïncidence assez fréquente avec des attaques épileptiformes. On l'a rencontrée dans l'hystéro-épilepsie (voy. *Amblyopie hystérique*).

De l'ensemble des observations dont nous disposons, il résulte que ces troubles visuels sont la conséquence de processus névritiques dont le foyer est aux environs du chiasma ou dans les nerfs (voy. plus loin), processus qui lui-même est le plus souvent une manifestation d'un état pathologique plus ou moins grave.

Le pronostic est assez grave *quoad visum* et *quoad vitam*. L'altération visuelle tend à passer à l'amaurose absolue. Mooren cite toutefois un cas d'une telle hémianopie passagère. Dans la plupart des observations publiées, la mort est survenue à la suite du processus intracrânien. Ce dernier peut cependant devenir stationnaire et même rétrograder, surtout lorsqu'il s'agit d'une périostite ou d'une méningite chronique (voy. plus loin).

L'*examen ophthalmoscopique* des cas d'hémianopie hétéronyme révèle souvent des congestions et des troubles de la papille, ou bien une névrite bien caractérisée, ou encore l'atrophie par suite de névrite. Cela résulte de ce que, comme nous le verrons plus loin, ces troubles visuels sont dus à des processus pathologiques siégeant aux environs du chiasma, et qui empiètent facilement sur les nerfs eux-mêmes. — On conçoit toutefois qu'une telle cause intracrânienne puisse se borner à détruire la continuité physiologique des fibres dans le chiasma ou tout près du chiasma. Dans ces cas l'examen ophthalmoscopique immédiat devra donner un résultat négatif. Plus tard (au maximum dans trois semaines, d'après Leber et Deustchman) l'atrophie descendante se sera propagée jusque dans l'œil. Dans trois cas d'hémianopie temporale, sans troubles immédiats de la papille, Fœrster, Mauthner et Treitel ont trouvé des atrophies plus ou moins avancées des deux papilles. Dans un cas d'hémianopie nasale (Daa), le fond de l'œil était normal.

Mauthner, conformément à ce qui est dit plus haut, explique comme quoi dans une hémianopie temporale typique, dans laquelle les deux faisceaux croisés finissent par s'atrophier, on verra survenir à la longue une atrophie générale des deux papilles ; et que dans l'hémianopie nasale, si des cas typiques de ce symptôme venaient à être observés, l'aspect de la papille devrait rester normal, puisque les deux faisceaux croisés resteraient normaux, et qu'ils recouvriraient dans les moitiés externes des papilles les faisceaux croisés, qui seuls pourraient s'atrophier.

3° *Hémianopie dans le sens vertical.* — Trois ou quatre cas de lacunes dans les champs visuels ont été décrits sous le nom d'*hémianopie supérieure* ou *inférieure*. Ils méritent encore moins leur nom que les hémianopies hétéronymes dans le sens horizontal. Les auteurs se sont trouvés en présence de processus névritiques par causes intracrâniennes, qui le plus souvent ont occasionné des défectuosités, surtout dans les deux moitiés supérieures ou inférieures des champs visuels. Russell a observé, dans un cas de tumeur à la base du crâne, une défectuosité des deux champs visuels en haut, défectuosité qui s'est transformée peu à peu en amaurose complète. Knapp a observé de même des lacunes inférieures des champs visuels dans des cas de névrite et d'atrophie du nerf. Il s'agit évidemment là de processus névritiques partiels un peu irréguliers, ayant rétréci les champs visuels surtout en bas ou en haut. Des hémorrhagies rétiniennes donnent également lieu à des irrégularités des champs visuels qui ont été mentionnées sous cette rubrique (Schweigger). Mauthner et Schweigger citent cependant des cas de lacunes du champ visuel en haut, avec une acuité visuelle normale et sans anomalie du fond de l'œil ; mais c'est là une exception très rare.

4° *Hémianopie monoculaire.* — Enfin, sous le nom d'hémianopie monoculaire, externe ou interne, supérieure ou inférieure, on décrit des lacunes bornées à un seul champ visuel, et qui sont déjà suffisamment caractérisées par leurs noms. Tantôt l'affection est survenue brusquement, à la suite d'une insulte apoplectique (Mauthner), tantôt il s'agit de névrites unilatérales à allures irrégulières. — Nieden (1883) a observé un rétrécissement considérable de la moitié interne du champ visuel gauche, après une trépanation au niveau d'un lobe occipital du cerveau; l'instrument avait entamé la substance cérébrale à ce niveau. Quelque temps plus tard est survenue aussi une défectuosité temporale du champ droit, transformant ainsi le cas en une hémianopie homonyme.

ANATOMIE PATHOLOGIQUE DES HÉMIANOPIES

1. *Hémianopies homonymes.* — On a trouvé dans les cas d'hémianopie des lésions soit d'une bandelette optique, soit d'un hémisphère cérébral. Les cas se rangent à ce point de vue sous les rubriques suivantes :

A. Les auteurs sont sensiblement d'accord pour admettre que l'hémianopie homonyme résulte soit de la destruction d'une *bandelette optique*, soit de l'interruption de la conductibilité nerveuse d'une bandelette. Des diverses autopsies confirmant cette thèse, nous citerons les plus probantes. — En premier lieu nous plaçons l'observation de Gowers (1878), d'une hémianopie gauche avec hémiplégie gauche. Une lésion du pédoncule cérébral droit (cause de l'hémiplégie) avait fini par atteindre la bandelette optique de ce côté (l'hémianopie était venue plus tard s'ajouter à l'hémiplégie). — Le cas de Hirschberg (1875) est aussi très démonstratif. Hémianopie droite, aphasie et hémiplégie droite. Un gliosarcome volumineux du lobe frontal gauche (dont les lésions, d'après de nombreuses observations, ne donnent pas lieu en elles-mêmes à des troubles visuels) avait comprimé et aminci la bandelette optique gauche. — Deux autres cas de lésions d'une bandelette, coïncidant avec de l'hémianopie homonyme, l'un de Dreschfeld (1880), l'autre de Hosch (1878), ne prouvent rien en cette question, attendu qu'il y avait en même temps d'autres lésions pouvant donner lieu à cette hémianopie. Dans le cas de Dreschfeld, une tumeur tuberculeuse avait envahi la couche optique et la capsule interne. Dans celui de Hosch, l'hémianopie semble avoir été occasionnée par une lésion du lobe occipital; la bandelette était entourée d'un foyer hémorrhagique récent.

Le célèbre cas de Wollaston (voy. p. 554) rentre probablement en partie ici. Cet auteur essuya une attaque passagère d'hémianopie homonyme gauche, et vingt ans plus tard, une attaque (de vingt minutes) d'hémianopie homonyme droite. Quatre ans plus tard, on trouva à l'autopsie dans la couche optique droite une tumeur de la grosseur d'un œuf de poule, et une désorganisation de la bandelette du même côté. Wollaston avait lui-même diagnostiqué une tumeur cérébrale.

Une lésion de la bandelette gauche produit une hémianopie droite ; une lésion de la bandelette droite, une hémianopie gauche.

L'hémianopie est du reste pure, c'est-à-dire que l'acuité visuelle est normale ou à peu près ; le fond de l'œil ne présente au début aucune altération, et la lacune n'a aucune tendance à empiéter sur la seconde moitié du champ visuel.

Lorsque le processus morbide envahit en même temps le chiasma, ou bien s'il atteint primitivement le chiasma, l'hémianopie perd ses caractères typiques. L'acuité visuelle est abaissée, ordinairement dans une mesure très prononcée, soit sur un œil, soit sur les deux ; il y a tendance à la production d'amaurose absolue. Les lacunes du champ visuel ne sont pas absolument symétriques et ne restent pas stationnaires. Il y a ordinairement des signes de névrite constatables à l'ophthalmoscope, et à la longue il survient une atrophie véritable du nerf. Ces cas n'ont donc avec l'hémianopie homonyme véritable qu'une ressemblance lointaine, et encore seulement dans une petite période de leur évolution, qui est essentiellement progressive. —

Quelques données nécroscopiques illustrent les assertions précédentes. Hjort (1867) signale dans un cas de tuberculose miliaire des méninges et des poumons, dans la moitié droite du chiasma, la présence d'un tubercule ramolli de la grosseur d'une noisette. La bandelette droite était réduite de volume, de même que le nerf optique du même côté. Il y avait parésie de l'oculo-moteur commun et du facial à droite, hémianopie gauche, avec une acuité visuelle de 1/50 à droite, de 1/5 à gauche. — Un patient de Mohr (1879) souffrait depuis longtemps de vertiges et de céphalalgie. D'abord il survint un rétrécissement de la moitié droite du champ visuel droit, avec une acuité visuelle normale. Plus tard la moitié droite du champ visuel gauche se rétrécit également ; l'acuité visuelle y était de 12/200 ; elle diminua encore dans la suite. A l'ophthalmoscope, atrophie progressive des deux côtés. Il y avait sur la selle turcique un angiosarcome de la grosseur d'une noix, qui avait aplati le chiasma et le nerf optique gauche. La bandelette gauche était envahie par le néoplasme. Dans le troisième ventricule un kyste soulevait le plancher de cette cavité. — Signalons enfin le cas de Dreschfeld (1880), d'une tumeur carcinomateuse située à la base du cerveau, à droite de la ligne médiane, et comprimant le chiasma, le nerf optique droit ainsi que les nerfs environnants. A gauche il y avait hémianopie temporale, à droite amaurose complète.

B. L'hémianopie homonyme peut résulter d'une lésion des ganglions de la base du cerveau, d'une *couche optique* et probablement de celle d'un *tubercule quadrijumeau antérieur*, ce qui du reste se conçoit déjà d'après les connexions anatomiques de ces ganglions avec la bandelette optique (p. 544). Pour ce qui est de la couche optique, des lésions de sa moitié postérieure, surtout du corps genouillé externe et du pulvinar pourront détruire les fibres optiques de toute une bandelette. Une autopsie aussi démonstrative que possible a été faite dans un cas de ce genre par Gowers (1875). Cet auteur trouva un ramollissement de la moitié postérieure de la couche optique droite ; le pulvinar était détruit ; le ramollissement ne dépassait pas les limites de la couche optique. Gowers conclut qu'il devait y avoir eu hémianopie. Effectivement H. Jackson avait constaté sur le vivant de l'hémianopie et hémianesthésie gauches, ainsi qu'une hémiplégie gauche passagère. — Deux autres cas de lésions d'une couche optique avec hémianopie, dont l'un de Pooley (1877), l'autre de Dreschfeld (mentionné plus haut), ne sont pas purs. Dans le premier, le lobe occipital et les masses blanches autour de la couche optique étaient malades ; dans le second (tumeur de la couche optique), la capsule externe était comprimée.

Türck a observé deux cas des lésions limitées au corps genouillé externe. Malheureusement l'examen de la fonction visuelle n'avait pas été fait avec les soins voulus. Il est à supposer qu'il y avait de l'hémianopie, à peu près comme lorsque le siège de l'affection est dans la bandelette optique.

Dans l'hémianopie par lésions de la couche optique et du pulvinar, on trouve consigné : hémorrhagie 4 fois, cicatrices par suite d'hémorrhagies 2 fois, ramollissement 4 fois.

C. Rien qu'à en juger d'après les connexions anatomiques, une lésion limitée à un *tubercule quadrijumeau antérieur* semble pouvoir produire de l'hémianopie homonyme. Mais les lésions de ces tubercules ont toujours intéressé en même temps d'autres parties de l'encéphale, soit le lobe occipital, soit la couche optique, etc. Aussi Prévost (1880) n'est-il pas fondé à rechercher uniquement dans une lésion du tubercule quadrijumeau droit la cause d'une hémianopie droite, puisque dans le cas soumis à son observation il y avait aussi à droite un ramollissement dans la couche optique qui s'étendait dans la capsule interne et dans le lobe occipital.

D. L'hémianopie homonyme peut résulter d'une lésion du *tiers postérieur de la capsule interne*, des *radiations optiques* dirigées vers le lobe occipital, du *lobe occipital* dans son ensemble ou seulement de l'*écorce occipitale*. — Les données de l'anatomie pathologique sont encore insuffisantes pour étayer dans tous ses détails la proposition précédente ; mais jointes aux données de l'anatomie et de la physiologie, elles ne laissent plus guère subsister de doute à cet égard.

La proposition est clairement démontrée par l'anatomie pathologique pour ce qui regarde le *lobe occipital* dans son ensemble et l'*écorce occipitale*. En fait de données positives, nous n'avons que l'embarras du choix.

Curschmann (1879) rapporte le cas d'un homme ayant bu par mégarde de l'acide sulfurique. Une hémianopie gauche fut le *seul* symptôme cérébral. La mort survint le seizième jour après l'accident. Il y avait un grand foyer de ramollissement dans le lobe occipital droit, étendu jusqu'à la surface cérébrale, surtout au sommet et au côté interne.

Dans un cas d'hémiplégie et d'hémianopie gauches, Marchand (1882) trouva au sommet du lobe occipital droit un noyau nécrotique de la grandeur d'une noisette, environné d'un ramollissement jaune envahissant les parties environnantes, tant en superficie qu'en profondeur, dans l'étendue d'un demi-centimètre.

Cas de Haab (1882) : la pointe du lobe occipital droit était affaissée par suite d'un ramollissement de toute l'étendue du *Gyrus hippocampi*, dans un cas où une endocardite avait occasionné une hémianopie et une hémiplégie gauches.

Un cas de Wernicke et Hahn (1882) est célèbre en ce sens que l'hémianopie avait permis de préciser le siège d'un abcès cérébral, et de faire un essai pour évacuer le pus. Il y avait hémianopie et hémiplégie droites. On ouvrit sur le vivant le crâne, et on finit par tomber dans la profondeur du lobe occipital gauche sur un abcès, malheureusement de nature tuberculeuse.

Wernicke (1878) a observé un cas d'hémianopie droite, causée par un foyer de ramollissement à la convexité du lobe occipital gauche.

Westphal (1879) trouva un foyer de ramollissement dans la *substance blanche* d'un lobe occipital, chez un individu mort après avoir présenté de l'hémianopie homonyme du côté opposé, et des convulsions de ce même côté *sans paralysies*.

Cas de Jastrowitz (1877) : aphasie avec rétrécissement du champ visuel à droite, coïncidant avec un large ramollissement environnant un sarcome, dans le lobe occipital gauche.

Cas de Nothnagel (1879) : hémianopie gauche; à droite ramollissement de la troisième circonvolution occipitale dans une étendue de deux centimètres et demi, une altération au milieu de la partie latérale de la couche optique datant des derniers jours de la vie, et qui par conséquent ne pouvait pas être la cause de l'hémianopie.

Une observation de Keen et Thomson (1871) équivaut presque à une autopsie. Une balle pénètre dans la tête sur la ligne médiane, à un et un quart de pouce au-dessus de la protubérance occipitale externe, et sort trois pouces plus en avant, à gauche de la ligne médiane. Probablement donc que le lobe occipital gauche était lésé. Il survint de l'hémiplégie droite avec perte de connaissance. On dut enlever des matières fongueuses faisant hernie à travers la tête. Après une année le *sensorium* était bon, et la paralysie disparut. Acuité visuelle $\frac{2}{3}$, avec hémianopie homonyme droite.

Nous négligeons les observations, suivies d'autopsie, de Baumgarten (1878), de Dreschfeld (1880), de Hosch (1878) et d'autres, dans lesquelles il y avait, outre une lésion du lobe occipital, des altérations de parties diverses de l'encéphale (couche optique, bandelette) qui à elles seules produisent l'hémianopie.

Les lésions d'un lobe occipital occasionnent donc une hémianopie homonyme du côté opposé à la lésion. La plupart du temps la substance blanche et l'écorce étaient intéressées. On pourrait donc se demander à laquelle des deux lésions est due l'hémianopie. Il ne saurait y avoir de doute que l'une et l'autre produisent cet effet. L'attribuer exclusivement, soit à une lésion de l'écorce, soit à une lésion de la substance blanche du lobe occipital, ce serait certes aller à l'encontre de toute logique, et faire abstraction des données si claires de la physiologie (p. 565 et suiv.). L'observation de Westphal est du du reste une lésion de la seule substance blanche, et celles de Curchmann, de Marchand et de Wernicke peuvent bien passer pour des lésions exclusives de l'écorce.

Reste encore la capsule interne qui dans son tiers postérieur doit renfermer les fibres optiques d'une bandelette, et dont les lésions devront donner lieu à de l'hémianopie. En effet, comme les lésions de la substance blanche du lobe occipital (radiations optiques de Gratiolet) et celles de l'écorce occipitale donnent lieu à la même hémianopie que celles de la bandelette optique du même côté, il faut bien admettre que les éléments optiques d'une bandelette gagnent l'écorce occipitale du même côté; et ils ne pourront guère y arriver par une voie autre que le tiers postérieur de la capsule interne et par les radiations optiques sorties directement de la couche optique. — L'anatomie pathologique n'a toutefois pas encore dit son dernier mot à ce sujet. Dans les hémianopies assez nombreuses qu'on a trouvées liées à des lésions de la capsule interne, il y avait en même temps des altérations, soit de la couche optique, soit des radiations optiques. Dmitrowsky et Lebeden ont rencontré dans une hémianopie droite un ramollissement hémorrhagique de toute la couronne rayonnée gauche ; mais il ne ressort pas de leur communication que les radiations optiques n'aient pas été intéressées. Une observation de Pflüger (1878) est du même genre. Cet auteur rencontra dans un cas d'hémianopie homonyme gauche un foyer hémorrhagique de la grandeur d'une petite pomme à droite dans le corps strié et dans la partie inférieure de la couche optique ; la substance médullaire était également un peu entamée.

Nous reviendrons plus loin sur l'amblyopie qu'on a trouvée liée à des lésions du tiers postérieur de la capsule interne (voy. *Amauroses par lésions cérébrales*).

II. *Hémianopies hétéronymes*. — Les premières fois que l'autopsie a été faite avec tous les soins voulus dans des cas d'hémianopie, il s'agissait précisément de cas d'hémianopie hétéronyme.

1° *Hémianopie hétéronyme temporale*. — Observation de **D. E. Müller** (1861) : cécité complète passagère, suivie d'hémianopie latérale, d'abord de l'œil droit, puis de l'œil gauche ; acuité visuelle assez bonne ; pas d'autres paralysies, ni de nerfs sensibles, ni de nerfs moteurs, mais vertiges, bourdonnement d'oreilles, etc. — Sarcome de la grosseur d'une pomme, parti de l'hypophyse, et qui avait dû *comprimer le chiasma sur la ligne médiane*.

Observation de Saemisch (1865) : d'abord acuité visuelle diminuée, puis amaurose, suivie d'hémianopie latérale ; examen ophthalmoscopique négatif ; mort par méningite. Une tumeur sarcomateuse de la grosseur d'un œuf de pigeon en avant du chiasma, dans l'angle formé par les deux nerfs optiques ; ceux-ci étaient déjetés sur les côtés.

Enfin, de même que pour l'hémianopie nasale, on signale dans la plupart des hémianopies temporales non contrôlées par l'autopsie, des signes de névrite, et un état progressif de l'affection, avec une acuité visuelle défectueuse. L'ensemble de ces caractères dénote qu'il s'agit de processus névritiques de sources diverses, siégeant aux environs du chiasma.

2° En fait de résultats nécroscopiques dans l'*hémianopie hétéronyme nasale*, on a signalé à diverses reprises (Knapp, 1873, Mandelstamm, 1875, Schüle, 1874, etc.) des processus pathologiques chroniques à la base du crâne soit des méningites, soit des dégénérescences athéromateuses, soit aussi des tumeurs. Les lésions siégeaient donc aux environs du chiasma, localisation qui d'ailleurs ressort de l'ensemble des observations cliniques. On mentionne en effet, sauf de rares exceptions (Daa, 1870), les signes ophthalmoscopiques de la névrite, et une tendance à la progression de l'affection, à l'envahissement de la seconde moitié du champ visuel, concurremment avec le développement d'une atrophie progressive du nerf optique conduisant à l'amaurose. — Dans un cas observé par Knapp (1875), d'une altération des deux angles latéraux du chiasma et des parties avoisinantes des nerfs optiques, accompagnée de papillo-rétinite, il y avait des lacunes nasales dans les deux champs visuels. — Ce n'est donc pas une observation bien démonstrative. Deux autres cas publiés par von Graefe le sont encore moins.

LOCALISATION DES PROCESSUS MORBIDES DANS LES DIVERS CAS
D'HÉMIANOPIE.

Nous n'allons pas nous arrêter à tirer des faits d'hémianopie des preuves pour ou contre la décussation partielle des fibres optiques dans le chiasma. Cette décussation partielle est un des faits les mieux établis par l'expérimentation physiologique et par certaines données de l'anatomie pathologique (voy. p. 550 et p. 594). Relevons cependant les propositions suivantes, relatives au parcours des fibres optiques depuis la rétine jusqu'au centre psycho-optique. Elles ont été formulées déjà dans la partie anatomique et physiologique, où nous avons dû renvoyer à la partie clinique pour ce qui regarde certaines preuves à l'appui. Ces preuves anatomo-pathologiques sont contenues dans les nombreuses observations d'hémianopies homonymes, suivies de l'autopsie, que nous avons résumées dans les pages précédentes.

Des observations anatomo-pathologiques en question il résulte ce qui suit : 1° Chaque bandelette renferme des fibres optiques venues des deux yeux — preuve péremptoire de la décussation partielle dans le chiasma. Cela résulte amplement des observations d'hémianopies (homonymes) produites par des lésions d'une seule bandelette optique. 2° Les nombreux exemples d'hémianopie homonyme typique produites par des lésions d'un seul hémisphère cérébral (opposé à l'hémianopie), et siégeant notamment dans l'écorce du lobe occipital et dans la substance blanche qui s'y rend, démontrent que *toutes* les fibres optiques d'une bandelette se rendent dans l'hémisphère du même côté, dans l'écorce du lobe occipital, écorce qui chez l'homme aussi bien que chez le singe et chez le chien est le centre psycho-optique (1).

3° La plus grande partie, interne, de chaque rétine, est innervée par des fibres venues de l'hémisphère cérébral opposé (par le faisceau croisé), et une plus petite partie, temporale, de chaque rétine, est innervée par l'hémisphère du même côté (par le faisceau direct), une ligne droite verticale, passant par la *fovea centralis*, séparant les deux moitiés rétiniennes. A la limite entre les deux portions rétiniennes, nous avons une zone dans laquelle les fibres des deux faisceaux s'entremêlent, puisque dans les cas d'hémianopie la vision n'y est que diminuée. La *fovea centralis*, le centre physiologique de la rétine, fait partie de cette zone ; elle est donc reliée aux deux lobes optiques. — L'inégalité des deux portions rétiniennes s'accorde avec le fait connu (p. 557) de l'inégalité des deux faisceaux du nerf optique. — Les preuves de ces dernières propositions sont renfermées dans ce que nous avons dit des symptômes et de l'anatomie pathologique des hémianopies homonymes.

D'après ce qui précède, *une hémianopie homonyme pourra être produite* par des causes morbides siégeant aux endroits suivants, l'hémianopie étant toujours du côté opposé à la lésion : *a.* dans une bandelette optique ; *b.* dans la couche optique (et dans le tubercule quadrijumeau antérieur); *c.* dans le tiers postérieur de la capsule interne ; *d.* dans les radiations optiques qui de la couche optique se rendent à l'écorce occipitale ; *e.* dans l'écorce occipitale elle-même.

Quant à décider entre ces différentes localités, cela pourra se faire ordinairement en tenant compte et des caractères propres de l'hémianopie et des symptômes concomitants : paralysies, anesthésies, etc., du mode de développement et de la marche des symptômes les plus divers, visuels et autres, qu'offrira le malade.

Établissons d'abord qu'*une hémianopie homonyme typique est toujours le symptôme d'une lésion siégeant en un endroit plus central que le chiasma optique.* Les mêmes éléments d'appréciation serviront aussi à préciser la nature de la lésion.

1° En aucun cas une véritable hémianopie ne peut résulter d'une lésion des deux nerfs optiques. On pourrait imaginer une lésion double (névrite), siégeant contre l'œil au bord interne d'un nerf et au bord externe de l'autre ;

(1) Les observations d'amblyopie croisée dans les lésions d'un seul hémisphère (de la capsule interne) ne sauraient prévaloir contre les preuves positives tirées des faits d'hémianopie : nous y reviendrons plus loin, à propos des amblyopies et des amauroses par lésion cérébrale.

elle pourrait donner lieu à des lacunes dans les deux moitiés homonymes
des rétines. Mais il est à peu près impossible que les scotomes aient les
caractères de l'hémianopie. Ils seraient progressifs, pourraient diminuer,
empiéteraient plus ou moins sur la seconde moitié de la rétine, occuperaient
même le point de fixation ; l'acuité visuelle serait ordinairement défectueuse,
les champs de couleurs seraient plus ou moins rétrécis dans les deux moitiés
du champ visuel, et enfin l'ophthalmoscope révélerait de la névrite. Les cas
de scotomes plus ou moins symétriques de ce genre ne méritent pas le
nom d'hémianopie homonyme.

2° Une lésion du chiasma optique ne saurait pas non plus occasionner une
hémianopie homonyme véritable, à moins de la supposer double et avec une
délimitation absolument invraisemblable. Le cas n'a du reste jamais été
observé. — Mais le chiasma peut être envahi par un processus morbide qui
intéresse en même temps une bandelette et produit de l'hémianopie à ce dernier titre. Dans ce cas l'affection du chiasma masque plus ou moins l'hémianopie, en rend l'image confuse ; elle tend notamment à produire la cécité
absolue de l'un ou l'autre œil, peut-être des deux à la fois. Si donc une
hémianopie typique à son début se modifie dans le sens indiqué, surtout si elle
envahit le point de fixation sur un œil, cela peut être le signe que le processus a envahi le chiasma. Le même effet pourra cependant se produire si
la lésion, bornée primitivement à une bandelette, finit par s'étendre à la
seconde, ou bien lorsqu'il y a une lésion dans chaque hémisphère cérébral. Lorsque donc, dans le cours d'une hémianopie homonyme, on voit survenir des signes de névrite, il faut conclure que le processus siège à la base
du crâne, soit qu'il y ait pris son point de départ, soit qu'une altération
des hémisphères ait fini par léser la base du cerveau.

3° L'existence de scotomes symétriques parle en faveur d'un processus
pathologique siégeant dans les hémisphères. En fait, on les observe à la suite
d'insultes apoplectiques, quelquefois légères, mais qui, d'après l'ensemble
des symptômes, reconnaissent une cause intracérébrale. Nous ne disposons
cependant pas, du moins que nous sachions, d'une seule bonne autopsie
faite dans un cas de ce genre. — En théorie, une lésion partielle d'une
bandelette optique pourrait donner naissance à des scotomes symétriques.
Mais les fibres optiques y sont ramassées en un faisceau tellement serré,
qu'en règle générale ce dernier sera lésé dans toute son épaisseur, et que
partant il y aura hémianopie complète. Dans les hémisphères, au contraire,
les fibres sont moins étroitement serrées, et un processus pathologique
pourra très bien n'en intéresser qu'une partie.

L'existence même des scotomes symétriques semblerait prouver que les fibres des deux
faisceaux (direct et croisé) s'entremêlent dans les hémisphères, de manière à rapprocher
celles qui proviennent de points rétiniens identiques ; elle semble démontrer aussi que
ces deux fibres se terminent dans l'écorce l'une très près de l'autre, sinon au même
point. Pour échapper à la conséquence du fait des scotomes symétriques, qui parle
contre les idées de Munk relatives à la constitution de la « sphère optique », Wernicke

relève les caractères de dissemblance entre les deux scotomes, signalés à la page 585. D'après Wernicke, les scotomes seraient, en règle générale, plus ou moins dissemblables, incongruents.

Nous sommes en droit d'attendre des renseignements précieux sur l'arrangement des éléments sensibles dans le centre psycho-optique de la part de bonnes autopsies faites dans les cas de scotomes symétriques.

Nous concluons donc qu'une hémianopie typique, complète ou incomplète, est toujours le symptôme d'une lésion centrale, siégeant au delà du chiasma optique, soit dans une bandelette optique, soit dans un hémisphère cérébral.

A. Les caractères propres aux *hémianopies homonymes par lésion des bandelettes optiques* sont les suivants.

L'hémianopie occupe les moitiés homonymes des deux champs visuels dans toute leur étendue. En effet, une insulte agissant sur la bandelette (méningite de la base du cerveau, hémorrhagies, tumeurs, ramollissement propagé des parties cérébrales environnantes, etc.) anéantira, en règle générale, tout le faisceau fibrillaire si mince.

L'hémianopie est ordinairement absolue, c'est-à-dire que l'individu ne voit absolument rien au niveau des scotomes, en raison de la destruction de toutes les fibres optiques. Lorsque le siège de l'hémianopie est dans les hémisphères, les fibres peuvent n'être que comprimées, quelques-unes peuvent être détruites. Aussi la conservation d'un certain degré de vision au niveau des scotomes, même d'une simple perception lumineuse, parle en faveur d'un siège intracérébral de l'affection. — Le scotome hémianopique est de plus, d'après Förster, toujours négatif, c'est-à-dire qu'il ne se marque pas en noir; l'individu n'y voit rien, pas plus que derrière la tête.

La réaction pupillaire à la lumière est abolie pour le cas où une lumière tombe sur la partie hémianopique de la rétine. Cela se conçoit, puisque les fibres optiques sont interrompues, ordinairement par une tumeur, en un endroit plus périphérique que les ganglions réflexes pour les mouvements pupillaires (niveau des tubercules quadrijumeaux antérieurs). Dans certains cas où le siège de l'affection était dans un hémisphère, c'est-à-dire au delà des mêmes ganglions réflexes, cette réaction était conservée.

Une hémianopie homonyme par cause basale se compliquera plus vite d'atrophie intra-oculaire (de l'œil du côté hémianopique; voy. p. 590) qu'une hémianopie par cause intracérébrale. — La névrite, plus fréquente dans les processus de la base du crâne, peut cependant exceptionnellement compliquer une hémianopie intracérébrale.

D'après Feré, l'absence d'une anesthésie conjonctivale du côté de l'hémianopie serait une preuve que l'altération ne siège pas dans les hémisphères, mais dans une bandelette optique. Cette assertion attend une confirmation ultérieure.

La coexistence de paralysies d'autres nerfs sera souvent d'un puissant secours pour localiser la cause d'une hémianopie homonyme. Dans la partie la plus centrale de son parcours, la bandelette optique est couchée sur le pédoncule cérébral ; à la base du cerveau, elle est dans le voisinage des nerfs oculo-moteurs commun et externe, du pathétique, etc. Des paralysies de ces différents nerfs, ainsi que du trijumeau, du facial et même de l'hypoglosse, compliquent souvent les hémianopies par lésion de la bandelette, surtout à la base du cerveau. Ce sont alors les nerfs du côté opposé à l'hémianopie qui sont paralysés, contrairement à ce que nous allons trouver pour les hémianopies dont les causes résident dans les hémisphères cérébraux. — Dans le cas publié par Gowers, le processus morbide avait lésé la bandelette à l'endroit où elle court sur le côté supéro-externe du pédoncule cérébral ; ce dernier était atteint également. Il y avait donc hémianopie et hémiplégie. L'hémiplégie et l'hémianesthésie (qui peuvent résulter d'une lésion pédonculaire) coexistant avec une hémianopie homonyme du même côté, ne sont donc pas absolument pathognomoniques d'une lésion d'un hémisphère. Cependant, d'après l'expérience très étendue de Nothnagel, les affections si fréquentes du pédoncule (ramollissement, hémorrhagie) n'intéressent que très rarement la bandelette optique susjacente. Celle-ci possède en effet un système vasculaire à part, indépendant du pédoncule ; ses vaisseaux lui sont fournis par une mince enveloppe de tissu conjonctif qui lui est propre. — La règle est donc que la complication avec l'hémianesthésie ou avec l'hémiplégie indique un processus intracérébral.

Dans les processus pathologiques à la base du crâne, dans sa partie antérieure, frontale, il y a très souvent une céphalalgie frontale intense, soit spontanée, soit à la percussion du crâne, et cela du côté opposé à l'hémianopie. Cette céphalalgie a été notée dans tous les cas contrôlés par l'autopsie.

Au sortir de la bandelette optique, les fibres optiques arrivent dans la couche optique (corps genouillé externe, pulvinar) et dans les tubercules quadrijumeaux. Pour ce qui est de *la couche optique*, sa destruction doit évidemment donner lieu à de l'hémianopie homonyme typique, au même titre que les lésions de la bandelette. En fait, aucun cas d'hémianopie homonyme ne s'est jusqu'ici révélé comme tenant à une lésion d'une couche optique (voy. les observations de Türck, notamment à la page 596). Nothnagel prétend qu'à en juger d'après les observations publiées, une lésion bornée à l'intérieur de la couche optique ne produit pas d'hémianopie, aussi longtemps qu'elle n'intéresse pas le *stratum zonale*.

Nous ne connaissons guère de symptôme pathognomonique d'une lésion de la couche optique. Charcot appelle l'attention sur la fréquence de l'hémichorée précédant ou suivant une attaque apoplectique dans la couche optique et dans la capsule interne. L'athétose est assez fréquente également dans les lésions de la couche optique et de la capsule interne. Nothnagel croit pouvoir affirmer, sur la foi des observations publiées, que les altérations bornées à la couche optique ne donnent lieu ni à de l'hémiplégie ni à de l'hémianesthésie persistante.

Les lésions des *tubercules quadrijumeaux antérieurs* ne s'étant offertes que bilatérales (voy. plus loin, p. 616), on ne sait pas si la destruction d'un seul d'entre eux peut produire de l'hémianopie. Dans tous les cas, une lésion de ce genre peut être exclue lorsque dans une hémiplégie avec hémianesthésie (suites de la destruction d'un pédoncule cérébral) la pupille réagit à la lumière et lorsqu'il n'y a pas de paralysie des muscles oculaires.

B. L'hémianopie dont le siège est dans l'un ou l'autre *hémisphère cérébral* proprement dit a des caractères particuliers, et très souvent on peut spécifier avec quelque précision son siège plus exact.

Disons d'abord que les causes ordinaires de ces hémianopies sont par ordre d'importance : les hémorrhagies, les ramollissements, les abcès et les tumeurs. Rappelons-nous aussi la disposition des éléments optiques dans les hémisphères. Les fibres, ramassées en un faisceau assez compact, s'élèvent vers les hémisphères en arrière de la couche optique, dans le voisinage immédiat de la partie postérieure de la capsule interne, qu'elles prolongent en arrière. Sous le nom de radiations optiques, le faisceau se dirige en arrière, s'étale en divergeant, et gagne les points les plus divers de l'écorce occipitale, le centre psycho-optique.

Le trouble visuel en lui-même se distingue souvent de celui d'une hémianopie basale. Assez fréquemment l'hémianopie est incomplète, tant pour son étendue que pour son intensité. La lacune peut ne pas occuper toute une moitié du champ visuel. Les scotomes symétriques reconnaissent ordinairement pour cause une lésion des hémisphères. Les lacunes, qu'elles occupent une moitié entière du champ visuel ou non, sont souvent relatives, c'est-à-dire que l'acuité visuelle n'y est que diminuée; dans ce cas ils peuvent ne devenir manifestes qu'à un éclairage faible. Quelquefois la perception lumineuse persiste seule au niveau des scotomes. Ces particularités sont dues à ce que dans les hémisphères les éléments optiques fibrillaires ne sont pas ramassés en un mince paquet comme dans la bandelette optique; ils peuvent donc n'être détruits qu'en partie. D'autres fois ils semblent n'être que comprimés momentanément, par une hémorrhagie par exemple; dans ce cas l'hémianopie est passagère, ou bien elle s'améliore, quelque perception lumineuse reparaissant dans le scotome.

L'hémianopie peut toutefois être complète, et le scotome absolu. Dans ce cas il s'agira de destructions plus larges, comprenant tous les éléments optiques d'un hémisphère.

Jusqu'ici nous ne connaissons aucun signe distinctif entre les hémianopies par lésion de l'écorce occipitale et celles par lésion de la substance blanche. Dans l'un et l'autre cas, la réaction pupillaire à la lumière qui tombe sur la partie insensible de la rétine est conservée, car la lésion est toujours située au delà des ganglions de la base du cerveau.

L'existence ou la non-existence de certaines complications est de la plus haute importance pour localiser le siège d'une hémianopie. S'est-elle montrée primitivement comme partie intégrante d'une insulte apoplectique? Y a-t-il eu des convulsions, de l'amnésie? Y a-t-il actuellement une céphalal-

gie, soit spontanée, soit à la percussion, à la région postérieure du crâne ?
Ces éléments, joints à l'absence de symptômes d'une lésion basale, permettent ordinairement de localiser dans les hémisphères le siège de la
lésion, même en l'absence d'hémiplégie, d'hémianesthésie, d'aphasie, etc.

Une hémianopie homonyme complète ou incomplète, non compliquée
d'hémianesthésie, d'hémiplégie et d'aphasie, peut être produite par une
cause siégeant dans le lobe occipital, soit dans l'écorce elle-même, soit dans
la substance blanche du lobe, soit dans les deux à la fois. — La coexistence
d'hémianesthésie et d'hémiplégie démontre que la capsule interne est intéressée. S'il y a seulement de l'hémianesthésie, on peut conclure que l'altération siège dans les parties postérieures du cerveau, en arrière du noyau
lenticulaire, car les lésions du tiers postérieur de la capsule interne ne produisent que de l'hémianesthésie, pas d'hémiplégie. Si dans ce cas l'hémianopie est complète, il est probable que la lésion occupe plus ou moins le
lobe occipital, et qu'une de ses ramifications s'étend jusqu'aux environs de
la capsule interne ; cette hypothèse deviendra presque certitude si dans
la suite l'hémianesthésie diminue alors que l'hémianopie persiste. Lorsque, au
contraire, l'hémianopie s'améliore seule, il y a lieu de supposer que le
foyer de la lésion se trouve dans le tiers postérieur de la capsule interne.
Dans ce cas on constatera ordinairement un degré plus ou moins prononcé
d'hémiplégie. Nous savons en effet que l'hémiplégie est le symptôme obligé
d'une lésion de la partie antérieure de la capsule interne, au même titre
que les lésions de son tiers postérieur produisent l'hémianesthésie, y compris celle des organes des sens supérieurs, du goût, de l'odorat, etc.
(Charcot).

Assez souvent on observe d'emblée de l'hémiplégie et de l'hémianesthésie
avec un faible degré d'hémianopie ; ou bien l'hémianopie disparaît, tandis
que l'hémiplégie et l'hémianesthésie persistent. Dans ce dernier cas, qui
semble se présenter souvent dans les apoplexies, il y a lieu de supposer que
le foyer de l'affection est dans la capsule interne, peut-être en même
temps dans le corps strié ou dans le corps lenticulaire.

Si l'hémianopie par cause hémisphérique se complique d'hémiplégie et
d'hémianesthésie, celles-ci existent du côté de l'hémianopie. *La combinaison
d'hémianopie avec une paralysie ou une anesthésie du côté opposé*, ordinairement de l'un ou l'autre nerf crânien, *est pathognomonique d'une lésion
de la base du cerveau.*

Des renseignements topographiques de plus ou moins de valeur ressortent
encore de l'étendue de l'hémiplégie. Une hémiplégie complète indique une
lésion de la capsule interne. D'après Nothnagel, les altérations de la capsule
qui s'étendent au noyau lenticulaire paralysent, outre le bras et la jambe,
également le nerf facial. Une monoplégie (du côté de l'hémianopie), soit
d'une seule extrémité, soit du facial ou du releveur de la paupière supérieure,
indiquent ou bien une lésion corticale dans les centres psychiques corres-

pondants, ou bien une lésion très circonscrite de la couronne rayonnante, lésion qui ne pourrait guère s'étendre au lobe occipital ; elle peut donc être exclue s'il y a complication d'hémianopie. Il faut cependant dans ces cas songer à la possibilité de lésions circonscrites multiples, dont une dans le lobe occipital.

N'oublions pas non plus que les lésions d'un pédoncule cérébral peuvent (p. 594) donner lieu à de l'hémianopie homonyme avec hémianesthésie et hémiplégie du même côté, car elles peuvent envahir la bandelette optique. Ce cas semble cependant être très rare ; la raison en est que le système circulatoire de la bandelette est indépendant de celui du pédoncule sous-jacent. La coexistence d'une parésie du nerf oculo-moteur commun du côté non hémianopique pourra servir à assurer le diagnostic.

Les convulsions hémichoréiques, avons-nous dit, parlent en faveur d'une lésion d'une couche optique. Des convulsions d'un seul côté du corps, mais de nature épileptoïde, semblent être toujours dues à une lésion corticale, c'est-à-dire des deux circonvolutions centrales. Les convulsions épileptiques générales ne sauraient guère être utilisées pour localiser un processus morbide, bien que dans ce cas ce dernier semble toujours se trouver dans les hémisphères cérébraux.

L'*aphasie*, qui coexiste si fréquemment avec l'hémianopie homonyme, permet de porter un jugement sur l'étendue d'une lésion des hémisphères. L'artère sylvienne fournit par sa branche antérieure à la troisième circonvolution frontale, et par sa branche postérieure à l'*insula* et à une grande partie du lobe occipital ; il est donc tout naturel qu'un processus de ramollissement, par exemple, ou une embolie dans le domaine de cette artère, produise de l'aphasie et de l'hémianopie. De nombreuses autopsies ont démontré que lorsque l'aphasie coexiste avec l'hémianopie, il y a des lésions de l'*insula*, de la circonvolution de Broca, et d'une partie plus ou moins grande du lobe occipital. — L'aphasie ou l'hémianopie peuvent être passagères. Souvent l'hémianopie ne consiste qu'en des scotomes symétriques. — Enfin, une tumeur de l'*insula* pourrait comprimer la bandelette. Mais ce cas n'a pas encore été observé.

Il est à remarquer que ce ne sont pas seulement les lésions du côté gauche qui produisent la combinaison d'hémianopie avec de l'aphasie. Le plus souvent, il est vrai, l'hémianopie est droite dans ce cas, mais on en connaît aussi qui étaient gauches.

On signale la complication de l'hémianopie homonyme avec l'*alexie* et avec l'*agraphie*, deux symptômes cérébraux similaires de l'aphasie, et qui semblent résulter de lésions du lobe occipital ; on n'est pas encore parvenu à les utiliser pour localiser des processus morbides cérébraux.

Nous ne pouvons admettre qu'avec de grandes réserves les observations de lésions occipitales sans troubles visuels, car des scotomes symétriques échappent assez facilement à l'observation.

Dans tous les cas, *les troubles visuels occasionnés par des processus sié-*

geant dans un lobe occipital ne peuvent être que de nature hémianopique.
Cette proposition est basée sur un nombre considérable d'observations cliniques confirmées par l'autopsie, et elle revêt à nos yeux la valeur d'un
axiome de la pathologie cérébrale.

Si l'on venait à prouver que le faisceau croisé se termine dans une portion d'écorce autre que dans celle où se termine le faisceau direct, conformément aux idées de Munk, une lésion corticale de peu d'étendue pourrait
se borner à léser la fonction d'un seul œil ; mais encore le trouble serait-il
hémianopique ; il consisterait en un scotome plus ou moins étendu d'une
moitié latérale du champ visuel monoculaire, scotome qui ne pourrait jamais
embrasser tout à fait le point de fixation. L'acuité visuelle serait toujours
normale ou à peu près, et en aucun cas il ne pourrait y avoir rétrécissement
concentrique du champ visuel. C'est pour ce motif que l'observation de
Nieden, d'un rétrécissement d'un champ visuel gauche dans tous les sens,
mais particulièrement d'un côté, avec une acuité visuelle très défectueuse,
dans un cas de lésion supposée de l'écorce occipitale d'un côté, ne nous
semble pas de nature à être utilisée en cette question.

Sur 20 cas d'hémianopie due à des lésions des radiations optiques et de
l'écorce occipitale, il y avait 4 fois hémorrhagie cérébrale, 3 fois embolie
de branches de l'artère sylvienne, 6 fois ramollissement, 1 fois abcès,
1 fois sclérose, 3 fois des tumeurs et 2 fois des blessures (Wilbrand).

Nous renvoyons à *Amblyopies et amauroses par lésions cérébrales* pour
ce qui regarde les amblyopies et les amauroses occasionnées par les lésions
de la capsule interne d'un côté.

Localisation des hémianopies hétéronymes. — L'expérience clinique et
l'anatomie pathologique s'accordent à localiser le siège des hémianopies
hétéronymes à la base du cerveau, au niveau du chiasma optique. Ce sont
donc des localisations périphériques relativement à celles des hémianopies
homonymes. Une lésion unique, soit d'une bandelette optique, soit d'un
hémisphère, ne saurait, d'après la théorie, donner lieu à une hémianopie
hétéronyme, soit nasale, soit temporale. Théoriquement, une lésion corticale
double et circonscrite de l'écorce, en des endroits similaires, pourrait produire un tel trouble visuel ; en fait, le cas n'a pas été observé.

Dans un grand nombre de cas, la constatation d'une névrite plus ou moins
accusée démontre que les nerfs optiques sont atteints par le processus pathologique ; souvent il y a des paralysies des muscles oculaires, du nerf olfactif,
tous symptômes d'une lésion basale. Les cas contrôlés par l'autopsie ont
toujours fait découvrir des tumeurs, des méningites, etc., de la base du
crâne, intéressant le chiasma optique.

Les premières observations d'hémianopie contrôlées par l'autopsie étaient
des hémianopies hétéronymes. Les auteurs se sont dès lors évertués, il y a
de cela dix ans et plus, à construire des schémas hypothétiques du parcours
central des fibres optiques, les uns dans l'hypothèse de la décussation

partielle, les autres dans celle de la décussation totale dans le chiasma (question non encore résolue à cette époque). Ces schémas devaient expliquer les hémianopies hétéronymes, tant internes qu'externes, et même les hémianopies homonymes, par des processus morbides intéressant différentes parties du chiasma. — Aujourd'hui, nous devons partir du fait bien constaté de la décussation partielle dans le chiasma et essayer de localiser avec quelque exactitude aux environs du chiasma les hémianopies hétéronymes; les homonymes reconnaissent toutes, d'après ce qui précède, des sièges plus centraux.

a. Une *hémianopie temporale typique* pourrait résulter d'une lésion intéressant la ligne médiane du chiasma, par exemple d'une compression exercée par une tumeur quelconque, une exostose, ou de la distension du recessus sus-chiasmatique du troisième ventricule (p. 539). Une telle compression pourrait abolir la conductibilité de toutes les fibres des deux faisceaux croisés, et laisser intacte celle des faisceaux directs. Dans le cas de Mueller (p. 598) une telle compression paraît avoir été exercée réellement. Dans celui de Saemisch (p. 598), la tumeur ne semblait pas avoir comprimé le chiasma sur la ligne médiane ; les deux nerfs optiques étaient déjetés sur les côtés, et par conséquent comprimés à leurs bords internes. Cette dernière compression devrait plutôt donner lieu à une hémianopie nasale, si avec Gudden nous admettons qu'en cet endroit le faisceau direct se place au côté interne du nerf.

D'après ce que nous avons dit (à la page 560) de l'intertrication assez intime du faisceau direct et du faisceau croisé dans le chiasma, les lésions d'une moitié du chiasma pourront bien produire des lacunes dans le champ visuel, mais elles ne pourront pas être typiques.

Une tumeur croissante pourra produire d'abord une hémianopie temporale en comprimant le milieu du chiasma. Mais, dès qu'elle empiétera sur l'une ou l'autre moitié du chiasma, sur un nerf ou même sur une bandelette, l'hémianopie se transformera en amblyopie (avec défectuosité des deux moitiés d'un champ visuel) et en amaurose de l'un ou de l'autre œil, plus tard de tous les deux. Une méningite intéressant le chiasma donnera naissance, en règle générale, à une hémianopie irrégulière, avec tendance à l'envahissement de tout le champ visuel.

On ne connaît pas un seul exemple d'*hémianopie nasale typique,* et on ne voit pas trop quelle lésion pourrait lui donner naissance. Il s'agit ordinairement de lacunes plus ou moins grandes dans les moitiés nasales des deux champs visuels. Dans le cas de Knapp, compliqué de papillite, il y avait deux lésions symétriques aux angles latéraux du chiasma, lésions qui intéressaient donc surtout les deux faisceaux directs. — Des névrites partielles localisées en des endroits symétriques, mais mal déterminés encore, pourront donner naissance à des lacunes, soit dans les deux moitiés internes, soit dans les deux moitiés externes des deux champs visuels. Les symptômes concomitants montreront alors qu'il s'agit d'une lésion périphérique, et non pas d'une véritable hémianopie.

D'après la disposition du faisceau direct et du faisceau croisé dans la bandelette optique, des lésions symétriques et partielles des deux bandelettes optiques pourraient produire, soit de l'hémianopie nasale, soit de l'hémianopie temporale. On n'a pas rencontré de cas de ce genre ; ce ne serait du reste pas une hémianopie véritable, puisqu'elle serait due à deux lésions, et non pas à une seule.

Voyez plus loin, *Amaurose par lésions cérébrales*, pour compléter les troubles visuels produits par les lésions du chiasma.

Les prétendues *hémianopies en haut ou en bas* observées quelquefois ne rentrent pas dans la classe des hémianopies. Ce sont toujours des cas de névrite double avec rétrécissement du champ visuel, plus prononcé en haut ou en bas. — Peut-être — ce point n'est pas décidé — qu'une lésion bornée aux plans supérieurs ou inférieurs du chiasma peut devenir la cause d'une telle hémianopie. — Enfin il se pourrait qu'une hémianopie binoculaire supérieure ou inférieure fût le fait d'une lésion double et symétrique des deux lobes occipitaux. On ne connaît aucun exemple de ce genre.

Les *hémianopies monoculaires*, publiées comme telles, ne méritent certainement pas ce nom. Ce sont exclusivement des névrites. Toutefois, une observation de Nieden, signalée à la page 594, démontrerait, si elle venait à se confirmer, qu'une lésion circonscrite de l'écorce d'un lobe occipital pourrait produire une lacune dans une des moitiés latérales d'un seul champ visuel monoculaire.

BIBLIOGRAPHIE DE L'HÉMIANOPIE

1723. ABR. VATER et J. CHR. HEINICKE. Dissert. qua visus duo vitia rarissima, alt. duplicati, alt. dimidiati exponuntur. Wittenb. — Cité in *Klin. Monatsbl. f. Augenheilk.*, t. VII, p. 428.

1824. WOLLASTON. On semidecuss. of the opt. nerves (*Phil. Transact.*, I, p. 222).

1840. MACKENZIE. *A pract. treatise*, etc., p. 822.

1848. STEIFENSAND. Ueber Hemiopie. Cité in *Canstatt's Jahresber.*, t. III, p. 92.

1856. VON GRAEFE. Hemiopische Gesichtsfeldbeschränkungen (*Arch. f. Ophth.*, t. II, 2. p. 286).

1858. VON GRAEFE. Ueber die mit Diabetes mellitus vorkommenden Sehstör. (*Ibid.*, t. IV, 2. p. 233).

1859. TÜRK. *Wiener Sitzber.*, p. 191.

1861. MUELLER (D. E.). Visus dimidiatus durch eine Geschwulst in der Sella turcica (*Ibid.*, t. VIII, 1, p. 160).

1864. HUGL. JACKSON. *Med. Times and Gaz.*, t. I.

1865. VON GRAEFE. Gleichseitige cerebrale Hemiopie, etc. (*Klin. Monatsbl. f. Augenheilk.*, t. III, p. 215).

— — Temporale Hemiopie in Folge basilarer Affection, etc. (*Ibid.*, t. III, p. 268).

— GUNNING. *Nederl. Tijdschr. v. Geneesk.*, t. II.

— SAEMISCH. Laterale Hemiopie, durch einen Tumor bedingt (*Klin. Monatsbl. f. Augenheilk.*, t. III, p. 51).

1866. BLESSIG. *Centralbl. f. d. med. Wissensch.*, p. 343.

  — MANDELSTAMM (E.). Zwei Fälle von Neuritis opt. dursch basil. Tumor, mit nasaler Hemianopie (*Pagenstecher's Klin. Mittheil.*, fasc. 3, p. 72).

  — WECKER. *Traité des maladies des yeux*, II, p. 384.

  — MONOYER. *Ann. d'Ocul.*, t. LV, p. 247.

1867. ZAGORSKI. Fall von gleichseit. Hemiopie nach apoplect. Insult mit vollst. Restitut.
(*Klin. Monatsbl. f Augenheilk.*, t. V, p. 322).

  — ALEXANDER. Fall von hemiop. Gesichtsfeldbeschr. (*Ibid.*, t. V, p. 88).

  — HJORT. Fall von Hemiopie (*Ibid.*, t. V, p. 166).

  — QUAGLINO. Hémiplégie gauche avec amaurose. Guérison. Hémiopie, etc. (*Ann.
d'Ocul.*, 1868, extrait de *Giorn. d'Oft. ital.*, t. X, p. 106).

  — MORGAN (De). *Pathol. transact.*, t. XVIII (Tumeur ayant envahi le chiasma).

1868. LOEVEGREN. Fall af Hemiopi (*Hygiea*, t. XIII, n° 5 ; extrait in *Cantatt's Jahresber.*,
1868, II, p. 499).

  — GALEZOWSKI. *Chromatoscopie rétinienne*, p. 226.

  — FOERSTER. *Compt. rend. du congr. pér. internat. de Paris*, p. 130.

  — BETZ (Fr.). *Klin. Monatsbl. f. Augenheilk.*, p. 274.

1869. SANDER (J.). Ueber Aphasie (*Arch. f. Psychiatrie u. Nervenkr.*, II, 1, p. 60).

  — DEL MONTE. *Il Movimento*, 12.

1870. DAA. Hemiopi (*Norsk. med. Ark.*, II, n° 20; extrait in *Nagel, Jahresber.* 1870,
p. 379).

  — COLSMANN. Fall von later. Hemiopie, etc. (*Berl. klin. Wochenschr.*, p. 388).

1871. DEL MONTE. Emiopia incrociata e diabete, etc. (*Il Movimento*).

  — BERTHOLD. *Berlin. klin. Wochenschr.*, p. 46.

  — KEEN and THOMSON. Gunshot wound of the brain, etc. Hemiopia. (*Transact. of the
Amer. Ophth. Soc.*, VIII, p. 122).

  — DERBY (R. H.). Cerebral Hemiopia, etc. (*New-York med. Rec.*, octobre).

1872. MAUTHNER. Zur Casuistik d. Amaurose (*Oester. Zeitschr. f. prakt. Heilk.*, XVIII,
n° 11).

  — BONCOUR. Hémiopie homonyme droite cérébr. (*Journ. d'Ophth.*, t. I, p. 335).

  — BERNHARDT (M.). Vorkommen u. Bedeut. d. Hemiopie bei Aphasischen (*Berlin. klin.
Wochenschr.*, n° 32).

1873. KNAPP. Hemiopie and sectorlike defects on the field of vision, etc. (*Arch. of sc. and
pract. med.*, n° 4).

1874. COHN (H.). Ueber Hemiopie bei Hirnleiden (*Klin. Monatsbl. f. Augenheilk.*, t. XII,
p. 203).

  — YLLING. Zur Casuistik d. Hemiopie (*Allgem. Wien. med. Zeitg*).

  — SCHŒN. *Die Lehre vom Gesichtsfelde.* Berlin, p. 49.

  — VEYSSIÈRE. Rech. clin. et expérim. sur l'hémianesthésie de cause cérébrale. *Thèse*,
Paris.

  — SCHIESS-GEMUSEUS. *Zehender's Jahresbericht*, 41.

1875. LANDOLT. De l'amblyopie hystér. (*Arch. de physiol. norm. et path.*, p. 643).

  — SCHŒN. Die Verwerthung d. Augenaffect. f. d. Diagnose, etc. (*Arch. d. Heilk.*, XVI, 1).

  — RENDU (H.). Des anesthésies spontanées. *Thèse*, Paris.

  — BULL. *Philad. med. Times*, Janv. 9.

  — JACKSON (H.) et GOWERS. Autopsy on a case of hemiopia, etc. (*Lancet*, 1875, May 22,
p. 722. *Ophth. Hosp. Rep.*, t. VIII, p. 330).

  — HIRSCHBERG. Zur Semidecussation d. Schnervenfasern im Chiasma d. Menschen
(*Arch. f. path. Anat.*, LXV, p. 116).

  — MANDELSTAMM (E.). Zur Frage ueber Hemiopie (*Klin. Monatsbl. f. Augenheilk.*, XIII,
p. 94).

  — WILLIAMS (E.). *Transact. of. the Amer. Ophth. Soc.*, p. 208.

1876. KEEN and THOMSON (W.). Case of sectorlike defect of field of vision (*Transact. of the
Amer. Ophth. Soc.*, p. 122).

1876. HIRSCHBERG. Zur Frage über Schnervenkreuzung (*Arch. f. Augen. u. Ohrenheilk.*, V, 1, p. 137).

— PLENCK. Ueber Hemiopie, etc. (*Ibid.*, p. 140).

— SCHWEIGGER. Hemiopie u. Schnervenleiden (*Arch. f. Ophth.*, t. XXII, 3, p. 276).

— FOERSTER. *Graefe et Saemisch. Hdb.*, t. VII, p. 113 et suiv.

— GOWERS (W. R.). The state of the arteries in Bright's disease (*Brit. med. Journ.*, Dec. 9).

— HUGUENIN. Ueber Hemiopie (*Corresp.-Bl. f. Schweizer Aerzte*, p. 460).

— SMITH (R.). Transitory hemiopia and hemidysaesthesia (*Med. Times and Gaz.*, t. LIII, p. 676).

— CAYLEY. Case of left hemiopia (*Ibid.*, p. 516).

— POWER. Hemiopia and partial paralysis (*Ibid.*, p. 255).

— RINGER. *Ibid.*, p. 489.

— SCHELL (H. S.). A case of hemiopia (*Philad. med. and surg. Rep.*, p. 204).

— PITRES. Sur l'hémianesthésie d'origine cérébrale et sur les troubles de la vue qui l'accomp. (*Gaz. méd.*, p. 362).

— LANDOLT. De la valeur de cert. sympt. ocul. dans la local. des malad. cérébr. (*Bull. de la Soc. de méd. prat. de Paris*, p. 149).

1877. LEBER. *Graefe et Saemisch, Hdb.*, t. V, p. 929.

— DICKINSON. Hemiopia (*Chicago med. Journ. and Exam.*, p. 362).

— HARLAN. Hemiopia and decuss. in the opt. chiasma (*Philad. med. and surg. Reporter*, p. 172).

— GOWERS. *Brit. med. Journ.*, nov.

— POOLEY. *Arch. f. Augen. u. Ohrenheilk.*, t. VI, 1, p. 27.

— BROWN-SÉQUARD. *Arch. de physiol.*, mai-oct.

— JASTROWITZ. Tumor im linken Hinterlappen, Aphasie, rechtseitige Hemianopsie (*Centralbl. f. prakt. Augenheilk.*, déc.).

1878. CHARCOT. *Leçons sur les localisations cérébrales*. Paris.

— GOWERS (W. R.). Pathol. Beweis einer unvollst. Kreuzung d. Schnervenfasern beim Menschen (*Centralbl. f. d. mediz. Wissensch.*, n° 31).

— HOSCH. Ueber Hemianopsie und Schnervenkreuzung (*Schweiz. Corr.-Bl.*, VIII. p. 555).

— WERNICKE. Ein Fall von rechtseitiger Hemiopie (*Arch. f. Anat. u. Physiol. (Physiol. Abth.*), p. 178).

— HIRSCHBERG. Ueber Hemianopsie (*Berl. klin. Wochenschr.*, n° 13).

— NEFTEL. *Arch. f. Psychiat.*, VIII, 2, p. 409.

— BAUMGARTEN. Hemiopie nach Erkrankung d. occipit. Hirnrinde (*Centralbl. f. d. mediz. Wiss.*, n° 21).

— COURSSERANT. Hémiopie temporale unilatérale. Phosphaturie (*Gaz. des hôpit.*, p. 276).

— CLAEYS (G.). Quelques remarques sur l'hémianopsie (*Ann. d'ocul.*, t. LXXX, p. 110).

— MARCHAND. *Centralbl. f. d. med. Wissensch.*

— PFLÜGER. *Bericht über d. Berner Augenklinik*, p. 57.

1879. TREITEL. *Arch. f. Ophth.*, t. XXV, 3, p. 67.

— CURSCHMANN. Ueber d. cerebr. Centren d. Gesichtssinnes (*Centralb. f. prakt. Augenheilk.*, p. 181).

— JANY. Zur Hemianopsia temporalis (*Ibid.*, p. 101).

— GROSSMANN. *Berl. klin. Wochenschr.*, n° 10.

— BELLOUARD. *De l'hémianopsie*, etc. *Thèse*. Paris.

— CAPDEVILLE (De). Un cas d'hémiopie latérale droite (*Marseille méd.*, XVI, p. 136).

— ROSENTHAL. Untersuch. u. Beobacht. über Hysterie (*Wien. med. Presse*, n°ˢ 18 et 25).

— DMITROWSKY et LEBEDEN. Cité in *Centralbl. f. prakt. Augenheilk.*, 1880, p. 84.

— MOHR (Ad.). Ein Beitrag zur Frage d. Semidecussation im Chiasma nerv. opt. (*Arch. f. Ophth.*, t. XXV, 1, 57).

— MAUTHNER. Ueber Hemiopie (*Mittheil. d. wien. med. Doctoren-Collegiums*).

1880. MAUTHNER. Gehirn u. Auge (*Vortr. aus d. Augenheilk.*, fasc. VI-VIII, p. 155).
—   ROBIN. *Des troubles oculaires dans les maladies de l'encéphale.* Paris.
—   FERRIER. Affections of vision from cerebral disease (*Brit. med. Journ.*, p. 338).
—   DRESCHFELD. Hemianopsia, hemiplegia and hemianesthesia (*Ibid.*, p. 744).
—   GRASSET. *Des localisations dans les maladies cérébrales.* Paris.
—   PRÉVOST. Note relative à un cas d'hémiopie, etc. (*Rev. mens. de méd. et de chir.*, p. 823).
—   GALEZOWSKI. Hémiopie croisée chromatique, etc. (*Gaz. méd.*, p. 163).
—   LANG. Beobacht. über Hemianopsie (*Centralbl. f. pract. Augenheilk.*, Juli).
—   RETLI. Ein Fall von Hemianesthesie (*Pest. med.-chir. Presse*, p. 191).
—   NOTHNAGEL. (H.). *Topische Diagnostik der Gehirnkrankheiten.*
—   BELLOUARD. *De l'hémianopsie.* Paris.
1881. WERNICKE. Ueber eine grössere Anzahl von Gesichtsfeldaufnahmen, etc. (*Arch. f. Anat. u. Physiol. (Physiol. Abth.)*, p. 171).
—   WESTPHAHL (C.). *Charité-Annalen.*, VI, p. 342.
—   EXNER (S.). *Untersuch. über d. Localisat. d. Functionen in der Grorshirnrinde.* Wien.
—   WILBRAND (H.). *Ueber Hemianopsie*, etc. Berlin.
—   CHAUVEL. Sur quelques cas de perte immédiate unilatérale de la vue à la suite d'un traumatisme du crâne et de la face (*Bullet. de la Soc. de Chir.*, n° 7).
—   FERRIER (D.). Cerebral amblyopia and hemiopia (*Brain*, III, p. 456).
—   STEINHEIM (A.). Zur Hemianopsia temporalis (*Centralb. f. prakt. Augenheilk.*, août).
—   GILLE. De l'hémiopie avec hémiplégie, etc. (*Gaz. des hôp.*, p. 238).
—   WESTPHAL. *Charité-Ann.*, p. 342.
—   TREITEL. Scharf begrenzte, recidivirende temporale Hemianopsie (*Arch. f. Augenheilk.*, p. 460).
—   BJERRUM. Hémianopie pour les couleurs. Analysé in *Nagel Jahresb.*
—   HEUSE. Hemianopsie bei Schädelverletzung (*Centralbl. f. prakt. Augenheilk.*, juillet).
—   ROSS. Tumor of pituitary body (*Brit. med. Journ.*, I, p. 852).
—   FERRÉ. *Gaz. méd. de Paris*, n° 50.
—   BERNHARDT (A.). Beitr. zur Lehre von den Ströungen d. Sensibilität u. des Sehvermögens bei Läsionen d. Hirnmantels (*Arch. f. Psych. u. Nervenkrankh.*, t. XI, p. 781).
—   CHARPENTIER (Aug.). *L'examen de la vision*, etc. Paris, p. 36.
1882. PARINAUD. Des rapports croisés et directs des nerfs optiques avec les hémisphères cérébraux (*Recueil d'Ophth.*, p. 259).
—   MARCHAND (F.). Beitrag. zur Kentniss der homonymen bilateralen Hemianopsie, etc. (*Arch. f. Ophth.*, t. XXVIII, f. 2, p. 63).
—   WESTPHAL. *Charité-Ann.*, p. 466.
—   MAYERHAUSEN. Zur Casuistik der Sehstörungen nach Schädelverletzung (*Centralbl. f. prakt. Augenheilk.*, p. 44).
—   DUJARDIN. Un cas d'hémiopie (*Journ. des sc. méd. de Lille*, p. 718).
—   LAND and FITZGERALD. Homonymous hemianopia, etc. (*Lancet*, II, p. 103).
—   HAAB. Ueber Cortex-Hemianopie (*Klin. Monatsbl. f. Augenheilk.*, p. 141).
—   PFLÜGER. Ueber Hemianopie (*Schweiz. Corresp.-Bl.*, n° 20).
—   WERNICKE et HAHN. Idiopathischer Abscess des Occipitallappens durch Trepanation entleert (*Arch. f. path. Anat.*, p. 335).
—   NOYES (H.). Two cases of hemi-achromatopsia (*Arch. f. Augenheilk.*, XI, 2 juin).
—   LITTLE. Horizontal hemiopia, etc. (*Ophth. Rev. Lond.*, I, p. 183).
—   FÉRÉ. Amblyopie croisée et hémianopsie d'origine cérébrale (*Arch. de Neurol.*, III, p. 337).
—   WERNICKE (C.). Lehrbuch der Gehirnkrankheiten, t. I.
1883. NIEDEN. Ein Fall von einseitiger temporal. Hemianopsie d. recht. Auges nach Trepanat. d. linken Hinterhauptbeins (*Arch. f. Ophth.*, t. XXIX, f. 3, p. 143).

CHAPITRE III

AMBLYOPIES ET AMAUROSES PAR LÉSIONS CÉRÉBRALES

Il est bien avéré aujourd'hui qu'une amaurose complète peut être la conséquence directe d'une lésion cérébrale, soit du cerveau lui-même, soit
des bandelettes optiques, soit même du chiasma, sans que l'examen ophthalmoscopique explique le moins du monde le trouble visuel. Ces amauroses par lésion cérébrale ne sauraient jamais être bornées à un seul œil,
c'est-à-dire que la vision du second œil n'est dans ces cas jamais tout à fait
intacte; une amaurose typique d'un seul œil est toujours le signe d'une
lésion d'un nerf optique.

Théoriquement, l'amaurose d'un œil pourrait être la conséquence d'une
lésion double de l'écorce, par exemple à droite au côté interne, à gauche au
côté externe du lobe occipital; mais il n'est guère possible que dans un tel
cas la vision sur le second œil reste tout à fait intacte.

Une amblyopie (diminution notable de l'acuité visuelle centrale), même
d'un seul œil, ne saurait être produite par une lésion bornée à un seul
hémisphère cérébral; la *fovea centralis* continuerait toujours à être innervée par l'hémisphère opposé. — Pour ce qui est des amblyopies unilatérales produites par les lésions de la capsule interne, on finira par leur trouver une explication en rapport avec la proposition précédente. — Des
lésions simultanées des deux hémisphères, au contraire, donnent réellement lieu à des amblyopies, soit mono-, soit bilatérales. De nombreux
exemples en sont fournis par la démence paralytique. Les affections du
chiasma passent aussi souvent par une période simplement amblyopique,
avant d'aboutir à l'amaurose.

Nous excluons donc de ce paragraphe toutes les amblyopies et amauroses dont la cause primitive siège bien dans le cerveau, mais qui ne produisent l'amaurose qu'en agissant sur les nerfs optiques; tel est par exemple
le cas de beaucoup de tumeurs donnant lieu à des névrites cérébrales, qui
à leur tour conduisent à l'atrophie des nerfs optiques. Suivant en cela un
usage établi, nous réservons encore pour des chapitres spéciaux certaines
amblyopies et amauroses par cause intracrânienne, dont souvent le siège ne
peut pas être spécifié avec quelque exactitude, ou bien qui sont caractérisées au point de vue étiologique.

Nous n'excluons pas absolument toute altération ophthalmoscopique dans

les amauroses que nous avons ici en vue. Il est même de règle qu'à la
longue on voie survenir les symptômes ophthalmoscopiques d'une atrophie
(descendante) du nerf optique. Mais cette atrophie n'est pas primitive. Au
début de l'affection, l'ophthalmoscope ne révèle rien qui puisse expliquer le
trouble visuel.

A. AMBLYOPIES ET AMAUROSES PAR LÉSIONS DU CHIASMA. — Les altérations du chiasma optique sont une des causes les plus fréquentes d'amblyopie et d'amaurose, sans signes ophthalmoscopiques capables d'expliquer
le trouble visuel. Beaucoup de lésions, siégeant aux environs du chiasma,
empiètent tôt ou tard sur les nerfs optiques, et produisent de la névrite
simple ou de la papillite; mais dans un grand nombre de cas, il n'en est
pas ainsi, et une atrophie tardive de la papille peut être le seul signe
ophthalmoscopique d'une lésion grave du chiasma, des extrémités attenantes
des nerfs optiques et des bandelettes optiques, occasionnant une amblyopie
ou une amaurose des deux yeux. — A la rigueur, une lésion locale d'un ou
des deux nerfs optiques pourrait donner lieu à de l'amaurose sans signes
ophthalmoscopiques bien évidents (Gowers, 1881). Ordinairement cependant le chiasma sera atteint également. D'ailleurs, la question de savoir si
ce sont plus particulièrement les nerfs, les bandelettes ou le chiasma qui
sont atteints, n'a pas une très grande importance.

La situation topographique du chiasma l'expose du reste éminemment à
des lésions, surtout à des compressions de la part d'organes voisins. Sa
surface supérieure est recouverte par le plancher du troisième ventricule,
de même que son angle postérieur et un peu sa face postérieure en arrière.
Le recessus sus-chiasmatique du troisième ventricule (p. 539), distendu
dans les cas d'hydrocéphalie interne, comprimera le chiasma par toute sa
face supérieure. — En arrière et en bas, le chiasma repose sur la glande
pituitaire, point de départ fréquent de néoplasmes qui comprimeront et en-
vahiront le chiasma ainsi que les parties avoisinantes des bandelettes optiques.
— Le chiasma est dans le voisinage immédiat des processus clinoïdes de la
selle turcique, qui refouleront vers le chiasma les tissus gonflés dans n'importe quel processus pathologique siégeant à ce niveau. — Dans ces environs se trouvent encore les artères carotides internes, dont les dilatations
ont maintes fois comprimé le chiasma. On a observé dans un cas d'hydrocéphalie un étranglement des deux bandelettes optiques par les rameaux com-
muniquants du cercle artériel de Willis. — Le chiasma est enfin entouré
d'une mince lamelle de la pie-mère, sur laquelle retentissent les méningites de la base.

D'un relevé statistique des cas de compression du chiasma, fait par Wilbrand, il résulte le tableau suivant touchant la nature de l'affection.

46 fois il s'agissait de tumeurs, dont 15 partaient de la selle turcique,
11 de la glande pituitaire, 5 du chiasma lui-même, 6 du plancher du troisième ventricule, 3 de la base du cerveau, 4 de la crête de l'os ethmoïde,

1 fois de la substance perforée postérieure, et 1 fois d'un nerf optique. — 3 fois on a observé des tumeurs gommeuses du chiasma, 3 fois des tubercules du chiasma, et 1 fois une carie tuberculeuse de la base du crâne avait intéressé le chiasma, 1 fois de la périostite, 1 fois une méningite partielle, 1 fois un cysticerque, et 1 fois un anévrysme de la carotide interne. 3 fois une distension du troisième ventricule et de la poche située au-dessus du chiasma comprimait ce dernier. 1 fois un grand kyste d'un hémisphère cérébral comprimait le chiasma ; 1 fois une tumeur du corps genouillé externe, de la couche optique et du pied pédonculaire exerçait une telle pression. — Les tumeurs constituent donc la cause de beaucoup la plus fréquente des affections du chiasma (Wilbrand).

Bien entendu, l'examen ophthalmoscopique n'était pas toujours négatif dans ces cas ; plusieurs fois il y avait dès le début des signes de névrite, de névro-rétinite ou de papillite.

Pour ce qui est de la forme du trouble visuel, on n'observe que rarement dès le début l'amaurose complète. Quelquefois il débute par une hémianopie hétéronyme temporale typique. Les scotomes bientôt envahissent la seconde moitié du champ visuel, de manière à produire de l'amblyopie, avec rétrécissement de la seconde moitié du champ visuel, puis l'amaurose complète. Ordinairement l'hémianopie primitive était tellement irrégulière, qu'elle ne méritait plus guère ou pas du tout ce nom. Un œil peut être d'abord fortement amblyopique, son champ visuel étant réduit à très peu de chose, alors que le second ne montre qu'un faible rétrécissement du champ visuel ; l'affection finit cependant par passer à l'amaurose complète. Ce dernier cas indique que c'est surtout une moitié du chiasma, peut-être avec le nerf adjacent, qui est lésée primitivement.

Une amaurose d'un œil avec hémianopie temporale de l'autre indique une lésion d'une moitié du chiasma et de la bandelette optique adjacente.

En général, des amblyopies avec dyssymétrie considérable des champs visuels, éveillent le soupçon d'une affection du chiasma, et les symptômes concomitants divers assureront ordinairement un diagnostic précis.

Lorsque l'affection du chiasma a conduit à l'amaurose complète, les pupilles sont larges et ne réagissent plus du tout à la lumière. Mais même lorsqu'il n'y a qu'amblyopie, on est frappé de la paresse avec laquelle la pupille réagit à la lumière — ceci en opposition avec les amauroses dont la cause réside dans les hémisphères ; — les raisons en ont été indiquées déjà. — On conçoit aussi que les signes ophthalmoscopiques de l'atrophie se montrent beaucoup plus tôt que dans les amauroses par cause intracérébrale.

On observe du reste des fluctuations considérables dans le degré de l'amblyopie ; elle augmente, rétrograde, etc., et ne finit pas toujours par passer à l'amaurose.

Il est encore à remarquer que des tumeurs peuvent exister longtemps, surtout dans l'angle postérieur du chiasma, sans jamais occasionner de troubles visuels ; ou bien elles peuvent ne produire que des troubles légers.

Cela tient au moins en partie à la circonstance que les faisceaux de la commissure postérieure ne servent pas à la vision.

Les symptômes concomitants sont importants pour préciser le siège plus exact et la nature du processus morbide qui produit l'amaurose. Ce sont en somme les symptômes généraux d'une affection de la base du cerveau : des paralysies des nerfs cérébraux, surtout des oculo-moteurs, quelquefois du nerf olfactif (la complication avec anosmie, sans autres paralysies, dénote que la cause est située au-devant du chiasma), de la céphalalgie frontale, spontanée et à la percussion, etc. Il y a naturellement aussi les symptômes généraux d'une affection intracrânienne (vomissements, bourdonnements d'oreille, vertiges, etc.), et les symptômes spéciaux, soit d'une tumeur intracrânienne, soit ceux d'un processus méningitique, et, selon les cas, ceux d'une affection du cerveau lui-même (convulsions, hémiplégie, hémianesthésie, etc.

Le pronostic est en somme très grave, tant pour la vue que pour la vie. Toutefois, les méningites de la base et les périostites peuvent ne pas compromettre la vie, et même elles peuvent laisser persister quelque vision. On est fondé d'espérer quelque chose à ce double point de vue lorsque l'affection est restée stationnaire pendant une à deux années.

La *bibliographie de l'amblyopie et de l'amaurose par lésion du chiasma* se confond avec celle de l'hémianopie hétéronyme.

B. AMBLYOPIES ET AMAUROSES PAR LÉSIONS DES BANDELETTES OPTIQUES, DES COUCHES OPTIQUES ET DES TUBERCULES QUADRIJUMEAUX. — Une *destruction des deux bandelettes optiques* par une tumeur avait occasionné une cécité absolue dans un cas observé par James Russel (cité in *Schmidt's Jahrb.*, 1877, p. 164). La cécité se composait en quelque sorte de deux hémianopies homonymes.

Peltzer (*Klin. Monatsbl. f. Augenheilk.*, 1873, p. 138) a observé le cas suivant : amaurose brusque, nystagmus, pupilles un peu contractées, immobiles sous l'influence de la lumière. Une embolie de l'artère basilaire avait produit des foyers de ramollissement dans les deux *couches optiques*, dans les *deux tubercules quadrijumeaux antérieurs* et dans les deux lobes occipitaux — trois lésions dont chacune était à même de produire une amaurose absolue, composée en quelque sorte de deux hémianopies homonymes complètes.

Des cas de lésions cérébrales intéressant les tubercules quadrijumeaux ont été publiés notamment par Curschmann (*Berlin. klin. Wochenschr.*, 1877, n° 17), par Nieden (*Centralbl. f. d. med. Wissensch.*, 1880, p. 158) et par Nothnagel (*Ziemssen's Handb.*, t. XI, 1, p. 147). Le dernier auteur, qui a rassemblé les relations de cas de ce genre, croit pouvoir conclure à une lésion des tubercules quadrijumeaux lorsque (la conscience étant revenue après une attaque apoplectiforme, par exemple) il y a amaurose, immobilité des pupilles et immobilité des bulbes oculaires, avec incertitude des mouvements de tout le corps. — Au niveau des tubercules se trouvent en effet les centres réflexes pour les mouvements de l'iris et les noyaux d'origine des nerfs moteurs de l'œil. — Nous avons dit, à la page 595, que la destruction isolée d'un tubercule antérieur, si elle venait à être observée, donnerait probablement lieu à de l'hémianopie homonyme du côté opposé.

C. AMBLYOPIES ET AMAUROSES PRODUITES PAR DES LÉSIONS DE LA CAPSULE INTERNE. — Les troubles visuels dus à une lésion d'une capsule interne dans son tiers postérieur constituent un objet beaucoup controversé. La destruction d'une bandelette optique ou d'une couche optique, de même que celle d'un lobe occipital, produit de l'hémianopie homonyme, dite « croisée », c'est-à-dire du côté opposé à la lésion. Il semblerait donc que les lésions de l'endroit intermédiaire de l'hémisphère, du tiers postérieur de la capsule interne, ne puissent produire, en fait de troubles visuels, que de l'hémianopie croisée également. Il est en effet probable que, si des éléments optiques se trouvent en cet endroit, ce ne peuvent être que des fibres contenues dans la bandelette du même côté, se rendant dans l'écorce occipitale du même côté.

Il existe cependant un certain nombre d'observations d'après lesquelles le trouble visuel, causé par une lésion du tiers postérieur de la capsule interne, serait, non pas de l'hémianopie, mais de l'amblyopie croisée, c'est-à-dire de l'œil opposé, ou bien une amblyopie des deux yeux, plus forte sur l'œil du côté opposé.

Il s'agit ici d'insultes apoplectiformes, à la suite desquelles on observe de l'hémiplégie, passagère peut-être, et du même côté une hémianesthésie générale persistante, y compris l'hémianesthésie des organes des sens supérieurs, goût, odorat, etc.

L'œil du côté anesthésié est plus ou moins amblyopique, son champ visuel est rétréci, et il est affecté d'une dyschromatopsie plus ou moins forte selon le degré de l'amblyopie. Souvent l'œil du côté de la lésion présente les mêmes troubles, mais à un moindre degré. L'œil le plus malade peut même être tout à fait amaurotique. Rarement l'acuité visuelle est normale alors que le champ visuel est rétréci plus ou moins.

Le caractère extraordinaire de ces symptômes mérite que nous regardions d'un peu plus près les cas publiés avec l'appui des données de l'autopsie.

Les premières observations de ce genre ont été faites par Türck (*Wiener Sitzber.*, 1859, t. XXXVI, p. 191). Dans deux cas de lésions circonscrites de la capsule interne, au niveau de la partie postérieure de la couche optique, *les deux pupilles se rétrécissaient en présence d'une source lumineuse, mais celle du côté anesthésié à un moindre degré.* — On avouera que cet examen de la fonction visuelle ne suffit pas pour délimiter le champ visuel; du reste cet examen ne se pratiquait guère à cette époque, au moins en clinique interne.

Dans un cas observé par Fr. Mueller (*Berl. klin. Wochenschr.*, 1878, p. 284) —ramollissement du troisième article du noyau lenticulaire gauche étendu dans la substance blanche voisine, — il y avait, après un accès apoplectique, hémiplégie et hémianesthésie droites. L'ouïe et l'odorat étaient abolis du même côté ; le goût était diminué ; il y avait amblyopie très forte de l'œil droit ; l'œil gauche normal. Pas de signes ophthalmoscopiques.

Dans un cas de Bernhardt (*Berlin. klin. Wochenschr.*, 1875, p. 489), les lésions, situées à gauche, étaient à peu près les mêmes que dans l'observation précédente. A droite amaurose complète ; à gauche rétrécissement du champ visuel avec une acuité visuelle normale.

Pitres (Sur l'hémianesthésie d'origine cérébrale et sur les troubles de la vue qui l'accompagnent, *Gaz. méd.*, 1876, p. 362) trouva une hémorrhagie dans le quatrième ventricule avec une lésion de la partie postérieure de la capsule interne droite, dans un cas où l'on avait noté pendant la vie les symptômes suivants : amblyopie des deux côtés, plus prononcée à gauche, avec rétrécissement du champ visuel ; diminution de la sensibilité à gauche.

Fürstner (*Arch. f. Psych.*, VIII, p. 170) cite une observation du même genre ; mais, comme il s'agit d'un cas de démence, on ne peut pas ajouter une foi absolue au résultat de l'examen du champ visuel.

De l'ensemble de ces symptômes : hémianesthésie (de tous les nerfs sensibles, y compris ceux des sens supérieurs) avec ou sans hémiplégie, amblyopie et rétrécissement du champ visuel du côté anesthésié, avec ou sans amblyopie plus faible du second œil, Charcot (*Localis. céréb.*, 1879) a fait la symptomatologie d'une lésion du tiers postérieur de la capsule interne du côté opposé, la symptomatologie d'une lésion de son *carrefour sensitif*. L'ensemble de ces symptômes paraît se rencontrer assez souvent à la suite d'attaques apoplectiformes. Et comme certains cas d'hystérie grave, d' « hystéro-épilepsie », offrent les mêmes symptômes cérébraux, Charcot suppose dans ces cas aussi une lésion de la partie postérieure de la capsule interne. — Plus tard Charcot a étudié, en partie avec Landolt, les troubles de la chromatopsie qui ne manquent que rarement dans l'amblyopie en question. On peut dire en somme que ces troubles sont analogues à ceux qu'on observe dans les atrophies des nerfs optiques, et qu'ils sont d'autant plus prononcés que l'amblyopie est plus intense : les champs des couleurs se rétrécissent et disparaissent, à commencer par ceux du violet, du vert et du rouge. Voy. à ce sujet plus loin : *Amblyopie hystérique*.

En présence des observations, surtout de Pitres, de Bernhardt et de Müller, beaucoup plus récentes que celles de Türck, et faites à une époque vers laquelle l'examen du champ visuel avait pénétré dans la pratique usuelle, en présence d'autre part de la fréquence des cas d'amblyopie avec hémianesthésie, constatée surtout par Charcot et ses élèves, il faut bien admettre le fait brut d'une amblyopie croisée avec hémianesthésie dans certaines lésions du tiers postérieur de la capsule interne. Quant à en donner une explication satisfaisante, nous en sommes plus éloignés que jamais.

Charcot avait imaginé à cet effet le schéma suivant du parcours des fibres optiques dans les centres. Il admet l'entre-croisement partiel dans le chiasma : pour lui, chaque bandelette optique renfermerait des fibres venues de l'œil opposé et d'autres venues de l'œil du même côté. Mais quelque part dans l'isthme de l'encéphale, peut-être au niveau des tubercules quadrijumeaux, les dernières passeraient aussi la ligne médiane, s'entre-croiseraient aussi. Chaque hémisphère ne recevrait donc que des fibres d'un même œil, et une lésion de la capsule interne pourrait n'intéresser que la vision d'un œil. — Dans ses premières observations, Charcot n'avait observé que l'hémianopie croisée.

De graves objections pouvaient être faites dès le début à cette conception de Charcot. Depuis lors on trouve de plus en plus que dans les formes pathologiques en question, la vision de l'œil du côté lésé est plus ou moins entamée également, — un fait qui ne se concilie pas avec la théorie. — Mais une objection à notre avis insurmontable ressort des nombreux faits bien constatés d'hémianopie par le fait de lésions bornées à un seul lobe occipital, fait devant lequel la supposition fondamentale de Charcot, — chaque hémisphère relié à un seul œil, — tombe à faux. Nous ne pouvons admettre que cette forme particulière du trouble visuel (et qui soit dit en 'passant est pathognomonique des affections du nerf optique) soit la conséquence directe, immédiate, de la lésion de la capsule interne. On pourrait bien, en allant jusqu'au bout dans la voie des suppositions, admettre que des fibres optiques pénétrées dans un hémisphère fassent un crochet à travers le second hémisphère pour revenir dans le premier. Mais l'invraisemblance de cette supposition saute aux yeux.

Des observations ultérieures devront montrer dans quelle direction est l'explication de l'amblyopie croisée dans les lésions de la capsule interne. La nature même du trouble visuel semblerait indiquer qu'il est dû à une altération dans les nerfs optiques ou dans le chiasma. Jusqu'à plus ample informé, cette supposition devra être envisagée sérieusement, et cela d'autant plus que chez les hystéro-épileptiques on a rencontré plus récemment les formes les plus diverses d'hémianopie, notamment l'hémianopie hétéronyme temporale (voy. *Amblyopie hystérique*).

D. AMBLYOPIES ET AMAUROSES DANS LES LÉSIONS DES LOBES OCCIPITAUX. — On connaît plusieurs exemples d'amaurose complète par lésion des deux lobes occipitaux.

1° Calmeil (*Malad. inflam. du cerveau.* Paris, 1859, II, p. 411). — Accès convulsif avec *coma* vers le déclin de la rougeole. Au sortir du coma, l'enfant est sourd, muet et aveugle. L'ouïe se rétablit après quinze jours. Il apprend à prononcer quelques mots après une année. Il resta aveugle, devint épileptique et hémiplégique à droite. Imbécillité prononcée. Mort après des années. — Crâne petit; œdème de la pie-mère; l'hémisphère cérébral

gauche plus petit que le droit; surtout le lobe occipital gauche considérablement atrophié et sclérosé, beaucoup plus que les autres lobes gauches;
lobe occipital droit atrophié également et sclérosé par endroits. Les nerfs
optiques sclérosés, probablement d'une manière secondaire, la lésion primitive étant évidemment celle des hémisphères.

2° Nothnagel (*Top. Diagn. d. Gehirnkr.*, 1879, p. 389). — D'abord accès
apoplectiforme d'hémiplégie avec hémianopie. Peu à peu de l'amblyopie,
et finalement (un mois et demi) en apparence de l'amaurose complète. Il
resta un léger doute sur ce dernier point à cause de la dépression des
facultés mentales. A droite, ramollissement de la troisième circonvolution
occipitale et une désorganisation récente, datant probablement des derniers
jours de la vie, de la couche optique. Ramollissement des circonvolutions
centrales et du centre ovale correspondant. A gauche, ramollissement de tout
le lobe occipital.

3° Moore (*Canstatt's Jahresber.*, XIV, I, 91). — Une jeune fille tombe par
terre avec des convulsions choréiformes dans la moitié gauche de la face.
Puis paralysie, d'abord à gauche, puis à droite. La motilité revint un peu.
Cécité absolue; pupilles larges. L'ouïe n'était pas abolie. Finalement, accès
épileptiques, secousses cloniques dans tous les membres, anesthésie des
avant-bras et mort. Ramollissement aux sommets des deux lobes occipitaux,
et en de petits endroits épars sur toute l'écorce.

4° Chvostek (*Canstatt's Jahresber.*, 1872, II, p. 49). — Après un typhus,
chez un homme de quarante-neuf ans, diminution des facultés mentales et
parésie de la jambe droite. Deux ans plus tard, brusquement paralysie et
anesthésie du bras droit, difficulté de la parole ayant quelques caractères de
l'aphasie. Plus tard, paralysie et anesthésie incomplètes de la moitié droite
de la face, avec céphalalgie violente. Après cinq nouvelles années, il y avait
faiblesse de l'intelligence, aphasie, agraphie et hémiplégie droite. Une année
plus tard, vertiges, bourdonnements d'oreilles et cécité avec étroitesse des
pupilles. Foyers de ramollissement dans le lobe occipital gauche et dans la
partie postérieure du lobe pariétal gauche. Ramollissement à droite dans le
lobe occipital et à la surface de la couche optique.

Dans ces quatre cas d'amaurose cérébrale par excellence, on semble ne
pas avoir fait attention à la réaction de la pupille à la lumière. Or nous
verrons que dans l'amaurose urémique complète, dont le siège est, selon
toutes les probabilités, dans l'écorce cérébrale, cette réaction est souvent
conservée, malgré l'amaurose absolue. Dans certains cas d'hémianopie
complète, la même réaction s'observe encore lorsque, la moitié persistante
du champ visuel monoculaire étant couverte, on laisse tomber une lumière
sur la partie aveugle du champ visuel. On suppose que dans ces cas le siège
de l'affection est dans les hémisphères, car dans les hémianopies manifeste-

ment basales, cette réaction fait absolument défaut. D'un autre côté, la pupille réagit encore à la lumière chez des animaux, même chez des mammifères, auxquels on a enlevé les hémisphères. Il est donc probable que la réaction en question est conservée dans toutes les amauroses cérébrales dont le siège est dans les hémisphères, au delà des ganglions de la base du cerveau.

L'expérimentation sur les animaux appelle l'attention sur un autre symptôme qui peut-être s'observera dans certaines amauroses cérébrales. Un pigeon sans hémisphères cérébraux se dirige à l'aide de ses impressions visuelles, évite des obstacles en volant, etc.; et, d'après des expériences récentes de Christiani (1884, *Berlin. Physiol. Gesellsch.*, nos 15 et 16), il en est de même des lapins, aussi longtemps que les couches optiques et surtout la substance grise du plancher du troisième ventricule sont conservées. — Faudra-t-il admettre une sensation visuelle obtuse localisée dans les couches optiques? Probablement que non. Il s'agit là d'une intervention purement réflexe des innervations du nerf optique dans les mouvements de tout le corps. On sait que les couches optiques sont les centres de ces réflexes compliqués. Les mêmes animaux clignotent souvent lorsqu'on rapproche de leurs yeux un corps lumineux — réflexe visuel sur le nerf facial. Il y a donc lieu de se demander si chez l'homme aussi ce réflexe sur le facial, le clignotement par excitation rétinienne, est conservé ou non dans les amauroses par cause hémisphérique. Wilbrand cite un certain nombre de faits tendant à démontrer qu'effectivement ce réflexe est conservé. Mais les observations sont encore trop insuffisantes pour décider ce point.

Les photopsies sont-elles produites par des lésions de l'écorce visuelle ou par celles des conducteurs visuels? Il est à remarquer que l'existence de photopsies est très rare dans les hémianopies latérales. Dans deux cas (Gowers, Westphal) compliqués de photopsies, la lésion intéressait les éléments conducteurs. D'un autre côté, nous savons que dans les lésions périphériques de l'appareil nerveux visuel, les malades sont quelquefois pendant des années et pendant toute la vie torturés par des photopsies. J. Plateau nous a assuré qu'après quarante ans de cécité absolue (par choroïdite), il éprouvait encore des sensations visuelles qui tantôt avaient le caractère d'un scotome scintillant et tantôt ressemblaient à des photopsies pures. Il n'est donc pas prouvé que les amauroses corticales s'accompagnent réellement de photopsies.

Par contre, les affections corticales donnent souvent lieu à des symptômes assez mal étudiés encore, relevant plutôt des phénomènes de la vie intellectuelle, et qui ont plus ou moins d'analogie avec les symptômes de l'aphasie. Beaucoup de ces troubles ont reçu des noms spéciaux.

L'*alexie* (1) est un phénomène de cet ordre. L'individu voit parfaitement, son acuité visuelle est parfaite, mais il ne comprend plus les caractères

____

(1) Gueneau de Mussy (*Rec. d'ophth.*, 1879, p. 129) a décrit certaines formes d'*alexie* sous le nom d'*amblyopie aphasique* (Galezowski).

imprimés ou écrits. Nous ne disposons d'aucune autopsie faite dans un cas
de ce genre. Mais à priori, la lésion ne doit pas fatalement exister dans
le lobe occipital (centre psycho-optique), pas plus que dans l'aphasie véritable elle n'existe dans le lobe temporal (centre psycho-acoustique).

Un symptôme analogue à l'alexie est le suivant. Ordinairement à la suite
d'une attaque apoplectique, avec ou sans hémianopie, le malade voit encore,
mais il ne reconnaît plus ou seulement très difficilement les personnes et les
objets ; ceux-ci ont un aspect étrange, quelquefois inqualifiable, d'autres fois
ils paraissent trop grands ou trop petits, ont une couleur anormale, se meuvent dans le champ visuel, etc. Cette vision anormale peut persister longtemps. De même que l'alexie, ce trouble visuel peut disparaître, mais souvent à la longue seulement. On dirait que de même qu'un nouveau-né, ces gens
doivent réapprendre à interpréter leurs sensations visuelles. — Plusieurs observations de ce genre se trouvent chez Wilbrand (*Ueber Hemianopsie*, 1881).

Dans un cas publié par Quaglino (*Ann. d'ocul.*, 1868), l'individu voyait
parfaitement, mais il ne pouvait se souvenir ni de la forme ni de la physionomie d'objets ou de personnes bien connus, mais absents. Après une
attaque apoplectique, il y avait amaurose et hémiplégie gauche. L'hémiplégie disparut, et l'amaurose passa à l'hémianopie gauche incomplète. L'individu voyait tout en grisâtre, ne percevait plus les couleurs et ne parvenait
pas à se « souvenir » de l'aspect d'une façade ou d'une physionomie.

Des cas analogues à celui de Quaglino, c'est-à-dire d'hémianopie avec achromatopsie
complète, sembleraient prouver que dans l'écorce cérébrale il y aurait un centre à part
pour la chromatopsie, indépendant du centre pour la vision des formes, et dont la destruction abolirait la première tout en laissant la seconde intacte. Une dyschromatopsie ou
une achromatopsie acquise pourrait donc être une preuve d'un processus pathologique
dans l'écorce cérébrale. — Cependant les cas publiés jusqu'ici ne permettent pas une
telle conclusion. Pour ce qui est de l'observation de Quaglino, il n'est pas prouvé que
l'acuité visuelle, et surtout le champ visuel aient été normaux, bien que le malade
« lisait même les petits caractères d'impression ». — Steffan (*Arch. f. Ophthalm.*, t. XXVII,
f. 2, p. 1, 1881), lui aussi, avait cru pouvoir conclure d'une observation analogue à
l'existence d'un centre psychique chromatique isolé. Mais l'acuité visuelle n'était que
de 15/20, et il n'est pas prouvé qu'il ne se soit pas agi d'une affection de la base du
cerveau. — Dans un cas de Samelsohn (*Centralbl. f. d. med. Wissensch.*, 1881, nᵒˢ 47
et 50) — hémiplégie partielle à droite, hémianopie pour toutes les couleurs à gauche —
il s'agissait manifestement d'une affection de la base du cerveau, puisque le trouble visuel
était à gauche et la paralysie à droite ; du reste, l'acuité visuelle n'était que de 1/2. Un
cas de Bjerrum (*Dansk Hospital Tidende*, 1881, jan. 19), dans lequel la chromatopsie
était abolie dans une moitié du champ visuel, est trop peu explicite pour être utilisé
dans le sens indiqué. Il en est de même de l'observation de Charpentier — hémi-
achromatopsie d'un seul côté (*Examen de la vision*, etc., Paris, 1881, p. 36).

Dans tous ces cas on se trouvait en présence d'une affection de la base du cerveau,
soit du chiasma, soit d'une bandelette optique, soit même du nerf optique, affections
qui s'accompagnent de dyschromatopsie, mais en même temps d'une diminution de l'acuité
visuelle. Les affections d'un hémisphère peuvent donner naissance à une hémianopie
incomplète avec hémi-achromatopsie (p. 586) ; mais alors la sensibilité pour le blanc
a souffert également à ce niveau. Et qu'on ne l'oublie pas, il ne suffit pas que l'acuité
visuelle centrale soit intacte pour qu'on puisse conclure à l'intégrité de la vision du
blanc dans toute l'étendue du champ visuel !

Une diminution de la chromatopsie sans diminution parallèle et proportionnelle de la

vision pour le blanc dans des affections des centres cérébraux n'a donc pas été observée,
et à notre avis ne s'observera point. Ce qui ne s'observera pas non plus, c'est une diminution de la sensibilité pour le blanc, du sens de lumière, également dans les affections cérébrales, sans diminution proportionnelle de la chromatopsie. — Il n'y a pas de
centre psychique chromatique macroscopiquement (et probablement microscopiquement)
différent du centre pour la vision du blanc.

CÉCITÉ DE L'AME DANS LA PARALYSIE PROGRESSIVE. — Des symptômes
visuels plus ou moins analogues aux précédents (1) ont été récemment décrits
par Fürstner (2), Reinhardt (3), Samelsohn (4) et Stenger (5), sous le nom
de *Cécité de l'âme*. Les auteurs ont voulu par cette dénomination relever
l'analogie de ces symptômes avec la prétendue cécité de l'âme, décrite par
Munk chez les chiens (p. 572).

C'est presque exclusivement chez les individus affectés de paralysie progressive, c'est-à-dire dans une affection de l'écorce cérébrale accompagnée
d'un degré plus ou moins prononcé de démence, que les observations ont été
faites. Dans des cas particuliers, l'autopsie a démontré que la lésion corticale, caractéristique de la paralysie progressive (et qui à l'ordinaire est
surtout prononcée au lobe frontal), affectait plus particulièrement l'écorce
du lobe occipital (à l'exception d'un cas de Reinhardt).

D'après Fürstner, le trouble visuel en question affecterait ordinairement
un seul œil; il résulte d'autres observations qu'elle peut être bilatérale.

Le malade voit, son champ visuel n'est pas même réduit d'une manière
appréciable, il fixe souvent les objets, bien qu'en hésitant, mais ne les
reconnaît plus et ne s'émeut plus à la vue de rien. Il s'oriente difficilement
parmi les objets qu'il voit réellement, mais ne sait plus les compter ni les
saisir. Cette « cécité de l'âme » disparaît après huit ou quinze jours, puis
reparaît, ordinairement à la suite d'une attaque convulsive. L'œil affecté
peut devenir tout à fait aveugle d'une manière intercurrente.

Plusieurs auteurs, notamment Stenger, n'hésitent pas à supposer que ces
individus se trouvent absolument dans le cas supposé par Munk chez les
chiens auquel il a extirpé le point central du centre psycho-optique; c'est-à-
dire qu'ils auraient désappris à interpréter leurs sensations visuelles. On voit
que cette conception a été suggérée par les publications de Munk.

La cécité de l'âme chez les chiens de Munk n'étant rien moins que
prouvée, il y a lieu de se tenir sur une réserve extrême à l'égard de la
« cécité de l'âme des paralytiques ». Il ne faut pas oublier que le relevé du
champ visuel est une opération très difficile et aléatoire chez des individus

---

(1) On finira probablement par trouver que la seule différence essentielle entre les
deux espèces de cas que nous avons en vue consiste en ce que dans les observations de la
première espèce, le processus morbide n'est pas progressif, tandis qu'il l'est dans les
observations dont nous allons parler.

(2) Fürstner, *Arch. f. Psychiatrie*, 1878, t. VIII, p. 162, 1879; t. IX, p. 90.

(3) Reinhardt, *ibid.*, t. IX, 3, p. 147.

(4) Samelsohn, *Berlin. klin. Wochenschr.*, 1882, p. 326.

(5) Stegner, *Arch. f. Psychiatrie*, 1882, t. XIII, p. 218.

qui sont dans un état très prononcé de démence. D'un autre côté, l'écorce occipitale étant réellement dans un état d'inflammation interstitielle chronique, la vision sera diminuée dans toute l'étendue du champ visuel. Il se peut qu'il y ait dans les deux champs visuels de petits scotomes, même en nombre considérable. Quoi d'étonnant alors qu'un individu dont toutes les fonctions cérébrales sont plus ou moins diminuées, ne puisse plus se guider normalement d'après ses sensations visuelles très défectueuses? — Il faudra certes encore de nombreuses observations, plus soignées que celles dont nous disposons, pour nous faire adopter définitivement l'interprétation que les auteurs ont donnée aux symptômes en question.

CHAPITRE IV

SCOTOME SCINTILLANT, TEICHOPSIE, etc.

Sous les noms de *scotome scintillant* (Listing), *teichopsie* (Airy), *migraine ophthalmique, amaurose partielle passagère* (Förster), on comprend un symptôme amblyopique qui se rattache de bien près à l'hémianopie homonyme, et dont la cause prochaine paraît siéger dans le crâne, soit dans les hémisphères cérébraux, soit dans les bandelettes optiques. Il s'agit en somme de phénomènes hémianopiques particuliers, accompagnés ordinairement de sensations visuelles subjectives. Ces symptômes sont essentiellement passagers, reviennent par accès, et ne sont jamais liés à des altérations profondes ou durables du système nerveux central. Le fond de l'œil ne présente aucune altération visible à l'ophthalmoscope, même pendant l'accès.

On a décrit sous le nom de scotome scintillant plusieurs cas qu'on ne saurait comprendre sous cette rubrique, à moins de lui ôter toute délimitation et d'y faire rentrer une foule de phénomènes visuels subjectifs qui n'ont avec le phénomène en question qu'une ressemblance très lointaine. C'est ainsi qu'on nous offre comme exemples de scotome scintillant les scotomes monoculaires, accompagnés ordinairement d'éclairs, de lueurs, de nuages subjectifs, revenant par accès. Le plus souvent on a constaté dans les cas de cette espèce des altérations plus ou moins accusées de la rétine et surtout du nerf optique.

On sait, du reste, que des sensations visuelles subjectives. le scintillement, les anneaux colorés en mouvement, les étincelles, etc., quelquefois répandus par tout le champ visuel, se rencontrent dans des affections très diverses de la rétine (décollement, rétino-choroïdite, choroïdite disséminée) et du nerf optique, surtout dans les névrites interstitielles, avec compression des fibres nerveuses. Ces sensations subjectives, quelquefois très pénibles pour le malade, ne présentent pas les caractères du scotome scintillant.

On semble encore avoir confondu à tort avec le scotome scintillant des cas d'hémianopie plus ou moins passagère, accompagnée ou non de lueurs, d'éclairs subjectifs, qui sont les précurseurs ou plutôt le premier symptôme, soit d'une tumeur cérébrale, soit d'un ramollissement, ou de toute autre lésion grave intéressant l'épanouissement central du nerf optique. La combinaison de scotomes avec des sensations visuelles subjectives n'est pas chose très rare dans ces cas. Mais encore une fois, les accès n'offrent généralement pas les caractères du scotome scintillant que nous allons décrire, et surtout on ne manquera pas de voir survenir bientôt des troubles visuels plus durables et plus étendus, de l'amblyopie, des scotomes persistants, un rétrécissement du champ visuel, des troubles de la motilité et de la sensibilité générale. Ce sont, en somme, des cas qui rentrent dans la catégorie des hémianopies véritables, par lésions des centres nerveux. Il faut toutefois convenir que le diagnostic de ces cas est quelquefois difficile, surtout au début, quand il n'y a pas encore de troubles fonctionnels persistants, et que tout se borne à une hémianopie passagère, accompagnée ou non de lueurs subjectives, que les patients non exercés ont de la difficulté à décrire exactement.

Il reste ensuite une catégorie d'hémianopies homonymes passagères, revenant par accès, non liées à des lésions graves ou durables des centres nerveux, mais non accompagnées des lueurs subjectives, ni du scintillement qui a fait donner le nom au symptôme qui nous occupe. D'une part, ces accès non scintillants naissent dans les mêmes circonstances, se présentent avec les mêmes allures et disparaissent de la même manière, et quelquefois chez le même individu (von Reuss), que le scotome scintillant typique, sans laisser jamais des suites appréciables. D'autre part, comme nous allons le voir, les lueurs peuvent être plus ou moins prononcées dans le scotome scintillant proprement dit, de sorte qu'on constate tous les degrés intermédiaires, de passage insensible d'un groupe à l'autre. Il ne nous semble pas que la présence ou l'absence de lueurs subjectives doivent nous faire envisager les deux espèces de cas comme étant de nature différente, surtout lorsque les deux se montrent alternativement chez le même individu. Ne savons-nous pas que d'une manière générale, les éléments nerveux, tant fibrillaires que cellulaires, avant de cesser leurs fonctions pour l'une ou l'autre cause sensible, passent ordinairement par un stade préalable d'excitation, ou au moins d'excitabilité augmentée (hyperesthésie), et que dans des cas exceptionnels cette excitation préalable à la paralysie fait défaut ?

Nous ne voudrions cependant pas soutenir que jamais le symptôme « scotome scintillant » véritable ne soit produit par une lésion grave des centres nerveux ; ce serait probablement verser dans l'erreur. Mais au moins jusqu'ici le scotome scintillant, tel que nous allons le décrire, ne s'est pas encore montré avec un cortège de symptômes graves et durables. Et le contraire vînt-il à être prouvé, qu'on n'hésiterait pas à ranger ces cas parmi les lésions de telle ou de telle partie des centres nerveux, relevant ainsi le caractère symptomatologique du phénomène. — Il importe, du reste, de ne pas oublier que le scotome scintillant est un symptôme seulement, mais un symptôme d'un trouble peu profond et seulement passager de certaines parties des centres nerveux, trouble dont nous essayerons de déterminer la nature et le siège plus exacts.

Les *symptômes* ou plutôt les caractères du scotome scintillant typique sont

les suivants. — Dans les moitiés homonymes des deux champs visuels monoculaires apparaît brusquement, en dehors du point de fixation, une tache, un
véritable scotome. La tache s'étend rapidement de tous côtés, particulièrement vers la périphérie du champ visuel, et alors commence le scintillement. Ce dernier consiste en des ondulations lumineuses, qui se meuvent, se
renforcent et s'évanouissent alternativement à la périphérie du scotome. Le
scotome est donc entouré d'une demi-lune scintillante, d'une espèce d'au-
réole lumineuse, colorée diversement selon les cas, et présentant ordinairement une série d'angles aigus rentrants, et par conséquent des pointes saillantes de manière à rappeler le plan de certaines fortifications (d'où le nom
de *teichopsie*, de τεῖχος, mur).

Quelques malades décrivent aussi dans toute l'étendue du scotome une
ondulation plus indécise. La bordure lumineuse, plus ou moins prononcée selon les cas, peut même manquer tout à fait; dans ce cas, on
est en présence d'un scotome ordinaire, scotome qui paraît être négatif,
c'est-à-dire que le malade n'y voit pas du noir ; il y a absence de sensation
visuelle.

Ordinairement, la tache envahit toute une moitié du champ visuel binoculaire, en respectant toutefois le point de fixation. Quelquefois elle n'acquiert
pas ces dimensions, et reste plus circonscrite ; elle peut alors échapper à
l'attention non éveillée. D'autres fois, le scotome finit par envahir le point
de fixation, et puis tout le champ visuel.

Quinze à trente minutes après son début, le scotome disparaît, s'évanouit,
ordinairement à commencer par son point de départ; à un moment donné il
peut donc se présenter sous la forme annulaire. Mais la scintillation a ordinairement cessé avant qu'il ait disparu tout à fait, souvent depuis cinq à dix
minutes.

Il s'agit toujours de deux scotomes apparaissant dans les deux moitiés
latérales homonymes de deux champs visuels monoculaires. Chez le même
individu, le scotome binoculaire peut naître une fois dans la moitié droite,
l'autre fois dans la moitié gauche du champ visuel binoculaire. — Les
quelques cas dans lesquels on l'a trouvé soit dans la moitié supérieure,
soit dans la moitié inférieure, semblent devoir être écartés de notre
rubrique pour être classés parmi les troubles dont le siège est soit dans la
rétine, soit dans le nerf optique, et qui n'ont pas les caractères du scotome
scintillant.

Ruete croyait que le véritable scotome scintillant était toujours borné
à un seul œil. On est aujourd'hui sensiblement d'accord pour admettre que
le symptôme se montre toujours sur les deux yeux. Les meilleurs observateurs signalent du reste la difficulté réelle qu'il y a de se prononcer sur
le siège mono- ou binoculaire de l'affection ; le phénomène étant tout à fait
subjectif, il ne disparaît pas dans le champ visuel obscur après occlusion
de l'œil.

L'acuité visuelle paraît être abolie tout à fait au niveau du scotome ; le contraire a cependant été affirmé. Le scotome semble du reste être toujours négatif. — La plupart des plaintes des malades découlent d'ailleurs de l'existence de ce scotome ; le scintillement peut être peu apparent et n'être remarqué que lorsque le sujet a été rendu attentif à ce phénomène. Ces gens remarquent tout un coup qu'ils ne voient plus une moitié du visage d'un interlocuteur, ou qu'ils voient la moitié seulement des lettres d'un mot. On signale ici encore une particularité relevée déjà à propos de l'hémianopie : les scotomes situés à droite du point de fixation gênent plus et sont mieux remarqués que ceux situés à gauche du même point. — Lorsque le scotome envahit tout le champ visuel, la cécité est naturellement complète.

Dans certains cas le phénomène se borne à l'existence du scotome ; la scintillation fait défaut, et cela chez des individus sujets à des attaques de véritable scotome scintillant. Nous avons déjà expliqué les raisons qui nous font ranger ces cas dans une même rubrique avec le scotome scintillant ; ils mériteraient à la lettre la désignation « d'amaurose partielle passagère ».

Les premières observations (de Vater, Heinicke, Wollaston) étaient précisément de ces scotomes scintillants sans scintillation. Le cas de Wollaston, si célèbre dans les annales de la science (voy. p. 554), nous paraît rentrer plus ou moins dans cette catégorie.

Pronostic; complications. — Le scotome scintillant véritable est un symptôme qui peut tourmenter beaucoup les personnes qui en sont atteintes, mais qui semble ne jamais entraîner à sa suite de conséquences graves. Cela s'entend surtout de la forme typique. Pour ce qui est de la forme simplement hémianopique, non scintillante, il faudra observer le patient pendant quelque temps, si le malade ne peut pas lui-même donner les renseignements voulus touchant les accès antérieurs.

Assez souvent l'accès est précédé ou suivi de maux de tête offrant les caractères de l'hémicrânie. On a du reste signalé de divers côtés la coïncidence de l'affection avec la migraine. — L'accès peut ne pas se borner à laisser après lui un accès de céphalalgie. On a signalé notamment des vertiges, des accès de paralysie hémiplégique, du fourmillement dans les membres, des accès d'aphasie, la diminution de mémoire, des crampes dans les muscles de la face, et jusqu'à des convulsions épileptiformes. Allbutt a vu des accès nombreux se présenter chez un individu, d'abord sous forme d'amaurose brusque, accompagnée d'aphasie et d'hémiplégie, puis de perte de conscience. Quelque inquiétantes que puissent être ces manifestations, il n'y a pas lieu de s'en inquiéter lorsque le scotome scintillant est typique. Dans les observations publiées jusqu'ici ces phénomènes étaient de nature passagère.

Les cas qui ne s'accompagnent pas de scintillement resteront au début plus douteux, attendu qu'il n'est pas rare de constater de l'hémianopie homonyme passagère comme symptôme prémonitoire d'une grave affection cérébrale. La constatation de symptômes de paralysie motrice ou sensorielle durable, quelque faible qu'elle soit, celle d'un rétrécissement du champ visuel, d'un scotome persistant, seront alors des signes dénotant la gravité du cas. — On a signalé (Ruete, Derby, Leber) plusieurs fois la coïncidence du scotome scintillant avec l'épilepsie ; peut-être que dans ces cas les deux manifestations reconnaissaient une seule et même cause. — Hutchinson et Leber ont observé la coïncidence, probablement fortuite, du *Xanthelasma palpebræ* avec le scotome scintillant.

Étiologie. — En compulsant les publications sur le sujet qui nous occupe, on ne manquera pas d'être quelque peu surpris en constatant que la plupart des observations ont été faites sur les auteurs eux-mêmes. Nous citerons pour preuve celles de Vater, Heinicke, Wollaston, Brewster, Testelin, Listing, Fœrster, Airy, Szokalsky, Latham, Warlomont, Dianoux, v. Reuss, etc. Cela ne veut naturellement pas dire que le symptôme soit plus fréquent chez les médecins ou chez les personnes adonnées à l'étude des sciences naturelles, que ce soit leur maladie spécifique à peu près comme la goutte est la maladie des « gens comme il faut ». Le fait en question prouve que le scotome scintillant est plus fréquent qu'on ne le pense généralement ; seulement on conçoit que les gens de la catégorie indiquée éprouvent plus d'intérêt à observer ce phénomène subjectif remarquable, et à essayer de remonter à sa cause anatomique.

Il n'en est pas moins vrai que le scotome scintillant se montre plus fréquemment chez les hommes de cabinet, surtout à la suite de travaux intellectuels absorbants. Chez d'autres les accès semblent surgir sans cause occasionnelle particulière ; quelques-uns accusent une lumière trop intense, d'autres une lecture fatigante, d'autres un repas trop bien fourni, d'autres la faim, d'autres encore des excès corporels ou vénériens, les émotions morales, etc. La multiplicité des circonstances incriminées démontre notre ignorance à cet égard. Dans la pluralité des cas les personnes atteintes étaient d'un tempérament nerveux manifeste. — Les femmes voient survenir leurs accès vers l'époque menstruelle, et même pendant la grossesse.

Quant au processus intime qui occasionne le symptôme en question, il y a lieu de relever surtout qu'il est passager et ne laisse après lui aucune altération profonde. Le scotome scintillant pourrait passer pour le prototype des troubles purement fonctionnels. L'affection semble résulter de simples troubles dans la circulation de certaines parties de l'encéphale ; ce serait une *névrose vaso-motrice*, probablement de nature constrictrice. Cette opinion, assez généralement adoptée, concorderait avec la coexistence fréquente de la migraine, une affection que les observations de du Bois-Reymond et de Wyss tendent à ramener à un trouble vaso-moteur, tantôt de nature constrictrice, tantôt de nature dilatatrice. L'épilepsie elle-même, qui a compliqué un certain nombre de cas de scotome scintillant, paraît due, au moins pour ce qui regarde les attaques, à des troubles vaso-moteurs de certaines parties du cerveau.

Quant au siège véritable de cette cause, la nature hémianopique de l'affection le place au moins au delà du chiasma. Certains auteurs croient que c'est la bandelette optique qui est entreprise, pour les raisons suivantes. Quelquefois le scotome envahit tout le champ visuel, ce qui s'explique le mieux en admettant que la cause prochaine, crampe ou paralysie vaso-motrice, passe à travers le chiasma d'une bandelette à l'autre; mais un trouble vaso-moteur passant successivement d'un lobe occipital à l'autre pourrait aussi produire le symptôme en question. On relève cependant la rareté de lueurs subjectives dans les affections de l'écorce, y compris l'amaurose urémique, et leur fréquence dans les affections des éléments conducteurs. On conçoit que s'il y a quelque part une interruption de la conductibilité des fibres, le bout central puisse être excité et produire des sensations subjectives.

Nous disposons personnellement d'une observation démontrant à l'évidence que dans certains cas au moins le siège de l'affection doit être recherché dans les hémisphères, sinon dans le lobe occipital. Le célèbre physicien J. Plateau, mort récemment, était aveugle absolument depuis quarante ans, et néanmoins il était molesté jusqu'à la fin de ses jours par le scotome scintillant, typique ordinairement, de nature hémianopique, de temps en temps étendu à tout le champ visuel. La perte de la vue était due à une choroïdite; et à en juger d'après des recherches récentes (p. 543), les nerfs optiques et les fibres optiques des bandelettes devaient être atrophiés. L'atrophie devait même avoir envahi les noyaux mésocéphaliques dans lesquels se terminent des fibres optiques, les corps genouillés externes et les tubercules quadrijumeaux antérieurs. — Les bandelettes et le chiasma semblent donc devoir être éliminés ici, et il ne reste plus que les portions visuelles des hémisphères.

Les cas compliqués d'hémiplégie, d'hémianesthésie, de surdité, de perte de mémoire, d'aphasie, etc., seraient produits par une extension plus grande du trouble vaso-moteur, qui gagnerait le lobe temporal, le lobe pariétal, etc. — A la rigueur cependant, des troubles circulatoires au niveau de la capsule interne pourraient être au fond de l'affection. — Quant à la communication du scotome à la seconde moitié du champ visuel, et qui semble ne pouvoir se faire qu'à travers le chiasma, il faut ne pas oublier que les actions vaso-motrices sont souvent des fonctions bilatérales.

On comprend du reste que des troubles circulatoires passagers, de nature vaso-motrice, se produisent autour de foyers d'altérations plus graves dans la substance cérébrale. Tel semble être le cas des exemples d'amaurose et d'atrophie du nerf optique, précédées de plusieurs attaques de scotome scintillant plus ou moins authentiques. Gowers trouva un sarcome du lobe occipital droit (1re et 2e circonvolutions) dans un cas d'hémianopie ayant ressemblé beaucoup au scotome scintillant.

Traitement.—On prétend couper plus ou moins les accès par des manipulations assez diverses, surtout par le décubitus horizontal, les yeux étant fermés, ou bien en prenant un verre de vin, en secouant de la main la tête, etc. Quant à empêcher tout à fait le retour des accès, un but qui ne sera que très rarement atteint, on veillera à régler la diète, à éviter les excès en tous genres, notamment en fait de travaux intellectuels, et si l'état général semble le demander, on essayera de moyens toniques, fer, quinine, etc. On prétend aussi avoir obtenu de bons résultats du bromure de potassium. Rien n'empêche qu'on essaye les remèdes vantés contre la migraine, notamment la caféine.

BIBLIOGRAPHIE du scotome scintillant.

1723. ABR. VATER et I. CHR. HEINICKE. Dissert. qua visus dua vitia rarissima alt. duplicati, alt. dimidiati exponuntur. Wittenb. (Analysé in *Klin. Monatsbl. f. Augenheilk.*, t. III, p. 428).

1814. WARE (*Med. chir. Transact.*, t. V, p. 274), d'après MACKENZIE, *Diseases of the eye*, 4ᵉ édition, p. 931-932.

1824. WOLLASTON. On semidecuss. of the opt. nerves *(Philos. Transact.*, I, p. 222). Relevé de l'autopsie de WOLLASTON, in *Méd. Gaz.*, t. III, p. 293, 1829 ; cité d'après MACKENZIE, *A treatise*, etc., 3ᵉ édition, p. 822-827.

— ARAGO. De la semi-décuss. des n. opt. (*Ann. de chim. et de phys.*, t. XXVII, p. 102).

1843. RÜTE. (*Lehrb. d. Ophthalmologie*, I, p. 158).

1853. J. HERSCHEL (*Fam. lectures or scient. subj. Lect.*, IX, p. 406).

1864. TESTELIN (*Journ. de méd., de chir. et de pharm. de Bruxelles*).

1865. BREWSTER (D.) (*Philos. Magaz.*, t. XXIX, p. 503 et t. XXX, p. 19).

1867. LE MÊME. On hemiopsy or half-vision (*Edinb. Transact.*, t. XXIV, p. 15-18).

— LISTING (*Klin. Monatsbl. f. Augenheilk.*, t. V, p. 335).

1869. FÖRSTER. Ueber Amaurosis partialis fugax (*Comptes rendus de la Société ophth. d'Heidelb.*).

1870. AIRY (H.). On a distinct form of transient hemiopia (*Philos. Transact.*, t. CLX, 1, p. 247).

— SZOKALSKY. Phosphene besonderer Art (*Klin. Monatsbl. f. Augenheilk.*, t. VIII, p. 146).

— QUAGLINO (*Ann. d'Ocul.*, t. LXV, p. 129).

1871. HUTCHINSON. A clinical report on Xanthelasma palpebr. (*Med.-chir. Transact.*, t. LIV).

1872. MAUTHNER (*Oestr. Zeitschr. f. prakt. Heilk.*).

— DERBY (R.-H.). Case of part. temp. blindness (*New-York med. Record*, Jan. 2).

— KUMS. Observ. de photopsie périod. (*Ann. de la Soc. méd. d'Anvers*, mars).

— LATHAM. On Teichopsia, a form of transient halfblindness, etc. (*Med. Times and Gaz.*, t. I, p. 359).

1874. HUTCHINSON. Additional particulars of a case of Xanthelasma palp., with blindness, of one eye (*Ophth. Hosp. Rep.*, t. VIII, 1, p. 56-58).

— ALLBUTT. Derangements of vision and their relation to migraine (*Brit. and for. med.-chir. Rev.*, p. 452).

1875. DIANOUX (*Du scotome scintillant ou amaurose partielle temporaire*. Thèse. Paris).

1876. V. REUSS. Casuist. Beitr. z. Kentniss des Flimmerscotomes (*Wien. med. Presse*, nᵒˢ 1-12).

1877. GALEZOWSKI (*Compte rendu du congrès de Genève*).
— WARLOMONT (*Ibidem*).
1878. BONNAL. Migraine ophthalmique, datant de vingt-cinq ans, traitée et guérie par le bain d'air chaud (*Rev. mens. de médec. et de chir.*, n° 4).
1879. GOWERS (*Lancet*).
1881. MAUTHNER (*Verträge aus d. Gesammtgebiete der Augenheilk.*, f. 6-8, p. 508).
— BERT (P.). Observations sur le siège du scotome scintillant (*Soc. de biol.*, *séance de juillet*).
— GALEZOWSKI (*Rec. d'Ophth.*, p. 10).
1883. RAULLET (*Étude sur la migraine ophthalmique*, Le Mans).
— GALEZOWSKI (*Recueil d'Ophth.*, p. 536).

CHAPITRE V

AMBLYOPIE (scotome central) PAR ABUS DU TABAC
ET DE L'ALCOOL

Bien peu de poisons sont, chez les peuples civilisés, d'un usage aussi fréquent que l'alcool et la nicotine. Aussi les sujets ne manquent-ils pas sur lesquels on peut étudier les effets de l'intoxication, tant aiguë que chronique, par ces deux principes, appartenant à la catégorie des substances qui portent tout spécialement leur action sur le système nerveux, et notamment sur l'appareil nerveux optique. Bien entendu, ces troubles profonds du système nerveux ne résultent pas de l'usage modéré, mais seulement de l'abus de l'alcool et du tabac : le qualificatif de « poison » est toujours relatif à la dose, même pour l'acide cyanhydrique, témoin le kirsch, que nous prenons sans inconvénients.

Nous traiterons simultanément des amblyopies nicotiniques et des amblyopies alcooliques, pour les raisons suivantes : D'abord le trouble visuel, la marche et le pronostic de l'affection sont identiques dans les deux cas ; ensuite il est souvent difficile de faire, dans l'étiologie d'un cas donné, la part de chacune des deux substances intoxicantes, attendu que bien souvent elles agissent à la fois. Il est cependant établi à toute évidence que l'amblyopie que nous allons caractériser peut résulter de l'usage abusif du seul alcool et du seul tabac.

L'amblyopie en question a été signalée depuis longtemps par les ophthalmologistes. C'est ainsi que Mackenzie (1840) signale des cas d'amblyopie par abus du tabac. Depuis lors, l'amblyopie par abus du tabac n'a pas cessé d'occuper les spécialistes anglais (Hutchinson, Nettleship, Wordsworth, etc.). Mais c'est invariablement le tabac qu'ils font intervenir comme facteur étiologique.

En France, J. Sichel finit par se ranger dans le camp anglais, et cependant l'opinion générale s'y porta d'un autre côté ; on n'y parla bientôt plus que de l'amblyopie alcoolique. A en juger d'après les publications de Galezowski, de Daguenet, etc., on y méconnaissait à peu près totalement l'influence du tabac dans la production de l'amblyopie en question, de même qu'en Angleterre on méconnaissait l'influence de l'alcool. Cette différence entre les opinions des auteurs anglais et français ne tient cependant pas, que nous sachions, à ce que les Français seraient de plus grands buveurs et les Anglais de plus grands fumeurs!

Alors qu'en France on s'occupait surtout d'amblyopie alcoolique, et en Angleterre d'amblyopie nicotinique, de Graefe, en Allemagne, confondait en une seule entité morbide, et l'amblyopie alcoolique et l'amblyopie par abus du tabac; l'affection serait la conséquence d'excès alcooliques, d'abus du tabac, de pléthore abdominale, d'excès sexuels, etc., tous ces facteurs agissant à l'ordinaire concurremment. L'étiologie de l'amblyopie devenait obscure et vague à force d'être étendue.

D'un grand nombre d'observations détaillées, faites plus récemment, il ressort avec évidence que l'amblyopie typique, telle que nous allons la décrire, peut résulter de l'abus du tabac aussi bien que de celui de l'alcool, bien que dans le plus grand nombre des cas les deux influences nuisibles paraissent agir simultanément.

L'amblyopie en question (scotome central), avec ses allures spéciales, n'est du reste pas propre aux intoxications alcoolique et nicotinique. Nous verrons qu'un trouble visuel analogue a été constaté dans les intoxications par diverses autres substances. On l'observe également dans le diabète, maladie résultant d'une intoxication chronique par le sucre. Il ne faudrait pas en conclure qu'elle soit caractéristique pour un groupe d'intoxications de tout l'organisme par des substances chimiques : on l'a observée maintes fois dans les névrites chroniques rétrobulbaires les plus diverses (voy. *Névrites*), et deux fois à la suite d'une compression prolongée de l'œil (voy. plus loin, *Amblyopies traumatiques*).

Il y a lieu de distinguer une amblyopie ou amaurose par intoxication aiguë et une amblyopie ou amaurose par intoxication chronique. C'est de la dernière qu'on observe de nombreux exemples; c'est d'elle que nous allons nous occuper surtout.

Avant de passer à l'exposé de l'amblyopie chronique, signalons d'abord les quelques cas d'amblyopie ou plutôt d'amaurose, suite d'intoxication très aiguë par l'alcool et par le tabac.

Mackenzie, déjà cite l'observation d'une amaurose absolue, survenue brusquement à la suite de libations alcooliques excessives. Des cas analogues sont relatés par Deneffe et Arens. L'amaurose était absolue dans le cas d'Arens, elle était incomplète dans celui de Deneffe. La pupille est dilatée au maximum, ne réagit plus sous l'influence de la lumière (Arens). Fond de l'œil normal; restitution d'une vision normale après quelques jours. — Kosminski et Talko décrivent une amblyopie par une intoxication nicotinique aiguë. Il y avait rétrécissement du champ visuel.

Dans ce qui suit, nous aurons en vue exclusivement les intoxications chroniques par l'alcool et par le tabac.

Étiologie. — L'amblyopie par abus du tabac et de l'alcool n'est pas une affection très rare. D'après plusieurs statistiques (Horner, Galezowski, Krenchel, etc.), près de 1/2 pour 100 de tous les malades se présentant dans les cliniques ophthalmologiques seraient affectés de cette maladie. A quelques rares exceptions près, ce sont les hommes qui en sont atteints, et cela se comprend, puisque eux surtout fument et boivent. Sur des centaines et des centaines de cas observés chez le sexe fort, c'est à peine si on signale en tout une douzaine de cas chez les femmes.

Le plus grand nombre de ces malades sont âgés de quarante à cinquante ans. On n'en a guère rencontré au-dessous de vingt ans. Ce sont ordinairement des buveurs de profession, surtout d'eau-de-vie ; la bière et le vin produisent moins souvent l'affection. Peut-être que ces gens ne s'enivrent pas absolument et journellement, mais ils boivent tous les jours une certaine quantité d'alcooliques ; ou bien ce sont des fumeurs enragés, qui ont toute la journée la pipe ou le cigare en bouche, quelquefois encore au lit avant de s'endormir. Les chiqueurs sont rarement atteints, les priseurs jamais, à ce qu'il paraît. Dans des cas particuliers, on a pu se convaincre que le tabac qui avait donné lieu à l'affection était particulièrement riche en nicotine. On sait du reste que sous le rapport de la richesse en nicotine, les différents tabacs préparés pour la consommation diffèrent considérablement. Les tabacs français en renferment 8 à 9 pour 100, alors que les tabacs havane et turc n'en renferment que 2 à 3 pour 100. Les quantités de tabac consommé par les individus amblyopiques étaient du reste toujours considérables, de 20 à 80 grammes par jour, d'après Galezowski.

Les ouvriers travaillant le tabac semblent ne pas être affectés par les émanations du tabac. Mais, au dire de Galezowski, une rechute après guérison pourrait survenir rien que par le séjour dans un endroit où l'on fume beaucoup. Il nous semble que dans un cas de ce genre, le médecin devrait user du même scepticisme qu'à l'égard des buveurs. On sait avec quelle hésitation beaucoup de buveurs de petits verres avouent leurs péchés. Un aubergiste affecté d'amblyopie jurait ses grands dieux qu'il était l'homme le plus sobre du monde. Il finit cependant par avouer que, par jour, il prenait 2, 3, 6 et même 12 gouttes, « pour tenir société à ses clients », disait-il.

On a remarqué que les individus travaillant au grand air résistent mieux à l'influence toxique de l'alcool surtout ; cela se comprend, puisqu'ils font une plus grande dépense de forces, et par conséquent, brûlent une plus grande quantité d'alcool ; ce dernier stagne donc moins dans les organes et dans les humeurs. L'amblyopie alcoolique est certainement plus fréquente chez les buveurs menant une vie sédentaire, par exemple, chez les aubergistes poussant la politesse à l'égard de leurs clients au point où cela est indiqué plus haut. On prétend qu'une mauvaise constitution prédispose à l'amblyopie alcoolique. Il est difficile de savoir ce qu'il en est de cette dernière assertion, attendu que chez les alcooliques, surtout chez les buveurs d'eau-de-vie, la nutrition générale souffre ordinairement.

D'une statistique publiée par Krenchel, et qui porte sur 30 000 malades, il résulte que dans la clinique de Hansen, à Copenhague, presque 1/2 pour

100 de toutes les affections oculaires consistent en scotomes centraux doubles. Sur 154 de ces malades à scotomes, 107 étaient des buveurs ou des fumeurs de profession. L'étiologie resta douteuse pour la plupart des autres.

Symptômes. — Des troubles résultant de l'intoxication générale font partie de l'image clinique de l'intoxication par l'alcool aussi bien que de celle par le tabac. Dans l'un et l'autre cas, il y a manque d'appétit; les selles sont ordinairement irrégulières, un certain degré de constipation alternant avec de la diarrhée. On connaît le tremblotement dans les membres des alcooliques; le même symptôme résulte de l'intoxication nicotinique. Les fonctions génésiques souffrent. On signale ensuite, comme étant plus particulièrement dus à l'abus du tabac, la perte de mémoire, des palpitations cardiaques et une anorexie très prononcée. Le sommeil de la plupart de ces individus ne dure qu'une couple d'heures. On prétend, d'autre part, que les personnes empêchées de se livrer au sommeil pendant les sept heures nécessaires sont prédisposées à l'intoxication. — Les malades éprouvent une lassitude générale, un dégoût pour toute occupation, tant corporelle qu'intellectuelle. Nous avons observé le *delirium tremens* chez un individu affecté d'amblyopie. On a renseigné, d'autre part, une parésie de l'accommodation, ainsi que des hallucinations visuelles.

Signalons enfin comme symptôme de l'intoxication nicotinique, un certain degré de myosis; cette particularité pourra servir à distinguer l'intoxication nicotinique de celle par abus des alcooliques, attendu que dans l'amblyopie alcoolique, la pupille, réagissant paresseusement, est moyennement dilatée.

Le trouble visuel amblyopique arrive lentement, insidieusement, et progresse d'une manière en quelque sorte indéfinie. Rarement l'amblyopie devient très prononcée dans l'espace de quelques jours ou de quelques semaines. — Ces individus, insouciants et plus ou moins démoralisés par l'abus de l'alcool, n'arrivent ordinairement à la consultation que lorsque l'amblyopie est déjà assez prononcée, souvent quand l'acuité visuelle n'est plus que de 1/3 à 1/5.

Le trouble visuel apparaît ordinairement sur les deux yeux à la fois, et se développe avec une symétrie parfaite. Dans les cas très prononcés, il arrive que la vision soit plus fortement atteinte sur un œil. On a signalé des cas rares d'une telle amblyopie unilatérale.

Ce trouble visuel est très caractéristique et consiste en un *scotome central négatif*, embrassant le point de fixation, mais s'étendant ordinairement plus vers le *punctum cæcum*, de sorte qu'il ressemble à une ellipse horizontale étendue vers le *punctum cæcum*, et dont un des foyers est occupé par le point de fixation. Les dimensions (fig. 146) sont ordinairement telles qu'il n'atteint pas le *punctum cæcum*; ce dernier peut toutefois y être compris, si l'affection a duré un certain temps, et le scotome peut même embrasser la plus grande partie du champ visuel. Rarement la forme du scotome n'est pas celle d'une ellipse horizontale.

A moins de complications, surtout avec de l'atrophie du nerf optique, la périphérie du champ visuel a son étendue normale. Lorsque le scotome dépasse sensiblement le *punctum cæcum*, il y a ordinairement un certain degré de rétrécissement du champ visuel.

Le scotome n'est pas absolu ; à son niveau le malade voit encore quelque

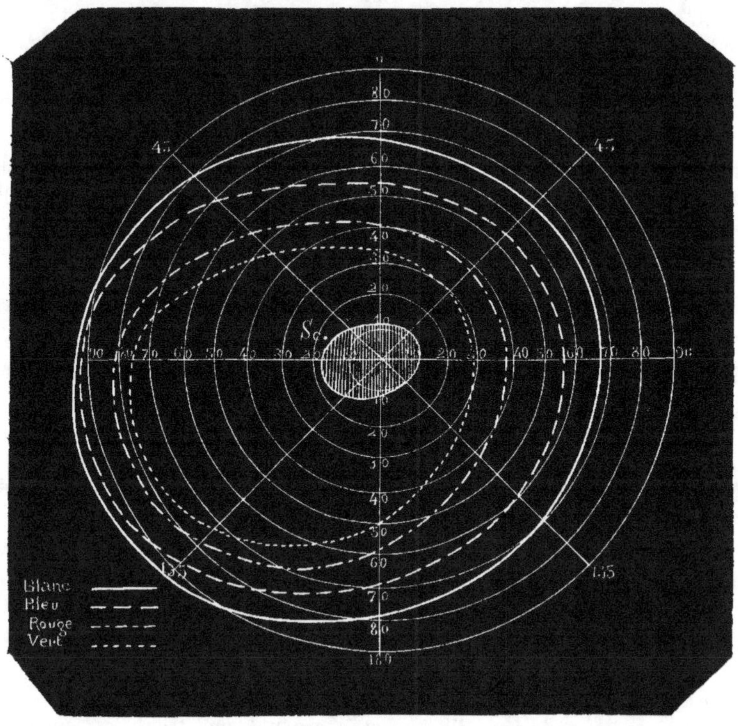

FIG. 146. — Scotome central (peu étendu) par intoxication alcoolique.

chose : c'est un *scotome relatif*, sensible surtout à un faible éclairage. On observe cependant souvent vers son centre un petit scotome absolu (au niveau duquel le malade n'a plus aucune perception lumineuse) chaque fois qu'il est très étendu. — Le scotome est, d'autre part, négatif, c'est-à-dire que dans le champ visuel uniformément blanc, il ne se marque pas sous forme de tache noire.

La vision, l'acuité visuelle, est diminuée au niveau du scotome ; et cette circonstance est d'autant plus sensible que la lacune du champ visuel comprend le point de fixation, au niveau duquel la vision est de loin la plus parfaite. Ordinairement l'acuité visuelle a baissé jusqu'à 1/3 ou 1/4 ; dans des cas rares (dont un de mon observation), elle était relativement bonne, de 3/4 ; elle peut aussi, dans des cas prononcés, se réduire à peu près à zéro, c'est-à-dire à la simple perception lumineuse.

Les malades ne se rendent guère compte de l'existence du scotome ; rarement ils ont remarqué que, pour voir quelque chose, ils fixent excentriquement ; souvent ils ne remarquent réellement le scotome que lors des expériences périmétriques. Ce qui les frappe surtout dans les cas de moyenne intensité, c'est la diminution de l'acuité visuelle ; ils ne commencent à s'inquiéter sérieusement que lorsqu'ils ne peuvent plus lire leur journal ou faire une besogne équivalente.

La périphérie du champ visuel étant intacte, la vision de ces gens se présente dans des conditions assez curieuses : le malade s'oriente parfaitement dans la rue, évite les moindres obstacles, ce qu'il ne pourrait pas faire si la vision avait baissé proportionnellement dans toute l'étendue du champ visuel. Dans une maison étrangère, il ne se heurte nullement aux meubles, mais ne distingue plus l'expression du visage d'un interlocuteur, ne remarque pas si à table on lui met quelque chose sur son assiette. Il en résulte quelque chose d'apathique dans toute la manière d'être de ces gens.

Le soir, ou dans une demi-obscurité, ces malades y voient mieux qu'au grand jour ; en plein soleil surtout, leur champ visuel est inondé d'une clarté uniforme, dans laquelle ils ne distinguent pas les détails. C'est là une particularité de vision qui se rencontre dans beaucoup de cas d'atrophie ordinaire du nerf optique.

Les malades se plaignent ordinairement, surtout au début de l'affection, de voir un nuage blanchâtre qui vient s'interposer entre leurs yeux et les objets. Ce nuage se meut lentement dans le champ visuel, se déplace au delà des limites du scotome ; il varie d'intensité, s'entr'ouvre et laisse entrevoir les objets. Il est surtout intense à un fort éclairage ; mais il se fait remarquer aussi quelquefois dans l'obscurité. L'amélioration de la vision dans l'obscurité paraît tenir en partie au moins à ce qu'à un faible éclairage le nuage se fait moins sentir.

De Graefe a donné le nom d'*amblyopie centrale* aux troubles visuels en question : centrale, parce que c'est le seul centre physiologique de la rétine dont le fonctionnement est troublé. Comme cette désignation est quelquefois appliquée à des amblyopies par cause centrale, siégeant dans les centres nerveux, on fera mieux de ne pas s'en servir du tout. « Scotome central » prête moins à cette équivoque.

Le *sens de lumière* est diminué au niveau du scotome ; un petit papier blanc (de 1/2 à 1 centimètre de diamètre), promené dans le champ visuel, semble s'obscurcir en passant dans le scotome. Naturellement, si l'on fait l'expérience avec de larges surfaces, dépassant les dimensions du scotome, ou bien si on laisse fixer excentriquement un petit carré de papier, le malade ne peut pas accuser de diminution du sens de lumière. Ce dernier est en effet aussi développé sur la périphérie de la rétine que dans les limites de la *macula lutea*. Cela explique peut-être pourquoi Fœrster, Krenchel et Wilbrand ont trouvé cette fonction visuelle normale.

La *perception des couleurs* a beaucoup diminué au niveau du scotome. Un petit papier rouge y paraît d'un gris sombre, noirâtre ; le patient dit souvent qu'il devient d'un brun très sombre lorsqu'il entre dans les limites du scotome. Le vert y paraît d'un gris moyen, et le violet bleu. Le jaune et le bleu sont parfaitement reconnus dans leurs teintes véritables et avec leur intensité lumineuse normale. Le violet ressemble à un bleu assez clair ; et un vert qui, pour une vue normale, est moins lumineux qu'un rouge donné, paraît au niveau du scotome plus lumineux que ce rouge. Non seulement l'impression chromatique du rouge et du vert a disparu, mais, de plus, l'impression lumineuse de ces couleurs a diminué, surtout celle du rouge.

Chez un de mes malades, le scotome se remarquait sur une large feuille de papier uniformément rouge, sous forme d'une tache d'un brun sombre. Le patient pouvait même y circonscrire assez bien la lacune du champ visuel, sans autre artifice. En ce sens donc le scotome ne serait pas absolument négatif, contrairement à ce que nous avons dit plus haut.

On a signalé quelques rares cas dans lesquels d'autres couleurs que le rouge et le vert étaient altérées primitivement.

L'exploration du champ visuel à l'aide de petits papiers colorés permet de délimiter le scotome beaucoup plus nettement qu'à l'aide de papiers blancs. Seulement, dans cet examen, il ne faut pas oublier que la chromatopsie est normale dans le reste de l'étendue rétinienne. Si donc, chez un malade peu intelligent, on amenait simplement depuis la périphérie vers le centre du champ visuel un papier coloré, ce dernier serait reconnu avant d'y arriver, et le malade pourrait ne pas savoir faire la distinction entre ce qu'il voit réellement au niveau du scotome et entre ce qu'il croit voir. De même aussi, pendant qu'on lui présente contre le point de fixation un petit objet coloré, il n'a qu'à le fixer un peu excentriquement — ce qu'il fera d'une manière plus ou moins inconsciente — pour en reconnaître la teinte véritable.

On ne peut guère se servir du périmètre pour reconnaître l'existence d'un scotome pour les couleurs, mais bien pour en délimiter les contours quand on en a reconnu la présence. Comme procédé de premier examen, on se placera devant le malade et on amènera contre son point de fixation un petit papier coloré, mais masqué, par exemple par une feuille de carton, puis on le découvre pour un instant.

Il n'y a du reste rien d'étonnant à ce qu'on délimite mieux le scotome à l'aide de la chromatopsie qu'à l'aide de l'acuité visuelle. La chromatopsie est à peu près aussi bonne à la périphérie rétinienne que dans la *macula lutea*, alors que l'acuité visuelle se réduit à très peu de chose si dans le champ visuel on s'éloigne un peu du point de fixation. Il se peut même qu'au niveau du scotome l'acuité visuelle ait baissé au point d'être à peu près égale à celle des parties rétiniennes environnantes. Pour tous ces motifs, la différence entre le scotome et la partie normale du champ visuel est beaucoup plus accentuée pour la chromatopsie que pour l'acuité visuelle.

On parviendra à constater, à l'aide de papiers colorés, un scotome dans *tous* les cas d'amblyopie alcoolique chronique (et en général dans les amblyopies non accompagnées de rétrécissements du champ visuel), pourvu qu'on procède convenablement à cet examen. Dans 68 cas de l'observation de Horner, le scotome bilatéral n'a pas fait défaut une seule fois. Il en est de même de 154 cas d'amblyopie centrale double, sans rétrécissement du champ visuel, observés par Krenchel, et dont une partie restait indéterminée au point de vue étiologique. Fœrster et Schön sont du même avis. Si divers auteurs affirment n'avoir pas constaté l'existence de scotomes chromatiques, c'est qu'ils n'ont pas opéré avec des papiers colorés assez petits. Le scotome peut être tellement petit que des papiers de 5 millimètres de diamètre tenus à un demi-pied de l'œil, en dépassent les limites. Chez une femme à amblyopie centrale, je ne parvenais pas à découvrir trace de scotome pour les couleurs, jusqu'à ce que je me servisse de papiers rouges de 1 à 2 millimètres de diamètre. Dans ce cas, le petit scotome se trouvait presque exclusivement en dehors du point de fixation. Effectivement, les auteurs ayant eu l'occasion d'observer beaucoup d'amblyopies centrales, sans rétrécissement du champ visuel, s'accordent à dire que le centre du scotome n'est pas dans le point de fixation, mais un peu en dehors, entre lui et la tache aveugle. Krenchel décrit plusieurs cas où le scotome n'atteignait pas le point de fixation; l'acuité visuelle était normale; les malades se plaignaient seulement d'une certaine gêne de la vision, surtout dans la lecture, d'une espèce de scintillement.

Une seconde circonstance qui empêche quelquefois de délimiter nettement le scotome, c'est sa grande extension. Nous venons de voir que ses dimensions peuvent être très exiguës. Dans des cas prononcés, le scotome s'étend de plus en plus, comprend tout le *punctum cæcum*, et finit par envahir tout le champ de la couleur rouge et de la verte. Il y a achromatopsie pour le rouge et le vert dans toute l'étendue du champ visuel. Le violet, de son côté, est vu en bleu dans toute cette étendue. Quelquefois, dans des cas extrêmes, dont je n'ai rencontré aucun exemple, l'appréciation du jaune et du bleu devient plus ou moins défectueuse également. Dans ces circonstances, on conçoit que la chromatopsie ne puisse pas servir à délimiter les scotomes, pas plus que l'acuité visuelle, qui est diminuée dans la *macula lutea*, et paraît être à peu près également mauvaise dans la plus grande étendue de la rétine. Des cas de ce genre ont positivement été décrits comme étant des amblyopies très prononcées, sans rétrécissement du champ visuel, mais aussi sans scotome central. On n'a pas songé qu'une amblyopie bien caractérisée, sans rétrécissement du champ visuel, est, par définition, synonyme de scotome central, ce dernier pouvant être relatif, c'est-à-dire non absolu, et à contours indécis.

Le scotome, ordinairement très petit et ne s'étendant pas au delà de 5 à 10 degrés périmétriques, peut donc s'agrandir au point de couvrir tout le champ rouge et tout le champ vert. Ces malades sont, au point de vue de la chromatopsie, absolument dans le cas d'un daltonien : ils voient le violet en bleu, en gris le rouge et le vert, le rouge en très sombre, le vert en gris d'une clarté moyenne.

Enfin, dans des cas extrêmes, la vision se réduit à très peu de chose ; c'est à peine si le malade compte les doigts tout près de l'œil, et seulement en fixant excentriquement, car alors le scotome est ordinairement absolu en son centre ; toute sensation y a disparu. — La périphérie du champ visuel ne se montre un peu rétrécie que dans ces cas extrêmes. La vision se perd donc de plus en plus à partir du centre rétinien. Dans quelques cas rares, il y avait des lacunes périphériques dans le champ visuel. Enfin, on cite quelques cas (J. Sichel, Hutchinson, Drysdale, etc.) d'une telle amblyopie ayant passé à l'amaurose absolue ; ces cas sont tellement rares que provisoirement nous serions tenté de nous tenir à leur égard sur la réserve, et d'attendre des observations ultérieures avant d'admettre qu'une amblyopie alcoolique ou nicotinique typique, commençant sous la forme d'un scotome central, puisse passer lentement et progressivement à l'amaurose absolue. Il se peut qu'à leur début ces cas ne soient pas simples, mais offrent des complications produisant l'atrophie du nerf optique et l'amaurose absolue.

Reymond, et à sa suite Macé et Nicati, ont essayé de faire envisager le trouble visuel au niveau du scotome comme étant l'expression d'une torpeur rétinienne. Dans la torpeur, il faut une excitation plus forte de la rétine pour produire un effet sensoriel donné. A un fort éclairage, la vision au niveau du scotome serait à peu près celle d'un œil normal dans une obscurité relative ; dans le crépuscule, l'œil normal voit le rouge et le vert moins bien que le bleu, parce que, avant de cesser de produire une impression chromatique, l'intensité du bleu doit diminuer beaucoup plus que celle du rouge. Pour échapper à la difficulté ressortant du fait que nos amblyopiques y voient mieux dans une obscurité relative, Reymond suppose qu'à un faible éclairage, ces individus percevraient moins les cercles de diffusion sur la rétine. Cette supposition nous semble passible de plus d'une objection.

La chromatopsie au niveau du scotome central étant anormale, le vert et le rouge pouvant être confondus entre eux et avec le gris, c'est-à-dire avec le blanc, la question acquiert une portée pratique sur laquelle j'ai appelé l'attention en 1878. L'acuité visuelle centrale peut n'être abaissée qu'à 1/2 ou seulement à 3/4 ; cela résulte d'une de mes observations et de celles d'autres auteurs. Or, un ouvrier de chemin de fer, un machiniste, se croira apte à son service avec une acuité visuelle de 3/4 et même de 1/2. Il pourrait donc prendre un signal vert pour du blanc ou un signal rouge pour du blanc ou du vert. On ne peut pas objecter qu'en règle générale ces individus ont la ressource de la vision indirecte pour éviter toute confusion de couleurs, car ils n'ont pas analysé leur trouble visuel : ils remarquent une lumière ; vite ils y dirigent le regard pour voir, et la méprise sera d'autant plus inévitable que, contrairement à ce qui existe pour le daltonisme congénital, ils n'ont pas appris à douter plus ou moins de leurs impressions chromatiques, et à suppléer par toutes sortes d'artifices à celles qui manquent.

Qu'on n'oublie pas non plus que la méthode classique qui sert à découvrir le daltonisme, celle des laines colorées (Holmgren), ne saurait servir à découvrir un scotome central s'il n'est pas de dimensions excessives.

Les confusions de couleurs que fait le malade au niveau du scotome central sont en somme les mêmes que celles que font les daltoniens de naissance dans toute l'étendue de leur champ visuel : le violet est vu bleu ; le rouge et le vert sont vus gris, le rouge est très sombre ; ils confondent le vert avec un gris d'intensité moyenne, le rouge avec un gris très sombre, et le rouge avec un vert très sombre. Lorsque le scotome envahit les champs pour le rouge et le vert dans toute leur étendue, la chromatopsie est identiquement la même que celle du daltonien, et spécialement de l'aveugle pour le rouge, pour lequel, d'après les recherches de Donders, le spectre solaire est raccourci à son extrémité rouge. Il y a donc là un véritable daltonisme acquis. Or on sait que, pour satisfaire à la théorie de Young-Helmholtz sur les trois énergies spécifiques de la rétine, on a admis que les deux couleurs que voient les daltoniens seraient le vert et le violet. On ne s'arrê- tait pas à ce détail que les daltoniens de naissance persistent assez souvent à nommer jaune leur couleur la moins réfrangible, et bleue leur couleur la plus réfrangible, puisque les noms des couleurs dont un tel individu se sert ne préjugent en rien de la qualité des sensations qu'il éprouve réellement. En admettant que l'individu affecté de scotome central voie au niveau du scotome les couleurs comme les voit le daltonien de naissance, et certes il n'y a aucun motif pour faire rejeter cette hypothèse, le scotome central servira à résoudre la question de savoir quelles sensations chromatiques éprouvent réellement les daltoniens.

Dans les cas fréquents où le scotome n'a pas envahi toute l'étendue des champs pour le vert et pour le rouge, nous avons une rétine qui, dans une partie de son étendue, est daltonienne, et fonctionne normalement dans le reste. Un tel individu a son point de comparaison présent à tout moment, alors qu'il fait absolument défaut au daltonien de naissance ; les noms que l'amblyopique donne aux couleurs doivent donc correspondre aux sensations qu'un individu normal désigne des mêmes noms.

Les sujets atteints de scotome central sont très catégoriques dans leurs réponses : un papier violet à la périphérie du champ visuel, devient bleu dans le scotome ; le papier rouge y devient très sombre ; le vert y devient gris plus clair ; le jaune et le bleu restent jaune et bleu. Les daltoniens perçoivent donc réellement du jaune et du bleu : du jaune dans la partie la moins réfrangible du spectre, du bleu dans la moitié la plus réfrangible du spectre.

Depuis 1878, époque à laquelle j'ai développé ces considérations, on a observé avec soin quelques cas de daltonisme congénital unilatéral, c'est-à-dire des cas où l'individu possède également son point de comparaison pour désigner les couleurs. On a trouvé qu'il en est des daltoniens de naissance comme de notre daltonisme acquis, que ces personnes aussi voient du jaune dans la moitié la moins réfrangible du spectre, et du bleu dans la moitié la plus réfrangible. Je saisis cette occasion pour revendiquer ce qui m'appartient dans l'élucidation de cette question, et ce qu'on ne m'accorde pas dans les publications récentes.

L'examen ophthalmoscopique n'est que rarement négatif tout à fait. C'est seulement au début de l'affection et dans des cas peu prononcés que le fond de l'œil a été trouvé normal. Dans l'immense majorité des cas, on trouvera même au début, surtout si on examine à l'image droite, que la papille est légèrement trouble, qu'elle offre une couleur d'un jaune sale, dans laquelle on ne démêle plus la teinte rosée due à l'injection capillaire des papilles normales. Ce trouble est surtout manifeste dans la moitié externe de la papille; le contour papillaire est souvent ici comme voilé; on ne voit plus aussi bien la lame criblée par transparence à travers les fibres nerveuses sans moelle. Différents auteurs signalent aussi un léger degré de dilatation des vaisseaux centraux, surtout des veines; mais cela est un point difficile à établir, surtout lorsqu'on n'a pas la ressource d'aller confronter les dimensions trouvées dans l'œil malade avec celles d'un second œil normal. — Lorsque la maladie a duré quelque temps, la moitié temporale de la papille blanchit, et présente plus ou moins les caractères de l'atrophie. Ce sont surtout les cas dans lesquels le scotome envahit la plus large partie du champ visuel, et dans lesquels l'amblyopie atteint un haut degré (visus : $\frac{1}{15}$ — $\frac{1}{20}$, et même moins). — Enfin, dans les cas extrêmes très rares, de longue durée parce que l'intoxication continue à se produire, on voit se développer une atrophie totale de la papille, avec amincissement des vaisseaux centraux. On ne cite que quelques cas rares d'amaurose complète, avec atrophie du nerf optique, et il ne nous semble pas prouvé qu'à leur début il se soit agi là d'amblyopies simples par intoxication alcoolique ou nicotinique.

Dans trois cas où le centre du scotome était absolu, nous avons chaque fois trouvé des macérations du pigment au niveau de la *macula lutea*.

Anatomie pathologique. — Jusque dans les dernières années on ne connaissait aucune altération anatomique caractéristique, ni pour le scotome central en général, ni pour l'amblyopie nicotinique et alcoolique en particulier. Aussi en présence des altérations ophthalmoscopiques si peu prononcées, au point que souvent on doute de leur existence, les amblyopies alcoolique et nicotinique rentraient de plein droit dans la catégorie des amblyopies par excellence. Cette incertitude a cessé depuis quelques années, grâce aux recherches anatomo-pathologiques de Samelsohn (1882), dont les résultats furent confirmés point par point par Nettleship et Vossius. Samelsohn put soumettre à l'examen anatomique les yeux et les nerfs, le chiasma et les bandelettes optiques d'un individu ayant offert pendant des années, et sur les deux yeux, un scotome typique, étendu à environ 8 degrés autour du point de fixation, sans rétrécissement du champ visuel; l'étiologie de l'affection resta douteuse. Nettleship examina la portion du nerf optique insérée sur le globe oculaire, prise sur un individu diabétique qui avait abusé du tabac; nous verrons que le diabète aussi bien que l'abus du tabac peut donner lieu à un scotome central. Le cas de Vossius enfin est une amblyopie alcoolique; cet auteur avait à sa disposition les yeux, les deux nerfs optiques, le chiasma et une bandelette optique. — D'après cela, il ne saurait guère exister de doute que les altérations décrites par ces trois auteurs sont caractéristiques pour le scotome central en général, et pour les amblyopies alcoolique et nicotinique en particulier. Ce sont du reste des lésions qui expliquent parfaitement l'existence du scotome central.

Dans le cas de Samelsohn, un faisceau de fibres optiques se trouvait dans un stade avancé de dégénérescence grise, depuis le trou optique jusque dans l'œil, et cela des deux côtés. Ce faisceau changeait de position sur la coupe transversale du nerf. Au niveau du trou optique (p. 559, fig. 140, C, la partie ombrée), il occupait le centre du nerf aplati. Dans l'orbite, il se déplaçait (B) un peu vers le côté temporal, pour être rejeté tout à fait à la surface (A) à partir de l'entrée des vaisseaux centraux dans le nerf. D'ici jusqu'à l'œil, il représentait un secteur triangulaire dont la pointe était au centre du nerf, contre les vaisseaux centraux, et dont la base constituait la surface temporale du nerf. L'altération dégénérative paraissait être la plus avancée au niveau du trou optique; les fibres nerveuses y avaient tout à fait disparu, et les septa de tissu conjonctif étaient hypertrophiés; dans l'orbite, l'hypertrophie du tissu conjonctif était moindre et il y avait encore des restes dégénérés des fibres nerveuses. L'atrophie nerveuse s'étendait jusque dans les portions temporales de la lame criblée et de la rétine. Les cellules ganglionnaires de la rétine avaient disparu, bien qu'il y eût encore des fibres nerveuses dans la couche rétinienne interne. Les altérations étaient identiquement les mêmes des deux côtés.

Nettleship, qui n'avait à sa disposition qu'une portion de nerf insérée sur le globe oculaire, y trouva le segment atrophique du côté temporal, à base superficielle, et à sommet au centre du nerf.

Vossius a rencontré les mêmes altérations dans le nerf optique; le processus dégénératif s'était de plus étendu à travers le chiasma aux bandelettes optiques. Dans le nerf, le faisceau atrophié occupait les endroits indiqués par la figure 140, (p. 559); les fibres nerveuses y étaient dégénérées, le tissu conjonctif interstitiel hypertrophié et infiltré de corpuscules amylacés. Contre l'œil, la partie atrophique pouvait représenter le quart de tout le nerf. L'atrophie se propageait aussi vers le cerveau. Dans la bandelette, Vossius rencontra deux faisceaux atrophiés, l'un à l'endroit du faisceau direct (voy. p. 560), l'autre à l'endroit du faisceau croisé. Détail à remarquer! Il y avait dans la bandelette atrophie simple des fibres nerveuses, sans hyperplasie du tissu conjonctif.

Le résultat concordant de ces recherches est que dans le scotome central, il se produit au niveau du trou optique une névrite partielle chronique, et que ce sont les faisceaux qui occupent ici le centre du nerf qui sont attaqués. La névrite interstitielle, qui mène à l'atrophie des fibres nerveuses, descend à la longue le long du nerf jusque dans la papille; plus tard encore les fibres nerveuses, atrophiées par suite de la compression exercée sur elles au niveau du trou optique par le tissu conjonctif interstitiel, subissent une dégénérescence ascendante simple à travers le chiasma jusque dans les bandelettes optiques, donnant ainsi naissance à des scotomes absolus. Nous devons admettre aussi qu'à la longue, ou dans des cas particuliers, l'atrophie ou la névrite puisse se communiquer à toute l'épaisseur du nerf, et produire ainsi un rétrécissement périphérique du champ visuel, ou même la cécité absolue.

Insistons ici sur le trajet que d'après ces recherches les fibres nerveuses qui se terminent dans la *macula lutea* suivent à travers les bandelettes, le chiasma et le nerf optique jusque dans l'œil. De chaque centre psycho-optique part un faisceau destiné à chacune des deux *maculæ luteæ :* l'un fait partie de la portion croisée, l'autre de la portion directe du nerf optique (p. 560). Dans le chiasma, l'un de ces faisceaux franchit la ligne médiane, se confond avec un faisceau analogue venant du centre psycho-optique du côté opposé ; les deux réunis occupent au delà du chiasma le centre du nerf; ils se déplacent peu à peu du côté temporal, et à partir de l'entrée des vaisseaux centraux du nerf, ils en constituent un segment triangulaire temporal, à base superficielle et à sommet situé au centre du nerf. Ils constituent enfin la moitié temporale de la papille.

Pathogénie. — Nous avons donc affaire à une névrite interstitielle chronique, dont le point de départ paraît être toujours au niveau du trou optique, et qui se borne aux faisceaux centraux du nerf, qui à ce niveau représentent les fibres destinées à la *macula lutea.* Le tissu conjonctif hypertrophié abolit la conductibilité des fibres nerveuses, sans toutefois les détruire dès le début. Ainsi s'explique la restitution complète de la fonction, observée dans beaucoup de cas enrayés dès le début. Vu le siège profond de la maladie, les signes ophthalmoscopiques sont à peu près nuls au commencement de l'affection. Plus tard, quand la névrite est descendue jusque vers l'œil, on constate un trouble de la papille, et plus tard encore une atrophie de la portion temporale de la papille, c'est-à-dire des fibres lésées plus en arrière. L'atrophie indique que les fibres comprimées commencent à dégénérer ; dès lors la restitution de la fonction est impossible. On s'explique aussi pourquoi les vaisseaux centraux sont longtemps normaux, car ils ne sont pas compris dans le foyer névritique. On conçoit du reste que dans certains cas, caractérisés par la longue durée ou l'intensité du processus, ce dernier puisse s'étendre suivant l'épaisseur du nerf; l'atrophie totale du nerf optique et un rétrécissement du champ visuel en sont la conséquence.

Beaucoup d'obscurités persistent encore relativement à la manière dont l'intoxication produit la névrite interstitielle. On est tout naturellement amené à relever l'analogie qui existe entre la névrite en question et la cirrhose du foie, chez les alcooliques également. Dans l'un et l'autre cas, il s'agit d'une prolifération du tissu interstitiel avec atrophie des éléments spécifiques, suite de compression.

Quant à la prédilection de l'affection pour la région du trou optique, il y a lieu de rappeler qu'elle existe pour toutes les affections rétro-bulbaires du nerf optique (néoplasmes, inflammations quelconques). On comprend que les troubles circulatoires dans le nerf doivent se faire sentir plus tôt à l'endroit où il passe à travers un canal osseux étroit. — Il y aurait de plus à expliquer comment il se fait que ce soient précisément les faisceaux axiaux du nerf qui souffrent en premier lieu. Cela tient-il à ce que ces faisceaux semblent être nourris plus indirectement? Car à ce niveau les vaisseaux du nerf proviennent tous des gaines du nerf. D'ailleurs dans les névrites rétro-bulbaires en général, les fibres qui sont axiales au niveau du trou optique ont une tendance à être intéressées primitivement, témoin la fréquence de scotomes centraux dans toutes les névrites rétro-bulbaires.

Marche et pronostic. — L'amblyopie se développe ordinairement lentement, au point qu'elle ne devient gênante pour le malade qu'après des mois. La plupart du temps, les patients viennent à la consultation lorsque l'acuité visuelle est descendue à 1/3, 1/4 ou 1/5. Rarement l'amblyopie arrive à ce degré en dedans de quelques semaines; .il faut supposer, dans ces cas, une intensité anormale du processus névritique. L'augmentation de l'amblyopie marche parallèlement à une extension progressive du scotome. — Le processus n'a pas de tendance à envahir toute l'épaisseur du nerf optique, contrairement à ce qui existe dans les névrites rétro-bulbaires non toxiques, par exemple dans celles qui résultent d'un refroidissement. Dans certains cas, assez rares d'amblyopies alcoolique et nicotinique, surtout lorsqu'elles durent longtemps, le processus tend à envahir de plus larges portions du nerf; le scotome s'étend; les champs pour le jaune et pour le bleu sont envahis, il y a achromatopsie complète. Dans ces circonstances, il est de règle qu'on rencontre au centre du champ visuel un scotome absolu, et des rétrécissements à la périphérie du champ visuel; le processus prend les allures d'une névrite rétro-bulbaire ordinaire. Dans des cas exceptionnels (Hutchinson, Galezowski, Romiée), paraît-il, il survient une atrophie complète du nerf optique, avec amaurose absolue.

Le *pronostic* est favorable aussi longtemps qu'il n'y a ni rétrécissement du champ visuel ni scotome absolu. La restitution complète d'une acuité visuelle et d'une chromatopsie normales, c'est-à-dire la disparition du scotome, s'observe souvent dans les cas qui n'ont pas duré trop longtemps. Ordinairement on obtiendra une amélioration sensible, ou au moins un état stationnaire de l'affection. Dans les cas plus rebelles, on observe encore souvent, après une et deux années, une amélioration sensible, lorsque déjà l'individu a cessé toute médication, pourvu qu'il fasse cesser la cause d'intoxication. Lorsque le champ visuel est rétréci ou lorsqu'il y a un scotome absolu, on ne peut plus guère espérer une amélioration sensible; ordinairement cependant l'affection devient stationnaire, pourvu que le malade ne fume plus ou cesse de boire. — Dans les cas favorables, on remarque ordinairement que le scotome se rétrécit à partir de la périphérie, et finit par disparaître. Rarement on voit survenir des éclaircies tachetées dans l'étendue du scotome. Ceci se comprend aisément, puisque la névrite débute au centre du nerf, au niveau du trou optique ; ce sera aussi ce faisceau central destiné probablement au centre rétinien qui, à un moment donné, sera le siège des altérations les plus profondes. — Des récidives sont fort à craindre, ainsi qu'il résulte d'observations nombreuses.

Traitement. — L'indication capitale dans le traitement des amblyopies alcoolique et nicotinique est de faire cesser absolument et radicalement la cause intoxicante, l'usage du tabac et de l'alcool. Sans cette précaution, il n'y a pas d'espoir d'obtenir une guérison ni même un arrêt de l'affection ; celle-ci progressera jusqu'à produire une amblyopie prononcée, permettant à peine à l'individu de compter les doigts à la distance d'un pied. Et si nous en croyons Galezowski, les malades atteints ou guéris d'une amblyopie nicotinique devraient même éviter les locaux où l'on fume beaucoup. Si faire se peut, les alcooliques seront mis dans un institut, pour suppléer à leur manque d'énergie bien connu lorsqu'il s'agit de renoncer à la bouteille.

Il ne faut pas oublier que chez les alcooliques, et probablement aussi chez les fumeurs à outrance, tous les organes essentiels à la vie, surtout les organes parenchymateux, sont le siège d'une seule et même altération, à des degrés divers d'intensité, altération qui, dans certains cas, se développe outre mesure dans le nerf optique. Il importe donc de modifier, d'améliorer la nutrition générale, de relever surtout les fonctions digestives qui languissent plus ou moins chez tous ces malades. On prescrira une nourriture rationnelle, des promenades, et surtout des lotions de tout le corps avec de l'eau froide, mieux encore des cures hydrothérapeutiques.

Souvent on dirige plus spécialement contre l'affection oculaire des injections hypodermiques de strychnine, et des soustractions sanguines locales et répétées. On fait contre l'œil une injection par jour, de 1 à 2 milligrammes de nitrate de strychnine, surtout dans les stades avancés de la maladie. Si après huit jours la médication n'a pas produit d'effet, on la cesse pour en essayer de nouveau après un ou deux mois. — On a fait localement, contre l'œil, des soustractions sanguines locales et répétées, en appliquant des sangsues aux tempes. Les déplétions sanguines sembleraient parfaitement indiquées depuis que nous connaissons la nature inflammatoire du processus morbide ; mais les succès dus à ce moyen sont rares. Cela semble tenir, en partie, à la chronicité du processus ; nous savons que les soustractions sanguines ne produisent que peu d'effets dans les inflammations chroniques. La cause de l'inefficacité du moyen en question tient certainement, pour une large part, à la circonstance que chez ces malades, surtout chez les alcooliques, la nutrition générale est défectueuse. Il y a chez eux le début d'un état cachectique qui ne peut qu'empirer par l'emploi de moyens débilitants. On pourra cependant employer avec précaution ces soustractions sanguines locales chez les individus ayant l'apparence d'une santé parfaite ; on essayera deux ou trois fois avec trois sangsues, et on n'y reviendra plus s'il ne se produit aucune amélioration.

Rien n'empêche qu'on essaye du courant électrique continu traversant le nerf.

Un remède beaucoup plus employé, et recommandé récemment avec chaleur par Samelsohn, c'est l'iodure de potassium à l'intérieur, mais à doses croissantes, allant de 2 à 5 gramme par jour, et continué pendant des mois. On ne pourrait guère espérer d'amélioration sensible avant six semaines.

Contre les tremblements nerveux, les agitations et les insomnies, le bromure de potassium est beaucoup employé. On pourra essayer aussi de combattre les insomnies par la paraldéhyde (3 à 6 grammes en une fois, en potion), le remède spécifique de l'anorexie.

Une amélioration rapide est une exception, et souvent on est heureux d'obtenir un état stationnaire.

Pour juger de l'effet d'une médication, il importe de se prémunir contre une cause d'erreur. Souvent le malade croit à une amélioration alors qu'il n'en est certainement rien; par exemple, il croit voir mieux dans les jours brumeux. Le médecin ne pourra croire à une amélioration qu'après avoir constaté à l'aide de papiers colorés un rétrécissement du scotome.

BIBLIOGRAPHIE *de l'amblyopie par abus de l'alcool et du tabac.*

1837. SICHEL (J.). *Traité de l'ophthalm., la catar. et l'amaurose*, p. 711.
1840. MACKENZIE. *A pract. treatise on the diseases of the eye*, p. 888, 3e édit.
1850. KLAUNIG. Ambliopia potatorum (*Deutsche Klinik.*, n° 46).
1851. DEVAL. *Traité de l'amaurose*, p. 269.
1861. PAGENSTECHER. Fälle von Ambliopia potatoria (*Klin. Mittheil.*, 1er fasc., p. 57).
1863. HART. Smoking as a cause of optic atrophy (*Lancet*, July).
    — WORDSWORTH. Is amaurosis produced by tobacco? (*Lancet*, 4 juillet et 6 août; *Med. Times and Gaz.*, 4 avril).
    — HUTCHINSON. (*Lancet*, 11, 19 nov.).
    — SICHEL (J.) (*L'Union méd.*, 54).
1864. HUTCHINSON (*Lond. Hosp. Rep.*, 1, p. 33).
    — DECAISSE. Intermittences du cœur et du pouls par suite de l'abus du tabac à fumer (*Comptes rend.*, p. 1017).
1865. LOUREIRO. Ueber d. Einfluss d. Rauchtab. auf d. Krankh. d. Auges (*Klin. Monatsbl. f. Augenheilk.*, III, p. 394).
    — VON GRAEFE (*Ibid.*, III. p. 193).
    — SICHEL (J.). Nouv. rech. prat. sur l'ambl. et l'amaur. causées par l'abus du tabac à fumer, avec des remarques sur l'ambl. et l'amaur. des buveurs (*Ann. d'Ocul.*, t. LIII, p. 122).
1866. JACKSON (H.) (*Med. Times and Gaz.*, 1er sept.).
1867. HUTCHINSON. Statist. details of 3 years exper. in resp. to the form of amaur. suppos. to be due to tobacco (*Med. chir. Transact.*, L).
    — — (*Med. Times and Gaz.*, 7 déc.).
    — VIARDIN. Amaurose par abus du tabac (*Bull. de thérap.*, t. LXXII, p. 111).
    — ERISMANN. *Ueber Intoxicationsambl.*, Diss. Zürich, p. 76.
1868. FŒRSTER. Ueber d. schädl. Einfl. d. Tabaksrauchens auf. d. Sehvermögen (*Jahresber. d. schles. Gesellsch.*).
1869. LEBER (Th.) (*Arch. f. Ophth.*, t. XV, 3, p. 60).
    — — (*Ibid.*, p. 236).
    — GRAEFE (V.) (*Ibid.*, p. 26).

1869. HUTCHINSON. Case of tobacco amaur. ending in absolute blindness (*Med. Times and Gaz.*, 4 sept.).

1870. DAGUENET. Quelques considér. sur l'ambl. alc. (*Ann. d'Oc.*, t. LXII, p. 136 et *Ann. et Bullet. de la Soc. de méd. de Gand*, p. 51).

— REYMOND. Delle circost. nelle quali l'abuso del fumo di tabaco e delle buvande alcool. produce l'amaurosi (*L'Observatore*, n° 20).

— TALKO. Ueber d. Einfl. d. Tab. auf. d. Sehorg. (analysé in *Nagels Jahresber.*, 1871, p. 345).

— KOSMINSKY (Analysé *ibid.*, p. 345).

1871. FOERSTER (*Klin. Monatsbl. f. Augenheilk.*, t. IX, p. 344).

— GALEZOWSKI. De l'infl. de l'alcoolisme sur la vue (*Gaz. des hôp.*, p. 425 et 429).

— HIRSCHLER. Ueber den Missgebrauch von Spirituosen u. Tabak als Ursache von Amblyopie (*Arch. f. Ophth.*, t. XVII, f. 1, p. 221).

— DERBY (R. H.). Colorblindness an its acquisit. through the abuse of alcool an tobacco (*New York med. Journ.*, March).

— HUTCHINSON (J.). Statistical details of four ears experience in respect to the form of amaurosis supposed to be due to tobacco (*Ophth. Hosp. Rep.*, VII, p. 169).

— TALKO (analysé in *Nagels Jahresber.*, p. 291).

1872. APOSTOLI. Étude sur l'amblyopie alc. (*Journ. d'Ophthalm.*, t. I, p. 9 et p. 462).

— DENEFFE. De l'infl. alcoolique sur la vue (*Presse méd. belge*, n° 31).

— CURTIS. Amblyopia potatorum (*Transact. of the med. Soc. of the State of California*).

1873. DRYSDALE. Case of tobacco amaurosis (*Med. Press and Circular*, May 6).

— CHISHOLM. Diagnostic intéressant d'un cas d'amaurose par le tabac (*Ann. d'Ocul.*, t. LXXI, p. 90).

— FUMAGALLI. Sulla cura dell ambl. per abuso di bevande spirit, etc. (*Ann. di Ottalm.*, III, p. 201).

1874. TURNBULL. New remedy for the treatment of ambl. potat. (*Philad. med. Rep.*, 19 déc.).

— HUTCHINSON (*Ophth. Hosp. Rep.*, VIII, p. 4).

— SCHÖN (*Die Lehre vom Gesichtsfeld*, p. 116, Berlin).

1875. BULL (CH. S.). Observations on toxic amblyopia (*New York med. Journ.*, p. 247).

— DICKINSON. The effects of nicotine in product. of tobacco amaurosis or optic nerve atrophy (*The Saint-Louis med. and surg. Journ.*, p. 25 et p. 57).

1876. KRENCHEL. Amblyopie centrale. Copenhague.

— GALEZOWSKI. De l'action toxique de l'aniline, de l'opium, du tabac, etc., sur la vue (*Recueil d'Ophth.*, p. 210).

— — Des troubles visuels occasionnés par l'alcool, et de l'hallucination de la vue (*Ibid.*, p. 331).

— ALI. Des amblyopies toxiques (*Ibid.*, p. 258).

— HUTCHINSON (J.). Report on the prognosis in tobacco amaurosis (*Ophth. Hosp. Rep.*, t. VIII, p. 488).

1877. GALEZOWSKI. Troubles visuels occasionnés par le tabac et la nicotine (*Rec. d'Ophth.*, p. 1).

— DESPAGNET. De l'amblyopie nicotinique (*Mouvement médical*, n° 27).

— GUILLOT. Amaurose nicotinique (*Progrès médical*, juin).

— DOLAN. Nicotinic amaurosis (*Med. Press and Circular*, June).

— CORSO. Influenza della nicotina sopra l'organismo animale (*Gaz. med. ital. lomb.*, n° 9).

— SIMONS. Een gevalle van nicotinvergifting (*Weekbl. van het Nederl. Tijdschr. v. Geneesk*, p. 233).

— VAN VALZAH. Tobacco poisening, etc. (*Philad. med. Times*, p. 271).

— ARENS. Amaurosis alcoolica acuta (*Bull. de la Soc. des sc. méd. de Luxembourg*).

1878. HIRSCHBERG. Ueber Tabaksamblyopie, etc. (*Deutsche Zeitschr. f. pract. Medic.*, n° 17 et 18).

1878. HORNER. Ueber Intoxicationsamblyopie (*Schweiz. Corr.-Bl.*, t. VIII, p. 396).
 — MARTIN. *De l'amblyopie nicotinique*. Thèse. Paris.
 — MAHIELS. Amblyopie par abus du tabac (*Arch. méd. belges*, nov.).
 — CLAREN (L.). (*Ueber Tabaksamblyopie*. Diss. Bonn.
 — NUEL. L'amblyopie alcoolique et le daltonisme (*Bull. de l Acad. roy. de méd. de Belgique*, p. 686, et *Ann. d'Ocul.*, p. 105).
 — CHISOLM. Blindness induced by the use of tobacco, etc. (*North. Car. med. Journ.*, Wilmington, II, p. 369).
1879. COHN. Notiz zur Tabaksambl. (*Centralbl. f. prakt. Augenheilk.*, p. 300).
 — ALEXANDER. Narcotine (nicotine) amaurosis, with four cases (*Med. and. surg. Rep.*, Philad., XII, p. 469).
 — CALHOUN. Tobacco-poisening and its effects upon the eye-sight (*South med. Rec. Atlanta*, IX, p. 321).
 — COURSERANT. De l'amblyopie alcoolo-nicotienne et de son traitement, etc. (*Journ. de conn. méd. prat.*, Paris, I, p. 239).
 — LASÈGUE. Les troubles visuels de l'alcoolisme (*Arch. génér. de méd.*, p. 342).
 — GALEZOWSKI. Clinique ophth. (*Rec. d'Ophth.*, p. 697).
 — NETTLESHIP (*Saint-Thomas Hosp. Rep.*).
1880. WEBSTER. Amblyopia from the abuse of tobacco and alc. (*Med. Rec. New York*, p. 649 et 665).
 — FANO. Antécédents d'alcoolisme et de nicotinisme; atrophie part. du n. opt. dr.; persistance de la faculté chrom. des deux yeux, etc. (*Journ. d'ocul. et de chir.*, p. 231).
 — ELY. Observ. up. the effects of tobacco (*New York med. Journ.*, p. 397).
 — NELSON. On tabacco amblyopia (*Brit. med. Journ.*, p. 774).
 — BERRY (G.). On central amblyopia (*Ophth. Hosp. Rep.*, p. 44).
 — SECONDI. Sull' ambliop. dei bevitori e fumatori (*Giorn. internaz. dell. sc. med.*, p. 1128).
1881. ROMIÉE. De l'amblyopie alcoolique (*Rec. d'Ophth.*, p. 33).
 — SALM. Tobacco and alcool, etc. (*Texas med. and surg. Rec.*, p. 305).
 — MACÉ et NICATI. Héméralopie et torpeur rétinienne, etc. (*Comptes rend.*, 13 juin).
 — SEWNY. Amblyopia from tobacco (*Med. Rec. New York*, p. 329).
1882. SHORTEN KRONDHJEM. Amblyopie centrale nicotinique (*Rec. d'Ophth.*, p. 210).
 — AYRES. Tobacco-Ambliopie (*Cincinnati Lancet and Clinic.*, fevr.).
 — SEGURA. Ambliopia nicotinica (*Clinica de Malaga*, p. 119).
 — FANO. Faculté chrom. de l'œil dans l'ambl. alc. et nicot., etc. (*Journ. d'Ocul.*, p. 193).
 — PETRUCCO. Dei fenomeni ocul. in relazione ai fenomeni generali nell' alcool. et nicot., etc. (*Gaz. med. ital. Prov. Venete*, n°s 24 et 26).
 — SAMELSOHN. Zur Kentniss d. retrobulb. Neuritis (*Arch. f. Ophth.*, t. XXVIII, f. 1, p. 1).
 — NETTLESHIP et W. EDMUNDS (*Transact. of the ophth. Soc.*, t. I).
 — VOSSIUS. Ein Fall von beiderseitigen centr. Scotom, etc. (*Arch. f. Ophth.*, t. XXVIII, f. 3, p. 183).
1883. CHURCH. Amblyopia potat. (*Philad. med. and. surg. Reporter*, March 22).
 — MAGNAN. De l'hémianesthésie, etc., dans l'alcoolisme chronique (*Gaz. hebd.*, p. 729).
 — ROVA. Sull amaurosi nicot. (*Ann. di Ottalm.*, t. III, p. 92).
 — GALEZOWSKI. Des troubles visuels consécut. à l'abus du tabac (*Rec. d'Ophth.*, p. 677).
1884. DREIER-DUFER. De l'amblyopie tabacique. (*Gaz. méd. de l'Algérie*).
 — DAVID, (H.). *Essai sur les altérat. fonct. et organ. de l'appareil de la vision sous l'infl. de l'alcool et du tabac*. Thèse. Paris.
 — BUZZARD (T.). On two cases of tabacco ambl. (*Lancet*, II, p. 52).
 — PRIESTLEY SMITH (*Brit. med. Journ.*, I, p. 720).
 — GUELLIOT (C.). De l'amaurose nicotinique. Moyens de la distinguer de l'amaurose alcoolique (*Gaz. méd. de l'Algérie*. p. 27).
 — VOSSIUS (*Klin. Monatsbl. f. Augenheilk.*, p. 291).

CHAPITRE VI

AMBLYOPIE PAR INTOXICATION SATURNINE

On sait que des altérations graves du système nerveux général sont souvent la conséquence des intoxications par le plomb, ce poison qui s'attaque à la plupart des organes viscéraux ; on ne sera donc pas étonné en apprenant que ce métal provoque également des désordres dans l'appareil nerveux visuel. Les intoxications par le plomb sont très fréquentes, en raison de l'usage étendu qu'on en fait dans l'industrie. Aussi des troubles visuels ayant les caractères de l'amaurose ou de l'amblyopie sont-ils consignés depuis longtemps, notamment par Duplay (1834) et Tanquerel des Planches (1839). De nombreux cas ont été observés plus récemment à l'aide des moyens d'investigation dont dispose l'ophthalmologie moderne.

La sélection morbifique du plomb paraît être multiple dans l'appareil nerveux visuel. A côté des cas dûment constatés où l'examen le plus minutieux n'a réussi à faire découvrir aucune lésion, et qui rentrent donc de droit dans la catégorie des amblyopies et des amauroses sans altérations et sans autres symptômes du côté de l'appareil visuel que le trouble de la vision, on trouve consignés de nombreux cas dans lesquels l'examen ophthalmoscopique a révélé des altérations graves, capables d'expliquer l'amblyopie ou l'amaurose.

Le plus souvent il s'agit d'une névrite double bien caractérisée, avec troubles et congestion de la papille. D'autres fois les altérations de la papille sont moins prononcées, probablement parce que le siège de la névrite est plus profondément dans l'orbite. Dans l'un et l'autre cas il y a tendance manifeste à la production d'une atrophie du nerf, avec rétrécissement du champ visuel.

Quelquefois on a rencontré, dès le début, l'apparence d'une atrophie simple du nerf optique ; selon toutes les apparences, c'étaient des névrites peu apparentes dans l'intérieur de l'œil.

Le trouble visuel qui consiste en une amaurose double ou une amblyopie considérable, avec rétrécissement du champ visuel, arrive brusquement à son apogée, surtout lorsque des symptômes ophthalmoscopiques font défaut. La cécité peut devenir complète en quelques heures, et alors ordinairement pendant une colique de plomb ou au milieu d'accès plus graves, cérébraux, épileptiformes. Rarement la vue se perd plus insidieusement, en silence, sans accompagnement de coliques ou d'accès saturnins plus graves ; cela s'observe surtout lorsqu'on constate les symptômes ophthalmoscopiques de la névrite.

De même que la névrite saturnine, l'amblyopie et l'amaurose atteignent les deux yeux à la fois, mais quelquefois l'un plus fortement que l'autre.

Dans un cas de Landolt, l'un des yeux était affecté de scotome central. Ce cas exceptionnel a été observé également par Schneller.

L'examen ophthalmoscopique, avons-nous dit, est négatif dans des cas rares. Assez souvent on trouvera un léger trouble et un peu d'hypérémie de la rétine et de la papille, dont les contours sont voilés : signe d'une névrite rétro-bulbaire. On pourra continuer à ranger ces cas dans la catégorie des amblyopies et des amauroses, parce que les lésions ophthalmoscopiques ne sont pas en rapport avec le trouble visuel.

Les cas de névrite bien confirmée ne rentrent plus dans notre cadre.

Les pupilles sont ordinairement larges, immobiles, quelquefois à contours irréguliers. D'après mon expérience, une étroitesse des pupilles est le signe de complications saturnines du côté de la moelle épinière. Dans un cas de mon observation, les pupilles étaient resserrées ; plus tard se sont développés des symptômes d'ataxie.

Complications. — Nous aurions à signaler les symptômes les plus divers, tant généraux que locaux, de l'intoxication saturnine : coliques, paralysies, arthralgies, état épileptique, hémiplégies, cachexie, couleur pâle, terreuse de la peau, liséré bleu ardoisé des gencives, etc., dont plusieurs ont précédé l'amblyopie. Citons, comme intéressant plus particulièrement l'ophthalmologiste, la paralysie de l'accommodation, du sphincter de la pupille et des muscles extrinsèques de l'œil, puis l'albuminurie (Després, Steffan, Hirschler, etc.). Cette dernière complication peut à son tour devenir le point de départ d'affections oculaires, notamment de la rétinite albuminurique.

Le *pronostic* est toujours grave, bien qu'il ne soit pas désespéré. L'amaurose par atrophie complète du nerf optique est toujours fort à craindre. L'amblyopie véritable admet toutefois un pronostic plus favorable que la névrite saturnine bien caractérisée. Les cas les plus favorables sont ceux où l'amblyopie ou l'amaurose se développent brusquement. C'est que, lorsque l'amblyopie se développe plus progressivement, il s'agit probablement d'une véritable névrite rétro-bulbaire. — Une restitution complète paraît avoir été observée dans des cas très exceptionnels. On s'estimera toutefois heureux en voyant les yeux échapper avec une atrophie partielle des nerfs optiques et avec un rétrécissement du champ visuel.

Pathogénie; siège de la maladie. — On sait que le plomb, introduit dans l'organisme, se fixe dans un très grand nombre d'organes, s'y maintient avec une persistance très grande, et provoque de graves désordres. Heubel (*Pathogenese u. Sympt. der chron. Bleivergiftung,* Berlin, 1871) a constaté par l'analyse chimique que le plomb est retenu surtout par le système osseux, le foie et le rein, moins par le système nerveux. Et cependant les paralysies hémiplégiques et autres, les convulsions avec perte de connaissance, etc., démontrent que l'action du poison s'étend également au système nerveux central en particulier. En fait d'altérations palpables, citons la périartérite, constatée notamment dans le cerveau (et dans le tube digestif) par Kussmaul et Maier (*Deutsch. Arch. f. klin. Med.*, t. IX, p. 283).

Nul doute que dans la plupart des cas, ce sont des parties périphériques de l'appareil nerveux visuel, notamment les éléments conducteurs, qui sont directement lésées. Tel est le cas des névrites manifestes; il semble en être de même d'un assez grand nombre de prétendues amauroses simples, dans lesquelles on a signalé un léger degré de trouble de la papille, et même des amauroses et des amblyopies qui se développent lentement, insidieusement, avec les apparences de l'atrophie progressive du nerf optique, produisant d'abord un rétrécissement concentrique du champ visuel.

Dans les cas de la dernière espèce, l'endroit lésé paraît seulement être plus reculé vers les centres. D'après ce qui a été dit à la page 644, les scotomes centraux par intoxication saturnine seront le fait d'une névrite partielle, dont le point de départ est probablement le trou optique. Schneller a positivement constaté les signes d'une névrite légère dans un cas de ce genre. Il est d'ailleurs à supposer que la névrite se développe ordinairement en premier lieu au niveau du trou optique, canal rigide au niveau duquel les troubles circulatoires dans le nerf optique conduisent le plus facilement à des troubles nutritifs.

Quant à la cause prochaine du trouble circulatoire et nutritif dans le nerf, nous l'ignorons à peu près complètement. Faut-il invoquer une action irritante directe du plomb sur les éléments anatomiques? Ou bien veut-on relever l'importance de la dégénérescence hyaline des petites artères qu'on a rencontrée dans le cerveau?

Les véritables amblyopies et amauroses saturnines, qui atteignent brusquement leur maximum d'intensité et disparaissent à peu près complètement, s'expliquent à la rigueur par un trouble circulatoire intense, mais passager, survenant brusquement dans le chiasma, dans les deux bandelettes ou les deux nerfs optiques. On doit cependant admettre, dans ces cas, la possibilité que le siège de l'affection soit plus central, à preuve la complication fréquente avec des symptômes cérébraux (hémiplégie, convulsions, perte de connaissance). La perte de connaissance semblerait prouver une lésion corticale. Certains de ces cas ressemblent même beaucoup à l'amaurose urémique.

De ce que dans quelques cas le plomb agit indirectement sur l'organe visuel, en provoquant une inflammation interstitielle du rein, qui devient cause de rétinite albuminurique, certains auteurs ont inféré que le trouble de la fonction rénale serait la cause morbifique dans toutes ou presque toutes les amblyopies saturnines. Les cas d'amaurose saturnine simple ne seraient rien autre chose que des amauroses urémiques (Danjoy). Les troubles cérébraux par intoxication saturnine eux-mêmes seraient de nature urémique. — La fréquente complication de la néphrite albuminurique avec l'intoxication saturnine a été mise en lumière par Lancereaux, notamment. Mais rien ne nous autorise à étendre dans la mesure indiquée l'importance pathogénique de cette néphrite. Bien que dans la dégénérescence parenchymateuse des reins les urines puissent être par moments exemptes d'albumine, il n'est pas cependant permis d'escompter à ce point l'incertitude résultant de ce chef, puisqu'un examen répété des urines permettra de lever tous les doutes. Du reste, l'amblyopie ou l'amaurose saturnine se distinguent dans l'immense majorité des cas de l'amaurose urémique par sa tendance à progresser et à devenir définitive. — Aussi longtemps qu'on n'aura pas fourni des preuves plus démonstratives en sa faveur, nous devons passer à l'ordre du jour sur la théorie urémique de l'amblyopie saturnine.

Olivier a le premier essayé de provoquer chez des animaux les symptômes de l'intoxication saturnine. On a réussi, dans quelques cas, à produire des accès éclamptiques et même l'amaurose ; l'albuminurie n'a été observée que dans quelques cas exceptionnels.

Traitement. — Le traitement doit être celui de l'intoxication saturnine, exposé dans les ouvrages de pathologie.

En tête se placent les mesures prophylactiques. On suppose que ce n'est pas tant par la peau que par la respiration et la déglutition que le plomb, suspendu en fines particules dans l'air des ateliers, pénètre dans le corps (Melsens) des peintres, des ouvriers travaillant dans les fabriques de préparations de plomb, dans les fabriques de faïence, etc. Il faut donc insister sur une bonne ventilation des locaux dangereux ; les ouvriers les plus exposés porteront des éponges mouillées devant la bouche et les narines ; ils se laveront le visage et les mains, et même tout le corps, en se frottant avec un linge dur ou une brosse, surtout avant les repas. Nous estimons toutefois que c'est aller un peu loin que de proscrire, comme on l'a fait, tout cosmétique et toute teinture capillaire à base de plomb. — On songera au danger qu'offre le premier verre de bière tiré d'une pression à tubes en plomb, ainsi que l'eau ayant séjourné quelque temps dans les tuyaux d'une conduite d'eau.

Une fois l'intoxication avérée, on prescrira les opiacés, dont l'utilité est universellement reconnue, concurremment avec les purgatifs, pour éliminer le poison. Dans le même but, on donne plus tard l'iodure de potassium.

En fait de topiques dirigés plus spécialement contre le trouble visuel, on a vanté les soustractions sanguines locales, indiquées surtout dans les cas de névrite. — Déjà Tanquerel des Planches a vanté l'application endermique de la strychnine, qu'on remplacera naturellement aujourd'hui par l'injection hypodermique du même médicament, d'après les règles exposées à la page 647. — Dans certains cas, l'application du courant constant paraît avoir exercé une influence heureuse (Landolt).

Bibliographie *de l'amblyopie par intoxication saturnine.*

1817. Beer. *Lehre von den Augenkrankh.*, t. II, p. 499.

1834. Duplay. De l'amaurose, suite de la colique de plomb (*Arch. gén. de méd.*, t. II, p. 5).

1839. Tanquerel des Planches. *Traité des maladies de plomb ou saturnines*, Paris, t. II, p. 208.

1851. Deval. *Traité de l'amaurose*, p. 263.

1855. Rau. Amaurose, suite de tinction des cheveux par un spécifique renfermant du plomb? *Arch. f. Ophth.*, I, 2 p. 205.

1862. Lancereaux. Complication de l'albuminurie avec l'intoxication saturnine. (*Gaz. méd.*).

1863. Olivier (*Arch. gén. de méd.*).

1864. Danjoy. De l'albuminurie dans l'encéphalopathie et l'amaurose saturnines (*Arch. gén. de méd.*, p. 102).

1866. Hirschler. Amaurosis saturnina (*Wien. med. Wochenschr.*, nos 7 et 8).

— Bouchut (*Union médicale*, 3 juillet).

1867. Haase, G. Amaurosis saturnina, etc. Heilung durch subcut. Morphiuminject. (*Klin. Monatsbl. f. Augenheilk.*, t. V, p. 225).

— Hutchinson (*Ophth. Hosp. Rep.*, t. VI, p. 55).

1868. Meyer (E.). Deux cas d'amaurose saturnine (*Un. méd.*, 27 juin).

— Réau. *Des amauroses.* Paris.

1871. Schneller. Neuritis optica aus Bleivergiftung (*Klin. Monatsbl. f. Augenheilk.*, t. IX, p. 240).

— Hutchinson (J.). On lead-poisening as a cause of optic neuritis (*Ophth. Hosp. Rep.*, t. VII, p. 6).

1872. Lunn. Chronic lead poisening. Amaurosis (*Med. Times and Gaz.*, t. XLIV, p. 685).

— Després. Nature de l'amaurose dans l'intox. saturn. (*Soc. de chir.*, 27 nov.; *Gaz. des hôp.*, p. 1180).

1873. Samelsohn (J.). Zur Casuistik d. Ambl. saturn. (*Klin. Monatsbl. f. Augenheilk.*, p. 246).

— Steffan (*Jahresber. d. Augenheilanst.*, 1872-1873).

1877. Galezowski. Troubles visuels dans l'intoxication saturnine (*Rec. d'Ophth.*, p. 245).

— Gerhardt. Ueber saturnine Hemiplegie (analysé in *Nagels Jahresber.*, p. 216).

— Breuer. *Ueber Amblyopia saturnina.* Diss. Bonn.

1878. Lespille-Moutard. *De la névrite optique dans l'intoxic. saturn.* Thèse. Paris.

— Lediard. Transitory amblyopia from lead. (*Med. Times and Gaz.*, II, p. 217).

— Galezowski. Troubles visuels dans l'intox. saturn. (*Rec. d'Ophth.*, p. 79).

1879. Debove. Note sur l'hémiplégie saturnine et sur son traitement par l'application d'un aimant (*Progrès méd.*, nos 6 et 7).

— Monakow. Zur pathologischen Anatomie der Bleilähmung und der saturninen Encephalopathie (*Arch. f. Psychiatrie u. Nervenkrankh.*, X, p. 495).

1880. Landolt. Troubles de la vision observés dans un cas d'hémiplégie saturnine (*Ann. d'Ocul.*, p. 165).

— Schubert. Amaurose bei Bleivergiftung. (*Erztl. Intelligenzbl.*, n° 12).

— Landesberg. Affections of the eye conseq. upon lead poisening. (*Med. Bull. Philad.*, p. 108).

1881. Oeller. Ueber hyaline Gefässdegeneration als Ursache einer Ambl. saturn. (*Arch. f. path. Anat.*, p. 329).

CHAPITRE VII

AMAUROSE PAR SUITE D'INTOXICATION PAR LA QUININE

Des troubles de la vision ont été maintes fois et depuis longtemps signalés par des médecins non oculistes comme suite de l'administration de doses excessives de quinine. Ces premières observations sont peu détaillées, et ne vont guère plus loin que de signaler un certain degré d'amblyopie ou même l'amaurose. Depuis quelques années, un nombre assez respectable de cas ont été publiés avec suffisamment de détails pour que nous soyons à même de préciser assez bien les symptômes observés dans de telles conditions.

Il résulte des observations de Rosa, Knapp, Horner, Grüning et Michel, que les troubles fonctionnels, très particuliers, ont été les mêmes, au degré près, dans tous les cas.

Les doses de quinine qui ont causé les troubles visuels ont été tantôt excessives, de 6-12 grammes pris en une fois, ou bien plus faibles (de $0^{gr},50$), mais répétées des jours et des semaines, et de manière que chaque jour 2 à 3 grammes avaient été administrés.

De faibles symptômes d'intoxication générale par la quinine paraissent être très fréquents; bien peu de médecins ne les ont jamais rencontrés. Il semble du reste y avoir des personnes anormalement sensibles à l'action de cet alcaloïde (idiosyncrasie!). Un des premiers symptômes de l'intoxication consiste, comme on sait, dans des bourdonnements d'oreilles pouvant aller jusqu'à la surdité. Dans des cas plus graves, il survient d'autres troubles, notamment des obscurcissements de la vue et même l'amaurose; les troubles visuels sont des symptômes d'une intoxication plus grave.

Dans ces cas plus prononcés, on constate les symptômes suivants : grande pâleur des téguments, faiblesse générale, contraction spasmodique de la bouche et des extrémités, quelquefois perte de connaissance, qui, dans les cas excessifs, peut se prolonger pendant des jours et même pendant deux semaines. Il y a cécité absolue, de la surdité avec ou sans bourdonnements d'oreilles. Les pupilles sont larges, immobiles sous l'influence de la lumière, mais se contractent encore lors de la convergence accommodative et réagissent sous l'influence de l'ésérine. — Les phosphènes lumineux faisaient défaut dans certains cas.

Les milieux sont transparents. A l'ophthalmoscope on découvre une ischémie rétinienne très accentuée, au début, sans troubles de la membrane nerveuse. Les papilles sont très pâles, au début sans trouble ; le fond de l'œil pâle ; les vaisseaux centraux, les veines aussi bien que les artères, rétrécis à un très haut degré, quelquefois au point que lors de l'examen à l'image renversée on ne les remarque guère. A l'image droite on les poursuit plus loin, sous forme de minces filaments rouges. Une faible pression exercée sur le globe oculaire suffit ordinairement pour les vider tout à fait. Au niveau de la *macula lutea*, on a signalé sur le fond blanchâtre la tache rouge qu'on voit surtout dans les cas d'ischémie rétinienne, notamment dans l'embolie de l'artère centrale. — La pression intra-oculaire paraît avoir été toujours à peu près normale.

La surdité disparaît ordinairement dans les premiers jours ; quelquefois il reste pour toujours une certaine dureté de l'ouïe. Les troubles de la sensibilité générale et de la motilité, ainsi que la perte de connaissance, disparaissent aussi, dans des cas graves seulement, après 8-10 jours.

La cécité absolue peut durer des semaines et des mois, mais elle n'a été permanente dans aucun des cas observés jusqu'ici. La vision centrale redevient ordinairement normale, quelquefois elle se relève seulement à 20/30 ou même à 20/100. Le champ visuel, limité d'abord à une petite zone autour du point de fixation, s'élargit pendant des mois, mais reste toujours notablement rétréci de tous les côtés.

Le sens de lumière et le sens chromatique, d'abord très faibles, reviennent tout à fait après des mois. — Dans le cas observé par Grüning, le nerf optique était insensible à l'électricité pendant l'amaurose complète.

Les artères et les veines rétiniennes se dilatent dans la suite, mais cela ne va jamais jusqu'au calibre normal. Dans quelques cas, les artères étaient dans les périodes ultérieures de l'affection bordées de bandes blanches (périvasculite). Les papilles restent pour toujours d'une blancheur remarquable, qu'on a qualifiée d'éclatante dans certains cas. — Le fond de l'œil contraste donc fortement avec la vision : celle-ci est assez bonne, alors que l'ophthalmoscope révèle les signes habituels d'une atrophie très avancée du nerf optique.

Voici comme exemple de ces amauroses quiniques graves, le résumé de l'observation de Grüning. Les autres semblent du reste calquées sur elle, tellement ces affections se ressemblent.

Chez une femme de trente-cinq ans, on fut amené à vider la matrice dans la sixième semaine de la grossesse. Contre des accidents fébriles qui s'ensuivirent, on administra, en trente heures, près de 5 grammes de quinine. Bientôt après la dernière dose survint un accès de convulsions cloniques des muscles du visage et des extrémités. Bien qu'après l'accès la malade assurât n'avoir aucun souvenir de ce stade convulsif, elle répondait cependant à toutes les questions qu'on lui posait à haute voix pendant l'accès. Après l'attaque convulsive, la femme était sourde et aveugle.

Vingt-quatre heures plus tard, l'ouïe était revenue, mais la cécité persistait toujours. Dilatation maximale des pupilles ; les iris sans réaction par la lumière ; les pupilles se contractent chaque fois que la patiente converge et fait des efforts d'accommodation. Milieux transparents normaux. Papilles très pâles, mais transparentes et à contours bien accusé. Vaisseaux rétiniens, artères et veines, filiformes, à peine visibles à l'image renversée, se vident par la plus légère pression exercée sur le globe oculaire. Dans chaque *macula lutea*, une tache rouge-cerise, entourée d'une zone grise opaque. Amaurose absolue. Pas de phosphènes lumineux par pression ; pas de réaction du nerf optique sous l'influence d'un courant constant. Pouls faible, à 120 à la minute. Grande pâleur générale ; pas de douleur particulière. L'ouïe est encore un peu dure, à cause des bourdonnements d'oreilles. Pas d'albumine dans les urines.

Dix jours après le commencement de la cécité, la tache rouge dans la *macula lutea* et la bande grise environnante ont disparu. Même état que précédemment des vaisseaux rétiniens et de la papille.

Le quinzième jour, perception lumineuse ; la fenêtre est remarquée ; cette amélioration a disparu le lendemain, peut-être parce que la patiente s'était tenue assise dans son lit pendant trois heures. Trois jours plus tard, la perception lumineuse était revenue ; elle se perdit de nouveau les jours suivants, à la suite d'une menstruation. Elle revint quelques jours plus tard, et la vision s'améliora progressivement dans la suite. Sept semaines après le début de l'affection, la femme pouvait compter les doigts à quatre pieds. Nouvelle diminution passagère de la vision pendant une seconde menstruation.

Un mois plus tard, l'acuité visuelle est 20/20.

Les pupilles ne réagissent pas encore à la lumière, mais bien avec les efforts accommodateurs. Papilles pâles, mais transparentes. Vaisseaux rétiniens filiformes. Champs visuels encore très rétrécis de tous côtés, un peu plus en haut et en bas. Aucune couleur n'est distinguée.

Dans la suite, les champs visuels s'étendirent encore, mais sans atteindre les limites normales. La perception des couleurs était revenue ; elle resta cependant un peu obtuse. Pupille de moyenne dilatation, réagit un peu à la lumière.

Voilà pour les cas graves d'amblyopie. On en a observé de moins intenses ; les symptômes étaient les mêmes, mais plus légers et plus éphémères.

Une observation de Jodko reste toujours un cas unique. Cet auteur a observé des scotomes centraux dans un cas d'intoxication quinique, suivie de guérison. Le fond de l'œil était normal.

Le *pronostic* est donc des plus favorables, surtout si on a égard à la gravité des symptômes initiaux, et surtout aux altérations ophthalmoscopiques persistantes. Sous ce dernier rapport, l'affection qui nous occupe est unique en son genre.

Quant au *siège* et à la *nature intime* du processus provoqué par l'intoxication, évidemment le nerf et la rétine, ou plutôt les vaisseaux centraux sont directement en cause. Si nous faisons abstraction de l'observation unique d'un scotome central, nous ne saurions méconnaître la grande ressemblance de l'affection quinique avec l'ischémie rétinienne par embolie de l'artère centrale ou par une hémorrhagie dans le tronc du nerf optique, affections dans lesquelles il y a des troubles rétiniens et papillaires plus considérables, et dont le pronostic est beaucoup plus grave. — L'ischémie rétinienne est, en effet, des plus prononcées dans l'amblyopie et dans l'amaurose quiniques. Les symptômes généraux concomitants semblent dénoter, dans beaucoup de ces cas, un état ischémique analogue de parties ou de la totalité du cerveau.

On songe naturellement à des troubles vaso-moteurs, amenant une vaso-constriction considérable. Il ne nous semble pas cependant que l'action porte sur le centre vaso-moteur ; la longue durée de l'ischémie, voire même sa permanence, est contraire à cette hypothèse ; une action si prolongée des nerfs vaso-constricteurs finirait par amener la fatigue nerveuse et la dilatation des vaisseaux. L'action de la quinine paraît plutôt s'exercer directement sur les éléments contractiles des vaisseaux. On sait du reste qu'appliquée localement, la quinine resserre les vaisseaux. Cette action pourrait être une irritation locale, amenant un certain degré de vasculite qui resserrerait pour toujours le calibre des tubes.

O. Becker et Horner ont provoqué un état identique chez des chiens, par l'injection hypodermique de chlorhydrate de quinine : amaurose, vaisseaux rétiniens vides de sang. Dans les affections congestives de la rétine, accompagnées de fièvre, on ne réussit pas à rétrécir de cette manière les vaisseaux. Ceci semblerait indiquer que l'action de la quinine porte sur le centre vaso-moteur, qu'on sait être paralysé dans la fièvre. Horner est d'avis que l'ischémie rétinienne fait partie d'une ischémie générale, suite de l'abaissement de l'activité circulatoire.

Diagnostic. — On ne saurait confondre l'amaurose quinique avec une amaurose par perte sanguine, affection dans laquelle la forte ischémie est toujours accompagnée de troubles rétiniens, à peu près comme dans l'ischémie rétinienne par embolie de l'artère centrale ou par hémorrhagie dans le tronc du nerf optique. — Elle se distingue aussi des névrites rétro-bulbaires par l'absence de tout trouble papillaire, et par l'ischémie extrême. Il semblerait cependant qu'un léger degré de névrite se développe dans une période ultérieure de l'amaurose quinique.

Traitement. — Les cas observés se sont tous améliorés, bien qu'on eût institué les traitements les plus divers. Il semble rationnel de provoquer une vaso-dilatation de la tête, et d'employer à cet effet le remède par excellence, des inhalations de nitrite d'amyle. Dans le cas de Michel, le médicament n'exerça aucune influence sur les vaisseaux rétiniens, bien que les autres vaisseaux de la tête se fussent dilatés. On a essayé, sans qu'on aperçoive clairement en vue de quelle indication, du courant constant; on a aussi administré les ferrugineux, la noix vomique, des injections hypodermiques de strychnine, du calomel à petites doses. On devra surtout tenir les malades au lit dans la position horizontale (pour aller à l'encontre de l'ischémie), dans un repos absolu et dans une demi-obscurité. Grüning rapporte qu'un peu de perception lumineuse ayant reparu dans son cas, elle disparut, parce que, prétend-il, le malade s'était assis dans le lit.

BIBLIOGRAPHIE *de l'amaurose par intoxication quinique.*

1841. GIACOMINI. *Annal. univ. di med.*
1853. BRIQUET. *Traité thérapeutique du quinquina et de ses préparat.* Paris.
1857. VON GRAEFE. Fälle von Amaurose nach Chiningebrauch.(*Arch. f. Ophth.*, III, fasc. 2 p. 396).

1871. JODKO. *Nagel's Jahresber.*, p. 216 (scotome central).
1879. VOORHIES. *Transact. of the American med. Assoc.*
1879-1880. ROOSA. *Arch. f. Augenheilk.*, t. VIII, fasc. 3, et t. IX, fasc. 1.
1881. KNAPP. *Compte rendu du Congrès ophth. d'Heidelb.*
 — O. BECKER. *Ibidem.*
 — HORNER. *Ibidem.*
1882. GRÜNING. Ein Fall von Chininlblindh. (*Arch. f. Augenheilk.*, t. XI, p. 145).
 — MICHEL (C. E.). Ein Fall von Chininamaurose (*Ibidem*, p. 151).
 — KNAPP. Ueber Chininamaurose (*Ibidem*, p. 156).
 — BRUNNER. *Ueber Chinin amaurose.* Dissert. Zürich.
 — HOBBY (C. M.). A case of quinine amaurosis manifesting itself primarily in one eye
   only (*Arch. of Ophth.*, t. XI, p. 34).
1883. DIEZ (F.). Caso de ambl. toxic. producida por el sulf. de quinina (*Oftal. pract.*
   Madrid, p. 13).
 — PENA. *Ibidem.*
 — SANTOZ FERNANDEZ. *Gron. oftal. Cadiz*, p. 125.

CHAPITRE VIII

AMBLYOPIES PAR INTOXICATIONS DIVERSES

On a enfin signalé l'amblyopie et l'amaurose après l'ingestion de plusieurs autres substances plus ou moins vénéneuses. La plupart du temps les observations sont trop incomplètes pour que nous puissions porter un jugement définitif sur ces amblyopies. On ne peut pas même toujours exclure une simple paralysie de l'accommodation.

N° 1. AMBLYOPIE PAR ABUS DE L'OPIUM. — Galezowski décrit un cas dans lequel à la suite de doses d'opium excessives et longtemps continuées, il s'était produit de l'amblyopie avec métamorphopsie ; les objets dansaient devant les yeux. Nous serions tenté de mettre ces symptômes sur le compte d'une innervation insuffisante des muscles intrinsèques et extrinsèques de l'œil. Il y avait de la dyschromatopsie, mais le champ visuel était intact. — Wagner a observé dans un cas analogue une amaurose double ; il y avait de la somnolence, etc. ; la papille du nerf optique était un peu trouble, et les artères centrales plus étroites que normalement. — Enfin, Reymond a observé, dans les mêmes circonstances, un scotome central, comparable à celui de l'intoxication alcoolique.

Laborde a attaqué expérimentalement la question. Chez les chiens empoisonnés par la morphine, il signale, pendant les moments d'excitation, une congestion de la papille ; après quatorze jours, il trouva, au contraire, une pâleur persistante de la papille.

L'opium ou la morphine semblent donc s'attaquer avant tout au nerf optique.

BIBLIOGRAPHIE *de l'amblyopie par abus de l'opium et de la morphine.*

1872. WAGNER. Amaurose in Folge von Vergiftung mit Morphium (*Klin. Monatsbl. . Augenheilk.*, t. X, p. 335).
— REYMOND. *Ann. di Oltalm.*, 1er fasc., et *Ann. di Oculist.*, 1873, p. 162.
1876. GALEZOWSKI. De l'action toxique de l'aniline, de l'opium, etc., sur la vue (*Rec. d'Ophth.*, p. 210).
1877. LABORDE. Action de la morphine sur la rétine, etc. (*Soc. de Biol.*, 13 janv., et *Gaz. des hôp.*, n° 6).

N° 2. AMBLYOPIE PAR SUITE D'INTOXICATION PAR LE SALICYLATE DE SOUDE. — Depuis que l'acide salicylique et le salicylate de soude sont fréquemment employés en médecine interne, on a observé à maintes reprises des phénomènes cérébraux comme suite de l'administration de doses excessives de ce remède. Ces intoxications peuvent s'accompagner de troubles visuels ayant les caractères de l'amblyopie ou de l'amaurose simple, ainsi qu'il résulte notamment d'une communication de Gatti. Vu la rareté de ces observations, nous reproduisons en substance l'observation de cet auteur.

Une forte fille, de seize ans, prit en un jour 8 grammes de salicylate de soude. Survint un sommeil prolongé, et au réveil, il y avait cécité absolue. Sensibilité de la cornée et de la conjonctive normale; pupilles dilatées; milieux transparents; papille normale. Dilatation des veines rétiniennes (? qui se maintint après guérison). Absence des phosphènes par pression. Dureté de l'ouïe. Urines exemptes d'albumine, du reste assez copieuses. La fille est toujours somnolente, mais la mémoire est intacte.

Dix heures plus tard, au sortir d'un sommeil de deux heures, la patiente compte les doigts. Après douze nouvelles heures, la vision est complètement rétablie.

A ce cas, je puis en ajouter un de mon observation, et qui présente avec lui une identité à peu près complète, sauf que le début de l'intoxication a été marqué par un délire agité, passager comme l'amaurose concomitante. Celle-ci était complète pendant douze heures; pupilles dilatées, immobiles; fond de l'œil normal. Le lendemain, la vision s'était à peu près complètement rétablie, sans trace de rétrécissement du champ visuel. Il s'agit d'un homme robuste, de trente-huit ans, ayant pris en deux fois vingt-quatre heures 12 grammes de salicylate, pour une affection névralgique de peu d'importance.

Dans un cas observé par Knapp, les symptômes ressemblaient à ceux de l'amblyopie quinique.

BIBLIOGRAPHIE

1875. RIESS. Die innerl. Anwend. d. Salicylsaure (*Berl. klin. Wochenschr.*, p. 72).

1880. GATTI (E.). Intorno ad un' caso di temporanea e complete amaurosi da ingestione di salicilato di soda (*Gazz. d. ospital.* Milano, t. I, p. 129).

1881. LE MÊME. Amaurose passagère consécutive à l'adm. de salicylate de soude (*Courrier méd.*).

1882. KNAPP. *Arch. f. Augenheilk.*, t. XI.

N° 4. Laurenço de Magalhoes (*Rec. d'Ophth.*, 1875, p. 10) a constaté l'amaurose comme suite de la *morsure d'un serpent venimeux*. — Ali (*Rec. d'Ophth.*, 1876, p. 210) décrit, comme conséquence de l'usage du *haschisch*, un scotome central analogue à celui de l'intoxication par l'alcool ou la nicotine; seulement le trouble serait souvent unilatéral. — Le *mercure* pris en doses excessives pourrait, d'après Square (*Ophth. Hosp. Rep.*, 1867, t. VI, p. 54) et Galezowski (*Rec. d'Ophth.*, 1878, p. 226), donner lieu à de la névrite et à de l'atrophie du nerf optique ; ce cas ne rentrerait pas ici. — Enfin, on a incriminé comme cause d'amblyopie le nitrate d'argent employé comme cosmétique (Bresgen, *Berl. klin. Wochenschr.*, 1872, p. 72), les vapeurs d'acide osmique (Noyes, *Transact. of the amer. Ophth. Soc.*, 1866), le sulfure de carbone (Galezowski, *Rec. d'Ophth.*, 1877, p. 124), l'aniline (Galezowski, *Rec. d'Ophth.*, 1876, p. 210), l'acide phénique (Nieden, *Centralbl. f. Chir.*, 1883) et l'hydrate de chloral (Kirkpatrick Murphy, *Lancet*, 1873, p. 150, 191). — Il se peut que dans plusieurs de ces observations, il ne se soit agi que d'une simple coïncidence entre les troubles visuels et l'administration du médicament.

CHAPITRE IX

AMAUROSE URÉMIQUE

Dans les affections des reins produisant une entrave à la sécrétion rénale, et dans lesquelles certains produits de la nutrition, normalement éliminés avec les urines, sont retenus dans le sang, on voit survenir deux espèces distinctes de troubles dans l'appareil nerveux visuel. Il se produit tantôt une rétinite à allures particulières, et d'autres fois, mais plus rarement, des troubles dans les centres optiques cérébraux. La première affection, dont l'étude est plus accessible à nos moyens d'investigation, est exposée sous le nom de « rétinite albuminurique ». Les troubles de la seconde espèce, plus fugitifs, se présentent sous la forme d'une amaurose complète, survenant assez brusquement, de compagnie avec plusieurs autres troubles des fonctions cérébrales, et dont l'ensemble constitue l'*attaque urémique*. Ce dernier trouble visuel, nommé *amaurose urémique*, ne doit donc pas être confondu avec l'amblyopie ou même avec l'amaurose par suite de rétinite albuminurique. Le siège de celle-ci est périphérique, dans la rétine; celui de l'amaurose urémique est dans les centres nerveux, probablement dans l'écorce cérébrale. Le fond de l'œil est tout à fait normal dans l'amblyopie urémique.

Depuis longtemps les cliniciens avaient remarqué la coïncidence d'amblyopies et d'amauroses avec l'albuminurie, soit par suite de maladie de Bright, soit comme complication de la grossesse. Mais c'est seulement depuis l'invention de l'ophthalmoscope que ces affections ont pu être étudiées de plus près. On a pu notamment diviser les affections de ce genre en deux classes bien distinctes, tant pour leurs symptômes que pour le siège de la lésion.

Symptômes de l'amaurose urémique. — A la suite d'une attaque urémique, on constate brusquement une cécité absolue, sans symptômes ophthalmoscopiques. L'attaque urémique peut être faible, ne consister qu'en une violente céphalalgie avec lourdeur de l'intelligence et vomissements, ou au moins avec envie de vomir, mais sans perte véritable de l'intelligence; elle peut aussi être très violente, s'accompagner de convulsions, de perte de connaissance, etc. Dans ce dernier cas, les malades constatent leur cécité au réveil. Rarement l'amaurose est précédée pendant un ou deux jours d'une simple diminution de la fonction visuelle; en règle générale, elle arrive brusquement. — Un faible degré de perception lumineuse paraît être conservé dans des cas exceptionnels.

L'amaurose se montre ordinairement sans rétinite albuminurique; elle peut cependant surgir dans des yeux affectés de cette rétinite.

La sécrétion rénale est ordinairement diminuée au moment de l'attaque urémique; les œdèmes peuvent cependant faire défaut. On a positivement rencontré des cas isolés d'amaurose urémique sans qu'il y eût momentanément de l'albumine dans les urines. — Ces particularités doivent être présentes à l'esprit, à cause de leur importance pratique.

Pendant l'amaurose, la *réaction pupillaire* à la lumière est souvent conservée; d'autres fois elle est abolie. Elle persiste toujours lorsque l'amaurose n'est pas absolue, ce qui est rare, ou lorsqu'elle a cessé d'être absolue.

La vue revient tout à fait, et cela même assez brusquement; le champ visuel et la chromatopsie redeviennent normaux dans l'espace d'un à deux jours, si entre temps la mort n'est pas survenue par le fait de l'urémie. L'amaurose urémique ne semble même rien ajouter à la gravité de l'état général.

Pendant que s'opère cette restitution visuelle, on peut quelquefois constater l'existence de scotomes dans le champ visuel. Rarement il persiste pour toujours un certain degré d'amblyopie, et c'est un cas très exceptionnel de voir se développer une atrophie du nerf optique. Beaucoup de cas de cette dernière espèce doivent être envisagés comme compliqués de rétinite albuminurique. Il paraît cependant qu'une telle atrophie peut être la conséquence d'accès souvent répétés d'amaurose urémique. — L'amélioration coïncide ordinairement avec une diurèse plus abondante, et souvent avec une diminution de l'albumine dans les urines.

Le *pronostic* est donc favorable. L'individu a toutes les chances de recouvrer tout à fait la vision, si ..... il reste en vie.

On a essayé de rechercher dans la présence ou dans l'absence de la réaction pupillaire un moyen de distinguer les cas graves, tant comme urémie que comme amblyopie urémique. D'une discussion à laquelle s'est livré Leber, il résulte que le symptôme pupillaire n'est d'aucune valeur à ce double point de vue : *quoad ritam et quoad visum*. On s'est dit que les cas d'amaurose avec conservation de la réaction papillaire devaient être plus bénins que ceux dans lesquels toute trace de réaction pupillaire a disparu, puisque dans ceux-ci l'affection centrale paraît être plus étendue, et intéresser les centres réflexes pupillaires (tubercules quadrijumeaux, situés à la base du cerveau). Il s'est trouvé que dans les cas les plus graves, mortels, la réaction pupillaire peut être conservée, au moins au début, et qu'elle peut être abolie dans des cas qui se terminent favorablement.

Au point de vue étiologique, on peut distinguer différentes espèces d'amaurose urémique. Nous pourrions en distinguer autant de catégories qu'il y a de circonstances dans lesquelles on voit survenir de l'albuminurie.

1° Le plus fort contingent est fourni par la *fièvre scarlatine*, maladie exanthématique qui, en règle générale, est suivie d'une forte albuminurie. — Adler en signale un cas dans une albuminurie par suite de variole. — L'attaque urémique peut être plus ou moins forte, ne consister que dans l'amaurose accompagnée au début de forte céphalalgie et de vomissements; elle peut aussi s'accompagner de perte de connaissance et de convulsions. Dans ce dernier cas, l'individu est aveugle à son réveil.

2° La grossesse accompagnée d'albuminurie occasionne souvent l'amaurose. La plupart de ces albuminuries se passent cependant sans qu'il y ait de complication du côté de la vision. Ici encore une fois l'attaque urémique qui mène à l'amaurose peut être bénigne. Quelquefois elle ne consiste que dans le trouble visuel; d'autres fois ce dernier est accompagné de douleurs de tête avec ou sans vomissements. D'après Litzmann, l'amaurose peut être fugitive; les malades accusent seulement des photopsies ou bien une cécité qui ne dure que quelques moments. D'autres fois l'amaurose persiste pendant des semaines. Ces fortes atteintes sont ordinairement accompagnées ou suivies d'attaques urémiques plus violentes, qui prennent les caractères de l'éclampsie. De même que l'éclampsie proprement dite, l'amaurose peut survenir après les couches.

Certaines femmes ont des atteintes d'amaurose urémique à chaque grossesse, et quelquefois plusieurs dans la même grossesse. Dans ces cas la vision quelquefois ne redevient pas tout à fait normale, ou même l'amaurose persiste; plus tard on constate les signes d'une atrophie simple du nerf optique. La vision peut aussi rester défectueuse même après une première atteinte, parce qu'en même temps que l'amaurose, il s'est développé une rétinite albuminurique, ou bien même une névrite albuminurique. A en juger d'après les observations publiées, l'existence simultanée d'amaurose et de rétinite ne serait pas même très rare dans les cas d'albuminurie puerpérale. D'un autre côté, on sait que peut-être le plus grand nombre des cas d'éclampsie puerpérale évoluent sans se compliquer d'amaurose.

On a consigné un certain nombre de cas d'amaurose survenue soit avant, soit après les couches, sans que les urines eussent été albuminuriques. Divers auteurs inclinent même à admettre que l'état puerpéral le plus normal peut se compliquer d'amaurose. Avant d'admettre définitivement cette opinion assez téméraire, il conviendra d'attendre des observations ultérieures. Pour ce qui est de ces amblyopies sans albuminurie qui se seraient montrées avant les couches (Eastlake), on ne pourra se prononcer définitivement qu'après avoir examiné à plusieurs reprises les urines, attendu que dans la néphrite aiguë de la scarlatine et même dans l'éclampsie, quelquefois un premier examen n'a pas fait découvrir d'albumine dans les urines, alors qu'elle y était le lendemain. — Quant aux amauroses non accompagnées d'albuminurie qui surviennent après les couches, il ne faudra pas perdre de vue l'amaurose par pertes sanguines (voy. plus loin). Dans l'accouchement qui passe encore pour normal, les pertes sanguines sont souvent très copieuses; et d'ailleurs, il se peut que telles circonstances individuelles inconnues prédisposent à l'amaurose par perte sanguine.

3° L'amaurose urémique est rare dans les maladies de Bright chroniques. Quelques cas de ce genre sont cependant consignés dans les annales de la science. La plupart du temps le trouble visuel se développe sans le cortège de l'attaque urémique confirmée.

Marche, durée, pronostic. — L'amaurose urémique guérit sans laisser de traces dans l'immense majorité des cas, si la mort ne survient pas du fait de la maladie rénale. Il ne paraît pas même que la complication avec l'amaurose rende l'urémie plus grave. Après un ou deux jours de cécité absolue, quelquefois après des semaines seulement, surtout dans l'état puerpéral, la vue revient et s'améliore assez rapidement pour redevenir normale après un ou deux jours. La chromatopsie paraît se rétablir assez vite. Quelquefois on constate l'existence de scotomes passagers. — Le pronostic s'aggrave en raison directe de la durée de l'amaurose. Il est d'observation que si le rétablissement est tardif, il persiste quelquefois de l'amblyopie. Rarement l'amaurose reste définitive. — La vision a de la tendance à rester plus ou moins défectueuse à la suite de plusieurs rechutes, par exemple chez les femmes qui deviennent amaurotiques dans des grossesses successives. — On doit se figurer que la lésion ou le trouble fonctionnel, qui est au fond de l'amaurose, bien que peu profond et fugitif, finit par altérer plus profondément et d'une manière plus durable les éléments anatomiques s'il dure longtemps. C'est ainsi qu'une vaso-dilatation durable finit par modifier sensiblement la structure des organes.

Pathogénie. — Si nous connaissions le processus cérébral intime qui occasionne les accès urémiques et éclamptiques, nous saurions aussi en quoi consiste l'amaurose urémique. Il n'y a pas de doute que le trouble siège dans le cerveau, probablement dans l'écorce du lobe occipital. Le fait que dans au moins une bonne moitié des cas la réaction pupillaire à la lumière est conservée, démontre que la rétine, le nerf optique, le chiasma, les bandelettes, et même les ganglions de la base du cerveau, les couches optiques, et surtout les tubercules quadrijumeaux (centres réflexes auxquels aboutissent les nerfs optiques) fonctionnent encore. C'est donc plus loin, dans l'écorce du lobe occipital, ou au moins dans le lobe occipital, que doit siéger le trouble occasionnant la cécité. Dans certains cas ce trouble semble empiéter sur les ganglions de la base du cerveau, puisque la réaction pupillaire peut être abolie. — Au point de vue de la vision, un individu affecté d'amaurose urémique est à peu près dans le cas d'un pigeon auquel on a enlevé les hémisphères cérébraux. — L'affection de l'encéphale doit être bilatérale, sinon elle produirait des phénomènes hémianopiques. Son siège ne peut du reste pas se trouver dans le tiers postérieur des deux capsules internes, sinon l'amaurose devrait toujours être accompagnée d'une anesthésie générale complète. Il faut même le rechercher dans une partie du cerveau où les éléments visuels sont assez bien isolés. Or, après exclusion des bandelettes optiques et des ganglions de la base du cerveau, il ne reste plus que le lobe occipital. — Il s'en faut du reste que l'altération soit bornée au seul lobe occipital. Les convulsions qui accompagnent si souvent l'amaurose urémique, et qui existent même souvent sans amaurose, ressemblent beaucoup à celles qu'on peut provoquer notamment chez le chien par une forte excitation de l'écorce cérébrale. Il nous paraît probable que, dans le cas de l'urémie, ces convulsions et l'amaurose sont produites par la même altération; seulement, une fois ces altérations se localisent notamment dans l'écorce temporale, d'autres fois surtout dans l'écorce occipitale, d'autres fois encore elles s'étendent à de plus larges territoires corticaux. Le coma, qui termine par la mort les accès très graves, paraît devoir être attribué à une paralysie de toute l'écorce cérébrale. Ce n'est du reste pas uniquement dans le territoire dit « moteur » de l'écorce que le processus urémique produit une excitation (convulsions) dans les cas plus bénins et une paralysie dans les cas plus graves; nous avons vu plus haut que dans les cas plus bénins, notamment chez les femmes enceintes, les troubles visuels peuvent consister uniquement en des lueurs ou étincelles subjectives. Et les gens qui sortent d'un accès intense, accompagné de perte de conscience, ne seront guère à même de nous dire si l'attaque a été précédée ou non de quelques phénomènes visuels subjectifs. — Nous sommes du reste d'avis que la sensibilité générale des gens urémiques devrait être soumise à des recherches systématiques.

Le siège du processus cérébral urémique peut donc être localisé avec un très haut degré de certitude. Il n'en est pas de même de la nature de ce processus. Nous croyons inutile d'entrer dans les discussions et les recherches relatives à ce point de l'histoire de l'urémie, discussions qui n'ont abouti à aucun résultat définitif. Il y a lieu de relever le caractère fugitif de l'amaurose, qui lui est commun avec les autres phénomènes de l'accès urémique. Il ne peut donc pas s'agir là d'une lésion profonde, d'une destruction des éléments anatomiques. Par contre l'altération est de nature à se répandre sur de larges territoires de l'écorce. Un empoisonnement par l'urée ou par son dérivé, le carbonate d'ammoniaque, ne saurait expliquer les symptômes observés. L'altération la plus probable qui produit l'éclampsie et l'amaurose urémique, c'est l'œdème cérébral. Petrowski a trouvé, à l'autopsie, de l'anémie et de l'œdème du cerveau, avec néphrite parenchymateuse, dans un cas d'amaurose subitement survenue quatre semaines après une amputation d'un sein carcinomateux. L'amaurose avait été accompagnée de céphalalgie, de strabisme divergent, de vomissements, d'accès épileptiques et de forte hyperhémie du fond de l'œil. La vision s'était restituée après trois jours. — L'œdème interstitiel, notamment du système nerveux, peut du reste se constater sur la plupart des cadavres d'individus urémiques. On comprend que la nutrition des éléments cellulaires nerveux, nageant en quelque sorte dans une mer de lymphe séreuse, doive souffrir plus ou moins : de là résultent des phénomènes de paralysie de l'écorce cérébrale, précédés quelquefois de symptômes d'excitation.

Les cas d'amaurose urémique dans lesquels (Albutt, Leber) une forte amblyopie est survenue d'abord sans signes ophthalmoscopiques, puis avec atrophie du nerf optique et rétrécissement plus ou moins prononcé, mais durable, du champ visuel, sont probablement des faits d'un autre ordre. Dans le cas d'Albutt, on a supposé une hémorrhagie à la base du crâne. On sait que les hémorrhagies les plus diverses ne sont pas rares dans l'albuminurie. Une hémorrhagie ne saurait pas cependant expliquer la généralité de ces cas; la circonstance que l'amaurose est complète, mais fugitive, s'y oppose formellement.

A en juger d'après une observation de Leber, l'amaurose consécutive à la scarlatine pourrait ne pas toujours dépendre de l'albuminurie; elle pourrait être une espèce de paralysie du nerf optique, analogue à la paralysie de l'accommodation qu'on observe chez les mêmes malades. La scarlatine pourrait même être insignifiante. Ce serait une paralysie du nerf optique par intoxication diphthéritique ou scarlatineuse.

Le *traitement* doit consister à combattre l'urémie, et à traiter les albuminuries dans le but de prévenir les attaques d'urémie et d'éclampsie (voy. à ce propos les ouvrages de médecine et d'accouchements). Aucune indication spéciale ne ressort du fait de l'amaurose, qui disparaît d'elle-même si l'état général vient à s'améliorer. Dans certaines circonstances on pourra essayer des injections hypodermiques de strychnine faites contre l'œil (voy. p. 645).

BIBLIOGRAPHIE *de l'amaurose urémique à la suite de la scarlatine et par maladie de Bright.*

1812. WELLS (W. CH.). Cité par Mackenzie.

1840. MACKENZIE. A *treatise*, etc. 3ᵉ édit., p. 901.

1849. LANDOUZY. De la coexistence de l'amaurose et de la néphrite albumineuse (*Ann. d'Oculist.*, t. XXII, p. 129).

— FORGET. Recherches cliniques sur l'amaurose comme symptôme de l'albuminurie (*Ibidem*, t. XXII, p. 180).

1851. LANDOUZY. De l'amaurose dans la néphrite albumineuse (*Ibidem*, t. XXVI, p. 134).

1853. ABEILLE. Albuminurie ayant occasionné une amaurose unilatérale (*Gaz. méd. de Paris*, n° 59).

— AVRARD. Mémoire sur l'amaurose albuminurique (*Gaz. méd. de Paris*, 30 juillet et 6 août).

— THEILE. Drei Fälle von Albuminauria amaurotica, analysé in *Ann. d'Oculist.*, t. XXXI, p. 233.

1856. HEYMANN. *Arch. f. Ophth.*, t. II, 2, p. 138.

— GUÉPIN. L'albuminurie dans ses rapports aux affections oculaires (*Gaz. des hôp.*, n° 70).

1857. TAVIGNOT. L'amaurose comme symptôme de l'albuminurie (*Rev. de Thérap. méd.-chir.*, n° 9).

1858. LÉCORCHÉ. *De l'altération de la vision dans la néphrite albumineuse.* Thèse. Paris.

— MASSALOUP. *De l'amaurose comme symptôme de l'albuminurie.* Thèse. Strasbourg.

— CHARCOT. De l'amblyopie et de l'amaurose albuminuriques (*Gaz. hebd.*, p. 150).

1860. VON GRAEFE. *Arch. f. Ophth.*, t. VI, fasc. 2, p. 277.

1861. DELAIRE. Cas d'amaurose albuminurique (*Gaz. des hôp.*, n° 3).

— HAMON. Note sur les altérations de la vision liées à l'albuminurie, etc. (*Un. méd.*, n° 105).

— RAVA. De l'amaurose albuminurique, etc. (*Bull. de Thérap.*, 15 janv.).

— DEVAL. Du traitement de l'amaurose dans l'albuminurie et le diabète (*Ibidem*, 30 mai).

1865. MARTIN (S. R.). Renal dropsy conseq. on scarl., convuls., sudden blindness, recovery (*St. Barthol. Hosp. Rep.*, p. 216).

1867. SELBERG. *Fall von Urämie mit Amaurose nach Nephritis scarlatinosa.* Diss. Berlin.

1868. EBERT. *Berlin. klin.. Wochenschr.*, n° 2.

1870. HIRSCHBERG. Ein Fall von transitor. Erblindung bei einem Erwachsenen (*Berlin. klin. Wochenschr.*, p. 25).

— SCHMIDT. Ueber Urämische Amaurosen (*Ibidem*, p. 575 et p. 589).

— MONOD. Albuminurie aiguë consécutive à la scarlatine. Convulsions. Amaurose. Guérison (*Gaz. des hôp.*, p. 113).

1871. POWER. Case of complete but temporary loss of vision in an attack of scarlet fever (*Practitionner*, p. 257).

1872. LENTE. *Ibidem*, may.

— FOERSTER. Scharlach. Nachfolgende Nierenerkrankung, transitorische Erblindung (*Jahrb. f. Kinderheilk. u. phys. Erz.*, t. V, p. 325).

1874. ADLER (H.). *Die während u. nach d. Variola auftretenden Augenkrankh.* Wien., p. 74-75.

BIBLIOGRAPHIE *de l'amaurose urémique dans la grossesse et après les couches.*

1730. SAINT-YVES. *Malad. des yeux* (amaurose puerpérale).

1817. BAER. *Augenkrankh.*, t. II, p. 444 (amaurose puerpérale).

1852. SIMPSON. Albuminuria in puerperal and infantile convulsions and in puerperal amaurosis (*Edinb. monthly Journ. of. med. sc.*, Oct., p. 369).

1855. LITZMANN. Ueber d. ursächtl. Zusammenhang swischen Urämie u. Eclampsie bei Schwangeren (*Deutsche Klin.*, n°s 29 et 30).

1856. IMBERT-GOURBEYRE. De l'albuminurie puerpérale et de ses rapports avec l'éclampsie (*Monit. des hôp.*, p. 316).

1861. KRAUS. Plötzlich aufgetr. Amaurose zu Ende einer norm. Schwangersch. (*Allgem. Wien. med. Zeit.*, t. VI, p. 47).

1863. LAWSON. Recurrent amaurosis recomm. during the gest. of the 8° child, etc. (*Ophth. Hosp. Rep.*, p. 65-66).

1864. EASTLAKE. *Edinb. med. Journ.*, t. X, p. 551.

1873. WEBER (F.). Ueber amaurose im Wochenb. (*Berl. klin. Wochenschr.*, n°s 23 et 24).

1878. DECOIN. Éclampsie puerpérale accompagnée d'amaurose albuminurique, etc. (*Gaz. des hôp.*, p. 210).

1879. PETROWSKI. Analysé in *Nagel Jahresber.*

CHAPITRE X

AMBLYOPIE DIABÉTIQUE

L'amblyopie diabétique, c'est-à-dire un abaissement plus ou moins considérable de l'acuité visuelle sans altérations visibles à l'ophthalmoscope, et qui doit être envisagé comme une conséquence directe du diabète, avait été admise et décrite depuis longtemps (Bouchardat, Mialhe, Landouzy, Tavignot). Les histoires de maladies relatées par ces auteurs étaient toutefois insuffisantes sous plus d'un rapport, et ne parvenaient pas à entraîner la conviction, au point qu'en 1858, de Graefe croyait devoir nier l'existence d'une véritable amblyopie diabétique, et inclinait à mettre sur le compte d'une paralysie accommodative les troubles visuels décrits précédemment comme étant de nature amblyopique. Après les travaux de Lécorché, et surtout de Th. Leber, l'existence d'une telle amblyopie ne peut plus guère être révoquée en doute. A en juger d'après les publications les plus récentes (Cohn, Bresgen), elle serait même, dans la plupart des cas, de nature assez typique, et revêtirait les caractères du scotome central, comparable à celui de l'intoxication nicotinique ou alcoolique. Selon toutes les probabilités, la pathogénie de l'amblyopie diabétique est analogue à celle de l'amblyopie alcoolique. Dans l'un et l'autre cas, il s'agit d'une intoxication; il y a dans le sang des principes anormaux ou au moins des principes normaux en quantités anormales. Dans le diabète, les humeurs interstitielles de tout le corps sont imprégnées de glycose, dans une concentration d'au moins 1/2 pour 100 (Cl. Bernard). Que la cause morbifique de l'amblyopie soit du reste constituée par la présence du sucre lui-même ou par celle d'un de ses produits de décomposition (acétone?), ce n'en est pas moins une amblyopie par intoxication.

Nombreux sont les troubles que le diabète occasionne dans l'organe visuel. Il y a d'abord la cataracte diabétique, qui semble prédominer de loin par ordre de fréquence. Viennent ensuite les paralysies de l'accommodation et celles des muscles extrinsèques de l'œil, puis les troubles hémorrhagiques dans le corps vitré ; enfin des affections particulièrement intéressantes au point de vue de l'amblyopie, des rétinites, des hémorrhagies rétiniennes ainsi que l'atrophie du nerf optique sans altérations inflammatoires bien saillantes dans la papille; la limite est difficile à tracer entre les cas de la dernière espèce et les amblyopies diabétiques.

Symptômes. — Dans la plupart des cas d'amblyopie examinés à l'aide des méthodes dont dispose l'ophthalmologie moderne, on a trouvé des scotomes centraux, au niveau desquels l'acuité visuelle était réduite souvent à peu de chose, et qu'on pouvait délimiter par le procédé chromatique, le rouge et le vert paraissant gris. De même que dans les amblyopies alcoolique et nicotinique, les scotomes sont négatifs, ne se font pas remarquer sous forme de taches noires dans les champs visuels clairs. Le champ visuel a l'étendue normale. Les plaintes de ces malades relativement à leur vision ressemblent à celles que nous avons signalées à propos des scotomes par intoxication alcoolique ou nicotinique. — De ce nombre sont deux observations de Leber, celles de Cohn et de Bresgen. Deux observations de Steffan, dans lesquelles les champs visuels n'étaient pas rétrécis, doivent probablement rentrer également ici. Il importe de faire remarquer que dans un cas de Leber, il y avait rétrécissement du champ visuel, surtout d'un côté, et que le point de fixation était compris dans le scotome. Dans la suite il se produisit une amélioration, surtout dans la périphérie du champ visuel, qui redevint normale, alors que plus tard le centre rétinien ne fonctionnait pas encore : à ce moment, il y avait donc réellement un scotome central, sans rétrécissement du champ visuel.

Ce dernier cas forme la transition à ceux où l'amblyopie, la diminution de l'acuité visuelle dans le centre physiologique de la rétine, s'accompagne d'un rétrécissement du champ visuel. Un cas de Leber semble rentrer dans cette catégorie ; ici encore la vision directe avait surtout souffert, puisque la fixation était défectueuse. — Foerster observa un cas de scotome central qui fit place à une amaurose complète en dedans les vingt-quatre heures. L'amaurose fut définitive, et il survint plus tard une atrophie simple du nerf optique. Ce cas est surtout remarquable en ce que l'affection était unilatérale.

De même que dans l'amblyopie alcoolique, le fond de l'œil est normal ou à peu près, à l'examen ophthalmoscopique.

Nous serions tenté de ranger dans la catégorie des amblyopies diabétiques (sans signes ophthalmoscopiques) les observations de Bouchardat et une de de Graefe, dans lesquelles on a noté de l'hémianopie. C'est ainsi que dans un cas de Leber qui plus tard s'amenda au point de ne présenter qu'un scotome central, il y avait, au début, un scotome de toute une moitié du champ visuel, mais en outre un rétrécissement de la seconde moitié de chaque champ visuel. Ce n'était donc pas de l'hémianopie pure, mais elle devait être mise sur le compte d'un processus névritique, siégeant dans les nerfs ou dans le chiasma. De Graefe a posé expressément dans un de ses cas le diagnostic, « hémiopie par suite d'une affection (périostite?) à la base du cerveau ». — Une véritable hémianopie pourra certes se présenter dans le diabète, une maladie qui se complique si souvent d'affections graves du cerveau, notamment d'hémorrhagies. Mais les cas publiés comme tels nous semblent admettre encore d'autres interprétations. Dans un second cas de de Graefe, la ligne de séparation était nette et verticale, il y avait hémianopie hétéronyme temporale, un trouble visuel que nous avons ramené à un processus siégeant probablement dans le chiasma. Le cas de del Monte ne paraît pas non plus avoir été une hémianopie vraie, par cause centrale.

Reste ensuite une troisième catégorie d'amblyopies, avec rétrécissement plus ou moins considérable du champ visuel et avec atrophie du nerf optique. Les cas de ce genre ont été observés à plusieurs reprises ; les auteurs signalent à peu près tous (au moins depuis l'invention de l'ophthalmoscope) une atrophie simple, sans trouble bien manifeste de la papille. L'atrophie était assez avancée dans quelques cas, au point que les artères rétiniennes étaient filiformes. Dans les cas de l'espèce, on a rencontré des troubles de la chromatopsie, en somme de même nature que dans l'atrophie du nerf optique en général.

La pathogénie de ces formes d'amblyopie nous semble être diverse. Le plus grand nombre des cas, ceux qui consistent en un scotome central, et que nous serions tenté de regarder comme typiques, même s'il y a un rétrécissement concentrique du champ visuel, nous paraissent dépendre directement du diabète, de la présence du sucre dans le sang. Ce seraient des amblyopies par intoxication, au même titre que les amblyopies alcoolique et nicotinique, avec lesquelles elles offrent des ressemblances frappantes. Le scotome diabétique ne se distingue guère du scotome alcoolique, sinon que peut-être le premier a une tendance plus marquée à se compliquer de rétrécissement du champ visuel et d'atrophie du nerf optique. Nettleship et Edmunds ont pu examiner dans un cas de ce genre (l'individu faisait cependant quelques excès en tabac) le bout du nerf inséré sur le globe oculaire ; ils y constatèrent (p. 644) absolument les mêmes altérations que dans l'amblyopie alcoolique. Il s'agit donc d'une dégénérescence partielle du nerf optique, c'est-à-dire du faisceau fibrillaire qui, au niveau du trou optique, occupe le centre du nerf, et le segment temporal contre l'œil.

Les auteurs ont du reste relevé l'absence des phénomènes cérébraux qui accompagnent les amblyopies par cause intracrânienne.

Les différences existant entre l'amblyopie alcoolique et l'amblyopie diabétique semblent tenir à la nature spéciale du corps intoxicant, et surtout à la manière dont il pénètre dans le torrent circulatoire. Le buveur le plus enraciné n'est pas toujours et continuellement saturé d'alcool ; il y a des parties de la journée où il est à jeun, ne fût-ce que pendant le sommeil. Les sucs interstitiels du diabétique sont toujours plus ou moins saturés de sucre ; aussi l'amblyopie a-t-elle plus de tendance à progresser, et l'atrophie partielle du nerf optique a-t-elle plus de tendance à devenir générale que dans le cas du buveur d'alcool.

Aucune amblyopie alcoolique (ou nicotinique) ne s'améliore, à moins que l'abus des spiritueux (ou du tabac) n'ait cessé ; l'amblyopie diabétique simple, disparaît, et l'atrophie s'arrête, si le sucre disparaît des urines, et par conséquent du sang. D'un autre côté, on signale toujours l'amélioration du diabète dans les cas où l'amblyopie s'est amendée.

Quant à la manière intime dont il faut concevoir l'influence pathogénique que la présence de quantités exagérées de sucre dans le sang exerce sur le nerf optique, elle est aussi peu connue que la manière dont l'alcool produit l'amblyopie alcoolique; elle semble du reste être de même nature que cette dernière. On invoque tantôt le mauvais état de la nutrition générale, tantôt plus spécialement une dégénérescence des petits vaisseaux, ou même des hémorrhagies capillaires. Une autopsie bien faite mènerait probablement à des résultats très sérieux. Il faudrait surtout s'attacher à découvrir le point de départ de la dégénérescence du nerf; voir si de même que dans l'amblyopie alcoolique, il est au niveau du trou optique, circonstance qui expliquerait plus ou moins pourquoi la lésion se localise plus spécialement dans les fibres destinées à la *macula lutea* et occupant ici l'axe du nerf.

On s'est demandé si les troubles nutritifs du nerf sont produits par la présence, dans les humeurs, de quantités anormales de glycose, ou bien de produits de décomposition du glycose, par exemple, celle de l'acétone, qui a de l'analogie chimique avec l'alcool. La question n'est nullement résolue. Mais ce qu'il importe de retenir, au point de vue du diagnostic, c'est la forte odeur acétonique de la bouche des diabétiques, odeur qui bien souvent a mis sur la voie du diagnostic d'un diabète.

Cette pathogénie semble ne pas expliquer les quelques cas d'amblyopie observés dans le diabète insipide. Effectivement, dans un tel cas (amblyopie dans le diabète insipide) décrit par de Graefe, il y avait une hémianopie hétéronyme temporale; la lésion devait donc se trouver aux environs du chiasma optique et consister en une méningite partielle ou en une hémorrhagie, etc.

Des hémorrhagies interstitielles se produisent du reste très fréquemment, dans les organes les plus divers des diabétiques, notamment dans la rétine et dans le système nerveux central. De telles hémorrhagies, même dans le tronc du nerf optique, expliqueraient encore l'inégalité assez fréquente entre les deux champs visuels (inégalité plus fréquente que dans l'amblyopie alcoolique).

Certains cas d'amblyopie ou d'amaurose dans le diabète, surtout lorsqu'ils se compliquent très tôt d'atrophie du nerf optique, semblent n'être produits directement, ni par le diabète, ni par une hémorrhagie consécutive au diabète. Sans parler d'un cas de Galezowski, dans lequel l'atrophie paraissait être la suite d'une rétinite diabétique, nous citerons (d'après Leber) les possibilités suivantes. — Il s'agit toujours de processus intracrâniens. Un tel processus peut donner naissance et au diabète et à une affection du nerf optique. De ce nombre paraissent être notamment un cas de tumeur aux environs de l'hypophyse (Rosenthal), et un autre où un grand kyste comprimait les nerfs optiques dans le crâne (Blancart). On remarquera que le siège de la maladie n'était pas aux environs de la moelle allongée, près de l'endroit pour la piqûre diabétique. — Les cas de de Graefe avec hémianopie plus ou moins parfaite, sont peut-être du même nombre. — Dans deux cas de Van der Heiden, des tumeurs intracrâniennes paraissaient avoir donné naissance à une névrite et au diabète. — Des contusions et des blessures de la tête peuvent également donner naissance aux deux affections, ainsi qu'il résulte des observations de Larrey (coup de fleuret ayant pénétré dans le crâne), de Moutard-Martin (chute sur la tête) et de Jacobi (fracture de la base du crâne, diabète insipide, amaurose presque complète, hémorrhagies aux environs de la papille). — Enfin, si nous ajoutons qu'une amblyopie diabétique simple, typique, peut passer à l'amaurose et à l'atrophie du nerf optique, on voit que le diagnostic des cas d'amblyopies et d'atrophies du nerf optique compliquées de diabète peuvent être un sujet capable d'exercer la sagacité du médecin.

Pronostic. — Le pronostic de l'amblyopie diabétique, surtout de la forme caractérisée par l'existence d'un scotome central, est loin d'être désespéré. Elle admet même un pronostic assez favorable, pourvu que l'on parvienne à guérir le diabète ou au moins à diminuer notablement le sucre dans les urines. Dans ces circonstances favorables, un certain degré d'atrophie du nerf optique peut même disparaître, ou au moins rester stationnaire. Cette perspective favorable se présente surtout si les forces du malade n'ont pas encore diminué dans une mesure prononcée. A ce point de vue donc, dit Leber, une amblyopie venant compliquer un diabète à son début peut constituer un événement heureux, parce qu'elle constitue quelquefois le premier symptôme bien saillant du diabète, et qu'elle peut donc servir à poser le diagnostic dans un stade peu avancé, lorsque le traitement de l'affection présente encore beaucoup de chances de succès. A diverses reprises une amblyopie a amené le médecin à examiner les urines et à découvrir un diabète. Aussi recommande-t-on instamment l'examen chimique des urines dans toutes les amblyopies simples ou atrophiques, surtout si la cause de l'amblyopie n'apparaît pas clairement.

Lorsqu'une fois il y a des signes d'atrophie bien manifestes, le pronostic s'assombrit, bien que dans ces cas encore on obtient, en règle générale, un arrêt du processus atrophique, si on parvient à diminuer ou à faire disparaître le sucre des urines. — Lorsque déjà la constitution est minée par le diabète, les chances d'une amélioration ou même d'un arrêt de l'atrophie sont très faibles, et cela se comprend d'après ce que nous avons dit de la pathogénie.

Traitement. — L'indication principale est de diminuer ou de faire disparaître le sucre des urines; lorsqu'elle ne peut pas être remplie, il n'y a guère d'espoir de voir survenir une amélioration de la vue. Il importe autant d'arriver à ce but que de supprimer l'usage de l'alcool dans l'amblyopie alcoolique. Il faudra donc connaître en détail le traitement du diabète sucré, pour lequel on consultera les ouvrages spéciaux. Il y a d'abord à régler la diète, à diminuer autant que possible l'usage des amylacés. L'abstinence absolue des féculents n'est guère possible, mais on peut toujours la prescrire pour un certain temps. On sait aussi que l'usage des eaux alcalines naturelles, surtout de Vichy et de Carlsbad, à l'intérieur, certains bains naturels, notamment les bains de mer, sont capables d'améliorer le diabète. Leber a obtenu quelques résultats par l'emploi de deux médicaments vantés récemment contre le diabète, l'acide phénique et le salicylate de soude à l'intérieur.

Localement on n'aura guère recours, à cause de l'état général, aux déplétions sanguines locales, qui sont quelquefois d'un effet utile dans l'amblyopie alcoolique. On pourrait toutefois en essayer avec prudence sur des diabétiques à constitution encore robuste.

Naturellement on essayera des injections hypodermiques de strychnine selon les prescriptions indiquées à la page 645.

BIBLIOGRAPHIE de l'amblyopie diabétique.

1798. ROLLO. *Cases of the diabetes mellitus.* 2e édit. London.

1805. NICOLAS et GUEUDEVILLE. *Rech. et expér. sur le diabète sucré.* Paris.

1814. RENAULDIN. *Diction. des sc. méd.*, t. IX, art. DIABÈTE. Paris.

1846. BOUCHARDAT. Nouv. mém. sur la glycosurie (*Ann. de Thérap. Supplém.*, p. 162-311).

1850. LANDOUZY. *Un. méd.*, p. 527.

— BOUCHARDAT. *Ann. de Thérap.*, p. 298.

1852. LE MÊME. Du diabète sucré, etc. (*Mém. de l'Acad. de méd.*, t. XVI, p. 69).

1853. TAVIGNOT. De l'amblyopie symptomat. du diabète (*Gaz. des hôp.*, p. 412).

1857. LEUDET. De l'infl. des malad. cérébr. sur la product. du diabète (*Monit. des hôp.*, p. 254).

— JORDAÓ. Considér. sur un cas de diabète (*Un. méd.*, n° 114).

— BECQUEREL. Étude clin. sur le diabète et l'albuminurie (*Monit. des hôp.*, p. 875).

— PLAGGE. Ein Fall von Diab. traum. (*Arch. f. path. anat.*, t. XIII, p. 93).

1858. DESMARRES. *Traité des malad. des yeux*, 2e édit., t. III, p. 521.

— VON GRAEFE. Ueber die mit Diab. mell. vorkommenden Sehstörungen (*Arch. f. Ophth.*, t. IV, 2, p. 230).

1859. GRIESINGER. Studien über Diabetes (*Arch. f. physiol. Heilk.*, N. F., t. III, p. 1).

1860. GUÉRINEAU. *Du diagnostic des maladies des yeux à l'aide de l'ophthalmoscope*, p. 410. Paris.

— MOUTARD-MARTIN. Polydipsie conséc. à une commot. céréb. (*Gaz. des hôp.*, 11 fév.).

— FAUCONNEAU-DUFRESNE. *Journ. des connaiss. méd.-chir.*, n° 15.

1861. LÉCORCHÉ. De l'amblyopie diabétique (*Gaz. hebd.*, p. 717 et 749).

— DEVAL (A.). *Bull. de Thérap.*, t. LX, p. 443.

1862. GALEZOWSKI. Rétinite glycosurique (*Compte rendu du Congr. d'Ophth. de Paris*, p. 110).

— FISCHER (P.). Du diabète conséc. aux traumat. (*Arch. gén.*, t. II, p. 420).

— MARTINEAU. *Gaz. des Hôp.*, p. 13.

1863. TESTELIN. Amblyopie glycosurique conséc. à une lésion traum. (*Ann. d'Oculist.*, t. XLIX, p. 263).

1864. MACKENZIE. Case of amaurosis coincident with glycosuria ophthalm. (*Ophth. Rev.*, oct., p. 213).

1865. VON GRAEFE. *Klin. Monatsbl. f. Augenheilk.*, p. 268.

1866. OGLE. On disease of the brain as a result of diabet. mell. (*St. Georges Hosp. Rep.*, t. I, p. 160).

1867. MOOREN. *Ophth. Beobachtungen*, p. 20. Berlin.

1868. GALEZOWSKI. *Chromatoscopie rétin.*, p. 185. Paris.

1869. FITZGERALD. Glycosuric Amblyopia (*Dublin quart. Journ. of med. sc.*, p. 529).

1870. ROSENTHAL. *Handb. d. Nervenkrankh.*, 2" édit.

— SEEGEN. *Der Diabetes mell.*, etc.

— COLSMANN. Dunkle Amblyopie bei Diab. mell. (*Berlin. klin. Wochenschr.*, n° 32, p. 386).

— FITZGERALD. Glycosuric amblyopia (*Dubl. quart. Journ.*, t. L, p. 226).

— MOHAMMED Off. *Altérat. des membr. int. de l'œil dans l'albuminurie et le diabete.* Thèse. Paris.

1871. DEL MONTE. Emiopia incrociata e diabete insipido, etc. (*Sifil. Osserv. e not. clin.*, p. 77).

1872. PIÉCHAUD. Amblyopie dans le diabète sucré (*Journ. d'Ophth.*, 1er aout).

1873. STEFFAN. *Bericht über d. Augenheilanst.*, 1872-73.

1874. WICKERSHEIMER. *Considérat. sur quelques cas de troubles visuels chez les diabétiques.* Thèse. Paris.

1875. GALEZOWSKI. *Traité des malad. des yeux*, 2e édit., p. 599.

— LEBER (Th.). Ueber die Erkrank. d. Auges dei Diabetes mell. (*Arch. . Ophth.*, t. XXI, 3, p. 206).

1877. FOERSTER. *Handb. de Graefe et Saemisch*, t. VII, p. 222.

1878. COHN (H.). *Arch. f. Augen. u. Ohrenheilk.*, t. VII, p. 33.

1879. GALEZOWSKI. Sur les affections ocul. glycosur. (*Rec. d'Ophth.*, p. 75).

1880. LANDOLT. On sintimo oftalm. en la glycos. (*El Siglo medico*, p. 551).

— LANG. *Dissert.* Berlin.

1881. BRESGEN. *Centralbl. f. pract. Augenheilk.*, fév., p. 33.

— NETTLESHIP et W. EDMUNDS. *Transact. of the Ophthalm. Society*, t. I.

CHAPITRE XI

AMBLYOPIE ET AMAUROSE DANS LA FIÈVRE INTERMITTENTE

Depuis longtemps les publications sur l'impaludisme ont signalé comme symptôme de cette maladie des troubles visuels de nature amblyopique et amaurotique. Beaucoup de ces indications datent de l'époque préophthalmoscopique. Plus récemment, un certain nombre de cas de ce genre ont été examinés à l'aide des méthodes d'investigation modernes; de plus, les recherches anatomo-pathologiques de Poncet ont jeté une lumière tellement vive sur les amblyopies en question, que leur histoire est aujourd'hui assez bien connue. Il s'agit d'une rétino-choroïdite particulière, suite d'obstruction des petits vaisseaux et des capillaires de la rétine, de la choroïde et du nerf optique par des éléments figurés anormaux du sang. Ce sont en somme les mêmes altérations qu'on rencontre dans les organes les plus divers des individus affectés d'impaludisme grave.

C'est donc une affection périphérique de l'appareil nerveux visuel, mais dont les symptômes ophthalmoscopiques peuvent être à peu près nuls, ou au moins nullement en rapport avec le degré de l'amblyopie. A ce dernier titre elle peut être rangée dans la rubrique des amblyopies.

A en juger d'après les indications bibliographiques, les amblyopies en question seraient relativement rares. Poncet s'est convaincu qu'on rencontre les altérations caractéristiques de l'appareil visuel dans un nombre considérable de cas d'accès pernicieux de la fièvre intermittente, alors que du côté de la vision rien d'anormal n'avait été constaté sur les vivants.

Symptômes. — Différentes formes de l'amblyopie paludéenne sont à distinguer :

1° L'amblyopie peut être intermittente; alors elle est ordinairement double, et accompagne les accès ordinaires de la fièvre intermittente. Ces accès de fièvres étaient quelquefois très intenses, accompagnés de délires, de coma, etc., c'est-à-dire qu'ils avaient le cachet de la fièvre pernicieuse. Ordinairement il s'agit d'une amaurose complète et bilatérale, d'autres fois c'est une amblyopie plus ou moins prononcée, se montrant soit avec des scotomes périphériques, soit avec un rétrécissement du champ visuel. L'amblyopie peut être accompagnée de photophobie, d'injection ciliaire, de douleurs dans les yeux. Elle commence avec le stade algide, pour décliner et disparaître avec la transpiration. Dans les cas de fièvre pernicieuse, le malade sort du coma tout à fait amaurotique pour quelque temps.

Quelquefois l'amaurose prend le cachet d'une fièvre larvée, c'est-à-dire que les phénomènes fébriles concomitants sont peu prononcés.

On a observé ces amauroses surtout dans les fièvres tertiaires, rarement dans la fièvre quotidienne. Certaines formes larvées, affectant le type quotidien, peuvent simuler assez bien de l'héméralopie.

La durée de l'amaurose varie d'un quart d'heure à une heure et plus. Des accès répétés laissent après eux un état amblyopique permanent, avec rétrécissement du champ visuel ou avec des scotomes périphériques.

2° On a observé de l'amaurose ou de l'amblyopie permanente dès le début, peut-être avec quelques exacerbations périodiques dans le cas d'amblyopie. Dans une observation de ce genre (Jacobi), le champ visuel n'était pas rétréci, bien qu'il y eût névrite double.

3° Enfin, la cachexie paludéenne, qui produit si souvent des dégénérescences parenchymateuses des reins, avec albuminurie et œdèmes, peut aussi donner naissance aux affections oculaires liées à l'albuminurie, surtout à la névrite et à la rétinite albuminuriques. Les cas de ce genre ne rentrent donc pas, à proprement parler, dans la catégorie des affections qui nous occupent.

L'*examen ophthalmoscopique* ne démontre rien de bien saillant dans beaucoup de cas. Cependant, un léger trouble de la papille et de la rétine environnante semble ne jamais faire défaut. Poncet distingue deux espèces de modifications dans la coloration de la papille, indiquant, soit une congestion récente, soit une injection chronique. Dans le premier cas, la papille est plus rouge et un peu plus saillante qu'à l'état normal. L'injection chronique s'accompagne d'une teinte rouge noirâtre, grise; la papille fait une saillie légère; c'est une congestion veineuse à laquelle est surajouté un ton noir, résultant d'une mélanémie dont nous allons parler. La papille est donc toujours saillante. De plus, un voile grisâtre, œdémateux, recouvre le fond de l'œil, autour de la papille. Les artères, très fines, pâles, disparaissent souvent dans l'œdème. Les veines sont congestionnées. L'ophthalmoscope binoculaire de Giraud-Teulon a permis à Poncet de constater un état œdémateux, boursouflé, de la choroïde, produisant des bosselures des membranes.

Dans des cas rares, ces signes de congestion et d'œdème de la papille et de la rétine environnante se modifient au point d'offrir tout à fait l'apparence de la névro-rétinite.

Enfin, des hémorrhagies rétiniennes ordinairement assez larges, d'autres fois plus discrètes, apparaissent quelquefois, surtout à la suite de plusieurs rechutes. Ces hémorrhagies, assez rarement visibles à l'ophthalmoscope, même dans les cachexies, existeraient toujours, d'après Poncet, dans les accès pernicieux, à l'état d'extravasats microscopiques, particulièrement dans la région ciliaire.

L'ensemble de ces signes ophthalmoscopiques dénote donc un trouble profond de la circulation dans l'œil.

Anatomie pathologique. — Dans les yeux que Poncet a pu soumettre à l'examen anatomique, il y avait une dissociation des fibres nerveuses de la papille et de la rétine, par un liquide épanché entre les éléments, et qui soulevait par endroits en ampoules la membrane limitante interne. Il y avait des signes de véritable inflammation, surtout la pullulation de jeunes cellules dans les tissus. Mais c'est dans les vaisseaux qu'on trouve les altérations principales. Les globules rouges y sont très rares ; ils peuvent faire tout à fait défaut dans les capillaires et dans les petits vaisseaux de la papille et de la rétine. Les globules blancs, renfermant presque tous à leur centre un petit grain de pigment noir-charbon, y sont très nombreux ; par endroits, ils s'amassent au point de devenir polyédriques par pression réciproque, et à constituer de véritables obstructions vasculaires. A ces globules blancs sont mêlés, dans les vaisseaux un peu plus gros, d'énormes cellules à contours irréguliers, mesurant plus de 40 μ, c'est-à-dire qu'elles sont cinq fois plus grandes que les globules blancs. De même que ces derniers, elles renferment chacune un petit grain noir. Ces cellules énormes semblent être des endothéliums altérés et détachés quelque part d'une paroi vasculaire, charriés au loin et arrêtés par le petit calibre de certains vaisseaux gorgés du reste de globules blancs. Le point pigmenté paraît être le reliquat d'un ou de plusieurs globules rouges qui ont été assimilés, dévorés par les grandes cellules. La paroi propre des vaisseaux rétiniens était intacte dans un cas soumis à l'examen ; dans un second, les endothéliums étaient gonflés, et peut-être en voie de se transformer dans les cellules géantes libres dans la lumière vasculaire. — Les extravasations sont nombreuses dans la rétine, et paraissent ne jamais manquer à la région ciliaire dans les fièvres pernicieuses et dans la cachexie paludéenne. De même que dans les hémorrhagies leucocythémiques, le sang épanché se compose surtout de globules blancs amassés au centre des extravasats et entourés d'une couche quelquefois insignifiante de globules rouges.

Les mêmes altérations se rencontrent dans la choroïde ; on les a du reste décrites dans la plupart des organes parenchymateux d'individus morts par suite d'impaludisme.

Enfin, lorsque la dégénérescence parenchymateuse des reins, suite de l'impaludisme, a donné naissance à une rétinite albuminurique, on trouve les lésions de cette affection à côté de l'altération du sang que nous venons de décrire.

Pathogénie. — Les symptômes ophthalmoscopiques et fonctionnels s'expliquent parfaitement d'après les données anatomo-pathologiques qui précèdent. L'altération du sang, la présence, dans ce liquide, d'une quantité démesurée de globules blancs entremêlés de cellules géantes, produisent des obstructions des petits vaisseaux et des capillaires de la choroïde, de la rétine, de la papille, et probablement aussi du nerf; les tubes vasculaires se dilatent, souffrent plus ou moins dans leur nutrition; ils laissent exsuder une quantité anormale de liquide, se rompent par places et laissent écouler le sang. L'amblyopie est due en partie à la composition anormale du sang, en partie au ralentissement de la circulation et à l'œdème interstitiel; les hémorrhagies un peu copieuses au pôle postérieur de l'œil donnent naissance à des scotomes positifs plus ou moins étendus. — La pigmentation générale des éléments blancs du sang, la rareté des globules rouges, rendent compte de l'aspect terne, grisâtre, de la papille et de la rétine œdématiée.

On pourrait donc sans inconvénient ranger cette affection dans la catégorie des rétino-choroïdites, au même titre qu'on parle d'une rétinite leucocythémique.

Le *pronostic* de l'amaurose et de l'amblyopie dans la fièvre intermittente paraît être assez bénin. A en juger d'après les relations des divers auteurs. la vue se restitue ou s'améliore considérablement à la suite d'un traitement efficace dirigé contre l'affection générale.

Le *diagnostic* des formes larvées, accompagnées de peu de symptômes fébriles, est quelquefois difficile. L'affection oculaire, en effet, n'offre aucun caractère saillant. On pourra n'avoir pour tout élément de diagnostic que le séjour actuel ou antérieur du malade dans une région paludéenne. L'attention étant une fois éveillée, l'examen de la rate devra décider en dernier ressort.

Traitement. — Nous renvoyons à ce propos aux travaux traitant des affections paludéennes dans leur ensemble. La quinine et l'arsenic peuvent être impuissants à combattre l'affection, si leur emploi n'est pas secondé par un changement de contrée. Il n'y a pas lieu de diriger quelque traitement local spécial contre l'amblyopie. Nous l'avons dit, la guérison de celle-ci est la règle, si on parvient à combattre la fièvre intermittente, à moins qu'il n'y ait des signes de névro-rétinite albuminurique; dans ce cas encore on a toutes chances d'obtenir une amélioration notable, si l'on parvient à arrêter l'affection rénale.

BIBLIOGRAPHIE *de l'amblyopie et de l'amaurose dans la fièvre intermittente.*

1823. ASCHENDORF. Heilung einer Amaurosis intermittens (*v. Graefe's u. v. Walther's Journ. f. Chir. u. Augenheilk.*, VI, 2, p. 273).

1833. TOTT (C. A.). Zwei Fälle von intermittirender Blindheit (*Casper's Wochenschr. f. d. ges. Heilk.*. 2, n° 3).

— v. STOSCH. Febris intermittens larvata amaurotica (*Ibidem*, I, p. 149).

1835. KÜHLBRAND. Intermittens amaurotica (*Ibidem*, n°ˢ 26-27).

— STAUB. Die krankhaften Affectionen des Auges, etc., als Sympt. von Febris intermittens, etc. (*v. Ammon's Zeitschr. f. Ophth.*, IV. p. 346).

1841. Stoeber. Héméralopie, amaurose intermittente (*Ann. d'Ocul.*, t. VI., oct.).

1846. Heusinger. Eine Amaurose als Malaria-Neurose behandelt u. geheilt (*Casper's Wochenschr. f. d. ges. Heilk.*, p. 197).

1851. Deval. *Traité de l'amaurose*, p. 253. Paris. (Cite des observations d'Arrachart et de Pinel.)

1861. Schreder. Amaurosis im Gefolge von Fiebersiechthum. Heilung durch Chinin (*Allg. Wien. med. Zeitg.*, n° 10).

1863. Richard. *Gaz. des hôp.*, n° 107, p. 426.

1866. Testelin. Fièvre larvée double quotidienne, forme amaurotique (*Ann. d'Ocul.*, p. 317).

1868. Jacobi. Zwei verschiedene Fälle von Neuritis optica (*Arch. f. Ophth.*, XIV, 1, p. 149).

1870. Dutzmann. Ein Fall von transitorischer Erblindung nach Intermittens (*Wien. med. Presse*, p. 514).

1872. Gueneau de Mussy. Périnévrite optique double. Apoplexies de la rétine liées probablement à une fièvre larvée. Guérison par le sulfate de quinine (*Journ. d'Ophth.*, I, p. 1).

1875. Koenigstein. Ein Fall von tägl. wiederkehrender totaler einseitiger Amaurose (*Klin. Monatsbl. f. Augenheilk.*, p. 333).

1876. Galezowski. *Traité iconographique des maladies de l'œil.*

1877. Santoz Fernandez. *Cronica oftalmologica.* Madrid.

—   Leber (Th). Amaurose durch Intermittens (*Graefe et Saemisch Handb.*, p. 960).

—   Mackenzie. St. Retinal haemorrages and melanaemia as symptom of ague (*Med. Times and Gaz.*, n° 1408. *The Lancet*, oct.).

1878. Poncet (de Cluny). De la rétino-choroïdite palustre (*Ann. d'Ocul.*, t. LXXIX, p. 201).

1879. Le même. *Atlas des maladies profondes de l'œil*, par Perrin et Poncet. Planches 59, 60 et 61.

CHAPITRE XII

AMAUROSE DANS L'ÉPILEPSIE

Les termes *amaurose épileptique* et *épileptiforme, épilepsie rétinienne*, se rencontrent chez divers auteurs. On verserait cependant dans l'erreur en supposant qu'il existe une amblyopie ou une amaurose dépendant directement de l'épilepsie, dont elle serait une conséquence, ou plutôt un symptôme, à peu près au même titre que l'amaurose urémique est une conséquence de l'urémie, qui serait notamment passagère, arriverait et disparaîtrait avec l'attaque épileptique. Leber (1877) a rassemblé avec soin les documents relatifs à cette question, et sa conclusion tout à fait légitime est qu'il n'y a pas d'amaurose épileptique dans le sens que nous venons d'indiquer. Depuis cette époque on n'a observé aucun fait capable de modifier cette thèse.

Les troubles amblyopiques qui ont été observés chez les épileptiques, et qui ont fait naître l'idée d'une amaurose épileptique, se rangent dans les rubriques suivantes quant à leur relation avec l'épilepsie.

Dans l'épilepsie idiopathique, sans lésion palpable (?) du cerveau, on observe quelquefois (de même que dans les épilepsies symptomatiques) à l'approche de l'attaque une obnubilation de la vue, précédée ou non de vision de couleurs, d'éclairs; mais cet obscurcissement de la vue est tout simplement celui qui précède ordinairement toutes les pertes de connaissance, par exemple la syncope. Il n'en reste plus de trace au sortir de l'attaque.

On a signalé quelquefois le scotome scintillant et une hémianopie passagère chez les épileptiques. Mais il resterait d'abord à prouver que les deux symptômes, l'épilepsie et le scotome scintillant ou l'hémianopie ne sont pas les effets d'une seule et même cause. Ensuite, la plupart de ces observations sont antérieures aux publications dans lesquelles Charcot montre la dépendance dans laquelle certaines formes d'amblyopie (en partie hémianopiques, voy. plus loin *Amblyopie hystérique*) se trouvent vis-à-vis de l'hystérie grave, épileptiforme, qu'on confondait avec l'épilepsie véritable. Certains auteurs (Galezowski) désignent positivement les convulsions concomitantes du nom d'*épileptiformes*, et non pas de celui d'*épileptiques*.

Christensen a observé une dame de trente-trois ans, souffrant d'attaques épileptiques accompagnées d'amaurose, et survenant depuis des années avant chaque époque menstruelle. La cécité était complète pour plusieurs heures. . Fond de l'œil normal. Deux fois la cécité fut plus durable lorsque les règles ne se montrèrent pas; une amélioration survint chaque fois à la réapparition des règles. Finalement, atrophie progressive. — On le voit, ces symptômes ressemblent beaucoup à ceux de l'hystéro-épilepsie.

D'autres fois on a signalé (Hancock) comme exemple d'amblyopies épileptiques des cas d'amblyopie réflexe, dépendant d'une irritation de nerfs sensibles ayant provoqué simultanément les accès épileptiques.

Pour ce qui est des épilepsies symptomatiques, dépendant d'altérations graves du cerveau, elles s'accompagnent de deux manifestations amblyopiques différentes. Une tumeur cérébrale, par exemple, peut occasionner des convulsions épileptiques, et produire une papillite, une névrite avec atrophie consécutive. Des amblyopies passagères, revenant par accès, s'observent quelquefois dans les épilepsies symptomatiques, la plupart du temps dues à des tumeurs intracrâniennes. Ce sont elles surtout qui semblent mériter le nom d'*épileptiques*. On se figure que ces amauroses passagères sont dues à ce que la rétine serait le siège du même processus qui dans le cerveau occasionne les convulsions épileptiques, probablement un spasme des vaisseaux rétiniens. Cependant les amauroses passagères en question semblent être identiques aux cécités passagères qu'on observe fréquemment dans toutes les tumeurs intracrâniennes, et qu'on met généralement sur le compte d'une augmentation passagère de la pression intracrânienne, qui comprimerait le chiasma optique ou d'autres parties de l'appareil nerveux visuel.

Ce qui précède renferme la critique de l'*amaurose épileptiforme* de Jackson. Cet auteur part de l'observation des amauroses passagères dans l'épilepsie symptomatique, pour établir une amaurose spéciale (épilepsie rétinienne), dans laquelle il fait rentrer les amauroses passagères les plus diverses, auxquelles il suppose une cause siégeant dans la rétine, et qui serait analogue à celle qui, dans le cerveau, provoque l'attaque épileptique. — La cause supposée de l'épilepsie étant un spasme des vaisseaux cérébraux, on rapporte ordinairement à un spasme des vaisseaux rétiniens, hypothétique lui aussi, la cause de l'amaurose épileptiforme. On n'a pas réussi à constater ce spasme à l'ophthalmoscope.

En égard aux connexions vasculaires entre le cerveau et la rétine, on pouvait s'attendre à découvrir dans toutes les attaques d'épilepsie, même quand elles ne se compliquent pas d'amaurose, un trouble de la circulation rétinienne. On s'est donc mis à examiner les yeux à l'ophthalmoscope pendant et après l'accès épileptique. Les premiers observateurs arrivèrent, les uns à un résultat négatif, les autres constatèrent au début de l'attaque un rétrécissement des artères rétiniennes. Depuis les dernières recherches sur ce sujet, il semble être établi qu'aux approches de l'attaque, et coïncidant avec l'*aura*, on observe dans les accès bien accusés un amincissement des artères rétiniennes, et au déclin de l'attaque, une dilatation quelquefois

considérable des veines rétiniennes, qui semble être un effet de stase veineuse, suite des convulsions générales. Il paraît qu'à la longue, à la suite
de répétitions de cette hyperhémie veineuse, il persiste un certain degré
d'hyperhémie rétinienne.

BIBLIOGRAPHIE de l'amblyopie épileptique.

1863. JACKSON (H.). Epilepsia retinae (*Ophth. Hosp. Rep.*, IV, p. 14).

1866. WAREN TAY. *Ibidem*, IV, p. 227 (Atrophie du nerf opt. dans l'épilepsie).

1867. MICHEL. Ueber die Veründrungen des Schnerven, etc. bei Epilepsie. *Diss.* Würtzbourg.

1868. JACKSON (H.). A case of epileptiform amaurosis (*Ophth. Hosp. Rep.*, VI, p. 131).

— GALEZOWSKI. *Chromatoscopie rétinienne.* p. 229.

1869. FOERSTER. Amaurosis of both eyes fellowing epileptiform attak (*Boston med. and surg. Journ.* Août 12).

1871. ALBUTT. *Use of the ophthalmoscope,* p. 364.

— ALRIDGE. The ophthalmoscope in mental and cerebral diseases (*West Riding Lunatic Asylum Rep.*, t. I).

1874. HORNER. *Compt. rend. de la Soc. ophth. de Heidelberg.*

— HORSTMANN. *Ibidem.*

1875. JACKSON (H.). Hemiopia and colored vision preceding one-sided epileptiform seizures. (*Ophth. Hosp. Rep.*, VIII, p. 331).

1877. KNIES. Veränderungen der Accommodation während eines epileptischen Anfalles (*Soc. ophth. de Heidelb.*).

— BOWELL (E.). De quelques accidents de l'épilepsie et de l'hystéro-épilepsie. Thèse. Paris.

1879. CHRISTENSEN. *Oftalmologiske Meddelelser,* 1, 2, 3, analysé in *Nagel Jahresber.*

1880. DESPAGNET. Troubles visuels épileptiformes (*Rec. d'Ophth.*, p. 54).

CHAPITRE XIII

AMBLYOPIES ET AMAUROSES APRÈS LA MÉNINGITE

On a l'occasion d'observer beaucoup d'amauroses après la méningite simple et après la méningite cérébro-spinale épidémique.

Rarement il s'agit d'une propagation de l'inflammation le long du nerf optique à l'œil (choroïdite, etc.). Dans ces cas, on observe quelquefois du chémosis et même de l'exophthalmie.

Ordinairement le trouble visuel, qui est la suite de la méningite, consiste en une amblyopie ou une amaurose, passagère quelquefois, le plus souvent durable et double, sans signes d'inflammation du côté de l'œil. — Au commencement il n'y a pas de signes ophthalmoscopiques, ou seulement une légère hyperhémie de la papille. Plus tard surviennent les signes de l'atrophie simple, blanche. C'est ordinairement dans cet état que les patients — la plupart des enfants — sont présentés à l'oculiste. L'amaurose peut n'être pas absolue, malgré les signes très prononcés d'atrophie du nerf optique. J'observe un garçon de douze ans, qui dans sa quatrième année a traversé une méningite. Depuis quatre ans, la vision ne s'améliore pas et ne diminue pas; il compte les doigts à 10 centimètres de l'œil. La papille est dans un état d'atrophie blanche très avancée.

Il faut croire que dans les cas de la dernière espèce — les seuls qui doivent nous occuper — le chiasma surtout est compris dans des exsudats méningitiques qui, dans des cas rares, se résorbent en laissant les fibres nerveuses intactes, mais qui dans la plupart des cas se rétractent, compriment les fibres du chiasma et y amènent l'atrophie simple. — Dans des cas isolés (Hirschberg), on a vu la réaction pupillaire être conservée dans l'amaurose absolue. Ceci naturellement parle contre la localisation du processus morbide à la base du cerveau.

Le *pronostic* de l'amaurose dans la méningite est donc grave. Il le devient à un très haut degré si l'amaurose ne se dissipe pas dans les premiers jours, et surtout si l'on voit survenir les signes de l'atrophie. Toutefois, même dans ce dernier cas, on ne doit pas désespérer de conserver quelque faible vision.

Traitement. — Au fort d'une méningite, on ne s'occupera pas spécialement d'une amblyopie ni même d'une amaurose intercurrente. La médication de la méningite sera en même temps celle du trouble visuel. Au déclin

de la méningite, on devra commencer à employer les remèdes réputés
comme favorisant la résorption d'exsudats. L'iodure de potassium sera
essayé. On emploie les injections hypodermiques de strychnine, d'après les
règles données précédemment. On pourra essayer du courant constant, etc.

BIBLIOGRAPHIE. — Pour une part, nous renvoyons à la bibliographie de
l'article *Atrophie du nerf optique*. Il y aurait ensuite à signaler la plupart
des traités d'ophthalmologie. Citons les travaux suivants, dont l'objet est
plus spécialement l'amblyopie et l'amaurose après la méningite.

1865. KNAPP. *Centralbl. f. d. medic. Wissensch.*, n° 33.
   — SCHIRMER. *Klin. Monatsbl., f. Augenheilk.*, p. 275.
   — JACOBI. *Arch. f. Ophth.*, t. XI, 3, p. 156.
1872. KNAPP. *Journ. of med. Sc.*, p. 580; *Medic. Rec.*, p. 341.
   — BROWNRIGG. *Philad. med. and. surg. Rep.*, p. 283.

Dans des affections très diverses de l'encéphale, on voit survenir assez
souvent une atrophie simple du nerf optique, sans que la lésion intéresse
directement ni le nerf optique, ni le chiasma, ni la bandelette optique, ni
même plus particulièrement les centres optiques de la base du cerveau.
Nous les citons ici pour mémoire en renvoyant à *Nerf optique, Atrophie*.
De ce nombre sont notamment la *sclérose en plaque du cerveau* (Charcot,
Leçons sur les maladies du système nerveux), et la *Paralysie progressive*.
Les cas de la dernière espèce sont bien à distinguer de ceux où le processus
pathologique de la démence paralytique atteint plus particulièrement les
centres optiques psychiques, et de ce chef donne lieu à de l'amblyopie
(voy. plus haut : *Amblyopies et amauroses par causes intracrâniennes*).

Pour ce qui est des amblyopies dans les *affections spinales*, notamment
dans le *tabes dorsalis*, voyez l'article *Atrophie du nerf optique*.

CHAPITRE XIV

AMBLYOPIES ET AMAUROSES

DANS DES MALADIES FÉBRILES DIVERSES, DANS LES TROUBLES ABDOMINAUX, ETC.

L'amaurose a été signalée, mais assez rarement, dans les maladies fébriles les plus diverses, dans la fièvre typhoïde, dans la variole, et puis dans les embarras gastriques. Ordinairement elle était passagère.

Dans la variole, de Graefe (*Arch. f. Ophth.*, 1866, t. XII, 2, p. 138) et Nagel (*Die Strychninbehandl. d. Amaurosen*, p. 24, 1871) ont rencontré la névrite.

Les cas les plus nombreux ont été signalés dans la fièvre typhoïde. Les quelques données positives ne suffisent pas cependant pour se faire une idée de la nature de ces affections, dont la pathogénie paraît du reste être multiple.

On a signalé dans le typhus des *amauroses transitoires*, ordinairement doubles, ne durant qu'un ou deux jours, sans signes ophthalmoscopiques. Dans le cas d'Ebert, l'amaurose avait été précédée d'épistaxis abondante; il rentre donc peut-être dans les *amauroses par pertes sanguines* (voy. plus loin). Hénoch a observé une amaurose avec *ptosis* d'une durée de quatre jours, sans épistaxis et sans albuminurie. Tolmatchew cite un cas analogue. Le *ptosis* semblerait indiquer un processus circonscrit (hémorrhagie?) à la base du cerveau. L'observation d'une telle amaurose passagère sur un seul œil, faite par Frémineau, s'accorde parfaitement avec cette manière de voir, puisque dans ce cas le siège de l'affection était à peu près certainement dans un nerf optique. — Foerster prétend que c'est uniquement chez les enfants qu'on observe à la suite du typhus ces amauroses passagères.

S'agit-il, dans tous les cas, d'un processus circonscrit (hémorrhagie?) à la base du cerveau? Ou bien faut-il supposer quelquefois un œdème cérébral, comme dans l'amaurose urémique?

Il est bien entendu que ces amblyopies ne tiennent nullement à la parésie de l'accommodation et du sphincter de la pupille qui existe toujours dans la fièvre typhoïde.

On connaît, d'autre part, des exemples d'*amauroses persistantes* à la suite de la fièvre typhoïde.

Carron du Villards (cité par Duval) dit qu'une épidémie de typhus, en 1817, causa en Italie beaucoup d'amauroses persistantes — probablement avec atrophie du nerf optique. — Benedikt observa une hémiplégie gauche avec atrophie du nerf optique droit ; Bouchut, une amaurose bilatérale sans signes ophthalmoscopiques, et une autre avec atrophie des nerfs optiques. Teale a vu survenir dans la convalescence une amblyopie qui passa à l'atrophie du nerf optique.

Ces observations sont toutes incomplètes. Nous ne disposons pas d'une seule autopsie faite dans un cas de ce genre. La plupart des auteurs ont négligé l'examen des urines, de sorte qu'on ne peut pas toujours exclure une amaurose urémique. Quelquefois il semble qu'on se soit trouvé en présence d'hémorrhagies dans le cerveau ou à la base du cerveau. On sait, d'autre part, que la méningite complique quelquefois le typhus.

Au point de vue du *diagnostic*, on fera attention, dans des cas de ce genre, à la réaction pupillaire. L'expérience a prouvé que les amauroses avec conservation de cette réaction (siège de l'affection dans les hémisphères) admettent un pronostic plus favorable que celles dans lesquelles cette réaction a disparu.

En fait de *traitement*, il y a d'abord celui de la fièvre typhoïde (toniques dans la convalescence). On essayera aussi les injections hypodermiques de strychnine.

BIBLIOGRAPHIE *de l'amblyopie et de l'amaurose dans la fièvre typhoïde.*

1851. DEVAL. *Traité de l'amaurose.* Paris, p. 252.
1863. FRÉMINEAU. Amaurose gauche, etc. (*Gaz. des hôp.*, avril).
1866. BOUCHUT. *Du diagn. des malad. du syst. nerv. par l'ophthalmosc.*, p. 69 et 338.
— TEALE. *Med. Times*, May 11.
1868. EBERT. *Berlin. klin. Wochenschr.*, n° 2.
— HENOCH. *Ibid.*, n° 5.
— BENEDIKT. *Électrothérapie.*
1869. TOLMATSCHEW. *Jahrb. f. Kinderheilk.*, p. 219.
1877. FOERSTER. *Handb. de Graefe et Saemisch*, p. 168.

CHAPITRE XV

AMAUROSES DANS LES EMBARRAS GASTRIQUES

Nous devons une mention spéciale à des amauroses coïncidant avec des embarras gastriques et avec diverses affections des organes splanchniques. Les observations de ce genre sont peu nombreuses, et la pathogénie de ces affections est on ne peut plus obscure.

Un certain nombre d'amauroses ont cédé à un vomitif ou à un autre traitement dirigé contre l'*embarras gastrique*. Galezowski (*Union médicale*, 1876, p. 369) a publié des observations de ce genre; le champ visuel était intact, la vision centrale avait seule souffert. Il y avait coloration grise de la papille, à peu près comme dans le *tabes dorsalis*. Des cas du même genre ont été notés par Himly (*Die Krankh. u. Missbild. d. menschl. Auges*, t. II, p. 428, 1843), et par Leber (*Handb. de Graefe et Saemisch*, 1877, t. V, p. 969).

Il faudra attendre des observations ultérieures pour décider si l'affection de l'appareil nerveux visuel se trouve réellement sous la dépendance de l'affection gastrique.

Dans la pléthore hépatique il y a souvent parésie de l'accommodation. La défectuosité de la vision qui en résulte n'est donc pas de nature amblyopique.

Les amauroses brusques, liées à l'hystérie symptomatique d'une affection des organes génitaux, sont traitées à propos de l'amblyopie hystérique (voy. plus loin). De ce nombre est une amaurose brusque, avec conservation de la réaction pupillaire, observée par Mauthner (*Œstr. Zeitschr. f. prakt. Heilk.*, 1875), et un cas analogue publié par Mayer (*Beitr. d. Gesellsch. f. Geburtsh. in Berlin*, 1875, p. 109).

Ici paraît devoir rentrer le cas d'Emmert (*Arch. f. Aug. u. Ohrenheilk.*, t. V, p. 401) d'une amaurose ayant récidivé onze fois chez une fille de onze ans. La réaction pupillaire était conservée. Il y avait des congestions vers la tête. Il faudrait ici, d'après Emmert, songer à une compression du chiasma par le recessus sus-chiasmatique du troisième ventricule distendu par un exsudat hypothétique.

CHAPITRE XVI

AMBLYOPIE ET AMAUROSE PAR SUITE DE PERTES SANGUINES

A la suite d'hémorrhagies copieuses ou souvent répétées, survenant dans les organes les plus divers, il se développe quelquefois soit une amblyopie, soit une amaurose complète ayant une grande tendance à devenir définitive par le développement d'une atrophie du nerf optique.

Étiologie. — Une cause très fréquente de cette amblyopie consiste dans des hémorrhagies du tube digestif, dans l'estomac et dans l'intestin. Elle est peut-être aussi fréquente à la suite d'hémorrhagies de la matrice, que ce soit une menstruation profuse ou des hémorrhagies utérines dues à d'autres causes. Les soustractions sanguines, surtout la saignée, même l'application de sangsues et de ventouses scarifiées, ont fourni aussi un certain nombre de cas de ce genre. On l'a vue survenir à la suite d'hémorrhagies dans des plaies, par suite d'hémoptysie (mais rarement), et même à la suite d'hémorrhagies nasales. Une demi-douzaine de fois, elle fut la suite d'hémorrhagies dans les voies urinaires.

Ordinairement il s'agit d'hémorrhagies copieuses, soit en une fois, soit par leur répétition, au point de produire un état anémique de tout l'organisme avec ses diverses manifestations. Dans certains cas cependant la perte sanguine a été faible et n'avait pas occasionné une anémie générale.

Symptômes et marche. — L'hémorrhagie est donc ordinairement assez abondante pour occasionner des symptômes divers, tels que la syncope; on signale surtout une forte céphalalgie occipitale.

Le plus souvent l'amblyopie est double. Un œil peut cependant être plus attaqué que l'autre, soit que l'amblyopie y soit plus forte, soit qu'il y ait amaurose complète alors que le second est affecté d'une amblyopie plus ou moins prononcée. Rarement un œil est seul intéressé.

Assez souvent (dans 26 pour 100 des cas, d'après Fries) l'amblyopie surgit d'emblée avec l'hémorrhagie; le malade sort, par exemple, aveugle d'une syncope. Quelquefois elle survient dans les vingt-quatre heures qui suivent la perte sanguine. Le plus souvent elle apparaît du troisième au sixième jour après l'hémorrhagie, quelquefois plus tard, même après quinze et dix-huit jours.

L'amblyopie ou l'amaurose atteint assez rapidement son point culminant, ordinairement un ou deux jours après son début.

Le trouble visuel est donc quelquefois une amaurose complète. Alors la réaction pupillaire à la lumière était toujours abolie, sauf dans un cas de Samelsohn. Si l'amaurose n'est pas complète, on observe ordinairement des lacunes considérables dans le champ visuel ; une petite portion périphérique de la rétine peut seule continuer à fonctionner. Le scotome n'est pas cependant central ; il atteint la périphérie du champ visuel de l'un ou l'autre côté. Primitivement, il est plus ou moins restreint ; il s'étend dans la suite et peut envahir tout le champ visuel. — Des sensations visuelles subjectives précèdent quelquefois la cécité absolue.

L'examen ophthalmoscopique n'a pu être fait qu'exceptionnellement dès le début de l'affection, immédiatement après l'accident. Très rarement le fond oculaire est normal ; les altérations sont d'autant plus prononcées que l'examen a lieu plus tard. De l'ensemble des observations il semble résulter qu'au début le fond de l'œil peut être à peu près normal, sauf un certain degré de pâleur, d'anémie ; mais bientôt se développent des altérations papillaires et rétiniennes.

Dans un certain nombre de cas le fond de l'œil offre donc, comme anomalie, une pâleur générale, surtout de la papille, avec un rétrécissement des artères et souvent un certain degré de dilatation des veines. D'autres fois il y a, outre la paleur du fond et de la papille, un certain degré de trouble de la papille, qui en voile les contours et s'étend dans la rétine. On insiste sur la couleur blanche de ce voile. Assez souvent il vient s'y ajouter de petites hémorrhagies sur la périphérie de la papille et dans la rétine, particulièrement entre la *macula lutea* et la papille. L'image ophthalmoscopique ressemble donc beaucoup à celle d'une embolie de l'artère centrale de la rétine, sauf que la tache rouge paraît toujours manquer dans la *macula lutea*. — Plusieurs auteurs ont enfin constaté l'existence d'une névro-rétinite bien caractérisée.

Marche. — Qu'il y ait ou non une névro-rétinite bien accusée, qu'il y ait au début une simple anémie du fond de l'œil ou que cette anémie s'accompagne de troubles blanchâtres et d'hémorrhagies, il y a grande tendance à la production d'une atrophie complète du nerf optique, atrophie qui se développe très rapidement, en dedans d'une ou de quelques semaines. Une restitution complète de la vision est cependant dans le domaine des possibilités (d'après Fries dans 20 pour 100 des cas observés). On peut aussi observer une simple amélioration (dans 30 pour 100, Fries), ou bien un simple arrêt de l'affection ; quelquefois il persiste pour toujours un peu de vision excentrique. Dans la moitié des cas à peu près il ne se produit pas d'amélioration, et malheureusement l'amaurose totale est alors l'issue habituelle. L'amélioration s'est produite ordinairement après quelques jours ; d'autres fois après des semaines et des mois ; une fois même après neuf mois seulement (Fries). Il

˜surtout lieu d'espérer une amélioration lorsqu'il n'y a que de l'amblyopie.

Un cas observé par Foerster mérite une mention spéciale. Une jeune fille eut une hématémèse considérable qui occasionna une anémie générale très prononcée. Douze jours plus tard, l'ophthalmoscope montra un trouble blanchâtre de la rétine autour de la papille, dont il voilait les contours, et de nombreuses hémorrhagies dans la partie rétinienne troublée. Pas de tache rouge dans la *macula lutea*. Le trouble rétinien n'enveloppait du reste pas la *macula lutea*, pas plus que dans les cas typiques d'amblyopie par perte sanguine. En d'autres mots, il y avait tout à fait l'image ophthalmoscopique de l'amblyopie par perte sanguine, mais *sans amblyopie ;* la vision était bonne.

Pathogénie. — Le mécanisme par lequel se produisent les amblyopies et les amauroses après les pertes sanguines n'est pas encore parfaitement connu. Les observations dont nous disposons permettent cependant de circonscrire le débat dans des limites assez étroites.

Le point de départ de l'amblyopie paraît résider dans une anémie locale et très prononcée de la rétine, de la papille et probablement de tout le nerf optique. Le trouble blanchâtre de la rétine et de la papille, et même les hémorrhagies rétiniennes, semblent se produire toujours lorsqu'il y a une telle anémie de l'appareil nerveux optique périphérique. On l'observe dans les anémies purement locales de la rétine et du nerf, suite d'embolie de l'artère centrale ou d'épanchements sanguins copieux dans les espaces vaginaux du nerf, ou encore à la suite de déchirures du nerf optique contre l'œil (Magnus, Knapp).

Quant à la manière dont l'anémie locale devient cause d'amblyopie, la discussion se meut généralement entre deux hypothèses, celle de l'épanchement séreux dans l'appareil nerveux visuel périphérique, et celle d'une hémorrhagie dans les fentes vaginales du nerf, comprimant ce dernier, ou même d'une hémorrhagie interstitielle dans le nerf proprement dit.

Tout d'abord, l'apparition si rapide des signes ophthalmoscopiques d'atrophie semble localiser le siège de la lésion dans le nerf optique.

Une simple anémie locale, un arrêt de la nutrition interstitielle dans le nerf ne suffit pas pour expliquer les symptômes, car d'après tout ce que nous savons de la grande résistance des fibres nerveuses aux troubles circulatoires, il est impossible que leur fonction cesse brusquement, même à la suite d'un arrêt absolu de la circulation (voy. Frédéricq et Nuel, *Physiologie humaine,* 2ᵉ partie, p. 113, 1883); et cependant on connaît des exemples d'amauroses « fulminantes » après des pertes sanguines. Au contraire, une anémie des centres nerveux ou de la terminaison périphérique, dans le cas présent de la rétine, abolit brusquement la fonction. Cependant les auteurs n'ont guère voulu voir la cause prochaine de l'amblyopie dans l'anémie rétinienne, à cause de la rapidité avec laquelle survient l'atrophie du nerf, et à cause de la forme particulière de l'amblyopie, — scotome qui tend à envahir tout le champ visuel. — A tout prendre, ces raisons ne nous semblent pas péremptoires, et nous croyons qu'il n'est pas prouvé que la cause prochaine de l'amblyopie ne réside pas dans l'anémie de la rétine. — La forme de l'amblyopie exclut positivement une cause centrale.

Peut-être aussi que l'épanchement séreux qui est la conséquence en quelque sorte obligée de l'anémie, contribue, conjointement avec l'anémie, à faire cesser la fonction des éléments nerveux. Un tel épanchement existe réellement dans la rétine et dans la papille, dans le plus grand nombre des cas, au moins dès le second ou le troisième jour. Le trouble blanchâtre de la papille et de la rétine est, selon toutes les apparences, l'expression d'un exsudat séreux. Le mécanisme de sa production est analogue à celui qui produit les épanchements dans le cerveau dans tous les cas d'anémie cérébrale brusque. — Depuis les expériences de Rumpf (*Untersuch. aus d. physiol. Instit. d. Universit. Heidelberg*, II, f. 2), nous savons aussi que si la lymphe stagne au contact des fibres nerveuses, celles-ci se détruisent et disparaissent par résorption. Or l'œdème étant manifeste dans la papille et dans les couches rétiniennes internes dans les cas qui nous occupent, il se peut que nous ayons là la cause de l'atrophie si rapide du nerf.

La plupart des auteurs (de Graefe, Samelsohn, Leber) inclinent à supposer, comme cause prochaine de l'amblyopie, une hémorrhagie dans les espaces vaginaux du nerf qui comprimerait ce dernier, ou même une hémorrhagie dans le nerf lui-même. L'existence d'un large scotome irrégulier au début de l'affection, et l'atrophie précoce du nerf s'expliqueraient de cette manière. Mais ce qui nous semble moins plausible dans cette hypothèse, c'est le fait que l'affection est presque sans exception sensiblement égale sur les deux yeux. — Une amblyopie par épanchement sanguin dans les espaces vaginaux devrait aussi être passagère dans un certain nombre de cas, le sang pouvant se résorber.

L'existence d'hémorrhagies rétiniennes et papillaires dans le plus grand nombre des cas parle en faveur de cette dernière hypothèse. On sait avec quelle rapidité l'anémie aiguë, locale ou générale, produit des altérations qui prédisposent aux hémorrhagies. Von Œttingen a positivement trouvé dans un cas d'amblyopie, par suite d'anémie, une dégénérescence graisseuse des parois des capillaires et des petits vaisseaux rétiniens.

Nous inclinons donc à voir dans l'anémie rétinienne et dans l'œdème de la rétine et de la papille (et peut-être du nerf optique), œdème qui est la conséquence directe de l'anémie, la cause prochaine de l'amblyopie.

Dans des cas assez rares, les troubles circulatoires passent à l'inflammation typique; il se produit de la névrite. Cela ne surprendra pas, depuis que nous savons qu'une interruption brusque et passagère de la circulation produit souvent une véritable inflammation, peut-être à cause des altérations vasculaires que nous venons de signaler.

Les troubles papillaires et rétiniens peuvent être peu manifestes. Ils peuvent même faire défaut tout à fait; alors on voit survenir l'atrophie simple.

Il y a lieu d'admettre que dans ces cas le maximum de l'anémie et de l'infiltration séreuse se trouve plus loin, derrière l'œil, probablement au niveau
du trou optique où les troubles circulatoires du nerf se feront sentir le plus
vite. Peut-être aussi que dans ces cas il s'agit réellement et uniquement
d'hémorrhagies dans les nerfs.

Un cas observé par Samelsohn semble n'admettre aucune des explications précédentes.
Des phénomènes cérébraux avaient précédé une hémorrhagie stomacale peu copieuse. Les
veines rétiniennes étaient élargies, les artères rétrécies; il y avait des troubles circum.-
papillaires. La réaction pupillaire à la lumière était conservée, malgré une amaurose
absolue. — Le dernier symptôme semblerait indiquer que la cause de l'amaurose ait siégé
dans les hémisphères. — La coïncidence de l'hémorrhagie stomacale avec l'amblyopie (par
cause centrale?) est-elle fortuite? Ou bien faut-il admettre qu'un processus pathologique
dans les centres nerveux a, d'une part, aboli la fonction visuelle, et a produit, d'autre
part, conformément aux idées de Lussana, Brown-Séquard, etc., une hémorrhagie dans
le tube digestif?

En général, les anomalies profondes de la composition du sang, ayant plus ou moins les
caractères de l'anémie, altèrent la nutrition des parois vasculaires en général, et prédisposent à des hémorrhagies dans les organes les plus divers. De ce nombre est surtout
l'anémie essentielle pernicieuse de Biermer, affection qui résulte d'un trouble profond
dans les organes hémopoïétiques. Manz (*Centralbl. f. d. med. Wissensch.*, 1875, p. 675)
a constaté, dans un cas de ce genre, des dilatations multiples, des anévrysmes microscopiques des capillaires rétiniens. Dans un cas du même genre, Foerster a constaté à
l'ophthalmoscope une pâleur de la papille et une étroitesse des vaisseaux rétiniens; une
faible pression exercée sur le globe oculaire provoquait des pulsations dans les artères
rétiniennes. Il n'y avait, en fait de troubles visuels, que de l'asthénopie rétinienne.

Des troubles analogues de la circulation rétinienne, avec ou sans amblyopie, s'observent lorsque la force d'impulsion cardiaque est simplement diminuée. On connaît la
fréquence de pulsations des artères rétiniennes dans l'insuffisance des valvules aortiques
(Becker).

Knapp, Graefe et Foerster ont observé de l'amblyopie dans des cas d'anémie non pernicieuse, alors que le pouls était très fréquent et très faible.

Pronostic. — Le pronostic est donc grave. Il y a lieu de craindre que
l'amaurose ne devienne définitive; les chances d'une amélioration deviennent
d'autant moindres qu'elle se fait plus longtemps attendre. La simple amblyopie
admet un pronostic plus favorable. Néanmoins on a vu une telle amblyopie
se transformer en une amaurose définitive (Mooren). La restitution complète
est assez rare. Plus fréquente est la conservation d'un certain degré de
vision. L'amélioration se produit ordinairement en dedans de la première
semaine; elle s'est produite encore après des mois (une fois après neuf
mois). — Leber fait observer que les amblyopies par suite de gastrorrhagie
donnent un pronostic plus grave que celles qui résultent d'autres hémorrhagies, notamment de métrorrhagies.

Traitement. — Le traitement doit tendre surtout à faire cesser l'anémie;
on prescrira donc avec les précautions voulues une nourriture substantielle,
du vin et les préparations de fer. On recommande aussi de favoriser la
résorption des exsudats par l'emploi de révulsifs légers. Les injections hypodermiques de strychnine semblent tout indiquées pour rétablir la conductibilité nerveuse. Plus tard on pourra essayer d'activer la résorption des exsu-

dats par l'iodure de potassium à l'intérieur et l'application au nerf du courant électrique constant. On a essayé (mais sans succès) de remédier à l'anémie rétinienne par la ponction cornéenne et par l'iridectomie!

BIBLIOGRAPHIE de l'amblyopie par pertes sanguines.

1852. LAWRENCE. *Lancet.* Febr. 28 (Amaurose brusque après une hématémèse).

— — O'REILY, *ibidem.* March. (Amaurose brusque après l'hématémèse).

1860. DE GRAEFE. Fälle von plötzlicher und incurabler Amaurose nach Magenblutung, etc. (*Arch. f. Ophth.*, VIII, 1, p. 209).

1861. FIKENTSCHER. Amaurose nach Magenblutung (*Arch. f. Ophth.*, t. VIII, 1, p. 209).

1862. GRAEFE (ALFRED). Ischaemia retinae (*Arch. f. Ophth.*, t. VIII, p. 142).

1865. SELLHEIM. *Zur Casuistik von plötzlich eingetretener Amaurose nach Blutbrechen.* Diss. Giessen.

1866. von. GRAEFE. *Arch. f. Ophth.*, t. XII, 2, p. 149.

1867. MOOREN. *Ophthalm. Beobacht.*, Berlin, p. 310.

1868. JACOBS. Haematemesis, etc., beiders. Amaurose. (*Berl. klin. Wochenschr.*, n° 4).

1869. HUTCHINSON. Very profuse haematemesis. Attack of several general spasms three days latter, followed by failure of sight. No ocular changes. (*Ophth. Hosp. Rep.*, VI, 3).

— COLSMANN. Blindheit nach Blutverlust durch Erbrechen und Stuhlgang, etc. (*Klin. Monatsbl. f. Augenheilk.*, VII, p. 11).

1871. NAGEL. *Die Strychninbehandlung der Amaurosen*, etc. Tübingue, p. 31-24.

1872. SAMELSOHN. Ueber Amaurosis nach Haematemesis ut. Blutverlusten anderer (*Arch. f. Ophth.*, XVIII, 2, p. 225).

.875. LE MÊME. Zur Pathagenese der fulminanten Erblindungen nach Blutverlusten (*Ibid.*, XXI, 1. p. 150).

1875. KNAPP. Erblindung durch Netzhaut-Ischaemie im Keuchhusten (*Arch. f. Augen. u. Ohrenheilk.*, t. V, p. 293).

— MIERNY. *Petersb. medic. Bote* (Amaurose après une saignée copieuse), analysé in Nagel Jahresber.

1876. FRIES (S.). *Beitrag. zur Kentniss. d. Ambl. u. Amaur. nach Blutverlust.* Dissert. Tübingue.

1877. HERTER Amaurose nach Blutverlust (*Charité-Annalen*, p. 525).

— FOERSTER. *Handb. de Graefe et Saemisch*, t. VII, p. 73.

— LANDESBERG. Drei Fälle von Amaurose in Folge von Blutverlusten (*Klin. Monatsbl. f. Augenheilk.*, p. 95).

— HORSTMANN. Neuroretinitis nach Hämatemesis (*Charité-Annalen*, p. 534).

— — v. OETTINGEN. Amblyopien u. Amaurose nach Blutverlust (*Dorpat. med. Zeitschr.*, VI).

— ROTHER. Amaurosis ex hämorrhagia uterina (*Beitr. zur pract. Augenheilk. de Hirschberg*, p. 62).

— — HIRSCHBERG (L.). Veränderungen des Augengrundes bei allgem. Anämie (*Comptes rend. de la Société ophth. de Heidelberg*, p. 53).

— — LEBER. Die Amaurose nach Blutverlusten (*Handb. de Graefe et Saemisch.*, t. V, p. 901).

1878. HORSTMANN. Ueber Sehstörungen nach Blutverlust (*Klin. Monatsbl. f. Augenheilk.*, XVI. p. 147).

— FRIES (S.). Sehstörungen bei Blutverlust (*Ibid.*, p. 334).

— v. KRIES. *Arch. f. Ophth.*, XXIV, 1. p. 148 (amblyopie après une hémorrh. par les voies urinaires).

1880. Gauran. Des cécités subites et définitives consécutives aux grandes hémorrh. (*Union médic. de la Seine-Inférieure*. Rouen, XIX, p. 11).

— Litten. Perforirendes Magengeschwür, etc. (*Berl. klin. Wochenschr.*, n° 49).

— Knapp. Fall einseitiger Erblindung in Folge von *ischaemia retinae* (*Arch. f. Augenheilk.*, t. X, 1, p. 101).

1881. Hirscherg. Ueber Amaurose nach Blutverlust (*Comptes rend. de la Société ophth. de Heidelberg*).

— Landesberg. Amaurosis caused by phlebotomy (*Med. Bulletin*, III, n° 7).

1882. Horstmann. Ueber Sehstörungen nach Blutverlust (*Zeitschr. f. klin. Med.*, v, p. 200).

CHAPITRE XVII

AMBLYOPIE ET AMAUROSE RÉFLEXES

APERÇU GÉNÉRAL

Sous les noms d'*amblyopie* et d'*amaurose réflexes* (Brown-Séquard), substitués à la désignation plus ancienne d'*amaurose nérralgique* (Tavignot), on désigne des amblyopies plus ou moins prononcées, pouvant aller jusqu'à l'amaurose, qui ne sont pas accompagnées de lésions ophthalmoscopiques, et qu'une observation attentive nous fait envisager comme des conséquences d'excitations prolongées de nerfs centripètes les plus divers. Les excitations du nerf trijumeau et celles des nerfs centripètes des organes sexuels internes de la femme fournissent le plus fort contingent de ces affections.

Avant d'aborder en détail les amblyopies réflexes, essayons de caractériser le groupe dans son ensemble; et d'abord, voyons le relevé clinique de deux cas typiques, le premier, une amblyopie accompagnant une rage dentaire, le second, une amblyopie hystérique réflexe, provoquée par une affection du système utérin.

Première observation. — Une femme de quarante ans, mère de famille, bien portante pour le reste, arrive à la consultation en se plaignant d'une diminution de la vue. Depuis quelque temps, elle ne sait plus lire des caractères d'impression ordinaires, ni exécuter les travaux d'aiguille. La défectuosité de la vision se fait surtout sentir au grand air, et particulièrement au soleil. Il y a des améliorations et des aggravations périodiques de la vision. Interrogée, elle croit se souvenir qu'effectivement les aggravations coïncident avec les maux de dents dont elle est affligée depuis longtemps, ce qui du reste est rendu très probable par l'inspection de la bouche, qui présente deux rangées de belles dents incisives artificielles, et des molaires représentées par des chicots dont plusieurs sont douloureux à la pression.

Le dernier accès datait de l'avant-veille. L'acuité visuelle, à peu près égale des deux côtés, oscille entre 3/4 et 1/2. L'accommodation semble correspondre suffisamment à l'âge de la malade. Le champ visuel est rétréci, mais j'éprouve de grandes difficultés pour le délimiter, à cause des contradictions nombreuses entre les diverses déterminations successives. La

malade est du reste vite fatiguée des expériences périmétriques ; pendant
qu'elle se trouve au périmètre, elle se plaint d'obscurcissements de la vue
et de douleurs frontales ; en même temps, les yeux rougissent et larmoient.
Il a fallu la renvoyer au lendemain pour continuer l'examen.

Je soupçonne un état de l'appareil visuel analogue à celui décrit récemment par Wilbrand dans certaines formes bénignes d'amblyopie hystérique.
Effectivement, il se trouva que dans le méridien déterminé en premier lieu,
le champ visuel avait une étendue à peu près normale. Il était rétréci dans
les autres méridiens, et cela d'autant plus que l'expérience avait duré plus
longtemps. Revenant finalement dans la même séance au méridien déterminé
en premier lieu, il se trouva maintenant le plus raccourci de tous. Après
cinq minutes de repos, un état analogue fut constaté sur le second œil.

Ces expériences avaient fortement fatigué la malade. Après un quart
d'heure de repos, je recommençai la même opération, mais en commençant
dans un autre quadrant du champ visuel. Le résultat était identique à celui
de la première séance : le premier méridien avait une étendue à peu près
normale, le second était un peu rétréci, le troisième davantage, et ainsi
de suite.

A l'ophthalmoscope, le fond de l'œil était en somme normal ; peut-être
y avait-il un léger trouble de la papille.

Au début des expériences périmétriques l'étendue du champ visuel est
à peu près normale. L'expérience continuant, la rétine se fatigue, sa
périphérie devient insensible, le champ visuel se rétrécit. Il suffit d'un
repos de quinze à trente minutes pour que la vision redevienne normale.

Je recommande à la personne de revenir à la consultation au fort de la
prochaine rage de dents. Celle-ci ne se fait pas attendre. Trois semaines
après, la malade revint avec de la ouate sur la joue droite et une vive douleur dentaire de ce côté, irradiée dans toute cette moitié de la face. Il y
avait photophobie très marquée ; les yeux rougis larmoyaient, particulièrement celui du côté droit. L'acuité visuelle était moins bonne que lors
du premier examen ; à gauche, elle était à peu près 1/3, à droite, tout au
plus 1/6, et encore seulement pour la vision de loin. Elle était sensiblement
moindre dans la vision de près ; il y avait donc une parésie de l'accommodation. La fatigue rapide de la vision empêcha de relever le champ visuel
avec les soins voulus ; il était manifestement rétréci des deux côtés, même
dans le premier méridien examiné, et le rétrécissement augmenta dans la
suite de l'examen, qui du reste devait être constamment interrompu à cause
du larmoiement et d'obscurcissements de la vision. — La malade voyait des
étincelles, et des obscurcissements du champ visuel survenaient périodiquement, même sans que les yeux s'appliquassent à la vision.

La papille du nerf optique était congestionnée, les artères rétiniennes de
calibre normal, les veines dilatées.

Le même jour, la malade se fit extraire du côté droit deux chicots d'une
très grande sensibilité au toucher. Le lendemain il y avait une détente

complète, tant pour ce qui regarde la névralgie dentaire que pour les troubles visuels. L'état était en somme le même que lors de mon premier examen.

Dix jours plus tard, la vue s'était améliorée; la malade pouvait lire, etc., et le champ visuel montrait une étendue à peu près normale; il avait cependant encore une tendance marquée à se rétrécir par suite d'un examen prolongé.

Je ne revis plus la patiente. Quelques semaines plus tard, la guérison aura été complète. Mais il lui reste encore des chicots qui pourront devenir le point de départ de la même affection de l'appareil visuel.

Deuxième observation. — Il s'agit d'une femme du peuple, âgée de trente-cinq ans, veuve, mère d'un enfant. La patiente dépérit depuis des années; sa vue a commencé à baisser il y a de cela quelques mois; actuellement elle ne sait plus guère se guider dans la rue.

C'est une personne amaigrie, d'une forte charpente osseuse; la face est pâle, émaciée, le front couvert de taches semblables à celles du masque des femmes enceintes : c'est une vraie image de la misère.

A droite, la vision est abolie complètement; à gauche, la patiente compte à peine les doigts à un mètre et demi. Le champ visuel gauche, déterminé grossièrement à l'aide du miroir ophthalmoscopique, se montre bien rétréci, mais pas de loin au point où on le trouverait si l'amblyopie tenait à une atrophie du nerf optique. Les deux pupilles, dilatées au delà de la moyenne, réagissent faiblement et paresseusement à la lumière, que ce soit l'œil droit ou l'œil gauche qui soit éclairé. L'œil gauche ne reconnaît plus aucune couleur.

A l'ophthalmoscope, il y a peut-être un peu d'hypérémie de la papille gauche. A droite, la papille offre ce ton sale grisâtre, attribué généralement à une faible infiltration interstitielle; les contours en sont un peu voilés, surtout du côté temporal; les vaisseaux rétiniens me semblent avoir les dimensions normales.

L'interrogatoire et l'investigation de la malade semblèrent d'abord ne donner aucune indication touchant la cause de cette amblyopie amaurotique. Les urines ne contenaient ni albumine, ni sucre. La respiration et les bruits du cœur étaient normaux, à l'exception d'un léger souffle présystolique à la base. Bruit anémique dans les veines du cou. La malade se plaint d'accès de dyspnée et d'angoisse véhémente à la poitrine. Elle éprouve des douleurs de tête ordinairement hémicrâniques, tantôt d'un côté, tantôt de l'autre, et se plaint de bourdonnements d'oreilles. Il n'y a ni anesthésie, ni paralysie manifeste nulle part; pas de phénomènes cérébraux, mais une inappétence presque absolue.

Interrogée une première fois sur l'état des organes génitaux, la patiente affirme que tout y est normal. Cependant, le masque caractéristique au front me fit insister, et elle finit par avouer une « faible gêne » dans les parties.

On sait quelle répugnance les femmes du peuple surtout éprouvent à se plaindre au médecin d'une affection des organes génitaux.

Je trouve la matrice hypertrophiée énormément et abaissée ; elle reposait sur le périnée ; le col, hypertrophié, allongé et recouvert d'ulcérations, faisait hernie à travers la vulve, au point d'être continuellement soumis au frottement contre les fesses et les cuisses. On conçoit difficilement comment, avec un tel désordre, la femme ait pu faire deux pas. Et cependant elle vaquait à ses affaires de ménage ! — Elle m'avoua alors éprouver presque continuellement des douleurs dans les lombes et dans le bas-ventre, qui s'exaspéraient de temps en temps au point d'être intolérables.

L'utérus se refoule facilement et il est maintenu par un pessaire ordinaire. Je prescris le fer à l'intérieur, une bonne nourriture et des soins de propreté aux parties sexuelles.

Déjà huit jours plus tard, la malade se sent comme régénérée ; l'appétit s'est relevé, les douleurs aux lombes et dans le bas-ventre ont cessé. L'œil droit est toujours amaurotique, mais à gauche la patiente compte les doigts à cinq mètres.

Je ne revois la patiente qu'un mois plus tard. Elle est méconnaissable, tant elle a changé : sa maigreur et le masque frontal ont disparu. Acuité visuelle 18/20 à gauche, chromatopsie et champ visuel normaux. A droite, elle commence à compter les doigts à un pied ; chromatopsie nulle ; champ visuel encore un peu rétréci. L'examen ophthalmoscopique me montre les choses à peu près dans le même état que lors de mon premier examen.

Une année après la malade revient. La pâleur, la maigreur, bref tous les symptômes ont reparu. A droite, elle compte les doigts à un mètre ; mais au dire de la patiente, la vue s'y était considérablement amendée avant des mois. A gauche, l'acuité visuelle est de 5/20 ; la chromatopsie y est obtuse, surtout pour le rouge et le vert. Les deux champs visuels sensiblement rétrécis.

Que s'était-il passé ? Avec une insouciance dont on ne rencontre que trop d'exemples, la malade s'était affranchie du pessaire, et la matrice était retombée sur le périnée.

La même médication rétablit les choses dans le même état que la première fois. Après un mois, à gauche, vision 18/20, c'est-à-dire normale, champ visuel normal ; à droite, l'amélioration n'est guère sensible. L'ophthalmoscope me montre à droite une étroitesse des artères, c'est-à-dire une atrophie commençante.

Je ne revois plus la malade, qui se considère comme guérie, et ne se soucie que fort peu de la perte d'un œil. Il se peut que dans la suite la vision s'améliore encore à droite.

Ces deux exemples nous montrent l'amblyopie réflexe à deux degrés différents de gravité. Plus loin nous verrons que dans son plus faible degré d'intensité, — et ce sont les cas les plus fréquents, — l'amblyopie hystérique, que nous rangeons également dans les affections réflexes, revêt tout à fait les caractères de l'amblyopie dans notre premier cas (odontalgie), c'est-à-dire que l'appareil nerveux visuel se fatigue avec une facilité anormale, et que le champ visuel, normal quand il est reposé, se rétrécit à mesure que dure l'examen fonctionnel de l'œil.

Ce qui caractérise donc l'amblyopie réflexe à son plus faible degré d'intensité, c'est la facilité avec laquelle l'organe visuel nerveux se fatigue; le manque de résistance de l'appareil nerveux visuel produit les obscurcissements et le rétrécissement passagers du champ visuel, disparaissant par le repos pour reparaître lors des essais visuels. Dans les essais de vision, il survient souvent, mais pas toujours, de la photophobie plus ou moins intense, des douleurs ciliaires, du larmoiement. Dans beaucoup de cas il y a manifestement de la parésie accommodative.

Les différents degrés de l'amblyopie réflexe sont décrits sous des noms différents. On parle souvent d'*anesthésie rétinienne*, surtout dans l'amblyopie hystérique, lorsque l'amblyopie n'est pas passagère, particulièrement lorsqu'elle est intense ou même absolue. Cette désignation préjuge que le siège de l'affection est dans la rétine, ce qui ne semble guère probable. — Les degrés plus faibles, caractérisés par la facile fatigue de l'appareil nerveux (voy. notre premier cas), sont souvent désignés sous le nom d'*hyperesthésie rétinienne*, qui est passible de l'objection faite au terme *anesthésie rétinienne*. Wilbrand emploie pour ces derniers cas la désignation d'*asthénopie névrasthénique*, inventée par Beard. Outre que ces deux termes renferment une tautologie, ils pourraient tout aussi bien s'appliquer à certaines formes d'asthénopie accommodative de nature paralytique. Nous proposons de désigner du nom d'*asthénopie névroptique* ces symptômes, qui en raison de leur fréquence méritent une désignation spéciale.

L'existence des amblyopies réflexes, c'est-à-dire de cas dans lesquels la vision est défectueuse à la suite de l'excitation pathologique de l'un ou l'autre nerf centripète, — quelquefois sans que cette excitation soit très douloureuse —, sans que l'examen minutieux de l'œil permette d'en découvrir une cause, l'existence de telles amblyopies ne saurait aujourd'hui être révoquée en doute. L'observation clinique démontre même que les cas de ce genre constituent une catégorie très nombreuse de troubles visuels.

Une difficulté insurmontable encore se présente si nous essayons de comprendre la pathogénie de ces sortes d'affection. Nous entrevoyons jusqu'à un certain point la théorie des mouvements et des sécrétions réflexes : une innervation centripète par rapport aux centres nerveux se déverse par leur intermédiaire dans des nerfs centrifuges, et va provoquer des mouvements et des sécrétions dans les muscles et dans les glandes innervés par ces nerfs, c'est-à-dire une « activité » physiologique. Nous concevons plus difficilement que l'état fonctionnel d'un nerf centripète puisse enrayer, paralyser l'activité d'un autre nerf centripète. La physiologie éprouve même à cet égard une forte répugnance; à la rigueur, elle concevrait que l'excitation d'un nerf centripète paralyse le centre auquel aboutit ce nerf, ce qui du reste, au point de vue sensoriel, produirait le même effet que la paralysie du nerf lui-même. Deux ou trois manières d'envisager le mode de production plus intime des amblyopies réflexes sont assez généralement répandues.

D'une part, on admet la possibilité que l'excitation d'un nerf centripète aille paralyser directement les centres d'un autre nerf centripète, dans le cas présent du nerf optique. Il se passerait quelque chose d'analogue à ce qui a lieu dans les nombreuses actions d'arrêt, de modération, d'arrestation, exercées tant par le système nerveux périphérique (arrêt du cœur par excitation du nerf vague, actions vaso-dilatatrices) que dans le système nerveux central (modération des actions réflexes). Dans ces divers cas, il s'agit d'arrestations d'innervations motrices; dans notre amblyopie réflexe ce serait l'arrestation d'une innervation centripète. Cette hypothèse s'appuie surtout sur l'absence d'altérations ophthalmoscopiques et même anatomiques dans l'amblyopie réflexe, au moins dans un très grand nombre de cas. — Des observations pathologiques assez fréquentes qui rentrent dans cette catégorie de faits sont les suivantes : la paralysie des muscles extrinsèques de l'œil pendant une névralgie du nerf sus-orbitaire ; la parésie de l'accommodation dans les névralgies dentaires, les paralysies très diverses observées (notamment par Jaccoud (1), Weir Mitchell (2), etc.) à la suite de blessures de nerfs périphériques très divers, et à la suite d'affections rénales et vésicales douloureuses ; l'impossibilité où l'on se trouve de se tenir debout pendant les coliques intenses, etc. — En fait de données expérimentales, on cite à ce propos la paralysie ou la parésie motrice dans le train postérieur d'animaux auxquels on a écrasé (Lewisson) (3) ou extirpé (Comhaire) (4) un rein.

Une hypothèse très répandue aussi, formulée par Brown-Séquard, et qui s'appuie sur l'analogie avec un grand nombre de faits d'une observation quotidienne, pourrait être qualifiée de « théorie vaso-motrice ». D'après elle, l'excitation d'un ou plusieurs nerfs sensibles, même dans le cas où cette excitation ne serait pas très douloureuse (exemple, l'excitation de certains nerfs viscéraux), provoquerait, en qualité de réflexes, des actions vaso-motrices, soit constrictrices (Brown-Séquard), soit dilatatrices, soit les deux successivement, dans des organes très divers, notamment dans les centres nerveux optiques, peut-être dans la rétine.

Le point de départ de la conception de Brown-Séquard se trouve dans les expériences suivantes de cet auteur (5). Après avoir étranglé, chez des cobayes et des lapins, les nerfs d'un rein ou d'une capsule rénale, il a vu se produire localement, et cela du côté de l'opération, un resserrement des

(1) Jaccoud (S.), *Les paraplégies et l'ataxie*. Paris, 1864.
(2) Weir Mitchell, *New-York Med. Journ.*, 1867.
(3) Lewisson, *Arch. f. Anat. u. Physiol.*, 1869, p. 255-266.
(4) Comhaire, *De l'extirpation des reins*. Thèse de Paris.
(5) Brown-Séquard, *Leçons sur le diagnostic et le traitem. des princip. formes de paralysie*, etc. Paris, p. 24.

vaisseaux de la pie-mère spinale. Plus récemment, Nothnagel (1) et Herzen-stein (2) ont vu de même survenir un resserrement des vaisseaux de la pie-mère à la suite de l'excitation de nerfs sensibles très divers. Dans l'esprit de Brown-Séquard, cette anémie locale suffirait à paralyser la substance grise de la moelle épinière (et du cerveau), et par conséquent des nerfs (centri-pètes et centrifuges) qui en partent, ainsi que du reste Vulpian (3) l'avait montré en injectant dans les vaisseaux de la moelle de la poudre de lycopode en suspension dans l'eau. Au même point de vue s'expliqueraient aussi les paralysies réflexes motrices signalées un peu plus haut.

A ce propos, on cite les nombreux troubles circulatoires réflexes dans l'œil même, à la suite d'une névralgie, soit essentielle, soit traumatique, du nerf trijumeau dans son ensemble ou bien de l'une ou l'autre de ses sub-divisions, surtout des nerfs dentaires et du nerf sus-orbitaire. Ces troubles circulatoires consistent notamment en une hypérémie conjonctivale, accom-pagnée souvent de photophobie et de larmoiement, d'hypérémie ciliaire; ils peuvent aller jusqu'à la production de conjonctivites et même de kératites. Un auteur a signalé une pâleur de la papille et de la rétine survenant à chaque excitation d'une plaie du sourcil. Faucheron, qui dans un travail consciencieux a rassemblé les matériaux rentrant ici, a provoqué expérimen-talement la plupart de ces manifestations en excitant chez des animaux le nerf sus-orbitaire. Or, l'excitation des mêmes nerfs étant une source très fré-quente d'amblyopies réflexes, il est assez naturel de supposer que les mêmes actions vaso-motrices réflexes puissent se produire dans l'appareil nerveux visuel, dans la rétine, dans le nerf optique ou même dans les centres psycho-optiques.

Cependant, une contraction durable des vaisseaux rétiniens notamment ne suffit pas à expliquer l'amblyopie par anémie rétinienne, puisque, d'après les données de la physiologie, cette contraction ne saurait durer des mois. L'observation ultérieure devra montrer si la contraction initiale n'est pas suivie d'une vaso-dilatation, qui elle pourrait être durable et qui provoque réellement des troubles nutritifs.

Enfin, l'hypothèse vaso-motrice trouve encore un appui sérieux dans les nombreux réflexes vaso-moteurs qu'on peut provoquer par l'excitation des organes génitaux internes, excitation qui est une source très abondante d'amblyopies réflexes. Les expériences de Rœhrig, sur lesquelles nous reviendrons à propos de l'amblyopie hystérique, ont démontré que chez les lapines, l'excitation de l'ovaire augmente la pression sanguine de 12 à 24 mil-limètres mercure (réflexes vaso-constricteurs) et ralentit le cœur par exci-tation (réflexe) du nerf vague. Et chez l'animal normal, ces réflexes se pro-duisent sans aucune manifestation de douleur.

<hr>

(1) Nothnagel, *Centralbl. f. med. Weis.*, 1869, p. 211.
(2) Herzenstein, *Centralbl. f. prakt. Augenheilk.*, 1879, p. 65.
(3) Vulpian, *Gaz. hebd.*, 1861, p. 411.

Pour faire entrevoir les nombreux liens réflexes des nerfs sensibles des organes génitaux internes, de la femme surtout, nous citerons plus loin les vomissements des femmes enceintes, les énormes changements dans la richesse sanguine de l'utérus à chaque rupture d'une vésicule de de Graaf, les modifications de la circulation générale coïncidant avec la menstruation normale et avec les anomalies de la menstruation, etc.

L'observation clinique des amblyopies réflexes démontre du reste que dans le plus grand nombre des cas, elles ne s'accompagnent pas d'altérations graves ; cela résulte notamment du fait qu'après une durée de plusieurs années, elles peuvent guérir complètement. Nous verrons de plus que les altérations ophthalmoscopiques qui se développent quelquefois à la longue, consistent ordinairement en des atrophies simples du nerf optique, c'est-à-dire en une dégénérescence parenchymateuse et atrophique, que nous concevons assez facilement comme conséquences de troubles circulatoires. Pour ce qui est des cas très rares, exceptionnels, où des inflammations véritables du nerf optique constituent le substratum anatomique de l'amblyopie réflexe, il ne faut pas oublier qu'un organe qui est le siège de troubles circulatoires chroniques est fortement prédisposé à s'enflammer ; une cause inefficace sur un organe sain pourra y provoquer une inflammation véritable, qui ne serait donc pas à proprement parler de nature réflexe, mais qui naîtrait dans un organe prédisposé aux inflammations par une action réflexe. Spécialement pour l'œil, nous devrions admettre l'existence de troubles circulatoires pouvant entraver plus ou moins, et sans autre altération plus profonde, les fonctions de l'appareil nerveux optique, mais qui à la longue pourraient aussi donner lieu à des altérations nutritives plus profondes des éléments nerveux visuels.

Une troisième manière de concevoir la pathogénie des amblyopies réflexes, et en général celle des paralysies réflexes, commence à se faire jour depuis les expériences de Tiesler (1), confirmées par Frimberg (2), dans lesquelles des troubles nutritifs profonds de la moelle épinière ont été la conséquence d'irritations d'un nerf sciatique.

On le voit, il faudra attendre de la part de nombreuses recherches et d'observations ultérieures le secret de la pathogénie des amblyopies réflexes. Il se peut aussi que cette pathogénie soit multiple, que telles formes que nous allons décrire soient produites par un mécanisme pathologique, telles autres par un autre mécanisme.

Avant de passer aux amblyopies réflexes en particulier, signalons encore pour mémoire quelques faits de la pathologie oculaire susceptibles de rendre plus accessible à notre entendement la notion de l'amblyopie réflexe.

Il y a d'abord à signaler l'amblyopie réflexe par excellence, l'ophthalmie sympathique (voy. OPHTHALMIE SYMPATHIQUE). A la suite d'excitations

(1) Tiesler, *Ueber Neuritis*, Diss. inaug. Kœnigsb., 1865.
(2) Frimberg, *Berlin. klin. Wochenschr.*, 1871.

douloureuses persistantes des filets intra-oculaires, nous voyons survenir dans le second œil ordinairement une inflammation du nerf optique et du corps ciliaire; assez souvent l'ophthalmie réflexe ne consiste, au moins au début, qu'en une asthénopie rétinienne, en des obscurcissements périodiques de l'œil, en une irritation ciliaire congestive, accompagnée de parésie accommodative. Le nom de *névrose sympathique* a été donné par Donders à ces troubles pour indiquer qu'il ne s'agit probablement pas d'altérations organiques profondes, mais bien d'une espèce d'amblyopie, dont les caractères ont beaucoup d'analogie avec ceux de l'amblyopie réflexe au premier degré que nous caractériserons un peu plus loin. On sait du reste que ces symptômes disparaissent avec l'excitation des nerfs de l'œil sympathisant. — Il est vrai qu'on tend aujourd'hui à mettre l'affection de l'œil sympathique sur le compte d'une immigration d'organismes inférieurs provenant de l'œil primitivement atteint. Mais en supposant que cette immigration vînt à se confirmer, il resterait encore à voir jusqu'à quel point l'affection du second œil est le fait de ces schizomycètes, et jusqu'à quel point elle est une conséquence de l'irritation ciliaire du premier œil. Il faudra toujours compter avec ce fait d'observation que l'œil sympathisant est toujours le siège de douleurs ciliaires. — Une observation de tous les jours démontre du reste que l'irritation, les douleurs ciliaires d'un œil affectent toujours plus ou moins la vision du second œil, témoin la photophobie, l'injection ciliaire, et même un certain degré d'amblyopie dans un œil lorsque son congénère est le siège de douleurs ciliaires, dans l'iritis, la cyclite, les kératites, les phlyctènes, etc.

Passons à la description des amblyopies réflexes en particulier. Nous avons en premier lieu celles qui sont provoquées par des états pathologiques des diverses branches du trijumeau (nerf dentaire supérieur, nasal, frontal, etc.). Nous y rattacherons ce que nous savons des amblyopies réflexes dues à l'irritation du tube digestif par des vers intestinaux; les matériaux sont trop rudimentaires pour que nous puissions établir pour elles une rubrique à part. — En second lieu, nous avons les amblyopies réflexes dont le point de départ est dans les organes génitaux. Ordinairement ces malades présentent des symptômes plus ou moins prononcés d'hystérie. D'autre part, l'asthénopie névroptique se rencontre assez fréquemment chez des femmes hystériques à divers degrés, mais dont le système génital n'est le siège d'aucun processus pathologique. Nous traiterons donc sous la rubrique « amblyopie hystérique » toutes ces amblyopies des hystériques, liées ou non à des altérations des organes sexuels.

A. AMBLYOPIES RÉFLEXES PAR EXCITATION DU NERF TRIJUMEAU

Des diverses branches du trijumeau, la plus importante, eu égard à la fréquence des troubles visuels réflexes, est le nerf dentaire supérieur. Les *névralgies dentaires* sont une cause assez fréquente de troubles visuels rayant plus ou moins les caractères de l'amblyopie réflexe. Un regard jeté sur notre tableau bibliographique fera voir que depuis très longtemps les médecins avaient remarqué cette coïncidence.

Il paraît que ce sont surtout les névralgies dentaires de la rangée supérieure qui affectent plus spécialement la vue; la dénomination vulgaire de « dents œillères », appliquée aux canines supérieures, reposerait donc sur quelque chose de réel. Cependant dans les observations publiées, les molaires étaient surtout en jeu. Il s'agit ordinairement de caries dentaires, compliquées quelquefois d'abcès plus ou moins étendus. Lorsqu'il y a réellement amblyopie, on trouvera une ou plusieurs molaires douloureuses à la pression.

Il s'en faut du reste de beaucoup que l'œil soit toujours affecté d'amblyopie lorsque la vision souffre plus ou moins par une rage de dents. Le trouble oculaire le plus fréquent, qui ne manque presque jamais, pourvu que le mal de dents soit un peu intense, c'est un certain degré d'injection ciliaire et conjonctivale, souvent avec des douleurs ciliaires, accompagnées de larmoiement et même de photophobie. Dans plusieurs cas on a noté une crampe de l'accommodation (Schmit), symptôme analogue à la crampe du muscle orbiculaire des paupières et d'autres muscles de la face qu'on observe dans les mêmes circonstances.

La nature réflexe de ces symptômes oculaires ne saurait être l'objet d'un doute, et mérite d'être relevée en vue des affections amblyopiques qui compliquent les névralgies dentaires. On reconnaît là une vaso-dilatation réflexe dans l'œil, des contractions réflexes dans les muscles de la face, et une innervation réflexe des glandes lacrymales. Rappelons encore que dans un mal de dents borné à un seul côté, ce qui est en somme le cas ordinaire, ces manifestations se produisent dans les deux yeux, bien qu'elles soient plus fortes du côté des dents douloureuses. Dans certains cas, ces phénomènes réflexes, fonctionnels, se compliquent de véritables troubles nutritifs dans l'œil, de kératites et de conjonctivites.

Une véritable amblyopie, c'est-à-dire une diminution plus ou moins forte de l'acuité visuelle, peut compliquer la névralgie dentaire. Le plus faible degré de cette amblyopie a tout à fait les caractères de l'asthénopie névroptique, dont nous avons exposé les caractères aux pages 699 et 702. Nous y avons donné un cas de notre observation comme exemple typique de cette affection, caractérisée avant tout par un manque de résistance de l'appareil nerveux optique à son excitant normal, par ce qu'on appelle ordinairement l' « hyperesthésie rétinienne ». Pour peu que l'examen fonctionnel de l'œil prenne du temps, l'amblyopie s'aggrave en quelque sorte sous les yeux du médecin, mais d'une manière passagère; le champ visuel s'obscurcit momentanément, et ses limites périphériques se rétrécissent. L'œil s'injecte, larmoie, etc. Un repos d'un quart d'heure à une demi-heure suffit pour faire évanouir ces symptômes.

L'amblyopie peut être plus forte et durable; le champ visuel alors est plus ou moins rétréci. Elle s'aggrave ordinairement lors de chaque exaspération de la névralgie. Les deux yeux sont atteints; ordinairement celui du côté des dents malades l'est plus que son congénère.

Enfin, on connaît des exemples authentiques d'amaurose complète, soit des deux yeux, soit d'un seul, l'autre étant simplement amblyopique.

Le fond de l'œil se montre normal à l'*ophthalmoscope*. Dans notre cas, nous avons noté un certain degré d'hypérémie, surtout au fort d'un accès névralgique.

Le *pronostic* de ces affections est très favorable. Jusqu'ici on a toujours observé une restitution complète de la vision, même lorsqu'il y avait forte amblyopie ou amaurose.

Le *traitement*, qui s'attaque à la cause de l'amblyopie, s'est montré très efficace dans tous les cas observés. Il consiste à diminuer ou à faire disparaître la névralgie. L'avulsion de la dent ou des dents douloureuses est tout naturellement indiquée. On fera des injections hypodermiques de morphine, surtout si la névralgie ne cède pas immédiatement à l'extraction des dents malades. Dans quelques cas ces injections à elles seules ont produit une amélioration notable, et même la guérison complète.

Une excitation des *nerfs de l'intérieur du nez* (naso-ciliaire) produit les mêmes réflexes sur l'œil (hypérémie, larmoiement, etc.) que les maux de dents. Chez un jeune homme auquel dans l'espace de quelques mois on avait extrait une douzaine de polypes du nez, j'ai constaté une parésie de l'accommodation et un léger degré d'asthénopie névroptique.

Enfin, les otiâtristes signalent un certain degré d'amblyopie comme complication fréquente des *affections douloureuses de l'oreille moyenne*.

On a beaucoup discuté sur l'amblyopie réflexe par suite de névralgies du *nerf frontal* et des autres subdivisions du trijumeau qui quittent l'orbite contre son rebord supérieur. Des cas de ce genre ont été publiés déjà au siècle dernier et au commencement du dix-neuvième. Ordinairement il s'agit de névralgies suite de cicatrices qui compriment l'un ou l'autre de ces filets nerveux. Cependant la simple névralgie frontale, idiopathique, a été incriminée aussi.

Les anciennes observations ne semblent pas très concluantes; elles sont dépourvues du contrôle ophthalmoscopique. Peut-être que dans plusieurs de ces cas le miroir aurait démontré la présence d'une névrite rétro-bulbaire, suite d'une fracture de la base du crâne au niveau du trou optique. Un peu plus loin, à propos de l'amblyopie par contusion de l'œil et de la région de l'œil, nous verrons que les fractures en question sont extrêmement fréquentes à la suite de contusions de la région de l'œil. Une fracture peut très bien ne pas abolir immédiatement la vision, alors qu'elle donne naissance à une névrite dont les effets ne se font peut-être sentir clairement qu'un peu plus tard, alors que la plaie de la peau est déjà cicatrisée.

Une contusion de la région de l'œil peut aussi occasionner des lésions cérébrales, qui à leur tour deviennent cause d'amblyopie. Les annales de la science sont riches en observations de ce genre.

Enfin, une force contondante qui agit sur l'œil peut agir directement sur l'appareil nerveux intra-oculaire, et occasionner une amblyopie, quelquefois très forte, mais nullement de nature réflexe. (Voy. Anesthésie rétinienne par contusion de l'œil, à propos des maladies de la rétine.)

On le voit, les causes dûment constatées d'amblyopie par suite d'une contusion de la région de l'œil sont nombreuses. Aussi pendant très longtemps a-t-on été très sceptique à l'égard de l'amblyopie réflexe par suite de névralgie frontale traumatique, due notamment à une cicatrice comprimant le nerf frontal.

L'existence de cette amblyopie semble cependant bien démontrée aujourd'hui. On connaît plusieurs exemples d'amblyopie ou même d'amaurose ayant coïncidé avec des douleurs névralgiques du nerf frontal (cicatrices, etc.), et qui offraient des exacerbations parallèles aux exacerbations de la névralgie; de plus elles ont cédé à un traitement efficace de cette dernière.

Deux cas observés par von Beer sont déjà très démonstratifs. Cet auteur a guéri l'amaurose par des incisions profondes au niveau de l'échancrure sus-orbitaire, faites dans le but de diviser le nerf. Il s'agissait de cicatrices en cet endroit, douloureuses à la pression.

Th. Leber a récemment publié un cas du même genre, examiné avec toutes les ressources de l'ophthalmologie moderne, et qui ne laisse plus persister de doute. Un garçon de onze ans, frappé à la région de l'œil gauche, sans qu'il y eût eu une plaie véritable, fut affecté de photophobie, de blépharospasme et de diminution considérable de l'acuité visuelle aux deux yeux. Quinze jours après l'accident, Leber nota : crampe des muscles de la face ; sensibilité très grande à la pression du nerf sus-orbitaire; un certain degré de congestion rétinienne (dilatation des veines et des artères); vision à droite 15/200, champ visuel rétréci un peu en bas. A gauche, compte les doigts à 4 pieds, champ visuel sensiblement rétréci ; chromatopsie légèrement altérée, voit le rose en bleu ; diplopie croisée. Une première injection hypodermique de morphine produisit une amélioration sensible de tous les symptômes, et après trois injections (une par jour), l'acuité visuelle était redevenue presque normale. La guérison fut complète après quinze jours; le courant constant fut employé vers la fin.

Nous pourrions allonger cette liste de citations, sans rien ajouter à la démonstration de l'existence d'une amblyopie réflexe par névralgie du nerf sus-orbitaire. — La lésion du nerf, qui est le point de départ, ne doit pas exister au niveau du bord orbitaire ; elle peut intéresser les nerfs en question dans toute l'étendue du cuir chevelu frontal. — Chose à noter, la réaction pupillaire à la lumière était conservée dans des amblyopies à peu près amaurotiques, dans lesquelles le regard ne suivait plus les les déplacements d'une lumière.

De même que dans les cas de névralgie dentaire, l'amblyopie existe seulement du côté affecté de névralgie, ou bien elle est plus forte de ce côté ;

elle peut même y aller jusqu'à l'amaurose, alors que l'autre œil est simplement amblyopique.

Leber a constaté dans le cas de son observation une hypérémie de la papille optique. Néanmoins il suppose que la cause prochaine de l'amblyopie est la forte et douloureuse excitation du nerf sus-orbitaire, qui empêcherait les excitations du nerf optique d'arriver jusqu'à l'organe de la conscience, conformément à la théorie dite d'arrestation, esquissée à la page 703.

Le *traitement* de ces amblyopies et amauroses paraît être des plus efficaces ; le rétablissement assez rapide d'une vision normale est la règle, si l'on parvient à guérir la névralgie : par les narcotiques, surtout les injections hypodermiques de morphine. Leber s'est bien trouvé d'aider l'action de la morphine par l'emploi du courant constant, S'il y a une cicatrice, une tumeur, etc., qui compriment le nerf, il faudra débrider celle-là et enlever celle-ci.

Ce ne sont du reste pas que les subdivisions extra-oculaires du nerf trijumeau qui peuvent devenir le point de départ d'une amblyopie réflexe. Les *nerfs sensibles de l'œil* peuvent jouer le même rôle ; de Graefe, Schirmer et Leber ont observé, surtout chez des enfants, des amblyopies très prononcées, et même de l'amaurose, survenant brusquement au fort d'une photophobie avec blépharospasme, ordinairement dans une affection phlycténulaire. Et l'amblyopie ayant disparu avec la photophobie (et le blépharospasme), il y a lieu de croire qu'il y a entre les deux une relation de cause à effet, et que nous sommes là encore en présence d'une amblyopie ou amaurose réflexe. On a songé (de Graefe) à expliquer l'amblyopie par une anémie rétinienne résultant de la compression oculaire par les paupières. Mais d'après ce qui précède, cela est peu probable. Tout nous porte à admettre que c'est une véritable amblyopie réflexe, que la photophobie en est la cause, et non pas le blépharospasme.

Du reste, à en juger d'après des observations personnelles encore incomplètes, ce qu'on appelle communément photophobie ne consisterait pas toujours uniquement en des sensations douloureuses. Très souvent il y aurait une amblyopie réelle, et même un rétrécissement du champ visuel ; en d'autres termes, un état analogue au faible degré d'asthénopie névroptique.

Nous verrons plus loin (voy. *Amblyopie traumatique*) que l'amblyopie par compression prolongée de l'œil a des caractères différents, et consiste en un scotome central.

AMBLYOPIE CAUSÉE PAR DES VERS INTESTINAUX. — Les anciens auteurs rapportent un certain nombre d'observations d'amblyopies ayant guéri après que les malades eurent été débarrassés de vers intestinaux, quelquefois en grand nombre, surtout des *Ascarides*, plus rarement des *Tænias*. Nous manquons d'observations récentes, faites avec les ressources de l'ophthalmologie moderne. On penche cependant aujourd'hui à admettre le bien

fondé de ces observations, surtout depuis que l'amblyopie réflexe, par suite
de troubles dans les organes génitaux, est un fait bien établi. Les vers intestinaux, surtout s'ils sont en grand nombre, doivent produire une excitation
des nerfs du tube digestif, qui en principe pourra donner lieu à une amblyopie réflexe. Nous connaissons d'ailleurs les réflexes cardiaques et les
réflexes vaso-moteurs nombreux et étendus sur de larges territoires, provoqués par des excitations du tractus intestinal. L'existence d'une telle
amblyopie réflexe devient d'autant plus probable, qu'une paralysie (et crampe)
réflexe, également dans l'œil, signalée déjà par les anciens auteurs dans les
cas de vers intestinaux, paraît devoir être admise. Nous voulons parler de
la dilatation pupillaire.

Des relations souvent reproduites d'amblyopies dues à la présence de vers
intestinaux sont celles de Pétrequin (*Ascaris*), Deval (*Ascaris*), Mackenzie
(*Ascaris*), Davaine (*Ascaris*), Wawruch (*Taenia*), etc.

BIBLIOGRAPHIE *de l'amblyopie par névralgie dentaire.*

1830. GALEZOWSKI. *Arch. gén. de méd.*, p. 261.
1840. MACKENZIE. *Pract. treat. on the diseases of the eye*, 3ᵉ éd., p. 899.
1843. DECAISNE. Note sur les dents œillères (*Bull. de l'Acad. de méd. belge*, t. XIII).
1865. HUTCHINSON. A group of cases illustr. the occasion. connexion between neuralgia of
    the dental nerves and amaurosis (*Ophth. Hosp. Rep.*, IV, p. 381).
1866. WECKER et DELGADO. Lettres sur l'amaurose par névralgie dentaire (*Ann. d'Ocul.*,
    t. LV. p. 130).
1868. ALEXANDER. Amaurose in Folge von Neuralgie der Zahnnerven (*Arch. f. Ophth.*, XIV,
    1, p. 107).
 — SCHMIDT (H.). Ueber Accommodationsbeschränkungen bei Zahnleiden (*Ibid.*, p. 107).
 — DE WITT. Amaurosis of right eye relieved by the removal of the filling from a
    carious tooth, etc. (*Amer. Journ. of med. Sc.*, April, p. 382).
1869. DELESTRE. Des troubles de la vision conséc. aux altér. des dents, etc. (*Bullet. de
    l'Acad. de médecine de Paris*, p. 112).
 — DECAISNE. Troubles de la vision conséc. aux altér. des dents, etc. (*Journ. de méde-
    cine, de Bruxelles*, etc.).
 — CHEVALIER. Considérations sur les troubles de la vision consécut. aux altér. des
    dents, etc. (*Arch. méd. belges*, sept.).
1872. GILL. Affections of the eye from dental disease (*St-Louis med. and surg. Journ.*,
    p. 301).
1874. LARDIER (P.). Amaurosis from a carious toth. (*Amer. Journ. of med. Sc.*, p. 567).
1875. LARDIER. Amaurose sympathique de lésions dentaires, etc. (*Rec. d'Ophth.*, p. 87).

BIBLIOGRAPHIE *des amauroses par suite de cicatrices du sourcil et
d'irritation des autres branches du trijumeau.*

1741. PLATNER. De vulneribus superciliis illatis, cur cæcitatem inferant ad locum Hippo-
    cratis. Programma. Lipsiæ.
1749. CHOPART. *Traité des maladies chirurgic. et des opérations*, etc., Paris.
1772. SAUVAGES. *Nosologie méthodique*, t. V, p. 167.
1813. BEER (V.). *Augenkrankh.*, t. I, p. 167.

1852. TAVIGNOT. Nouvelles recherches sur une amaurose névralgique (*Ann. d'Ocul.*, janv.-fév.).
1854. NOTTA. *Arch. gén. de méd.*, t. IV.
1855. GRAEFE (V.). *Arch. f. Ophth.*, t. I, 2, p. 300 (amaurose dans le blépharospasme).
1859. HANCOCK. *Lancet*, 24 juin.
1861. BROWN-SÉQUARD. *Lancet*, July 13 (de l'amblyopie réflexe).
1863. FISCHER. *Arch. f. klin. Chir.*, t. V, et *Ann. d'Ocul.*, t. LI, p. 270.
1866. HUTCHINSON. On the effect of injuries to the 5th nerve on the nutrition of the eyeball, etc. (*Ophth. Hosp. Rep.*, V, p. 33).
1867. MOOREN. *Ophthalm. Beob.*, p. 270-272.
1872. VULPIAN. *Leçons sur l'appareil vaso-moteur*, t. II, p. 493.
1874. STEFFAN. *Jahresber. d. Klinik*, p. 17.
1879. SCHIRMER (A.). Amaurosis nach Blepharospasmus (*Klin. Monatsbl. f. Augenheilk.*, Sept. Amaurose dans le blépharospasme).
1879. HERZENSTEIN. *Centralbl. f. prakt. Augenheilk.*, p. 65.
1880. LEBER (Ch.). Reflexamblyopie (sogen. Anaesthesia retinae) traumatischen Urprungs, durch Reizzustand des Nervus supraorbitalis, etc. (*Arch. f. Ophth.*, t. II, p. 249).
— LE MÊME. *Ibidem*, p. 261 (amaurose passagère dans un blépharospasme phlycténulaire).
1881. FAUCHERON. De la névralgie sus-orbitaire, etc. (*Rec. d'Ophth.*, p. 144).

BIBLIOGRAPHIE *de l'amaurose due à des vers intestinaux.*

1815. REVOLET. *Biblioth. méd.*, t. VII, p. 118 (Guérison de l'amaurose d'un canonnier en le débarrassant de ses ascaris).
— PETIT (A.). *Obs. clin.*, Lyon.
1820. DELARUE. *Cours complet de malad. des yeux*. Paris, p. 378 (A l'autopsie d'un jeune homme qu'on avait cru hydropique, on trouva dans le tube digestif 160-180 *Ascaris*).
1832. REGNETTA. Sur les causes et le siège de l'amaurose (*Revue méd.*, p. 435).
1834. BREMSER. *Traité zool. et physiol. sur les vers intestinaux de l'homme*, traduit par GRUNDLER. Paris, p. 270 (Cite des cas d'amaurose guéris par des anthelminthiques).
1838. PÉTREQUIN. *Gaz. méd.*, p. 4 (feuilleton).
1840. MACKENZIE. *A treatise*, etc., p. 883.
1841. LAPRADE. *Soc. de méd. de Lyon*, p. 328 (Amaurose d'un enfant guérie lorsqu'il fut débarrassé d'un certain nombre d'*Ascaris*).
— CUNIER (Fl.). Amblyopie vermineuse (*Ann. d'Ocul,*, t. IV, p. 252. Chez un ouvrier de vingt-quatre ans, affecté de diplopie et d'amblyopie avec état gastrique, guérison lorsque après l'administration du tartre stibié, 300 (?) *Ascaris* eurent été évacués).
— WAWRUCH. *Med. Jahrb. d. östr. Staates*, p. 146.
1851. DEVAL. *Traité de l'amaurose*, p. 222.
1853. FALLOT. *Bull. de Thérap.*, p. 520.
1857. DEVAL. *Union médic.*
1860. DAVAINE. *Traité des entozoaires et des maladies vermineuses*. Paris, p. 57.
1869. LEEDOM. A case of night-blindness from Worms in the intestinal canal (*Amer. Journ. of med. sc.*).

B. AMBLYOPIE HYSTÉRIQUE

Les troubles dans les organes génitaux, surtout internes, l'hystérie sous ses diverses formes, qu'elle soit liée ou non à des altérations des organes génitaux, sont très fréquemment le point de départ d'amblyopies et même

d'amauroses. Ces troubles visuels amblyopiques sont on ne peut plus poly-
morphes, et il conviendra de les ranger dans plusieurs rubriques; la plupart cependant doivent certainement être rangés dans la catégorie des amblyopies réflexes.

Lorsque, il y a de cela une trentaine d'années, l'ophthalmologie eut acquis
ce caractère de science exacte que nous lui connaissons, on avait été amené,
et cela pour de bonnes raisons, à faire plus ou moins table rase des vieilles
listes étiologiques, d'après lesquelles les maladies oculaires les plus diverses
étaient considérées comme dépendant d'une foule d'affections générales
ou d'organes éloignés. Il en était résulté une extrême réserve, une hos-
tilité marquée contre ces liens étiologiques éloignés, contre les ophthalmies « utérines, hépatiques, etc. ». Aujourd'hui, à la suite des observations
cliniques les plus consciencieuses, on voit reparaître, comme pouvant donner
lieu à des affections oculaires diverses, et notamment à l'amblyopie et à
l'amaurose, les accidents morbides les plus divers, soit de l'organisme dans
son ensemble, soit des organes éloignés de l'appareil visuel, et n'ayant avec
ce dernier que des liens très indirects, par l'intermédiaire de la circulation
sanguine du système nerveux.

Chez la femme surtout, le système génital domine toute la pathologie de
l'organisme entier, et les organes visuels ne font pas exception à la règle. Le
fait qu'une foule d'altérations du sens visuel dépendent de l'une ou l'autre
anomalie dans la sphère sexuelle, que ces altérations se montrent ou
s'exaspèrent régulièrement avec la période cataméniale ou bien avec l'apparition de la puberté ou de la ménopause, ce fait est aujourd'hui un des
mieux établis. D'autre part, des maladies oculaires qui à leur début sont
indépendantes des organes sexuels se ressentent puissamment de toutes les
évolutions dans ces organes, témoin les exacerbations des granulations
coïncidant avec les périodes menstruelles les plus normales, etc. Mooren
recommande de ne pas opérer une cataracte aux approches des règles. Cette
« sympathie » devient encore beaucoup plus manifeste dans les cas
d'affections morbides de l'ovaire, de la matrice, du vagin, de la vulve, etc.,
surtout si elles sont chroniques et plus ou moins douloureuses.

Rien n'est plus variable que les formes morbides qui, dans l'œil, sont la
conséquence d'une affection des organes génitaux et auxquelles cependant
tout le monde s'accorde à attribuer une relation d'un effet à sa cause avec
les maladies des organes sexuels. A ce point de vue il est intéressant de
consulter le tableau suivant, construit par Mooren d'après les règles suivantes. Des 5507 patients venus à la consultation pendant une année,
Mooren retranche d'abord les enfants, ainsi que les sujets syphilitiques.
Il cherche ensuite comment les maladies oculaires qu'on sait ou qu'on
soupçonne avoir quelque rapport avec la sphère sexuelle se répartissent
entre les deux sexes. Le tableau indique aussi si le mal siège sur un œil ou
sur les deux.

N°	NOM DE LA MALADIE.	SEXE			
		MASCULIN		FÉMININ	
		un œil.	deux yeux.	un œil.	deux yeux.
1	Maladie de Basedow				2
2	Épisclérite	2		8	1
3	Kératite interstitielle	8	8	12	16
4	— profonde	2	3	11	9
5	— ponctuée avec iritis séreuse			6	1
6	Iritis	12		16	1
7	Irido-choroïdite	10	9	12	22
8	Choroïdite latente	3	8	3	4
9	— glaucomateuse	3	1	1	
10	— disséminée, aréolaire, atrophiq.	6	1	5	4
11	Myodésopsie		8	8	13
12	Troubles du corps vitré	4		9	3
13	Hyperesthésie rétinienne	1	4		10
14	Hypérémie de la rétine ou du nerf optique par suite de troubles menstruels	1	5	5	31
15	Apoplexie capillaire de la rétine et de la choroïde	8		11	1
16	Décollement rétinien	33	3	18	2
17	Amblyopie par métrorrhagie			2	3
18	Névrite optique et névro-rétinite	5	7	6	23
19	Asthénopie par anémie		5		
20	Insuffisance du muscle droit interne par anémie	7		17	40
		105	57	150	186
		162		336	

Certes, ce tableau s'appuie encore sur un trop petit nombre d'observations. Pour quelques-unes de ces affections, le rapport admis par Mooren est au moins douteux. Il en est ainsi du décollement rétinien. D'autres affections, qui certainement ont le rapport incriminé, paraissent ne pas s'être présentées à Mooren dans le courant de cette année. De ce nombre est même l'amblyopie hystérique, une des plus importantes à ce point de vue.

Les affections oculaires accompagnées d'altérations visibles et qui d'après ce tableau sont le plus manifestement et le plus souvent la conséquence d'affections des organes sexuels chez la femme sont : l'hypérémie du nerf optique, la névrite optique, la névro-rétinite, l'irido-choroïdite (au moins pour ce qui regarde ses exaspérations), les kératites profondes avec ou sans iritis, l'episclérite, l'herpès cornéen, etc.

Nous avons tenu à rappeler ici ces faits, parce qu'il ne saurait y avoir de doute que ces affections se trouvent liées à des anomalies dans les organes génitaux, et que partant une dépendance analogue devient chose au moins possible pour les affections amblyopiques qui vont nous occuper. Le comment plus intime de cette dépendance ne nous est pas beaucoup mieux connu pour ce qui regarde les altérations visibles de l'œil que pour les amblyopies, sans altérations visibles.

Étiologie. — Les affections des organes sexuels féminins qu'on incrimine le plus souvent comme cause d'amblyopie sont surtout de nature chronique, plus ou moins douloureuses.

Les ovarites, surtout chroniques, sont très souvent dans ce cas, même quand elles ne s'accompagnent guère d'affections de l'utérus ni de symptômes douloureux bien marqués. Souvent il faut, pour en reconnaître l'existence, pratiquer un examen externe et interne soigné ; une douleur sourde à la pression externe est quelquefois le seul signe révélateur.

Il y a ensuite la paramétrite et les métrites chroniques ; les endométrites fournissent également leur contingent. Les affections aiguës de la matrice ne sont que rarement dans ce cas.

Les flexions, les versions et les descentes de la matrice, les atrophies de l'organe, en un mot, toutes causes quelconques d'anomalies de la menstruation, les excoriations, l'allongement et le rétrécissement du col, et jusqu'à l'établissement de la ménopause, peuvent retentir sur l'appareil nerveux optique.

Dans le vagin et dans la vulve, nous avons à signaler des causes très nombreuses, dont le siège de prédilection est toutefois l'orifice vulvaire. En général, toute cause d'irritation chronique à l'entrée de la vulve doit être regardée comme suspecte. Nous avons ainsi les excoriations si fréquentes à l'orifice vulvaire et aux lèvres, par suite de causes très diverses, les éruptions d'acné, les ulcérations par suite de flueurs blanches, ou même simplement par suite d'un défaut de propreté, ulcérations qui peuvent persister quand leur cause a disparu.

Les affections de ce genre laissent quelquefois après elles des excroissances peu apparentes, mais qui entretiennent dans leur voisinage une irritation durable, revenant par accès. — En général, l'influence nuisible de toutes ces causes d'excitation à la vulve est renforcée par l'arrivée de règles, au point que dans l'intervalle de deux menstruations l'examen local peut ne pas donner de résultat bien marqué.

Un endroit de prédilection des excroissances papillaires est l'orifice du canal de l'urèthre ; elles peuvent ne consister qu'en une induration du pourtour de cet orifice, ou bien acquérir des dimensions considérables

Signalons aussi le prurigo des parties génitales.

Une cause des plus fréquentes des excoriations vulvaires réside dans l'onanisme, source abondante d'amblyopies réflexes chez les jeunes filles. Nous avons à signaler ici un cercle vicieux qui enchaîne bien de malheureuses existences. L'onanisme répété fréquemment provoque une sensibilité extrême des parties, surtout du clitoris et des petites lèvres qui s'hypertrophient ou non ; qu'il y ait ou non excoriation de ces parties, elles deviennent tellement sensibles que le moindre attouchement est très douloureux, et que la marche devient difficile. Ces démangeaisons continuelles poussent de leur côté à l'onanisme, dont la pratique exaspère, à son tour, l'irritation locale. Ailleurs des exulcérations primitives ont amené les malheureuses à la masturbation, mais le cercle vicieux et fatal n'en existe pas moins. Même quand il n'y a pas d'excoriations locales, la masturbation fréquente retentit de la manière la plus fâcheuse sur le système nerveux dans son ensemble, et sur l'appareil nerveux visuel en particulier. En même temps la nutrition de l'organisme dans son ensemble languit ; il se produit de l'anémie, de la chlorose, de l'amaigrissement, etc., qui à leur tour peuvent devenir cause d'amblyopie.

Le sexe masculin fournit du reste aussi son contingent d'amblyopies par suite de masturbation, surtout les élèves des athénées, des collèges. L'affection est toutefois plus fréquente chez les filles.

C'est surtout vers l'âge de la puberté qu'on rencontre cette amblyopie ; on sait que la masturbation est surtout fréquente à ce moment, et qu'elle est surtout nuisible au jeune organisme en pleine croissance et en voie de subir une évolution physiologique des plus importantes. J'en ai rencontré cependant des cas dans un âge plus avancé, notamment chez un jeune homme de vingt-deux ans. On trouvera ordinairement que les sujets amblyopiques se livrent avec une énergie extrême à leur vice ; ils avoueront qu'ils pratiquent l'onanisme deux, trois et jusqu'à six fois par jour.

Les causes d'amblyopie précédemment énumérées s'accompagnent fréquemment de symptômes hystériques plus ou moins prononcés, depuis le simple état nerveux jusqu'aux formes graves d'hystérie et d'hystéro-épilepsie. L'hystérie est alors symptomatique, au même titre que l'amblyopie. Il est cependant bien avéré aujourd'hui qu'au moins certaines formes d'amblyopie peuvent accompagner les cas d'hystérie dite essentielle, qui ne sont nullement sous la dépendance d'affections des organes génitaux. De plus, la faiblesse nerveuse, conséquence fréquente d'une constitution délabrée par les influences nuisibles les plus diverses, et qu'on ne range pas dans la catégorie des affections hystériques, peut également donner lieu à des amblyopies ayant les allures des amblyopies réflexes produites par des altérations des organes génitaux. — Quelques cas d'amblyopies signalés chez les nourrices paraissent également rentrer ici.

Nous avons cru devoir rattacher ici les cas d'amblyopie développés sur le terrain de l'hystérie essentielle ou d'une simple faiblesse nerveuse, bien que leur nature réflexe soit problématique. Nous faisons aussi rentrer ici les amblyopies qui dans le sexe masculin sont quelquefois liées à un état nerveux ou à de l'hystérie véritable. Des amblyopies du même genre s'observent quelquefois dans cet état de faiblesse générale chez les convalescents de maladies graves, comme le typhus. De fortes émotions morales, comme la frayeur, peuvent également être le point de départ d'amblyopies ayant beaucoup d'analogie avec l'amblyopie hystérique.

Il résulte de cette liste étiologique que ce sont les femmes, et surtout les jeunes individus qui sont atteints de l'amblyopie en question. Les autres affections amblyopiques se rencontrent de préférence dans le sexe masculin, et de plus à un âge plus avancé.

Symptômes. — Rien n'est plus variable que la forme clinique sous laquelle se présente l'amblyopie hystérique. C'est une affection essentiellement polymorphe, dont les différentes espèces ont été décrites à part et sous des noms différents. Il est possible que certaines de ces amblyopies reconnaissent une pathogénie à part, et finiront par être rangées définitivement sous des rubriques spéciales. Bon nombre d'entre elles affirment cependant leur lien de parenté en ce que chez le même patient elles se transforment l'une dans l'autre.

Nous allons passer en revue successivement les diverses formes, en commençant par les moins graves.

Le plus souvent, l'affection se présente sous la forme d'amblyopie pour laquelle nous avons proposé le nom d'*asthénopie névroptique*, et qui est décrite par les auteurs tantôt sous le nom d' « hyperesthésie rétinienne » avec tendance à la fatigue rétinienne, tantôt, surtout lorsque l'amblyopie est très prononcée, sous le nom d' « anesthésie rétinienne spontanée ».

Nous empruntons à Wilbrand un cas typique de cette espèce.

Une femme de trente-quatre ans, grêle de corps, mariée depuis douze ans, est réglée normalement. Elle avait été toujours bien portante, lorsqu'il y a de cela quelques années un rhumatisme articulaire aigu, plus tard une diphthérie avec avortement détériorèrent sa constitution. Depuis lors elle accuse les symptômes suivants : Accès de migraine, tantôt à droite, tantôt à gauche; douleurs lancinantes au niveau des os pariétaux, hyperesthésie du cuir chevelu. Elle est oublieuse et doit annoter les faits dont elle veut se souvenir; elle perd quelquefois le fil de ses discours. Palpitations cardiaques et sentiments d'angoisse. Humeur très changeante; ordinairement elle est déprimée; pleure souvent. De temps en temps elle entre dans des états hypnotiques, reste immobile en un coin sans remarquer ce qui se passe autour d'elle. Illusions et hallucinations acoustiques; sensible à l'égard des bruits. La patiente a souvent un mauvais goût dans la bouche, bien que la langue ne soit pas chargée; elle sent toutes sortes de mauvaises odeurs.

Dans les deux globes oculaires une douleur lancinante; éblouissements en présence d'une lumière intense, surtout de celle d'une lampe. La malade voit souvent des taches noires très nombreuses, qui disparaissent lorsqu'elle déplace le regard ; elle voit survenir brusquement et disparaître de même un nuage, de la fumée qui couvre les meubles de l'appartement. Lorsqu'elle essaye de lire, de travailler à la main, les objets s'entremêlent après quelques minutes et disparaissent tout à fait. Elle a souvent eu de la diplopie.

Névralgies intercostales; fourmillements et démangeaisons dans le visage ; engourdissements des doigts; quelquefois des soubresauts dans les bras et dans les jambes. La patiente est toujours fatiguée, accuse continuellement des douleurs lombaires. Le soir elle ne parvient pas à s'endormir et pendant des heures se roule dans le lit. Crampes et borborygmes dans les intestins. Souvent elle urine beaucoup et boit copieusement.

L'examen des divers organes du corps ne révèle rien d'anormal. Sur les deux yeux une hypermétropie de moins d'une dioptrie; acuité visuelle et accommodation normales. Pupilles anormales; iris réagissant promptement à la lumière. Fond de l'œil normal. Les deux conjonctives un peu hypé-rémiées.

L'exploration du champ visuel par contre donna un résultat remarquable. A chaque nouvelle détermination faite à quelque temps d'intervalle, le premier méridien relevé avait une étendue normale, le second restait déjà en dessous de la normale, dans le troisième, le champ était manifestement rétréci, plus encore dans le quatrième, et ainsi de suite. Le résultat était le même, qu'on commençât en haut, en bas, à droite ou à gauche, après avoir accordé aux yeux un repos d'une vingtaine de minutes.

Dans le cas présent, il n'y avait pas d'affection locale des organes géni-taux. Wilbrand relève l'absence d'une telle affection dans la plupart de ses observations. Souvent le champ visuel est plus ou moins rétréci dans son ensemble, mais au fond il s'agit toujours de la même affection, car là encore les méridiens déterminés successivement se rétrécissent de plus en plus pendant l'examen fonctionnel. — L'acuité visuelle centrale peut aussi être diminuée d'emblée, quelquefois d'une manière très prononcée. Ce sont sur-tout les cas de ce genre qui sont décrits depuis longtemps sous le nom d' « anesthésie rétinienne ». Les formes les plus bénignes passent du reste souvent aux formes plus graves, et *vice versa*.

Nous avons vu à la page 707 que l'amblyopie réflexe, par névralgie den-taire, peut se présenter sous la même forme caractéristique, et nous inclinons à croire que cette *asthénopie névroptique* se trouve au fond de la plupart des amblyopies réflexes en général et des amblyopies hystériques en parti-culier. Des observations ultérieures en fourniront probablement la preuve pour la plupart des nombreuses amblyopies hystériques décrites par les auteurs, qu'elles soient liées ou non, soit à des affections des organes géni-taux, soit à la masturbation. Voici du reste les principaux symptômes pré-sentés par ces sortes de malades.

Du côté de l'acuité visuelle et du champ visuel, il faut relever la facilité avec laquelle l'organe visuel se fatigue, et la forme particulière du champ visuel. Dans les cas prononcés, ce dernier est fortement rétréci ; l'acuité visuelle peut être diminuée dans une forte mesure, au point que les malades ne se guident qu'à peine. A la page 700, nous avons relaté un cas de ce genre. La vision s'abaisse rapidement, pour peu que les malades appliquent l'organe visuel ; des nuages passagers recouvrent les objets, et de véritables scotomes, même centraux, passagers ou plus ou moins durables, peuvent être observés. La chromatopsie est diminuée proportionnellement à l'amblyopie et au rétrécissement du champ visuel ; elle peut être abolie dans les cas extrêmes.

Ordinairement les deux yeux sont affectés, mais l'un dans une plus forte mesure que l'autre.

De Graefe a observé des cas où les phosphènes lumineux par pression pouvaient être provoqués sur les parties rétiniennes insensibles à la lumière objective. Le contraire a été constaté maintes fois (Schweigger, Landolt).

La réaction pupillaire à la lumière peut être conservée dans des cas d'amaurose complète (Mendel).

Ordinairement une diminution de l'éclairage ne diminue pas la vision dans la même mesure que pour des yeux normaux. La vision peut même s'améliorer dans une demi-obscurité, et par le port de lunettes obscures. Tel est surtout le cas dans les formes moins prononcées, d'asthénopie névroptique par excellence. De là vient le nom d' « hyperesthésie rétinienne » sous lequel ces formes morbides sont ordinairement décrites. Par contre un fort éclairage, surtout artificiel, produit souvent des phénomènes d'éblouissement, accompagnés de blépharospasme, de douleurs ciliaires, de photopsies, etc.

Ce n'est pas seulement l'appareil nerveux optique qui est sujet à cette fatigue facile. Les nerfs moteurs de l'œil sont dans le même cas. L'accommodation est assez souvent diminuée, ce qui donne lieu à de l'asthénopie accommodative, dont les symptômes ont quelque analogie avec l'asthénopie névroptique. D'autres fois il y a crampe du muscle ciliaire. Les plaintes assez fréquentes de la diplopie, l'observation plus rare d'un certain degré de *ptosis*, dénotent un certain degré de parésie des nerfs oculo-moteurs. — Assez souvent la moindre application de l'œil provoque une crampe du muscle orbiculaire des paupières. Ce symptôme fait partie de toute une catégorie de manifestations morbides, relevant d'une augmentation du pouvoir réflexe, et qui chez ces sortes de malades sont bien connues dans les organes les plus divers : larmoiement, diurèse abondante, crampes dans les muscles le plus divers, etc.

L'anomalie de l'appareil nerveux optique fait partie également d'une série de phénomènes analogues (douleurs de tête, etc.) répandus à travers tout le corps. Les hyperesthésies peuvent également faire place à des paralysies très diverses, soit à des anesthésies, soit à des paralysies motrices.

Relevons encore plus particulièrement, dans la longue série des plaintes de ces malades, la photophobie, les photopsies, les palpitations cardiaques, des accès de dyspnée, la fatigue générale et la lourdeur dans les membres, etc. ; bref, tous les symptômes hystériques, notamment l'absence de toute énergie intellectuelle. Dans les cas relevant de la masturbation, on trouvera les yeux cerclés, le regard fuyant, inquiet, de la répulsion pour tout travail corporel ou intellectuel, etc.

L'examen ophthalmoscopique ne dénote rien d'anormal dans un grand nombre de cas, surtout lorsque l'affection n'est pas très prononcée et qu'elle est de date récente. On trouve cependant très souvent un degré plus ou moins prononcé d'hypérémie de la papille, et quelquefois de la rétine. A la longue la papille se trouble légèrement et voile la lame criblée, se décolore ou prend un ton grisâtre. Dans les cas d'amblyopie considérable et de rétrécissement durable du champ visuel, la décoloration grise de la papille mène quelquefois à la longue à l'atrophie véritable. On a vu survenir aussi une véritable névrite ; mais il y a lieu de se demander si elle n'est pas due à une nouvelle cause morbifique.

Marche, durée, terminaison. — Un détail caractéristique dans cette symptomatologie, ce sont les variations rapides et notables qui surviennent dans l'intensité des manifestations morbides. Au début, le champ visuel est par exemple intact. Quelques mois plus tard, il est fortement rétréci, pour reprendre un peu plus tard. Cela continue ainsi avec des alternances de mieux et de mal, pendant des mois et des années. Ordinairement l'affection débute par la forme légère ; dans beaucoup de cas les choses restent en cet état pendant des années ; assez souvent il survient, même très tôt, des exaspérations, ordinairement passagères. Les cas dans lesquels des processus inflammatoires ou atrophiques viennent compliquer la situation sont très rares. Une amblyopie considérable dès le début constitue l'exception.

Le *pronostic* est en somme favorable. La névrite ou une atrophie très prononcée du nerf ne surviennent que dans des cas exceptionnels. Les affections qui datent de nombreuses années guériront si l'on parvient à enlever la cause ; et on y parvient souvent lorsqu'une affection des organes génitaux est le point de départ. Les amblyopies très avancées, accompagnées d'une hypérémie ou même d'un trouble de la papille optique, peuvent guérir ou au moins devenir stationnaires. L'amélioration se produit même lorsqu'il y a une dyschromatopsie prononcée. Les cas de ce genre constituent donc une exception à la règle d'après laquelle la dyschromatopsie dans les affections amblyopiques est un signe néfaste.

Il résulte de ce qui précède que l'importance pratique de l'amblyopie hystérique est considérable, d'une part, parce que l'intervention du médecin exerce souvent sur elle l'influence la plus heureuse, et d'autre part, parce que son abstention laisse, dans des cas rares il est vrai, la porte ouverte à la cécité absolue et irrémédiable.

Voici encore la relation de quelques cas typiques. A la page 700, nous avons exposé l'histoire d'une amblyopie très avancée, qui s'est terminée favorablement. Dans le cas suivant, emprunté à Mooren, le trouble visuel n'atteint que la forme hyperesthésique (asthénopie névroptique?). — Une femme de vingt-six ans, grêle, ne sait plus appliquer sa vision pendant dix minutes, et cependant son acuité visuelle est normale. Dans le temps, elle voyait bien de loin; peu à peu elle est devenue myope. Mais ni l'atropine instillée longtemps, ni les verres négatifs ne remédient à la situation. L'hyperesthésie rétinienne devient telle que la patiente ne sait plus aller en société. Ces plaintes datent de l'époque du mariage. Deux couches ont été des plus douloureuses, et suivies d'une convalescence longue. — A l'examen local, on sent dans le paramètre droit un exsudat dur, adhérent au corps de la matrice et s'étendant dans le ligament large. — On fait deux fois par jour des injections tièdes, et chaque soir on introduit un tampon de ouate à l'iodoforme. A l'intérieur, du bromure de potassium; dans l'œil, de l'atropine. Après cinq semaines l'amélioration était telle que la patiente avait repris ses occupations habituelles; l'état général s'était beaucoup amélioré, et la patiente se réjouissait « de pouvoir de nouveau regarder les gens en face ».

Mooren cite entre autres le cas d'une demoiselle de vingt-quatre ans, adonnée à la masturbation depuis sa quinzième année. D'année en année, une asthénopie accommodative et une hyperesthésie rétinienne avec photophobie s'aggravèrent dans une mesure inquiétante. L'amblyopie s'accompagnait de phénomènes nerveux qui allèrent jusqu'à une dyspnée inquiétante. — Le clitoris, de dimensions anormales, était peut-être le point de départ de tout le mal. Les petites lèvres étaient flasques.

Empruntons encore à Arens l'observation d'une malheureuse, âgée de vingt-trois ans, livrée à la masturbation à un très haut degré. Vers l'époque où elle commença à s'adonner à son vice, il se développa une espèce d'hyperesthésie rétinienne (asthénopie névroptique?); le mal s'aggravait à la suite de chaque excès. Finalement, la malade finit par ne plus compter les doigts qu'à un pied de l'œil droit, dont le champ visuel était du reste normal (à gauche il y avait cataracte congénitale). Elle se plaignait de cardialgie, de bourdonnements d'oreilles, de douleurs dans les reins, etc. Les parties sexuelles, clitoris et petites lèvres, très sensibles et douloureuses au toucher. — La cessation, pendant quelque temps, de la masturbation, améliora considérablement la vision.

C'est surtout dans les cas d'amblyopie par suite de masturbation que les rechutes sont à craindre, parce que bien peu de ces malheureux, garçons ou filles, déploient l'énergie nécessaire pour résister à leur penchant.

KOPIOPIE HYSTÉRIQUE

Foerster a décrit sous le nom de *kopiopie hystérique* une forme particulièrement tenace d'asthénopie névroptique, à laquelle Schenkl a donné plus récemment le nom de *douleur oculaire hystérique*, et qui paraît avoir été décrite plusieurs fois, notamment par Donders sous le nom d'*accommodation douloureuse*, et par Nagel sous celui d'*hyperesthésie du muscle ciliaire*. L'affection nous paraît rentrer dans le tableau de notre asthénopie névroptique; seulement elle se distingue par une ténacité extrême. D'après Foerster, les malades ne se plaignent pas tant d'une diminution de la vision, que de sensations douloureuses et d'un degré prononcé de photophobie.

Les douleurs siègent autour de l'œil ou dans l'œil lui-même; elles sont brûlantes ou tensives; elles naissent sans cause appréciable, ou bien par toute application de la vision, s'exaspèrent par la fatigue corporelle et les émotions morales déprimantes. Elles durent plusieurs heures, même une journée entière; n'ont pas les caractères de la douleur sus-orbitaire; les points douloureux font notamment défaut.

La photophobie est surtout intense avec l'éclairage artificiel.

Sans cause appréciable, il survient une amélioration de plusieurs jours, puis une exaspération empêchant toute application des yeux, surtout à l'époque des règles chez les femmes.

Les malades, femmes ou hommes, accusent de plus les symptômes hystériques les plus divers.

L'acuité visuelle semble être normale dans l'immense majorité des cas.

La maladie est surtout fréquente dans le sexe féminin. Cependant les hommes en sont assez souvent atteints. Personnellement nous en connaissons trois exemples. Parmi les femmes, ce sont surtout les demoiselles d'un certain âge, ou des femmes mariées stériles. Rarement on entend ces plaintes de la part de filles vers l'âge de quinze à vingt ans.

D'après les recherches de Freud et de Foerster, la kopiopie hystérique serait toujours liée chez les femmes à une forme de paramétrite dite chronique et atrophique, qui mène à une atrophie cicatrisante des tissus environnant la matrice, tissus qui sont si riches en nerfs. Schenkl l'a rencontrée deux fois en rapport avec des tumeurs ovariques.

Cette affection est incurable. Elle finit par disparaître d'elle-même, mais ordinairement après avoir torturé le malade pendant des années et des années. Les femmes en sont ordinairement débarrassées vers la soixantième année, quand la matrice et tous les organes génitaux sont dans un état d'involution complète.

AMBLYOPIE DANS L'HYSTÉRO-ÉPILEPSIE

Charcot et ses élèves ont analysé avec prédilection une forme d'amblyopie, liée à certaines formes d'hystérie très intense, ou d' «hystéro-épilepsie», comme ils disent. Cette amblyopie n'est pas tant caractéristique en elle-même; elle est toujours de nature anesthésique, avec rétrécissement du champ visuel, surtout d'un œil ; mais ce qui lui donne un cachet particulier, c'est qu'elle se montre toujours dans les formes graves d'hystérie, accompagnées de convulsions, d'hémianesthésie et de paralysies motrices, puis en ce qu'elle semble liée toujours à une ovarite chronique. Les symptômes hémianesthésiques dénotent une affection de certaines parties du cerveau, qui peut-être est également le point de départ de l'amblyopie. Celle-ci semble donc s'éloigner, au point de vue de la pathogénie, des amblyopies hystériques précédemment décrites, et on pourrait tout aussi bien la décrire comme une forme morbide à part.

L'hystéro-épilepsie de Charcot est caractérisée par des manifestations hystériques et par des attaques ayant certains caractères de l'hystérie et d'autres de l'épilepsie. Les attaques sont précédées d'une *aura* de longue durée, procédant surtout du bas-ventre ; elles peuvent être modifiées, et quelquefois coupées par une pression exercée sur l'un ou l'autre ovaire. On constate ce qu'on appelle le *point ovarique,* avec douleur plus ou moins obtuse, souvent spontanée, mais qui toujours peut être provoquée par compression de l'un ou l'autre ovaire. Il y a de l'anesthésie et de l'analgésie dans la moitié du corps correspondant à l'ovaire douloureux, et les organes des sens supérieurs sont plus ou moins obtus du même côté.

Landolt et Charcot, entre autres, ont examiné la fonction visuelle dans les cas de ce genre. Landolt distingue quatre catégories ou degrés dans l'amblyopie :

1° La vision est normale du côté sain. Pour l'œil du côté du point ovarique, il y a rétrécissement du champ visuel, au moins pour les couleurs ; l'acuité visuelle y est diminuée.

2° Dans un stade plus avancé, la vision et la chromatopsie sont amoindries des deux côtés ; les deux champs visuels sont rétrécis, mais celui du côté du point ovarique à un degré plus prononcé.

3° L'amblyopie est très forte et il y a achromatopsie ; quelquefois il y a élargissement des vaisseaux rétiniens, et exsudation séreuse dans la rétine.

4° Une fois Landolt a constaté une atrophie partielle du nerf optique.

La métalloscopie et la métallothérapie exercent une influence marquée sur l'amblyopie aussi bien que sur les autres phénomènes anesthésiques (Burq). La chromatopsie reparaît par l'application des métaux sur l'œil ; si l'on enlève les plaques appliquées sur l'œil, elle reparaît. Lorsque l'achromatopsie a disparu depuis quelque temps, grâce à une amélioration de l'hystérie, elle reparaît par l'application des plaques (Charcot). — Les hystériques ont des hallucinations visuelles qu'elles projettent du côté anesthésié (Charcot).

L'amblyopie hystéro-épileptique acquit surtout une grande importance théorique lorsque Charcot eut basé sur elle son schéma du parcours central des fibres du nerf optique. L'hémianesthésie concomitante parait devoir être attribuée à une affection du tiers postérieur de la capsule interne, qui renferme également les radiations optiques allant à l'écorce cérébrale. En supposant donc, ce qui était assez plausible, que l'amblyopie soit due à la même affection de la capsule interne, il fallait admettre qne les fibres d'un nerf optique se terminent toutes dans le même hémisphère cérébral, ou au moins passent par la même capsule interne; car lors des premières explorations, on n'avait trouvé du côté des yeux que de l'amblyopie avec rétrécissement du champ visuel *sur un seul œil* (du côté anesthésié). — Nous avons fait voir précédemment que ce schéma du parcours central des fibres optiques ne peut pas correspondre à la réalité, et que les faits d'amblyopie hystéro-épileptique demandent une autre explication, qui du reste nous fait encore défaut. D'abord Landolt trouva bientôt que la vision sur l'œil du côté non anesthésié n'était pas tout à fait normale, pour peu que le cas soit un peu prononcé. Ensuite, nous connaissons aujourd'hui un nombre respectable d'observations d'amblyopies hystéro-épileptiques ayant présenté les caractères d'une hémianopie homonyme plus ou moins prononcée. Ces cas viendraient donc à l'appui de notre manière de voir sur le parcours central des fibres optiques, qui du reste est étayée de preuves beaucoup plus solides que celles qu'on pourrait tirer des cas d'hémianopie hystéro-épileptique.

Des cas d'hémianopie hystéro-épileptique ont été publiés par Rosenthal, Sturge, Galezowski, Ferré, Westphahl, etc. Cette hémianopie ne paraît jamais être typique. Souvent elle est homonyme, mais la ligne de démarcation n'est pas droite, et peut ne pas passer par le point de fixation. D'autres fois elle est hétéronyme, temporale (Rosenthal). Ceci suffirait pour lui ôter tout poids dans la discussion sur le parcours central des fibres optiques. Mais il y a plus, la lacune du champ visuel est plus étendue et plus complète du côté anesthésié du corps. L'acuité visuelle n'est jamais normale; elle peut être très défectueuse du côté anesthésié. — Les scotomes hémianopiques peuvent d'ailleurs être absolus; souvent ils ne sont que relatifs, c'est-à-dire que le malade y remarque encore quelque chose. Les phosphènes par pression sont tantôt conservés et tantôt abolis au niveau des scotomes. — Il est rare qu'à la suite d'attaques répétées il n'y ait pas achromatopsie totale sur l'œil le plus amblyopique, et dyschromatopsie partielle, pour le rouge, le vert et le violet par exemple, sur l'œil le moins affecté. Lors du passage d'un courant électrique fort, les malades voient apparaître en obscur leurs scotomes.

Ferré a fait une remarque qui, si elle venait à se confirmer, aurait quelque importance au point de vue du diagnostic. D'après cet auteur, il y a insensibilité de la conjonctive dans les cas d'hémianopie hystéro-épileptique, ce qui n'a pas lieu dans les hémianopies ordinaires, par exemple dans celles par lésion d'une bandelette optique.

Les amblyopies hystéro-épileptiques sont des maladies de très longue durée; elles s'amendent et s'aggravent avec les autres symptômes de l'hystéro-épilepsie. La vision ne paraît guère courir le danger de s'éteindre tout à fait, et les cas les plus graves sont susceptibles d'une amélioration notable,

sinon de guérison, si on parvient à modérer ou à enrayer l'affection hystérique qui est au fond.

PATHOGÉNIE DES AMBLYOPIES HYSTÉRIQUES

Après ce qui a été dit aux pages 702 à 705 de la pathogénie des amblyopies
réflexes en général, nous n'avons que très peu de chose à dire relativement
aux processus intimes qu'il faut supposer dans les diverses formes d'amblyopie hystérique. On ne saurait méconnaître que le plus grand nombre
d'entre elles, celles qui sont liées à des affections des organes génitaux, ont
les caractères des amblyopies réflexes. A ce point de vue il est important de
relever la grande richesse en nerfs centripètes des ovaires, de l'utérus et
même des tissus péri-utérins, ensuite du vagin et de la vulve. Dans les conditions normales, les nerfs des organes génitaux internes, de même que la
plupart des nerfs centripètes des organes viscéraux, ne donnent guère lieu
à des sensations. Leur rôle consiste surtout à provoquer des réflexes nombreux, les uns moteurs de la matrice, les autres vaso-moteurs, tant pour les
organes génitaux que pour de nombreux organes éloignés. L'expérimentation physiologique a mis en évidence quelques-uns de ces réflexes vaso-moteurs. Les expériences de Roehrig notamment ont démontré que l'ovaire
surtout renferme des nerfs centripètes provoquant comme réflexes des mouvements de l'utérus, ainsi que des effets vaso-moteurs très étendus. A la
suite de leur excitation, la pression sanguine générale monte chez le lapin
de 12 à 24^{mm} mercure, et le cœur est ralenti par suite d'une excitation
(réflexe) du nerf vague. A l'état physiologique, ces réflexes se produisent
sans aucune manifestation de douleur de la part de l'animal. Cette circonstance nous fait comprendre comment des réflexes considérables, et notamment l'amblyopie réflexe, peuvent se produire dans les affections peu
douloureuses des organes génitaux internes. —Pour faire entrevoir les nombreux liens réflexes de ces nerfs, il faudrait encore citer les nombreuses
« sympathies » se produisant dans les organes les plus divers du corps, tant
dans les évolutions physiologiques des organes sexuels (puberté, menstruation, ménopause), que dans les anomalies de ces évolutions (dysménor-
rhée, etc.).

En l'absence de données positives, surtout d'autopsies bien faites, la porte
est ouverte à toutes les hypothèses relativement à la manière dont se produit
cette action réflexe. Est-ce une action paralysante sur les centres psycho-
optiques, ou bien une action vaso-motrice sur ces centres ou sur les organes
visuels périphériques, rétine et nerf optique? L'hypérémie si fréquente, et
même quelquefois l'inflammation du nerf optique et de la rétine parleraient
en faveur d'une action vaso-dilatatrice réflexe. — Foerster admet dans sa
kopiopie hystérique une névralgie réflexe des nerfs sensibles du muscle
ciliaire, dont le point de départ serait une compression exercée par la paramétrite atrophique sur les nerfs péri-utérins.

Des difficultés plus grandes encore se présentent à propos des amblyopies
liées à un état hystérique ou simplement nerveux, sans maladie des organes
génitaux. Il faudra, pour formuler à cet égard une opinion quelque peu fon-
dée, attendre que l'essence de l'hystérie soit mieux élucidée. Peut-être
qu'ici encore on trouvera comme intermédiaire entre l'amblyopie et l'hystérie des troubles de l'innervation vaso-motrice. — Il en est de même probablement des amblyopies par suite de masturbation.

L'amblyopie hystéro-épileptique mérite une mention spéciale. Nous avons
exposé un peu plus haut comment Charcot avait cru pouvoir en localiser le
siège dans le tiers postérieur de la capsule interne. La grande variabilité
du trouble visuel, le fait qu'il consiste tantôt en une simple amblyopie avec
rétrécissement concentrique du champ visuel, plus prononcés d'un côté;
d'autres fois en une hémianopie, variable en intensité, tantôt homonyme et
tantôt hétéronyme, semble indiquer (voy. p. 607) qu'il s'agit là d'un processus pathologique aux environs du chiasma optique, la nature de ce processus
restant provisoirement indéterminée.

TRAITEMENT DES AMBLYOPIES HYSTÉRIQUES

Si le traitement de l'hystérie est souvent un travail de Sisyphe, faisant le
désespoir du médecin, il importe de déclarer que dans le plus grand nombre
des cas, l'amblyopie hystérique est susceptible d'être guérie ou au moins
d'être influencée favorablement par des mesures hygiéniques et thérapeutiques appropriées.

Les cas les plus favorables sont des amblyopies liées à des affections des
organes génitaux. C'est bien ici le cas de dire que, même dans les cas très
prononcés, « *sublata causa tollitur effectus* »; et bien souvent on peut faire
disparaître la cause.

Nous devrions énumérer en détail les traitements que l'obstétrique moderne a opposés aux affections si nombreuses des organes génitaux, dont
nous n'avons même énuméré que les plus importantes. On consultera à ce
propos les ouvrages spéciaux. Sans traitement local approprié, il ne faut
espérer ni guérison ni amélioration durable.

S'agit-il de masturbation, il faudra user avec précaution et avec énergie
de tous les moyens de persuasion usités en pareil cas.

Les traitements symptomatiques, les seuls qu'on puisse employer dans les
amblyopies liées à l'hystérie essentielle et à l'état dit « nerveux », seront
également d'un secours efficace contre les amblyopies qui sont les conséquences d'affections des organes sexuels. Ils échoueront trop souvent dans
les cas de la première espèce. Le traitement symptomatique s'adresse à
l'hyperesthésie rétinienne, à l'anesthésie rétinienne, puis à l'hystérie, à
l'état nerveux de tout l'organisme.

Contre les symptômes hyperesthésiques, il faudra essayer des narcotiques avec précaution, car souvent l'opium n'est pas toléré. Le bromure de potassium jouit ici d'une certaine renommée. Mooren, qui possède une grande expérience dans ces sortes d'affections, recommande vivement le bromure de potassium associé à la lupuline ; si l'ovaire est le point de départ de l'affection oculaire, il préfère l'atropine à l'intérieur ; lorsqu'il y a des exaspérations mensuelles manifestes, il prescrit l'*elixirium proprietatis Paracelsi*, un emménagogue, mais seulement lorsqu'il n'y a pas de métrite. Il faut proscrire le café fort et les éclairages intenses. Le cas échéant, on peut commencer le traitement par le séjour dans une obscurité relative, et ordonner des lunettes bleues ou fumées.

Contre l'amblyopie prononcée, contre l'anesthésie rétinienne, la strychnine en injections hypodermiques jouit aujourd'hui d'une grande confiance (Frémineau, Talko, Nagel). On fait au front et à la tempe, contre l'œil amblyopique, tous les jours une injection de 1 à 3 et même 4 milligrammes de nitrate de strychnine, en ayant l'attention éveillée sur les premiers signes d'intoxication, qui s'observent assez fréquemment. L'expérience a prouvé que si une demi-douzaine d'injections restent sans résultat favorable sur la vision, on peut cesser cette médication ; elle ne sera d'aucune utilité. — Le courant constant traversant l'œil et le nerf optique, recommandé souvent, agit peut-être à la manière de la strychnine, en éveillant l'excitabilité des éléments nerveux. En vue de la théorie vaso-motrice de l'amblyopie hystérique, on a recommandé d'appliquer le courant constant au grand sympathique et à la moelle épinière. La métallothérapie mérite d'être essayée, d'après les auteurs français surtout (Burq, Charcot, etc.). Mooren conseille d'essayer des déplétions sanguines contre l'œil, lorsqu'elles ne sont pas contre-indiquées par l'état général.

Enfin, le traitement de l'hystérie et de l' « état nerveux » exige la mise en pratique, successivement, de tout l'arsenal des « remèdes nerveux ». Dans les cas compliqués d'anémie, les toniques, le fer, le quinquina, etc., sont naturellement indiqués.

Bibliographie *de l'amblyopie hystérique.*

1865. Graefe (v.). Anesthesia retinae mit concentr. Verengerung d. Gesichtsfeldes, etc. (*Klin. Monatsbl. f. Augenheilk.*, p. 261).

1866. Haase (G.). Amblyopie durch Anesthesie der Retina (*Ibid.*, p. 251).

1868. Alexander. Hyperesthesia retinae (*Ibid.*, p. 43).

— Charcot. *Leçons sur les maladies du syst. nerv.*

1869. Guttmann. Ein seltener Fall von Hysterie (*Berl. klin. Wochenschr.*, nos 28 et suiv.).

— Talko. Amblyopie geheilt durch hypoderm. Injection von Strychnin. (*Klin. Monatsbl. f. Augenheilk.*, p. 145).

— Leber (Th.). Amblyopia hysterica (*Arch. f. Ophth.*).

1870. Sichel (A.) (fils). De l'anesthésie rétinienne (*Ann. d'Ocul.*).

— Colsmann. Fall von Anaesthesia retinae, etc. (*Berliner klin. Wochenschr.*, p. 372) (cas n° 10).

1871. PAGENSTECHER (H.). Neurosis nervi optici et retinae (*Klin. Monatsbl. f. Augenheilk.*, p. 41).

— NAGEL. *Die Behandlung d. Amaur. u. Ambl. mit Strychnin.* Tübingue.

— SECONDI. Di una amaurosi isterica (*Nuov. lig. med.*, 30 magg.).

— QUAGLINO (A.). Di alcune forme morbose oculari intermittente (*Annali di Ottalm.*, p. 7, et *Ann. d'Ocul.*, t. LXV, p. 129).

1872. WADSWORTH. Anesthesia of the retina (*Bost. med. and surg. Journ.*, t. IX, p. 245).

— DIEU. Amblyopie déterminée par la masturbation, etc. (*Journ. d'Ophth.*, t. I, p. 188).

— DERBY (RICH. H.). A case of spasm of the accom. with concentr. limitation of the field of vision, etc. (*Bost. med. and   rg. Journ.*, p. 250).

1873. CUIGNET. Névralgie ciliaire et perversions visuelles hystériques (*Recueil d'Ophthalm.*, p. 34).

— STEFFAN. Zur Anesthesia retinae mit concentr. Gesichtsfeldbeschr. (*Klin. Monatsbl. f. Augenheilk.*, p. 411).

— BONNEFOY (Ed.). *Troubles de la vision de l'hystérie.* Paris.

— NAGEL. *Klin. Monatsbl. f. Augenheilk.*, p. 401.

1874. MENDEL. Ueber hyster. Amaurose (*Deutsche Zeitschr. f. prakt. Med.*, n° 47).

— HIRSCHLER. Zur Casuistik d. Anasthesie u. Hyperesthesie der Netzhaut (*Wien. med. Wochenschr.*, n°s 42 et 44).

— FOERSTER u. FREUD. Ueber Hebetudo visus histerica (*Tagebl. d. Naturforscher in Breslau*, p. 231).

— MAYER (L.). Ueber hyster. Amaurose (*Berl. klin. Wochenschr.*, n° 659).

— STEFFAN. *Jahresbericht der Klinik*, p. 17.

— BONNEFOY (E.). *Des troubles de la vision dans l'hystérie.* Paris.

1875. LANDOLT (E.). De l'amblyopie hystérique (*Arch. de physiol. norm. et pathol.*, p. 624).

— ROOSA (J.). *Remarks on simulated and hysterical loss of sight.* New-York.

— WILLIAMS. Anesthesia retinae. (*Transact. Amer. Ophth. Soc.*, p. 295).

1876. HUTCHINSON (J.). On the influence of the sexual system on diseases of the eye (*Ophth. Hosp. Rep.*, p. 1).

— LANDOLT. Lettre sur l'amblyopie hystérique (*Gaz. des hôp.*, p. 194).

— BONNEFOY. Lettre sur l'amblyopie hystérique (*Gaz. des hôp.*, p. 159).

— HARLAN (G. C.). Hysterical affections of the eye (*Phil. Med. and Surg. Rep.*, p. 130).

— HARDWICKE (J.). Hysterical blindness (*Brit. med. Journ.* May, 6).

1878. LANDOLT et OULMONT. Du retour de la sensibilité sous l'influence des applications métalliques, etc. (*Progrès médical*, 19 mai).

— GALEZOWSKI. De l'amblyopie hystérique (*Gaz. des hôp.*, n° 10).

— BOVELL (E.). *De quelques accidents de l'épilepsie et de l'hystéro-épilepsie.*

— BULL. A case of hysterical hemiplegie, etc. (*New-York med. Rec.*, p. 939).

— SCHENKL. Ueber hysterischen Augenschmerz (*Prag. med. Wochenschr.*, n°s 18 et 19).

— HERTER. Hysteriche Amaurose (*Charité-Annalen.*, p. 527).

— FOERSTER. *Handb. de Graefe et Saemisch*, t. V, p. 88 et suiv.

— LEBER. *Ibidem*, p. 982 et suiv.

— HANOT et MATHIEU. Deux observations d'hémianesthésie (*Arch. gén. de méd.*, mars).

— STRÜMPELL. Ueber ausgebreitete Anästhesien (*Deutsch. Arch. f. klin. Med.*, p. 327).

— BURQ. Affection hystérique compliquée d'achromatopsie complète de l'œil droit et particelle de l'œil gauche (*Gaz. méd. de Paris*, n°s 7 et 8).

— FANO. Amblyopie hystér. du côté gauche remontant à onze ans, etc. (*Journ. d'ocul. et de chir.*, p. 38).

— LE MÊME. Amblyopie hystér. à forme particulière (*Ibid.*, p. 6).

— CUIGNET (F.). Amblyopies hystér. modifiées par des verres colorés (*Rec. d'Ophth.*, p. 196).

— WESTPHAHL. Ueber Metalloscopie (*Berl. klin. Wochenschr.*, n° 30).

— CHARCOT. Achromatopsie (*Gaz. méd. de Paris*, n°s 7 et 8).

— LE MÊME. Des troubles de la vision chez les hystériques (*Progrès méd.*, n° 3, et *Gaz. des hôp.*, p. 67)

1878. Dor. *Rapport annuel de la Clinique*, p. 19.

— Abadie. De quelques troubles oculaires nerveux de nature hystérique et de leur traitement par la métallothérapie (*Progrès médical*, n° 28).

— Dreyfous. Accidents hystériformes chez un jeune homme (*Gaz. méd.*, n° 15).

— Regnard. Sur la nature de l'achromatopsie des hystériques (*Gaz. méd. de Paris*, p. 96).

— Terson. Amaurose de nature hystérique (*Journ. de la Soc. de méd. de Toulouse*).

— Baron (L.). *Étude clinique sur les troubles de la vue chez les hystériques et les hystéro-épileptiques*. Thèse, Paris.

— Kiepert (C.). Halbseitiger Verlust des Gesichts u. Gehörsinnes mit Hemicranie, etc. (*Deutsch. Zeitschr. f. prakt. Med.*, n°ˢ 3 et 4).

1879. Debierre. Un cas d'hystérie à manifestations multiples, etc. (entre autres amaurose) (*Gaz. des hôp.*, p. 58).

— Dujardin-Beaumetz et Abadie. Cécité hystérique. Amélioration par la métallothérapie et les applications d'aimants. Disparition complète des troubles visuels sous l'influence de l'électricité statique (*Progrès méd.*, n° 28).

— Rosenstein (M.). Die achromatoptische Amblyopie Hysterischer (*Wien. med. Presse*).

— Mueller (F.). Zur Metalloskopie und Magnetwirkung bei hysterischen Lähmungen (*Berl. klin. Wochenschr.*, n° 28).

— Le même. Vorläuf. Mittheil. über Metalloskopie u. Metallotherapie (*Centralbl. f. Nervenheilk.*, etc., n° 2).

— Feuz. Amblyopie hystérique (*Progrès méd.*, n° 1).

— Christensen. *Oftalmologiske Meddelelser*, 1, 2, 3.

— Hesse. Hemianesthesia hysterica (*Arch. f. Psych. u. Nervenkrankh.*, p. 271).

— Erlenmayer (A.). Eine bemerkenswerte Beobachtung über die Wirkung d. stat. Electricitat bei einem Falle von hyster. Lähmung (*Centralbl. f. Nervenheilk.*, n° 1).

1880. Dreschfeld. Application of electro-magnet as cure of anesthesia (*Brit. med. Journ.*, p. 203).

— Le même. Hemiplegia and hemianesthesia (*Ibid.*, p. 744).

— Le même. Pathologisch-anatomische Beiträge zur Lehre von der Semidecussation der Schnervenfaserna (*Centralbl. f. pract. Augenheilk.* Februar.).

— Manz. Ein Fall von hysterischer Erblindung mit spastischem Schielen (*Berlin. klin. Wochenschr.*, n°ˢ 2 et 3).

— Stone. Case of hysterical Hemi-Amaurosis (*Med. Times and Gaz.*, p. 241).

— Jacobson. *Mittheilungen aus der Königsb. Universitäts-Augenklinik*, p. 364).

— Sturge (W. A.). A case of hemianesthesia of special and general sensation, associated with hemiopia (*Brit. med. Journ.*, p. 329).

1881. Schweigger (C.). Zur Strychnin-Therapie nebst Bemerkungen über hysterische Sehstörungen (*Klin. Monatsbl. f. Augeinheilk.*, p. 415).

— Rosenthal (M.). Untersuch. und Beob. über Hysterie und Transfert (*Arch. f. Psych.*, t. XII, 1).

— Ferré (Ch.). Contribution à l'étude de la migraine ophthalmique (*Rev. de méd.*, n° 8).

— Richer. *Études cliniques sur l'hystéro-épilepsie*. Paris.

1882. Derby. A case of anesthesia of the retina, with concentric limitation of the fields of vision, etc. (*Med. News*, p. 161).

CHAPITRE XVIII

AMBLYOPIES TRAUMATIQUES, PAR COMPRESSION DE L'ŒIL, CHEZ LES GENS FRAPPÉS DE LA FOUDRE, ETC.

Les insultes les plus diverses, portant sur la région de l'œil, peuvent donner lieu à des troubles visuels dont quelques-uns ont plus ou moins les caractères de l'amblyopie, sans que pour cela on puisse les ranger dans la catégorie des amblyopies réflexes. D'autres fois, les troubles visuels en question sont la conséquence de lésions bien connues du nerf optique ou de la rétine; ces cas sont traités ailleurs. Nous les énumérerons ici en vue de leur diagnostic avec les précédentes et avec les amblyopies réflexes par blessure du sourcil.

a. AMBLYOPIE PAR COMPRESSION DE L'ŒIL

Une compression prolongée de l'œil peut occasionner une amblyopie notable, qui semble se présenter toujours sous la forme caractéristique d'un scotome central. Testelin (*Compte rendu de la Soc. ophth.*, 1865) a observé une amblyopie avec perte de la vision centrale survenue chez un homme ivre, qui pendant le sommeil s'était couché avec l'œil sur la main.

Un cas identique, inédit, nous est communiqué par notre ami le docteur Claeys. Une fille de dix-sept ans, en proie à un vif chagrin, s'était mise à pleurer en se couchant sur la table la figure cachée dans les bras. Elle était restée dans cette attitude pendant plusieurs heures, et, sans s'en douter, avait exercé sur son œil droit une pression prolongée. Relevant la tête, elle ne voyait plus de cet œil. Il y avait légère mydriase de ce côté; la réaction pupillaire directe y était très lente; la réaction indirecte normale. Emmétropie des deux côtés; à droite, la patiente compte difficilement les doigts à un pied; à gauche, vision normale. Examen ophthalmoscopique négatif. A droite, la périphérie du champ visuel est normale; il y a un scotome central un peu plus étendu dans le sens horizontal que dans le sens vertical; en haut et en bas de 30 degrés, en dedans et en dehors, de 50 à 60 degrés. Les couleurs ne sont plus reconnues au niveau du scotome, qui du reste n'est que relatif, car la patiente y voit encore quelque chose. Huit jours plus tard, la vision s'était relevée à droite jusqu'à un tiers. Le scotome s'est considérablement rétréci. Un peu plus tard, il y avait guérison complète.

De Graefe attribue à une compression exercée sur l'œil par les paupières une cécité presque complète observée chez un enfant à la suite d'un blépharospasme qui dura onze mois, cécité qui fut guérie par une névrotomie du nerf sus-orbitaire. Il est au moins aussi probable qu'il se soit agi là d'une amblyopie réflexe.

Dans les cas typiques de Testelin et de Claeys, il semble qu'on doive invoquer, comme une cause prochaine, une anémie prolongée de la rétine par compression du globe oculaire. Donders a démontré qu'au moment où apparaît l'obscurcissement du champ visuel, lorsque pendant quelques instants on comprime l'œil à l'aide de la main, les vaisseaux rétiniens se vident. Il en sera probablement de même des vaisseaux choroïdiens. La vision reparaît vite si l'on cesse la compression. Mais supposons une compression et par conséquent une anémie intra-oculaire prolongées. Les éléments rétiniens, surtout les cônes et les bâtonnets, qui d'après tout ce que nous savons sont le siège de processus chimiques très énergiques, souffriront dans leur nutrition, et leur fonctionnement pourra être diminué ou aboli pour un temps plus ou moins long. Et le centre physiologique de la rétine, dans lequel les processus chimiques paraissent être les plus intenses, et qui est plus pauvre en vaisseaux que le reste de la membrane, sera le plus exposé à se ressentir d'une interruption prolongée de la circulation.

b. COMMOTION DE LA RÉTINE. — *c*. ANESTHÉSIE TRAUMATIQUE DE LA RÉTINE

Dans le cas précédent, il s'agit d'une compression de longue durée exercée sur l'œil.

Une violence brusque, un choc agissant sur l'œil ou sur la région de l'œil, produit des amblyopies de diverses natures. Il y a d'abord la commotion de la rétine, caractérisée par un trouble rétinien caractéristique. Cette affection, qui a acquis une certaine importance depuis les recherches de Berlin, est traitée à propos des affections de la rétine.

Il paraît qu'à la suite d'un choc appliqué à l'œil, on peut observer une amblyopie pouvant aller jusqu'à l'amaurose, passagère, et partant indépendante d'une lésion grave de l'appareil nerveux optique, et dans laquelle on ne constaterait nullement le trouble rétinien caractéristique de la commotion rétinienne.

Sous le nom d'ANESTHÉSIE TRAUMATIQUE DE LA RÉTINE, Leber (*Graefe et Saemisch, Handb.*, t. V, p. 988) distingue ces derniers cas de la commotion de la rétine. Il range ici les amauroses passagères produites par une violente secousse de toute la tête, notamment à la suite de plaies par les armes à feu.

Il est plus que probable que cette classe d'amblyopies ne sera pas maintenue. Les idées de Leber lui-même ne paraissent pas être bien arrêtées à cet égard, attendu qu'il cite sous la même rubrique des cas qui rentrent manifestement dans la catégorie des amblyopies réflexes (par blessure du cuir chevelu, de l'iris, de la cornée, etc.).

Il importe aussi de ne pas confondre avec une simple amblyopie les lésions du nerf optique produites par les fractures de la base du crâne, dont il est question à propos des affections de l'orbite. Ces fractures, qui peuvent résulter d'une forte contusion de la région de l'œil, s'étendent très souvent à la paroi du canal optique (dans 60 pour 100 des cas, d'après von Hœlders), et à l'orbite (dans 90 pour 100, d'après von Hœlders). Il est vrai que l'amblyopie est ordinairement unilatérale et mène à l'amaurose définitive. Cependant, elle est assez souvent bilatérale, et passagère dans des cas exceptionnels. La lésion du nerf optique peut, en effet, ne pas consister en une véritable déchirure, mais en une simple compression par hémorrhagie, soit dans le canal optique lui-même, soit à l'intérieur du crâne.

d. AMBLYOPIE CHEZ LES GENS FRAPPÉS DE LA FOUDRE

Les amblyopies et les amauroses chez les gens frappés de la foudre méritent une mention spéciale.

Indépendamment des désordres les plus divers que la foudre peut produire dans toute l'économie, brûlures, déchirures, paralysies plus ou moins étendues de la sensibilité et de la motilité, etc., on observe du côté de l'œil la cataracte, la paralysie de l'accommodation, des altérations profondes dans les tuniques oculaires, telles que des déchirures de la choroïde, des hémorrhagies choroïdiennes et rétiniennes, des décollements rétiniens, et des paralysies du nerf optique se présentant sous la forme de l'atrophie du nerf optique (Leber). Le dernier trouble offre donc plus ou moins les caractères de l'amblyopie.

Des amauroses passagères ou bénignes ont été décrites par Pétrequin, Maclean, Henrotay, Stelwag, Saemisch, Power, de Graefe et Th. Leber, chez des gens exposés à l'effluve. Un examen ophthalmoscopique n'a été fait que par Saemisch et de Graefe. Saemisch nota de l'hypérémie rétinienne. Dans le cas observé par de Graefe, qui est remarquable en ce que, de même que dans d'autres observations, la personne n'avait pas été atteinte directement par la foudre, le fond de l'œil était normal. Th. Leber, qui a rassemblé les divers cas observés, se trouva en présence d'un homme dont le côté gauche avait été labouré par la foudre ; il y avait cataracte double, et atrophie partielle du nerf optique gauche.

L'amaurose est ordinairement bilatérale ; dans les cas de Saemisch et de Leber, elle était unilatérale. Elle n'est pas toujours absolue ; ce peut être une simple amblyopie. Dans certains cas, la vision s'est rétablie dans les quelques premiers jours; d'autres fois l'amélioration s'est fait attendre plus longtemps, même pendant une année (Pétréquin). Dans le cas d'une amélioration prompte, la vision redevient ordinairement normale; au cas contraire, la vision reprend, mais elle ne redevient pas normale; il persiste un rétrécissement du champ visuel. On trouvera dans ces cas une atrophie partielle du nerf optique.

On a signalé à diverses reprises une photophobie assez intense pendant que se produisait l'amélioration de l'amblyopie.

Les anciens auteurs admettaient que l'amblyopie pouvait être la conséquence de l'éblouissement occasionné par l'éclair. Cette explication semblait imposée par les cas d'amblyopies produites par la foudre tombant seulement dans le voisinage d'un individu. — Certes, des altérations rétiniennes peuvent résulter d'un éclairage intense. Mais il n'est pas du tout prouvé que tel soit le cas ici. D'abord cette hypothèse paraît inutile dans les cas où les individus ont été atteints de la foudre. L'électricité à forte tension produit à elle seule de graves désordres dans les tissus, notamment dans le tissu nerveux. Dans beaucoup de cas, l'amblyopie sera probablement un phénomène du même ordre que les anesthésies et les paralysies qu'on observe dans les mêmes circonstances : une paralysie du nerf optique par action directe de l'électricité à forte tension. L'action directe de l'électricité semble pouvoir expliquer aussi les amblyopies d'individus qui se trouvaient dans le voisinage de l'endroit touché de la foudre. Le voisinage immédiat de l'effluve électrique doit produire un déplacement momentané très intense des molécules électriques du corps animal. Aussi dans l'observation de Power, dans laquelle la foudre avait passé tout près des yeux, il y avait, outre l'amaurose, du *ptosis* et une paralysie du sphincter iridien.

L'amblyopie en question ayant les caractères de l'anesthésie rétinienne, ce sera le traitement recommandé contre celle-ci qu'il faudra instituer. Au début on pourra essayer de soustractions sanguines locales, du courant constant, et surtout de la strychnine à l'intérieur et en injections hypodermiques contre l'œil.

BIBLIOGRAPHIE *de l'amblyopie chez les gens frappés de la foudre*.

1781. SAINT-YVES. *Traité des maladies des yeux*.
— SCHMUCKER. Cité par LEBER.
1817. BEER (v.). *Augenkrankh.*, t. II, p. 448.
1839. PÉTRÉQUIN. *Ann. d'Ocul.*, t. II, p. 212.
1845. HENROTAY. *Ibidem*, t. XXVII, p. 71.
1849. MACLEAN. Cité in *Cantatt's Jahresber.*, t. III, p. 131.
1850. RIVAUD-LANDREAU. *Un. méd.*
1856. STELLWAG. Erblindung durch einen Blitzstrahl. (*Ophthalmologie*, II, 1, p. 684, note 60).

1864. SAEMISCH. Sehstör. in Folge eines Blitzschl. (*Klin. Monatsbl. f. Augenheilk.*, t. II, p. 22).

1865. GRAEFE (v.). *Klin. Monatsbl. f. Augenheilk.*, t. III, p. 261.

1870. POWER. Temporary complete loss of vision from expos. of the eyes to a flash of lightning (*St. George's Hosp. Rep.*, V, p. 322).

1876. BRIÈRE. Neuro-rétinites par réverbération des éclairs, etc. (*Gaz. des hôp.*, n° 11).

1878. REICH. Ein Blitzschlaag, etc. (*Klin. Monatsbl. f. Augenheilk.*).

1880. YVERT. *Traité pratique et clin. des blessures du globe de l'œil.* Paris.

1882. LEBER (Th.). Ueber Cataract u. sonst. Augenaffectionen durch Blitzschlaag (*Arch f. Ophth.*, t. XXVIII, f. 3, p. 255).

CHAPITRE XIX

HÉMÉRALOPIE, NYCTAMBLYOPIE, CÉCITÉ NOCTURNE

Sous le nom d'*héméralopie* ou de *nyctamblyopie* (cécité nocturne) on désigne un symptôme pathologique consistant en une insensibilité plus ou moins prononcée pour les éclairages de faible intensité. La sensibilité rétinienne pour les lumières d'intensité moyenne peut ne pas être diminuée. — Les sujets atteints d'héméralopie voient donc très bien, ou à peu près, à un bon éclairage, tandis que l'acuité visuelle baisse anormalement ou même est abolie pour une obscurité relative, par exemple dans le crépuscule et surtout pendant la nuit.

Une grande confusion a régné longtemps parmi les auteurs au sujet du nom à donner au symptôme en question. Quelques-uns des premiers auteurs qui s'en sont occupés, tels que Bampfield et Cunier, ont employé le mot *héméralopie*. Leurs prédécesseurs et leurs successeurs immédiats, en parlant du même symptôme, emploient le terme *nyctalopie*, un nom qui sera le mieux réservé pour un état tout à fait opposé (voy. plus loin).

La confusion était devenue tellement grande que le même auteur employait l'un et l'autre terme, tantôt dans un sens, tantôt dans l'autre. — Comme le fait remarquer Mackenzie, on ne sait pas si *nyctalopie* provient de νὺξ et ὤψ, ou bien de νὺξ, de ά privatif et de ὤψ ; et la même incertitude règne au sujet de l'étymologie du mot *héméralopie*. Bien que de nos jours les auteurs s'accordent sensiblement à parler d'héméralopie dans le cas de cécité nocturne et de nyctalopie dans l'état opposé, on ne saurait qu'approuver la proposition de Quaglino, recommandant de dire « nyctamblyopie » pour désigner le symptôme en question ici. Toute ambiguïté étymologique serait évitée de cette manière.

Les termes proposés sont encore impropres en ce sens que l'amblyopie n'est pas liée à une heure de la journée ; elle ne s'observe pas seulement aux approches de la nuit ou pendant la nuit, mais encore à n'importe quelle heure de la journée si le malade est soumis à un faible éclairage.

Il importe de se souvenir que l'héméralopie n'est qu'un symptôme, et un symptôme d'états pathologiques divers. C'est ainsi que dans la période préophthalmoscopique, la rétinite pigmentaire rentrait dans la rubrique nyctamblyopie. Nous savons aussi que ce symptôme s'observe dans la rétino-choroïdite, surtout syphilitique, et quelquefois dans le décollement rétinien. Il n'en reste pas moins de nombreux cas où il est des plus prononcés, mais dans lesquels on n'est guère parvenu encore à découvrir une lésion capable de l'expliquer.

On remarquera que dans la rétinite pigmentaire, la rétino-choroïdite et le décollement rétinien, il s'agit d'une affection de la rétine, et encore de ses couches externes, couche des cônes et des bâtonnets, pigment. Or il résulte de ce qui suit que tous les cas de nyctamblyopie, en apparence sans lésions anatomiques, se produisent dans des conditions telles qu'il est probable qu'eux aussi sont dus à une altération des couches rétiniennes externes.

D'accord avec ce que nous avons dit à la page 534, nous négligerons donc ici les états pathologiques où la nyctamblyopie est manifestement liée à une altération anatomique, et nous ne parlerons que des cas dont les lésions nous sont encore plus ou moins inconnues. Nous laisserons de côté l'héméralopie *symptomatique*, pour ne nous occuper que de l'*héméralopie* (provisoirement) *idiopathique* ou *essentielle*.

Dans la catégorie des nyctamblyopies essentielles, nous devons, de prime abord, établir la distinction entre *a. l'héméralopie congénitale, héréditaire*, et *b. l'héméralopie acquise*.

A. — HÉMÉRALOPIE HÉRÉDITAIRE CONGÉNITALE

La plupart des observations de ce genre datent de l'époque pré-ophthalmoscopique; plusieurs cas ont été cependant examinés plus récemment.

Une observation souvent reproduite est celle de Cunier, d'une famille de la France méridionale, dans laquelle l'héméralopie a été mentionnée à travers six générations. Cent vingt-cinq membres en furent atteints. Stiévenart cite une famille dans laquelle l'anomalie était mentionnée à travers quatre générations. Donders et Maes ont trouvé l'héméralopie chez un père et trois fils; les grands-parents étaient consanguins. Champ visuel normal; examen ophthalmoscopique négatif. Dans un cas publié par Maes, beaucoup de membres d'une famille en étaient atteints. Champ visuel normal ; à l'ophthalmoscope une atrophie commençante des membranes. Foerster a rencontré de ces cas avec le fond oculaire normal, et d'autres avec une atrophie du pigment rétinien, un peu d'amblyopie et un certain degré de rétrécissement du champ visuel. La dernière altération est également signalée dans une observation de Leber. Dans d'autres cas, les altérations rétiniennes étaient encore plus prononcées, au point de mériter le qualificatif de rétinite (Quaglino). Ordinairement l'infirmité a été signalée dès la plus tendre jeunesse. Vieusse a vu l'affection se montrer à l'âge de cinq ans.

A considérer l'ensemble des cas publiés jusqu'ici, l'existence d'une héméralopie essentielle héréditaire et congénitale, mais différente de la rétinite pigmentaire, ne semble pas établie à toute évidence, et nous inclinons à voir

dans la plupart de ces cas une rétinite pigmentaire larvée. D'une part il y
a des rétinites pigmentaires avec très peu ou même sans pigment amassé
dans la rétine; il y en a sans signes bien manifestes dans la rétine, et de
plus l'affection peut rester à peu près stationnaire pendant toute la vie.
D'autre part, dans la plupart des cas de prétendue héméralopie essentielle
et congénitale ou héréditaire, on signale précisément les moments étiologiques de la rétinite pigmentaire (hérédité, consanguinité des parents), on
mentionne même certaines altérations du pigment rétinien, peu prononcées,
il est vrai, mais en somme les mêmes que dans la rétinite pigmentaire. De
plus, de même que dans la dernière maladie, l'héméralopie est ou bien congénitale, ou bien elle date des premières années de la jeunesse. Elle est
cependant stationnaire, et souvent on considère cette particularité comme
étant un caractère différentiel entre les deux affections. Ce caractère distinctif est peu sérieux, puisque, si l'héméralopie avait été progressive, les
observateurs n'auraient pas hésité à parler de rétinite pigmentaire. — Selon
toutes les apparences, le symptôme nyctamblyopie, dans la rétinite pigmentaire, n'est pas lié directement aux altérations vasculaires de la rétine, ni
à la présence de pigment dans les couches rétiniennes internes, mais à des
altérations de l'épithélium pigmenté (disparition du pigment?), des cônes et
des bâtonnets; il pourra donc exister également lorsque, à côté des altérations dans les couches rétiniennes externes, il y a très peu de modifications
vasculaires. Nous savons du reste que le diagnostic de ces dernières est très
difficile, à moins qu'elles ne soient très prononcées. D'ailleurs on signale
généralement un certain degré d'étroitesse des artères rétiniennes dans l'héméralopie essentielle, héréditaire.

Le symptôme héméralopie sera envisagé de plus près à propos de la forme
acquise.

Aucun *traitement* ne paraît avoir donné des résultats favorables. D'après
ce qui précède, on serait cependant fondé à essayer du traitement de la rétinite pigmentaire.

B. — Héméralopie acquise

Nombreux sont les cas où la nyctamblyopie essentielle, c'est-à-dire sans
altérations anatomiques connues, est acquise, à la suite de circonstances que
nous allons énumérer. Comme elle apparaît plus ou moins brusquement et
disparaît de même, certains auteurs lui donnent le nom d'*héméralopie aiguë*,
par opposition avec l'*héméralopie chronique*, qui est la forme congénitale.
—Nous estimons que plus tard, à mesure que nos connaissances avanceront,
les cas rentrant ici seront décrits comme des états pathologiques différents.
Provisoirement, nous sommes forcés de les décrire sous une seule rubrique.

Il a semblé quelque temps qu'une subdivision de l'héméralopie devait résulter de ce que dans certains cas elle se complique d'une altération connue
sous le nom de *xérosis* de la conjonctive; mais les observations de la der-

nière heure confirment l'opinion de ceux qui considèrent l'affection conjonctivale et l'héméralopie comme étant des symptômes d'un seul et même
état pathologique, les deux pouvant coexister, mais l'un d'eux, surtout l'héméralopie, pouvant aussi exister seul, au début ou dans des degrés peu prononcés de la maladie.

Étiologie. — 1° Le moment étiologique important, la cause occasionnelle
unique, est l'exposition prolongée ou répétée à une lumière intense; les auteurs sont unanimes à cet égard. Il paraît établi aussi que cette cause suffit
pour provoquer la nyctamblyopie chez des personnes bien portantes. Dans
les cas où un grand nombre de personnes sont exposées simultanément à un
éclairage intense, il peut survenir des espèces d'épidémies d'héméralopie,
dont il y a de nombreuses relations dans les annales de la science. Tel est
surtout le cas des militaires, obligés pendant les manœuvres, les marches
prolongées et les exercices à supporter pendant longtemps l'éclat d'une plaine
blanche, sablonneuse, d'un rocher éclatant, ou d'une surface de neige. Dans
ces cas, les officiers, moins astreints à une position déterminée, et les habitants civils des garnisons, n'ont pas été atteints, preuve que c'est bien l'éclairage qui doit être incriminé. Les matelots, exposés souvent pendant de longues heures à la réverbération de la surface miroitante de la mer, surtout
dans les contrées tropicales (héméralopie tropicale), sont quelquefois pris
en masse d'héméralopie. Les passagers sur les mêmes bâtiments sont moins
atteints, parce qu'ils peuvent mettre leurs yeux à l'abri de la lumière trop
intense. Ici rentrent également les épidémies d'héméralopie dans les prisons; les prisonniers étant astreints à un exercice dans des cours entourées
de murs plus ou moins blanchis. Là où l'héméralopie se répand parmi les
habitants d'une contrée, on a toujours constaté qu'ils se trouvent en présence
de larges surfaces réfléchissantes, soit de neige en hiver, soit de rochers
calcaires au printemps, quand le sol n'est pas encore couvert de la verdure
protectrice pour les yeux. On saisit aisément des conditions analogues dans
les épidémies d'ouvriers des champs au printemps, et dans celles parmi les
esclaves récoltant le riz en plein été, au Brésil notamment. On a observé
l'héméralopie chez des traîneurs de barques, chez des meuniers, et je l'ai
rencontrée chez des pêcheurs à la ligne. On l'a signalée aussi parmi les
ouvriers verriers et les ouvriers des hauts-fourneaux.

Relativement à l'influence exercée par des surfaces de neige, il est à remarquer que leur vue semble rarement occasionner une héméralopie véritable. Les troubles visuels qui résultent de leur contemplation, surtout dans
les pays septentrionaux, semblent être dans l'immense majorité des cas un
état tout à fait opposé, et mériteraient plutôt le nom de nyctalopie. Ils consistent en effet en une hyperesthésie rétinienne, accompagnée d'irritation
ciliaire, qui fait que les malades ne savent pas supporter la lumière du jour,
et ne commencent à voir un peu que dans le crépuscule (voy. *Nyctalopie*).
Les héméralopes, au contraire, y voient très bien au grand jour. La confu-

sion entre les mots *nyctalopie* et *héméralopie* (p. 735), semble causer encore de nos jours quelques méprises à propos de ces cas.

2° La contemplation d'une lumière intense semble produire l'héméralopie
plus facilement si les yeux ont été préalablement tenus dans une obscurité
relative. En ce sens, le séjour dans des endroits obscurs serait une cause
prédisposante. Cet élément semble intervenir dans la production des épidémies d'héméralopie dans les prisons et dans les garnisons. Mackenzie
rapporte que lors d'une telle épidémie dans la garnison d'Ehrenbreitstein, il
se trouva que seuls les bataillons logés dans des casernes très sombres
furent atteints, et que l'affection disparut par le déplacement des hommes
dans d'autres quartiers. C'est ainsi encore que les mineurs sont sujets à
l'héméralopie, qui alors est ordinairement accompagnée de nystagmus (Dransart, Nieden). Faisons toutefois à ce propos la remarque produite à propos
de l'influence des surfaces de neige : le passage d'un séjour obscur dans
une grande lumière occasionne ordinairement l'état opposé à l'héméralopie,
c'est-à-dire une hyperesthésie rétinienne qui se manifeste sous forme de
nyctalopie.

3° Une cause prédisposante dont l'importance est bien connue, c'est le
mauvais état de la nutrition générale. Les meilleurs observateurs s'accordent
à dire que si l'alimentation est insuffisante chez une population entière,
l'héméralopie y fait des ravages étendus, pour peu que cette population soit
exposée à un éclairage durable un peu intense. La prédisposition devient
telle que souvent une lumière ordinaire suffit à provoquer l'infirmité. Aussi,
certains auteurs admettent-ils que l'alimentation défectueuse suffit à elle
seule pour produire l'héméralopie, sans autre cause occasionnelle. C'est
ainsi que les publications récentes de Gama Lobo et de Gouvéa nous ont révélé
que l'affection fait des ravages parmi les jeunes nègres esclaves du Brésil,
travaillant en été aux champs ; ces auteurs sont d'accord pour attribuer cet
état des choses à la mauvaise nutrition, jointe à un travail ardu aux champs
sous un ciel tropical. Ce sont de préférence les jeunes esclaves, à l'époque
de la puberté, qui sont atteints. On conçoit qu'à cet âge de croissance intense
une nourriture consistant ordinairement en fèves assaisonnées d'une trace
de saindoux, jointes à une eau bouillie avec une ombre de farine de maïs
(appelée *Angù*), soit insuffisante. L'anémie, la constitution délabrée est la
règle dans cette population. Après le coucher du soleil, les héméralopes
sont conduits par leurs camarades mieux portants à la *Fazenda*, en attendant qu'à la suite des complications conjonctivales et cornéennes, ils soient
devenus aveugles, et que la cachexie générale achève leur triste existence
(voir le tableau lamentable tracé par de Gouvéa). Plusieurs auteurs, surtout
brésiliens, désignent même l'héméralopie sous le nom d' « ophthalmie bré-
silienne ». — Certainement que la nutritrition défectueuse a été aussi une
puissante cause prédisposante de plusieurs des épidémies signalées dans les
prisons, dans les garnisons et sur des navires, surtout vers le commencement de ce siècle. A ce propos, rappelons qu'on signale la complication

de l'héméralopie avec le scorbut, qui est certainement le symptôme d'une nutrition générale défectueuse. La même cause nuisible est incriminée (Hubbenet, Blessig) dans les épidémies d'héméralopie qui se montrent périodiquement au mois de mars dans certaines provinces russes de confession grecque, où le jeûne avant les pâques est très rigoureux. Il est à remarquer que les membres du clergé et de la noblesse sont réfractaires à la maladie, de même que les officiers lors des épidémies dans les garnisons !

Au même point de vue (nutrition défectueuse) s'expliquent aussi beaucoup de cas sporadiques d'héméralopie.

Mais, nous l'avons dit, la seule exposition prolongée à un fort éclairage suffit pour rendre héméralope un individu bien portant. Seulement, dans ces cas, l'affection est moins grave et moins tenace.

4° L'ictère hépatique, surtout quand la coloration jaune est intense, se complique souvent d'héméralopie. Cette complication est même d'un pronostic assez grave *quod vitam* (Parinaud). Elle peut cependant aussi se montrer dans des affections hépatiques sans ictère (Charpentier).

5° L'albuminurie et l'impaludisme offrent quelquefois la même complication. Dans ces cas surtout, de même que dans les affections hépatiques, l'infirmité visuelle semble surgir sans qu'une autre cause occasionnelle (lumière intense) ait exercé son influence.

6° Aucun âge ne semble à l'abri de la nyctamblyopie acquise. Nous verrons même qu'elle est probablement assez fréquente chez les nourrissons, en ce sens que l'affection cornéenne et conjonctivale, qui chez les adultes accompagne les cas graves d'héméralopie, est assez fréquente dans les quelques premières années de la vie ; dans ces cas, on relève généralement l'état très défectueux de la nutrition générale.

7° Certains auteurs ont avancé qu'une forte pigmentation des yeux préserve de l'héméralopie. Les observations récentes, faites sur les nègres du Brésil, démontrent qu'il n'en est rien.

Symptômes. —L'individu affecté d'héméralopie, placé dans une obscurité relative, ne distingue plus par la vue les objets au même degré qu'une personne à vision normale. Que l'éclairage vienne à diminuer, soit accidentellement, soit aux approches de la nuit, pendant que ses compagnons s'orientent encore parfaitement, lui se gère comme s'il était affecté d'une forte amblyopie ou même de cécité complète.

L'amblyopie n'est liée à aucune heure de la journée, contrairement à ce qu'on a admis longtemps. L'acuité visuelle baisse donc anormalement chaque fois que l'éclairage diminue, par exemple quand le malade va à la cave. Dans le crépuscule, cela arrive si brusquement que l'individu occupé, soit à travailler, soit à marcher, est obligé de s'arrêter comme frappé brusquement de cécité ; il doit se laisser guider comme un aveugle. Le soir, l'héméralope peut lire un livre éclairé à la lampe, mais l'entourage est complètement invisible pour lui. — Il y a du reste des degrés d'intensité de l'affection ;

tantôt es sujets de ce genre savent encore se guider à la faveur d'un beau clair de lune ; d'autres fois cela leur est impossible. Ordinairement ils remarquent encore les étoiles de première grandeur.

Au fond de l'héméralopie, il y a une torpeur rétinienne (Foerster), mais d'une nature particulière. Avec une surface éclairante de 500 millimètres carrés (du photoptomètre de Foerster), un malade de Foerster ne reconnaissait pas des objets qu'un œil normal reconnaît avec une surface éclairante de 7-12 millimètres carrés. Pour qu'une lumière donne une sensation lumineuse, il faut à l'héméralope un minimum de lumière 30 à 60 fois plus grand qu'à un individu normal (Charpentier). Reymond détermina, chez les héméralopes, l'acuité visuelle à des éclairages de plus en plus faibles ; à un éclairage moyen, l'œil héméralope se comporte à peu près comme l'œil normal, il s'adapte aussi rapidement que ce dernier à des variations de l'éclairage ; l'acuité visuelle commence à baisser pour les deux espèces d'yeux à un même éclairage faible, seulement à partir de ce point, en diminuant l'éclairage, l'acuité visuelle de l'œil héméralope tombe brusquement et dans une mesure plus forte que celle de l'œil normal. La limite inférieure de l'éclairage qui permet encore le maximum de l'acuité visuelle étant donc la même que pour l'œil normal, l'héméralopie ne saurait, d'après Reymond, être une torpeur rétinienne ; à un bon éclairage, l'individu héméralope voit bien, ce qui d'après Reymond n'est pas le cas dans la torpeur rétinienne, dans laquelle l'acuité visuelle est diminuée pour tous les éclairages, et commence à baisser à une limite de l'éclairage, qui est supérieure à celle des yeux normaux et héméralopes.

Ce qui caractérise donc la vision de l'héméralope, c'est une difficulté ou même une impossibilité de s'adapter aux faibles éclairages. En passant du grand jour dans une pièce sombre, il faut à l'œil normal un séjour d'une certaine durée pour qu'il y voie, pour qu'il puisse *s'adapter* à ce faible éclairage. Dès que ce *temps d'adaptation* est manifestement prolongé, on parle de cécité nocturne, d'héméralopie. Ce temps peut varier du moins au plus, mais il est d'observation constante qu'à moins d'un cas très grave, compliqué d'amblyopie véritable, une nuit suffit à cet effet. Généralement les patients ne se plaignent pas dans le crépuscule du matin ; mais le séjour au grand air fait reparaître l'héméralopie. — Il semble donc qu'il ne s'agisse là que d'une exagération d'un état normal, car nous savons que pour tout le monde l'adaptation à un faible éclairage demande une durée d'autant plus longue qu'on a été exposé à une lumière plus vive et plus prolongée. Chez l'héméralope, le temps d'adaptation à de faibles éclairages est anormalement long ; c'est en cela que consiste la caractéristique de l'héméralopie. Netter raconte plaisamment comment, lors d'une visite faite le soir à des héméralopes en traitement dans un cabinet obscur, au commencement c'était lui l'héméralope. — D'après une observation récente de Charpentier, qui demande des recherches ultérieures, le temps nécessaire à l'adaptation augmenterait sensiblement chez les héméralopes par le séjour à l'obscurité.

On a signalé un certain degré de *parésie de l'accommodation*, surtout à un faible éclairage. Les *pupilles* réagissent bien à un éclairage suffisant; mais il est de règle qu'elles se *dilatent* et ne *réagissent plus guère* aux éclairages qui occasionnent l'amblyopie — preuve que le siège de l'affection est périphérique.

Le résultat de l'*examen ophthalmoscopique* est très controversé. On continue à ne trouver aucune altération du fond de l'œil dans la majorité des cas, et c'est ce qui fait ranger l'affection parmi les amblyopies sans cause anatomique connue. Tout nous porte cependant à admettre que nous sommes en présence d'une altération rétinienne, et cela des couches externes, peut-être de l'épithélium pigmenté. Nous savons que l'héméralopie est un symptôme fréquent des altérations dans ces couches rétiniennes (rétinite pigmentaire, rétino-choroïdite syphilitique, décollement rétinien), et du reste les auteurs les plus divers ont signalé dans l'héméralopie essentielle des altérations rétiniennes, très peu prononcées, il est vrai. C'est ainsi qu'on signale des inégalités dans la pigmentation du fond de l'œil, et même la raréfaction de ce pigment dans toute l'étendue de la rétine. On signale d'autre part (Poncet, Rousset, Quaglino, Fumagalli, etc.) une étroitesse des artères rétiniennes, un certain degré de dilatation des veines, et d'œdème papillaire et péripapillaire. On sait que ce sont là trois symptômes assez difficiles à apprécier. Des observations ultérieures devront nous fournir de plus amples renseignements à cet égard. L'observation à l'image droite surtout fera probablement constater des altérations du pigment rétinien, ainsi que cela a eu lieu dans plusieurs observations (Charpentier). Dans tous les cas, l'œdème papillaire, signe d'un certain degré de névrit, ne nous semble pas pouvoir expliquer l'héméralopie, puisque les névrites produisent plutôt de la torpeur rétinienne, qui d'après ce qui est dit plus haut, est un symptôme tout différent de l'héméralopie. Cela n'empêche que l'œdème et la dilatation de veines ne puissent être plus ou moins prononcés, selon que l'héméralopie est plus ou moins intense, ainsi que Poncet l'a observé. L'altération dans les couches rétiniennes externes, qui serait d'après nous la cause prochaine de l'héméralopie, s'accompagnera naturellement d'un certain degré de trouble dans le système des vaisseaux rétiniens. Et c'est au développement exagéré de ce trouble circulatoire qu'il faudra attribuer l'atrophie du nerf optique, qu'on a vue survenir dans quelques cas graves, mais rares.

Le *champ visuel* a son étendue normale dans la plupart des cas. Cela revient à dire que c'est le centre rétinien qui souffre le plus dans l'héméralopie. Des scotomes, ordinairement de petites dimensions, ont été constatés surtout autour du point de fixation (Foerster, Reymond). Dans d'autres cas, la périphérie de ce champ était plus ou moins rétrécie, déjà à un éclairage ordinaire, et surtout à un faible éclairage (Alf. Graefe). Dans certains de ces cas au moins, on trouve signalées des altérations inflammatoires de la papille, de sorte que le rétrécissement en question semble relever d'une affection du nerf optique compliquant le cas.

La *chromatopsie* est défectueuse, mais seulement à un faible éclairage, à celui qui diminue l'acuité visuelle; chose peu commune, la perception du bleu serait surtout en défaut (Foerster, Macé et Nicati). D'après Charpentier cependant, la perception chromatique serait égale à peu près pour toutes les couleurs.

Les *phosphènes* par pression du globe oculaire semblent être quelquefois difficiles à provoquer.

Les *deux yeux* sont toujours affectés, mais souvent l'un d'eux l'est à un degré plus prononcé que l'autre (Foerster, Reymond).

Complications. — La coïncidence, avec l'héméralopie, de certaines affections conjonctivales, observée par Bitot et Villemin, fut regardée longtemps comme fortuite. Les observations des dernières années, surtout de nos collègues de l'Amérique du Sud, ne laissent pas de doute qu'il doit y avoir un lien intime, imparfaitement connu encore, entre l'héméralopie d'une part et certaines affections conjonctivales et cornéennes d'autre part. Il s'agit du *xérosis épithélial* de la conjonctive bulbaire et de la *kératomalacie* ou *gangrène cornéenne* par cachexie, celle-ci étant surtout fréquente chez les enfants. D'une part dans certaines épidémies tous les cas d'héméralopie grave, surtout ceux qui sont greffés sur une constitution délabrée, présentent ces complications; et d'autre part les auteurs récents (de Gouvéa, Leber, Thalberg) n'hésitent pas à déclarer que la kératomalacie cachectique, décrite surtout chez les enfants, se présente avec le même extérieur et dans les mêmes circonstances que le *xérosis* de la conjonctive et les affections cornéennes venant compliquer l'héméralopie. On suppose donc que s'il était possible de faire toujours cet examen, on ne manquerait pas de trouver ordinairement de l'héméralopie, notamment dans la kératomalacie cachectique des enfants. Ce n'est que dans des cas très rares (Cohn, Blessig, Teuscher) qu'on a constaté positivement l'absence de l'héméralopie dans le *xérosis* de la conjonctive, et encore s'est-elle montrée souvent lors des rechutes. Thalberg raconte qu'en Russie on observe de véritables épidémies de *xérosis* conjonctival et de *kératomalacie* chez les nourrissons et les très jeunes enfants de la classe pauvre, précisément dans les mêmes circonstances où chez les adultes on voit se développer l'héméralopie, soit simple, soit compliquée de *xérosis*.

Le *xérosis conjonctival*, pour la connaissance exacte duquel nous renvoyons aux affections conjonctivales, se montre en premier lieu à droite ou à gauche de la cornée, dans l'angle laissé à découvert par les paupières; il peut plus tard envahir toute la conjonctive bulbaire. La membrane est gonflée, recouverte d'un détritus grisâtre, caséeux, plus ou moins sec, et d'une espèce de mousse blanchâtre, telle qu'on la rencontre au bord palpébral dans certaines conjonctivites. Après avoir essuyé ce détritus, on voit la membrane épaissie, grisâtre, plus ou moins exsangue; elle a perdu beaucoup de son élasticité et se soulève en gros plis lors des mouvements de l'œil. L'existence de ce *xérosis* est déjà le signe d'un mauvais état de la nutrition générale (de Gouvéa); on l'a cependant trouvée chez des individus en apparence bien portants. Si la débilité générale se prononce de plus en plus, le *xérosis* se communique à la cornée, qui se trouble, s'exfolie, et peut s'éliminer tout à fait par une espèce de gangrène, d'autres fois avec plus ou moins de suppuration. On signale l'aspect luisant et une espèce de sécheresse de ces cornées malades, de même qu'on insiste sur la sécheresse de la conjonctive xérotique. La cornée devient mate, blanchâtre, et, lorsque l'élimination a eu lieu, on voit à nu la membrane de Descemet transparente. Alors il se produit de la réaction, qui prend les caractères de la blennorrhée — détail important au point de vue du diagnostic.

Au début du *xérosis*, il n'y a ni forte injection conjonctivale, ni douleurs; et il en est de même dans la gangrène cornéenne, aussi longtemps que le séquestre cornéen ne s'apprête pas à s'éliminer. L'apparition de signes de réaction — sécrétion conjonctivale, injection vasculaire, photophobie, douleurs ciliaires, etc., — est même un signe d'amélioration.

Le détritus recouvrant la conjonctive et la cornée est composé de cellules épithéliales exfoliées, ayant plus ou moins subi la dégénérescence graisseuse, et farcies de champignons inférieurs, bactéries et coccus. La présence de ces champignons dans le *xérosis* a été constatée par Neisser et Leber, et il est à supposer que telle est la règle dans la plupart, sinon dans tous les cas de *xérosis* et de kératomalacie cachectiques. A ce point de vue, il est important de signaler l'aspect luisant, soyeux, de la conjonctive et de la cornée, analogue à celui qu'on a trouvé récemment dans les cas assez fréquents où la mycose vient compliquer des affections conjonctivales ou même provoquer des affections cornéennes.

Pathogénie. — Si nous connaissions avec quelques détails le véritable mécanisme de l'adaptation de l'organe visuel à des éclairages d'intensités diverses, nous connaîtrions probablement du même coup le mécanisme d'un défaut de cette adaptation. On ne saurait s'empêcher de soupçonner que les migrations du pigment rétinien, sous l'influence de la lumière, y soient pour beaucoup. Des altérations de ce pigment sont assez généralement signalées dans l'héméralopie dite essentielle, et ces altérations sont la règle dans la rétinite pigmentaire. Ces troubles inconnus dans la fonction du pigment pourraient, et cela se conçoit, résulter d'un éclairage intense très prolongé chez des individus sains pour le reste, et ils se produiraient plus facilement dans certains états pathologiques, comme la débilité générale.

Reymond a essayé d'expliquer le symptôme héméralopie à un point de vue plus simple et plus tangible. Cet auteur trouve invariablement dans l'héméralopie, à partir d'une certaine zone autour du point de fixation, de petits scotomes dans le champ visuel, quelquefois jusqu'à la périphérie. L'existence de scotomes est du reste confirmée par d'autres auteurs, tels que Leber. A un faible éclairage, nous autres nous reconnaissons encore les objets qui forment de grandes images rétiniennes. Mais si l'héméralope,

dit Reymond, essaye dans l'obscurité de corriger sa vision en augmentan:
les images rétiniennes, les contours de celles-ci finissent par tomber dans
la région des scotomes, et ils seront vus indistinctement. — Il manque toutefois à cette opinion d'avoir été suffisamment contrôlée.

Parinaud place la cause de l'héméralopie dans un trouble de la sécrétion
du pourpre rétinien. Enfin, Macé et Nicati, qui, de même que l'auteur précédent, envisagent surtout l'héméralopie dans les maladies du foie, rejettent
aussi l'idée d'une torpeur rétinienne, et cherchent la cause de l'héméralopie
dans une dyschromatopsie pour le bleu. On a signalé depuis longtemps dans
l'ictère une certaine insensibilité de l'œil pour les rayons bleus, et d'autre
part Macé et Nicati ont, de même que Foerster, constaté la dyschromatopsie
pour le bleu dans des cas d'héméralopie. Tout le monde pourrait donc se
rendre héméralope en plaçant au-devant de l'œil un milieu jaune, intercep-
tant plus ou moins les rayons bleus. Cela résulte de ce fait bien connu que
notre rétine, soumise à un éclairage faible, est relativement plus sensible
aux rayons bleus. Dans une demi-obscurité, nous percevons donc les objets
grâce aux rayons bleus qu'ils émettent. Si donc l'œil est plus ou moins insensible aux rayons bleus, il devra présenter le symptôme de l'héméralopie (1).
— Cette opinion de Macé et Nicati mérite certainement d'être contrôlée ulté-
rieurement. Toutefois, nous avons déjà rappelé que, d'après Charpentier, la
chromatopsie serait à peu près également diminuée pour tous les rayons
solaires.

On s'est demandé si, dans l'héméralopie ictérique, ce n'est pas la coloration jaune des milieux transparents qui produit et la dyschromatopsie pour
le bleu et l'héméralopie. Ne savons-nous pas que la pigmentation jaune de
la *macula lutea* y produit normalement un certain degré de dyschromatopsie
pour le jaune, ainsi qu'un degré appréciable d'héméralopie (dans l'obscurité,
on voit le mieux les objets qu'on fixe un peu indirectement)? La pathogénie
de l'héméralopie ictérique différerait donc de celle des autres cas. Roose a
effectivement trouvé dans la jaunisse une tinction jaune, notamment de la
cornée ; mais elle serait insuffisante pour expliquer la xanthopsie. Roose
aussi suppose dans ces cas une altération des éléments nerveux visuels, de
même que plus récemment Charpentier, qui a observé l'héméralopie dans
une affection hépatique non accompagnée d'ictère.

En supposant qu'une altération des cônes et des bâtonnets, et peut-être de
l'épithélium pigmenté de la rétine, soit la cause de l'héméralopie, il resterait
encore à préciser la nature de cette altération, et la raison pour laquelle
elle complique par exemple si souvent certaines affections hépatiques et
certains états cachectiques.

(1) D'après Macé et Nicati, dans la torpeur rétinienne en général, l'œil est relativement
insensible aux rayons les moins réfrangibles du spectre. Pour eux aussi, de même que
pour Reymond, la torpeur rétinienne serait donc en quelque sorte un état opposé à l'héméralopie.

Le lien le plus intime entre l'héméralopie et le *xérosis* conjonctival nous échappe encore. Selon toutes les apparences, la cause prédisposante des deux affections est une nutrition générale défectueuse. L'opinion de ·Bitot, d'après laquelle l'héméralopie s'expliquerait par le trouble cornéen, ne saurait être admise. Dans la plupart des cas, l'héméralopie préexiste au trouble cornéen et même au *xérosis* conjonctival. Beaucoup d'héméralopies ne se compliquent jamais de ces affections.

Il nous semble résulter des différentes observations que l'affection conjonctivale et cornéenne qui complique si souvent l'héméralopie est de l'espèce des affections neuro-paralytiques, qu'on observe à la suite de la paralysie du nerf trijumeau. Leber incline, il est vrai, à voir dans l'immigration de schizomycètes la cause prochaine de ces altérations, de même que Eberth par exemple met sur le compte des mêmes champignons la naissance de l'affection neuro-paralytique par excellence. Il y a là une question de principe à résoudre.—Nous sommes d'avis que dans la kératite neuro-paralytique par excellence, la cornée insensible, desséchée ou au moins non lubréfiée par le clignotement qui fait défaut, est un terrain propice pour le développement en masse de bactéries; la présence de ces dernières, bien que secondaire, serait cependant pour beaucoup dans la production des symptômes connus. Spécialement pour ce qui regarde le *xérosis* dans l'héméralopie, il est important de constater que de Gouvéa a trouvé chez les nègres héméralopes, antérieurement à l'apparition du *xérosis*, une insensibilité de l'œil, faisant partie d'une insensibilité générale, y compris souvent celle du nerf acoustique, insensibilité qui d'après cet auteur, doit être mise sur le compte de la cachexie, et qui s'accompagne d'une sécheresse et d'une exfoliation de tout le tégument externe; en même temps, les cheveux et les poils deviennent cassants et s'en vont. Ces dernières altérations, on le voit, sont assez analogues à celles de la conjonctive et de la cornée. D'après le même auteur, le *xérosis* est surtout fréquent à la saison des récoltes, quand la végétation mûre est recouverte de semences de schizomycètes, circonstance dont l'influence se fait également sentir dans l'étiologie de la kératite purulente. Leber, qui voit dans l'immigration de bactéries l'origine du mal conjonctival, fait remarquer que le *xérosis* se montre dans des cas où les yeux restent complètement fermés. Toutefois, les expériences sur l'animal démontrent que la kératite neuro-paralytique se développe parfaitement sous les paupières fermées, mais insensibles; dans le sac conjonctival fermé, les champignons sont comme en une étuve, préservés de la dessiccation.

L'insensibilité de la conjonctive nous paraît donc être le point de départ de la kératite et de la conjonctivite; mais selon toutes les apparences elles doivent plusieurs de leurs caractères au développement de bactéries.

Citons enfin pour mémoire que de Græfe a expliqué par une encéphalite infantile la kératomalacie cachectique chez les enfants. Cette affection cornéenne, soit dit en passant, s'accompagne également d'un certain degré de *xérosis* de la conjonctive, bien que de Graefe n'eût pas spécialement insisté

sur ce détail. On est généralement revenu de cette idée de de Graefe, après
que Jastrowitz eut démontré que cette prétendue encéphalite infantile est
bien un état infantile, mais tout à fait normal. La kératite infantile, qu'elle
soit ou non accompagnée d'héméralopie — ce qu'on ignore, — a une étiologie
analogue à celle du *xérosis* avec héméralopie. On l'observe surtout chez de
jeunes enfants, à la suite de maladies débilitantes, telles que la scarlatine,
la rougeole, de diarrhées profuses, etc., et elle marque même un degré très
avancé, ordinairement mortel, de ces affections.

On pourrait à un certain point de vue citer comme complications toutes les
altérations pulmonaires, intestinales, etc., qu'on rencontre dans les cas
d'héméralopie cachectique. — Dans un cas de son observation, Leber a
trouvé dans les bassinets du rein les mêmes bactéries que dans la conjonctive et dans la cornée.

Pronostic. — L'héméralopie simple non compliquée de *xérosis* conjonctival ou de kératomalacie, est une maladie bénigne. De même qu'elle se
montre rapidement, de même aussi peut-elle disparaître, si l'individu se met
à l'abri des éclairages intenses. Dans ces cas, elle résiste rarement au repos
d'une nuit, mais reparaît à la suite d'un séjour prolongé au grand air. Le
pronostic est moins favorable lorsque l'héméralopie se développe dans une
constitution ébranlée. Non seulement elle est plus tenace, et peut conduire
(mais rarement) à de l'amblyopie durable, à un rétrécissement du champ
visuel par suite de névrite optique, mais encore, surtout si elle se complique
de *xérosis* de la conjonctive et de kératomalacie, la vie est fortement compromise. Non pas que l'héméralopie entraîne de si néfastes conséquences;
mais les complications cornéennes et conjonctivales sont le signe extérieur
de troubles profonds de tout l'organisme (anémie) ou de quelque organe
indispensable à la vie. Au Brésil, la mortalité est considérable parmi les
malades de ce genre; des diarrhées profuses et interminables, des affections
pulmonaires finissent par occasionner la mort. Leber, se basant sur l'observation de nombreux cas de kératomalacie cachectique, prétend que cette
affection cornéenne est un signe absolument néfaste si elle naît chez un enfant
âgé de moins de huit ans; et, cependant au début de l'affection, l'état général
quelquefois assez satisfaisant est loin de faire prévoir une telle issue. D'après
Thalberg, le pronostic ne serait pas aussi néfaste, même chez de petits
enfants cachectiques.

Traitement. — L'héméralopie simple, non compliquée d'affections conjonctivales et cornéennes, surtout si le malade est bien portant pour le reste,
cède assez facilement à un traitement rationnel. Ce traitement, recommandé
surtout par Netter, consiste à tenir les patients pendant un ou deux jours
dans l'obscurité, et à ménager ensuite un retour lent et graduel de l'individu à un éclairage normal. Une rechute est toujours à craindre. Après
guérison, il conviendra de munir encore pendant quelque temps les yeux de

lunettes bleues ou foncées. Naturellement il faudra pendant longtemps préserver les malades de tout éclairage intense et durable. — Le fait qu'on a
vu le *xérosis* venir compliquer plus tard une héméralopie développée chez
un individu en apparence bien portant doit nous rendre circonspects, et nous
empêcher d'ajouter trop de confiance à un extérieur de santé. Pour peu que
les forces de l'individu le réclament et pour peu que la conjonctive fasse
mine de devenir malade, on n'hésitera pas à employer les moyens toniques
généraux, et s'il y a lieu, le traitement local de la kératomalacie et du
xérosis conjonctival.

Le traitement général des cas compliqués, consistant dans l'administration
d'une bonne nourriture, des ferrugineux et du quinquina, fait merveille,
au dire des auteurs. L'huile de foie de morue a été recommandée à diverses
reprises.

Localement, sur les yeux, on vante beaucoup contre le *xérosis* et contre
la kératomalacie, les fumigations avec des vapeurs aromatiques, ou avec la
vapeur d'eau, des compresses d'eau chaude ou d'eaux aromatiques chaudes.
Dorénavant on essayera aussi les antiseptiques, notamment l'acide borique.
Il est curieux de remarquer que dans les pays les plus divers (Chine,
Russie, France, Italie, Brésil, etc.), on vante beaucoup un remède populaire consistant en des fumigations avec du foie de mouton et de bœuf, et
dans l'administration du foie à l'intérieur. Il est à supposer que ces fumigations font l'effet de la vapeur d'eau, et que la viande de bœuf et de
mouton à l'intérieur ferait l'affaire des malades au moins aussi bien que le
foie. — On s'abstiendra des médications énergiques vantées deci, delà, telles
que des fumigations avec l'ammoniaque, l'attouchement de la conjonctive
avec le nitrate d'argent, les vésicatoires, les soustractions sanguines locales,
les purgatifs, etc.

Bibliographie de l'héméralopie.

1736. D'Entrecolle. Traitement de la nyctalopie par les fumigations avec du foie de
mouton, rapporté dans les *Lettres édifiantes et curieuses écrites des Missions
étrangères.* Nouvelle édit., t. XXII. Paris (Lettre datée de Péking, 8 nov.).

1754. Weisse. *Dissert. de nyctalopia seu caecitate diurna.* Francofurti.

1791. Kraft (Fr.). *Dissert. inaug. de nyctalopia.* Halac.

1814. Bampfield. A practical essay on hemeralopia commonly called nyctalopia (*Med.
chir. Transact.,* t. V, London).

1834. Ehrle. *Dissert. inaug. de hemeralopia.* Tubingae.

1838. Cunier (Fl.). Histoire d'une héméralopie héréditaire depuis deux siècles (*Ann. de la
Soc. de méd. de Gand. Ann. d'Ocul.,* t. I, p. 31).

— Pétrequin. Héméralopie double (*Ann. d'Ocul.,* t. I, p. 30).

— Carron du Villards. *Guide pratique pour l'étude et le traitem. des mal. des yeux,*
t. II, p. 482-491.

1839. Mancini. Amblyopie héméralopique. Altération remarquable de l'humeur aqueuse
(*Gaz. des hôp. et Ann. d'Ocul.,* t. II, p. 259).

— Fleury. Note sur l'héméralopie épid. (*Ann. d'Ocul.,* t. II, p. 197).

1839. Gueneau de Mussy. *De la berlue, de la diplopie, de l'héméralopie et de la nyctalopie.* Thèse. Paris.

1840. Mackenzie (W.). *A practical treatise on the diseases of the eye,* third edit. London.

— Wharton. Quelques cas d'héméralopie guéris par la privation de lumière (*Amer. Journ. Mag.*).

1842. Rau. *Revue ophth.,* par F. Cunier, p. 166.

— Stoeber. Héméralopie. Amaurose intermittente (*Ann. d'Ocul.,* t. VI, p. 47).

— Netter. Remarques sur l'héméralopie (*Gaz. méd.,* n° 9).

— Le même. Considérations sur l'héméralopie (*Ibid.,* n° 9, p. 132-137).

1846. Magne. Note sur un cas curieux d'héméralopie (*Rev. méd. franç. et etr.* et *Ann. d'Ocul.,* t. XVI, p. 233).

1847. Cullerier. Héméralopie saturnine (*Gaz. des hôp.* et *Ann. d'Ocul.,* t. XVIII, p. 272).

— Stiévenart. Note sur une héméralopie héréditaire (*Ann. d'Ocul.,* t. XVII, p. 163).

1850. Dutroulau. Etudes sur les maladies maritimes, héméralopie, etc. (*Gaz. méd.,* n° 33).

— Tavignot. Réflexions pratiques sur une héméralopie chronique guérie après dix-huit années de durée (*Gaz. des hôp.,* n° 107).

— Trapper. *Réflexions et observ. sur l'héméralopie obs. dans les pays chauds, à bord des bâtiments.* Thèse. Montpellier.

1854. Donders. Torpor retinae congenitus hereditarius (*Nederl. Lancet,* mai-juin).

1855. Mecklenburg. *Allgem. med. Centralzeit.,* n° 10 (Héméralopie dans une prison).

— Audouit. Héméralopie observée dans les voyages des circumnavigateurs (*Arch. d'Ophth.,* t. IV, p. 80).

1856. Guémar. *Gaz. méd.,* décembre (Héméralopie sur la frégate *Alceste*).

— Guérin-Méneville. *Héméralopie à bord des bâtiments.* Thèse. Paris.

— Bardinet. Héméralopie épidémique (*Gaz. des hôp.,* n° 20).

— Quaglino. De l'héméralopie (*Gaz. Lomb.,* n°s 29 et 30).

— Pizzogaro. *Ibidem,* n° 41 (De l'utilité des fumigations de foie dans l'h.).

— Rosmini (Giov.). De l'héméralopie (*Ann. univ.,* déc.).

1857. Foerster. *Ueber Hemeralopie,* etc. Breslau.

— Lestrille. Remarques sur l'héméralopie (*Gaz. des hôp.,* n° 24).

— Buschini. *Gaz. Lomb.,* n° 41 (Des fumigations de foie de bœuf contre l'héméralopie).

1858. Deval (Ch.). Note sur l'héméralopie, etc. (*Un. méd.,* n° 78).

— Le même. Des principales formes d'héméralopie, etc. (*Bull. de thérap.,* sept.).

— Fonssagrives. De l'emploi des fumig. de foie de bœuf contre l'héméralopie (*Un. méd.,* n° 91).

— Doumic. De l'héméralopie et de son traitem. au moyen de fumig. (*Bull. de thérap.,* août).

— Maverau. De l'héméralopie (*Gaz. hebd.,* n° 43).

— Netter. Du traitem. de l'héméralopie par l'obscurité (*Union méd.,* n°s 99, 113 et 114).

— Neboux. *Bull. de thérap.,* nov. 15 (Héméral. épidém. sur la frégate *Vénus*).

— Baizeau. Du traitem. de l'héméralopie (*Union méd.,* n° 96).

— Despont. De l'héméralopie et de son traitem., etc. (*Ibid.,* n° 107).

— Guépin. Deux observ. d'héméralopie (*Ann. d'Ocul.,* t. XXXIX, p. 48-51).

— Baldy. *De l'héméralopie épidémique.* Thèse. Paris.

1859. Vallin. *Moniteur des hôp.,* n° 73.

— Bardinet. *Ibid.,* n°s 36-41.

— Barre. *Ibid.,* n° 106.

— Grafe (Alfr.). Beitr. z. Wesen der Hemeralopie (*Arch. f. Ophth.,* t. V, 1, p. 112).

— Bryson. Night-blindness in connexion with scurvy (*Ophth. Hosp. Rep.,* t. II).

— Ovens. Night-blindness with scurvy in the Crimea (*Ibid.,* t. II, juill.).

— Streatfield. Notes on night-blindness (*Ibid.,* t. II).

— Bader. *Ophth. Hosp. Rep.,* avril (Apparences ophthalmosc. dans l'héméralopie).

1839. Barre. De l'héméralopie et de sa fréquence relative en France et dans les pays septentrionaux (*Gaz. des hôp.*, n° 106).

— Baldy. *De l'héméralopie épid.* Thèse. Strasbourg.

— Ricordeau. Héméralopie sporadique (*Gaz. des hôp.*, n° 103).

1860. Quaglino. *Giorn. d'Oftalm. Ital.*

— Hubenet. Observ. sur l'héméralopie (*Un. méd.*, n° 124).

— Rizet. Héméralopie, suite plus ou moins éloignée du scorbut (*Ann. d'Ocul.*, t. XLIII, p. 277).

— Barès. Cas d'héméralopie (*Journ. de Toulouse*, août).

1861. Maes. Torpor retinae (2ᵉ *Jaarl. Versl. von het Nederl. gasth. v. Ooglijders*, p. 201-205).

— Baizeau. *De l'héméralopie épidém.* Paris.

— Maes. Over torper retinae (2 *jaarl. Versl. ven het Nederl. gasth. v. Ooglijderss.* Utrecht).

1862. Despons. Traitem. de l'héméralopie par l'huile de foie de morue à l'intérieur (*Un. méd.*, n°ˢ 84 et 119).

— Bourilhon. Traitem. de l'héméralopie par le séjour dans les endroits sombres (*Gaz. méd.*, n° 47).

1863. Netter. Mémoire sur les taches blanches des sclérotiques dans l'héméralopie (*Gaz. méd.*, p. 505).

— Estor. *De la nature de l'héméralopie.* Montpellier.

— Spengler (L.). *Klin. Monatsbl. f. Augenheilk.*, t. I, p. 136.

— Bitot. Sur une lésion conjonctivale non encore décrite coïncidant avec l'héméralopie (*Gaz. hebd.*, n° 27, p. 435).

— Netter. Mém. sur les taches blanches dans l'héméralopie (*Gaz. méd.*, p. 505).

— Le même. *Des cabinets ténébreux dans le traitem. de l'héméralopie.* Paris.

— Le même. Nouv. mém. sur l'hém. épid. et le traitem. de cette maladie par les cabinets ténébreux (*Gaz. méd. de Strasb.*, n° 1).

— Villemin. *Gaz. hebd.*, 22 mars (Épid. d'h. avec xérosis dans la garnison de Strasbourg).

1864. Hecker. Hemeralopie bei Schwangern (*Klinik. d. Geburtsk.*, t. II, p. 8).

1865. Gama Lobo. *Annaés Brazilienses de Medicina*, t. XXIII; *Gaz. med. de Lisboa*, n°ˢ 16 et 17.

— Spengler. Hemeralopie bei einer Schwangeren (*Monatschr. f. Geburtsk.*, t. XXV, 1, p. 61).

1866. Blessig. Ueber Xerose des Bindehautepitels und deren Beziehung zur Hemeralopie (*Petersb. med. Zeitschr.*, t. II, p. 342).

— Teuscher. Notiz über eine bei Negerkindern in der Provinz Rio de Janeiro beobachtete Krankheitsform (*Jen. Zeitschr. f. Med.*, t. III, p. 103).

— Ullersberger. Brasilianische Augenentz. (*Klin. Monatsbl. f. Augenheilk*, t. IV, p. 69).

— Teuscher. *Jen. Zeitschr. f. Med.*, t. III, p. 103.

— Graefe (von). *Arch. f. Ophth.*, t. XII, 2, p. 250.

— Surmay. Héméralopie guérie rapidement par l'huile de foie de morue (*Bull. de thérap.*, 15 mai).

— Colin. *De l'héméralopie et de son traitem.* Thèse. Paris.

— Walton (H.). On night-blindness symptoms, cause, etc. (*Med. Times and Gaz.*, 17 fév.).

— Barett. *Ibid.*, 8 mars.

- Laycock (Th.). Nyctalopia with partial deafness in fire childern of the sam family (*Ibid.*, 21 avril).

- Carter. Nyctalopia (*Ibid.*, 12 mai).

— Hulke. Night-blindness (*Ibid.*, 16 juin).

— Junker. On night-blindness (*Ibid.*, 21 juillet).

1867. Gardner. *Amer. Journ. of med. sc.*, p. 556.

1868. COHN. *Ueber Xerosis conjunctivae.* Dissert. Breslau.
—   METAXAS. De l'héméralopie (*Arch. de méd. nav.*, t. IX, p. 38 et *Ann. d'Ocul.*, t. LIX, p. 203).
1869. PONCET. Epidémie d'héméralopie (*Gaz. des hôp.*, n° 29).
—   COINDET. *Gaz. hebd.*, n° 30.
—   GALEZOWSKI. De l'héméralopie et de son traitem. par la calabarine (*Gaz. des hôp.*, n° 124).
—   LEEDOM. *Amer. Journ. of med. sc.* (H. causée par des vers intestinaux).
1870. REYMOND (C.). Osservatione di emeralopia effimera (*Giorn. d'Oft. ital.*, t. XII, p. 227. Voy. aussi *Ann. d'Ocul.*, 1871, sept., oct.; 1873, mars).
—   LE MÊME. Interpretazione dell' emeralopia (*Ibid.*, p. 313).
—   CHAUSSONNET. *De l'héméralopie aiguë.* Thèse. Paris.
—   NETTER. Lettre sur l'h. épid. (*Gaz. méd. de Strasb.*, n°ˢ 5, 8).
—   PONCET. Réponse à la lettre de M. Netter (*Ibid.*, n° 6).
1870-1872. JASTROWITZ. *Arch. f. Psychiatrie*, t. II, p. 389; t. III, p. 162.
1872. FAUCON. *De l'héméralopie épidémique envisagée au point de vue de la simulation.*
—   BAROFFIO. Dell' emeralopia, etc. (*Lo Sperimentale*, Febbr.).
—   NETTER. Traitem. de l'h. par les cabinets ténébreux (*Gaz. des hôp.*, n°ˢ 41, 42).
—   REYMOND. Annotazione sul torpore della retina (*Ann. di Ott.*, t. II, p. 24-53).
—   GROSOLI. Una epidemia di emeralopia (*Annali di Ottalm.*, p. 371).
1873. FUMAGALLI (A.). *Ann. di Ottal.*, 4° fasc. *Ann. d'Ocul.*, 1874, t. LXXI, p. 165.
—   WEISS. Die epidem. auftretende Nachtblindheit (*Berlin. klin. Wochenschr.*, p. 232).
1874. BEZOLD (Fr.). Keratomalacie nach Morbillen (*Ibid.*, p. 408).
—   NIEDEN. Ueber Nystagmus als Folgezustand von Hemeralopie (*Berl. klin. Wochenschr.*, n° 47).
1875. ROUSSET. *Thèse sur l'héméralopie.* Paris.
1876. QUAGLINO. *Ann. di Ottalm.*, t. IV. Analysé in *Ann. d'Ophth.*, 1877, p. 166.
—   NETTER. Lettre sur l'héméralopie, etc. (*Ann. d'Ocul.*, t. LXXV, p. 198).
—   SNELL (M. S.). On a peculiar appearence of the Conjunctiva in some cases of night-blindness (*The Lancet*, p. 45).
1877. HORNER. Demonstration von Präparaten mycotischer keratitis (*Société ophth. d'Heidelb.*).
1878. VIEUSSE. Une nouvelle forme d'héméralopie dite « héméralopie temporaire congénitale » (*Gaz. hebd.*, p. 667).
1881. PONCET (de CLUNY). *Soc. de Biol.*, 28 mai.
—   MACÉ et NICATI. Héméralopie et torpeur rétinienne, deux formes opposées de daltonisme (*Comptes rendus*, 13 juin. *Ann. d'Ocul.*, t. LXXXVI, p. 99).
—   GORECKI. *Le Praticien.*
—   COURNILLON. Rapports de l'héméralopie et de l'ictère (*Progrès méd.*, 26 févr.).
—   PARINAUD. De l'héméralopie dans les affections du foie, etc. (*Arch. génér. de méd.*, avril).
—   NAZARETH (J.). Da hemeralopia (*Coimbra med.*, p. 5).
—   GILLIS (P). Héméralopie, etc. (*Gaz. hebd.*, etc. de *Montpellier*, p. 601 et 615).
1882. LE MÊME. *Ibid.*, p. 2.
—   FERNANDEZ-CARO (A.). La hemeralopia (*Bol. de med. nov. San Fernando*, p. 6).
—   DUMAS (A.). Sur l'efficacité des fumigations de fiel de bœuf dans l'héméralopie, etc. (*Gaz. hebd.*, p. 460).
—   CORNILLON (J.). De l'héméralopie dans les affections du foie (*Progrès méd.*, n° 23).
—   TWEEDY (J.). On the meaning of the words nyctalopia and hemeralopia, etc. (*Ophth. Hosp. Rep.*, t. X, 3).
—   MICHEL. Bericht über d. Vorkommen der Nachtblindheit im Arbeitshause Rebdorf (*Bayr. ärztl. Intelligenzbl.*, n° 30).
—   MARTIN. Le sulfate d'ésérine dans le traitement de l'héméralopie essentielle (*Journ. de méd. de Paris*).
—   FONTAN. De l'héméralopie tropicale (*Rec. d'Ophth.*, p. 577).

1882. DRANSART. Du nystagmus et de l'héméralopie chez les mineurs (*Ann. d'Ocul.*, t. LXXXVIII, p. 150).
— CORNILLON. *Progrès méd.*, 10 juin.
— KUSCHBERT et NEISSER. *Verhandl. d. schles. Gesellsch.*, 21 juillet.
1883. HOCQUART. *Arch. d'Ophth.*, n° 6.
— THALBERG. *Arch. f. Augenheilk.*, t. XII, p. 320.
— DE GOUVÉA. *Arch. f. Ophth.*, t. XXIX, fasc. 1, p. 167.
— JACUSIEL. *Berliner klin. Wochenschr.*, p. 96.
— THALBERG. *Arch. f. Augenheilk.*, t. XII, p. 320 (Xérosis avec héméralopie, à Saint-Pétersbourg, pendant le carême).
— LEBER (Th.). *Arch. f. Ophth.*, t. XXIX, fasc. 3, p. 225.
1884. AGUILAR BLANCH. Quelques considérations sur l'héméralopie, etc. (*Recueil. d'Ophth.*, p. 133).
— CHARPENTIER (A.). Étude d'un cas d'hémorrhagie (*Arch. d'Ophth.*, juillet-août).

CHAPITRE XX

NYCTALOPIE. — CÉCITÉ DIURNE

On parle de *nyctalopie*, de *cécité diurne*, lorsque l'acuité visuelle, plus ou moins défectueuse à un éclairage plus intense, s'améliore sensiblement ou devient même tout à fait normale dans un entourage plus obscur ; l'amélioration de la vision n'est du reste pas liée à une heure de la journée, pas plus que l'héméralopie. Le terme « nyctalopie » a été souvent employé comme synonyme d' « héméralopie » (voy. p. 735) ; l'usage est fixé aujourd'hui dans le sens de notre définition.

Le symptôme nyctalopie mérite beaucoup moins que l'héméralopie les honneurs d'être traité à part. Les anciens auteurs relatent, il est vrai, des cas de nyctalopie essentielle, sans altération anatomique ; mais depuis l'invention de l'ophthalmoscope, on a toujours trouvé dans les cas de ce genre des altérations capables de les expliquer. La nyctalopie est un symptôme de diverses altérations de l'organe visuel que nous pourrons ranger sous les deux chefs suivants :

1° La cause en réside dans des *anomalies des milieux transparents* de l'œil. *a.* Une petite tache centrale de la cornée peut au grand jour offusquer tout à fait la pupille rétrécie, alors que dans l'obscurité la pupille élargie n'est couverte qu'en partie ; la vision pourra s'améliorer et même devenir normale dans l'obscurité, si la tache est bien circonscrite. J'ai rencontré des cas de ce genre, mais comme l'affection était bornée à un seul œil, les malades ne se ressentaient guère de leur nyctalopie. *b.* Dans les cas de cataracte commençante, la vision est plus défectueuse au soleil qu'à l'ombre, parce que avec un éclairage intense la lumière diffusée par les opacités du cristallin et répandue uniformément sur le fond de l'œil est tellement forte que la rétine ne perçoit guère l'image qui se forme sur ce fond éclairé. *c.* Un certain degré de nyctalopie s'observe, et cela pour une raison analogue à celle énumérée sous *b*, dans la mydriase, dans le colobome iridien, soit congénital, soit acquis, dans l'albinisme, etc., toutes circonstances qui diffusent la lumière à l'intérieur de l'œil. Il est inutile d'insister sur ces cas, traités ailleurs avec les développements voulus.

2° On réserve généralement le nom de nyctalopie à une catégorie de cas caractérisés en ce que rien dans les milieux transparents n'explique le symptôme. On a trouvé peu à peu qu'il s'agit là d'affections inflammatoires, ordinairement plus légères, du nerf optique, c'est-à-dire des fibres optiques (les affections des couches rétiniennes externes produisent plutôt le phénomène contraire, la cécité nocturne), et dans les cas où l'examen ophthalmoscopique n'a donné qu'un résultat négatif, de fortes présomptions parlent en faveur d'une affection du nerf optique. Les cas de ce genre sont du reste à peu près tous énumérés sous d'autres rubriques, de sorte que tout compte fait, il ne reste plus guère de cas de nyctalopie essentielle qu'il faudrait traiter à part au même titre que l'héméralopie essentielle. Au reste, le mot nyctalopie, souvent employé par les auteurs de la première moitié de ce siècle, tend à tomber en désuétude.

Beaucoup de cas de nyctalopie des anciens auteurs sont compris aujourd'hui sous le nom d'*hyperesthésie rétinienne*, terme qui implique déjà une théorie sur la pathogénie de la cécité diurne. C'est ainsi qu'on a parlé d'une nyctalopie en présence de la photophobie. A ce titre la cécité diurne serait de règle dans les affections phlycténulaires. On se servait surtout du terme nyctalopie dans les cas assez fréquents de photophobie assez intense, nullement en rapport avec les altérations conjonctivales ou cornéennes qui peuvent être insignifiantes. D'autres fois une photophobie assez intense persiste, pendant des mois, souvent avec du blépharospasme, alors que l'affection phlycténulaire proprement dite a disparu, et que l'œil présente seulement un léger degré d'injection ciliaire chaque fois qu'on essaye de l'ouvrir.

Un degré plus ou moins prononcé d'hyperesthésie rétinienne, ordinairement avec les caractères de la photophobie, s'observe notamment dans les névralgies du nerf trijumeau, soit dans la névralgie pure, soit dans la carie dentaire, ou enfin à la suite de blessures du sourcil.

Les cas de ce genre rentrent dans la catégorie des amblyopies réflexes. — La photophobie dans l'amblyopie hystérique, chez les personnes nerveuses, anémiques et chlorotiques, rentre dans la classe des amblyopies réflexes hystériques.

Il n'est pas rare de trouver de la photophobie occasionnant un certain degré de cécité diurne dans les névrites optiques, surtout chroniques et de faible intensité. — La nyctalopie à la suite de pertes sanguines copieuses, rentre peut-être dans cette même catégorie.

Un cas particulier nous est offert dans les atrophies assez avancées du nerf optique, et dans les scotomes centraux par intoxication. Ces malades prétendent souvent, surtout dans le cas de scotomes, voir mieux dans une demi-obscurité ; et cependant ils n'offrent pas de trace de photophobie véritable, même au grand soleil. Il y a plutôt une espèce de soif de lumière, qui semble liée à des processus atrophiques dans le nerf optique. Dans les cas accompagnés de photophobie, il y a, au contraire, tendance manifeste à soustraire les yeux à la lumière.

La nyctalopie a été souvent signalée à la suite d'une exposition prolongée à une lumière intense, et notamment à de larges surfaces de neige éblouissante. Nous savons que les mêmes circonstances peuvent provoquer, bien que rarement, de l'héméralopie. Les cas de ce genre sont même souvent cités comme des exemples de nyctalopie par excellence. Les voyageurs, dans les montagnes élevées, les chasseurs, peuvent contracter cette affection. Et comme souvent des régions entières ou des multitudes d'hommes sont exposés à la même cause nuisible, on a parlé d'épidémies de nyctalopie. Tel est souvent le cas des paysans russes obligés de travailler dans les plaines de la Russie couvertes de neige, éclairées par un soleil intense. Carron du Villards parle d'une telle épidémie survenue parmi les soldats forcés de camper dans l'hiver 1793 sur le mont Cenis. De là est même venu le nom de *snow-blindness* que les Anglais appliquent au symptôme en question.

Les observations plus récentes ont fait voir que dans les cas d'éblouissement par la neige, il ne s'agit de rien moins que d'une nyctalopie essentielle, mais bien d'une irritation ciliaire avec hyperesthésie rétinienne et photophobie, de conjonctivites avec injection ciliaire, et même de kératites. D'après Carron du Villards, il y avait dans la plupart des cas un *myosis* très prononcé. Gardner, d'après lequel cette affection serait fréquente dans les plaines de neige de l'Amérique du Nord, surtout au printemps, signale la conjonctivite, des ulcérations cornéennes, etc. Une forte photophobie avec conjonctivite et irritation ciliaire a été également constatée par Schiess (séjour aux sommets des Alpes), et par Reich.

Les observations de Reich, faites sur une grande échelle, ont porté sur des ouvriers occupés à frayer une route à travers les neiges du Caucase, éclairées toute la journée par un soleil éclatant. Il trouva une photophobie des plus intenses avec blépharospasme, hypérémie conjonctivale et injection ciliaire, et même un chémosis considérable. Dans quelques cas seulement il constata de la conjonctivite véritable avec sécrétion muqueuse. Une douleur brûlante dans les yeux arrachait aux malades des gémissements, même quand ils se trouvaient dans l'obscurité. Le champ visuel était normal, mais l'acuité visuelle ne pouvait guère être déterminée, parce que l'éclairage d'une bougie n'était pas toléré. Dans tous ces cas, il y avait un myosis très intense, que l'atropine ne parvenait pas même à vaincre. Chez deux malades, Reich constata de la mydriase; il se trouva qu'ils étaient affectés d'une anesthésie rétinienne, avec rétrécissement du champ visuel; et cependant la photophobie ne faisait pas défaut. La rétine était dans ces deux cas sensiblement hypérémiée.

L'hyperesthésie rétinienne en question est donc un état analogue à la photophobie qu'on observe dans l'irritation ciliaire. L'éclairage excessif suffit pour la provoquer. Quant à l'hypérémie conjonctivale et à la conjonctivite, Hoppe-Seyler et Schiess-Gemuseus inclinent à la mettre sur le compte du faible état hygroscopique de l'air aux fortes hauteurs auxquelles on observe surtout l'affection. Le desséchement de la conjonctive en serait la cause prochaine. Dans le Caucase, les ouvriers se trouvent aussi à 5000-8000 pieds au-dessus du niveau de la mer; néanmoins Reich croit que l'hypérémie conjonctivale et ciliaire est due à une vaso-dilatation réflexe, suite des fortes douleurs. Le blépharospasme, si intense et de longue durée, produirait le chémosis.

Le séjour prolongé dans l'obscurité produit, comme on sait, un certain degré d'hyperesthésie rétinienne permettant de voir avec un minimum de lumière. L'hyperesthésie de l'appareil nerveux optique est telle que, revenus au grand jour, ces gens sont éblouis pour longtemps, et qu'ils ne parviennent à tolérer la lumière du jour qu'à la suite de transitions graduelles. Les anciens auteurs citent de nombreux cas de prisonniers mis en liberté après une captivité de plusieurs années passée dans des cachots obscurs, ou même absolument noirs. On conçoit qu'en présence d'une lumière de moyenne intensité, ces personnes soient dans le même cas qu'un homme normal exposé à une surface éblouissante. L'antiquité a déjà signalé le fait à propos des prisonniers de Denis de Syracuse (Gallien). Carron du Villards cite également des prisonniers de l'Inquisition à Séville; Buffon cite le cas d'un officier ayant séjourné quelques mois dans une prison très obscure; et Larrey rapporte qu'un galérien, tenu à Brest pendant trente-trois ans dans un cachot souterrain, était aveugle pendant le jour et ne voyait que pendant la nuit.

On le voit, il n'y a guère lieu aujourd'hui de traiter à part le symptôme nyctalopie. Cela est évident quand cette anomalie de la vision tient à la présence de troubles dans les milieux dioptriques. Il en est de même de la plupart des cas de la seconde espèce, puisque, pour une bonne part, ils sont liés à une altération du nerf optique, et que dans les cas plus douteux, tout nous porte à admettre au moins un état d'excitation, d'hyperesthésie du nerf optique. Il est à supposer que l'examen ophthalmoscopique ne sera absolument négatif que dans bien peu de cas, qu'à la longue au moins on trouvera un certain degré de trouble ou d'hypérémie de la papille, altération que du reste on a notée à peu près chaque fois qu'on a pu faire l'examen ophthalmoscopique.

Quant à la manière dont il faut envisager la *pathogénie* des cas de nyctalopie de la seconde espèce, les diverses faces de la fonction visuelle n'ont pas été suffisamment examinées dans ces circonstances pour qu'on puisse se former une idée acceptable. Dans certains cas, l'idée de fatigue de l'appareil nerveux optique paraît devoir être admise. Dans d'autres cas, assez nombreux, on sera tenté d'admettre une irradiation anormale de l'influx nerveux d'un élément nerveux visuel à l'autre, irradiation qui, à la rigueur, pourrait avoir lieu dans la rétine, mais qui, dans la plupart des cas, semble s'opérer dans les centres nerveux. Cette hypothèse semble s'appliquer surtout aux cas de nyctalopie occasionnée par une hyperesthésie de l'appareil nerveux optique, et accompagnés de photophobie. On conçoit qu'une telle irradiation anormale de l'influx nerveux doive produire à peu près les mêmes troubles visuels que la diffusion de la lumière dans les milieux transparents.

Le *traitement* de la nyctalopie par éblouissement doit, avant tout, s'adresser aux causes. S'il y a lieu, il faudra combattre l'anémie et l'état nerveux, hystérique.

Localement, ni les compresses froides, ni l'atropine, n'ont guère soulagé les malades — réserve faite pour l'atropine dans les affections cornéennes. On s'est au contraire bien trouvé des compresses chaudes, des fumigations avec des vapeurs d'eau chaude, et de topiques émollients et narcotiques (eau laudanisée). L'indication suprême est de soustraire les yeux à la lumière. On tiendra donc les malades dans une obscurité absolue, soit en obscurcissant la chambre, soit, ce qui vaut moins, en couvrant les yeux d'étoffes noires, de lunettes fumées ou de lunettes à coquilles munies latéralement d'écrans opaques. Le séjour dans l'obscurité ne devra pas être trop prolongé, de peur d'entretenir l'hyperesthésie rétinienne. Le retour à la lumière se fera graduellement. — L'affection résiste souvent pendant des jours à ce traitement; elle finit cependant toujours par céder peu à peu.

Le foie de mouton et de bœuf, tant à l'intérieur qu'en fumigations, est un remède populaire vanté contre la nyctalopie aussi bien que contre l'héméralopie.

Les mêmes moyens sont employés comme préservatifs de l'affection. Leber raconte que les habitants des régions polaires se couvrent les yeux de coquilles en bois, percées d'une fente transversale. Dans le Caucase, les ouvriers se couvrent les yeux d'un tissu de crin. Les touristes feront bien de se munir de lunettes à coquilles sombres, ou au moins de verres fumés, dans l'ascension de hautes montagnes.

BIBLIOGRAPHIE

La bibliographie de la photophobie ne saurait trouver place ici. Voici quelques travaux traitant plus spécialement du symptôme nyctalopie.

1812. LARREY. *Mém. de chir. milit.*, t. I, p. 6. Paris.

1838. CARRON DU VILLARDS. *Guide prat. pour l'étude et le traitem. des maladies des yeux.* p. 491-494.

1840. MACKENZIE. *A practical treatise on diseases of the eye,* 3ᵉ édit., p. 816.

1861. HILDIGE. *Med. Times and Gaz.*, janv., p. 83.

1862. BÖHM. *Die Therapie d. Auges mittelst farbigen Lichtes.* Berlin.

1871. GARDNER. Account of a severe ophthalm. caused by expos. to the intense light reflected from a dazzling surface of snow (*Amer. Journ. of med. sc.*, p. 334).

1874. HIRSCHLER. Zur Casuistik der Anästh. u. Hyperästh. der Netzhaut. (*Wien. med. Wochenschr.*, nᵒˢ 42-44).

1875. MAGNUS. *Die Bedeutung des farbigen Lichtes für d. gesunden u. kranken Augen,* p. 46. Leipzig.

1877. Hoppe-Seyler. *Physiolog. Chemie*, t. I.

1877. Leber (Th.). *Handb. de Graefe et Saemisch.*, t. V, f. 2, p. 1005-1011.

1879. Schiess-Gemuseus. Ueber Schneeblindheit (*Arch. f. Ophth.*, t. XXV, f. 3, p. 173).

1880 Reich. *Arch. f. Ophth.*, t. XXVI, f. 3, p. 135.

1882. Haab. Ueber die Schädigung des Auges durch Sonnenlicht (*Correspondenzbl. f. Schweizer Aerzte*, t. XII, n° 12).

CHAPITRE XXI

AMBLYOPIE PAR NON USAGE

On donne le nom d'*amblyopie par non usage, par anopsie* (*ex anopsia*) à la vision défectueuse qui se rencontre dans certains cas de strabisme, sur l'œil dévié et exclu d'une manière permanente de l'acte visuel. Le nom *anesthésie rétinienne par non usage* est quelquefois employé pour désigner ce trouble visuel, mais à tort, attendu qu'il implique sur le siège de l'amblyopie une hypothèse qui n'est rien moins que prouvée.

Les exemples d'amblyopie sans cause appréciable dans un œil strabique, surtout dans le strabisme convergent, quelquefois aussi dans le strabisme divergent, pourvu qu'il soit devenu concomitant, sont très fréquents. Une amblyopie préexiste souvent au strabisme, dont il est cause et non effet; tel est le cas des taches cornéennes et des troubles du cristallin, soit acquis, soit congénitaux; tel est encore le cas de l'astigmatisme et de diverses altérations de la rétine ou même du nerf optique, acquises ou congénitales. Dans plusieurs cas de ce genre, nous avons noté sur l'œil amblyopique des irrégularités du pigment dans la macula lutea, irrégularités que, d'après des observations récentes, faites surtout par notre ami le docteur Claeys, nous croyons devoir mettre sur le compte de colobomes maculaires rudimentaires. Nous croyons que c'est là une cause d'amblyopie dans le strabisme beaucoup plus fréquente qu'on ne l'admet généralement; et d'accord en cela avec plusieurs auteurs, nous estimons que dans beaucoup, sinon dans la pluralité des cas, l'amblyopie préexiste au strabisme, ou au moins n'en est pas une conséquence directe.

Certains auteurs estiment cependant que ce serait aller trop loin, en admettant avec Alfr. Græfe, et surtout avec Schweigger et Abbadie, que l'amblyopie préexiste toujours au strabisme, et qu'elle est ordinairement congénitale.

Il est étonnant qu'en présence de cette divergence d'opinions on n'ait guère tenté, au moins sur une large échelle, de faire des observations décisives en cette question. Il s'agirait de relever aussi bien que possible l'état de la vision chez un assez grand nombre d'enfants qui commencent à être affectés de strabisme alternant. Plus tard, après des années, lorsque le strabisme est devenu concomitant, il faudrait voir si la vision de l'œil dévié a varié ou non.

Pour le moment les observations d'amblyopies de ce genre qui disparurent ou s'amendèrent considérablement, soit après une ténotomie, soit après l'occlusion ou la perte du bon œil, parlent en faveur de l'existence d'une amblyopie par non usage. L'amélioration observée semble démontrer que la vision avait diminué par le fait du strabisme. Que l'œil ait été primitivement normal sous le rapport de l'acuité visuelle, ou qu'il ait été affecté d'un faible degré d'amblyopie (congénitale), dans l'un et l'autre cas nous sommes en présence d'une véritable amblyopie par non usage. Toutefois, de nouvelles recherches sont nécessaires, tant pour élucider la nature de l'amblyopie que pour décider dans quelle mesure elle préexiste au strabisme.

L'amblyopie en question ne semble guère exister dans le strabisme alternant, c'est-à-dire lorsque les deux yeux servent alternativement à la vision; elle se rencontre dans la grande majorité des cas de strabisme monoculaire, dans lesquels un œil est exclu pour toujours de l'acte de la vision binoculaire. Sur 225 strabiques, examinés à ce point de vue par R. Berlin, il y eut 10 strabismes alternants et 215 strabismes concomitants, c'est-à-dire monoculaires. Dans un seul cas de la première espèce, il y avait une amblyopie faible. Dans 2 pour 100 des cas de strabisme monoculaire, l'œil dévié était amblyopique.

D'après cette statistique, l'amblyopie existe donc ordinairement lorsque la vision avec l'œil dévié, loin de servir à l'orientation, ne saurait que désorienter l'individu. Les partisans de l'amblyopie par non usage supposent donc que l'insensibilité de l'appareil visuel est plus ou moins active de la part de l'individu; ils admettent la mise en jeu d'un mécanisme psycho-cérébral inconscient d'inhibition, qui, au début, aboutirait à ce que nous nommerons plus loin *neutralisation des doubles images*, et qui finirait à la longue par abolir toutes sensations visuelles résultant de l'excitation, par la lumière, de certaines portions rétiniennes.

On confond souvent, mais à tort, avec l'amblyopie par non usage, la vision défectueuse des yeux dans lesquels des obstacles dans les milieux transparents *datant de la naissance*, tels que des taches cornéennes, des cataractes, se sont opposés à la vision. Les cas de ce genre sont encore très controversés. On sait, en effet, que souvent l'apparence d'une amblyopie résulte de la circonstance que ces individus n'ont pas appris à interpréter leurs sensations visuelles qui sont normales. — Pour ce qui est de l'amblyopie par non usage chez les adultes. Alfr. Græfe a soumis les cas de ce genre à une discussion approfondie, et conclut qu'on ne connaît pas un seul exemple authentique d'une telle amblyopie survenue *chez l'adulte*, même lorsque l'obstacle à la vision a existé pendant vingt et trente ans.

Un certain doute est permis à l'égard des amblyopies dans les cas d'obstacles dioptriques et congénitaux s'opposant à la vision. Schnabel notamment a relevé récemment la grande fréquence d'une amblyopie dans les yeux qui viennent d'être opérés de la cataracte congénitale, amblyopie qui ne se relève pas dans la suite. Immédiatement après l'opération, la constatation de l'acuité visuelle est souvent difficile, soit que la fixation soit défectueuse, soit qu'il y ait un certain degré de nystagmus, ou enfin parce que ces individus sont encore inhabiles à interpréter leurs sensations visuelles. Plus tard il n'y a pas de doute que réellement ces yeux sont amblyopiques.

Longtemps on a supposé que ces amblyopies étaient, au moins en grande partie, la conséquence de l'obstacle dioptrique à la vision ; l'appareil nerveux optique, privé de son stimulus naturel, ne se serait pas développé. Certains faits mis en lumière de nos jours sembleraient appuyer cette hypothèse. On sait qu'à la naissance l'appareil nerveux optique est imparfaitement développé, que notamment les fibres n'ont pas encore de moelle, et que partant il ne peut pas encore fonctionner normalement. Le champ visuel est encore très défectueux (Cuignet). La lumière étant dans un cas donné empêchée à peu près absolument (ce qui toutefois doit être excessivement rare) d'arriver à la rétine, il se pourrait que l'appareil nerveux optique ne se développât pas normalement. De Græfe, qui était partisan de cette théorie, est d'avis que dans les cataractes congénitales, l'acuité visuelle est d'autant plus défectueuse qu'on opère plus tardivement.

Pouchet a essayé de résoudre expérimentalement la question, et il est arrivé à un résultat négatif. A un chien nouveau-né, il ferma un œil en suturant les paupières. La vision y était normale lorsque plus tard le globe oculaire fut découvert.

La preuve n'est donc pas fournie qu'un obstacle dioptrique congénital empêchant la vision produit réellement de l'amblyopie.

La grande fréquence d'amblyopie dans les yeux affectés de cataracte congénitale pourrait du reste s'expliquer à un autre point de vue. Un œil cataracté congénitalement ou dans l'enfance est certainement un œil malade. Et le processus morbide qui trouble le cristallin pourrait très bien altérer plus ou moins la fonction de l'appareil nerveux visuel, par exemple celle de la rétine.

Qu'on penche du reste vers l'une ou l'autre des deux opinions en présence, on remarquera que les amblyopies de la dernière espèce ne sauraient être confondues avec celles par non usage, puisque dans les dernières elle ne se produit pas d'une manière purement passive, mais qu'elle suppose la mise en jeu d'un mécanisme d'inhibition siégeant probablement dans les centres nerveux.

On distingue plusieurs catégories ou degrés dans l'amblyopie par non usage.

1° Dans certains cas, surtout au début de l'affection, disent les partisans de l'amblyopie par non usage, on ne constate autre chose qu'une espèce d'hyperesthésie de la rétine, amenant la fatigue après quelques essais de vision. L'individu voit assez bien au premier moment, mais bientôt le champ visuel s'obscurcit à peu près comme dans l'asthénopie névroptique (voy. plus haut, *Amblyopie réflexe*). En partie au moins, ce manque de résistance de la rétine paraît résider dans un équilibre anormal des muscles oculaires. Comme le fait remarquer Alfr. Græfe, un œil dévié en dedans de 20 ou 30 degrés, redressé momentanément pour la vision, se trouve à peu près dans les mêmes conditions qu'un œil normal qu'on forcerait à voir dans une abduction de 20 ou 30 degrés. Celui qui tentera cette expérience remarquera que bientôt le champ visuel s'obscurcit et que l'œil devient douloureux. Des cas de ce genre ont probablement donné lieu aux observations d'une amélioration brusque et assez notable de la vision immédiatement après la ténotomie.

2° Dans une seconde catégorie de cas, la vision de l'œil dévié est défectueuse dans la partie de son champ visuel qui est commune aux deux yeux, partie qui comprend l'endroit de la vision la plus distincte. Il n'y a pas de rétrécissement du champ visuel, mais, dans la vision habituelle, avec les deux yeux, le malade ne remarque pas les images rétiniennes formées dans l'œil dévié par des objets situés dans le champ visuel binoculaire. Il les remarque au contraire si, à l'aide d'un artifice, soit en couvrant l'œil normal ou en le couvrant d'un verre sombre ou coloré en rouge, on fait disparaître ou si on atténue seulement l'image de l'œil normal. La perception d'objets situés du côté temporal semble se faire parfaitement à l'aide de l'œil dévié. Seule une petite portion rétinienne nasale (plus grande quand il s'agit d'un strabisme divergent) de cet œil fonctionnerait donc normalement.

Cet état de choses offrirait l'avantage de supprimer les doubles images d'objets situés dans le champ visuel commun, et de maintenir cependant la vision dans la partie rétinienne qui élargit (vers l'œil dévié) le champ visuel total. On a donné le nom de *neutralisation* à cet acte consistant à faire abstraction des images rétiniennes qui pourraient nuire à l'acte de la vision. On se figure que la cause de cette neutralisation ne réside pas dans la rétine, mais dans les centres nerveux. Il se passerait là quelque chose d'analogue à ce qui a lieu à tout instant dans la vision normale, dans laquelle nous ne remarquons pas une foule d'impressions, soit sur la périphérie, soit dans le centre de la rétine, impressions qui n'ont aucune importance au point de vue de notre orientation individuelle. On suppose qu'un « acte de l'attention », c'est-à-dire un processus dans les centres, peut favoriser certaines impressions rétiniennes et empêcher les autres, notamment celles du centre rétinien, d'arriver à l'organe de la conscience.

D'après ce qui a été dit précédemment, il serait intéressant, au point de vue de la théorie précédente de la neutralisation des images rétiniennes, d'observer comparativement la réaction pupillaire à la lumière dans les deux yeux. En supposant que l'obstacle à la vision réside dans les hémisphères cérébraux, la réaction pupillaire devrait être égale sur les deux yeux. Dans un cas de ce genre (champ visuel et fixation conservée sur l'œil dévié), j'ai pu constater que la réaction était égale en degré sur les deux yeux, mais qu'elle était plus lente sur l'œil dévié.

Les cas de cette espèce ont une grande importance pratique, attendu qu'ils permettent d'espérer qu'une ténotomie pourra rétablir la vision binoculaire, l'amblyopie étant susceptible de s'amender et même de disparaître. Nous renvoyons à ce sujet à l'article *strabisme*. Le lecteur est prié de s'y reporter également pour ce qui regarde les projections anormales des images rétiniennes de l'œil dévié.

3° A la longue, prétend-on, l'amblyopie ou la neutralisation des images rétiniennes devient plus complète. Ce n'est qu'à grand renfort d'artifices et d'attention que le patient parvient à remarquer avec l'œil dévié les images d'objets situés dans le champ visuel commun ; et, s'il les remarque, ce n'est que très imparfaitement, et seulement quand le bon œil est couvert ; leur

localisation est défectueuse, le regard erre irrégulièrement sur les objets ;
il n'y a plus de fixation. Le centre rétinien peut même cesser tout à fait
de fonctionner. Impossible alors de provoquer de la diplopie binoculaire.
C'est surtout dans les observations de ce genre que nous avons noté des
traces de colobomes maculaires. Aussi croyons-nous que des recherches
ultérieures démontreront que la plupart du temps l'amblyopie préexiste au
strabisme.

Les cas de ce genre ne sont pas susceptibles d'amélioration, et le redressement opératoire de l'œil ne saurait avoir aucun avantage visuel, mais
seulement un effet cosmétique.

Comme on rencontre tous les degrés intermédiaires entre les cas de cette
espèce et ceux de la forme précédente, il devient souvent difficile de décider
si l'on est en présence de l'un ou l'autre cas. Et cependant en pratique il est
très important de pouvoir distinguer les deux. Berlin estime que si l'acuité
visuelle est descendue en dessous de $\frac{1}{30}$, il n'y a plus d'espoir d'amélioration.
Dans des cas extrêmes, l'amélioration est impossible, même après la perte
totale du bon œil (Leber).

La partie rétinienne qui fonctionne encore normalement dans l'œil dévié
présente des phénomènes de projection anormale, pour lesquels nous renvoyons à l'article *strabisme*. La perception des couleurs y est profondément troublée.

Nous l'avons déjà dit, il s'en faut du reste que la nature exacte de l'amblyopie soit suffisamment élucidée, notamment pour ce qui regarde l'étendue
du champ visuel.

Le *traitement*, expliqué à l'article *strabisme*, ne saurait donner un résultat optique que dans les deux premières classes. Des exercices systématiques
de l'œil, tels qu'ils ont été indiqués avec beaucoup de détails par Javal,
donnent quelquefois de bons résultats. Nagel vante beaucoup les injections
hypodermiques de strychnine. On fera bien de ne pas s'adonner à des espé-
rances trop vives, même dans les cas de la seconde espèce. La plupart des
succès enregistrés n'ont guère été constatés dans des cas de la première
espèce.

BIBLIOGRAPHIE DE L'AMBLYOPIE PAR NON USAGE

La question est traitée dans beaucoup de travaux traitant du strabisme en
général, énumérés à l'article *Strabisme*. Nous signalerons ici quelques travaux qui se sont plus spécialement occupés de l'amblyopie par non usage.

1845. Böhm (L.). *Das Schielen u. der Sehnenschnitt in seinen Wirkungen auf die Stel-
    lung u. Sehkraft der Augen*. Berlin.
1854. Graefe (V). Extraction einer 60 Jahre reifen Katarakt u. Bemerk. über Anästhesie
    aus Nichtgebrauch (*Arch. f. Ophth.*, t. I, f. 2, p. 326).

1855. GRAEFE (V.). Operation der augeborenen Cataracta (*Arch. f. Ophth.*, t. I, 2 f., p. 200).
1856. — Wie Kranke, deren eines Auge am Staar operirt ist, sehen, etc. (*Ibid.*, t. II, f. 2, p. 179).
1870. BERLIN (R.). Schwachsichtigkeit aut Nichtgebrauch (*Würtemb. med. Corresp.*, mars).
1871. SCHWEIGGER. *Haudb. der spez. Augenheilk.*, p. 153).
   — NAGEL. *Die Behandl. der Amaur.*, etc. *mit Strychnin*, p. 129-132. Tubingue.
1871. JAVAL. Du strabisme (*Ann. d'Ocul.*, t. LXV et LXVI).
1874. ABADIE. Rech. clin. sur l'amaurose congénitale (*Gaz. hebd.*, n° 22).
1875. POUCHET. Expériences sur la vue d'un chien (*Union méd.*, n° 90).
   — GRAEFE (Alfr.). *Handbuch de Graefe et Saemisch*, t. VI, f. 1, p. 106.
1877. LEBER (Th.). *Ibid.*, t. VI, f. 2, p. 1011.
1880. SCHNABEL. *Berichte d. natur. med. Vereines in Innsbrück*, p. 32.

INDEX ALPHABÉTIQUE

DE L'ARTICLE AMBLYOPIES ET AMAUROSES

ANOMALIES DES MOUVEMENTS DES YEUX

par LANDOLT et EPERON

N. B. — Les chiffres placés après les noms d'auteurs renvoient le lecteur aux numéros correspondants de la Bibliographie, et indiquent l'ouvrage auquel il est fait allusion.

INTRODUCTION

RÉSUMÉ DE L'ANATOMIE ET DE LA PHYSIOLOGIE DES MOUVEMENTS DES YEUX

La structure de la rétine est telle que l'œil ne peut voir distinctement à la fois qu'une partie très limitée de son champ visuel, celle qui se peint sur son pôle postérieur et à laquelle l'adapte sa réfraction statique, augmentée ou non de la réfraction dynamique. Cette dernière, lorsqu'elle existe encore, lui permet bien de distinguer successivement, sans autre travail qu'une contraction ou une détente du muscle ciliaire, tous les objets situés sur la ligne qui unit son punctum remotum à son punctum proximum. Mais s'agit-il de percevoir nettement d'autres points situés en dehors de cette ligne, ou plutôt de donner à celle-ci une direction différente, notre organe visuel est obligé de déplacer simultanément, et en sens inverse, son appareil optique et la région la plus sensible de la rétine. Sa forme sphérique répond admirablement à cette double exigence et lui donne une mobilité très grande. Complétée encore par celle de la tête et du corps tout entier, cette mobilité le met à même de fixer successivement tous les points de l'espace visuel sur lesquels se dirige notre attention, tant que ces points ne se trouvent pas hors de la portée de son système dioptrique.

Bien que tous les traités d'anatomie décrivent en détail l'appareil musculaire et aponévrotique qui permet au globe oculaire de se mouvoir, il ne sera pas superflu d'en donner de nouveau ici un aperçu sommaire. Nous réservons pour plus tard l'étude des centres et des cordons nerveux qui l'animent.

Placé, comme on sait, à peu près au centre de la partie antérieure et évasée de l'orbite, plus ou moins profondément enfoncé dans cette cavité, suivant les individus, l'œil est séparé des autres organes qui y sont contenus et du tissu cellulo-graisseux qui la remplit par une capsule fibreuse, perforée à son pôle postérieur pour le passage des vaisseaux et des nerfs qui pénètrent dans le globe. Cette cupule, qui lui forme une sorte de cavité articulaire, est la *capsule de Tenon*. Un peu plus épaisse en arrière qu'en avant, elle enveloppe à peu près entièrement la sclérotique, dont elle est séparée par un tissu cellulaire lamelleux très lâche. Aux environs du limbe cornéen, cette membrane se confond peu à peu avec le tissu sous-conjonctival. Au niveau de l'équateur de l'œil, par contre, il s'en détache un feuillet assez résistant, qui, s'étalant en éventail, va se fixer aux parois de l'orbite. C'est ce *feuillet diaphragmatique* de la capsule de Tenon qui assure principalement la stabilité du globe oculaire, tout en lui permettant des rotations autour d'un point immobile. La même fonction incombe à deux prolongements latéraux de la capsule, situés en arrière du feuillet diaphragmatique ou orbitaire, et se fixant également sur les parois de l'orbite. Ces prolongements, dont l'un est externe, l'autre interne, s'appellent les *ailerons ligamenteux de la capsule de Tenon*. Ils contiennent une certaine quantité de fibres lisses. Leur rôle consiste, comme nous l'avons dit, à maintenir le globe oculaire suspendu dans l'orbite; mais ils servent aussi, comme l'ont démontré M. Merkel (109) et, après lui, M. Motais (120), à limiter les excursions de l'œil dans le sens horizontal.

Des six muscles préposés aux mouvements de l'œil, cinq s'insèrent par leur extrémité fixe au sommet de l'orbite, aux environs du trou optique. Ce sont les *droits interne* et *externe*, les *droits supérieur* et *inférieur* et l'*oblique supérieur* ou grand oblique.

Les quatre droits viennent prendre leur insertion mobile sur la partie antérieure du globe, à peu près en regard des deux extrémités des diamètres vertical et horizontal de la cornée, et à une distance du bord cornéen qui varie entre 6^{mm},5 (droit interne) et 8 millimètres (droit supérieur). Quant au grand oblique, cheminant le long de l'arête supéro-interne de l'orbite, il se change, au niveau de l'angle antérieur correspondant de cette cavité, en un tendon, qui se réfléchit en cet endroit, se dirige obliquement en arrière, en bas et en dehors, et vient s'insérer en dehors, en avant et un peu au-dessus du pôle postérieur de l'œil. Il enveloppe ainsi cet organe d'une demi-sangle, qui est complétée par son antagoniste, le muscle *oblique inférieur*. Ce dernier, dont l'insertion mobile se fait un peu au-dessous de celle du grand oblique, affecte une direction sensiblement parallèle à celle du tendon réfléchi de ce muscle, et vient se fixer sur le plancher de l'orbite, en dehors du sac lacrymal.

Pour pouvoir s'insérer sur le globe oculaire, les quatre muscles droits sont obligés de traverser la cupule que lui forme l'aponévrose de Tenon. Ils ne la perforent pas, à proprement parler; ils la dépriment en doigt de gant, et se trouvent ainsi invaginés par cette aponévrose, qui les accompagne jusqu'à leur insertion antérieure. Ces gaines musculaires sont reliées entre elles par des expansions fibreuses, qui s'accolent au feuillet antérieur de la capsule de Tenon, que nous avons décrit tout à l'heure. En sorte que, si l'on incise la conjonctive au niveau d'une insertion musculaire, on trouvera au-dessous de cette membrane : 1° le feuillet antérieur de la capsule de Tenon; 2° la face externe de la gaine aponévrotique du muscle; 3° le muscle

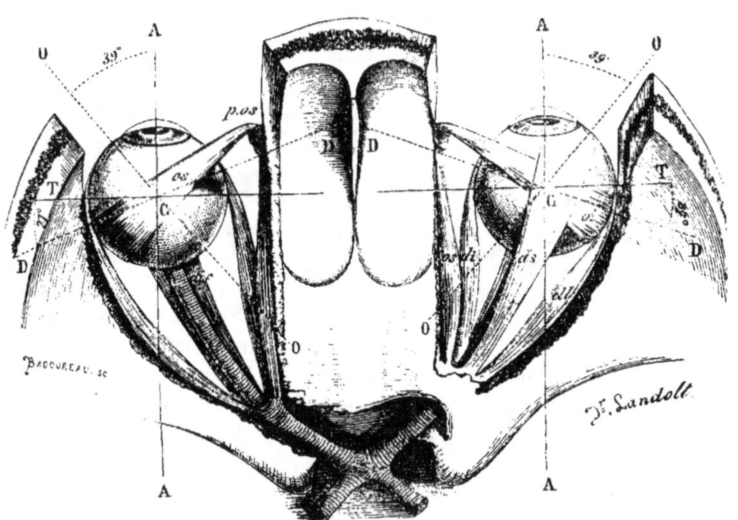

Fig. 146 ᵇ. — Section horizontale demi-schématique à travers les deux orbites.

di, muscle droit interne. — *dl,* droit latéral ou externe. — *ds,* droit supérieur. Il est supposé enlevé à l'œil gauche. — *dif,* droit inférieur. — *os,* oblique supérieur. — *p. os,* poulie de renvoi de l'oblique supérieur. — *oi,* oblique inférieur. — AA, axe antéro-postérieur. — TT, axe transversal. — DD, axe de rotation des muscles droits supérieur et inférieur. — OO, axe de rotation des muscles obliques supérieur et inférieur.

lui-même (ou son tendon); 4° la face interne de sa gaine; 5° le tissu scléral. Supposons que l'on ait détaché du globe ces différents organes au moyen des ciseaux, le muscle sera encore maintenu en rapport avec l'œil par le moyen des expansions fibreuses qui relient sa gaine à celle de ses deux voisins, ainsi que du feuillet antérieur de la capsule de Tenon, en connexion plus ou moins lâche avec ces expansions.

Il est indispensable d'avoir ces détails présents à l'esprit, si l'on veut se rendre un compte exact de l'effet des diverses opérations qui se pratiquent sur les muscles.

Ces six muscles, disposés parallèlement deux à deux, forment ainsi trois paires, désignées en général sous le nom de première, deuxième et troisième paire musculaire. La première comprend les droits externe et interne, la seconde est formée par les droits supérieur et inférieur; les deux muscles obliques constituent la troisième.

La direction du plan qui passe par les deux muscles de chaque paire, ou *plan de rotation*, représente la direction dans laquelle agissent ces muscles lorsqu'ils se contractent. La droite menée perpendiculairement à ce plan, à travers le centre de motilité, représente l'*axe de rotation* autour duquel les muscles font tourner l'œil. Rapporté à l'axe optique, l'axe de rotation est sensiblement perpendiculaire à ce dernier pour la première paire ; celui de la seconde paire forme avec lui un angle de 63 degrés (1) ouvert en dedans, celui de la troisième, un angle de 39 degrés (2) ouvert en dehors (fig. 146).

Bien qu'on puisse, sans erreur notable, comme nous le verrons, considérer chacun des deux muscles d'une paire comme l'antagoniste de l'autre, il est rare que leur action se contre-balance exactement. L'équilibre est généralement rompu en faveur de l'un ou de l'autre. L'influence de la contraction d'un muscle sur la position de l'œil dépend d'abord de son énergie propre, qui est en raison directe de son volume, ensuite de la position plus ou moins favorable de son insertion sur le globe oculaire, autrement dit, de l'étendue plus ou moins grande sur laquelle le muscle ou son tendon s'enroulent autour de la sphère scléroticale. Ce dernier facteur, qu'on nomme ordinairement l'*étendue d'enroulement* d'un muscle, quoique moins important à considérer que l'épaisseur du muscle, doit cependant entrer en ligne de compte lorsqu'on veut supputer l'action de celui-ci. Le tableau suivant, qui reproduit les résultats des mensurations de Volkmann (145), montre que le volume (ou la grandeur de la surface de section) ainsi que l'étendue d'enroulement des six muscles oculaires, varient notablement pour chacun d'eux :

	Surface de section.	*Étendue d'enroulement.*
Droit interne	17.4 millim. carrés.	6.3 millim.
Droit externe	16.7 — —	13.2 —
Droit inférieur	15.8 — —	9.8 —
Droit supérieur	11.3 — —	8.9 —
Oblique supérieur.	8.4 — —	5.2 —
Oblique inférieur.	7.9 — —	16.7 —

Avant de déterminer la part que prennent aux mouvements de l'œil les différents muscles de cet organe, il est nécessaire d'étudier la nature de ces mouvements eux-mêmes. Le globe oculaire est, en effet, absolument comparable à une tête articulaire se mouvant dans sa cavité, et l'on cherche d'abord à se rendre compte des mouvements que permet une articulation de

(1) 70 degrés, d'après Ruete.
(2) 35 degrés, d'après Ruete.

ce genre avant de juger de l'action des muscles qui s'attachent autour d'elle.

Assujetti, comme nous l'avons vu, dans l'orbite par la capsule de Tenon, suspendu, pour ainsi dire, dans un réseau musculaire dont la tonicité contribue à le maintenir en place, le globe de l'œil, lorsqu'il est sollicité par la contraction prépondérante de tel muscle ou de tel groupe de muscles, ne peut exécuter que des *rotations*, ainsi que le démontrent de nombreuses expériences, aussi bien sur le cadavre que sur le vivant. Ces rotations n'ont pas lieu précisément autour de son centre de figure, mais autour d'un point situé environ à 13^{mm},5 en arrière du sommet de la cornée. D'après les observations d'éminents physiologistes, Donders, Listing, Helmholtz, elles s'accomplissent suivant certaines lois bien déterminées, et ne sont point abandonnées au hasard. Nous essayerons de donner une idée des plus importantes de ces lois; mais il nous faut dire d'abord quelques mots des conditions techniques dans lesquelles se pratiquent les expériences relatives à ce sujet, et définir quelques termes qui se présentent fréquemment dans cette étude. Les observations se rapportent au regard avec les deux yeux simultanément.

Le *point de fixation* est le point vers lequel se dirige le regard de chaque œil, ou dont l'image se forme sur sa fosse centrale. Il est donc placé à l'intersection des *lignes de regard* (ou *lignes de fixation*) et des *lignes visuelles*, qui, du point de fixation, aboutissent, celles-ci à la fosse centrale de chaque œil, en passant par les points nodaux, les autres, au centre de rotation (1). Les lignes de regard et les lignes visuelles peuvent être confondues (Helmholtz) (2), et le sont, en effet, généralement dans la pratique. Nous nous servirons de la première désignation, qui est plus exacte lorsqu'on traite des mouvements des yeux.

La *ligne de base* est celle qui joint les deux centres de rotation des yeux. Comme le centre de rotation de l'œil, dans chaque mouvement de cet organe, peut être considéré comme immobile, le plan de regard passe donc toujours aussi par la ligne de base.

La *ligne médiane* est la perpendiculaire élevée dans le plan de regard sur le milieu de la ligne de base.

Pour contrôler la position de l'œil dans chaque direction du regard, il est nécessaire d'avoir aussi quelques points et lignes de repère sur cet organe. On adopte comme tels les lignes bien connues de la sphère, et l'on distingue un *méridien vertical* et un *méridien horizontal*, qui se croisent à angle droit (3) au niveau du pôle postérieur, constitué par la fosse centrale.

---

(1) Comparez, p. 110 et suiv. de ce volume.

(2) *Physiol. Optik.*, p. 460 de l'original, p. 590 de la traduction française.

(3) En réalité, il existe une légère différence de position entre ce qu'on appelle le méridien vertical *apparent* de la rétine et le véritable méridien vertical de la sphère oculaire. Le premier (celui sur lequel vient se former l'image d'une verticale vue simple par les deux yeux simultanément) est un peu incliné de haut en bas et de dehors en dedans. Cette incli-

L'*équateur* de l'œil et le *plan équatorial* qui passe par cette ligne divisent le globe en deux hémisphères, l'un antérieur, l'autre postérieur. Le *diamètre vertical* et le *diamètre horizontal transverse* de l'œil se croisent à angle droit dans ce plan.

La méthode la plus employée pour examiner sur soi-même les mouvements des yeux consiste à mouvoir le regard le long de lignes parallèles verticales et horizontales tracées sur une paroi verticale, éloignée des yeux d'environ trois mètres. La tête est convenablement immobilisée au moyen d'appareils spéciaux. Avant de déplacer le regard, on fait tomber sur les deux méridiens principaux de la rétine une image linéaire, qui laisse sur cette membrane une impression assez persistante pour que, en la renouvelant de temps à autre, cette image se projette extérieurement sur le plan des coordonnées. Elle y indique ainsi la direction des méridiens correspondants de l'œil. C'est ce qu'on appelle la *méthode des images secondaires* ou *accidentelles*. Elle est due au physiologiste Ruete.

Si donc, dans ces conditions, l'on promène le regard, à partir d'un point de fixation donné, le long d'une ligne horizontale ou d'une ligne verticale, on finit, après quelques tâtonnements, quelques changements du point de fixation primitif, par trouver une position des deux yeux à partir de laquelle les excursions verticales et horizontales des lignes de regard n'entraînent aucune inclinaison des méridiens de l'œil : l'image secondaire verticale coïncide exactement avec les lignes de même direction tracées sur la paroi; l'image horizontale, de même avec les lignes horizontales. Cette position toute particulière des yeux, quelque peu différente pour les divers individus, correspond à très peu près à la position de repos, d'équilibre ou d'indifférence des yeux, telle qu'elle résulte de l'innervation minimale ou de la simple tonicité des six muscles de chaque œil. C'est celle que nos yeux affectent généralement lorsque nous regardons un point situé à l'horizon. On l'appelle la *position primaire*, et le point de fixation qui lui correspond se nomme le *point de fixation primaire*. Les deux lignes de regard sont alors sensiblement parallèles.

Si, partant de ce point de fixation primaire, le regard se meut dans une direction *oblique* quelconque, on constate une inclinaison constante et toujours la même des deux images secondaires par rapport aux lignes verticales et horizontales de la paroi. Cette inclinaison réciproque provient de deux causes : 1° du changement apparent apporté dans la direction des coordonnées par leur nouvelle projection sur la rétine obliquement déplacée; 2° d'un changement dans la direction des méridiens de l'œil eux-mêmes.

Ces deux inclinaisons ont lieu en sens inverse, quelle que soit la direction du regard. Celui dont l'imagination ne lui représente pas facilement ce phé-

---

naison, variable suivant les individus, va de zéro à 1°,30 (Donders, *Onderzoekingen*, III, 2, p. 381 ; Hering, in Fick-Kühne-Hering, *Physiol. d. Gesichtssinns*, p. 357, et Landolt, in Aubert, *Physiol. Optik*. Graefe-Saemisch, IX, p. 668) nomène géométrique peut le constater expérimentalement à l'aide d'une sphère creuse de verre dépoli, percée à son pôle antérieur d'une ouverture assez grande pour recevoir une lentille à longueur focale égale au diamètre de la sphère. On fait alors projeter par la lentille sur l'hémisphère postérieur de ce globe l'image d'un système de coordonnées rectangulaires. Quant à l'inclinaison des méridiens, elle se laisse voir encore plus aisément sur une sphère quelconque mobile autour de deux axes passant par son centre : un axe vertical et un axe horizontal, situés tous deux dans le plan équatorial. Si l'on imprime à cette sphère d'abord un mouvement de rotation autour de l'axe horizontal, puis autour de l'axe vertical, ses pôles se projettent en un point situé en dehors des deux coordonnées sur lesquelles ils se projetaient primitivement. On voit alors que les méridiens vertical et horizontal ne se projettent plus eux-mêmes sur le plan des coordonnées suivant les lignes correspondantes, mais qu'ils affectent une position oblique déterminée par rapport à ces lignes. Ils paraissent avoir tourné autour de leurs points de croisement, autour des pôles. De là l'expression de *mouvements de roue* qu'a donnée à ces inclinaisons Helmholtz, qui les a le mieux étudiées et déterminées. On a voulu les désigner aussi sous le nom de *torsions*, terme qu'il nous paraît préférable de réserver pour les cas, plus rares, dans lesquels la ligne de regard tourne réellement sur elle-même.

On a imaginé différents appareils dans le but de reproduire les phénomènes principaux que présentent les mouvements des yeux. Les plus connus de ces *ophthalmotropes* sont ceux de Donders (1), de Wundt (157), de Knapp (2) et de Schön (3). Ceux de Wundt et de Knapp, plus compliqués que les autres, représentent, non seulement les deux sphères oculaires, mais aussi les muscles qui s'y attachent. Ces derniers sont figurés par des cordons ayant la direction voulue, passant sur de petites poulies, et susceptibles d'être actionnés par des poids. On peut ainsi reproduire expérimentalement l'action de chaque muscle isolé ou de n'importe quel groupe de muscles, ou inversement se rendre compte quels sont les muscles mis en jeu lors de telle ou telle rotation de la sphère oculaire.

Si l'on veut simplement se faciliter l'intelligence des phénomènes géométriques produits lors des mouvements du globe de l'œil, on peut se servir d'un petit instrument que nous nous sommes fait à notre propre usage (voy. fig. 147), et qui se rapproche le plus de l'ophthalmotrope de Donders. Il consiste en une bille de bois, sur l'un des pôles de laquelle on dessine un iris avec sa pupille. Au centre de cette dernière est fichée une tige mince, longue de quelques centimètres, figurant la ligne de regard. On marque, en outre, sur la sphère, le méridien vertical et le méridien horizontal.

La figure montre ce petit appareil vu de face, l'œil étant dans la position primaire (la ligne de regard est alors réduite à un point coïncidant avec le centre pupillaire). On le place devant un tableau qui représente une réduction de la surface employée dans les expériences physiologiques, avec ses coordonnées et ses méridiens, réduction correspondant à la longueur de la ligne de regard artificielle. On peut alors faire exécuter au globe les mouvements les plus divers, d'abord autour de l'axe horizontal xx, puis autour de l'axe vertical yy, et contrôler, pour chacune des rotations ainsi produites, la direction

(1) *A. f. O.*, XVI, 1, p. 154, 1870; et *Ann. d'Oc.*, LXIV, p. 77, 1870.
(2) Helmholtz, *Phys. Opt.*, p. 526, édit. allem.
(3) *Klin. Mon.*, t. XIII, p. 393, 1875.

des méridiens par rapport aux coordonnées du tableau. Ce contrôle se fait encore plus aisément lorsqu'on adapte à l'extrémité de la ligne de regard une petite croix de carton, dont une branche est verticale, l'autre horizontale.

Pour vérifier également la loi de Listing, nous avons fait en sorte que la sphère pût tourner momentanément autour d'un quelconque des axes situés dans le plan équatorial.

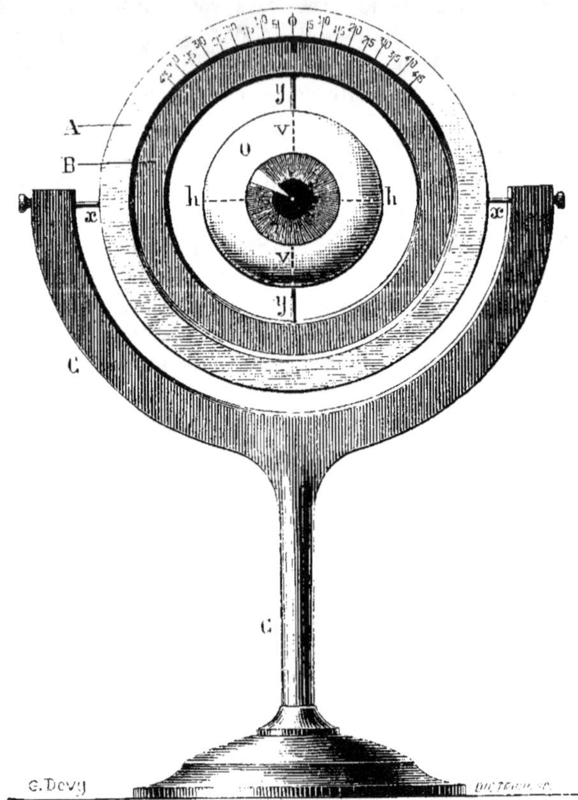

FIG. 147. — Ophthalmotrope d'Eperon.

O, sphère représentant l'œil; *yy*, son axe vertical; *hh*, méridien horizontal; *vv*, méridien vertical. — B, anneau pouvant tourner dans le plan de la figure autour du centre de la sphère oculaire et avec celle-ci (ax antéro-postérieur). — A, second anneau, mobile autour de l'axe *xx* (axe horizontal transverse). — CC, support.

Ce but est réalisé d'une façon très simple par la disposition suivante. Le premier anneau, dans lequel est suspendu le globe, peut tourner autour d'un axe perpendiculaire à son plan, dans une rainure que présente l'anneau extérieur, celui qui permet les rotations autour de l'axe transverse. Une graduation que porte ce dernier anneau indique de combien l'axe de la sphère est incliné sur la verticale.

Après avoir amené la ligne de regard en un point du tableau au moyen d'une excursion horizontale, puis d'une excursion verticale, et l'avoir ramenée à son point de départ, on peut, en faisant tourner l'anneau intérieur, placer l'axe primitivement vertical de l'œil dans une telle direction qu'il devienne l'axe de Listing pour la rotation qui doit ramener la ligne de regard au même point donné, au moyen d'une excursion unique. Il est clair qu'alors il faut modifier, en conséquence, ses points de repère sur la sphère.

Si, au lieu d'une simple bille de bois, on fabrique une sorte d'œil artificiel, au moyen d'une sphère creuse de verre dépoli portant à son pôle antérieur une lentille qui forme des images sur le pôle postérieur de la sphère, l'appareil peut servir à étudier fort bien les mouvements de roue de Helmholtz et le changement de projection des coordonnées avec le déplacement du globe.

Simples phénomènes géométriques, les mouvements de roue peuvent être déterminés par le calcul, aussi bien qu'ils se vérifient par l'expérimentation. Les deux méthodes montrent que le mouvent de roue a lieu dans le même sens que les aiguilles d'une montre placée devant l'observateur, lorsque le regard se porte en haut et en dedans ou en bas et en dehors; qu'il a lieu dans un sens opposé, lorsque les lignes de regard se déplacent dans les deux directions contraires. Pour formuler cette loi d'une façon plus concise, on peut considérer, avec Helmholtz, toute excursion oblique des yeux comme résultant d'une excursion verticale combinée à une excursion horizontale. Si la verticale a lieu en haut, elle est positive; si elle se fait en bas, elle est négative. L'horizontale est positive quand elle a lieu à droite, négative quand elle se fait à gauche. Le mouvement de roue, ou l'angle que font les méridiens avec leur direction dans la position primaire, est positif lorsqu'il est identique à celui des aiguilles de la montre, négatif quand il affecte une direction opposée. La loi de Helmholtz se formule alors de la manière suivante :

Lorsque l'angle de l'excursion verticale et celui de l'excursion horizontale sont de même signe, le mouvement de roue est négatif; lorsqu'ils sont de signes contraires, il est positif (1).

Le calcul démontre que le mouvement de roue représente une quantité constante pour une même position du point de fixation secondaire, ou d'un plan de regard donné. C'est, suivant l'expression de Helmholtz, une fonction à la fois de l'amplitude de l'excursion horizontale et de l'excursion verticale nécessaires pour amener le regard en ce point.

Or Donders avait déjà constaté auparavant ce fait remarquable. Il avait démontré par l'expérimentation, comme Helmholtz le prouva plus tard par le calcul, que, *quelle que soit la voie que suit le regard pour se porter du point de fixation primaire vers un point de fixation secondaire quelconque, que cette voie soit rectiligne, courbe ou brisée, la nouvelle position des yeux s'accompagne d'une inclinaison toujours la même des méridiens principaux.* C'est là ce qu'on appelle la LOI DE DONDERS.

La règle formulée par cet illustre savant, bien que basée sur l'observation, se trouvait n'être en somme que le corollaire d'une autre loi fonda-

____

(1) Helmholtz, *Physiol. Optik.*, p. 463 de l'original, p. 602 de la traduction française.

mentale déduite par Listing d'une considération toute théorique des mouvements de la sphère. Appliquant à l'œil la théorie qui régit ces mouvements, le physiologiste de Gœttingue avait posé en principe que *tous les mouvements de l'œil, dans n'importe quelle direction, à partir du point de fixation primaire, peuvent être considérés comme s'exécutant autour d'un axe unique, situé dans le plan équatorial et perpendiculaire au plan passant par les points de fixation primaire et secondaire, et par le centre de rotation de chaque œil.* Il est facile de vérifier la concordance des deux lois de Listing et de Donders au moyen de deux sphères du genre de celle dont nous avons parlé tout à l'heure et qui peuvent nous figurer grossièrement les globes oculaires. Veut-on en diriger les pôles, autrement dit les lignes de regard vers un point quelconque d'un plan vertical situé en face d'elles, on peut les faire tourner d'abord autour de leur axe vertical, puis autour de leur axe horizontal, ou bien autour de l'axe unique indiqué par Listing. Dans les deux cas l'inclinaison des méridiens se trouve être la même.

Si la loi mathématique de Listing ne peut s'appliquer dans toute sa rigueur aux mouvements de notre œil, qui ne représente point une sphère parfaite, et dont le centre de rotation n'est pas absolument immobile, il n'en est pas moins vrai qu'elle se trouve réalisée d'une façon très approximative dans la pratique, au moins pour des excursions peu considérables des yeux (Helmholtz). Dès que ces mouvements deviennent plus amples, ils suivent une voie généralement curviligne (Wundt) (156), c'est-à-dire que l'œil tourne successivement autour d'une série d'axes différents, mais la position d'arrivée n'en est pas moins telle qu'elle devrait être, si la rotation s'était accomplie autour de l'axe de Listing.

L'observation des images secondaires démontre en effet l'exactitude de la loi de Donders pour des excursions assez étendues des yeux. Si l'on donne à ces images une direction parallèle ou perpendiculaire à l'axe autour duquel doit se mouvoir l'œil, suivant la loi de Listing, on voit ces images conserver leur direction absolue. Elles gardent également leur direction relative aux coordonnées du plan vertical lorsqu'on fait tourner ce dernier de façon à les rendre parallèles et perpendiculaires à l'axe de Listing (Hering) (187). Tandis que les méridiens vertical et horizontal s'inclinent de la façon que l'exigent la loi de Donders et la formule de Helmholtz. Il n'est dérogé à ces lois que lorsque les yeux arrivent dans des positions extrêmes.

L'exposé que nous venons de faire des lois de Listing et de Donders s'applique, nous l'avons dit, au regard à grande distance, soit à la position parallèle des lignes de regard dans un plan à peu près horizontal, et, il faut ajouter, à des yeux emmétropes ou faiblement amétropes. On comprend, en effet, que la déformation elliptique que subit le globe oculaire dans la myopie le soustrait en partie à ces lois. Helmholtz a cependant démontré qu'il existe aussi, pour les yeux myopes, une position primaire à partir de laquelle les mouvements s'exécutent sensiblement dans les conditions que nous avons indiquées. Cette position ne correspond plus au parallélisme des lignes de regard, mais à une convergence de ces lignes vers un point plus ou moins rapproché du *punctum remotum*. Ce changement dans la position primaire est dû, en partie à la déformation du globe oculaire, en partie au fait que les yeux myopes ne sont point habitués à voir distinctement au loin, et que le mécanisme de leur locomotion s'accommode ainsi à l'étroit espace visuel qu'ils peuvent dominer.

Et la preuve qu'il en est bien ainsi, c'est que les lois de Listing et de Donders subissent également des modifications importantes chez les emmétropes dans le regard rapproché, lors d'une position convergente de leurs lignes de regard. Les recherches de Helmholtz, de Donders, de Volkmann, Hering, Le Conte (176), de Landolt (176), montrent que la divergence physiologique des méridiens verticaux augmente avec le rapprochement sur la ligne médiane du point de fixation primaire, d'une quantité plus ou moins grande suivant les individus. M. Hering a fait voir que cette divergence reste la même lorsque la convergence des lignes de regard est asymétrique. Mais, lorsque le plan de regard *s'abaisse* d'un certain angle au-dessous de l'horizontale, cette divergence des méridiens verticaux diminue, et ils peuvent devenir parallèles. Nos expériences nous ont conduit à fixer comme limites extrêmes de l'angle d'abaissement du plan de regard coïncidant avec un minimum de divergence des méridiens verticaux de la rétine, les chiffres de 10 à 40 degrés. les deux lignes de regard se croisant à 25 centimètres en avant des yeux. On voit que cette sorte de position primaire du regard rapproché coïncide assez bien avec la direction que nous lui donnons dans la vie habituelle. A partir de cette position, les mouvements des yeux s'accompagnent de véritables torsions des lignes de regard, dont chacune tourne sur elle-même en sens inverse de l'autre lors des excursions verticales. La divergence des méridiens verticaux augmente lors de l'élévation du regard ; elle diminue lors de son abaissement, et se change même en convergence au-dessous de 45 degrés. Enfin, suivant Helmholtz, elle augmente aussi dans les positions secondaires extrêmes des lignes de regard placées en convergence.

Les mouvements de torsion de la ligne de regard que nous venons de signaler, et qu'il ne faut pas confondre avec les mouvements de roue de Helmholtz, sont les seuls que les yeux exécutent à l'état normal, lorsque la tête est maintenue immobile. Nous verrons qu'ils peuvent se produire aussi dans certaines conditions inusitées de la vision avec les deux yeux. Pour le moment, nous ne voulons que signaler encore ceux qui accompagnent l'inclinaison latérale de la tête et du tronc.

Prétendue déjà par Hueck (146), niée par Tourtual (147) et Donders (174), soutenue de nouveau par MM. Javal (187), de Reuss (187) et Woinow (187), la torsion des lignes de regard, lors de l'inclinaison latérale de la tête ou du corps, paraît maintenant bien établie par les expériences de Helmholtz, de MM. Hering (187), Skrebitzky (1), Nagel (2). Ce dernier auteur surtout l'a étudiée très en détail. Le nom de *torsion compensatrice* qu'il lui donne indique le sens dans lequel elle s'exécute et le rôle qu'elle tend à jouer. Elle serait destinée, suivant M. Nagel, à neutraliser l'effet perversif produit sur notre orientation par la position anomale de notre tête, et, pour cela, elle serait une fraction constante du chiffre qui représente l'inclinaison de celle-ci (1/6). Cependant, les observations de M. Hering, celles de MM. Mulder (187) et Küster (187) ne semblent pas confirmer cette constance. Il résulte des recherches de ces auteurs que le mouvement de torsion compensateur peut atteindre un chiffre de 20 degrés ; il augmente parallèlement avec l'inclinaison de la tête jusqu'à un angle de 50 degrés ; ce chiffre dépassé, la torsion reste invariable. Encore faut-il distinguer la torsion *immédiate* de la torsion *permanente*, qui est moins considérable. Un fait intéressant constaté par Helmholtz, c'est que la loi de Listing continue d'être valable pour cette position exceptionnelle des yeux.

Cet aperçu de la physiologie des mouvements oculaires nous permettra maintenant de concevoir le rôle respectif des trois paires de muscles appelés à les produire. Si nous examinons la disposition de chacune de ces paires, nous voyons que seuls les droits interne et externe ont une direction permettant à ces muscles, lors de leur contraction, de faire tourner l'œil autour d'un axe répondant à la loi de Listing. Le plan qui passe par ces deux muscles est, en effet, sensiblement horizontal. L'axe des rotations qu'ils provoquent sera donc très approximativement vertical. On peut, par conséquent, assigner au muscle droit interne ou adducteur un rôle franchement rotateur en dedans, au droit externe une action purement abductrice (3). Il est bon cependant de se souvenir que Volkmann, dans ses déterminations sur le cadavre de l'action des muscles de l'œil, dit avoir trouvé une légère inclinaison en avant de l'axe de rotation correspondant à cette paire musculaire. Cette particularité, lorsqu'on la suppose un peu exagérée, peut donner la clef de certaines anomalies que nous retrouverons dans l'étude du strabisme.

Quant aux droits supérieur et inférieur, la direction de leur axe de rotation forme, comme nous l'avons vu, avec l'axe optique, un angle de 63 degrés, ouvert en dedans. Si ces deux muscles se contractent simultanément, ils pourront donc exercer une influence adductrice sur le globe de l'œil ; mais leur action isolée ne saurait le faire mouvoir autour d'un axe de Listing. Il leur faut, pour cela, la collaboration du muscle auxiliaire de la troisième paire, celle des obliques, dont la direction forme avec l'axe optique un angle de 39 degrés, ouvert en dehors. Les obliques, lors de leur

<hr>

(1) A. f. O., t. XVII, 1, p. 107, 1871.
(2) *Ibid.*, t. XIV, 2, p. 228, 1868, et t. XVII, 1, p. 237, 1871.
(3) On désigne la rotation de l'œil en dedans sous le nom d'*adduction*, celle en dehors, par le terme d'*abduction*. Les mots *élévation* et *abaissement* se comprennent d'eux-mêmes.

contraction simultanée, sont donc antagonistes de la deuxième paire. Mais chacun d'eux, en se contractant isolément, et en associant son action à celle du droit supérieur ou inférieur de nom contraire, peut faire tourner l'œil autour d'un axe horizontal, situé dans le plan équatorial ou plan des axes primaires. Ainsi se produiront l'élévation et l'abaissement directs du regard. Le premier de ces mouvements est dû à l'action combinée du droit supérieur et de l'oblique inférieur; le second, à la collaboration du grand oblique avec le droit inférieur. Tout mouvement diagonal est facile à analyser en ses composantes verticale et horizontale; il est, par conséquent, aisé de se représenter quels sont les muscles intéressés dans un mouvement donné.

Quant à la torsion des lignes de regard qui se produit lors de la convergence réciproque de ces lignes, et à la torsion compensatrice des inclinaisons latérales de la tête, elle est sans doute attribuable à l'action des obliques, combinée à celle des muscles de la deuxième paire. L'oblique inférieur, aidé du droit inférieur, fait tourner le méridien vertical en dehors; l'oblique supérieur, avec le droit inférieur, en dedans (Nagel).

Il ne faut pas perdre de vue que les considérations que nous venons d'émettre touchant le rôle respectif des trois paires musculaires de l'œil ne se rattachent qu'à la position primaire des yeux. Les conditions d'action de chaque paire se modifient avec la position du globe. C'est ainsi que, dans la convergence, l'élévation et l'abaissement peuvent être produits par les obliques seuls; dans la position divergente, par la deuxième paire exclusivement. C'est le cas, lorsque l'angle de convergence ou de divergence de la ligne de regard secondaire avec la ligne de regard primaire est devenu égal à l'angle que forme chacune de ces deux paires avec l'axe de l'œil. Ce dernier angle se trouve alors entièrement effacé, et l'une des paires en question peut faire tourner l'œil autour d'un axe perpendiculaire à sa direction. Pour toute position intermédiaire de la ligne de regard, on peut se rendre compte, en construisant le parallélogramme des forces, comme l'a indiqué Helmholtz, de la part respective que prennent à ces deux mouvements les muscles de chaque paire, ou de l'innervation qui leur est nécessaire pour l'accomplissement de leur tâche.

Toutefois, nous devons faire des réserves concernant cette action isolée de la deuxième et de la troisième paire. Nous avons vu que les mouvements des yeux qui s'exécutent à partir d'une position autre que la position primaire dérogent à la loi de Listing, et qu'ils s'accompagnent de torsions de la ligne de regard dues au fait que l'œil tourne autour d'une série d'axes successifs, et non autour d'une ligne invariable. Cette circonstance indique que les forces musculaires agissant alors sur le globe oculaire sont multiples et leur combinaison compliquée.

Nous pouvons d'ailleurs, sans hésitation, appliquer cette remarque à n'importe quel mouvement des yeux, même à ceux qui s'exécutent à partir de la position primaire. Il n'est guère admissible que l'adduction ou l'abduction de l'œil soit le fait de la contraction unique du droit interne ou du droit externe, pas plus que ces deux muscles ne restent inactifs lors de l'élévation directe ou de l'abaissement du regard le long d'une verticale passant par le point de fixation primaire. Il est infiniment plus probable que, quelque mouvement que le globe oculaire subisse, *tous* ses muscles y contribuent, tous se contractent plus ou moins, et, guidés par une impulsion unique, qui harmonise leur action simultanée, jouent un rôle actif, les uns directement dans le sens du mouvement à produire, les autres en exerçant une influence antagoniste pondératrice. Cette idée trouve sa confirmation dans les cas de paralysie isolée d'un de ces muscles, dont l'analyse approfondie démontre un trouble dans les mouvements de l'œil atteint, quelle qu'en soit la direction. C'est ce qui résulte des intéressantes recherches de M. Schneller (184) touchant les limites extrêmes des excursions des yeux, ou l'étude du champ de fixation à l'état normal et à l'état pathologique. Nous avons également constaté un phénomène qui rentre dans le même ordre de faits, dans le cours de nos expériences sur le même sujet : c'est la limitation du champ de fixation *en dehors* lors de la paralysie du moteur oculaire *commun*.

Nous venons de parler du *champ de fixation*. Il est temps de définir plus exactement ce qu'on entend par là et de donner quelques détails sur ce point. Le champ de fixation ou champ de regard d'un œil comprend tous les points que cet œil peut fixer successivement, la tête étant immobile. Ses limites représentent les bornes extrêmes des excursions de l'œil. Il existe deux moyens de le mesurer. L'un, la méthode objective, consiste à observer sur la cornée en mouvement l'image d'une petite flamme que l'on promène le long d'un arc périmétrique, l'œil étant placé au centre de cet arc et la tête maintenue immobile au moyen d'une plaque à dents (1). Aussi longtemps que l'image de la flamme se projette pour l'observateur sur le milieu du plan pupillaire, on peut admettre que l'œil observé suit le mouvement de la flamme le long de l'arc. Dès qu'il n'en est plus ainsi, la limite de l'excursion est atteinte, et se lit sur l'arc périmétrique à l'endroit où l'on a dû arrêter la flamme.

La seconde méthode, la méthode *subjective*, utilise l'acuité visuelle de l'œil à examiner, lorsque celle-ci est suffisante. L'objet promené sur l'arc périmétrique est un caractère d'impression, le plus fin que l'œil puisse encore distinguer en le fixant à la distance du rayon du périmètre. Cette lettre, tant qu'elle est reconnue, nous représente donc, sous une forme matérielle, la projection exacte de la *macula* sur l'arc gradué. L'endroit où elle commence à n'être plus distinguée nous indiquerait donc également la limite extrême de l'excursion de l'œil possible dans chaque direction donnée.

_____

(1) C'est une plaque de bois tendre, assujettie à quelques centimètres au-dessus du support du périmètre destiné au menton, et arrivant au niveau de la bouche. Le sujet en observation saisit cette plaque entre ses dents, après avoir placé son œil à examiner au centre de l'arc gradué. Sa tête se trouve ainsi fixée par les maxillaires.

Néanmoins, ce dernier mode de détermination du champ de fixation ne
donne point tout à fait les mêmes résultats que le premier, comme on pourrait se le figurer au premier abord. Celui-ci accuse des chiffres plus élevés
que la méthode subjective (Schneller). Cette particularité est due sans doute
au fait que l'acuité visuelle centrale, qui nous sert de guide dans le second

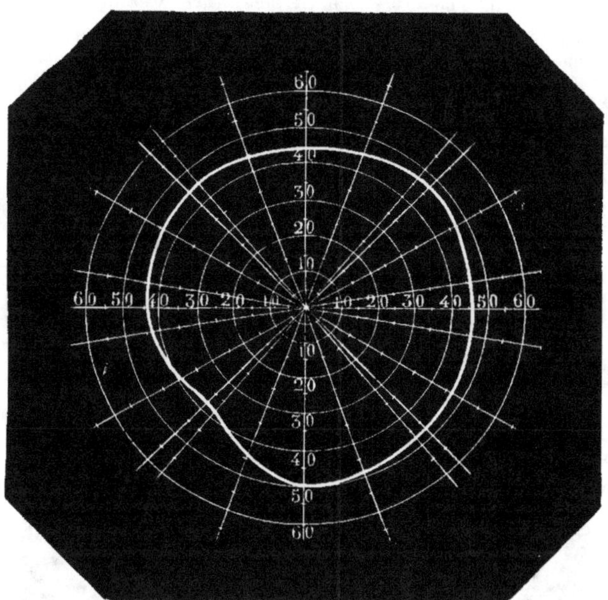

Fig. 148. — Champ de fixation normal et moyen d'un œil droit, d'après Landolt
(Compte rendu de sa clinique pour 1878, p. 15).

cas, subit une diminution lors de l'arrivée du regard aux confins du champ
de fixation. Cette diminution peut être due à la déformation légère du
globe entier et de la cornée qu'occasionne une rotation du globe d'une
amplitude inusitée dans les circonstances habituelles, ou bien à la pression à laquelle est alors soumis le contenu de l'organe visuel. Le fait est
que la différence de résultat en faveur de la méthode objective peut atteindre 3-5 degrés dans les conditions normales, et jusqu'à 15 degrés dans les
cas pathologiques.

Il résulte des mensurations de Volkmann, de Donders et Schuurmann,
de Schneller et des nôtres (1) que le champ de fixation monoculaire
représente, à l'état normal, une surface à peu près circulaire, s'étendant
à environ 47 degrés du point de fixation primaire, et présentant en bas e

____

(1) Voy. le chap. *Ophthalmotropométrie,* CE TRAITÉ. t. I, p. 904.

en dedans une sorte d'entaille qui correspond à l'obstacle plus ou moins considérable apporté par le nez à la fixation dans cette direction (fig. 148). Voici, au reste, un tableau résumant les données des divers auteurs qui se sont occupés de ce sujet. Les chiffres qui y sont contenus concernent le champ de fixation monoculaire physiologique :

	Donders et Schuurmann.	Volkmann.	Hering.	Küster.	Schneller.	Landolt.
Abduction...	42°	38°	43°	43°	46-54°	46°
Adduction...	45°	42°	44°	45°	52-56°	44°
Élévation...	34°	35°	20°	33°	—	44°
Abaissement.	57°	50°	62°	44°	—	50°

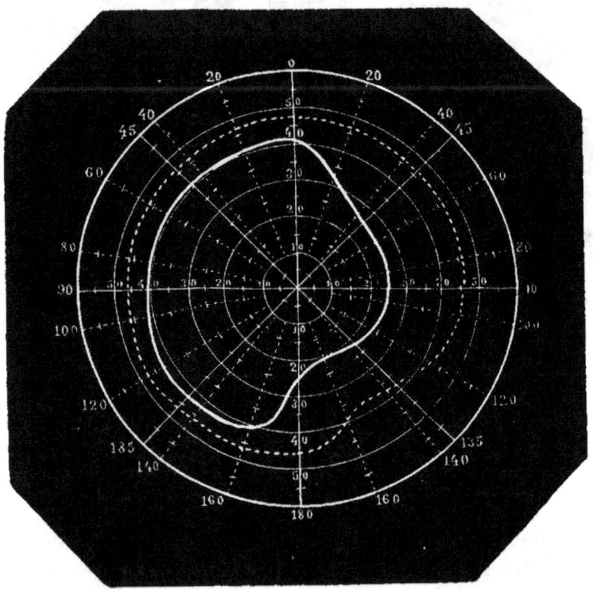

Fig. 149 G et D. — Champs de fixation de l'œil gauche et de l'œil droit, fortement myopes de la même personne. (Landolt, *Arch. d'opht.*, I, p. 596 et 597).

Les chiffres ci-dessus subissent, comme le démontrent les observations de Donders, Schuurmann, Schneller et les nôtres, des modifications nombreuses sous l'influence de certaines causes, telles que la fatigue générale ou celle des muscles de l'œil, la force plus ou moins grande de chacun de ces muscles en particulier, leurs lésions pathologiques ou celles des nerfs qui les animent, l'âge, l'état de santé, la vigueur de l'individu, etc. L'état de réfraction imprime aussi un caractère particulier au champ de fixation. Ses limites augmentent dans l'hypermétropie de degré faible et moyen,

grâce à la mobilité très grande que présente le globe un peu raccourci des
hypermétropes. Elles diminuent, au contraire, dans l'hypermétropie forte,
où les muscles, comme le reste de l'organe visuel, ne présentent qu'un
développement incomplet. Elles sont également moindres dans les degrés
moyens et élevés de myopie : la forme allongée du globe oculaire, la distension de ses muscles sont les deux facteurs qui contribuent à cette restriction du champ de regard (comp. p. 321-337 et fig. 149 G et D). Ces quelques
considérations suffisent pour montrer toute l'importance que nous avons

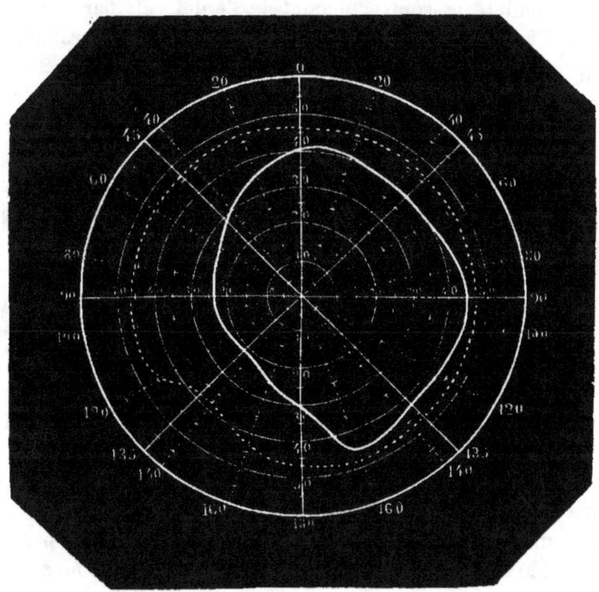

Fig. 149 D.

attribuée à l'étude du champ de fixation dans les anomalies des mouvements
des yeux.

Il faut distinguer du champ de fixation monoculaire le champ de fixation
binoculaire. Ce dernier nous occupera tout à l'heure. Nous devons dire
préalablement quelques mots de la manière dont les deux yeux collaborent
ensemble dans le regard mobile. Chez ceux qui jouissent de la vision binoculaire et simple, les mouvements des yeux sont intimement associés et coordonnés entre eux, de façon que les deux fosses centrales reçoivent toujours simultanément l'image du point de fixation. On ne peut mieux comparer, comme l'a fait M. Hering, le mécanisme des mouvements des yeux qu'à
celui d'un attelage de deux chevaux dirigés par un seul cocher. Le point de

regard se déplace-t-il, avec l'attention, dans une direction latérale, oblique ou verticale? Les deux globes oculaires exécutent simultanément la même excursion pour se porter sur le nouveau point de fixation : l'un se porte en dedans, l'autre en dehors, ou tous deux s'élèvent ou s'abaissent de la même quantité ; aussi a-t-on désigné ces excursions par le nom de *mouvements associés.*

L'objet qui attire le regard se déplace-t-il, au contraire, sur la ligne médiane ? Chaque œil exécute un mouvement d'adduction égal, auquel se joint, chez l'emmétrope en possession de son accommodation, un effort du muscle ciliaire proportionnel au rapprochement de l'objet, et, par conséquent, à la grandeur de l'angle de convergence. On appelle donc ces rotations *mouvements convergents.* Il est vrai qu'en réalité le point de fixation se meut rarement sur la ligne rigoureusement médiane ; aussi l'angle de convergence de la ligne de regard est-il généralement plus grand d'un côté que de l'autre. Il ne s'ensuit pas, pour cela, que l'effort de convergence ou l'innervation distribuée aux groupes musculaires préposés à ce mouvement soit inégal. M. Hering a démontré le contraire. Il a fait voir que, lorsque le point fixé s'avance le long de la ligne de regard d'un des yeux, cet œil, qui ne prend point la position convergente, exécute le même mouvement de torsion que s'il convergeait réellement sur la ligne médiane pour la distance où se trouve le point de fixation. Ses muscles reçoivent la même quantité d'innervation que ceux de ses congénères. Seulement elle est employée à le maintenir en équilibre au lieu de l'entraîner en adduction, et, dans ce but, elle se répartit également aux muscles abducteurs et aux muscles adducteurs. On peut même constater sur cet œil, en pareille circonstance, de très faibles oscillations horizontales, qui sont dues à cette contraction égale et simultanée des deux groupes musculaires antagonistes.

L'étude des mouvements binoculaires comprend donc deux parties, nous pouvons dire deux *fonctions* distinctes, attendu que chacun de ces deux groupes de mouvements, associés et convergents, remplit un but spécial et doit avoir son centre d'innervation particulier, comme nous le verrons. L'ensemble des mouvements associés constitue le *champ de fixation binoculaire ;* les limites extrêmes entre lesquelles oscille la convergence des lignes de regard représentent l'*amplitude de convergence.*

1° *Champ de fixation binoculaire.* — Comme nous l'avons fait observer ailleurs (1), les limites du champ de fixation binoculaire doivent être déterminées sur une surface assez éloignée des yeux pour que la distance entre ceux-ci puisse être considérée comme négligeable par rapport au rayon de la sphère dont le champ de fixation binoculaire constitue un segment.

La surface qui nous sert à cette mensuration est un tableau représentant la projection centrale d'une sphère de $2^m,25$ de rayon. Il est parcouru par

____

(1) Landolt, *Étude sur les mouvements des yeux* (*Arch. d'ophth.*, nov.-déc. 1881, p. 592).

dix-huit méridiens éloignés de 20 degrés l'un de l'autre, et concourant en son centre, plus les méridiens inclinés de 45 degrés. Chacun de ces méridiens porte une graduation indiquant les valeurs des tangentes de 5 en 5 degrés jusqu'à 50 degrés. Les divisions correspondantes des divers méridiens réunis forment une série de cercles figurant la projection des cercles parallèles de la sphère, à partir de son pôle jusqu'à 50 degrés.

La personne dont on veut mesurer le champ de regard binoculaire s'assied devant ce tableau, à une distance de $2^m,25$. La hauteur du centre est calculée de façon qu'il arrive sensiblement au niveau des yeux du sujet. La tête de ce dernier étant fixée par un aide, ou mieux par une plaque à dents, on promène le long des principaux méridiens du tableau la flamme d'une bougie, qu'on l'invite à suivre des yeux jusqu'à ce qu'il commence à la voir double. Le point où cette diplopie apparaît constitue la limite du champ de regard binoculaire dans chaque direction donnée. On la lit sur le tableau, et l'on peut aisément la reporter sur un schéma analogue à ceux dont on se sert pour figurer le champ visuel.

La perception de la diplopie est beaucoup favorisée, notamment chez les individus peu intelligents, par l'emploi d'un verre coloré bombé, placé devant l'un des yeux, devant le meilleur, lorsqu'il existe une différence d'acuité entre les deux. Malheureusement ce verre présente souvent l'inconvénient de son avantage, c'est-à-dire qu'il apporte un certain obstacle à la fusion des deux images, à la limite des mouvements associés, et peut ainsi restreindre celle-ci dans une certaine mesure.

On fera donc bien de ne se servir de ce moyen que lorsque la diplopie due à la dissociation des mouvements binoculaires à leurs limites extrêmes est d'une perception difficile. On les rendra encore plus sensibles en couvrant alternativement l'un et l'autre œil, puis en les découvrant tous les deux.

Nos mensurations montrent, comme celles de M. Schneller, que le champ de regard binoculaire peut être considéré comme formé par la réunion des parties communes aux deux champs de fixation monoculaires, lorsqu'on les suppose superposés de façon que leurs centres et leurs méridiens coïncident. On obtient, dans ces conditions, une surface dont la moitié supérieure est assez régulièrement demi-circulaire. L'inférieure est entamée symétriquement par les deux entailles qui représentent l'obstacle apporté par le nez à la fixation binoculaire ; et elle a une forme irrégulièrement triangulaire, le sommet du triangle dirigé en bas. Les deux figures ci-après montrent le champ de regard binoculaire obtenu par ce procédé comparativement à celui qui résulte directement de l'examen du même champ.

M. Hering (187) a trouvé le champ de fixation binoculaire plus restreint. Son mode de mensuration consiste à provoquer sur les deux fosses centrales la formation d'une image secondaire, qui est ensuite projetée dans diverses directions du regard. Dès que l'association des mouvements binoculaires commence à se troubler, les deux images ne sont plus fusionnées en une seule ; elles se séparent, et les limites extrêmes de leur fusion sont,

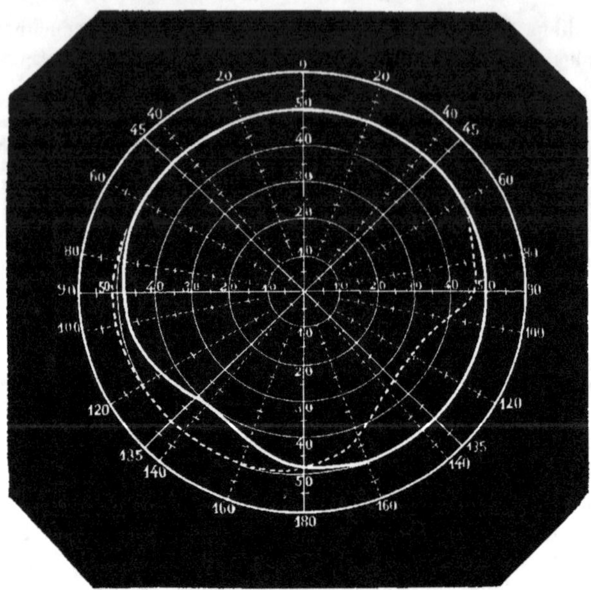

Fig. 150. — Champ de fixation de l'œil gauche (ligne pointillée) et champ de fixation de l'œil droit (ligne pleine), superposés (Landolt, *Arch. d'opht.*, I, p. 594, 1880).

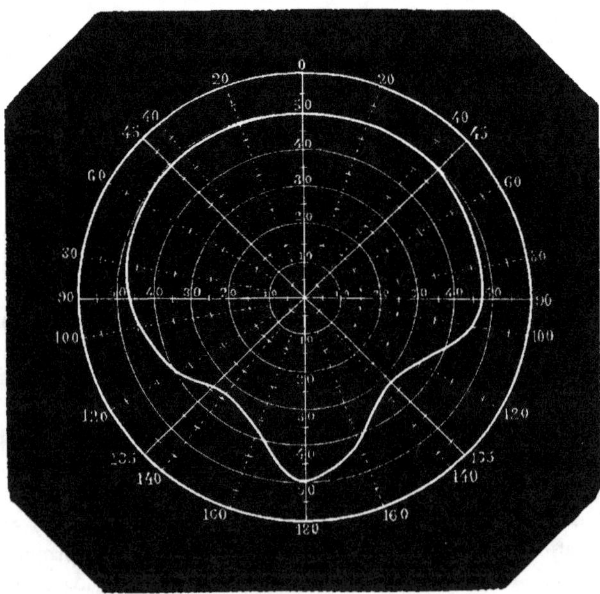

Fig. 151. — Champ de fixation binoculaire obtenu directement (Landolt, *Arch. d'opht.*, I, p. 594).

suivant M. Hering, beaucoup plus étroites que celles du champ de fixation
binoculaire, obtenues par le procédé que nous avons indiqué. Quoi qu'il en
soit, et tout en reconnaissant la valeur de cette observation du savant physiologiste de Prague, nous croyons, avec M. Schneller, que, dans la pratique,
on peut assigner sans erreur notable au champ de fixation binoculaire les
limites que présentent sur les schémas superposés des deux champs monoculaires les parties qui se recouvrent.

De même que l'examen du champ de regard monoculaire, celui du
champ de fixation des deux yeux présente une très grande importance pratique. Nous avons déjà fait voir (1) que certaines anomalies de la motilité
des yeux, qui peuvent passer inaperçues lors de la mensuration du premier,
se révèlent clairement à l'inspection du second. Cette dernière trahit parfois aussi certains troubles encore peu accusés dans l'association des mouvements binoculaires, troubles qui auraient échappé à un autre mode
d'investigation. Ils se manifestent sous la forme d'une diplopie, apparaissant
dans certaines directions du regard, lors d'une amplitude d'excursion relativement faible. Ils annoncent, soit une lésion des voies ou des centres nerveux
qui président à l'association, soit une faiblesse des muscles qui sont préposés à cette fonction (2).

2° *Amplitude de convergence.* — Nous pouvons en dire autant de
l'amplitude de convergence, encore appelée amplitude de *fusion* (*Fusionsbreite*, Nagel, Krenchel). On comprend sous ces dénominations la faculté
que possèdent les yeux de faire croiser leurs lignes de regard en un point
plus ou moins rapproché d'eux, à partir de l'infini, et même au delà, jusqu'à une distance qui varie beaucoup suivant les individus.

Les mouvements typiques de convergence sont ceux qu'exécutent les
yeux lorsque le point de fixation binoculaire se déplace le long de la ligne
médiane. Chaque œil accomplit alors un mouvement symétrique et égal
d'adduction qui fait que sa ligne de regard coupe la ligne médiane exactement au même point que celle de son congénère.

Comme l'amplitude d'accommodation, qui nous sert à voir distinctement
à des distances variables, l'amplitude de convergence a donc son punctum
remotum et son punctum proximum. Le premier est, ainsi que l'indique son
nom, le point le plus éloigné que les deux yeux puissent encore voir simple,
le second est le plus rapproché.

On pourrait penser que, rien n'étant plus éloigné que l'infini, ce dernier
représente nécessairement le punctum remotum de la convergence. Il en est
bien ainsi dans les conditions usuelles, et les lignes de regard, dans la vision
habituelle, ne peuvent guère qu'être parallèles ou convergentes. Mais on

____

(1) Landolt, *Étude sur les mouvements des yeux* (*Arch. d'opht.*, nov.-déc. 1881).
(2) Pour plus de détails sur ce sujet, voyez ce *Traité*, t. I, p. 904-908.

peut, au moyen de prismes placés devant les yeux, les sommets dirigés vers les tempes, déplacer les images rétiniennes de telle façon qu'ils soient obligés de se placer en divergence pour les fusionner de nouveau. Ils y parviennent, en effet, jusqu'à un certain point. Les deux lignes de regard peuvent donc diverger, autrement dit leurs prolongements peuvent converger vers un point situé *en arrière* de la ligne de base, la vision binoculaire et simple restant intacte. Ce dernier point est alors le punctum remotum de la convergence.

Suivant le principe employé en métrologie que toute distance mesurée en avant des yeux porte le signe positif, toute distance mesurée en arrière, le signe négatif, le punctum remotum de la convergence est, en pareil cas (comme celui de l'accommodation dans l'hypermétropie), précédé du signe négatif : — R. Nous avons proposé, pour distinguer cette notation de celle employée pour l'accommodation, d'y ajouter, sous forme d'indices, les lettres c et a, l'une représentant la convergence, l'autre l'accommodation.

Quant au punctum proximum de la convergence P^c, il est, dans la grande majorité des cas, situé en avant des yeux, à une distance plus ou moins rapprochée ; il est donc généralement positif. L'amplitude de convergence, A , s'exprime donc par la formule suivante :

$$\frac{1}{A^c} = \frac{1}{P^c} - \left(\pm \frac{1}{R^c} \right).$$

Dans les cas rares (et pathologiques) où le punctum proximum de la convergence est négatif, le punctum remotum l'est aussi nécessairement, et la formule devient :

$$\frac{1}{A^c} = - \frac{1}{P^c} - \left(- \frac{1}{R^c} \right) = - \frac{1}{P} + \frac{1}{R^c}.$$

L'amplitude de convergence est alors entièrement négative, elle se réduit à la faculté de diverger plus ou moins.

On sait que, dans les formules analogues pour l'amplitude d'accommodation, les quantités notées par les majuscules A, P et R représentent des distances focales, évaluées en pouces ou en mètres ou en fractions de ces deux unités. On sait aussi que nous avons réduit, dans ces formules, les valeurs métriques en dioptries, et que ces dernières unités sont exprimées par les lettres minuscules a, p et r (1). M. Nagel (189), à qui nous sommes redevables de l'assimilation indiquée plus haut entre l'amplitude de convergence et celle d'accommodation, a transformé de même les valeurs métriques A, P et R qui servent à l'expression de la première en unités

(1) Landolt, *l'Introd. du syst. métr. dans l'ophthalmol.*, 1876, et ce *Traité*, I, p. 642 et III, p. 158-159.

d'un genre spécial, qu'il appelle des *angles métriques*. Nous avons déjà exposé en détail, dans cet ouvrage (t. III, p. 181-185), la signification de ce terme, ainsi que le principe qui préside à la notation introduite par M. Nagel.

La valeur de 1 mètre mise par cet auteur à la base de l'expression qu'il a proposée pour l'amplitude de convergence a l'avantage d'établir un étroit lien de parenté entre l'angle métrique et la dioptrie et de faire mieux ressortir encore la correspondance intime qui existe, chez l'emmétrope, entre la convergence et l'accommodation ou, d'une façon générale, entre la réfraction et la convergence nécessaires pour voir nettement avec les deux yeux à la fois. Ces deux fonctions parallèles se trouvent ainsi évaluées par le même chiffre, exprimant pour l'une, des angles métriques, pour l'autre, des dioptries. Ainsi, pour voir à $0^m,50$, il faut à un emmétrope 2 D d'accommodation et $2\,am$ de convergence; pour fixer un objet situé à trois mètres, le même individu mettra en jeu 0,3 D d'accommodation et $0,3\,am$ de convergence, etc. Aussi avons-nous proposé, pour la notation de l'amplitude de convergence, la même modification de formule que nous avons introduite dans l'expression de l'amplitude d'accommodation, en accompagnant seulement les minuscules a, p et r de la lettre-indice a, lorsqu'il s'agit de la dernière, et c lorsqu'il s'agit de la première. Nous écrivons donc :

$$a^c = p^c - r^c.$$

Nous pourrons surtout apprécier la commodité de la notation introduite par M. Nagel quand nous aurons à étudier tout à l'heure d'une façon plus intime, les rapports qui existent entre la convergence et l'accommodation.

Détermination de l'amplitude de convergence; sa valeur moyenne. — La détermination de l'amplitude de convergence comprend naturellement celle de son punctum remotum et de son punctum proximum. Tandis qu'il existe d'assez nombreuses mensurations du premier, celles du second sont clairsemées dans la littérature ophthalmologique, et de plus, peu comparables entre elles, attendu qu'elles sont exécutées à l'aide de méthodes différentes.

a. *Détermination du punctum remotum.* — Lorsque le punctum remotum de la convergence est positif, ce qui est l'exception, on peut le déterminer à l'aide d'un objet quelconque, une flamme de bougie, par exemple, que l'on fait mouvoir le long de la ligne médiane. La plus grande distance à laquelle la flamme est encore vue simple indique celle du punctum remotum Lorsqu'elle est supérieure à 4-5 mètres, on peut admettre que celui-ci est situé à l'infini, ou bien même on peut supposer qu'il est négatif et tenter l'expérience qui sert à le déterminer dans ce dernier cas. Nous avons déjà décrit cette expérience (t. III, p. 188). Nous rappellerons ici qu'elle consiste à placer devant les yeux ou devant un œil un **verre** prismatique faible à sommet dirigé vers la tempe. Ce verre amenant l'image de l'objet de fixation en dedans de la macula, force **les yeux** à faire diverger leurs lignes de regard pour voir encore simple. On augmente la force du prisme jusqu'au moment où ces dernières ne peuvent plus diverger suffisamment pour fusionner les deux images rétiniennes. Le degré de la combinaison prismatique employée pour obtenir ce résultat indique le maximum de divergence possible pour les deux lignes de regard réunies, lorsque le prisme est placé devant un seul œil. La moitié de ce nombre représente donc l'angle de divergence réalisé par chaque ligne de regard, et, comme la déviation angulaire produite par un prisme est égale à la moitié de son angle d'ouverture, l'angle de divergence d'une ligne de regard équivaut au quart du nombre total de degrés que représente la combinaison prismatique (1).

C'est là ce que de Graefe appelait mesurer la force d'abduction à distance. Des observations multiples publiées par ses élèves, des recherches que nous avons entreprises nous-mêmes sur ce sujet, il résulte que le maximum d'abduction ou de divergence facultative des lignes de regard dans la fixation au loin varie entre 3°,5 et 14 degrés prisme, autrement dit la valeur de R^e oscille de — 0°,5 à — 2 *am*.

L'état de réfraction ne paraît pas exercer d'influence bien caractéristique sur cette valeur. Si M. Reich (2), M. Ulrich (3), M. Schell (4), M. Hoffmann (5), ont constaté que la divergence facultative est généralement plus développée dans l'amétropie que chez les emmétropes, les observations que nous avons recueillies (6) et fait publier par une de nos élèves (7), permettent de fixer approximativement comme suit la moyenne du punctum remotum de la convergence dans les divers états de réfraction :

> Hypermétropie : — 0,78 *am*.
> Emmétropie : — 1,03 *am*.
> Myopie : — 1,2 *am*.
> Anisométropie : — 0,92 *am*.

Les chiffres que nous venons de citer ont été obtenus à la suite d'un petit

---

(1) Si l'on admet comme longueur moyenne de la ligne de base le chiffre de 61 millimètres, on a alors une valeur moyenne, pour l'angle métrique, de 1°,45. Ce chiffre, multiplié par 4, donne 7 degrés prisme. Il suffit donc, pour réduire un nombre donné de degrés prisme en angles métriques, de le diviser par 7. Ainsi 14° prisme = 2 *am*, 11° prisme = environ 1,5 *am*, etc. (voy. Landolt, *Bulletins et mémoires de la Soc. française d'ophtalm.*, 1885, p. 108).

(2) Reich, *Thèse de Pétersbourg*, 1871.

(3) Ulrich, *Klin. Monatsbl. f. Augenh.*, 1878, p. 421.

(4) Schell, *Amer. Journ. of med. Sc.*, 1878, p. 418.

(5) Hoffmann, *Thèse de Strasbourg*, 1884.

(6) Landolt.

(7) C. Ellaby, *De l'amplitude de convergence*. Thèse de Paris, faite sous la direction du docteur Landolt, 1884.

nombre d'examens répétés chez la même personne. Ils ne se modifient que légèrement par l'exercice. Ils montrent que le maximum de divergence facultative va en augmentant de l'hypermétropie à la myopie, en passant par l'anisométropie et l'emmétropie. Il faut relever le contraste accusé qui existe, sous ce rapport, entre l'hypermétropie et la myopie. Il est évident que, dans cette dernière, la divergence des lignes de regard est favorisée relativement à celle des hypermétropes. La conformation du globe de l'œil, la situation du centre de rotation différente dans les yeux myopes et dans les yeux hypermétropes (1), les différences dans la grandeur de l'angle γ qui existent entre la myopie et l'hypermétropie, de même que certaines anomalies dans le développement des muscles; toutes ces circonstances suffisent amplement à expliquer l'opposition qui existe entre la myopie et l'hypermétropie sous le rapport de la divergence facultative.

b. *Détermination du punctum proximum de la convergence.* — Si les prismes placés devant les yeux, les sommets vers les tempes, forcent les lignes de regard à diverger pour conserver la vision simple d'un objet situé à grande distance, les mêmes verres tournés en sens inverse les obligent à converger. On pourrait donc penser que la méthode qui nous sert à mesurer le punctum remotum de convergence est également propre à nous renseigner sur son punctum proximum, en y apportant la modification indiquée.

Et de fait, l'usage des prismes à sommet dirigé vers le nez était autrefois très répandu pour déterminer ce que l'on appelait la force adductrice à distance ou de près. Les deux yeux fixant un objet situé à 5 mètres, on les munissait des verres en question, dont on augmentait le degré jusqu'à ce qu'apparût une diplopie croisée, indice d'une convergence insuffisante pour surmonter l'effet de la combinaison prismatique. Puis on répétait la même expérience avec un point de fixation situé à environ 30 centimètres, et l'on comparait les deux chiffres obtenus.

Comme on le voit, cette méthode ne saurait nous donner ce que nous cherchons, c'est-à-dire la distance la plus rapprochée à laquelle les lignes de regard puissent converger sans que la vision cesse d'être simple, et la quantité d'angles métriques qu'elle représente. Nous savons bien qu'il est facile de réduire en angles métriques une valeur prismatique, aussi n'est-ce pas sur ce point que porte notre critique contre l'emploi des prismes; l'inconvénient capital de ces derniers, dans la mensuration du punctum proximum de la fusion binoculaire, est de ne point forcer les yeux à exécuter leur maximum de convergence.

Cette fonction est, en effet, sollicitée, dans les circonstances usuelles, par le désir de voir simples et nets les objets qui se rapprochent des yeux. C'est pourquoi elle est naturellement liée à l'accommodation, qui, à l'âge où elle existe encore, est chargée de satisfaire à la seconde exigence de la vision

____

(1) Voy. ce *Traité*, t. I, p. 901.

binoculaire, la netteté. Il est donc irrationnel de vouloir exciter la convergence à son maximum en enchaînant l'accommodation à une distance invariable de 5 mètres ou de 30 centimètres, quoique ces deux fonctions

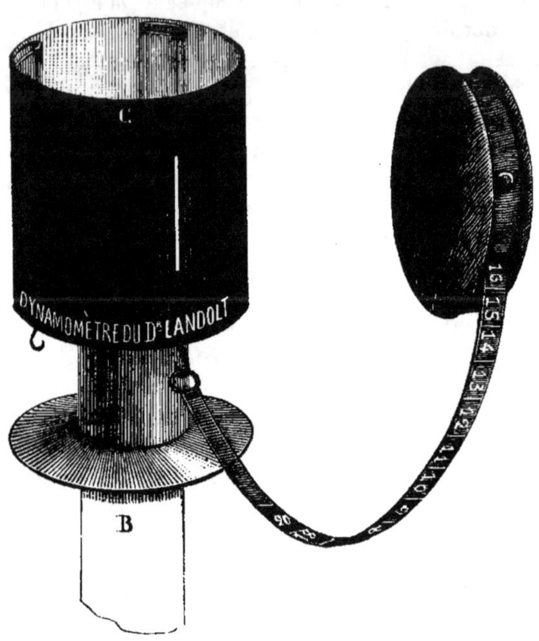

FIG. 152. — Ophthalmo-dynamomètre de Landolt.

C, cheminée, vue du côté de la fente ; appliquée à la bougie B, et munie du mètre enroulé. Les divisions de droite dans la figure représentent des centimètres, celles du côté opposé (18, 20, etc.) des angles métriques.

puissent être rendues indépendantes l'une de l'autre dans de certaines limites (1).

Il est, au contraire, beaucoup plus logique de présenter à la convergence son stimulant physiologique, c'est-à-dire un objet se rapprochant des yeux le long de la ligne médiane. Il arrive sans doute un point, le punctum proximum binoculaire de l'accommodation, en deçà duquel la vision cesse d'être nette, tout en pouvant rester simple ; mais l'expérience nous enseigne qu'alors la convergence poursuit son chemin sans se soucier de l'accommodation, jusqu'à ce qu'elle ait accompli son effort maximal.

(1) Voyez le chapitre consacré dans cet ouvrage à l'*amplitude d'accommodation et de convergence relative*, t. III, p. 197 à 216.

C'est ce principe que nous avons employé dans nos mensurations. Comme objet à fixer, nous nous servons d'une raie lumineuse produite par une fente pratiquée dans une petite cheminée de laiton noirci, dans laquelle brûle une petite bougie. La fente est recouverte d'un verre dépoli. Cet instrument, que nous avons déjà décrit en détail (1), porte le nom d'*ophthalmodynamomètre* (fig. 7), car il peut servir aussi à mesurer la force du muscle accommodateur. Plaçant la fente bien en face des deux yeux, sur la ligne médiane, nous la rapprochons le long de cette ligne, en exhortant la personne en examen à la fixer constamment. Aussitôt qu'apparaît une diplopie croisée, en général facilement accusée par les sujets, nous mesurons la distance qui sépare la fente de l'un des deux yeux au moyen d'un ruban gradué. Ce ruban porte, d'un côté, les divisions du mètre, de l'autre les valeurs correspondantes en angles métriques ou en dioptries, puisque nous avons vu que l'angle métrique est exactement à la convergence ce qu'est la dioptrie à l'accommodation.

Nous avons pratiqué de nombreuses déterminations au moyen de cet appareil. Les résultats que nous avons obtenus montrent que le punctum proximum de la convergence peut présenter les valeurs les plus diverses, depuis zéro jusqu'à 21 *am*. Si l'on prend la moyenne des cas pouvant être considérés comme normaux, on obtient un chiffre de 12 *am* environ pour les emmétropes, les oscillations se faisant entre 10 et 16 *am*. Ces nombres augmentent un peu chez les hypermétropes dont les muscles oculaires fonctionnent bien; ils présentent un maximum de convergence qui varie de 10 à 21 *am*, en moyenne 13,2 *am*. Les myopes, par contre, ont une convergence un peu plus faible que les emmétropes; leur punctum proximum atteint une valeur moyenne de 11,3 *am* (2).

Nous aurons plus tard à nous occuper des cas pathologiques dans lesquels le maximum de convergence reste au-dessous de ces chiffres. Pour le moment, nous nous bornerons à constater la progression de la force de convergence en sens inverse de celle de la divergence facultative dans les trois états de réfraction principaux, l'hypermétropie, l'emmétropie et la myopie.

Relations entre la convergence, l'accommodation et les mouvements pupillaires. — Un emmétrope qui fixe binoculairement un point situé à 1 mètre en avant de ses yeux fait un effort de convergence, comme nous l'avons vu, de 1 angle métrique. La vision nette de ce point exige 1 dioptrie d'accommodation. Si le point s'avance à 0^m,50 des yeux, la convergence et l'accommodation s'accroissent chacune d'une unité, de deux unités s'il se rapproche jusqu'à 0^m,33; toutes deux diminuent parallèlement, au contraire, lorsque le point de fixation s'éloigne, et elles deviennent nulles en

___

(1) Voy. ce *Traité*, t. III, p. 279.

(2) Ellaby, *loc. cit.*

même temps, lorsqu'il se trouve à l'infini ou à une distance assez grande pour que nous puissions la considérer comme infinie.

Le fait que, chez l'emmétrope, c'est-à-dire à l'état rigoureusement physiologique, la convergence et l'accommodation doivent agir simultanément pour assurer la vision simple et nette avec les deux yeux, ce fait a suffi pour que la nature créât entre ces deux fonctions une solidarité étroite, qui repose très probablement sur une base anatomique. Cette solidarité est telle, en effet, que l'emmétrope ne peut que difficilement converger sans accommoder ou accommoder sans converger. Il peut cependant le faire dans des limites restreintes.

La mesure dans laquelle l'accommodation et la convergence peuvent être rendues indépendantes l'une de l'autre s'appelle l'*amplitude d'accommodation et de convergence relative*. Elle est assez variable chez les emmétropes, suivant l'intelligence des sujets; elle peut être augmentée par l'exercice, comme nous l'avons fait voir (1). On peut se servir, pour la démontrer, soit de la méthode de Donders, que nous avons décrite (2), soit d'un stéréoscope, dont on peut faire varier à volonté l'écartement des images et la force des verres sphériques ou prismatiques (fig. 153).

Les rapports entre la convergence et l'accommodation subissent des modifications très remarquables dans l'amétropie. Ce point a été encore peu étudié. Nous ne possédons guère, à ce sujet, que les diagrammes de Donders et de M. Nagel (3). Ils montrent que ces rapports peuvent être changés dans le sens d'une adaptation exacte à un état de réfraction anomal. C'est ainsi que les hypermétropes arrivent à mettre en jeu une forte accommodation conjointement avec une faible convergence des lignes de regard, ce qui leur est nécessaire pour le maintien de leur vision binoculaire et simple. Les myopes, au contraire, sont souvent doués de la faculté de converger vers un point assez rapproché, sans que leur muscle ciliaire se contracte de façon à produire un surcroit de réfraction qui nuirait à la netteté de leurs images rétiniennes. Cette inégalité de travail entre les deux fonctions qui président à la vision binoculaire se maintient dans tout le domaine où cette vision existe. Toutefois, lorsque l'amétropie s'est développée avec une rapidité trop grande pour lui permettre de s'établir, ou lorsqu'elle est d'un degré trop élevé pour qu'il y ait encore une synergie quelconque entre la convergence et l'accommodation, il est fréquent de voir se manifester, entre ces deux fonctions, une lutte dans laquelle tantôt l'une, tantôt l'autre succombe, après un intervalle plus ou moins long, caractérisé par une asthénopie très pénible.

Un phénomène destiné sans doute à assurer aussi la netteté de la vision binoculaire consiste dans le rétrécissement des pupilles, qui se manifeste

(1) Voyez ce *Traité*, t. III, p. 215-216.
(2) *Ibid.*, p. 198.
(3) *Ibid.*, p. 204-215.

lors de la fixation rapprochée. E. H. Weber s'est demandé, et l'on a encore
discuté après lui la question de savoir si les mouvements pupillaires étaient
plus particulièrement liés à l'accommodation ou à la convergence. Le fait
est que les mouvements pupillaires suivent aussi bien l'une que l'autre

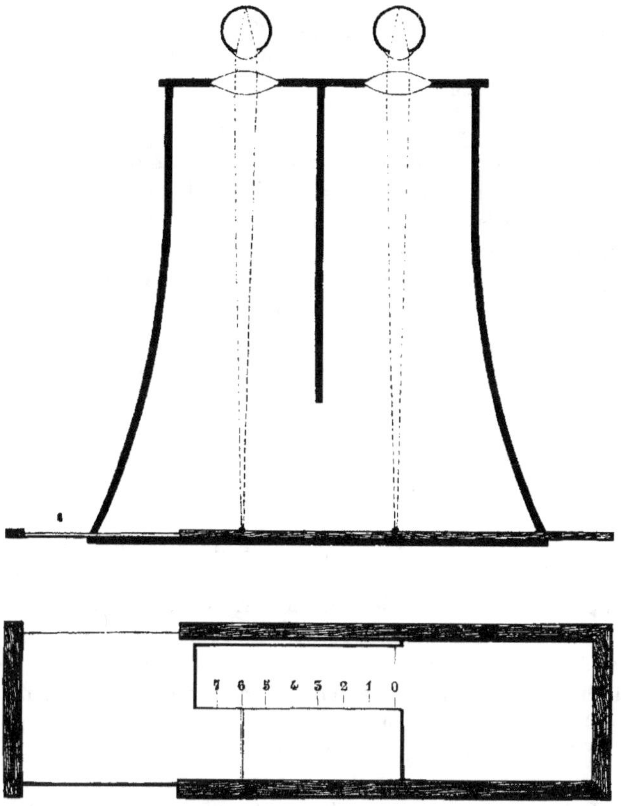

Fig. 153. — Stéréoscope Landolt. — La figure d'en haut représente la section verticale
de l'instrument. C'est la boîte d'un stéréoscope ordinaire, dont on peut munir les ouvertures oculaires de lentilles sphériques qui donnent aux rayons émanant des objets de
fixation la direction voulue. La figure 153 suppose des yeux emmétropes. Les lentilles
rendent parallèles les rayons provenant des objets fixés et permettent ainsi la vision
stéréoscopique et nette, en annulant à la fois l'accommodation et la convergence des
yeux.

La partie inférieure de la figure 153 montre la planchette du stéréoscope, composée de
deux parties, qui glissent l'une dans l'autre. L'une porte l'objet de fixation pour l'un,
l'autre celui de l'autre œil. Dans notre cas, ces objets sont représentés par des lignes verticales, l'une au niveau du point 6, l'autre au niveau de 0. Ils peuvent être rapprochés
et éloignés à volonté. La division en centimètres et millimètres indique, à chaque
instant, leur écartement réciproque.

(J. Müller, Donders, Hering). Ils ne sont que la conséquence de l'excitation de l'oculo-moteur commun, qui tient sous sa dépendance à la fois les muscles adducteurs, le muscle ciliaire et le sphincter de la pupille ; ce sont, en d'autres termes, des mouvements associés (J. Müller). Cependant Plateau (1) a fait voir que, dans les expériences sur l'amplitude d'accommodation et de convergence relative, les contractions pupillaires sont en connexion plus intime avec celles du muscle ciliaire qu'avec celles des muscles préposés à la convergence.

Mouvements inusités des yeux. — Les mouvements des deux yeux sont réglés de façon à assurer toujours la vision binoculaire et simple dans tout l'espace où elle est possible. La fusion exacte des deux images rétiniennes est pour nous une nécessité si grande, la vision double nous est si antipathique, que nous arrivons à faire exécuter à nos yeux certains mouvements tout à fait étrangers à ceux que nous venons d'étudier, uniquement dans le but de maintenir la correspondance des deux rétines que nous avons apportée au monde ou que nous avons acquise par l'exercice, lorsque, par certains artifices, on parvient à la modifier.

On peut déjà considérer comme une anomalie des mouvements des yeux la divergence des lignes de regard que l'on peut provoquer en plaçant devant les yeux des prismes horizontalement dirigés, le sommet vers la tempe. Nous ne sommes jamais appelés à diverger dans la vie habituelle. Les prismes nous permettent aussi de produire une véritable dislocation des lignes de regard suivant la verticale, de façon que l'une soit située au-dessous de l'autre. En plaçant devant l'un des yeux un prisme vertical, à sommet dirigé en haut, par exemple, on déplace, suivant un fait bien connu, les images rétiniennes de cet œil en bas. Si ce déplacement n'est pas trop considérable, l'individu cherche aussitôt à rétablir la correspondance exacte de ses rétines en élevant cet œil et en abaissant l'autre d'une même quantité, qui est ainsi égale à la moitié de la déviation produite par le prisme. Or arrive ainsi, avec un peu d'exercice, à surmonter facilement l'effet d' prisme de 8 degrés (Donders, Helmholtz). Les limites de cette disj. des deux lignes de regard, dans la verticale, à l'état normal, sont, en tout cas, moindres que celles de la divergence facultative.

M. Helmholtz, M. Hering, M. Nagel, ont également fait voir que l'on peut faire subir aux images rétiniennes d'un œil ou des deux yeux une rotation en sens contraire autour des lignes de regard, qui est bientôt corrigée, lorsqu'elle ne dépasse pas un certain degré, par une torsion inverse de ces lignes. Ce mouvement, que nous avons vu se produire à l'état physiologique lors de la convergence, peut avoir lieu, dans des conditions exceptionnelles,

____

(1) *L'Institut*, 1835, p. 103.

lors du regard à l'infini. Pour pratiquer cette expérience, on peut se servir, suivant M. Helmholtz, de deux prismes rectangulaires appliqués l'un contre l'autre par leur hypoténuse, et dont l'un subit un mouvement de rotation autour de la ligne de regard. Ou bien, l'on peut employer le procédé de M. Nagel, qui consiste à faire tourner légèrement et en sens inverse autour de leurs centres les deux images d'un dessin stéréoscopique. On peut provoquer ainsi, sur chaque œil, une torsion symétrique de la ligne de regard égale à 5 degrés (1).

Mouvements de la tête accompagnant les mouvements des yeux. — La mobilité si grande de notre double organe visuel est encore complétée par celle de la tête et du corps tout entier. Il est rare que notre tête reste fixe lors d'un changement dans la direction de notre regard. Les plus faibles excursions des yeux sont accompagnées de rotations et de déplacements du crâne dans le même sens, qui s'exécutent, soit autour d'un axe horizontal (articulation occipito-atloïdienne, amphiarthroses des vertèbres cervicales), soit autour d'un axe vertical (articulation atlanto-axoïdienne), soit autour de ces deux axes à la fois.

Les mouvements de la tête, sans être soumis à des lois aussi précises que ceux des yeux, présentent, avec ces derniers, une assez grande analogie (Helmholtz). M. Hering admet de même que ces mouvements suivent, quoique avec une grande indépendance, la loi de Listing. Pour ce savant, la méthode d'observation au moyen des images secondaires démontre que les rotations de la tête, associées à celles des yeux, s'exécutent de façon à compenser les torsions de la ligne de regard lors des excursions où cela est le plus nécessaire. Cette règle serait surtout valable pour le regard le long des lignes verticales, beaucoup moins pour les mouvements horizontaux des globes oculaires (2).

Centres et voies d'innervation des mouvements des yeux. — Dans les conditions usuelles, la grande majorité des excursions des yeux représentent une combinaison de mouvements convergents et de mouvements associés, notre point de fixation se déplaçant incessamment, non seulement en surface, mais aussi en profondeur. Cependant, quelle que soit la direction que le regard affecte dans les limites de l'espace de fixation binoculaire, l'impulsion nerveuse distribuée à chaque œil l'est de façon à assurer toujours le croisement des deux lignes de regard principales au point que leur désigne notre attention, ainsi que le maintien de la correspondance des deux rétines, qui assure la vision simple et stéréoscopique.

Ce but essentiel des mouvements coordonnés des yeux ne peut être atteint que grâce à l'existence d'un centre commun d'innervation. Malgré de nom-

(1) Nagel, *Das Sehen mit zwei Augen*, 1861, p. 51.
(2) Hering, in Fick-Kühne-Hering, *Physiol. d. Gesichtssinns*, 1879, p. 495.

breuses recherches physiologiques, appuyées d'observations pathologiques multiples, on n'a pu parvenir encore à préciser d'une façon certaine la position de ce centre. Les mouvements des yeux peuvent, sans aucun doute, être commandés par la volonté, ce qui suppose le fonctionnement d'un centre cortical. Toutefois, les quelques données que nous possédons actuellement sur ce point sont encore trop vagues, trop incomplètes et trop disparates pour nous permettre de nous faire une idée, même approximative, de la position de ce centre. Les excitations expérimentales ont l'inconvénient de se propager en des régions fort différentes de leur point d'application. Quant aux lésions pathologiques, elles déterminent, de même, des effets à distance, et il faut avoir soin, dans toute question de localisation cérébrale, comme l'a fait observer M. Charcot, de ne faire fond que sur les observations dans lesquelles les lésions n'avaient déterminé aucune altération de voisinage. Ces réserves faites, nous pouvons résumer brièvement ce que l'on sait sur ce sujet.

En ce qui concerne les expériences physiologiques, MM. Ferrier (128) et Brown-Séquard (1) ont indiqué plusieurs points de l'écorce cérébrale chez le singe dont l'excitation produit des mouvements des yeux. Les observations de ces deux savants sont, à notre connaissance, les seules qui aient trait à la localisation des mouvements des yeux dans la substance grise des hémisphères cérébraux (2). Par contre, des auteurs assez nombreux ont voulu chercher un centre oculo-moteur dans le cervelet ou dans les pédoncules qui relient cet organe au pont de Varole. Magendie déjà avait vu qu'après les lésions du pédoncule cérébelleux moyen, l'œil du côté de la lésion était dirigé en bas et en dedans, l'autre, en haut et en dehors. M. Curschmann (142) a observé des déviations oculaires et du nystagmus dans les mêmes conditions. M. Hitzig (123), en faisant passer un courant électrique à travers la tête, a constaté, en même temps qu'une inclinaison du corps vers le pôle positif, des mouvements des yeux vers le pôle négatif. Ces derniers s'accompagnaient d'un déplacement apparent des objets en sens contraire quand les yeux étaient ouverts, dans le même sens lorsqu'ils étaient fermés. M. Hitzig regarde ces effets comme produits par l'irritation du cervelet du côté du pôle négatif.

MM. Laborde (133), Duval (133), Graux (133) ont vu l'abolition des mouvements coordonnés des yeux lors de la lésion du cervelet et des corps restiformes. Suivant M. Schwahn (134), il existe, vers la jonction du pont de Varole avec les pédoncules cérébelleux moyens, un point dont l'irritation produit des mouvements des yeux; ce point est situé près du plancher du

<hr>

(1) Brown-Séquard, Leçons orales faites au Collège de France, 1884.

(2) Cependant M. Hitzig (125), qui se prononce pour la localisation du centre cortical oculo-moteur dans le cervelet, admet aussi un centre situé dans l'hémisphère cérébral, en dedans de celui destiné aux muscles faciaux qui entourent l'œil (par conséquent dans la circonvolution frontale ascendante).

quatrième ventricule. Les lésions du cervelet et de ses pédoncules eux-mêmes ne provoquent pas de contractions dans les muscles oculaires. — MM. Laborde et Duval, au contraire, dans de nouvelles expériences, veulent avoir observé constamment des mouvements associés des yeux lors des lésions du *vermis inferior*, des corps restiformes ou des pédoncules cérébelleux.

C'est probablement par leur action à distance sur les mêmes régions que les excitations portant sur certains organes de l'oreille interne (canaux demi-circulaires, labyrinthe, nerf auditif) produisent des mouvements oculaires. MM. de Cyon (130), Baginsky (138), Högyes (139) ont rapporté des faits de ce genre. M. Baginsky les explique par une influence indirecte exercée sur les corps restiformes, et nie formellement, de même que M. Kiesselbach (140), tout effet direct sur les yeux de la lésion isolée des canaux semi-circulaires et du labyrinthe.

A ces données physiologiques correspondent plus ou moins exactement des faits pathologiques en assez grand nombre. C'est d'abord la classe des cas rangés sous la rubrique de *déviation conjuguée*. On désigne sous ce nom une paralysie plus ou moins complète des mouvements associés des yeux dans une direction donnée, qui accompagne parfois les lésions des hémisphères cérébraux. Ce symptôme, étudié en premier lieu par Prévost (de Genève) (373), est lié aux altérations cérébrales les plus diverses, tant par leur nature (hémorrhagie, ramollissement, encéphalite, néoplasmes, traumatismes), que par leur siège (écorce cérébrale, masses ganglionnaires, pédoncules cérébraux, protubérance). Il se complique parfois d'une rotation de la tête dans le même sens que les globes oculaires, plus rarement en sens inverse.

Prévost avait cru pouvoir établir, comme règle de la déviation conjuguée, que les yeux se portent du côté de l'hémisphère atteint, c'est-à-dire que le malade regarde sa lésion et se détourne de ses membres paralysés, lorsqu'il y a hémiplégie. Mais les observations de MM. Vulpian, Landouzy (398), Grasset (399), et d'autres auteurs, vinrent bientôt démontrer l'impossibilité d'appliquer cette règle à tous les cas et la nécessité de soumettre la déviation conjuguée à une analyse plus approfondie.

Leurs recherches ont permis de conclure un premier fait, c'est que, sous le rapport de la direction de la paralysie associée, les lésions du mésocéphale et celles des masses hémisphériques produisent un résultat inverse. Un second fait, qui découle de leurs observations, est que la déviation conjuguée a lieu en sens contraire, suivant que la lésion qui la provoque est de nature irritative ou de nature destructive, c'est-à-dire suivant qu'elle produit une contracture ou une paralysie associées. Dans le premier cas, elle peut s'accompagner ou non de contractures des membres ; dans le second, elle coïncide avec des paralysies de ces derniers. Voici comment M. Landouzy formule les quatre cas qui peuvent se présenter :

1° Un malade qui tourne les yeux (d'ordinaire la tête et les yeux) vers ses membres convulsés, porte une lésion hémisphérique (cortico-pédonculaire) de qualité irritative.

2° Un malade qui détourne les yeux de ses membres paralysés porte une lésion hémisphérique de qualité paralytique.

3° Un malade qui tourne ses yeux vers ses membres paralysés porte une lésion protubérantielle de nature paralytique.

4° Un malade qui détourne les yeux de ses membres convulsés porte une lésion protubérantielle de nature convulsive.

Les deux premières propositions nous obligent à admettre, dans chaque hémisphère, l'existence d'un centre oculo-moteur cortical dont la fonction est de faire mouvoir les deux yeux simultanément dans la direction opposée à celle où il se trouve. Dans les cas relatés, c'est tantôt ce centre lui-même, tantôt ses connexions avec les centres mésocéphaliques à travers les masses ganglionnaires, qui sont altérés. A force d'accumuler des observations de ce genre, on pourrait arriver à localiser assez exactement le centre et les connexions, à faire, comme dit M. Landouzy, la géographie de la région oculo-motrice dans l'intérieur des hémisphères.

Pour le moment, cependant, c'est à peine si nous pouvons hasarder quelques conjectures sur le premier, en nous basant sur les examens nécroscopiques publiés jusqu'ici. Ce sont ceux de MM. Stark (381) (mouvements associés convulsifs des yeux à gauche, toniques et cloniques; mouvements convulsifs de la moitié gauche de la face; à l'autopsie, kyste de la pie-mère au niveau de la partie inférieure de la circonvolution frontale ascendante droite); — Hitzig (381) (mêmes symptômes; à l'autopsie, abcès de la même région); — Goldthammer (403) (crampes faciales à droite, affectant surtout l'orbiculaire, déviation conjuguée à droite; tumeur de la circonvolution frontale ascendante gauche; — convulsions du côté gauche; déviation conjuguée de la tête et des yeux à gauche; ramollissement de la circonvolution frontale ascendante droite); — Betcherew (416) (démence paralytique, déviation conjuguée de la tête et des yeux à droite; plus tard, hémiplégie droite et déviation conjuguée à gauche; à l'autopsie, méningo-encéphalite et atrophie de la substance nerveuse, surtout dans les circonvolutions frontales); — Ball (421) (hémiparèse gauche, déviation conjuguée à droite, nystagmus, puis déviation des yeux à gauche à la suite de fracture du pariétal gauche; à l'autopsie, contusion de la substance grise de la troisième circonvolution frontale droite, de la circonvolution temporale moyenne droite et de la circonvolution occipitale inférieure droite). Ces observations diverses nous portent à admettre que le centre cortical de la déviation conjuguée (et par conséquent des mouvements associés des yeux dans le sens opposé) se trouve dans la *circonvolution frontale ascendante* (1).

(1) Les trois premiers cas, surtout celui de M. Goldthammer, concordent bien avec l'opinion de M. Hitzig (voy. note de la page 798).

Les altérations spontanées du *cervelet* (1) sont capables également de produire certains troubles dans les mouvements associés des yeux, ce qui prouve bien le rôle de cet organe dans la coordination de ces mouvements. Ainsi, M. Landouzy a vu une déviation conjuguée à gauche consécutive à un ramollissement de la partie supérieure du lobe cérébelleux droit. M. Panas (129) a relaté l'intéressante histoire d'un malade présentant une abolition complète des mouvements horizontaux des yeux, et chez lequel l'autopsie démontra la présence d'une méningo-encéphalite du cervelet.

Mais la déviation conjuguée est liée le plus souvent à des lésions de l'*isthme de l'encéphale*, spécialement du pont de Varole, dans la région où se trouvent les noyaux des nerfs moteurs des yeux, que nous aurons à décrire. La pathogénie de la déviation conjuguée d'origine protubérantielle a été éclairée d'un jour tout nouveau par les travaux de MM. Duval (133), Graux et Laborde (133) et de M. Huguenin (2). Ces savants ont démontré, ce que Foville avait déjà supposé, qu'il existe entre le noyau du moteur oculaire externe et celui de l'oculo-moteur commun du côté opposé une anastomose destinée à assurer la collaboration de ces deux centres inférieurs lors des mouvements associés latéraux. Cette anastomose est constituée par des fibres de la bandelette longitudinale postérieure (Duval, *Recherches sur l'origine réelle des nerfs crâniens*, in *Journal de l'anatomie et de la physiologie*, 1880, et Duval et Laborde, *De l'innervation des mouvements associés des globes oculaires, ibid.*, janvier 1880). Suivant M. Duval, il y a anastomose entre le noyau de l'oculo-moteur commun et celui du pathétique du côté opposé, par l'intermédiaire de la même bandelette. Aussi la déviation est-elle rarement directement latérale; elle s'accompagne généralement d'une déviation en haut ou en bas, suivant que la lésion est paralytique ou irritative.

Le droit externe d'un côté et le droit interne de l'autre ont donc un centre commun d'innervation dans le noyau de la sixième paire, situé contre le bord externe de l'éminence ronde (Duval et Laborde). On comprend ainsi que les lésions assez fréquentes de cette région s'accompagnent de déviation conjuguée. Cette dernière a lieu, comme nous l'avons vu, du côté de la lésion lorsque celle-ci est de nature irritative, du côté opposé lorsqu'elle a un caractère paralytique. Elle s'accompagne ou non de phénomènes d'excitation ou de paralysie dans les membres, suivant que les voies conductrices destinées à ceux-ci sont intéressées ou non. Une preuve que chaque droit interne est bien innervé par deux noyaux différents (VI et III) se trouve dans le fait intéressant signalé par M. Gad (417) que, lors de la paralysie associée, les mouvements peuvent encore être exécutés par un œil

---

(1) Nous laissons de côté les cas de déviation conjuguée qui s'observent lors des lésions des masses ganglionnaires des hémisphères (corps strié et couche optique), et qui ne permettent aucune tentative de localisation.

(2) Huguenin, *Anatomie du cerveau.*

du côté de la paralysie lorsqu'on exclut l'autre (celui dont le droit externe est hors de fonction).

Quant à la déviation de la tête qui s'observe parfois en pareil cas, elle serait due, suivant M. Quioc (412), à la lésion de fibres situées dans le tegmentum, et établissant une communication entre les corps quadrijumeaux et les noyaux des nerfs qui président aux rotations de la tête (fig. 154).

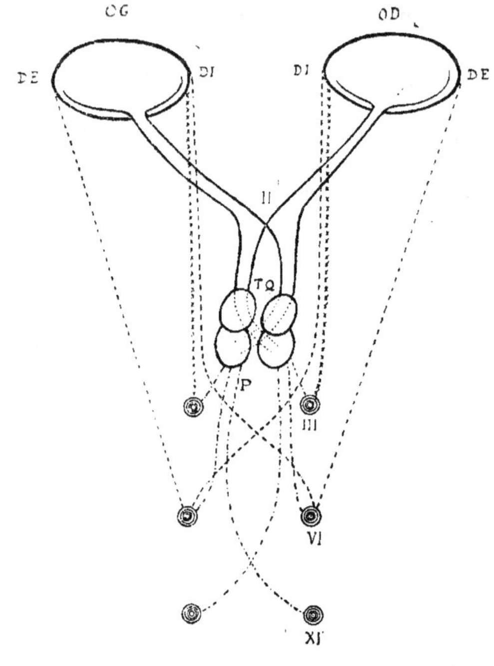

Fig. 154.

OG, œil gauche. — OD, œil droit. — DE, droit externe. — DI, droit interne. — TQ, tubercules quadrijumeaux. — III, noyau de l'oculo-moteur commun. — VI, noyau de l'oculo-moteur externe. — XI, noyau du spinal (Quioc).

L'exposé des faits qui précèdent nous autorise en quelque mesure à supposer qu'il existe : 1° un centre cortical hémisphérique, qui commande les mouvements associés des yeux ; 2° peut-être un centre cérébelleux, qui assure la coordination ou l'association même de ces mouvements ; 3° un centre protubérantiel, qui innerve directement les muscles préposés à ces mouvements. Telles seraient les étapes suivies par une impulsion volontaire destinée à produire des mouvements associés dans une direction donnée.

Mais d'ordinaire ce n'est point la volonté qui régit directement les déplacements de notre regard. Ces derniers sont essentiellement de nature réflexe. Ils sont provoqués par les diverses incitations parties de différents points du champ visuel, ou bien ils revêtent un type uniforme et depuis longtemps passé à l'état de mécanisme purement réflexe, comme lors de l'écriture, de la lecture ou de tout autre travail familier à l'individu. On peut donc se demander s'il n'existe pas d'autres centres préposés à ce mécanisme.

Les expériences de M. Adamük (1) sur les tubercules quadrijumeaux donnent à penser que ces organes constituent aussi un centre de coordination pour les mouvements des yeux. L'irritation du tubercule quadrijumeau antérieur droit chez le chien et le chat, provoque, suivant le physiologiste russe, des mouvements associés à gauche, et *vice versâ*. Après la division des tubercules antérieurs, il se produit des mouvements isolés de l'œil du côté de l'irritation. Si les yeux étaient préalablement dirigés en bas et un peu divergents, l'excitation de la commissure postérieure des tubercules antérieurs ramène aussitôt les lignes de regard au parallélisme. Les yeux se portent en haut lors de l'irritation des parties situées en arrière de cette commissure, en bas lorsqu'on excite la région inféro-externe de ces tubercules. Les pupilles restent alors immobiles. Si l'expérience porte sur la région moyenne des deux tubercules antérieurs, les yeux se portent en haut et les pupilles s'élargissent fortement; à mesure qu'on déplace l'irritation en avant, le regard s'abaisse et devient horizontal. Les yeux se placent en convergence d'autant plus forte qu'on s'arrête en un point plus postérieur de cette même région moyenne. L'excitation de la partie la plus postérieure provoque l'abaissement du regard, une forte convergence et un rétrécissement des pupilles. Enfin, si l'excitation portant sur l'un ou l'autre des tubercules antérieurs est assez intense, on peut obtenir une rotation de la tête dans le même sens que celle des yeux.

Voilà pour les expériences physiologiques. Quant aux cas pathologiques propres à nous renseigner au sujet de l'influence des tubercules quadrijumeaux sur les mouvements des yeux, ils sont peu nombreux et contradictoires. M. Wernicke (385), qui a observé deux fois l'abolition complète des mouvements verticaux des yeux, avec hémiplégie, à la suite d'une sclérose du corps strié et de la couche optique consécutive à un ramollissement, dit que MM. Henoch et Steffen ont vu des symptômes analogues produits par des lésions des tubercules quadrijumeaux. M. Bristowe (368) a rapporté un cas fort instructif de paralysie totale des muscles oculaires, dans lequel l'autopsie fit voir des tubercules des corps quadrijumeaux. M. Bergerhof (439), à la suite de la même lésion, limitée à la moitié droite des corps quadrijumeaux, a observé une parésie du droit interne et du releveur de la paupière supérieure. M. Leichtenstern (415), par contre,

____

(1) Adamük, *Onderzoekingen gedaan in het physiologisch Laboratorium der Utrecht'sche Hoogeschool*, Tweede Reeks, III, 1870, p. 140, et *Centralbl. f. d. med. Wissensch.*, 1870, p. 65.

assure que les rapports entre les altérations de ces organes et les paralysies des yeux ne sont pas assez constants pour qu'on puisse en tirer des conclusions au point de vue du diagnostic.

Il doit exister, en tout cas, deux centres distincts pour les mouvements associés et pour ceux de convergence. M. Priestley Smith (132) a constaté, dans un cas de déviation conjuguée à gauche, sans hémiplégie, une intégrité absolue de la faculté de convergence. Le même auteur a observé inversement une abolition presque complète de l'amplitude de convergence (les deux lignes de regard se croisaient à 60 centimètres en avant des yeux et ne pouvaient converger ni plus ni moins, sauf dans le regard en bas, où la convergence augmentait légèrement) avec conservation entière des mouvements associés latéraux (le regard ne pouvait pas se porter en haut). Plus tard, il est vrai, ces derniers devinrent moins faciles. M. Parinaud (366) a vu deux fois des troubles isolés de la convergence produits, dans un cas, par un sarcome situé au côté externe du pédoncule cérébral droit, et comprimant les corps quadrijumeaux et géniculés, l'aqueduc et les pédoncules cérébelleux moyens; dans l'autre, par une sclérose disséminée de cette région.

D'après ce que nous avons dit concernant les centres qui président aux mouvements des yeux, on voit que la coordination de ces mouvements repose sur un mécanisme anatomique préétabli. Cependant elle n'est pas absolument congénitale, et il est certain que ces centres ne se développent qu'après la naissance. Bien que Donders (177) prétende avoir vu les mouvements des yeux parfaitement coordonnés chez un nouveau-né, les autres observateurs qui se sont occupés du même sujet sont unanimes à affirmer que cette coordination n'apparaît que plusieurs jours après la naissance (1).

Nerfs qui animent les muscles des yeux. — Il nous reste, pour terminer l'étude de l'innervation des muscles oculaires, à décrire le trajet des voies oculo-motrices à partir de l'endroit où l'on peut les suivre sûrement jusqu'à leur terminaison. Cette description est d'ailleurs indispensable pour comprendre la pathogénie des paralysies de ces muscles que nous aurons à étudier. La plupart des détails que nous allons donner sont empruntés au bel ouvrage de M. Sappey (2) ainsi qu'aux intéressants travaux de M. Duval (*loc. cit.*).

(1) Voyez les travaux de MM. Raehlmann (188), Preyer et Schöler (*A. f. O.*, XIX, 1873) sur les mouvements des yeux chez les nouveau-nés.

MM. Duval et Flechsig ont constaté, le premier chez des fœtus à terme, le second déjà sur des embryons humains de 30 centimètres, que les bandelettes longitudinales postérieures, qui contiennent les fibres réunissant entre elles les noyaux des nerfs oculo-moteurs (voyez plus loin la description de ces noyaux) et produisent ainsi l'association des mouvements des yeux, que ces bandelettes sont déjà pourvues de myéline. Cela correspond sans doute, dit M. Duval, à ce fait que l'association des mouvements des yeux est une des premières à se produire chez l'enfant nouveau-né (Duval, *Recherches sur l'origine réelle des n. crâniens*, in *Journ. de l'anat. et de la physiol.*, 1880).

(2) Sappey, *Anat. descript.*, t. III, p. 297-310, 1877.

Les nerfs moteurs des yeux sont, comme on sait, au nombre de trois, disposés par paires : l'oculo-moteur commun, ou nerf de la troisième paire ; le pathétique, ou nerf de la quatrième paire ; l'oculo-moteur externe, ou nerf de la sixième paire.

1. *Oculo-moteur commun.* — Son origine apparente se trouve dans l'espace interpédonculaire, sur le côté interne des pédoncules cérébraux, au-dessus de la protubérance, en arrière des tubercules mamillaires. Le cordon assez volumineux que forme ce nerf se résout, en cet endroit, en une série d'environ douze petits paquets isolés de fibrilles, qui s'enfoncent en divergeant dans l'épaisseur de la base du pédoncule, parcourent la substance noire et le noyau du tegmentum. Les fibres les plus externes contournent, pendant ce trajet, le pédoncule des corps quadrijumeaux, les autres le traversent ou passent à son côté interne. Toutes se rapprochent ensuite de nouveau, pour aboutir au noyau d'origine, situé sous le plancher du quatrième ventricule.

Ce noyau n'est pas simple ; il se compose d'une série de groupes ganglionnaires, échelonnés le long de la ligne médiane de l'aqueduc sur une longueur d'environ 20 millimètres, et dont l'ensemble présente un aspect piriforme (Merkel). Son extrémité supérieure ou antérieure atteint presque l'extrémité antérieure de la lame quadrigéminée ; son extrémité inférieure se trouve à peu près sur un plan vertical passant par l'extrémité postérieure des tubercules quadrijumeaux antérieurs. Sur une coupe frontale de la protubérance, les deux sections des noyaux forment une sorte de V, dont la pointe est dirigée en bas (fig. 155).

Les différents groupes ganglionnaires du noyau de l'oculo-moteur commun constituent autant de centres inférieurs distincts pour les différents muscles qu'anime ce nerf : droit interne, droit supérieur, droit inférieur, droit supérieur, oblique inférieur, releveur de la paupière, muscle ciliaire et sphincter de l'iris. Ce fait est prouvé par les expériences de MM. Hensen et Voelckers (134 *bis*), par celles de MM. Kahler et Pick (351), qui sont parvenus à exciter isolément chacun de ces centres et à provoquer aussi isolément la contraction des muscles correspondants. Il est également rendu manifeste par certaines paralysies partielles de l'oculo-moteur commun, qui ont leur origine dans une lésion de l'un ou de plusieurs de ces groupes cellulaires, et qu'on a, pour cela, désignées sous le nom de paralysies *nucléaires* de l'oculo-moteur commun.

Il règne seulement entre les auteurs cités une légère divergence, relative à l'arrangement des centres en question. MM. Hensen et Voelckers sont d'accord avec MM. Pick et Kahler pour placer en premier lieu (à l'extrémité antéro-supérieure du noyau) le centre destiné aux mouvements accommodatifs ; en second lieu, celui qui préside aux contractions de la pupille ; en troisième rang, celui qui anime le droit interne. Viendraient ensuite, suivant MM. Hensen et Voelckers, successivement les centres pour le droit supé-

rieur, le releveur, le droit inférieur et l'oblique inférieur ; — d'après
MM. Pick et Kahler, les groupes ganglionnaires qui président aux contractions du droit inférieur, du releveur, du droit supérieur et de l'oblique

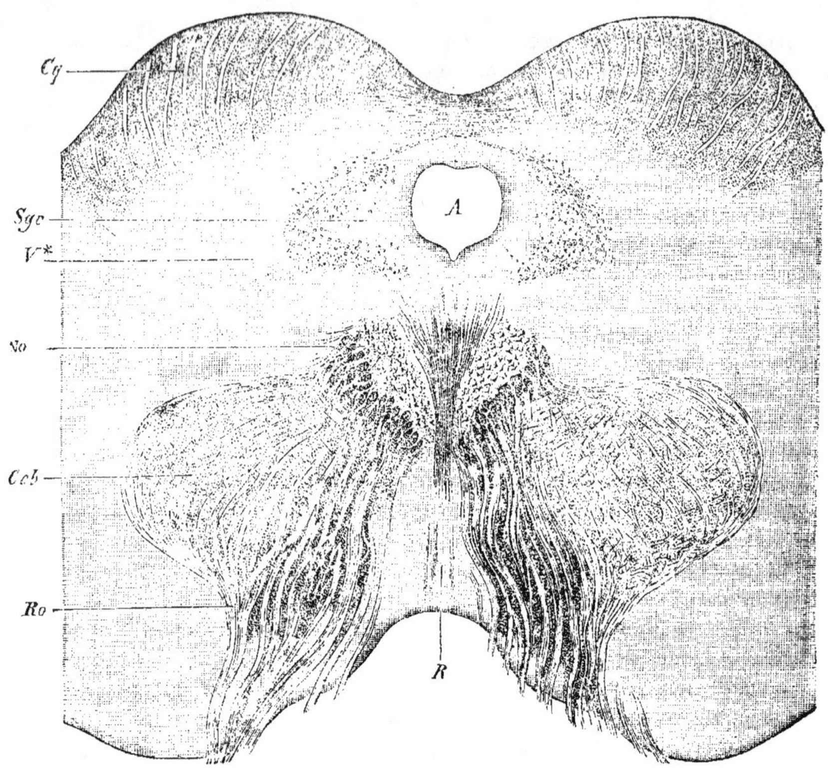

Fig. 155. — Coupe frontale en arrière du milieu des corps quadrijumeaux antérieurs.

Cq, origine et sortie du *moteur oculaire commun.* Les racines de ce nerf, *Ro,* entourent, en partie,
le pédoncule (*Ccb*) des corps quadrijumeaux pour arriver ensuite à leur noyau *No,* situé à côté de la
ligne médiane. — L'aqueduc A est entouré de substance grise *Sgc,* à la limite extérieure de laquelle se
trouvent les cellules ganglionnaires disséminées et les fibres dont se compose la racine antérieure V* du
nerf trijumeau (Merkel in Graefe et Saemisch, t. I, p. 136).

inférieur. On le voit, la différence consiste simplement à intervertir les
centres pour les droits supérieur et inférieur. De l'avis de M. Mauthner (1),
la disposition prétendue par MM. Pick et Kahler est plus conforme aux
enseignements de la clinique.

(1) *Die Nuclearlähmung der Augenmuskeln.* 1884, p. 372.

Quoique les noyaux des deux oculo-moteurs communs se touchent presque sur la ligne médiane, leurs fibres *ne s'entre-croisent pas*. Les

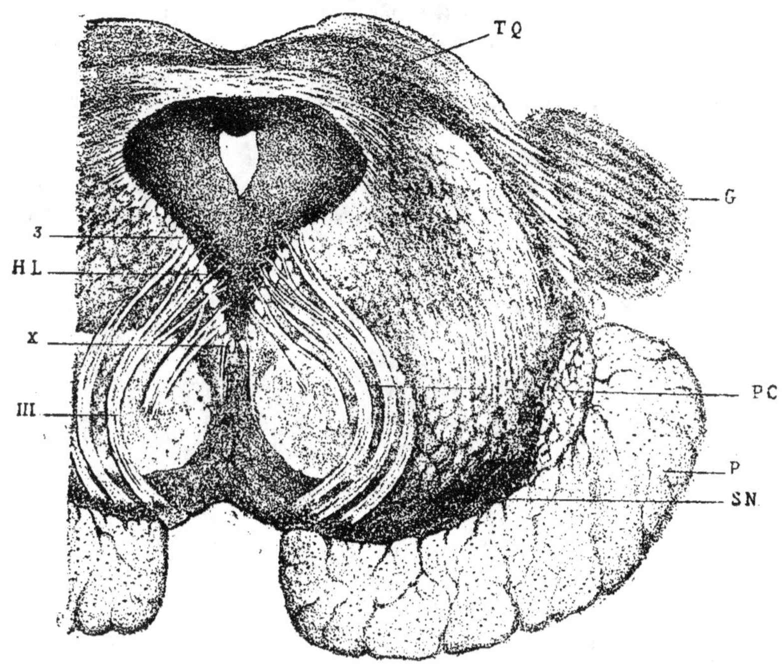

Fig. 156. — Coupe des pédoncules cérébraux de l'homme immédiatement en avant de la protubérance (coupe intéressant la partie moyenne des tubercules quadrijumeaux antérieurs : TQ).

G, corps genouillé interne. — P, pédoncule cérébral. — SN, *substantia nigra* ou *locus niger*. — PC, pédoncule cérébelleux supérieur (après sa décussation). — III., bandelette longitudinale postérieure. — 3, noyau de l'oculo-moteur commun. — III, fibres radiculaires de ce nerf. — X, fascicules les plus internes et les plus inférieurs des bandelettes longitudinales postérieures (M. Duval, *loc. cit.*, pl. XV, fig. 1).

groupes cellulaires restent séparés les uns des autres par les fibres du raphé (1).

(1) M. Merkel (Graefe-Saemisch, *Handb. d. ges. Augenh.*, t. I, p. 135) croit cependant pouvoir avancer que quelques-unes des fibres de l'oculo-moteur se croisent dans le raphé. MM. Vulpian et Philippeaux (*Essai sur l'origine de plusieurs paires de n. crâniens*, 1853. p. 13) admettent aussi une décussation des noyaux de la troisième paire. Cette opinion est formellement contredite par M. Duval. Suivant cet auteur, les fibres qui s'entre-croisent sur les coupes de cette région appartiennent à l'étage supérieur des pédoncules cérébraux et même aux pédoncules cérébelleux, dissociés en cet endroit. On trouvera, du reste, dans ses articles cités, des renseignements très détaillés concernant l'origine bulbaire des nerfs oculo-moteurs, ainsi que l'historique de cette question.

A partir de son origine apparente, le nerf oculo-moteur commun se dirige obliquement en haut, en dehors et en avant. Au niveau de l'arête latérale des apophyses clinoïdes postérieures, il s'engage dans l'épaisseur de la paroi externe du sinus caverneux, se porte en bas et en avant vers la partie la plus large de la fente sphénoïdale, et traverse le muscle droit externe pour pénétrer dans l'orbite.

Dans ce trajet à la base du crâne, l'oculo-moteur commun est en rapport, à son origine, avec les artères cérébrales postérieure et cérébelleuse supérieure. Ce fait est important à noter, attendu que les lésions de ces deux artères peuvent altérer le nerf, comme nous le verrons. Il traverse ensuite l'espace sous-arachnoïdien. Puis il passe sous la bandelette optique. Dans

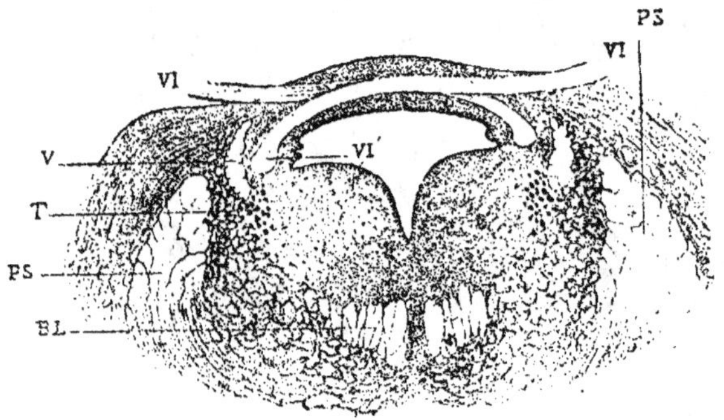

Fig. 157. — Coupe faite au niveau de l'émergence des nerfs pathétiques.

VI, bout émergent. — VI', bout central de ce nerf. — BL, bandelette longitudinale postérieure. - T, cellules arrondies et pigmentées qui accompagnent cette racine. — V, racine supérieure du trijumeau. — PS, pédoncule cérébelleux supérieur (M. Duval, *loc. cit.*, pl. XXXIII, fig. 8).

la paroi externe du sinus caverneux, il est en rapport : en dedans, avec l'artère carotide interne, en dehors, avec le nerf pathétique et la branche ophthalmique de Willis, qui le croisent à angle aigu ; en bas, avec le moteur oculaire externe.

Peu après son arrivée dans l'orbite, le nerf de la troisième paire se divise en deux branches, une supérieure et une inférieure. La première, située au côté externe du nerf optique, se divise en deux rameaux destinés au droit supérieur et au releveur de la paupière supérieure. La seconde se ramifie en trois filets pour les muscles droit interne, droit inférieur et oblique inférieur. Ce dernier fournit la racine brève, motrice, du ganglion ciliaire.

2. *Pathétique.* — Ce petit nerf, extrêmement grêle, destiné au muscle grand oblique, a son origine apparente à la face supérieure de l'isthme de

l'encéphale, à 1 millimètre en arrière des tubercules quadrijumeaux. Ses racines, au nombre de cinq à six, plongent dans la substance du pédoncule cérébelleux supérieur, le traversent et *s'entre-croisent* (1) dans l'épaisseur de la valvule de Vieussens, avec les fibres du même nerf du côté opposé, pour aboutir, en contournant les bords de l'aqueduc de Sylvius (2), à leur noyau d'origine (fig. 157). Ce dernier est un amas ovalaire de substance grise, situé sur les parties antéro-latérales de l'aqueduc, près de son entrée, dans une dépression de la bandelette longitudinale postérieure de l'étage supé-rieur des pédoncules (Duval). Il est immédiatement contigu à celui de l'oculo-moteur commun. Les noyaux des deux nerfs sont intimement unis, à ce point que M. Duval (*loc. cit.*) dit: « Le noyau du moteur oculaire commun n'est autre chose que la partie antérieure d'une petite colonne longitudi-nale de substance grise, dont la partie postérieure forme le noyau du pathé-tique. » Ce dernier se trouve donc directement au-dessous et en arrière du centre des fibres nerveuses qui animent le muscle oblique inférieur. Le noyau du pathétique, comme celui de la troisième paire, reçoit des fibres anastomotiques du noyau de la sixième paire, par l'intermédiaire des ban-delettes longitudinales postérieures (Duval, *Journ. d'anat. et de physiol.*, juin 1880).

Le noyau du pathétique, comme celui de la troisième paire, reçoit des fibres anastomotiques du noyau de la sixième paire par l'intermédiaire des bandelettes longitudinales postérieures (Duval).

A partir de son origine apparente, le nerf pathétique se porte directement en avant, vers le repli de la dure-mère qui s'étend du sommet du rocher à la lame quadrilatère du sphénoïde, et traverse ce repli au niveau de sa partie moyenne. Il parcourt ensuite la paroi externe du sinus caverneux dans toute sa longueur, en suivant une direction ascendante, pénètre dans l'orbite par la partie interne de la fente sphénoïdale, puis s'incline en dedans, pour se rendre au muscle grand oblique.

De son origine au sommet du rocher, le nerf de la quatrième paire se trouve situé entre le feuillet viscéral de l'arachnoïde et la pie-mère; à partir du sommet du rocher jusqu'à la fente sphénoïdale, dans l'épaisseur de la

---

(1) M. Exner (*Sitz.-Ber. d. Wiener Akad. Math.-naturw. Cl.*, 70, III *Abth.*, p. 153, 1874), s'appuyant sur des expériences physiologiques (excitation électrique des noyaux du pathé-tique) nie cet entre-croisement, qui, d'après les anatomistes (Sappey, Merkel), est très nette-ment accusé sur des coupes de la protubérance.

M. Duval a, du reste, complètement réfuté l'assertion de M. Exner, en montrant que l'excitation électrique produite par cet auteur portait, en réalité, sur le pathétique du côté opposé à celui qu'il croyait irriter.

Le nerf pathétique est le seul nerf crânien moteur qui présente une décussation. Sui-vant M. Duval, qui relève ce fait, cette disposition est prise en vue de l'association des mouvements des yeux, de même que l'anastomose entre les noyaux de la troisième paire et ceux de la sixième.

(2) En faisant ce contour, les fibres du pathétique s'entremêlent avec celles de la racine ascendante du trijumeau et les cellules éparses sur leur trajet, mais elles en restent com-plètement indépendantes (Duval).

paroi externe du sinus caverneux; depuis son entrée dans l'orbite jusqu'à sa terminaison, au-dessous du périoste orbitaire.

Autour de la protubérance, il est accompagné par l'artère cérébelleuse supérieure. Au-dessous des pédoncules cérébraux et de la bandelette optique, il se place entre le tronc de la troisième paire, qui répond à son côté interne, et celui de la cinquième, dont il est plus rapproché.

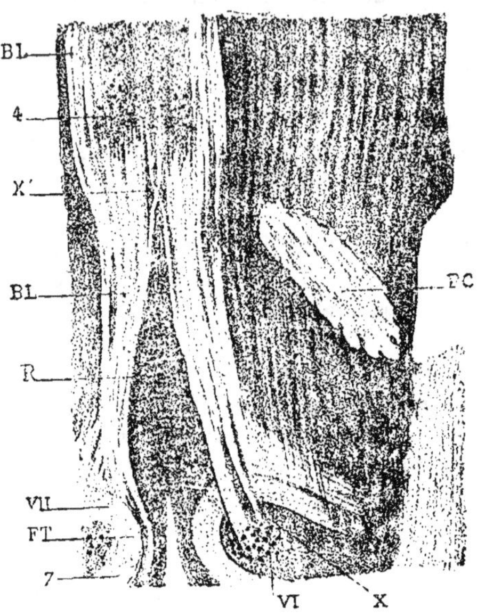

Fig. 158. — Coupe longitudinale parallèle au plan du plancher du quatrième ventricule, et passant au niveau du noyau de la sixième paire (en VI), inclus dans le coude du facial (VII, 7).

PC, coupe des pédoncules cérébelleux supérieurs. — BL, bandelette longitudinale postérieure. — 4, noyau du pathétique. — R, raphé. — FT, *fasciculus teres*. — X, faisceaux inférieurs des bandelettes longitudinales (M. Duval, *loc. cit.*, pl. I, fig. 5).

Dans l'épaisseur de la paroi externe du sinus caverneux, le pathétique chemine parallèlement à la branche ophthalmique de Willis, au-dessus de laquelle il est situé, et croise à angle aigu le moteur oculaire commun, qui occupe son côté interne.

Dans l'orbite, il croise d'abord la branche supérieure du moteur oculaire commun, ainsi que les muscles droit supérieur et élévateur de la paupière. Puis il s'épanouit en un pinceau de filaments qui pénètrent dans le muscle grand oblique par son bord supérieur.

3. *Oculo-moteur externe.* — Le nerf de la sixième paire émerge dans le sillon qui sépare le bulbe rachidien de la protubérance, au niveau du bord externe des pyramides antérieures. Quelques-unes de ses racines, extrêmement minces, s'enfoncent perpendiculairement entre les fibres les plus internes de la protubérance; les autres répondent à la moitié externe de la portion motrice des pyramides, dans l'épaisseur desquelles elles plongent directement, pour se porter vers le plancher du quatrième ventricule. C'est en ce dernier endroit, immédiatement au-dessus et en dehors de l'éminence ronde, sur les côtés du sillon médian, que se trouve son noyau d'origine. Il est postérieur à celui du trijumeau. Dans sa partie antérieure, il se trouve dans le coude du facial, et il est repoussé latéralement par les cellules ganglionnaires du noyau de ce dernier nerf, qui se confondent en partie avec celles du noyau de la sixième paire (Merkel).

Le trajet des fibres de l'oculo-moteur externe, à partir de leur origine réelle, présente des particularités fort intéressantes, que nous avons déjà signalées en parlant de la déviation conjuguée. Les unes vont directement, sans se croiser avec celles du côté opposé, à l'origine apparente du nerf qu'elles constituent. Les autres subissent une décussation sur la ligne médiane, dans l'épaisseur des bandelettes longitudinales postérieures (Duval), décussation indiquée en premier lieu par M. Huguenin, étudiée en détail par MM. Duval et Laborde, et se portent vers le noyau de l'oculo-moteur commun et du pathétique du côté opposé. Elles se joignent aux fibres les plus internes et les plus inférieures qui émergent de ce noyau. Cette disposition anatomique sert à placer les droits internes sous l'influence d'une double innervation, l'une provoquant les mouvements de convergence, l'autre, les mouvements latéraux associés. La rotation simultanée des deux globes oculaires à droite est donc produite par une impulsion partant du noyau de l'oculo-moteur externe droit; la rotation à gauche, par une impulsion partie du noyau gauche (Duval).

A partir de son origine apparente, le nerf de la sixième paire se porte obliquement en haut, en dehors et en avant, vers le repli fibreux étendu du sommet du rocher à la lame quadrilatère du sphénoïde, traverse ce repli à sa partie la plus inférieure, pénètre dans le sinus caverneux, qu'il parcourt horizontalement, puis entre dans l'orbite par la partie la plus large de la fente sphénoïdale, entre les deux insertions du muscle droit externe, et marche ensuite parallèlement à ce muscle, auquel il est destiné.

La portion intracrânienne de l'oculo-moteur externe est située entre la protubérance et la gouttière basilaire. Le feuillet viscéral de l'arachnoïde, d'abord simplement appliqué sur lui, l'entoure au moment où il pénètre dans le canal que lui fournit la dure-mère.

La portion intracaverneuse occupe l'angle de réunion des parois inférieure et externe du sinus. Un feuillet séreux extrèmement mince la recouvre et la sépare du courant veineux. En dedans, elle répond à l'artère carotide, en haut, au moteur oculaire commun, en dehors, au pathétique et à la branche ophthalmique de Willis, qui bientôt le croisent à angle aigu, pour lui devenir supérieurs.

Sa portion intraorbitaire se trouve d'abord accolée à la branche inférieure du moteur oculaire commun et au nerf nasal, qui traversent aussi l'anneau du muscle droit externe. Plus loin, elle chemine entre ce muscle et le tissu cellulo-graisseux qui entoure le nerf optique.

L'oculo-moteur externe s'anastomose avec les rameaux carotidiens du grand sympathique et avec la branche ophthalmique de Willis. Pourfour du Petit, Grand et Longet ont pu observer un filament qui se portait de la portion orbitaire du moteur oculaire externe au ganglion ophthalmique. Ce fait peut expliquer les cas rares (1) où la paralysie du sphincter pupillaire coïncide avec une paralysie du droit externe.

ANOMALIES DES MOUVEMENTS DES YEUX.

Considérations générales sur l'étiologie et la symptomatologie des troubles de motilité des yeux. — Le mécanisme de la vision binoculaire établi par la nature exige le croisement constant au point de fixation des deux lignes de regard principales. Nous avons vu que cette condition est toujours remplie, lors des mouvements normaux des yeux, par l'étroite solidarité qu'établissent, entre les appareils musculaires de ces deux organes, différents centres communs d'innervation pour les mouvements associés ou pour ceux de convergence.

La vision binoculaire et simple est donc, comme cela a lieu pour tout mécanisme réflexe préétabli ou acquis, à la fois le but et le résultat de la synergie qui existe entre les mouvements des yeux. Qu'elle soit à son origine un acte volontaire ou un obscur instinct, cette association s'établit avec une force presque invincible, et ne peut être rompue que de trois façons : 1° par la suppression plus ou moins complète de l'impulsion partie des centres coordinateurs, telle qu'elle s'observe dans le sommeil naturel ou artificiel, dans le coma, dans certaines intoxications, dans la cécité (2), qui abolit les impressions centripètes provoquant les mouvements coordonnés des yeux ; — 2° par une lésion pathologique de ces centres ou des cordons nerveux qui animent les muscles oculaires (3) ; — 3° par un acte volontaire ou instinctif contraire à celui qui est à la base des mouvements normaux, acte qui sacrifie la vision binoculaire à un autre genre de vision plus com-

____

(1) Sichel (296).

(2) L'association des mouvements des yeux est si solidement établie, qu'elle persiste encore longtemps après la perte complète de la vue, même lorsque celle-ci n'a lieu que quelque temps après la naissance.

(3) Nous ne parlons pas des lésions des muscles eux-mêmes, qui sont très secondaires et fort peu connues encore.

mode ou plus profitable pour l'individu. Dans ce dernier cas, les deux instincts antagonistes se livrent habituellement une lutte plus ou moins prolongée, avant que l'un d'entre eux l'emporte. Il se produit ainsi une catégorie spéciale de troubles de la vision binoculaire, que nous aurons à étudier séparément. Nous ne parlons pas ici des mouvements anomaux des yeux qui peuvent s'exécuter à l'état physiologique, lorsqu'on modifie légèrement, par des moyens artificiels, les conditions de la vision binoculaire. Nous les avons déjà mentionnés, et nous n'y reviendrons pas.

Si nous éliminons la première catégorie d'anomalies dans la motilité des yeux, qui n'a aucune importance pratique, puisque, dans les cas cités, la vision même est abolie ou momentanément supprimée, il ne nous reste que les deux dernières. Celles-ci revêtent une signification tout autre par la gravité des troubles qu'elles apportent dans le fonctionnement simultané des deux yeux. Ce sont ces deux groupes d'anomalies que nous allons d'abord étudier successivement; nous envisagerons ensuite les cas où les mouvements binoculaires physiologiques, sans être réellement altérés, présentent une tendance secrète à se soustraire aux lois qui les coordonnent.

Les anomalies des mouvements des yeux, quelle qu'en soit la cause, se trahissent généralement, au premier aspect, par un symptôme dont nous devons dire quelques mots. C'est la déviation plus ou moins apparente d'un œil de sa direction normale, autrement dit, le *strabisme* (de στραβός, louche). Elle provient de ce que les deux lignes de regard ne se croisent plus au point de fixation, et elle est appréciable également à peu près dans toutes les directions du regard.

Le strabisme, en dépit de son importance secondaire comme symptôme, est un phénomène si frappant qu'il a servi de terme générique pour désigner les différentes catégories que nous avons établies plus haut. C'est ainsi que la première est caractérisée parfois par le terme de strabisme *dissocié;* la seconde est connue sous le nom de strabisme *paralytique;* la troisième, sous celui de strabisme *non paralytique* ou *concomitant.* Lorsque la synergie normale des mouvements oculaires tend à se rompre, sans être définitivement sacrifiée, on parle d'un strabisme *latent* ou *dynamique* (1).

Lorsque le terme de strabisme est employé dans son acception la plus générale et qu'il sert simplement à désigner la position anomale d'une des lignes de regard, il s'accompagne de différents autres qualificatifs qui

____

(1) Nous préférons le terme de strabisme *latent.* Le mot *dynamique* tend à faire admettre la théorie que l'altération en question est constamment causée par un simple trouble d'innervation, ce qui n'est pas toujours le cas.

On désigne parfois le strabisme paralytique par le terme de *luscitas,* réservant le mot de strabisme à notre troisième catégorie.

expriment la direction dans laquelle a lieu la déviation. Supposons le regard dirigé vers l'horizon : le strabisme est *convergent* lorsque l'un des yeux est dévié en dedans ; il est *divergent* lorsque l'un des yeux est dévié en dehors. Les expressions latines *sursum vergens* et *deorsum vergens* (qu'on peut traduire en français par les mots *survergent* et *sousvergent*) s'appliquent aux déviations de la ligne de regard en haut et en bas. On dit aussi parfois strabisme *interne, externe, supérieur, inférieur*. Enfin, la déviation pouvant se produire dans un sens intermédiaire, il existe aussi un strabisme *oblique*.

A part les cas de la première catégorie, où la vision est supprimée, où, par conséquent, aucun des deux yeux ne fixe, à part ces cas, le strabisme est toujours unilatéral, bien qu'il puisse affecter tantôt l'un, tantôt l'autre œil. L'un des yeux est, en effet, nécessairement employé à la fixation ; sa ligne de regard a par conséquent une direction normale ; seule, celle de son congénère est déviée.

Le simple aspect des yeux d'un de nos semblables nous permet de juger de leur position avec une précision assez grande pour qu'une déviation, même légère, de l'un d'entre eux nous frappe aussitôt. Cependant, ce moyen de diagnostic du strabisme n'est pas suffisant dans certains cas ; il peut être trompeur dans d'autres. Pour s'assurer d'une façon sommaire s'il y a ou non strabisme, on fait fixer à l'individu un point quelconque, en lui cachant alternativement l'un et l'autre œil avec la main ou avec un petit écran. Si, pendant cette épreuve, les deux yeux restent immobiles, il est démontré que les deux lignes de regard étaient bien simultanément dirigées sur le point de fixation (en supposant que chacun des yeux ait une acuité suffisante pour voir celui-ci). Si, au contraire, chaque œil exécute, au moment où on le découvre, un mouvement quelconque pour se diriger vers l'objet de fixation, il est évident qu'il était dévié sous la main, et que la fixation binoculaire n'est pas parfaite.

Il est nécessaire d'avoir recours alors à une méthode plus précise pour déterminer le degré de la déviation, ainsi que son siège. En effet, bien que le strabisme soit localisé à un seul œil, lorsque ce dernier est employé à la fixation, il exécute un mouvement qui entraîne une excursion associée de son congénère. Celui-ci, par conséquent, se dévie sous la main qui le cache, pour reprendre sa position correcte lorsqu'il est rendu à la fixation. Cette déviation de l'œil sain pendant que l'autre fixe s'appelle *déviation secondaire*. Elle est sujette à des variations diverses, que nous examinerons dans les chapitres spéciaux.

Si les faibles degrés de strabisme échappent parfois au simple regard, ce dernier peut, par contre, trouver une déviation où elle n'existe pas ; en d'autres termes, le strabisme peut être *apparent*. Ce phénomène est dû, suivant Donders, au fait que le centre cornéen, qui coïncide approximativement avec le pôle de l'ellipsoïde dont la cornée représente un segment, forme avec la ligne de regard un angle plus ou moins grand (1). Dans les conditions habituelles, cet angle, qu'on désigne par la lettre grecque γ, est positif, c'est-à-dire que le grand axe de l'ellipsoïde cornéen passe en dehors de la ligne de regard principale. Comme il est généralement petit, et ne dépasse guère 3 à 5 degrés, le centre cornéen, qui nous sert de point de repère pour juger de la position d'un œil, nous paraît sensiblement situé sur la ligne de regard de cet œil. Mais, pour peu que cette valeur augmente, le centre de la cornée, et avec lui le globe oculaire tout entier, nous paraît déplacé en dehors. Si nous ne sommes pas exactement renseignés sur la valeur de l'angle γ, la ligne de regard elle-même nous semblera déviée en dehors ; il y aura strabisme divergent apparent. Cet aspect s'observe parfois chez certains hypermétropes, l'angle γ étant généralement plus grand dans l'hypermétropie que dans l'emmétropie. On peut cependant le voir également chez des emmétropes.

Si, au contraire, l'angle γ devient nul ou même négatif, nous serons exposés à une erreur inverse. C'est ce qui arrive surtout dans la myopie. L'expérience de l'occlusion alternative de chaque œil, ou bien les mensurations plus précises dont nous allons parler nous mettront rapidement à même de rectifier notre jugement.

M. Schöler a indiqué (*Arch. f. Ophth.*, XIX, 1, p. 42-46, 1873) un procédé très ingénieux pour reconnaître de très faibles déviations d'un œil. L'idée, qui lui a été inspirée par Helmholtz, est la suivante : Si l'on fusionne en une seule les deux images des yeux d'un individu, tout point symétriquement placé dans chacune des images apparaîtra sur un même plan, tandis que certains points, non symétriques, se peignant sur les rétines avec une disparation (2) plus ou moins considérable, paraîtra plus éloigné ou plus rapproché suivant son genre de disparation. C'est ainsi que l'iris, avec sa pupille généralement un peu décentrée, apparaît tantôt creusé en entonnoir, tantôt saillant, le bord pupillaire s'avançant contre la cornée.

En produisant sur chaque cornée un petit reflet en des points symétriques, les deux reflets sont généralement fusionnés en une image unique, située à peu près dans le plan pupillaire. Si les points ne sont plus symétriques (par suite d'une légère déviation de l'un des yeux), l'image unique apparaîtra bien en avant ou bien en arrière de la pupille. En déplaçant la flamme qui produit le reflet de l'œil dévié, on ramène l'image unique dans le plan pupillaire. On a ainsi, suivant l'auteur, un moyen d'une délicatesse extrême pour juger de la position réciproque des yeux (pour les détails du procédé, voy. l'article original).

Mensuration de l'angle γ, *de l'angle* κ *et du strabisme.* — Si l'on prend le centre de la cornée comme point de repère pour apprécier la position du globe oculaire, il importe de savoir quelle distance angulaire le sépare de l'intersection de la surface cornéenne avec la ligne de regard,

(1) Voy. ce *Traité*, t. III, p. 110.
(2) Non-correspondance des deux images rétiniennes.

qui représente seule la direction réelle de l'œil. Nous n'avons, en effet, aucun moyen de déterminer directement le second point, lorsque la ligne de regard d'un œil n'est plus dirigée vers le point de fixation. La mensuration exacte du degré du strabisme ou de la déviation de la ligne de regard suppose donc la connaissance préalable de la valeur de l'angle appelé γ. Cette valeur, lorsqu'elle est positive, devra nécessairement être soustraite de l'angle qui exprime le degré d'un strabisme divergent, ajoutée, au contraire, à l'angle de la déviation convergente, et *vice versa*.

En pratique, on peut mesurer l'angle γ avec une exactitude suffisante au moyen du périmètre, dont l'arc est disposé horizontalement. L'œil en observation est placé à son centre. Il fixe le sommet ou le point 0 du demi-cercle, de façon que sa ligne de regard coupe ce dernier en ce point. L'examinateur promène alors le long de l'arc gradué une flamme de bougie, dont il vise le reflet cornéen, en déplaçant son œil parallèlement à la flamme. Le reflet arrivé au centre de la pupille, on peut admettre alors que la flamme et l'œil de l'observateur se trouvent sur le prolongement de l'axe cornéen. Le point du périmètre où s'est arrêtée la première marque l'intersection de cet axe avec l'arc périmétrique. La division correspondante à ce point indique en degrés la valeur de l'angle γ (Javal) (1).

Quant à l'angle du strabisme, il est susceptible d'être mesuré au moyen de deux méthodes : l'une consiste à apprécier objectivement, comme dans la détermination de l'angle γ, la position du centre de la cornée ; c'est la méthode objective. L'autre, la méthode subjective, qui n'est applicable que dans certains cas, repose sur l'écartement plus ou moins grand des doubles images qui se produisent quand la vision binoculaire simple est altérée. Nous nous en occuperons en détail en parlant du strabisme paralytique. Pour le moment, nous ne nous arrêterons qu'à la méthode objective et à ses principales variétés.

La plus pratique est celle que M. Javal a recommandée et qui est identique à celle qu'il a indiquée pour la mensuration de l'angle γ. Le menton de la personne en examen repose sur le support du périmètre, de telle façon que le centre de rotation de l'œil dévié coïncide approximativement avec celui du demi-cercle. Elle est invitée à fixer un objet situé à cinq mètres au moins sur une ligne qui passe à travers le centre et le sommet du périmètre. Dans ces conditions, la ligne de regard de l'œil placé au centre de l'instrument, si elle avait une direction correcte, devrait passer par le point 0 de l'arc. Comme elle est, en réalité, déviée, elle passe par une division quelconque du demi-cercle, facile à déterminer. On n'a, en effet, qu'à s'assurer, par le même moyen que nous avons décrit en parlant de la mensuration de l'angle γ, de la position du centre cornéen, autrement dit de l'angle que forme l'axe de la cornée avec le rayon de

(1) **Pour les autres méthodes de détermination de l'angle γ, voyez ce *Traité*, t. I, p. 900.**

l'arc passant par le point 0. Une fois cet angle connu, on en déduit facilement l'angle formé avec le même rayon par la ligne de regard elle-même,
en tenant compte de l'angle γ. On obtient ainsi l'angle que forme la direction réelle de la ligne de regard avec celle qu'elle devrait avoir, c'est-à-dire
l'angle du strabisme (1).

Cependant il nous semble qu'on juge de la direction des yeux bien
plus d'après l'aspect des pupilles que d'après le centre ou le sommet
des cornées; d'autre part, il est plus facile d'amener le reflet d'une bougie
au centre de la pupille qu'au centre de la cornée; c'est pour ces raisons
que nous choisissons comme point de repère, dans la strabométrie, le centre
pupillaire.

Le procédé est d'ailleurs le même que celui que nous venons de décrire.
L'œil dévié étant placé au centre du périmètre, on promènera la bougie le
long de son arc jusqu'à ce que le reflet apparaisse au centre de la pupille.

Nous avons alors, dans l'appréciation du degré du strabisme, à tenir
compte de *l'angle formé par la ligne de regard et le rayon de la cornée
qui passe à travers le centre pupillaire*. Nous appelons cet angle x.

Pour le mesurer, nous couvrons l'œil sain et faisons fixer à l'œil dévié la
bougie qui est placée au sommet (point 0) de l'arc.

Nous promenons alors notre œil, sans déplacer la lumière, le long de ce
dernier, jusqu'à ce que le reflet apparaisse de nouveau au centre de la
pupille. Le nombre de degrés ainsi obtenu exprime le *double* de l'angle x,
comme il résulte de la figure 231 (p. 900) de notre premier volume.

La détermination du strabisme et de l'angle x se font consécutivement
dans le même examen. Nous donnons également le signe $+$ à l'angle x,
quand le rayon cornéen correspondant au centre de la pupille passe en
dehors de la ligne de regard, le signe $-$ lorsqu'elle passe en dedans. — Il
est évident qu'il faut soustraire l'angle x positif dans le strabisme divergent, l'ajouter au strabisme convergent, et *vice versa*.

Nous regrettons d'avoir à charger l'ophthalmologie d'un nouvel angle,
mais il nous semble que cela vaut mieux, pour les raisons que nous avons
indiquées, et aussi parce que l'angle que l'on a appelé γ dans la strabométrie pratique ne correspond pas rigoureusement à l'angle qui a droit à
ce nom. Comparez page 112 de ce volume et page 748 du tome Ier.

Si l'œil est dévié suivant la verticale, la même méthode est applicable,
à la seule condition de placer l'arc du périmètre verticalement. On peut
alors généralement négliger l'angle x, qui est beaucoup moins grand dans
le sens vertical que dans le sens horizontal.

Dans les déviations obliques de l'œil, on peut placer l'arc dans le plan de
la déviation, ou bien on décompose le strabisme en une composante horizontale et une composante verticale. Nous disons alors, par exemple : l'œil

<hr>

(1) Landolt, Graefe u. Saemisch, *Handbuch der gesammten Augenheilkunde*, III, p. 325,
1874, et cet ouvrage, I, p. 909.

présente une déviation de 10 degrés dans l'horizontale, de 2 degrés dans la verticale.

Pour déterminer les changements que subit le strabisme dans la vision rapprochée, on avance l'objet de fixation le long de la ligne passant par le centre et le sommet du périmètre. Pour les directions latérales du regard, on le déplace de côté.

L'ophthalmotropomètre de M. Snellen, décrit dans le tome Ier de cet ouvrage (p. 912), sert également à la mensuration précise du strabisme.

On a voulu enfin déterminer la déviation d'un œil en rapportant la position du centre pupillaire, qui est mobile, à un point fixe situé sur le bord de la paupière inférieure. On mesure alors, au moyen d'une règle graduée, la distance qui sépare ce point fixe de celui qui correspond au centre pupillaire dévié. On appelle ce procédé la strabométrie objective *linéaire*.

Cette méthode était la seule usitée autrefois, et l'on avait même inventé plusieurs instruments destinés à cette mensuration et décorés du nom de *strabomètres*. On parlait alors d'un strabisme convergent de 3‴ ou de 4 millimètres, d'un strabisme de 1‴, de 1 millimètre, etc.

L'inconvénient capital de ce mode de détermination est de manquer totalement d'exactitude et de ne pas fournir, pour les divers cas, des chiffres directement comparables entre eux. Nous ferons d'abord observer que la réduction des mesures linéaires en des angles (qui seuls peuvent exprimer normalement la déviation des lignes de regard) donne des résultats différents suivant l'état de réfraction de l'œil. Supposons que ces valeurs soient rapportées à la périphérie du globe oculaire même et non à l'arc palpébral. La partie antérieure de l'œil exécute des excursions suivant des segments de circonférence qui ont un rayon de 13^{mm},5 chez l'emmétrope, le centre de rotation se trouvant à cette distance en arrière du sommet de la cornée. Chez le myope, ce rayon peut aller jusqu'à 15^{mm},9 ; chez l'hypermétrope, il s'abaisse jusqu'à 12^{mm},3 (Donders). Si l'on calcule les différentes circonférences qui correspondent à ces rayons, on trouve, pour l'emmétrope, 85 millimètres, pour le myope, 100 millimètres, pour l'hypermétrope, 77 millimètres. Trois millimètres de la surface antérieure du globe oculaire représentent donc, chez le premier, une valeur angulaire de 12 degrés ; chez le second, de 10 degrés ; chez le troisième, de 14°,5. Une valeur angulaire différente est donc exprimée par une mesure identique dans les trois cas, et l'erreur qui en résulte est encore plus grande, si l'on compte les millimètres sur la paupière ou sur un instrument qui y est appliqué. Elle devient considérable, lorsque le strabisme atteint un degré très élevé.

Enfin, il est à peine besoin d'insister sur la difficulté qu'il y a à fixer d'une façon précise le point où *devrait* se trouver le centre pupillaire, si l'œil avait sa position normale dans le regard à l'infini. Cela serait encore possible ur un œil doué d'un certain degré d'acuité visuelle. On l'immobiliserait momentanément dans une direction correcte, en couvrant son congénère et en lui faisant fixer un objet situé rigoureusement sur la ligne médiane, à la distance de 5 mètres. Encore la position de l'objet, en pareil cas, n'est-elle nullement facile à bien déterminer.

Ce procédé est d'ailleurs absolument inapplicable dans la plupart des cas de strabisme concomitant, où l'acuité visuelle de l'œil dévié est mauvaise, où la fixation est, par conséquent, hésitante, ou bien excentrique, ce qui expose à des erreurs encore plus considérables.

En outre, les mesures habituellement données ne sont ni des tangentes, ni des sinus, valeurs réductibles en angles, mais des arcs dont le rayon est arbitrairement choisi, et dont le centre ne coïncide point avec le centre de rotation de l'œil, tels que l'arc palpébral (1).

Ajoutons qu'il est beaucoup plus aisé de faire tomber le reflet de la flamme sur le centre pupillaire lors de la mensuration périmétrique que de placer, par exemple, la pointe d'un compas juste au-dessous de ce centre, dans la strabométrie linéaire. Nous aurons ainsi suffisamment démontré combien la première de ces méthodes l'emporte en exactitude sur la seconde.

Enfin, il va de soi que des mouvements qui s'exécutent autour d'un centre de rotation, comme ceux des yeux, ne sauraient être exprimés que par des arcs et évalués que par des angles et non par des valeurs linéaires. Ces dernières seraient applicables si les yeux se mouvaient le long d'une ligne droite, ce qui n'arrive que très exceptionnellement, par exemple à la suite de tumeurs déplaçant le globe oculaire.

Nous verrons, à propos du strabisme paralytique, que l'angle du strabisme peut encore être déterminé *subjectivement*. On obtient ainsi trois méthodes différentes de mensuration qui se contrôlent mutuellement, alors que les anciennes méthodes n'ont rien de directement comparable entre elles.

---

(1) Un exemple frappant des inconvénients de la strabométrie linéaire, que nous avons toujours combattue, se trouve dans les chiffres donnés par de Graefe dans son article bien connu (*Arch. f. Ophth.*, t. III). Il y est question, ainsi, d'un strabisme de 7‴ (p. 220), soit 16 millimètres. S'il exprime une tangente, ce chiffre correspondrait à une déviation de 47 degrés environ ; si c'est un arc (l'arc palpébral), une déviation de plus de 60 degrés pour un œil emmétrope. Où ces lignes ont-elles été mesurées ? Dans ce cas, c'est évidemment la tangente qu'il faut entendre, car un strabisme de 60 degrés n'est guère admissible d'après les autres données du cas. Dans d'autres circonstances, il est tout aussi évident que les « lignes » dont il est question dans ce même article, se rapportent à l'arc palpébral, mais le plus souvent on reste dans l'embarras sur ce point. On voit combien ce mode de mensuration prête à l'arbitraire. Cette inexactitude enlève à l'article du grand observateur une bonne partie de sa valeur : des examens rigoureux contredisent en partie les assertions de de Graefe.

CHAPITRE PREMIER

ANOMALIES DES MOUVEMENTS DES YEUX CAUSÉES PAR LA PARALYSIE DE LEURS
MUSCLES ET DE LEURS NERFS MOTEURS — STRABISME PARALYTIQUE

Symptomatologie générale.

Nous avons insisté plus haut sur le fait que, le regard étant presque
constamment mobile, dans une direction ou dans une autre, les six muscles de chaque œil sont presque toujours en fonction. Les uns produisent
le mouvement dans le sens voulu ; les autres exercent sur lui une action
régulatrice par leur contraction auxiliaire ou antagoniste. Aussi la mise
hors d'action de l'un quelconque de ces muscles entraîne-t-elle aussitôt des
troubles plus ou moins sérieux de la vision binoculaire, troubles dont
l'origine commune se trouve dans l'altération des rapports entre les deux
rétines. Ces derniers ne sont, en effet, maintenus normaux dans toutes
les directions du regard que grâce à la coordination parfaite des mouvements des deux yeux, laquelle suppose une concordance exacte dans l'action
des muscles qui s'associent pour produire ces mouvements.

On comprend que les troubles de la vision binoculaire qui résultent de la
faiblesse d'un muscle quelconque de l'un des yeux s'accusent tout naturellement avec une plus grande intensité dans la sphère d'action de ce muscle,
tandis qu'ils peuvent être absolument insignifiants dans les directions où
son rôle devient à peu près passif. Supposons, par exemple, pour fixer les
idées, que le droit externe de l'œil droit soit subitement frappé de paralysie
ou de parésie. Si les yeux étaient dans la position primaire, le globe
oculaire droit, cédant à la tonicité de ses muscles adducteurs, que ne com-
pense plus d'une façon suffisante celle des abducteurs, se place dans une
position convergente. L'image d'un objet fixé par l'œil gauche viendra se
former sur la rétine droite en un point situé en dedans de la fosse centrale,
et qui ne correspond nullement avec la fosse centrale de l'autre œil. Cette
image, transmise au cerveau, qui n'a pas conscience de la position vicieuse
de l'œil droit, sera projetée par lui suivant son habitude, c'est-à-dire dans
la moitié externe du champ visuel de l'œil droit, par conséquent à droite de
l'objet fixé. Ce dernier est donc vu *double*, et c'est là un des symptômes les
plus caractéristiques du strabisme paralytique récent, la *diplopie*.

Dans le cas particulier, où le strabisme est convergent, la diplopie est dite *homonyme*, parce que chaque image du point de fixation correspond à l'œil du même côté, ce que l'on constate facilement en fermant alternativement l'un et l'autre œil. Qu'on renverse les conditions de notre hypothèse, et l'on aura un strabisme divergent et une diplopie *croisée*, c'est-à-dire que l'occlusion d'un œil fera disparaître l'image du côté opposé. Le même phénomène se produit suivant une ligne verticale ou oblique, lorsque la déviation paralytique affecte ces directions. L'image la plus haute appartient à l'œil dont la ligne de regard est la plus basse, ce qui s'explique facilement dès qu'on se rend compte de la façon dont ces images sont projetées.

C'est la diplopie qui nous fournit les moyens d'une détermination subjective de l'angle du strabisme, et voici de quelle façon. Reprenons notre exemple de tout à l'heure, dans lequel la ligne de regard de l'œil droit $f'C'R'$ (fig. 159) se trouve en convergence pathologique, tandis que celle de l'œil gauche fCR est parallèle à la ligne médiane MM'. L'objet de fixation O est supposé à l'infini. Il forme son image, dans l'œil gauche, sur la fosse centrale f; dans l'œil droit, sur un point p', situé en dehors de la fosse centrale f'. Pour connaître la direction dans laquelle le centre visuel projette cette dernière image, nous n'avons qu'à nous représenter quelles seraient les positions respectives du point nodal k' (point d'intersection de toutes les lignes de projection) et de l'élément rétinien p', si l'œil avait son orientation normale. La construction nous fait voir que ces points se trouveraient, l'un en k'', l'autre en p'', et la ligne de regard parallèle à la ligne médiane aurait la direction $f''k''R''$. C'est donc, en réalité, suivant la ligne pointillée $p''K''P''$ que le centre visuel projette l'image de l'œil droit. Or l'angle $R''k''P''$, qui détermine l'écartement plus ou moins grand des doubles images, est égal à l'angle $R'C'R''$, qui est l'angle de déviation de la ligne de regard. En effet, nous avons :

$< R'C'R'' = < R'k'O$, les deux lignes $Ok'p'$ et $R''k''f''$ pouvant être considérées comme parallèles.

Or $< R'k'O = < f'k'p'$, car ces angles sont opposés par le sommet.

D'un autre côté $< R''k''P'' = < f''k''p''$, pour la même raison.

$< f'k'p' = < f''k''p''$, puisque $k''f'' = k'f'$, $k''p'' = k'p'$, et l'arc $p''f'' = p'f'$.

Donc $R''k''P'' = R'k'O = R'C'R''$, *c.q.f.d.*

La méthode de strabométrie subjective que nous avons indiquée (1) est basée sur ce fait de l'égalité de l'angle d'écartement des doubles images avec celui de la déviation de la ligne de regard. La distance qui sépare les deux

(1) Landolt, *Ann. d'ocul.*, juillet-août 1875. — M. Hirschberg a publié, quelque temps après (*Arch. de Knapp*, t. IV, sept. 1875), une méthode analogue.

images sur une surface de projection plane (1) représente la tangente de

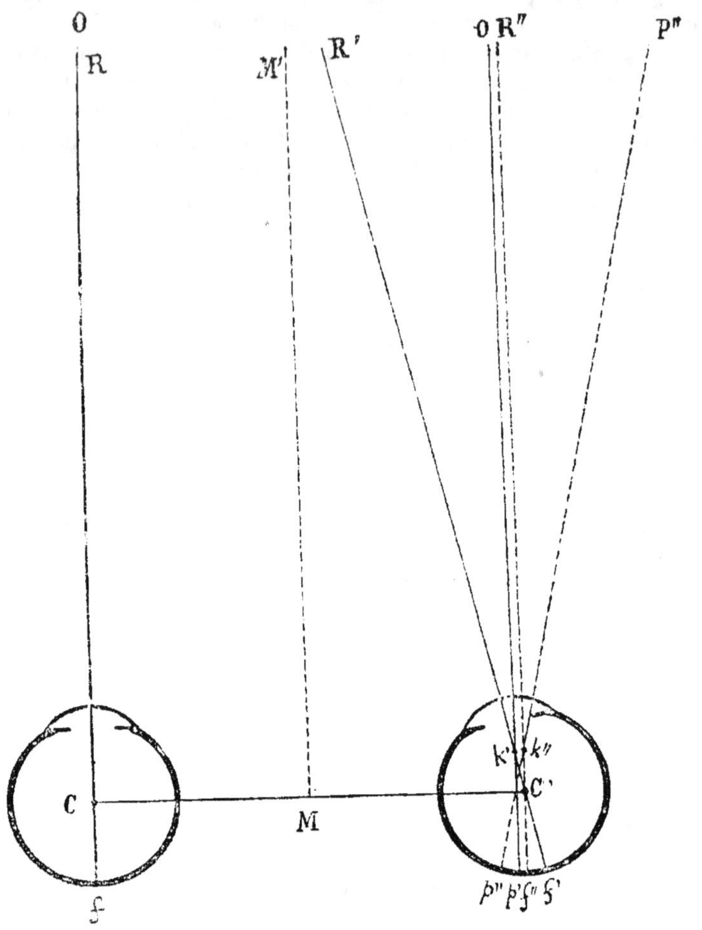

Fig. 159.

(1) Les doubles images situées sur l'horizontale sont projetées sur un plan unique. Il n'en est pas toujours de même pour les images que sépare une distance verticale. La plus basse paraît souvent plus rapprochée que l'autre, ce qui peut donner lieu à des indications erronées en ce qui concerne l'intervalle de l'objet apparent et de l'objet réel. M. Förster (*Verhandl. d. Breslauer med. Section,* 1859-60) a expliqué ce phénomène par le fait que, lors du regard habituel, les yeux dirigés vers l'horizon, plus un objet est rapproché, plus son image se fait au-dessus de la fosse centrale. Il en résulte que, lors de la paralysie d'un des abaisseurs du globe, par exemple, l'image fausse se formant au-dessus de la macula, l'objet apparent pourra paraître plus rapproché que l'objet réel (Pour plus de détails sur les diverses projections possibles en pareil cas, voy. Graefe, *Motilitätsstoerungen,* in Graefe-Saemisch, *Handb.,* Bd VI, p. 50).

ces angles. Il suffit donc de mesurer cette distance et de connaître celle qui sépare l'œil de la surface de projection pour en déduire, au moyen d'une simple formule de trigonométrie, le degré du strabisme.

Le tableau dont nous avons déjà parlé lors de la mensuration du champ de regard binoculaire nous sert également à cette détermination. Les tangentes inscrites sur chacun de ses méridiens et correspondant à des angles de 0 à 50 degrés, de 5 en 5 degrés, sont calculées pour une distance de $2^m,25$. Le malade est donc assis devant le tableau, de façon que ses yeux se trouvent à $2^m,25$ du point O. Il est engagé à fixer une flamme de bougie située en ce point et à indiquer l'écartement des deux images de la flamme qu'il perçoit. On lui facilite cette tâche en recouvrant le meilleur œil d'un verre coloré et en promenant le doigt dans la direction de la ligne qui joint les doubles images. Il désigne alors généralement avec une précision assez grande l'endroit où la fausse image coïncide avec le doigt. Les chiffres du tableau indiquent aussitôt le degré de déviation qui correspond à la diplopie, et l'examen périmétrique confirme toujours cette donnée lorsque les réponses du patient ont été suffisamment exactes.

On sait que les *verres prismatiques* ont la propriété de déplacer dans la direction de leur base les images qui se forment sur la rétine. Il est donc possible, au moyen d'un prisme, de ramener sur la fosse centrale de l'œil dévié l'image qui occupe un point excentrique et de faire disparaître ainsi la diplopie. Plus la déviation est accusée, plus le prisme devra être fort, et, comme celui-ci produit une inflexion des rayons lumineux dont l'angle est égal environ à la moitié de son angle d'ouverture, il nous donne un nouveau moyen d'apprécier le degré du strabisme, sans avoir recours à la mensuration objective. Supposons, par exemple, que la diplopie due à un strabisme convergent paralytique de l'œil droit soit entièrement corrigée par un prisme de 20 degrés placé devant cet œil, la base dirigée du côté de la tempe. Nous pourrons en conclure qu'il existe une convergence de la ligne de regard égale à 10 degrés.

Toutefois la strabométrie subjective à l'aide des prismes est une méthode fallacieuse. Les résultats ne pourraient en être considérés comme constamment justes que si l'œil dévié restait invariablement dans sa position pendant l'expérience. Or il n'en est généralement pas ainsi. Il arrive, au contraire, qu'à un moment donné, où, grâce à l'emploi d'un prisme qui diminue la diplopie sans la neutraliser entièrement, les deux images se rapprochent, le malade fusionne tout à coup ces images sans le secours du prisme qui aurait été nécessaire pour compléter l'effet correcteur. C'est, en effet, un phénomène habituel dans l'histoire de la diplopie que le centre visuel la tolère ou n'essaye pas d'y remédier lorsque la distance des deux images est très grande, tandis qu'il impose souvent des efforts considérables à l'appareil moteur des yeux pour fusionner des images rapprochées. Il est facile de se convaincre de ce fait lorsqu'on pratique des expériences physiologiques avec des prismes. Dans ce cas particulier, le muscle droit externe, qui restait indifférent tant que la diplopie était incorrigible par ses contractions affaiblies, rassemblera le reste de son énergie pour la neutralisation lorsqu'on lui vient en aide par un artifice optique. On peut ainsi, dans certains cas, surtout lorsque la paralysie est peu accusée, corriger une diplopie au moyen d'un prisme dont le degré est bien inférieur au double de la déviation, comme la théorie l'exige (Landolt, ce *Traité*, t. I, 924-929).

Il est également facile de comprendre que l'effet d'un prisme trop fort soit aisément surmonté par une contraction de l'antagoniste du muscle parésié. Ces circonstances font que les verres en question ne peuvent servir de moyen de détermination de l'angle du strabisme que si l'on n'aspire qu'à des résultats approximatifs. Au reste, l'expérience de la neutralisation exacte de la diplopie est toujours utile, attendu qu'elle peut renseigner sur l'augmentation ou la diminution de l'énergie du muscle atteint.

Les épreuves à l'aide des prismes sont beaucoup facilitées par l'emploi du double prisme de Herschell (voyez-en la description dans ce *Traité*, t. I, p. 928). Sous la forme que lui a donnée l'opticien Crétès, il permet d'obtenir, sans déplacement de l'instrument, diverses combinaisons prismatiques, variant de 0 à 20 degrés.

L'effet des prismes sur l'orientation varie un peu suivant qu'on les place devant l'œil malade seul ou devant l'œil sain, ou devant les deux à la fois. Dans le premier cas, l'image étant ramenée sur la fosse centrale de l'œil dévié, la projection redevient juste, l'objet est vu simple et à sa véritable place. Dans la seconde hypothèse, qui suppose la fixation de l'œil malade, le champ visuel entier est déplacé dans la direction du sommet du prisme; la projection, quoique redevenue simple, continue d'être fausse, comme le montre l'épreuve de l'orientation (voyez plus loin en quoi consiste cette épreuve). Si enfin on répartit l'effet des prismes aux deux yeux, le champ visuel binoculaire redevenu simple est projeté dans la direction du sommet du prisme placé devant l'œil sain, d'une quantité correspondante à la force de ce prisme.

D'autres phénomènes accompagnent la diplopie de l'objet de fixation. Ce dernier n'est pas, en effet, le seul qui soit vu double; la diplopie s'étend à tous les points du champ visuel binoculaire, dont, à vrai dire, la perception est très indistincte chez la plupart des individus. La confusion apportée dans la vision est portée à son comble par la lutte des deux champs visuels devenus différents pour chaque œil, grâce à l'altération de leur position réciproque. En outre, le malade cherchant d'instinct à ramener sur la fosse centrale de son œil paralysé l'image du point de fixation, le sensorium, trompé par cet effort inutile, croit voir constamment cheminer dans la direction du muscle atteint (dans notre exemple, vers la droite) les objets placés devant lui. Toutes ces circonstances réunies provoquent un *vertige oculaire* très intense au début de l'affection, et s'accompagnant de céphalalgie, parfois même de vomissements.

C'est à cette même perturbation apportée par la paralysie dans la localisation des impressions rétiniennes qu'est dû un autre phénomène encore, que l'on observe en pareil cas : c'est la difficulté, pour le malade, de saisir rapidement avec la main un objet à portée, fixé par l'œil atteint seul. Ainsi, dans l'exemple que nous avons supposé, si nous ordonnions au patient de toucher du doigt un objet fixé par l'œil droit, en ayant soin que l'image du bras n'arrivât pas assez tôt dans le champ visuel de cet œil pour être elle-même faussement projetée, le doigt passerait à droite de l'objet fixé, sans l'atteindre. Cette épreuve, connue sous le nom d'*expérience de l'orientation*, réussit constamment dans les paralysies récentes, tant que le sensorium n'a pas encore eu le temps de rectifier les erreurs de localisation produites par la direction anomale de l'œil malade.

Il va de soi que tous les symptômes mentionnés s'accentuent encore davantage lorsque l'œil atteint est appelé à sortir de sa nouvelle position d'équilibre, pour se porter du côté vers lequel le muscle parésié lui refuse son service. Les mouvements du congénère étant normaux, la rupture des rapports physiologiques entre les deux rétines s'élargit de plus en plus; le point p' de la rétine droite, sur lequel se forme la fausse image, s'éloigne encore davantage de la macula ; la diplopie, le mouvement apparent, le vertige et l'erreur d'orientation augmentent avec l'intensité de l'appel fait par le centre coordinateur des mouvements binoculaires au muscle mis hors d'action. En revanche, comme on le conçoit aussi, ces troubles diminuent peu à peu lorsque le regard effectue un déplacement qui exige de moins en moins le concours de ce muscle. Ils peuvent même disparaître tout à fait lorsque son rôle est devenu inutile ou insignifiant, ou susceptible d'être rempli par son élasticité propre.

Ces oscillations dans l'intensité des symptômes, notamment dans le degré de la diplopie, auxquelles correspondent des variations identiques dans l'angle du strabisme, s'observent avec autant d'exactitude que de facilité lorsqu'on fait projeter les deux images sur notre tableau. Elles sont d'un important secours pour déterminer le siège de la paralysie, qu'il n'est pas toujours facile de préciser au simple aspect des yeux. En promenant la flamme de bougie dans toute l'étendue de la surface, et suivant ses divers méridiens, on peut noter sur chacun de ces derniers le point où la vision double fait place à la fusion binoculaire normale. On obtient, par la réunion de ces points, une ligne désignée sous le nom de *ligne de démarcation*. La ligne de démarcation sépare ainsi le domaine de la vision binoculaire physiologique de celui de la diplopie; aussi sa direction et sa position dans le champ de regard binoculaire sont-elles intéressantes à étudier, car elles varient naturellement avec chaque muscle parésié, et avec le degré de sa parésie.

Les caractères que nous venons d'indiquer sont les signes les plus sûrs pour établir le diagnostic du strabisme paralytique. Il en est cependant encore d'autres que nous devons passer en revue avant de nous occuper de la symptomatologie propre à la paralysie de chaque muscle en particulier.

L'œil affecté d'un trouble musculaire parétique présente généralement une *déviation* correspondante au degré de faiblesse du ou des muscles atteints. Cette déviation, souvent appréciable au simple regard, est susceptible d'être mesurée objectivement, suivant les méthodes que nous avons exposées (p. 816). Cependant, si l'on fait fixer cet œil malade, ou s'il persiste lui-même dans la fixation, grâce à la supériorité de son acuité visuelle sur celle de son congénère, ce dernier subit une *déviation secondaire* généralement beaucoup plus forte que ne l'était la déviation primaire. L'inégalité qui existe entre les deux sortes de déviation est due au fait que le maintien de l'œil malade dans la fixation exige du centre coordinateur des mouvements associés une impulsion nerveuse exagérée dans la direction du muscle affaibli : cette impulsion entraîne une excursion associée de l'autre œil également exagérée, dans le sens du muscle parésié. La distance entre les doubles images est nécessairement plus grande, de même que le degré du strabisme.

Le seul phénomène de la déviation secondaire plus forte que la déviation primaire peut servir, dans les cas récents, à caractériser non seulement la nature paralytique du strabisme, mais aussi le siège de la paralysie, qui est toujours du côté de la déviation la plus faible.

L'examen du *champ de fixation monoculaire* accuse un *rétrécissement* plus ou moins considérable de ses limites dans la direction où la motilité est diminuée. Cet examen constitue donc un moyen certain pour nous renseigner à la fois sur le siège précis et sur le degré de la paralysie. Celle-ci se révèle déjà à l'inspection sommaire des mouvements des yeux par l'impossibilité, tantôt absolue, tantôt peu marquée, d'atteindre les limites normales des excursions de la cornée. L'impuissance du muscle ou des muscles frappés se traduit par des saccades, dues à des contractions cloniques de ces muscles lorsqu'ils ont atteint les bornes de leur contractilité tonique, ou bien par des rotations inusitées, des mouvements de roue anomaux que provoquent les autres muscles restés sains.

La parésie d'un muscle, lorsqu'elle est légère, peut cependant passer inaperçue lors de la mensuration du champ de fixation de l'œil malade seul. Mais nous avons constaté qu'elle se trahit toujours par la détermination du *champ de regard binoculaire*. Ce dernier est toujours amoindri en pareil cas. Il est vrai que la diplopie n'apparaît parfois que sur les confins du champ de regard normal, mais la ligne de démarcation dont nous avons parlé plus haut coupe constamment une partie de cette surface (1).

____

(1) Comparez le champ de fixation binoculaire d'une parésie du droit externe, p. 831, fig. 161.

Un symptôme enfin qui frappe dans toute paralysie musculaire de l'œil, c'est une *position inusitée de la tête*. Dans beaucoup de cas, ce symptôme seul peut suffire à l'observateur expérimenté pour porter, à première vue, le diagnostic de la paralysie et même de son siège. Le malade, dont l'œil est gêné dans ses excursions, cherche instinctivement à placer cet organe dans une position qui le mette à même de se passer du concours du muscle parésié. Ce résultat est obtenu parfois assez complètement par une rotation de la tête dans le sens de l'action de ce muscle. C'est ainsi que, dans notre exemple d'une paralysie du droit externe droit, le patient tournera la tête à droite, déjà dans le regard en avant, et il sera obligé de la tourner d'autant plus que son regard devra se diriger plus à droite, ou que son muscle sera plus faible. Cette rotation de la tête peut faire absolument défaut dans le regard direct le long de la ligne médiane lorsque l'affection est légère et que la vision ne se dédouble qu'en dehors de la position primaire.

S'il s'agit d'une paralysie d'un des élévateurs de l'œil, la tête sera renversée en arrière ; si ce sont les abaisseurs qui sont atteints, le front s'inclinera en avant. Des positions intermédiaires ou combinées peuvent également s'observer, lorsque la paralysie est multiple.

La physionomie du strabique par paralysie offre souvent encore d'autres traits caractéristiques : gêné par la diplopie, en proie à un vertige continuel, le malade arrive souvent à découvrir inconsciemment le remède à son malaise en *fermant un œil*, ordinairement l'œil atteint, à moins que ce dernier seul ne soit apte à la vision. Mais, dans ce dernier cas encore, il est tourmenté par la sensation du mouvement apparent des objets que provoque l'impulsion nerveuse cherchant à ramener l'œil en place et à laquelle ne remédie qu'imparfaitement la rotation de la tête.

Dans tout l'exposé qui précède, nous avons supposé que la paralysie frappait un appareil musculaire jusqu'alors absolument normal. Mais il peut arriver qu'elle atteigne un muscle ou un groupe de muscles anomalement puissants ou favorisés par leur mode d'insertion. Il n'est pas rare, par exemple, de voir les forces adductrices prépondérantes, ou l'inverse. Une paralysie légère peut réduire cette force exagérée à son taux normal, et l'on n'observe alors que des troubles insignifiants de la vision binoculaire, ou bien l'intensité des altérations existantes n'est plus en rapport avec le degré de paralysie. L'inverse s'applique naturellement au cas où un muscle déjà faible est encore amoindri dans son action par une anomalie de son innervation. Dans le premier cas, la déviation secondaire tend à devenir égale à la déviation primaire ; dans le second, elle lui est de beaucoup supérieure. Ici la ligne de démarcation entre le domaine de la diplopie et celui de la vision simple empiète sur cette dernière région, tandis que là elle se recule de façon à l'étendre au delà des limites habituelles.

Les symptômes que nous avons décrits plus haut nous permettront, dans la majorité des cas, d'établir le *diagnostic* d'une paralysie musculaire. Les plaintes du patient concernant la diplopie et surtout le vertige (car beaucoup de personnes ne se rendent pas compte d'abord qu'elles voient double), le début généralement brusque de l'affection, l'attitude et la physionomie particulières du malade, son âge généralement plutôt avancé, la présence de la déviation, en tout cas appréciable à la mensuration périmétrique, l'inégalité entre la déviation primaire et la déviation secondaire, enfin la diminution d'amplitude des excursions du côté de la paralysie, toutes ces circonstances réunies seront suffisantes pour éclairer le jugement du médecin.

Lorsque la diplopie n'est pas accusée spontanément par le patient, il importe de la rechercher et de la constater. On y réussira toujours, lorsque l'acuité visuelle est suffisante aux deux yeux, par le moyen suivant : Couvrant l'œil sain d'un verre coloré (ou l'œil malade, lorsque son acuité est supérieure à celle de l'autre), on fait fixer une flamme de bougie à la distance de quelques mètres. Grâce à leur coloration différente, les deux images se distinguent généralement aussitôt. Si tel n'est pas le cas, on peut y parvenir par l'occlusion alternative de l'un et de l'autre œil, qui divise l'attention entre les deux champs visuels différents. Ces derniers sont alors séparément perçus lorsque les deux yeux sont de nouveau libres. On peut enfin, lorsqu'une faible déviation horizontale empêche la diplopie d'être manifeste pour un esprit peu observateur, recourir à l'emploi de prismes verticalement dirigés. Il se produit alors une diplopie verticale, plus aisément perçue, à laquelle s'ajoute la diplopie horizontale, si bien que les deux images sont situées sur une ligne oblique. Dans le cas d'une paralysie musculaire, la diplopie horizontale persiste après l'écartement du prisme.

Enfin on se souviendra que la diplopie peut ne pas exister au centre du champ de regard binoculaire et ne se manifester qu'à sa périphérie. On promène donc l'objet de fixation le long des divers méridiens, en invitant le malade à le suivre des yeux, sa tête étant fixée. Ou bien, ce qui revient au même lorsqu'on ne pratique qu'un examen sommaire, on laissera l'objet de fixation en place, et on fera exécuter à la tête du patient des mouvements qui l'obligent à porter ses yeux dans des directions diverses par rapport au plan médian et au plan de regard primitifs.

Lorsque la diplopie est impossible par suite de la diminution considérable ou de l'abolition complète de la vision du côté sain, on est obligé de s'en tenir aux autres signes indiqués. S'ils sont peu accusés, on pourra utiliser la méthode proposée par Donders (1), moyennant que l'intelligence du patient s'y prête. Elle consiste à provoquer sur la rétine de l'œil dans la position primaire une image secondaire linéaire verticale et à étudier les inclinaisons qu'elle subit lors des rotations de l'œil. Il est vrai que cette

____

(1) Donders, *Arch. f. Ophth.*, t. XVI, 1. p. 171.

méthode n'est guère applicable au diagnostic de la paralysie des muscles de la première paire (droit externe et droit interne), puisque chacun de ces muscles tend à faire tourner l'œil autour d'un axe de Listing. En revanche, la paralysie du droit supérieur se trahirait, dans le regard en haut, par une inclinaison de l'image secondaire en dehors; celle de l'oblique inférieur, par une inclinaison en dedans. La paralysie du droit inférieur produirait, dans le regard en bas, une inclinaison de l'image secondaire en dedans; celle de l'oblique supérieur, en dehors.

Le diagnostic de paralysie musculaire étant établi, il s'agit d'en reconnaître le siège dans tel œil, ou dans tel muscle ou groupe de muscles, puis d'en déterminer la cause. Pour arriver à ce résultat, il faut que nous ayons analysé en détail les symptômes propres à la paralysie de chaque muscle en particulier, tels qu'on peut les déduire rationnellement de leur fonction physiologique, et tels que nous les montre l'observation clinique.

Symptomatologie spéciale des paralysies musculaires des yeux (1).

1° *Paralysie du droit interne.* — Elle produit un strabisme purement divergent. Les mouvements de l'œil, dévié en dehors, sont restreints en dedans, de même que le champ de fixation. Il existe une diplopie croisée. Les doubles images sont parallèles et situées à la même hauteur; leur écartement augmente quand le malade regarde du côté de l'œil sain, de même que dans le regard en haut. Dans cette double direction, l'image de l'œil malade est plus basse et inclinée en dedans (rotation du méridien vertical en dehors). Dans le regard vers le côté sain et en bas, elle est plus haute et inclinée en dehors (rotation du méridien vertical en dedans).

La diplopie est susceptible d'être neutralisée, dans la position primaire, par des prismes à sommet dirigé vers la tempe placés devant l'un des yeux, ou distribués devant les deux.

La ligne de démarcation qui sépare le domaine de la diplopie de celui de la vision simple est oblique sur la verticale; son extrémité supérieure est inclinée vers le côté sain. La raison en est que toute divergence pathologique s'accuse plus fortement dans le regard en bas, tandis que l'inverse a lieu pour la convergence.

Pendant que l'œil malade fixe, l'œil sain subit une déviation secondaire en dehors. La tête est tournée autour de son axe vertical, du côté du muscle paralysé.

2° *Paralysie du droit externe.* — Elle est due à une lésion de la sixième paire et fait que l'œil se porte en convergence. Les mouvements sont res-

(1) Comparez Landolt, *Tableau synoptique des mouvements des yeux et de leurs anomalies.* Ed. Delahaye et Lecrosnier, Paris, 1875.

treints ou abolis en dehors, ce qui entraîne une limitation correspondante
du champ de fixation (fig. 160).

L'amplitude de convergence présente une particularité très intéressante
en pareil cas. Elle se trouve limitée, par le rapprochement du punctum
remotum occasionné par la paralysie, sans que la position du punctum proximum bénéficie de l'affaiblissement du droit externe (1).

L'œil est dévié en dedans à un degré plus ou moins considérable. Mais
on n'observe aucune inclinaison du méridien vertical : le strabisme est purement convergent. Il existe une diplopie homonyme ; les doubles images sont

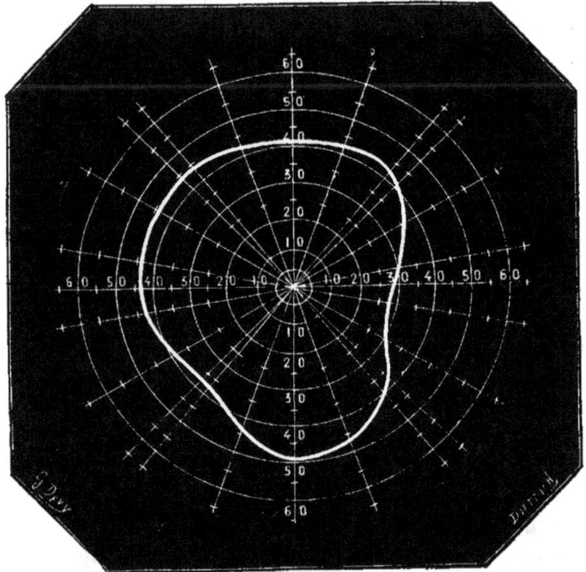

Fig. 160. — Champ de fixation d'un œil droit, atteint de *parésie du droit externe*.
(Landolt, Compte rendu de sa clinique pour 1878, et *Arch. d'opht.*, I., p. 605).

parallèles et situées à la même hauteur ; leur écartement augmente à mesure
que l'objet se meut dans la direction de l'œil malade. La diplopie peut être
corrigée par des prismes à sommet dirigé vers le nez.

La ligne de démarcation est légèrement inclinée, en haut, du côté malade,
en bas, vers le côté sain. Nous avons donné l'explication de ce fait à propos
de la paralysie du droit interne.

Si l'on fait fixer un objet par l'œil malade, l'œil sain se dévie en dedans.

(1) Ellaby, *Thèse de doctorat* faite sous la direction du docteur Landolt, p. 90.

Enfin, pour faire disparaître la diplopie, le malade donne à sa face une direction oblique, en la faisant tourner autour de l'axe vertical, du côté de l'œil malade.

La figure 161, représentant le champ de fixation binoculaire d'un jeune homme de vingt ans, atteint de parésie du droit externe gauche, montre combien la vision binoculaire est limitée dans des cas pareils.

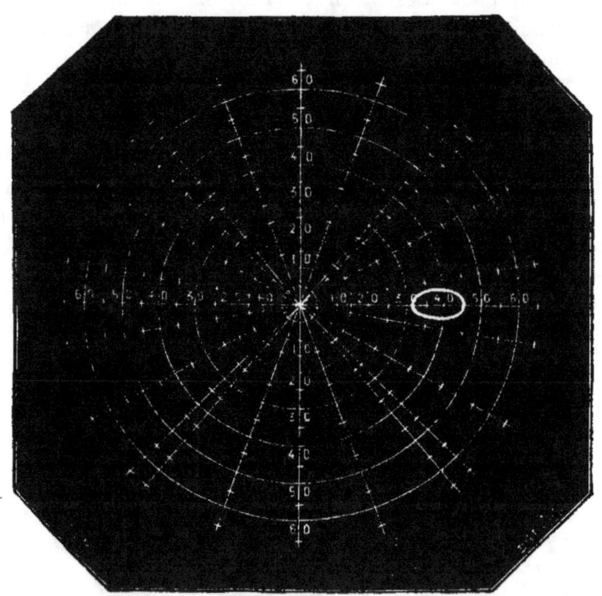

FIG. 161. — Champ de fixation *binoculaire* dans une *parésie du droit externe gauche*
(Landolt).

3° *Paralysie du droit supérieur.* — Le strabisme est inférieur, c'est-à-dire que l'œil est dirigé en bas. Il se dévie, le plus souvent, en dehors lors de l'élévation du regard. Le strabisme est surtout marqué dans l'abduction de l'œil, car c'est dans cette position que l'antagoniste, le droit inférieur, exerce son maximum d'action.

Le champ de fixation est limité dans sa partie supérieure (fig. 162).

Il existe de la diplopie dans la partie supérieure du champ de fixation. Les doubles images sont superposées et légèrement croisées. L'image de l'œil malade se trouve plus haut, et son extrémité supérieure est inclinée du côté sain. La différence de hauteur augmente dans le regard en haut et en dehors; la distance horizontale diminue dans chacune de ces directions. L'obliquité augmente dans le regard du côté sain, par suite de la rotation en dehors de l'extrémité supérieure du méridien vertical qui se produit alors.

La diplopie, quand elle existe dans la position primaire, peut être neuralisée par un prisme à sommet dirigé en bas, placé devant l'œil malade, ou par un prisme à sommet dirigé en haut placé devant l'œil sain, ou par une combinaison de ces deux moyens.

La ligne de démarcation est inclinée sur l'horizontale, son extrémité correspondante à l'œil malade est la plus basse. La déviation secondaire de l'œil sain se produit **en haut, et le malade renverse** la tête en arrière, pour échapper à la diplopie.

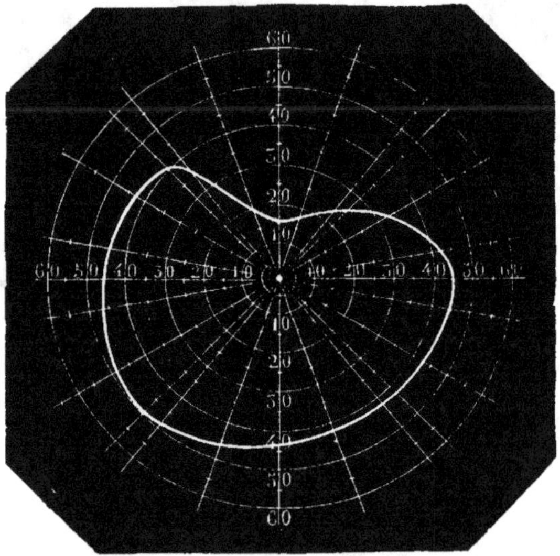

Fig. 162. — Champ de fixation d'un œil gauche atteint de *parésie du droit supérieur* produisant un strabisme deorsum vergens avec diplopie verticale de 5° (Landolt).

Lorsque le regard se dirige fortement en haut, il se produit un mouvement associé exagéré du releveur de la paupière supérieure de l'œil malade.

4° *Paralysie du droit inférieur.* — L'œil est dévié en haut et un peu en dehors ; ses mouvements sont restreints en bas. La diplopie existe surtout dans la partie inférieure du champ de regard. Les doubles images sont superposées et légèrement croisées. L'image de l'œil malade est située plus haut, et son extrémité supérieure inclinée du côté sain. La différence de hauteur augmente dans le regard en haut et en dehors. L'écartement dans l'horizontale diminue des deux côtés ; l'obliquité augmente dans le regard vers le côté sain.

Cette diplopie est corrigée, dans la position primaire, par des prismes ayant une disposition inverse de celle que nous avons décrite à propos de la paralysie du droit supérieur (voy. plus haut).

La ligne de démarcation est inclinée sur l'horizontale, son extrémité correspondant à l'œil malade est plus basse. La déviation secondaire de l'œil sain a lieu en bas et en dehors. La face est dirigée en bas, et légèrement du côté de l'œil malade.

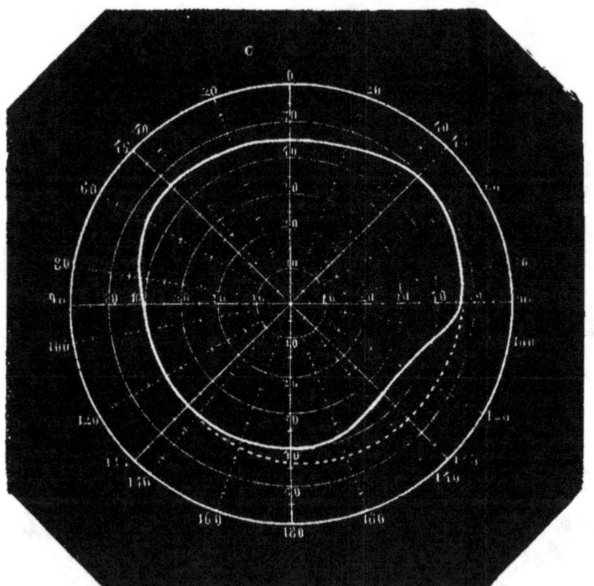

Fig. 163. — Champ de fixation d'un œil droit atteint de *parésie de l'oblique supérieur* (Landolt, *Arch. d'opht.*, I, p. 606) (1).

5° *Paralysie de l'oblique inférieur*. — L'œil atteint est dirigé en bas et en dedans. Ses mouvements sont restreints en haut et en dehors. La diplopie se manifeste dans la partie supérieure du champ de regard ; les doubles images sont homonymes et superposées ; celle de l'œil malade est située plus haut et inclinée en dehors, grâce à la rotation de l'extrémité supérieure du méridien vertical en dedans par l'action du grand oblique. Lorsque la parésie est assez faible pour qu'il n'y ait ni écartement vertical, ni écartement horizontal des doubles images, cette rotation du méridien vertical se manifeste par l'aspect coudé des lignes verticales du champ de regard binoculaire (Stellwag, (356). Le coude est ouvert du côté de l'œil malade. Quand ce dernier seul fixe, les mêmes lignes paraissent inclinées, leur extrémité supérieure se portant vers le côté sain.

(1) La courbe pointillée indique la limite du champ de fixation normal.

Si l'inclinaison du méridien n'est pas très manifeste, la diplopie peut être neutralisée par un prisme à sommet obliquement dirigé en bas et en dedans, placé devant l'œil paralysé, ou par un prisme à sommet obliquement dirigé en haut et en dedans placé devant le congénère, ou par la combinaison des deux.

La ligne de démarcation est inclinée sur l'horizontale ; son extrémité la plus élevée correspond à l'œil malade. La déviation secondaire de l'œil sain a lieu en haut et en dedans. La face est dirigée en haut et légèrement du

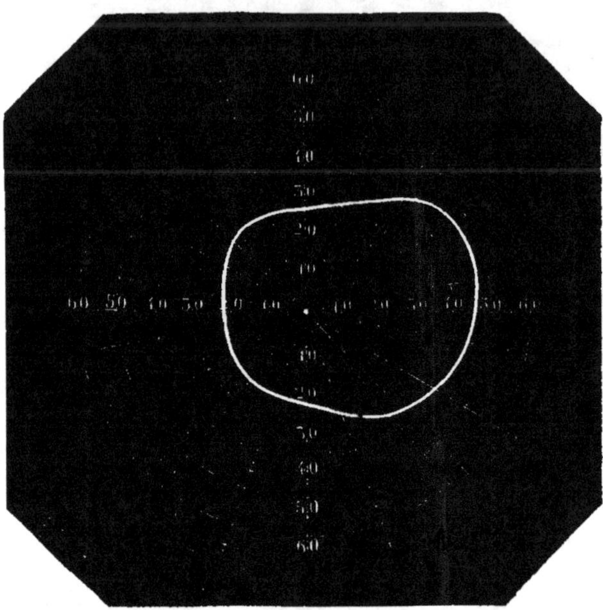

Fig. 164. — Champ de fixation d'un œil droit atteint de *paresie du moteur oculaire commun* (Landolt, Compte rendu de sa clinique pour 1878, et *Arch. d'opht.*, 1, p. 607).

côté sain. Le maximum d'élévation et les mouvements dans les directions intermédiaires s'effectuent par l'action combinée du droit supérieur et du droit externe.

6° *Paralysie de l'oblique supérieur.* — Les mouvements de l'œil et l champ de fixation sont restreints en bas et en dehors (fig. 163). Dans la paralysie complète, la rotation en bas est aussi diminuée.

Le globe oculaire est dévié en haut et en dedans. Le méridien vertica penche en dehors, ce qui devient surtout manifeste dans le regard en bas et en dehors. La déviation verticale se manifeste surtout dans l'adduction ; car c'est dans cette direction que l'antagoniste (l'oblique inférieur) exerce

son maximum d'action. Le défaut d'élévation du regard produit par la paralysie de l'oblique supérieur est toujours accompagné d'un certain degré de
convergence, par suite de l'action isolée des muscles droits supérieur et
inférieur. (Il en est de même dans la paralysie de l'oblique inférieur.)

La diplopie, qui se corrige au moyen de prismes ayant une disposition
inverse à celle que nous avons indiquée à propos de la paralysie de l'oblique
inférieur, n'existe généralement que dans la partie inférieure du champ de
regard. Les doubles images sont superposées et homonymes; l'image de
l'œil malade est inférieure et inclinée en dedans; la différence de hauteur

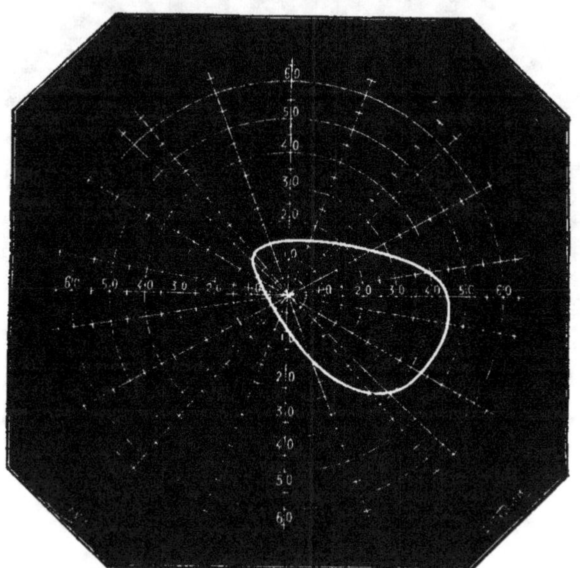

Fig. 165. — Champ de fixation d'un œil droit atteint de *parésie du moteur oculaire*
commun par suite d'ataxie locomotrice (Landolt).

augmente dans le regard en bas et vers le côté sain; l'obliquité augmente
lors des excursions du côté de l'œil malade; l'écartement latéral diminue
des deux côtés. L'image de l'œil paralysé paraît généralement plus rapprochée.

La ligne de démarcation est légèrement oblique par rapport à l'horizontale. L'extrémité qui correspond au côté de la paralysie est la plus basse.

La déviation secondaire s'effectue en bas et en dedans. Le mouvement de
redressement devient surtout manifeste dans le regard vers le côté sain.

La face est inclinée en bas et vers le côté sain. Pour éviter la diplopie,
le malade place aussi quelquefois les objets qu'il fixe en haut et en
dehors.

M. Nagel a proposé (1) d'utiliser, comme moyen délicat de diagnostic des paralysies motrices légères des yeux (notamment celles de la deuxième et de la troisième paire musculaire), les troubles qui se produisent dans les mouvements de roue compensateurs lors de l'inclinaison latérale de la tête (voy. p. 777). Lorsque l'un des muscles qui provoquent ces mouvements de roue est hors de fonction, il se produira, à leur place, une légère déviation, de la diplopie et du vertige. Les doubles images paraîtront inclinées l'une vers l'autre; il y aura entre elles une légère différence de hauteur et un

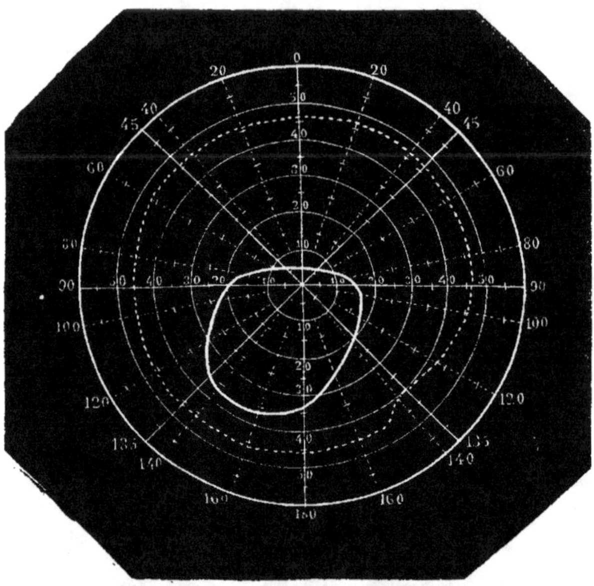

Fig. 166 G et D. — Champs de fixation des deux yeux de la même personne atteinte de *paralysie des deux moteurs oculaires communs* et des *deux droits externes* (Landolt, *Arch. d'opht.*, I, p. 608 et suiv.).

faible écartement horizontal, attendu que le muscle antagoniste est privé du contre poids qui devrait maintenir en place la ligne de regard. Lorsque les deux muscles qui produisent le mouvement de roue sont atteints, l'inclinaison de la tête provoquera l'apparition de doubles images se croisant par leur centre au point de fixation.

M. Baumeister (2) a pu vérifier la justesse de ces vues dans un cas de parésie de l'oblique supérieur gauche. Lorsque le patient inclinait la tête à droite, il voyait simple; lorsqu'il l'inclinait à gauche, il percevait deux

(1) Nagel, *Arch. f. Ophth.*, t. XVIII, 1, p. 237-264, 1871
(2) Baumeister, *ibid*, t. XX, 2, p. 269, 1873.

images croisées, celle de l'œil malade inclinée à droite et plus basse que celle de l'œil sain (prépondérance du droit supérieur, qui est en même temps insuffisant pour produire un mouvement de roue égal à celui de l'autre œil). Il est vrai que M. Baumeister renonce à expliquer la diplopie croisée qui se produit dans ce cas, et qui devrait être homonyme.

Tels sont les tableaux cliniques divers que nous présente la paralysie isolée de chacun des six muscles oculaires. Ils sont suffisamment caractéristiques pour permettre de distinguer avec certitude chacune de ces paralysies. Mais,

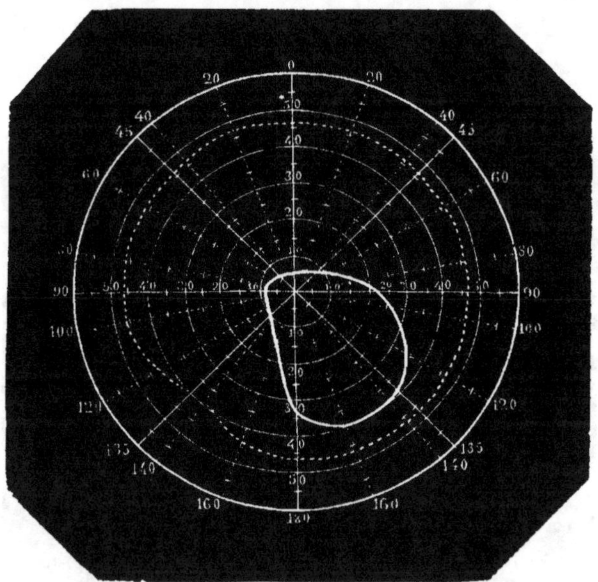

FIG. 166 D.

hâtons-nous de le dire, il est des cas fort nombreux dans lesquels l'affection n'est point localisée exclusivement à tel ou tel muscle. Si le droit externe et l'oblique supérieur, qui sont animés chacun par un nerf spécial (oculo-moteur externe et pathétique), sont le plus souvent frappés isolément, il n'en est pas de même des quatre autres muscles de l'œil, dont l'innervation commune procède d'un seul nerf. celui de la troisième paire. Nous avons bien vu que chacun des organes contractiles qu'anime ce nerf a son petit centre à lui dans le grand noyau bulbaire de l'oculo-moteur commun, et nous aurons encore à insister sur les particularités intéressantes que nous offrent les lésions localisées à l'un de ces centres ou à quelques-uns d'entre eux. Il peut arriver aussi que les ramifications orbitaires destinées à tel ou tel muscle soient atteintes à l'exclusion des autres, ce qui provoque naturelle-

ment une parésie isolée de l'un de ces muscles. Mais, aussi souvent que la
lésion intéresse le cordon de l'oculo-moteur commun lui-même, ou la totalité
de son noyau, ou de ses rameaux périphériques, il est clair que tous les
muscles innervés par lui seront mis plus ou moins hors d'usage. Enfin, il
peut arriver que la paralysie de la troisième paire se complique d'une affection semblable de la quatrième ou de la sixième, ou des deux à la fois
(voy. fig. 166 G et D). Ceci n'a rien de surprenant, étant donnée la proximité des noyaux et des troncs de ces différents nerfs.

Un seul de ces cas toutefois nous intéresse plus particulièrement, c'est
celui de la paralysie complète de l'oculo-moteur commun, qui nous met en

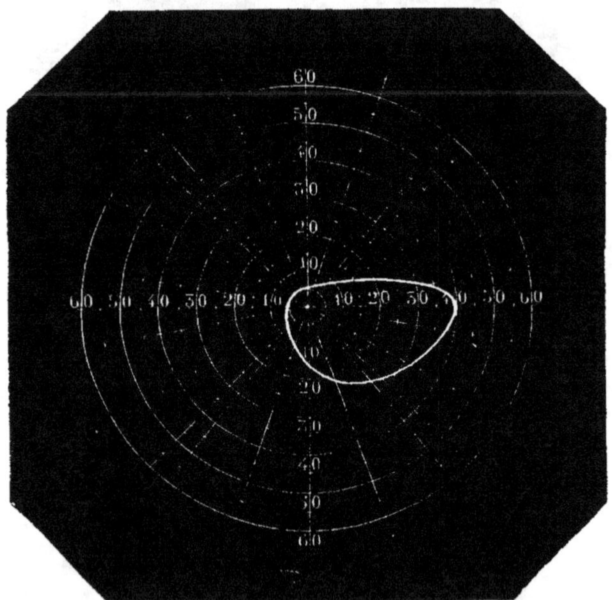

Fig. 167. — Champ de fixation d'un œil droit atteint de *paralysie du moteur oculaire
commun* (Landolt, Compte rendu de sa clinique pour 1878, et *Arch. d'opht.*, I, p. 607).

présence d'un ensemble de symptômes assez fréquent, et qu'il est important
de reconnaître.

La déviation de l'œil est alors presque purement divergente. Les mouvements du globe sont restreints en dedans, en haut, en bas, et dans les direc-
ions intermédiaires. La limitation du champ de fixation s'accuse dans les
mêmes directions (fig. 164 à 167).

La diplopie est croisée; l'image de l'œil malade se trouve un peu plus
haute que celle de l'œil sain. Son extrémité supérieure est inclinée du côté
malade et en apparence rapprochée. L'écartement latéral des doubles images

augmente dans le regard du côté sain. L'obliquité s'accentue dans le regard
en haut, tandis qu'elle diminue dans le regard en bas et du côté malade.
Par suite de la paralysie simultanée des droits supérieur et inférieur, l'œil
malade reste toujours en arrière dans les excursions verticales. La diplopie
verticale augmente donc en haut aussi bien qu'en bas, mais elle change de
sens. Dans le regard en haut, l'image de l'œil malade est la plus élevée,
dans le regard en bas, elle est la plus basse.

La déviation secondaire se produit en dehors. La face est inclinée vers le
côté sain et légèrement renversée en arrière.

L'examen du champ de fixation, dans la paralysie de la troisième paire,
nous a révélé une particularité que nous avons déjà signalée (1). C'est que,
dans presque tous les cas de ce genre, il existe une limitation d'excursion non seulement en haut, en dedans et en bas, mais aussi en dehors, dans la direction où le droit externe, délivré de tout antagoniste,
devrait pouvoir faire tourner l'œil sans obstacle (fig. 166 et 167). Le moteur
oculaire externe serait donc influencé par la paralysie du moteur
commun.

La paralysie totale de ce dernier nerf produit aussi la chute de la paupière supérieure (paralysie du releveur). L'œil est parfois complètement
fermé, et ne peut être ouvert que grâce à une contraction énergique du
muscle sourcilier. Enfin, la pupille est moyennement dilatée (paralysie du
sphincter), ne réagit pas à la lumière ni à la convergence, et l'accommodation, à l'âge où elle existe encore, se montre affaiblie ou totalement abolie par
suite de la paralysie du muscle ciliaire.

Étiologie du strabisme paralytique.

Nous comprenons exclusivement sous ce titre les altérations des nerfs
moteurs des yeux, celles de leurs noyaux d'origine et de leur parcours
intracérébral. Nous laissons de côté, en effet, les lésions essentielles des
muscles eux-mêmes, qui sont rares, et, en tout cas, mal connues (2). Ou
bien elles sont transitoires, et ne nécessitent pas d'intervention active, ou

---

(1) Landolt, Compte rendu de sa clinique pour 1878, et ce *Traité*, t. I, p. 923.
(2) M. Fränkel (*Deutsch. Arch. f. klin. Med.*, t. XX, H. 5, 1877) a décrit une sorte de
dégénérescence cireuse des muscles oculaires dans l'anémie progressive. Cette lésion ne
paraît d'ailleurs pas avoir provoqué de strabisme pendant la vie. — Peut-être une partie
des paralysies motrices de l'œil *a frigore* sont-elles dues à une inflammation du tissu
musculaire même ; c'est ce qu'on ne sait pas. — Quant aux altérations *secondaires* des
muscles, consécutives à la paralysie des nerfs qui les animent, elles sont encore plus dou-
teuses. En cela, les muscles de l'œil paraissent déroger à la règle générale suivant laquelle
tout tissu musculaire dont le nerf est lésé tend à s'atrophier. C'est du moins ce qui résul-
terait d'un examen microscopique pratiqué sur un fragment de muscle paralysé dans un
cas de de Graefe (Mauthner, *Die Nuclearlähmung d. Augenmuskeln*, p. 308). Cependant
M. Westphal (v. Mauthner) a constaté la dégénérescence graisseuse des muscles à la suite
des paralysies nucléaires.

bien elles sont durables, et les troubles moteurs qu'elles provoquent sont alors rangés dans la catégorie du strabisme non paralytique (1).

Les affections capables de provoquer la paralysie des nerfs moteurs des yeux sont nombreuses, en raison du long trajet de ces nerfs, de leurs rapports si divers avec des organes voisins, de l'étendue relativement considérable qu'occupe leur épanouissement central ou périphérique et de la multiplicité des altérations anatomiques dont ces organes et ces régions sont susceptibles. Pour procéder par ordre dans cette étude, nous suivrons ces nerfs à partir de leur origine intra-hémisphérique jusqu'à leur terminaison orbitaire, en examinant les influences morbides locales et générales auxquelles ils sont exposés. Nous sommes ainsi amenés à distinguer quatre groupes principaux dans les paralysies des nerfs moteurs de l'œil :

1° Paralysies par lésions du trajet intra-cérébral de ces nerfs;

2° Paralysies par lésions de leurs noyaux protubérantiels ;

3° Paralysies par lésions de ces nerfs dans leur trajet à partir de leur origine apparente jusqu'à leur entrée dans l'orbite ;

4° Paralysies par lésions de leurs ramifications intra-orbitaires.

1° *Paralysies par lésions des nerfs moteurs de l'œil dans leur trajet intracérébral.* — L'historique du strabisme paralytique ne nous offre jusqu'ici aucun exemple d'une paralysie isolée d'un des nerfs moteurs des yeux à la suite d'une lésion cortico-pédonculaire. Il existe toujours, en pareil cas, lorsque ces nerfs sont intéressés, une paralysie *associée,* autrement dit une déviation conjuguée (voy. p. 779). Si les affections de ce genre s'accompagnent de troubles de la motilité localisés à un œil, c'est qu'il existe toujours en même temps une lésion accessoire portant, soit sur une des trois paires qui innervent les muscles oculaires, soit sur leurs noyaux d'origine. Il est donc probable, comme nous l'avons admis, que, dans leur trajet cortico-pédonculaire, les fibres des nerfs moteurs des yeux sont rassemblées et disposées de façon à présider aux mouvements associés des deux organes, et cela dans le sens opposé à celui de leur siège.

Le releveur de la paupière seul peut être paralysé en permanence à la suite d'une lésion corticale. M. Landouzy (2) a décrit ces cas de ptosis isolé consécutif à une lésion de l'hémisphère opposé ; on connaît aussi des exemples où le ptosis est lié à une hémiplégie.

L'origine du centre moteur du releveur de la paupière doit être cherchée dans la région postérieure du lobe pariétal. Les lésions (exsudats, foyers

---

(1) Les symptômes du strabisme paralytique peuvent être produits au complet par certains obstacles mécaniques s'opposant au jeu des muscles ou aux rotations du globe oculaire. L'association normale des mouvements des yeux est alors troublée exactement de la même façon que lors d'une paralysie. Il en est ainsi dans certaines tumeurs de l'orbite, liquides ou solides. Nous n'avons pas à nous occuper de ces cas, où le strabisme n'est qu'un symptôme très secondaire.

(2) Landouzy, *Arch. gén. de médecine,* 1877, p. 145.

d'encéphalite, tumeurs, abcès, etc.), constatées dans les dix cas de blépha-
roptose cérébrale rassemblés par M. Landouzy avaient leur siège dans les
limites du lobe pariétal etsurtout vers la partie postérieure de ce lobe, au
voisinage du pli courbe, soit vers le tiers inférieur de la frontale ou parié-
tale ascendante.

Parmi les paralysies oculaires d'origine corticale, nous devons mentionner les cas si rares où l'hystérie est en cause, car depuis que M. Charcot
est parvenu à provoquer par la suggestion des paralysies hystériques ayant
tous les caractères des cas spontanés, il a pu affirmer leur localisation
dans l'écorce cérébrale (1).

Il existe des exemples certains où l'hystérie a été la cause de blépharo-
ptoses et de blépharospasmes se distinguant par leur arrivée brusque et leur
disparition soudaine, leur passage du côté opposé et quelquefois par leur
coïncidence avec l'amaurose hystérique ; leur guérison a été obtenue par les
moyens les plus divers employés dans les affections de cette nature. Ces cas
sont moins rares que le petit nombre de ceux qui sont publiés ne pourrait le
faire croire, parce qu'ils passent méconnus et que leur guérison inattendue
déroute les observateurs les plus à même de les découvrir. Nous citerons un
ptosis survenu dans une hémiplégie étudiée par MM. Charcot, Debove et par
nous (2); on l'avait attribuée au saturnisme, mais M. Charcot le reconnaît
maintenant pour une hystérie masculine (3).

Notre chef de clinique, le docteur Borel, a étudié ces affections musculaires des yeux dans l'hystérie; il a observé une parésie hystérique du moteur oculaire externe datant de deux ans et présentant les alternatives les
plus étranges; la parésie a changé trois fois de côté, et montre des variations d'intensité les plus bizarres. Un strabisme convergent de 8 degrés
causait une diplopie pour laquelle la malade a demandé nos soins; la face
était hémianesthésique, le champ visuel très rétréci et les autres sens très
affectés du même côté. Le professeur Charcot, auquel cette malade a été
présentée, a ensuite confirmé le diagnostic. M. Borel n'a trouvé dans toute
la littérature qu'un seul autre cas de paralysie hystérique du muscle
abducteur, appartenant à Duchenne (de Boulogne) (4).

2° *Paralysies par lésions des noyaux protubérantiels, ou paralysies nucléaires des nerfs moteurs des yeux.* — Ce groupe étiologique, un des plus
importants dans l'histoire du strabisme paralytique, est de création relativement récente. Il est vrai que de Graefe a déjà rapporté, en 1856 (5), l'observation d'un cas appartenant à cette catégorie, en relevant l'analogie entre

(1) Leçons orales du prof. Charcot, en 1886.
(2) Landolt, *Troubles de la vision dans un cas d'hémiplégie saturnine (Ann. d'ocul.,*
mars-avril 1880).
(3) Leçons orales du prof. Charcot, en 1886.
(4) *Gazette des hôpitaux,* 1875, p. 682.
(5) De Graefe, *Arch. f. Ophth.,* t. II, p. 299, 1856.

les symptômes observés et ceux de la paralysie bulbaire progressive, et que cette observation a été suivie de plusieurs autres (1). M. Gayet (433) est néanmoins le premier qui, en 1876, ait reconnu, à l'autopsie, une altération des noyaux des nerfs moteurs des yeux chez deux individus qui avaient présenté, entre autres phénomènes, du strabisme paralytique. La même année, M. Camuset (435), à l'occasion d'un cas fort intéressant de paralysie motrice de l'œil, sujette à des variations en bien et en mal, émit, pour l'expliquer, l'hypothèse de troubles vasculaires à l'origine des nerfs intéressés.

Cependant, l'étude expérimentale, clinique et anatomo-pathologique des paralysies nucléaires était trop peu avancée pour qu'on pût en tracer un tableau complet et caractéristique. M. Förster (448) fit faire un nouveau pas à cette question en publiant trois cas qui s'y rapportaient. Il s'agissait d'une abolition presque totale des mouvements des yeux, accompagnée de ptose double, et de parésie faciale, avec conservation des réactions pupillaires et de l'accommodation. M. Förster insistait sur ce dernier point, qui venait appuyer les résultats des recherches expérimentales de MM. Hensen et Voelckers (voy. p. 151). Il admettait, chez ses malades, une lésion localisée au plancher de l'aqueduc de Sylvius et du quatrième ventricule, lésion qui respectait la partie antérieure du noyau de l'oculomoteur commun, contenant les groupes ganglionnaires destinés à l'innervation de l'iris et du muscle ciliaire. De plus, il mettait en relief le caractère *systématique* de cette affection, sa parenté avec la paralysie bulbaire progressive; et l'événement confirma son opinion, car deux de ses patients présentèrent plus tard des troubles de la déglutition et de la phonation. Enfin, la même année, MM. Erb, Eisenlohr et Leyden signalaient la coïncidence des paralysies des nerfs moteurs oculaires avec la paralysie bulbaire aiguë ou chronique.

En 1879, de nouveaux cas de paralysie nucléaire des nerfs moteurs oculaires avaient été publiés par M. Hutchinson (437), qui leur attribuait une origine exclusivement syphilitique, et distinguait l'ophthalmoplégie *externe*, ou paralysie des muscles extrinsèques des yeux, et l'ophthalmoplégie *interne*, ou paralysie du sphincter pupillaire et du muscle accommodateur. Seulement, M. Hutchinson, ignorant encore la découverte de Hensen et Voelckers, rapportait la première seule à une lésion nucléaire, tandis qu'il mettait la seconde sur le compte d'une altération du ganglion ciliaire.

M. Parinaud dissipa cette erreur, en se basant, comme M. Förster, sur les résultats des expériences de MM. Hensen et Voelckers. Il posa en fait que l'ophthalmoplégie externe isolée avait sa cause dans une altération de la partie postérieure du noyau et des fibres d'origine de l'oculo-moteur commun et des noyaux des deux autres nerfs moteurs de l'œil (aqueduc et plan-

(1) Voy. la Bibliographie des paralysies nucléaires, p. 951 et 952.

cher du quatrième ventricule), tandis que l'ophthalmoplégie interne était due à une lésion localisée à la partie antérieure du noyau et des fibres de la troisième paire (plancher du troisième ventricule). M. Lichtheim (446) reprit la question entière à l'occasion d'une nouvelle observation recueillie par lui. Enfin, tout récemment, M. Mauthner (1) a consacré à ce sujet une fort intéressante étude, dans laquelle il expose en détail l'historique, la statistique et la symptomatologie des paralysies nucléaires.

Les paralysies nucléaires des muscles de l'œil constituent donc une affection étroitement liée à la paralysie bulbaire, ou poliencéphalite supérieure (Wernicke) aiguë et chronique. Souvent accompagnées d'altérations multiples des autres nerfs bulbaires (trijumeau, facial, glosso-pharyngien, pneumogastrique, spinal, grand hypoglosse), elles surviennent tout aussi fréquemment à l'état isolé, et même partiel. Il peut arriver que le droit interne seul soit parésié, ou le droit interne et le droit supérieur seuls comme nous l'avons dernièrement observé. Dans la majorité des cas, les mouvements pupillaires et l'accommodation restent intacts. Cette circonstance, qui a lieu de surprendre, étant donnée la synergie étroite entre le droit interne et les muscles intrinsèques de l'œil (Mauthner), est due au fait que la partie antérieure du noyau de l'oculo-moteur commun constitue un territoire vasculaire à part, arrosé par une artère terminale autre que celle qui irrigue la partie postérieure de ce noyau (Heubner). La première provient de l'artère communicante antérieure, la seconde de l'artère communicante postérieure.

Les lésions protubérantielles des nerfs moteurs des yeux peuvent s'établir subitement, sans bruit; mais généralement elles sont précédées et accompagnées d'une *céphalalgie* plus ou moins intense et plus ou moins persistante. La poliencéphalite supérieure peut même revêtir un caractère subaigu et inflammatoire prononcé, comme dans les cas de M. Etter (451). de M. Möbius (452) et de M. Fischl (438), sans que son début soit marqué par aucun phénomène cérébral ou par une température fébrile, comme c'est le cas pour la poliomyélite. Seuls, les symptômes dus à la paralysie des différents nerfs atteints se présentent avec netteté, et le tableau clinique de cette maladie n'est troublé par aucun syndrome, sauf parfois quelques phénomènes médullaires [paraplégie des extrémités inférieures (Möbius), ataxie, atrophie des muscles scapulaires (Buzzard) (445)]. Cependant, dans le cas de M. Gayet, il existait des symptômes cérébraux tels que torpeur, somnolence, perte de la mémoire. M. Westphal a aussi constaté, en pareil cas, différentes formes de psychose.

Lorsqu'elle est d'emblée chronique, la paralysie bulbaire des nerfs oculomoteurs présente une marche variable. Elle est alors presque toujours par-

(1) Mauthner, *Die Nuclearlähmung d. Augenmuskeln.* Bergmann. Wiesbaden, 1885.— Aux 29 cas rassemblés par lui, M. Mauthner croit pouvoir ajouter l'histoire de la maladie de H. Heine. Le poète aurait succombé à une paralysie bulbaire progressive chronique, qui avait débuté par une paralysie nucléaire de l'oculo-moteur commun.

tielle et incomplète; ou bien elle affecte au même degré, mais dans une très
faible mesure, tous les muscles des yeux; si bien que ceux-ci semblent se
mouvoir avec une certaine difficulté, comme s'ils se trouvaient, suivant la
comparaison de M. Benedict, plongés dans un milieu résistant; ou bien le
degré de la parésie varie d'un jour à l'autre; tantôt le défaut de mobilité
est à peine appréciable, tantôt il est très accusé.

Quant aux *lésions anatomiques* pouvant affecter les noyaux des nerfs
moteurs oculaires, elles sont fort diverses. Il paraît incontestable que de
simples troubles circulatoires dans la région de ces noyaux peuvent suffire
pour produire la paralysie des nerfs correspondants. On ne saurait guère
comment expliquer autrement les cas curieux et fréquents de paralysies
transitoires et revenant d'une manière périodique sous certaines influences,
comme MM. de Hasner (367) et Möbius (452) en ont cité des exemples typiques.
Les altérations qui ont été rencontrées le plus souvent à l'examen nécro-
scopique sont : le *ramollissement inflammatoire* (Gayet); les *hémorrhagies*
[Sänger (341), Sigerson, Benson (364)] ; le *ramollissement consécutif
à une embolie ou à une thrombose* (Kahler et Pick, *loc. cit.*); les *tumeurs*
syphilitiques, tuberculeuses ou autres (Rosenthal, de Vincentiis, Bergh) (il y
a alors souvent papillite concomitante); la *dégénérescence vitreuse des cellules ganglionnaires* (Westphal) ; la *sclérose* consécutive à une inflammation chronique du tissu des noyaux d'origine [Gowers (437), dans un des
cas de Hutchinson] ou à une épendymite de cette région (Kahler).

C'est grâce à un retentissement sur ce tissu délicat que beaucoup de
maladies générales ou de *maladies du système nerveux central* s'accompagnent de paralysies oculaires. Parmi les premières, le *diabète* et la
syphilis méritent une mention spéciale. Les déviations qui se produisent
dans le cours du diabète sont probablement dues à des troubles circulatoires, en tout cas à des lésions peu profondes des noyaux bulbaires des
nerfs moteurs de l'œil, car elles ont un caractère généralement bénin
et guérissent facilement, même sans intervention. Il n'en est pas de même
de celles que provoque la syphilis. Cette maladie peut amener la destruction
des noyaux, soit par dégénérescence, soit par envahissement par des tumeurs
spécifiques, et la guérison des désordres qu'elle suscite dans la motilité des
yeux exige toujours un traitement prompt et énergique.
Il faut citer encore, parmi les maladies générales capables probablement
d'altérer les noyaux des nerfs bulbaires, la *diphthérie*, qui est la source de
paralysies fréquentes, produites sans doute par une dégénérescence aiguë
des cellules ganglionnaires de ces noyaux (1). M. Cavalié (337) a observé une

---

(1) D'après M. Mendel (*Neurol. Centralbl.*, 1885, p. 133), les lésions du tissu nerveux,
dans la diphthérie, consistent : 1° dans des hémorrhagies capillaires du système nerveux
central et des cordons nerveux qui le traversent; 2° dans une névrite interstitielle et
parenchymateuse, indépendante de l'altération centrale.

parésie de la troisième paire droite dans un cas de *purpura hémorrhagique* ; peut-être s'était-il formé un petit épanchement sanguin dans les centres bulbaires ou dans la gaine du nerf (1). La pathogénie des paralysies produites par le *rhumatisme articulaire aigu*, par certaines *intoxications* (plomb, tabac, oxyde de carbone, viande gâtée) est encore tout à fait obscure.

Au nombre des *affections cérébro-spinales* qui influent sur la nutrition des noyaux oculo-moteurs, l'*ataxie locomotrice* vient en premier rang. Les parésies dues à cette origine affectent plus particulièrement le droit externe ; elles sont généralement passagères au début et deviennent plus tard persistantes. Elles peuvent cependant affecter tous les muscles des yeux, comme nous en avons vu un exemple (fig. 165), et présentent alors un caractère nettement bulbaire. Simples troubles de circulation à leur début, les lésions des noyaux qui accompagnent l'ataxie locomotrice se changent sans doute plus tard en une sclérose de leur tissu.

Les mêmes remarques s'appliquent à la *sclérose en plaques disséminées*. Les paralysies oculaires qui s'observent alors sont presque toujours incomplètes, fugaces, récidivant avec autant de facilité qu'elles disparaissent, jusqu'à ce qu'enfin elles s'établissent d'une manière définitive.

3° *Paralysies par lésions des nerfs moteurs des yeux à partir de leur origine apparente jusqu'à leur entrée dans l'orbite.* — Dans leur parcours à la base du crâne, les nerfs oculo-moteurs et le pathétique sont encore exposés à une quantité d'altérations. Rarement elles sont essentielles ; le plus souvent, ce sont des causes extérieures qui viennent influer sur eux. La principale est la *compression* exercée sur leurs troncs par des *hémorrhagies*, spontanées ou traumatiques, qui s'effectuent dans la boîte crânienne, par les *exsudats* qui accompagnent l'*inflammation des méninges*, par les *tumeurs* qui prennent naissance au sein de la *substance cérébrale* ou dans ses *enveloppes*, ou dans le *tissu osseux du crâne*. Parfois ces nerfs participent à un processus inflammatoire développé dans leur voisinage [*méningite, paralysie générale progressive* (Magnan) (312), *thrombose des sinus caverneux*]. Enfin, ils peuvent être détruits ou comprimés sur un point de leur trajet par un *traumatisme* (fracture du crâne).

Il serait superflu d'énumérer ici tous les cas qui peuvent se présenter et dont la littérature abonde. Le plus souvent, en pareille circonstance, les paralysies oculaires sont un symptôme accessoire et assez insignifiant en regard des phénomènes graves qui résultent de l'affection du système nerveux central (2). Certaines tumeurs à marche lente et d'un petit volume peuvent

(1) M. Jacobson (*Beziehungen der Veränderungen u. Krankheiten des Sehorgans zu Allgemeinleiden*, etc., 1885, Leipzig) explique de cette dernière façon les paralysies diabétiques.

(2) Pour les différents symptômes pouvant accompagner les paralysies basales des nerfs moteurs des yeux et pour la valeur particulière de ces dernières en ce qui concerne la localisation d'une lésion cérébrale, voy. Nothnagel, *Topische Diagnostik d. Gehirnkrankh*, 1879.

cependant produire des paralysies très localisées des nerfs moteurs des yeux. C'est surtout le cas pour les *anévrysmes* qui se développent sur les artères que nous avons vues être en rapport intime avec ces nerfs. C'est ainsi que M. Rauchfuss (335) a observé une paralysie de l'oculo-moteur gauche produite par un anévrysme de l'artère cérébrale postérieure gauche, de la grosseur d'un pois, qui comprimait le cordon nerveux. M. Nieden a rapporté l'observation d'une paralysie isolée du pathétique droit, due à la compression exercée sur ce nerf par la glande pinéale, qui avait subi une dégénérescence kystique. Les *syphilomes* peuvent produire le même résultat. Les tumeurs de la fosse cérébelleuse, celles du pont de Varole, celles du rocher, et celles qui prennent naissance dans les parois du sinus caverneux, sont aussi celles qui exposent le plus les nerfs moteurs oculaires à la compression. Les deux premières catégories entraînent généralement aussi la paralysie d'autres nerfs bulbaires.

Les nerfs moteurs des yeux sont tellement exposés à des lésions, lors des *traumatismes du crâne*, que leur paralysie constitue parfois le seul symptôme de ces traumatismes, lorsqu'ils n'ont pas été assez violents pour provoquer des altérations graves de la masse encéphalique. Aussi les *fractures de la base* sont-elles presque régulièrement accompagnées de strabisme paralytique, notamment celles qui intéressent le rocher. M. Panas (350) a fait la remarque qu'en pareil cas la paralysie du moteur externe est plus fréquente que celle de la troisième et de la quatrième paire. Cela tient, suivant cet auteur, aux rapports particuliers qu'affectent ces différents nerfs avec cette région du crâne. « Dans sa première portion, dit M. Panas, étendue depuis le bulbe, d'où il émerge, jusqu'à la face postérieure du rocher, où il traverse la dure-mère, le nerf moteur oculaire externe reste distant des os, séparé d'eux qu'il est par l'arachnoïde et la pie-mère. Cette disposition fait que les fractures de l'étage postérieur de la base du crâne n'entraînent que rarement, pour ne pas dire jamais, la paralysie de ce nerf.

» Tout autres sont les rapports du moteur oculaire externe dans ce que nous appelons sa *seconde* portion. Celle-ci forme une anse *verticale* à concavité antéro-externe, qui contourne le rocher et embrasse étroitement l'angle supérieur de celui-ci, près de son sommet.

» Rien ne sépare le tronc nerveux de l'os, sauf le périoste, et tout à fait en bas le sinus pétreux inférieur. Partout la dure-mère applique étroitement et fixe le nerf contre le rocher. Au niveau de l'arête vive du rocher, le nerf s'insinue sous le sinus pétreux supérieur. Nulle part le nerf n'est plus intimement en rapport avec le squelette qu'en ce point; aussi constitue-t-il l'endroit particulièrement dangereux pour le tronc nerveux qui nous occupe. »

Plus loin, M. Panas décrit les rapports des nerfs pathétique et oculo-moteur commun avec le rocher, dans les termes suivants :

« A l'endroit où ces deux nerfs contournent le rocher, ils sont séparés des os, non seulement par la dure-mère, mais aussi par toute l'épaisseur du sinus pétreux supérieur, au niveau où celui-ci s'embouche dans le sinus caverneux. Grâce à la disposition anatomique en question, les deux nerfs peuvent côtoyer le lieu dangereux du rocher, siège habituel des fractures de la base du crâne, sans être exposés à se rompre. »

A l'inverse des paralysies bulbaires des nerfs oculo-moteurs, celles qui sont produites par la compression ou la rupture de leur tronc à la base du crâne sont, sinon toujours absolues, du moins constamment *totales*, c'est-à-dire qu'elles s'étendent à tous les muscles innervés par le nerf malade. Nous ne faisons d'ailleurs cette remarque que pour la troisième paire, les deux autres nerfs n'animant qu'un muscle chacun.

4° Paralysies dues aux lésions des branches terminales orbitaires des nerfs moteurs oculaires. — A leur entrée dans l'orbite à travers la fente sphénoïdale, les nerfs qui actionnent les muscles de l'œil sont encore très exposés aux influences fâcheuses qui peuvent résulter des lésions du squelette (périostite, gommes, fractures). Dans l'intérieur même de cette cavité, ils paraissent assez sujets aux inflammations de leur névrilemme, soit d'une façon spontanée et le plus souvent sous l'influence d'un refroidissement (paralysies rhumatismales), soit consécutivement à un phlegmon du tissu cellulaire de l'orbite.

C'est ainsi que M. Landesberg (287) a observé une paralysie de la presque totalité des muscles des deux yeux, sans aucun symptôme cérébral, à la suite d'un refroidissement. La guérison fut parfaite au bout de peu de temps. M. v. Hippel (354) a également vu une paralysie complète des muscles des yeux avec des symptômes d'inflammation et d'œdème du tissu orbitaire, qu'il attribue à une périostite de la fente sphénoïdale. Peut-être est-ce à ce mode d'altération qu'il faut attribuer les paralysies qu'on observe parfois lors de la *carie dentaire* (M. Baumeister a relaté un cas de ce genre) ou lors du *rhumatisme articulaire aigu*.

Enfin, il est évident que toute tumeur quelque peu volumineuse, se développant dans l'étroit espace qu'occupent les terminaisons orbitaires des nerfs moteurs des yeux, a pour effet de les comprimer ou de les anéantir. Mais alors les lésions des nerfs se confondent déjà avec celles des muscles qu'ils animent.

La paralysie de cause orbitaire peut être partielle et localisée, mais le plus souvent elle est générale. Elle s'accompagne de douleurs périorbitaires. Les mouvements du globe et la pression d'avant en arrière sur l'œil fermé sont également douloureux, lorsqu'il existe une inflammation du tissu cellulaire de l'orbite. Cette dernière s'accompagne généralement de chémose, et l'on constate un certain degré d'exophthalmie, plus accentué encore lorsqu'il s'agit d'un néoplasme développé dans ce tissu. Enfin les nerfs frontal interne et externe sont souvent affectés en même temps. On trouvera donc, dans beaucoup de cas de ce genre, un certain degré d'anesthésie de la peau du front, comme nous l'avons observé.

Diagnostic étiologique des paralysies oculaires.

Les circonstances étiologiques que nous venons d'énumérer se présentent généralement toutes à l'esprit du médecin qui se trouve en face d'une paralysie musculaire de l'œil. Une anamnèse soigneuse permettra promptement d'en éliminer la plupart, en dirigeant l'attention plus spécialement sur quelques-unes d'entre elles. Généralement, les affections de ce genre qui surviennent chez des individus encore jeunes et offrant les apparences de la santé, quand elles ne sont pas dues à un traumatisme, sont d'origine rhumatismale ou syphilitique. On doit donc suspecter la présence de la syphilis en pareil cas, et interroger le malade sur ses antécédents morbides. Le début à la suite d'un refroidissement, accompagné de douleurs frontales et périorbitaires, une sensation pénible lors des mouvements du globe plaideront en faveur d'une origine rhumatismale. Si ces deux causes ne paraissent pas être en jeu, il faudra rechercher s'il n'existe pas quelques symptômes frustes de tabes dorsal, l'anesthésie cubitale, les cardialgies, le masque d'insensibilité, les douleurs fulgurantes, l'abolition des réflexes patellaires et du réflexe pupillaire provoqué par la lumière, les troubles de la miction et de la défécation, etc. L'urine devra toujours être examinée aux fins de savoir si elle ne contient pas de sucre. Si toutes ces recherches demeurent sans résultat, on peut penser à une intoxication par le plomb ou par les autres substances nuisibles que nous avons mentionnées, en dernier lieu, à l'hystérie.

La nature des paralysies qui succèdent à la diphthérie sera bientôt reconnue, grâce à l'anamnèse. Cependant cette dernière devra être particulièrement minutieuse. Il peut arriver que des paralysies se produisent à la suite d'une angine sans aucune gravité apparente et qui peut avoir passé inaperçue du malade.

Celles qui pourraient être sous la dépendance d'un trouble circulatoire des centres nerveux s'accompagnent généralement des symptômes cérébraux habituels à ces lésions : céphalalgie, sensation de lourdeur de la tête, bourdonnements d'oreilles, inaptitude au travail, somnolence, etc. On recherchera soigneusement les causes qui peuvent provoquer ces troubles (altérations des fonctions digestives, constipation, excès de travail, de table ou de boissons alcooliques, parasites intestinaux, processus fébriles).

Si la paralysie est due à une altération anatomique du tissu encéphalique, elle ne saurait manquer d'être accompagnée par d'autres symptômes, tels que l'hémiplégie ou l'hémiparèse, la monoplégie, la paralysie faciale ou celle d'autres nerfs bulbaires, l'abolition plus ou moins complète des fonctions cérébrales, les vomissements, les accès épileptiformes.

L'hystérie enfin se trahira par ses stigmates bien connus : plaques d'anesthésie ou hémianesthésie complète, douleur ovarienne, boule hystérique,

points de compression déterminant des accès convulsifs, amblyopie unilatérale plus ou moins accusée, avec diminution des fonctions rétiniennes
et rétrécissement du champ visuel pour le blanc et les couleurs, comme
nous l'avons indiqué (1).

Quant au diagnostic du *siège de la lésion*, il ne peut être posé avec
quelque précision que si l'on prend soigneusement en considération toutes
les particularités de la paralysie oculaire, en même temps que les autres
symptômes concomitants. Nous avons déjà vu que les paralysies partielles
de l'oculo-moteur commun, principalement celles où la pupille et l'accommodation fonctionnent normalement, ont très probablement une origine
protubérantielle, tandis que les altérations des cordons nerveux à la base
du crâne et dans l'orbite entraînent presque nécessairement une paralysie
totale de ce nerf.

Pronostic, durée, marche, terminaison des paralysies oculaires. —
La durée, l'évolution, le mode de terminaison, en un mot, le pronostic
d'une paralysie motrice de l'œil varient tout naturellement suivant la cause
qui l'a provoquée. Si cette dernière est une affection curable, le nerf pourra
peu à peu reprendre ses fonctions, si toutefois l'interruption n'en a pas été
par trop prolongée et si ses fibres nerveuses ou les cellules ganglionnaires
de son centre protubérantiel n'ont pas subi d'altérations trop profondes.

Ainsi l'on comprend que la paralysie due à un simple trouble circulatoire
de l'encéphale ou de l'isthme de l'encéphale soit facilement guérissable,
dès qu'on parvient à supprimer les influences morbides en jeu. Il en est de
même pour l'hystérie, dans laquelle les paralysies nerveuses ne reposent
que sur des lésions dynamiques.

La paralysie qui succède à une hémorrhagie dans la substance cérébrale
est également susceptible de guérison, lorsque l'épanchement n'a fait que
comprimer le cordon nerveux. Elle l'est encore dans les cas où un petit
foyer hémorrhagique (rupture d'un anévrysme) n'a pas produit de destruction trop étendue des cellules ganglionnaires des noyaux d'origine, ou qu'il
a agi simplement par refoulement et compression sur son voisinage. On
peut voir, dans les hémorrhagies de la substance hémisphérique, au moment où s'établissent les contractures secondaires des membres, qui annoncent une destruction irréparable de la capsule interne, les autres phénomènes de compression s'améliorer, la paralysie oculaire unilatérale ou
conjuguée disparaître entièrement.

Il n'en est plus ainsi, bien entendu, dès qu'une hémorrhagie abondante
et brusque a réduit en bouillie la substance nerveuse des noyaux protubérantiels, lorsqu'ils ont été compris dans un foyer de ramollissement, d'encéphalite aiguë ou chronique (sclérose), ou lorsqu'une tumeur autre qu'un
syphilome les comprime ou les anéantit.

<hr>

(1) Landolt, *De l'amblyopie hystérique* (*Arch. de physiologie*, p. 621, 1875).

Il ne faut pas généralement porter un pronostic favorable sur les para
lysies tabétiques des nerfs moteurs des yeux. Bien que, comme nous l'avons
dit, ces paralysies disparaissent facilement d'elles-mêmes ou sous l'influence
d'un traitement, elles peuvent se renouveler et devenir permanentes. On ne
doit pas oublier d'ailleurs qu'elles persistent d'emblée dans nombre de cas
et qu'elles ont une tendance prononcée à envahir tous les muscles des
yeux, comme celles qui accompagnent la paralysie bulbaire progressive.
Cependant M. Benedict (429) dit avoir vu guérir des paralysies de ce genre
sous l'influence d'une électrisation très prolongée. Les mêmes remarques
s'appliquent aux paralysies dépendantes de la sclérose en plaques.

La compression des troncs nerveux à la base du crâne ou dans l'orbite
par un exsudat méningitique, par une thrombose du sinus caverneux, par
une tumeur, par un fragment osseux entraîne nécessairement un pronostic
défavorable. Ce dernier est douteux lorsque la lésion du nerf est d'origine
traumatique. Il peut arriver, en pareil cas, qu'il s'agisse simplement d'une
compression du nerf par un épanchement sanguin, dont la résorption
amène le rétablissement de la conductibilité; mais, trop souvent, le tronc
nerveux se trouve détruit en partie ou en totalité par la cause vulnérante,
ou bien il se trouve englobé dans un cal de fracture et irrémédiablement
perdu.

Le pronostic des paralysies dues à la syphilis bénéficie de la curabilité
plus ou moins complète des lésions qui sont sous la dépendance de cette
diathèse. Bien que les troubles de motilité qui reconnaissent cette origine
régressent fréquemment sous l'influence du traitement spécifique, il est
bon de ne pas s'abandonner à des illusions trop grandes en ce qui concerne
le résultat de ce dernier. L'ophthalmoplégie externe, entre autres, ou paralysie bulbaire, de nature syphilitique, ne guérit pas même sous l'influence
de cette médication. Il en est de même lorsque les nerfs ont subi des altérations irréparables par le fait de productions syphilitiques.

Les mêmes remarques s'appliquent à l'*intoxication saturnine*. Les paralysies *diabétiques* et celles d'origine *diphthéritique* sont généralement
bénignes, et guérissent au bout d'un temps plus ou moins long, tant que
les troubles oculaires ne se compliquent pas de lésions d'autres nerfs,
essentiels à la vie, tels que ceux de la respiration et de la circulation (1).

Les paralysies dites *rhumatismales* peuvent, lorsqu'elles sont soumises
immédiatement à un traitement rationnel, se guérir entièrement et avec
rapidité. Elles résistent, au contraire, avec une grande opiniâtreté, ou
deviennent incurables, lorsqu'elles sont négligées pendant longtemps
ou que les lésions inflammatoires des nerfs ont été particulièrement profondes.

----

(1) La paralysie bulbaire aiguë, de cause inconnue, est également susceptible d'une guérison complète (Fischl).

Les muscles oculaires étant inaccessibles à l'application directe de l'électricité, nous sommes privés de ce précieux moyen de diagnostic et des renseignements qu'il peut nous fournir au point de vue du pronostic. Cependant la prise en considération de tous les faits que nous venons d'énoncer, celle de l'anamnèse du malade, l'examen attentif du fonctionnement de son système cérébro-spinal et des phénomènes généraux qui peuvent se présenter, permettront d'établir, avec une certitude relative, le siège de la paralysie, sa nature et le pronostic qui en découle.

Lorsqu'une paralysie musculaire de l'œil est curable, on la voit s'amender plus ou moins rapidement, soit d'une façon spontanée, soit surtout sous l'influence d'un traitement approprié. L'écartement des doubles images diminue peu à peu; les prismes nécessaires à la neutralisation deviennent de plus en plus faibles: le domaine de la vision simple s'étend aux dépens de celui de la diplopie, la déviation de l'œil est de moins en moins frappante, surtout la déviation primaire. La position de la tête devient plus naturelle; les excursions du côté du muscle paralysé gagnent en étendue et en aisance; le champ de fixation augmente dans cette direction. Il peut se faire ainsi qu'au bout de quelques semaines la guérison soit complète. Tout au plus persiste-t-il une légère diplopie dans une position extrême des yeux du côté du muscle paralysé, dernier vestige qui s'efface à la longue.

Mais il arrive aussi qu'après avoir accompli un certain progrès, l'amélioration reste stationnaire et que la guérison définitive n'est obtenue qu'au prix d'un traitement médical extrêmement long et persévérant.

Enfin il est beaucoup de cas dans lesquels la déviation paralytique devient permanente. Les troubles visuels qui l'accompagnent s'amendent cependant peu à peu. La diplopie, avec le vertige qu'elle produit, devient moins gênante; la lutte des champs visuels s'apaise grâce à l'exclusion de l'un d'entre eux; l'œil habituellement fixateur (c'est souvent celui qui est paralysé) reste seul maître de la vision. Quant à l'autre, il s'habitue à sa nouvelle position d'équilibre, et finit même par projeter exactement les images qui tombent sur sa rétine. Le muscle qui entraîne l'œil dans sa position vicieuse, raccourci en permanence, subit des modifications nutritives tendant à diminuer sa longueur réelle en l'absence de toute contraction; il devient le siège de ce qu'on appelle une *contracture secondaire.*

La contracture secondaire se développe assez rapidement, et il est nécessaire de la combattre même dans les cas où la guérison peut être prévue. D'après ce que nous venons de dire, elle se développe aussi bien sur l'œi sain, quand il est exclu de la fixation, que sur l'œil malade, lorsque celui-c se dévie, ce qui est le cas ordinaire. Elle peut persister après le retour complet de la conductibilité du nerf et donner lieu alors à un strabisme dit musculaire, s'accompagnant des mêmes symptômes que le strabisme paralytique qui lui a donné naissance. Il simule même ce dernier au point que leur distinction présente parfois de grandes difficultés, que l'examen

du champ de fixation et celui de la déviation secondaire permettront seuls
de résoudre (1).

Traitement du strabisme paralytique.

Le traitement du strabisme paralytique récent a deux indications principales à remplir : 1° dissiper les troubles visuels qui gênent le malade
jusqu'à guérison complète; 2° favoriser cette dernière, tout en prévenant
la formation de contractures secondaires. Il peut, dans les cas déjà anciens,
se proposer un autre but. C'est de rétablir, par une opération chirurgicale,
l'équilibre musculaire détruit par la parésie, lorsque la nature s'est montrée
impuissante à le faire.

Le premier résultat peut être atteint de différentes façons. Le moyen le
plus simple, lorsque la déviation est assez considérable et la diplopie très
accusée, consiste à couvrir l'un des yeux d'un *écran opaque* ou d'un verre
dépoli. Ce sera naturellement l'œil malade qui sera soumis à cette
occlusion, toutes les fois que la chose sera possible. La déviation secondaire
étant, en effet, plus considérable que la primaire, il y aurait un inconvénient
majeur à abandonner l'œil sain à cette déviation, qui pourrait occasionner
une contracture secondaire du muscle ou du groupe de muscles qui la
produit. On sera cependant forcé de le faire lorsque l'œil sain possède une
acuité visuelle inférieure à celle de l'autre et insuffisante pour lui permettre
de travailler. Lorsque les deux yeux sont le siège d'une paralysie motrice,
on emploiera à la fixation, l'acuité visuelle étant supposée égale, celui des
yeux qui présentera la meilleure motilité.

Ce simple procédé suffit pour faire disparaître tous les symptômes gênants
produits par une paralysie d'un degré intense. Lorsque les doubles images
sont très rapprochées et que la parésie musculaire est légère, on peut essayer
d'y remédier à l'aide d'un *prisme*. La base de ce dernier sera dirigée du
côté du muscle parésié, devant l'œil malade; si on l'applique à l'œil sain,
elle sera tournée dans le sens de son homonyme, lorsque la paralysie frappe
un muscle abducteur ou adducteur; dans le sens de son antagoniste,
lorsqu'elle affecte les muscles élévateurs ou abaisseurs. De même que la
déviation est plus forte sur l'œil sain que sur l'œil malade, de même aussi
le prisme correcteur devra être plus puissant lorsqu'on le place devant le
premier que s'il se trouve devant le second. On peut enfin distribuer l'effet
prismatique aux deux yeux, en se conformant aux indications générales que
nous venons de donner.

Les prismes peuvent ainsi rendre de grands services au début de la paralysie, comme agents correcteurs de la diplopie. Ils ont encore un autre avantage très grand, lorsque leur emploi est possible : c'est de stimuler, comme

(1) On emploiera aussi, dans ce but, lorsque c'est possible, la méthode des images
secondaires, proposée par Ruete et Donders (voy. p. 773).

nous l'avons dit, la tendance à la fusion qui existe toujours quand la parésie
est légère, en excitant ainsi la contractilité du muscle atteint. Ils préviennent
donc efficacement le développement de contractures secondaires. Aussi
peut-on en faire usage, après un traitement pacifique ou chirurgical, à titre
de ressource complémentaire lors d'un résultat imparfait.

Ils présentent malheureusement l'inconvénient de ne pouvoir être utilisés
que dans leurs numéros les plus faibles. Un prisme dont l'angle d'ouverture
dépasse 4 degrés présente déjà un volume et un poids assez considérables.
De plus, il produit certains phénomènes désagréables, comme l'irisation des
contours, le changement apparent du relief. Distribué devant chaque œil,
l'effet des prismes ne peut donc guère dépasser 4 degrés, puisque cet effet
est égal à la moitié seulement de leur angle d'ouverture. Mais, si la tendance
à la fusion est très développée, si la contractilité du muscle atteint n'a pas
été trop endommagée, un prisme de cette force peut corriger efficacement
une déviation supérieure à 4 degrés.

Ce traitement palliatif institué, il s'agira de restituer aux voies nerveuses
leur conductibilité et au muscle atteint sa contractilité normale. Les moyens
à mettre en œuvre dans ce but varieront, on le comprend, avec la *cause* de
la paralysie, qu'il faudra, avant tout, combattre. Le repos, la médication dérivative (émissions sanguines locales, purgatifs, pédiluves), un régime
approprié aux conditions sanitaires individuelles aideront efficacement à
faire disparaître les altérations centrales sans grande gravité, comme
l'anémie, l'hyperémie, les hémorrhagies miliaires de la substance protubérantielle ou cérébrale. Il est superflu de parler de l'inanité de la thérapeutique dans toute autre lésion grave du cerveau et de ses enveloppes.

Contre la syphilis on dirigera la médication spécifique, cure de frictions
mercurielles, avec administration d'iodure de potassium à hautes doses. Le
diabète sera combattu par le régime voulu, les eaux de Carlsbad ou de
Vichy, le bromure de potassium; l'intoxication saturnine, par les bains
sulfureux et l'iodure potassique; l'hystérie, par l'hydrothérapie, l'électricité,
les antispasmodiques et les moyens d'ordre moral.

La paralysie est-elle due à une affection périphérique des nerfs moteurs
causée par un refroidissement, il est toujours bon de lui opposer l'appareil
antiphlogistique habituel : saignées locales, diaphorèse au moyen des boissons
chaudes ou de la pilocarpine, enveloppements humides, laxatifs, et, si le
rhumatisme revêt une forme aiguë et générale, le salicylate de soude. Plus
tard, l'application d'un vésicatoire pourra être utile pour favoriser la résolution complète de la névrite des nerfs moteurs oculaires.

Quelle que soit l'indication causale à remplir, nous possédons dans l'*électricité* un puissant adjuvant du traitement fondamental. Son mode d'action,
dans ce cas particulier, nous est inconnu. Quel qu'il soit d'ailleurs, qu'il consiste en une stimulation du nerf, de sa nutrition et de son fonctionnement
spécifique, ou bien dans une excitation de la contractilité du muscle, qui

empêche la dégénérescence de son tissu, il est hors de doute que l'application de cet agent physique abrège la durée de la maladie, et sauve de l'incurabilité un certain nombre de cas où la nature n'aurait pu à elle seule amener la guérison.

Le courant continu et la faradisation sont également employés dans ces circonstances. Peut-être faudrait-il préférer toujours le premier, les courants interrompus appliqués au voisinage de l'œil pouvant exercer une influence fâcheuse sur le nerf optique (Onimus) (1).

Le mode d'application varie beaucoup suivant les auteurs (2). Les uns conseillent d'agir directement sur le grand sympathique, en plaçant le pôle négatif sur le ganglion cervical supérieur, le positif sur un point du rebord orbitaire, en regard du muscle parétique. D'autres recommandent l'électrisation du nerf lésé lui-même; ils appliquent la cathode à la nuque, l'anode autour de l'orbite. Le courant doit être généralement faible (quatre à six éléments) et d'une durée de six à huit minutes. Les séances pourront être répétées tous les deux jours.

Si l'on veut se servir du courant d'induction, on peut essayer de le porter directement sur le muscle. On emploie pour cela une électrode en forme de petit bouton aplati, enveloppé de caoutchouc, qui s'introduit dans le cul-de-sac conjonctival. L'anesthésie à la cocaïne facilitera singulièrement cette petite manœuvre, à laquelle les malades ne se soumettent pas sans une certaine répugnance, du moins la première fois.

De temps à autre, on contrôlera l'effet du traitement à l'aide de notre procédé de strabométrie subjective, ou par le moyen des prismes. Si les efforts du médecin sont couronnés de succès, il arrivera un moment où la déviation pourra être corrigée par un prisme assez faible pour être porté en permanence. Ce moyen facilitera la guérison en stimulant la fusion binoculaire.

Il en est de même des *exercices stéréoscopiques*. Ils se pratiquent d'une façon fort simple, en adaptant les yeux au moyen des verres voulus, à la distance du fond de notre stéréoscope (16 centimètres, soit 6 dioptries pour des yeux emmétropes) et en donnant aux deux images stéréoscopiques un écartement en rapport avec la divergence ou la convergence des lignes de regard dans la position d'équilibre (3). Le calcul nous montre que cette distance, pour une longueur habituelle de la ligne de base de 64 millimètres, doit dépasser cette valeur de 10 millimètres environ pour 7 degrés de divergence et lui être inférieure d'autant pour un degré égal de convergence des lignes de regard. Ainsi, si l'on a affaire à un strabisme paralytique convergent de 14 degrés, on donnera aux deux images un écartement de 44 millimètres;

(1) A la vérité, Duchenne (de Boulogne) exprime la même crainte touchant les courants constants.

(2) Voy. à ce sujet Benedikt (421), Erb (252), Neumann (in Landolt, art. STRABISME, *Dict. encycl. des sc. méd.*, p. 273).

(3) Voy. cet ouvrage, t. III, p. 379.

si l'on est en présence d'un strabisme divergent de 10 degrés, on les mettra à une distance de 79 millimètres, etc. Dans ces conditions, on obtiendra la fusion stéréoscopique des deux images. Une fois ce résultat atteint, on cherchera à se rapprocher insensiblement de l'écartement normal, c'est-à-dire du parallélisme des lignes de regard. On peut même essayer de dépasser ce but, lorsqu'on a réussi à ramener au parallélisme les lignes de regard divergentes, et les exercer peu à peu à la fusion dans la position convergente.

Il est malheureusement des cas qui résistent à tous ces moyens thérapeutiques, annonçant une incurabilité complète de la paralysie. On est alors autorisé à intervenir *chirurgicalement* pour changer la répartition des forces qui meuvent les globes oculaires et créer une nouvelle position d'équilibre, compatible avec l'altération survenue dans l'innervation motrice des yeux. Supposons, par exemple, que l'oculo-moteur externe droit soit parésié. Lors des mouvements associés des deux yeux à droite, l'œil gauche, dont les excursions sont normales, aura toujours sur son congénère une certaine avance, qui se traduira par une convergence des lignes de regard. Cette convergence atteindra son maximum à la limite droite du champ de fixation. Lors des mouvements associés à gauche, c'est l'œil droit qui tournera plus facilement que son voisin, grâce au manque de résistance de la part du muscle droit externe, et c'est l'œil gauche qui sera en retard, ce qui produira encore un strabisme convergent, dont le degré diminue du côté gauche du champ de fixation. Pour rétablir l'harmonie dans les mouvements binoculaires, on pourra procéder de plusieurs façons :

1° Augmenter la force du muscle affaibli, en rapprochant son insertion de la cornée (avancement musculaire) ;

2° Diminuer l'action de son antagoniste, en reculant son insertion (ténotomie) ;

3° Diminuer la force du muscle de l'œil sain qui est associé avec le muscle affaibli lors des mouvements latéraux ;

4° Augmenter la force du muscle de l'œil sain en collaboration avec l'antagoniste du muscle malade.

Lorsque le premier effet peut être réalisé sans qu'on ait diminué notablement les excursions dans le sens de l'antagoniste, on peut regarder ce résultat comme l'idéal de la correction chirurgicale. Malheureusement le cas est rare ; il est presque toujours nécessaire d'affaiblir l'antagoniste, ce qui restreint son action ainsi que l'étendue du champ de fixation binoculaire dans la direction correspondante. Ce dernier se trouve encore plus rétréci dès qu'on est obligé de toucher aux muscles de l'œil sain.

On conçoit aussi que, le degré de la déviation n'étant pas constant pour toute l'étendue du champ de fixation, mais allant toujours croissant du côté du muscle parésié, l'intervention chirurgicale ait de la peine à la corriger pour toutes les directions, et cela d'autant plus qu'elle était primitivement plus forte. Cependant la nature vient souvent en aide à la main du chirurgien dans ces circonstances et tend à harmoniser de nouveau les mouvements associés des yeux.

Les cas les plus favorables à une intervention de ce genre (si l'on vise au rétablissement des fonctions visuelles binoculaires) sont donc ceux où la déviation est faible (10° à 15°) et où le muscle parésié conserve encore une énergie notable, appréciable à l'examen du champ de fixation. Ce dernier devra toujours précéder toute tentative opératoire. Il permettra de se rendre un compte exact de la nature de l'opération à tenter, du dosage qu'il faut faire subir à cette opération et du succès qu'on peut en attendre.

1° Ténotomie.

La ténotomie s'exécute de la manière suivante : L'œil étant anesthésié par la cocaïne et maintenu ouvert par un écarteur, l'opérateur saisit un pli

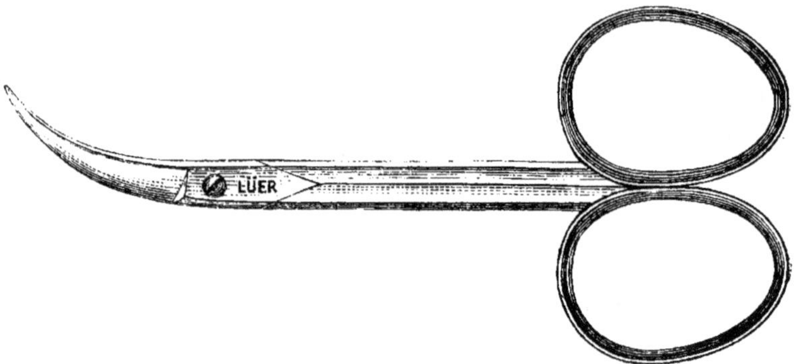

Fig. 168.

de la conjonctive au niveau de l'insertion du tendon à reculer, avec une pince à griffes. Le pli peut être vertical ou horizontal, suivant que l'on veut pratiquer une incision horizontale ou verticale. Nous préférons une incision horizontale, correspondant au bord du tendon le plus rapproché de l'opérateur.

L'incision faite, sur une longueur de 4 millimètres environ, on saisit successivement avec la pince chacun de ses bords, et l'on détache, sur une étendue plus ou moins grande, selon l'effet que l'on recherche, la membrane conjonctivale de la capsule de Tenon, qui lui est sous-jacente. On introduit alors la pince fermée dans la plaie, suivant le conseil de M. de Arlt (1), en rasant le globe jusqu'à 3 millimètres en arrière de l'incision; puis, lui donnant une direction perpendiculaire au globe, lorsque c'est une pince à griffes ordinaire, on l'ouvre largement et l'on saisit le muscle. En attirant à soi la partie prise entre les griffes, il est facile de détacher nette-

____

(1) Arlt, in Graefe-Saemisch, Handb., t. III, p. 390.

ment le tendon de son insertion sclérale en un coup de ciseaux. Pour cela,
on n'a qu'à introduire l'une des branches de ces derniers sous le muscle, à
la pousser jusque vers son insertion et à les fermer. Il va sans dire que
l'autre branche doit passer sous la conjonctive. L'emploi des ciseaux courbés
sur le côté, dits « à bec de corbin », tels que les montre la figure 168, est
particulièrement commode pour cette opération (1).

La préhension du muscle à ténotomiser est notablement facilitée par la
pince que nous avons fait construire dans ce but (fig. 169), dont les griffes,
dirigées obliquement sous un angle de 45 degrés, permettent de saisir le
muscle sans redresser beaucoup la pince (2).

On s'assure alors que toutes les fibres du tendon ont été sectionnées, en
introduisant dans la plaie un crochet boutonné, dont l'extrémité explore la
poche sous-conjonctivale et s'accroche aux filaments tendineux qui pourraient encore rester fixés à la sclérotique.

D'autres opérateurs préfèrent le procédé suivant : l'incision de la conjonctive est faite parallèlement à la direction du muscle et au niveau de l'un ou·

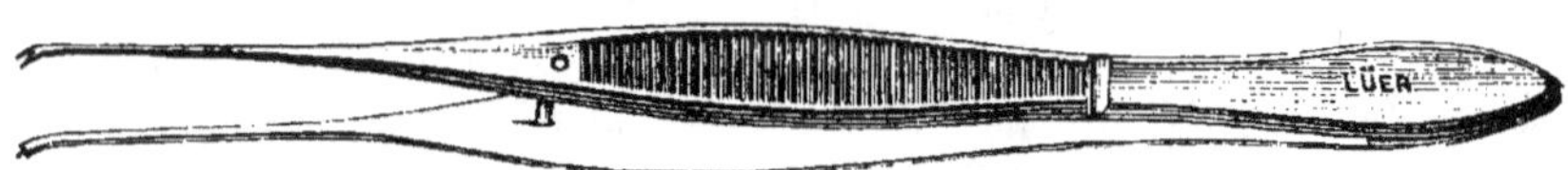

Fig. 169.

de l'autre de ses bords. Le tissu sous-conjonctival disséqué, un crochet mousse
est introduit sous le tendon. Une branche de ciseaux droits est poussée
entre le crochet et l'insertion du tendon sous celui-ci ; l'autre branche s'applique au-dessus, et le tendon est ainsi détaché.

Ou bien l'on pratique une boutonnière au milieu du tendon, juste au
milieu de son insertion (Snellen), et l'on y introduit le crochet successivement sous chacune des deux moitiés pour détacher le tendon avec précision.

M. Knapp préconise un *procédé sous-conjonctival de ténotomie*, qu'il pratique de la façon suivante. « Les mors d'une pince à fixation, dirigés vers l'extrémité inférieure de l'insertion du tendon, sont ouverts de 5 à 6 millimètres ;
en les pressant fortement contre le globe oculaire, on saisit un pli de la conjonctive et du tissu sous-conjonctival, qu'on soulève quelque peu pour pouvoir
y pratiquer une incision profonde. Cette dernière va d'avant en arrière et de
haut en bas, de façon à former une ouverture oblique à partir d'un point
situé à 3 millimètres au-dessus du bord inférieur de l'insertion du muscle,
jusqu'à 3 millimètres en arrière et au-dessous de lui. Le bord inférieur du
tendon étant ainsi mis à nu, on fait glisser dessous le crochet musculaire,
et le tendon légèrement soulevé est détaché de la sclérotique par quelques

(1) Landolt, *Refraction and Accommodation of the Eye*, éd. *Young I. Pentland.* Edinburgh, 1886, p. 403.
(2) Landolt, *Compte rendu du Congrès de Heidelberg,* 1885, et *The Refraction and*
Accommodation, p. 403.

coups de ciseaux. Il est important que les pointes des ciseaux ne soient pas trop larges, afin qu'elles glissent aisément dans le tissu sous-conjonctival. Il ne faut cependant pas qu'elles soient pointues, autrement on risquerait de blesser ou même de perforer le tissu sclérotical. Cet accident peut être sûrement évité si l'on tourne la convexité des ciseaux vers le globe, précaution plus importante dans la ténotomie du droit interne de l'œil gauche que dans celle de l'œil droit » (Knapp).

De Graefe a conseillé l'emploi du crochet pour *charger* le tendon, c'est-à-dire l'attirer hors de la plaie, afin de le couper. Dans ce but, il est introduit dans la plaie, après la dissection de la conjonctive, le bouton dirigé en haut. Arrivé un peu en arrière de l'insertion tendineuse, on fait subir au manche un mouvement de rotation qui engage le bouton dans l'ouverture de la capsule de Tenon et le fait pénétrer sous le tendon. En attirant ce dernier vers l'incision conjonctivale, on l'aperçoit muni encore en grande partie de ses ailerons capsulaires; le bouton de l'instrument est également coiffé de la capsule. Incisant d'abord la petite saillie ainsi formée, on détache ensuite l'insertion tendineuse au ras de la sclérotique.

Lorsqu'on veut obtenir un maximum d'effet, on charge également les ailerons capsulaires, en introduisant successivement le crochet sous l'aileron supérieur et inférieur, en les attirant dans la plaie et en les incisant plus ou moins profondément.

La manœuvre au moyen du crochet, que nous venons de décrire, a malheureusement l'inconvénient d'être vivement ressentie par le patient, malgré la cocaïnisation. Elle est d'ailleurs plus compliquée et plus blessante que le simple emploi de la pince.

Nous préférons l'incision horizontale de la conjonctive à l'incision verticale. Elle a sur cette dernière l'avantage d'empêcher l'entre-bâillement de la plaie, qui peut donner lieu à une sclérite, et d'empêcher la rétraction exagérée du muscle. Pour éviter ces inconvénients, on peut être obligé de fermer la plaie conjonctivale au moyen d'une suture, complication dont l'incision horizontale nous dispense.

L'incision verticale présente aussi, à un plus haut degré que l'autre, l'inconvénient d'effacer, lors de sa cicatrisation, la petite saillie de la caroncule lacrymale. Il en résulte un aspect de l'œil assez choquant. Cette forme de section prédispose aussi davantage à la propulsion du globe oculaire qu'on observe après la ténotomie, et qui est quelquefois telle que de Graefe en corrigeait, dans certains cas, l'effet par une tarsorrhaphie partielle.

2° *Avancement musculaire.*

Dans la grande majorité des cas, on est obligé, pour rétablir un équilibre musculaire comparable à celui qui existait avant la paralysie, de recourir à la *combinaison de la ténotomie de l'antagoniste du muscle paralysé avec l'avancement de celui-ci.* Ce procédé, convenablement dosé, peut corriger des degrés très variables de déviation. La correction est susceptible d'être portée à un chiffre considérable, lorsque l'avancement est exécuté comme nous l'avons recommandé (1). Voici comment nous procédons en pareil cas :

Le patient est d'abord chloroformé. Si nous nous contentons, en effet, pour une simple ténotomie, de l'anesthésie cocaïnique, nous préférons nous servir de chloroforme pour l'avancement musculaire. Non seulement l'opération est assez longue et douloureuse, mais la tranquillité de l'opéré est indispensable pour qu'on puisse exécuter avec commodité et précision les diverses manœuvres que nécessite l'avancement.

On commence par une large ténotomie du muscle à reculer, comme nous venons de la décrire. Saisissant ensuite un pli horizontal de la conjonctive sur le prolongement du tendon à avancer et tout près du bord cornéen, nous l'incisons de manière à produire une plaie verticale, longue d'environ 4 millimètres, au ras du bord cornéen. Nous détachons la conjonctive jusqu'à une petite distance au delà de l'insertion du tendon. Celui-ci est alors chargé sur un crochet mousse et attiré dans la plaie ; on s'assure que la totalité des fibres du tendon est bien sur le crochet, et on dégage les bords délicatement, avec la pointe mousse des ciseaux fermés. L'assistant tient le crochet pendant que l'opérateur place les sutures.

Celles-ci sont appliquées d'une façon très simple. Une aiguille munie d'un fil traverse d'avant en arrière chacun des bords du tendon, plus ou moins en arrière de son attache, suivant qu'on désire un effet plus ou moins grand. Reprenant le crochet, le chirurgien sectionne cette dernière, saisit les fils, les introduit sous la conjonctive attenante à la cornée, et, leur faisant contourner les bords de cette membrane, les mène à une distance plus ou moins rapprochée des extrémités de son diamètre vertical, suivant qu'il veut obtenir un effet plus ou moins considérable.

Il ne reste plus qu'à nouer fortement chacun des fils pour voir saillir l'extrémité du tendon au bord de la cornée. Une bonne précaution consiste à faire tourner à ce moment le globe par l'assistant, du côté du tendon détaché. Si, après avoir noué les fils, le muscle empiétait sur la surface de la cornée même, où évidemment il ne peut pas s'attacher, une petite incision, suivant sa longueur, lui permettra de s'étaler sur le tissu du limbe scléral et de prendre son insertion juste au bord cornéen.

On peut augmenter encore l'effet de l'avancement en réséquant une partie du tendon et en raccourcissant ainsi le muscle à avancer. Cette pratique peut devenir nécessaire dans les cas de strabisme très élevé, ou lorsque l'examen du champ de fixation dénote un affaiblissement ou une inertie prononcée du muscle.

Nous opérons cette résection de la façon suivante : le muscle étant chargé

(1) Landolt, Compte rendu de sa clinique pour l'année 1878, et Eperon, *Arch. d'opht.*, juill.-août 1883.

sur le crochet, on se rend bien compte de sa ligne d'insertion. Puis on le coupe à une distance plus ou moins grande en arrière de cette dernière, afin d'obtenir une section nette et bien parallèle à l'insertion du muscle. La partie encore attachée à la sclérotique est ensuite enlevée à l'aide des ciseaux.

Ou bien, au lieu d'enlever ce moignon périphérique, on peut retrancher une partie de l'extrémité centrale du tendon. On rejoint ensuite, au moyen des fils, les deux tronçons musculaires. Ce procédé a l'avantage de laisser intacte l'insertion tendineuse et d'en éviter ainsi le déplacement. En revanche, il présente l'inconvénient de détruire une partie contractile du muscle, au lieu de la portion fibreuse que l'on enlève en réséquant le tendon (1).

L'œil doit se trouver alors complètement redressé ou même un peu au delà ; car un léger degré de strabisme opposé n'est pas à craindre les premiers jours. Si les sutures n'étaient pas convenablement placées, la narcose chloroformique donne toute facilité au chirurgien de les corriger.

Il en est de même pour la position de l'œil. Si l'opération a été faite à loisir et avec soin, cette position doit être, sauf la restriction que nous venons de faire, tout à fait correcte. On évite ainsi, dans tous les cas, les symptômes consécutifs gênants que certains opérateurs ont vivement reprochés à l'avancement musculaire, et qui leur ont fait redouter cette méthode. Nous entendons la rotation du globe oculaire autour de son axe antéro-postérieur, l'inclinaison de la cornée en haut ou en dehors, et la production d'une diplopie gênante.

Le *traitement consécutif* à la ténotomie ou à l'avancement, tout en étant très simple, est cependant de la plus haute importance. L'œil opéré étant nettoyé, on contrôle l'effet obtenu, et l'on procède au pansement.

Si, pour la guérison au point de vue chirurgical, le pansement monoculaire pourrait suffire, le résultat orthoptique nécessite souvent l'occlusion des deux yeux pendant plusieurs jours. Les paupières fermées sont recouvertes d'une compresse de gaze fine, imbibée d'un liquide antiseptique, par exemple d'une solution de sublimé au 5000ᵉ. Par-dessus viennent des tampons de coton-charpie, trempés dans la même solution et arrangés de façon que le pansement se moule exactement sur la région oculaire, sans produire de pression incommode sur le globe de l'œil. Le tout est maintenu soit par une bande roulée en huit de chiffre, soit par un bandeau tricoté dont la forme rappelle un peu celle de grosses lunettes.

Le malade est avisé de se tenir en repos, sinon de garder le lit, et d'éviter tout écart de régime. Le pansement est renouvelé matin et soir, et l'on en profite pour nettoyer avec la solution antiseptique les paupières et le sac

(1) On peut rapprocher de cette méthode un procédé analogue de M. Noyes, qui consiste à *raccourcir* le muscle au lieu de l'avancer (*Transact. Amer. ophth. Soc.*, 1874, p. 273-274). Le tendon étant mis à nu et chargé sur le crochet, M. Noyes le divise non loin de l'insertion, passe le bout central replié en dehors par-dessous l'extrémité périphérique, et les suture ensemble. Dans certains cas, il retranche aussi une portion du muscle.

conjonctival, dont la sécrétion est généralement un peu augmentée. S'il existait des symptômes inflammatoires plus prononcés, ou s'il se manifestait des douleurs un peu vives, l'application de glace sur l'œil pendant quelques heures ou une journée suffirait pour calmer ces accidents. Suivant que l'effet de l'avancement est plus ou moins grand, on enlèvera les sutures plus ou moins tôt. Si l'on suit les règles que nous indiquons pour le traitement consécutif, elles sont supportées parfaitement pendant quatre à cinq jours.

Nous verrons plus tard que l'atropinisation, l'occlusion prolongée des yeux et l'obscurité favorisent la divergence, tandis que des exercices de convergence, ou même un pansement monoculaire, ont un effet inverse.

Complications possibles de la ténotomie et de l'avancement. — La ténotomie et l'avancement sont, dans l'immense majorité des cas, des opérations inoffensives. Les *perforations de la sclérotique* qu'on a signalées (1) ne peuvent être dues qu'à la maladresse de l'opérateur, lorsqu'il essaye de pénétrer sous le tendon du muscle avec une branche de ciseaux trop aiguë. La *suppuration de la plaie* est un accident rare (2), et qu'on peut considérer comme rendu presque impossible par l'emploi de la méthode antiseptique. M. Mooren (3) a observé deux fois une infiltration diphthéritique de la plaie.

S'il survenait une complication de ce genre, le meilleur moyen de l'enrayer consisterait dans l'emploi de compresses chaudes avec des liquides désinfectants (sublimé, 1/5000).

Historique de la ténotomie et de l'avancement. — Le premier qui paraît avoir eu l'idée de sectionner un muscle oculaire pour guérir le strabisme est l'Anglais Taylor (1737). Toutefois, cette idée ne fut mise en pratique que par Stromeyer d'abord (1838), ensuite par Pauli, et surtout par Dieffenbach (1839), qui érigea la section du muscle en méthode curative du strabisme. Mais son procédé opératoire était très défectueux. Il consistait à couper le corps du muscle lui-même au delà de l'équateur de l'œil, en arrière de l'endroit où il est flanqué par les ailerons musculaires de la capsule de Tenon. Aussi l'effet de cette myotomie était-il généralement excessif, et le strabisme secondaire, dans la direction opposée, la règle. Guérin contribua beaucoup à répandre la section musculaire en France, où des chirurgiens éminents, comme Bonnet, se donnèrent la peine d'étudier avec attention les rapports des muscles de l'œil avec la capsule de Tenon, et cherchèrent à rendre l'opération plus méthodique et plus facile à doser. Un pas en avant dans cette voie fut fait par de Graefe, d'après les indications générales duquel on opère encore aujourd'hui.

J. Guérin (725) est le premier qui ait pratiqué l'*avancement* d'un des muscles des yeux (en 1849). Cette opération était dirigée, à son origine, contre le strabisme secondaire, consécutif à une correction exagérée par la myotomie (4). Elle fut appliquée plus tard par de Graefe (745), Critchett (737), par MM. Liebreich (763), Knapp (719), Weber, de Wecker (780), contre les déviations d'un degré considérable; mais ces auteurs (sauf Critchett, dont la section se rapprochait du limbe), conseillaient d'ouvrir la conjonc-

____

(1) Graefe, *Motilitätsstörungen*, in Graefe-Saemisch, Bd VI, p. 168.
(2) M. Mooren (*Fünf Lustren ophth. Wirksamkeit*) l'a observée en temps d'épidémie.
(3) *Loc. cit.*
(4) Voy. plus haut le paragraphe relatif à la ténotomie.

tive et la capsule de Tenon au niveau de l'insertion du muscle à avancer. Cette manière
de faire ne permet pas d'obtenir une insertion très rapprochée de la cornée, car le
muscle ne vient pas s'attacher au fond de la poche conjonctivale qui se trouve entre
l'incision et le bord cornéen.

Parmi les divers procédés qu'on a employés pour pratiquer l'avancement musculaire, le
plus curieux est, sans contredit, celui conseillé en premier lieu par de Graefe, et bien
connu sous le nom d' « opération au fil » (*Fadenoperation*). Le voici, tel qu'il est décrit
par son illustre auteur (*Arch. für Ophth.*, III, 1, 1857, p. 342-344) : « La première partie
de l'opération terminée, c'est-à-dire le détachement du muscle paralysé, avec ses brides
cellulaires, je passe au second temps de l'opération, qui concerne l'antagoniste. Je pratique, comme pour faire la ténotomie de ce dernier, une petite section conjonctivale, en
même temps qu'une incision étroite du tissu sous-conjonctival, et je charge le tendon
sur un crochet. Il n'est pas nécessaire que ce dernier supporte toute la largeur du
muscle, pourvu qu'il saisisse de quoi appliquer commodément une suture, et faire voir
le point d'insertion. Je passe alors sous l'un des bords du tendon une aiguille courbe,
enfilée à un fil de soie, et je le traverse d'arrière en avant, au ras de la sclérotique, de
façon que le fil comprenne la bonne moitié du tendon. Puis je noue le fil également
tout près de la sclérotique. J'abandonne les deux chefs à un assistant, qui doit les attirer
légèrement du côté opposé (dans la direction de la cornée) pendant que moi-même
j'attire ce tendon, au moyen du crochet, vers l'angle de l'œil. De cette manière, la partie
du muscle comprise entre le fil et le crochet se trouve tendue, et on peut la couper,
sans crainte pour le fil, avec des ciseaux de Cooper, à une distance d'environ 2 millimètres en arrière de ce dernier.

» On coupe au moins la moitié du tendon qui se trouve enserrée par la suture, ou mieux
encore les deux tiers ou les trois quarts. Il faut d'ailleurs graduer la section suivant la
résistance que nous supposons à ce muscle, en faisant tourner l'œil du côté opposé. Le
malade perçoit-il, lors de cette rotation, une tension désagréable, on introduit à nouveau
le crochet sous les parties non sectionnées, et on les divise à quelques fibres près.
L'opération durant bien plus longtemps qu'une simple strabotomie, je conseille l'emploi
du chloroforme.

» Peu après l'opération, ou, en tout cas, un quart d'heure après, l'œil ayant été bien
nettoyé, le malade réveillé et commodément couché, on procède au pansement. Ce dernier a pour but de maintenir la cornée immobile, pendant vingt-quatre ou trente-six
heures, dans l'angle de l'œil correspondant au muscle paralysé. C'est à quoi sert le fil
passé à travers le tendon de l'antagoniste. Le pansement doit être, pour ne causer aucune
réaction, appliqué de telle façon que la cornée reste à l'abri de tout contact. Il faut, en
outre, que l'occlusion des paupières soit possible, sans que le fil s'imprime sur le bord
marginal de l'une ou de l'autre. Pour atteindre ce premier résultat, le fil doit, à partir
de son point d'implantation, avoir une direction assez abrupte : en cas de rotation de
l'œil en dedans, on ne peut trouver de meilleur support pour le fil que le nez. La forte
rotation de la cornée en dedans protège déjà cette membrane contre le contact du fil.
Si le nez n'est pas assez élevé, on ajoute à côté un appui artificiel, formé d'un rouleau
de diachylon. Le fil est maintenu dans la position voulue sur la joue de l'autre côté au
moyen de bandes de diachylon.

» Le patient doit rester tranquillement couché jusqu'à ce qu'on enlève le fil, et l'entourage veiller exactement à ce qu'aucun dérangement ne se produise dans le bandage.
Si toutefois il en survient, il faut pourvoir à une correction immédiate, qui doit être
pratiquée par le chirurgien lui-même. »

Les tendons étant ainsi détachés, et l'œil maintenu dans la direction voulue, ces organes
n'avaient donc qu'à contracter entre eux de nouveaux rapports, un peu différents de ceux
qui existent dans la position physiologique des yeux (1). C'était évidemment supposer aux
muscles une rigidité qu'ils sont loin d'avoir. Comme tous les autres muscles, après le
détachement de leur insertion, ils se rétractent et fuient, autant du moins que le leur
permettent les adhérences aponévrotiques qui leur restent encore avec l'œil. Si l'on place
ce dernier en convergence forcée, par exemple, le muscle droit interne ne restera pas
immobile devant la sclérotique qui glisse sous son tendon, mais il se reculera en même
temps qu'elle. Le muscle droit externe, de son côté, est empêché de se reculer autant

____

(1) C'est-à-dire plus favorables au muscle affaibli.

qu'il serait désirable, retenu qu'il est par les ailerons musculaires de la capsule de Tenon, qu'on ne peut pas toujours inciser assez copieusement, et par les quelques fibres tendineuses que de Graefe conseille de ne pas diviser.

Il suffit de mentionner les inconvénients accessoires de ce procédé, aussi graves que son défaut essentiel : la gêne considérable produite par le fil tendu passant entre les paupières; les dangers qui résultent de son contact avec la cornée, malgré le soin qu'on apporte au pansement; la difficulté de bien fixer le fil au dehors de l'œil, et de maintenir ce dernier dans la position désirée, etc. Ces inconvénients sont souvent tels qu'on est obligé de délivrer le patient de son fil avant que les muscles aient pu prendre une nouvelle insertion. Toute correction devient alors impossible, ou très difficile.

Nous avons fait encore un autre reproche à ce procédé (1), c'est qu'il produit un *déplacement* du globe oculaire tout entier, par la raison que ce dernier n'est pas fixé absolument à son centre de rotation. Celui-ci ne reste invariable que lorsque l'œil est maintenu en place par ses six muscles; dès que leur équilibre est rompu, les forces qui agissent sur le globe oculaire (telles que la traction exercée par le fil de de Graefe) provoquent, non plus de simples rotations, mais des mouvements de latéralité, de reculement ou d'avancement.

Il est évidemment plus sûr de conduire le muscle soi-même et de l'attacher au point voulu de la sclérotique, ainsi que l'a fait de Graefe plus tard, et après lui Critchett, et comme on le fait généralement aujourd'hui. Comme on exige, en général, un effet assez grand de cette opération, on doit s'efforcer d'obtenir une insertion aussi rapprochée que possible du bord cornéen : c'est une condition essentielle du succès, comme nous l'avons fait voir en comparant les résultats obtenus par les méthodes usuelles et ceux que nous a donnés l'incision conjonctivale au niveau du limbe (2).

Le placement des sutures, dans l'avancement musculaire, se fait suivant des procédés divers, souvent ingénieux. M. Weber enfonce, dans le milieu du muscle, une aiguille portant une anse de fil, aux deux extrémités de laquelle sont enfilées deux autres aiguilles. Celles-ci sont passées sous la conjonctive attenante à la cornée, jusque près des bords supérieur et inférieur de celle-ci. Les deux chefs sont alors introduits dans l'anse et noués ensemble. Le nœud doit être assez grand pour ne point glisser sous l'anse. La suture ainsi faite présente une grande solidité, et l'avancement paraît, au premier abord, considérable.

M. de Wecker procède d'une façon tout à fait analogue, après avoir saisi le tendon au moyen de son crochet-pince, qui l'empêche de fuir. Seulement, au lieu de conserver son anse intacte, il la coupe, et obtient ainsi deux fils séparés, qu'on n'a qu'à nouer pour attirer le muscle en avant. Il recommande de croiser les fils, c'est-à-dire de nouer le chef de l'un avec le chef opposé de l'autre.

M. Prince, de Jacksonville, procède de la façon suivante : Il saisit un pli de la conjonctive au-dessus de l'insertion du tendon à avancer, et le soulève. Ce pli est traversé par un double fil, et l'aiguille enlevée, en coupant le double fil. Il y a donc deux fils introduits dans la conjonctive, deux chefs sortant de chaque côté. C'est alors seulement qu'il fait une petite incision à travers la conjonctive et la capsule de Tenon, au-dessous et en face de l'insertion du tendon. Par cette boutonnière est introduite, sous le tendon, une branche du crochet double de Wecker, ou d'une pince inventée exprès dans ce but par l'auteur. Après cela, le tendon, avec tout le tissu environnant (capsule de Tenon et conjonctive) est séparé du globe par un coup de ciseaux. En soulevant toute la partie comprise dans le crochet ou la pince, il introduit une suture double, verticalement à travers la conjonctive et le muscle. Puis il noue un des fils antérieurs avec un des postérieurs. Si l'effet n'est pas suffisant, ces sutures sont serrées davantage, et les autres fils enlevés. Si, au contraire, il est trop grand, on enlève les fils primitivement noués, et l'on se sert de ceux en réserve pour obtenir un avancement moins considérable.

Nous laissons habituellement les fils en place pendant quatre jours. Au bout de ce temps, la nouvelle insertion est suffisamment solide. On observe presque toujours une diminution de l'effet après l'enlèvement des sutures. Aussi est-il bon de les laisser plus longtemps lorsque le résultat est resté au-dessous de ce que l'on attendait, tandis qu'on

---

(1) Landolt, art. STRABISME, in *Dict. encyclop. des sc. méd.*, p. 277.

(2) Eperon, *De l'avancement musculaire combiné avec la ténotomie* (*Arch. d'opht.*, juillet-août 1883).

peut, au contraire, les sortir avantageusement le deuxième ou troisième jour, quand
l'effet est exagéré. Quant aux autres moyens pour augmenter ou diminuer l'effet, nous
renvoyons aux pages 897 et 898.

L'avancement du muscle parétique, combiné à la ténotomie de son antagoniste, suffit, le plus souvent, pour corriger le strabisme paralytique, au
moins pour une partie du champ de fixation binoculaire. Ce n'est qu'exceptionnellement que l'on sera obligé d'avoir recours à la ténotomie du
muscle associé sur l'autre œil. Certains auteurs recommandent ce procédé, en remplaçant même l'avancement du muscle atteint par la ténotomie de son associé. On ne pourra procéder de cette façon que lorsque le
champ de fixation révèle une force prépondérante des muscles que l'on veut
sectionner. S'il s'agit d'une parésie du droit externe droit, par exemple, avec
une faible déviation, on pourrait se contenter d'une ténotomie du droit
interne à chaque œil; mais il faut s'assurer, au préalable, que la partie
positive de l'amplitude de convergence pourra, sans inconvénient, subir la
perte qui en résultera pour elle.

Enfin, dans des conditions extrêmes et rares, on peut se voir forcé de
recourir à quatre opérations : avancement du muscle parésié, avancement
de son homonyme à l'œil sain, ténotomie de son antagoniste, et ténotomie
de son associé.

M. de Wecker a décrit (1), sous le nom d'*avancement capsulaire*, une
méthode destinée à remplacer, suivant son auteur, l'avancement usuel du
tendon détaché. M. de Wecker pense qu'en greffant plus près de la cornée
les ailerons capsulaires d'un muscle, on peut renforcer l'action de ce muscle
sans toucher à son insertion. Voici comment il procède : Il excise d'abord,
au-devant de l'insertion du tendon, un petit lambeau de conjonctive, semi-
lunaire, de 5 millimètres de largeur sur 10 de hauteur. Ensuite il incise,
en cet endroit, la capsule de Tenon, la détache tout autour du muscle, et
l'avance au moyen de deux fils conduits sous la conjonctive jusqu'aux bords
supérieur et inférieur de la cornée. Le dosage de l'opération serait obtenu
par la dissection plus ou moins étendue de la capsule et par le degré de
profondeur à laquelle on place les sutures.

Dans nombre de cas, la vision binoculaire se trouve rétablie par l'opération, au moins pour le regard en face. La diplopie persiste généralement,
quoique moindre, dans la direction du muscle frappé. Mais il arrive aussi
que l'effet produit est insuffisant; l'écartement des doubles images est
diminué, sans que la diplopie ait disparu. Ou bien encore il peut se faire
que le résultat ait dépassé les prévisions de l'opérateur, et qu'il se manifeste
après le traitement une diplopie contraire à celle qui existait auparavant. Il
est bon de prévoir cette dernière éventualité, et de contrôler, pendant la

____

(1) De Wecker, *Comptes rendus de l'Acad. d. sc.*, 15 oct. 1884 et *Ann. d'ocul.*, t. XC,
p. 188, 1884.

guérison, la position de l'œil, ainsi que le degré et le sens de la diplopie, afin de pouvoir, au besoin, intervenir avant la consolidation complète des nouvelles insertions tendineuses. Le simple enlèvement prématuré des sutures (avant le quatrième jour) permet déjà de diminuer, dans une mesure notable, l'effet de l'avancement musculaire. S'il était beaucoup trop considérable, on pourrait facilement détacher l'insertion qui est en train de se former au moyen du crochet à strabisme. Bien entendu, on n'emploiera ces moyens, et surtout le dernier, qu'en cas d'une surcorrection très grande, car il ne faut pas s'inquiéter d'un petit excès d'effet. Il se dissipe, en effet, trop aisément de lui-même, ou bien on le neutralise à l'aide de prismes.

Ces derniers constituent aussi un complément indispensable de l'opération lorsque celle-ci n'a pas réussi à corriger entièrement la déviation. On essaye alors le plus faible de ces verres qui produit la vision binoculaire, et on l'ordonne au malade, en en répartissant l'effet sur les deux yeux. On peut se servir aussi, à titre de stimulant du muscle avancé, du stéréoscope, qu'on emploie suivant la méthode indiquée plus haut.

Nous avons eu principalement en vue, dans ce qui précède, une déviation horizontale, une parésie des abducteurs ou des adducteurs. Il n'est pas rare cependant qu'on ait à corriger aussi une déviation verticale, isolée ou combinée avec un strabisme horizontal, de manière à produire un écartement oblique des doubles images. Le cas se rencontre lors de la paralysie de la quatrième paire; il est également fréquent dans celle de la troisième.

Lorsque cet écartement oblique est faible, il peut se corriger au moyen de prismes, suivant les règles que nous avons données (p. 852). Souvent, il suffit de la correction de l'écartement horizontal, lorsque la distance verticale entre les deux images est faible, ou *vice versa*.

Les prismes sont-ils impuissants à corriger la diplopie, on peut pratiquer, s'il s'agit d'une déviation purement ou essentiellement verticale, les mêmes opérations que pour la première paire musculaire, l'avancement du muscle affaibli et la ténotomie de l'antagoniste. Ici encore on peut répartir l'effet sur les deux yeux. A-t-on, par exemple, affaire à une parésie du droit supérieur de l'œil droit, on pourra pratiquer successivement, et jusqu'à disparition de la diplopie, les quatre opérations suivantes : ténotomie du droit inférieur droit, avancement du droit supérieur du même œil, ténotomie du droit supérieur de l'œil sain (l'associé du muscle malade), avancement du droit inférieur de cet œil. Si cette parésie s'accompagnait d'une divergence trop prononcée pour pouvoir être corrigée par un prisme à base interne, on pourrait joindre encore à cette série d'opérations une ténotomie légère du droit externe droit.

Dans les cas légers de ce genre, de Graefe (747) donnait la préférence à la ténotomie de l'homonyme (ou associé) à l'œil sain, dosée de façon à obtenir la neutralisation de la diplopie pour la position la plus habituelle des lignes de regard. Car il faut savoir que l'effet d'une ténotomie des droits supérieur et inférieur n'est pas le même pour toute l'étendue du champ de fixation. Le méridien vertical change d'inclinaison sous l'influence de l'affaiblissement de ces muscles, accidentel ou opératoire, suivant que l'œil est en abduction ou en convergence (voy. plus haut). Ici, comme ailleurs, la correction peut être complétée à l'aide de prismes.

Les mêmes principes sont applicables aux déviations intermédiaires produites par la parésie de l'un des obliques. Cependant, comme les manœuvres opératoires sur l'oblique supérieur sont difficiles, on peut avoir recours à la section ou à l'avancement des muscles de la deuxième paire pour réparei les désordres que provoque sa parésie. C'est ainsi que la diplopie pourra se corriger en partie par une ténotomie du droit supérieur. La faible convergence restant après la correction de la déviation verticale sera justiciable d'un prisme à sommet interne. Il est vrai qu'il subsiste une rotation apparente du champ visuel autour de la ligne de regard, due à l'inclinaison anomale du méridien vertical, rotation qui augmente dans l'abduction de l'œil malade, et lorsque la tête est penchée du côté de cet œil. Mais l'expérience montre que cette diplopie par torsion de l'œil disparaît peu à peu, et que la vision binoculaire s'accommode de ce changement survenu dans les rapports des deux rétines.

Nous avons le premier pratiqué la *ténotomie de l'oblique inférieur* et nous en avons donné les indications opératoires (1), telles que les paralysies incurables de l'oblique supérieur et du droit inférieur, et en général les cas où la ténotomie du droit supérieur ne peut suffire.

La situation profonde de l'oblique inférieur, qui le rendait inaccessible à une opération portant sur son insertion bulbaire, nous a engagé à attaquer son origine même, son attache fixe, située à la portion inférieure et interne de l'orbite.

Nous avons indiqué les points de repère à l'aide desquels il est facile de trouver, à travers les téguments, l'origine de l'oblique inférieur. Le premier est formé par l'échancrure sus-orbitaire E (fig. 170) ; une perpendiculaire abaissée de ce point détermine, par sa rencontre avec le rebord du plancher de l'orbite, l'insertion fixe (O) de notre muscle. Cette dernière se trouve, d'autre part, au milieu de la ligne qui réunit la paroi externe du sac lacrymal L à la partie du rebord orbitaire située au-dessous du trou sous-orbitaire S.

Après avoir tendu la peau, au niveau de la partie du bord orbitaire inférieur qui correspond à l'insertion du muscle, on pratique une incision courte, mais profonde, à travers la peau et le muscle orbiculaire, jusque sur le rebord inférieur de l'orbite. Les lèvres de l'incision étant tenues écartées, on aperçoit, au fond de la plaie, l'os, le tendon d'insertion et le muscle lui-même, que l'on reconnaît à sa couleur et à la direction oblique de ses fibres. On saisit le muscle avec une pince, ou on le charge sur le crochet musculaire, et

____

(1) Landolt, *Arch. d'opht.*, p. 402, 1885.

sa section s'opère, au ras de l'os, soit avec des ciseaux, soit avec le bistouri. Il suffit ensuite d'un point de suture pour refermer l'incision cutanée.

On peut ranger à la suite des déviations paralytiques des yeux le STRA-BISME CONGÉNITAL, qui résulte probablement toujours de quelque lésion des centres ou des nerfs moteurs oculaires, remontant à la vie intra-utérine. Les muscles correspondants sont alors rudimentaires, ou présentent des insertions anomales, comme dans un cas de M. Heuck (548), qui a eu l'occasion de faire l'autopsie d'un enfant atteint de cette affection.

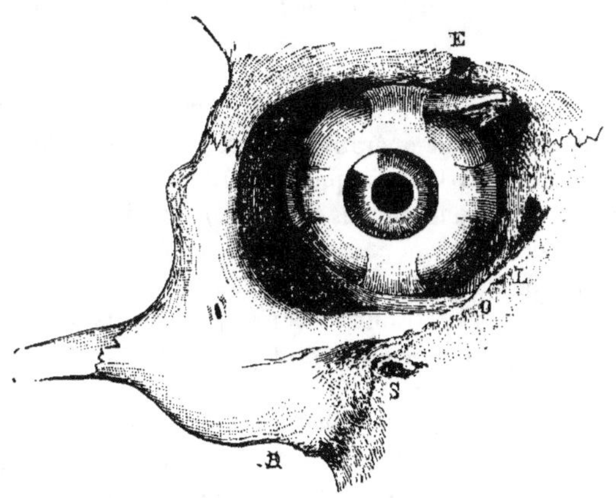

Fig. 170. — Origine et direction de l'oblique inférieur de l'œil droit
(Landolt, *Arch. d'opht.*, p. 402, 1885).

Le défaut de motilité est généralement très considérable et atteint le plus souvent la plus grande partie des muscles des deux yeux. Il existe gé-néralement en même temps un certain degré de ptose congénitale. Chose remarquable, non seulement l'acuité visuelle, mais aussi la faculté accommo-datrice, ont été trouvées normales dans la plupart des cas, de même que les contractions pupillaires, en sorte que l'on aurait affaire à une sorte de paralysie bulbaire congénitale des nerfs oculo-moteurs. Le strabisme con-génital affecte parfois plusieurs membres d'une même famille (cas de M. Heuck) (548).

Un fait intéressant, à notre avis, c'est qu'il n'existe pas de diplopie chez ces malades : on la provoque, au contraire, lorsqu'on redresse les yeux par des moyens chirurgicaux, mais elle disparaît ensuite assez promptement (Uhthoff).

Le strabisme congénital peut consister seulement en une association fau-tive des mouvements binoculaires. Ainsi nous avons observé un cas de paralysie congénitale, avec strabisme divergent et supérieur, sur un œil dont les excursions étaient libres dans tous les sens, mais où l'association des mouvements était tout à fait rompue. L'enfant fixait bien avec chaque œil pendant que l'autre était caché; mais, dès que les deux yeux étaient découverts, l'œil droit se dirigeait en dehors et en haut. Une ténotomie du droit externe, combinée à celle du droit supérieur, rendit à cet œil une direction normale.

Lorsque, comme dans ce dernier cas, le champ de fixation ne révèle pas une incapacité motrice trop grande, on peut essayer de corriger la déviation existante, au moins pour le regard en face. Les moyens d'y parvenir sont les mêmes que ceux dont nous avons parlé à propos du strabisme paralytique acquis.

Nous mentionnerons enfin ici le STRABISME SECONDAIRE, ou déviation en sens inverse consécutive à une opération mal réussie. Les insuccès chirurgicaux de ce genre étaient surtout fréquents autrefois à la suite de la myotomie, telle qu'on la pratiquait sur les indications de Dieffenbach. Bien que les nouvelles méthodes de ténotomie aient rendu cette forme de strabisme beaucoup plus rare, on l'observe encore quelquefois, surtout après des ténotomies très étendues dans le strabisme convergent des enfants, ou à la suite d'opérations (avancement) mal dosées ou prématurées, dirigées contre le strabisme paralytique.

Le mode de traitement de cette affection ne diffère pas de celui du strabisme paralytique. Il consiste dans la ténotomie du muscle trop avancé ou dans l'avancement du muscle trop reculé. Cette dernière opération, il est vrai, est souvent rendue difficile par le retrait considérable du muscle sectionné.

CHAPITRE II

STRABISME NON PARALYTIQUE OU CONCOMITANT

On a aussi appelé strabisme *musculaire* cette forme de déviation d'un des yeux. Cette désignation a pour but de faire ressortir le fait que les lésions proprement dites des nerfs moteurs de l'œil sont étrangères à son origine, mais elle ne saurait avoir la prétention d'en préciser la nature. S'il est, en effet, probable que certaines anomalies musculaires peuvent favoriser le développement de ce genre de strabisme, il n'en est pas moins vrai qu'ici encore les troubles de l'innervation des mouvements des yeux jouent un rôle capital, que nous aurons à spécifier.

Le strabisme non paralytique est dit aussi *concomitant*. Cette épithète rappelle un phénomène important dans le diagnostic de la nature de la déviation : les deux yeux s'accompagnent généralement dans leurs mouvements, de façon à décrire des excursions égales, à l'inverse des yeux affectés de strabisme paralytique, où nous avons vu une excursion dans le sens du muscle paralysé correspondre à une excursion beaucoup plus grande de l'œil sain, et *vice versa* dans la direction contraire. Les yeux qui présentent un strabisme concomitant se meuvent donc comme des yeux normaux, à cette exception près que les lignes de regard affectent, dans la position d'équilibre des deux globes, des rapports autres que le parallélisme, qui est la règle. Aussi, lorsqu'on fait fixer l'œil strabique, en couvrant l'autre avec la main, celui-ci se dévie-t-il de la même quantité : *la déviation secondaire est égale à la déviation primaire.*

L'artifice que nous employons pour nous assurer de ce phénomène se trouve souvent réalisé par la nature. Il arrive fréquemment que les deux yeux d'un individu atteint de strabisme, possédant une acuité visuelle égale ou à peu près, sont employés alternativement à la fixation : l'œil momentanément mis de côté affecte absolument la même position que son congénère prendra lorsque lui-même recommencera à fixer. Le strabisme, dans ces cas, est dit *alternant*. Dans les conditions contraires, il est dit *unilatéral*.

Le strabisme alternant non paralytique est, pour ainsi dire, le type le plus pur du genre que nous étudions. C'est lui qui nous présente la réalisation la plus exacte de la règle que nous avons énoncée plus haut, touchant l'égalité de la déviation secondaire avec la déviation primaire. Lorsque la position anomale s'est localisée définitivement à un œil (presque toujours inférieur à l'autre sous le rapport de l'acuité visuelle), il peut très bien arriver, ainsi que le fait remarquer M. Alf. Graefe (1), que l'appareil musculaire de cet œil subisse certaines altérations dues à cette direction vicieuse. Ces altérations se font sentir lors des mouvements associés des yeux et peuvent, par conséquent, détruire l'égalité entre les excursions de ces deux organes. Ainsi, dans le strabisme convergent ancien et de degré élevé, se montrant toujours au même œil, le droit externe est parfois affaibli de telle façon que l'effort qui lui est imposé pour ramener le globe oculaire dans la fixation entraîne une convergence de l'œil sain supérieure à celle de l'œil strabique. L'inverse se produit naturellement aussi dans le strabisme divergent.

Le même auteur a signalé encore une autre influence capable d'altérer le rapport normal entre la déviation primaire et la secondaire : c'est celle de l'état de réfraction de chaque œil. Qu'on suppose un œil emmétrope et un œil hypermétrope, l'un des deux atteint de strabisme divergent. Si l'on couvre l'œil hypermétrope, l'œil emmétrope fixant au loin, le premier s'abandonnera à toute la divergence que comporte la déviation. Si, au contraire, on le fait fixer lui-même, il est obligé de faire un effort d'accommodation qui entraîne, comme nous l'avons vu, un effort de convergence. Ce dernier ne va pas sans un mouvement de convergence équivalent de l'œil emmétrope, qui neutralise une partie de la divergence dans laquelle cet œil tomberait sans cela. Il en est de même lorsque les deux yeux présentent des degrés très différents de myopie ou d'hypermétropie. Celui des deux qui a la plus faible réfraction est alors le moins divergent ou le plus convergent. Cependant cette inégalité des deux déviations ne se montre pas dans tous les cas.

La déviation d'un œil peut, surtout au début, n'être pas permanente. Il existe des intervalles où la mensuration la plus précise ne révèle aucune anomalie dans la position respective des lignes de regard, tandis qu'en d'autres moments il peut exister une déviation allant jusqu'à 30 degrés et plus. Le strabisme est appelé, en pareil cas, *périodique*. Dans quelques rares circonstances, on a vu des alternatives de présence et d'absence du strabisme affecter un type assez régulier pour qu'on ait pu créer le terme de strabisme *intermittent*. Il va de soi que les deux catégories de strabisme non paralytique que nous venons de mentionner ne s'excluent pas l'une l'autre, et qu'on peut observer un strabisme à la fois alternant et périodique.

La périodicité est parfois déterminée par un fait particulier, le changement de la fixation au loin en fixation rapprochée, ou inversement. Dans ce cas particulier, le strabisme est dit *relatif*. C'est ainsi que certains hypermétropes peuvent loucher en dedans lorsqu'ils regardent un objet rapproché, tandis que leur regard redevient correct lorsqu'ils le portent au loin. De même certains myopes peuvent très bien avoir leurs lignes de regard parallèles lorsqu'ils regardent au loin, tandis qu'elles divergent dans la fixation rapprochée. D'autres myopes, au contraire, comme nous le verrons, louchent en dedans pour fixer un objet éloigné, tandis que leurs lignes de regard se croisent exactement sur un point de regard rapproché. Ce sont là les principaux types du strabisme relatif.

Enfin il est des cas où le strabisme ne demanderait qu'à se produire : il n'en est empêché que par la discipline qu'impose à l'appareil musculaire l'instinct de la vision simple avec les deux yeux, le maintien des rapports

____

(1) Alf. Graefe, *Motilitätsstörungen*, in Graefe-Saemisch, *Handb. d. ges. Augenh.*, cap. ix. B1 VI, p. 93.

normaux des deux rétines. Vient-on à suspendre ce genre de vision en cachant un œil, la déviation se montre aussitôt. Lorsque l'instinct de la vision binoculaire est plus faible que la tendance au strabisme, celui-ci, jusqu'alors *latent*, devient *manifeste*.

Comme le strabisme paralytique, le strabisme concomitant peut se produire dans toutes les directions. Cependant, dans la grande majorité des cas, il est *convergent* ou *divergent*, bien que le premier se complique souvent d'une déviation en haut, le second, plus rarement, d'une déviation légère en bas. Nous nous occuperons donc tout particulièrement de ces deux espèces importantes. Nous ferons seulement remarquer encore que les considérations que nous allons exposer, bien que se rapportant plus particulièrement à la première, concernent également la seconde, avec les seules modifications qu'entraîne la différence de position respective des globes oculaires.

Le strabisme concomitant se *mesure* objectivement, au moyen du périmètre, comme le strabisme paralytique. La diplopie présente ici, comme nous le verrons, un caractère trop inconstant, ses rapports avec le degré de la déviation ne sont pas assez uniformes pour nous fournir les éléments d'une détermination subjective.

Si la déviation paralytique, dans ses périodes récentes, et lorsqu'elle est encore indépendante de toute contracture secondaire, dépasse rarement 30 à 35 degrés, le *degré* du strabisme concomitant peut atteindre un chiffre énorme. Il oscille entre 5 et 65 degrés. Ce dernier nombre ne se rencontre que dans les cas de strabisme convergent unilatéral, avec amblyopie de l'œil dévié.

Le champ de fixation monoculaire peut être intact lorsque le strabisme est récent et pas très prononcé ; mais, lorsqu'il a duré longtemps et lorsqu'il s'est localisé sur un seul œil, une limitation du champ de fixation n'échappera pas à un examen attentif. On la rencontre parfois même aux deux yeux dans le strabisme alternant, comme l'indiquent les figures 171 G et D.

Conformément au principe que nous avons posé plus haut, concernant les *mouvements des yeux* dans le strabisme concomitant, la déviation reste ici la même dans toute l'étendue du champ de fixation. Ce n'est qu'à ses limites extrêmes qu'elle peut varier. Mais elle change avec l'élévation et l'abaissement du plan de regard. Nous avons vu, dans la partie physiologique, que la première favorise la divergence, la seconde, la convergence. Aussi le strabisme convergent augmente-t-il dans le regard en bas, diminue dans le regard en haut, tandis que le strabisme divergent subit des modifications inverses. Cette différence peut aller jusqu'à 20 degrés dans le strabisme unilatéral avec amblyopie de l'œil dévié (Alf. Graefe). Il se manifeste en même temps une petite déviation en hauteur, ou celle-ci augmente lorsqu'elle était déjà présente lors du regard horizontal en avant.

Il n'est pas rare, dans les cas de strabisme unilatéral, d'observer une

position oblique de la face, telle que l'œil dévié se trouve plus en avant
que l'œil sain. La tête est même inclinée du côté du second. Cette position,
suivant M. Alf. Graefe, est surtout frappante et revêt le caractère d'une
attitude forcée lorsque l'œil dévié est seul employé à la fixation. Cette
observation, dont nous pouvons confirmer l'exactitude, réduit à néant les
interprétations diverses qu'on a voulu en donner, en l'expliquant par le

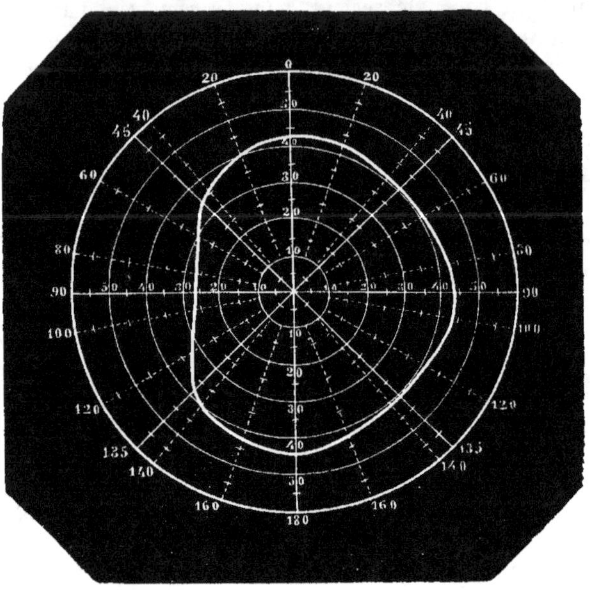

FIG. 171 G et D. — Champs de fixation limités des deux yeux dans un strabisme convergent alternant non paralytique (Landolt, *Arch. d'opht.*, I, p. 600).

désir de neutraliser la diplopie qui doit se produire au début du strabisme,
ou de remédier à la faiblesse de certains muscles. M. de Arlt professe sur
ce sujet une théorie plus satisfaisante et, à notre avis, tout à fait juste. Suivant lui (1), le malade, lors de la fixation à distance, a besoin d'un certain
degré de convergence ou de divergence des lignes de regard. Pour que l'œil
exclu de la fixation ne supporte pas à lui tout seul l'effort musculaire nécessaire dans ce but, il cherche à y faire participer l'œil fixateur en tournant la
tête d'une certaine façon. Prenons, par exemple, un individu atteint de
strabisme convergent unilatéral de l'œil gauche. Pour alléger cet œil d'une
partie de sa convergence, il tournerait la tête à droite. De cette manière,
l'œil droit fixateur serait obligé, pour maintenir son regard dans la direction de l'objet, de faire exécuter à son droit interne un effort qui s'accom-

(1) Arlt, *in* Graefe-Saemisch, *Handbuch.*, Bd III, p. 398.

pagnerait d'une contraction associée du droit externe de l'œil gauche, laquelle diminuerait d'autant la convergence pathologique de cet œil. Cette petite manœuvre serait encore plus nécessaire lorsque ce 'dernier serait chargé de la fixation, car la faiblesse de son muscle droit externe distendu exigerait un effort considérable de ce muscle, qui entraînerait une convergence associée beaucoup trop considérable de l'œil droit.

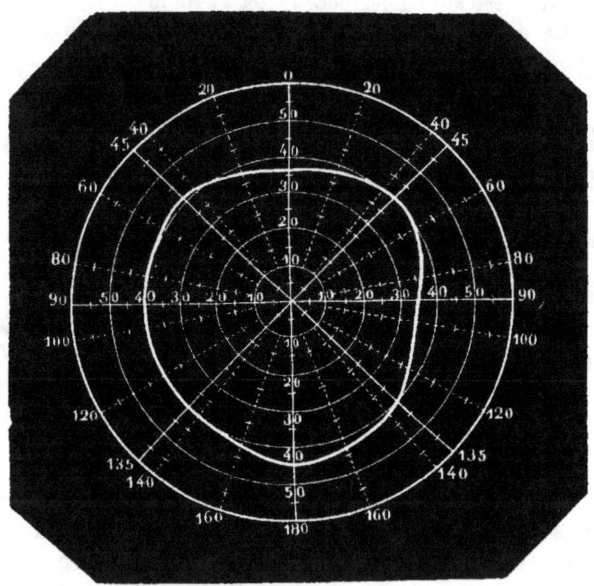

Fig. 171 D.

M. Alf. Graefe croit, par contre, que cette attitude particulière de la tête chez les strabiques, surtout lorsqu'on fait fixer le mauvais œil, est due au fait que cet œil cherche à faire tomber l'image de l'objet qu'il regarde sur une région excentrique de sa rétine.

État des fonctions visuelles de l'œil dévié. — Il est incontestable que la diminution de l'acuité visuelle d'un œil, produite par un vice de réfraction, par une altération de ses milieux réfringents ou de son appareil nerveux, favorise considérablement la déviation de cet œil, surtout sa déviation permanente. Le strabisme alternant ou périodique, en effet, ne se rencontre guère que sur des yeux sensiblement égaux sous le rapport de leur force visuelle. L'œil qui est le siège d'une déviation persistante est le plus souvent inférieur à son congénère sous ce rapport; il présente une acuité visuelle très diminuée ou presque nulle.

On a beaucoup discuté, et l'on discute encore la question de savoir si cette faiblesse de la vue est la cause ou le résultat de la déviation. La théorie de l'*amblyopie par inactivité* ou *par défaut d'usage* a encore ses partisans et ses adversaires. Les premiers admettent que l'exclusion d'un œil de la vision binoculaire dès la première jeunesse peut le rendre incapable d'analyser les images plus ou moins nettes qui tombent sur sa rétine et de les transmettre au centre visuel. Ou bien c'est ce dernier qui, forcé de faire abstraction des images rétiniennes pour éviter la confusion résultant de la diplopie, s'arrête dans son développement et n'est plus apte à enregistrer que les impressions qui lui parviennent de l'œil fixateur. Ils invoquent, à l'appui de leur dire, l'influence favorable susceptible d'être exercée par le redressement précoce d'un œil sur ses fonctions visuelles, influence qui, indéniable dans certains cas, est cependant rarement très prononcée. Les preuves sur lesquelles se basent les partisans de cette théorie ne nous semblent pas suffisamment probantes, et nos observations personnelles nous ont amenés à admettre l'amblyopie comme primitive dans la grande majorité des cas (1).

L'objection principale faite à l'amblyopie *ex anopsia* par ceux qui considèrent plutôt la déviation comme favorisée par la faiblesse de l'acuité visuelle, consiste à rappeler les cas où des individus atteints de cataracte congénitale ont pu, longtemps après leur première jeunesse, recouvrer une vision suffisante, grâce à l'extraction de cette cataracte. M. Schweigger, entre autres, insiste sur la nécessité d'un examen *minutieux* de la vue *avant* et *après* l'opération (surtout avec des échelles pour la vision rapprochée, et en combinant l'emploi des verres convexes et de l'ésérine). On constaterait de cette façon qu'on a souvent méconnu le véritable degré d'acuité visuelle avant le redressement de l'œil, et que, si cette dernière peut se trouver encore augmentée après l'opération, c'est qu'alors l'œil se trouve dans de meilleures conditions d'équilibre musculaire.

Guérin, en effet, avait prétendu que la position vicieuse du globe oculaire

(1) Voici quelques-uns des arguments tirés du domaine des faits qu'on pourrait avancer en faveur de l'amblyopie par défaut d'usage :

M. Nagel (499), qui est un des défenseurs les plus convaincus de la théorie de l'amblyopie *ex anopsia*, affirme avoir obtenu de bons résultats d'injections de strychnine pratiquées à la tempe.

M. Samelson dit avoir observé un œil devenu amblyope par l'effet d'une ptose ; l'acuité augmenta beaucoup à la suite de la perte de l'autre œil.

M. Woinow (501) prétend, comme M. Nagel, avoir amélioré la vision dans des cas de ce genre, au moyen de la strychnine.

Enfin M. Burchardt (509) a publié dernièrement une observation suivant laquelle l'acuité visuelle d'un œil dévié, chez un jeune garçon de treize ans, se serait élevée de 1/120 à 1/12 après la ténotomie, en même temps que la fixation excentrique redevenait centrale.

M. Berlin, qui est moins optimiste, se basant sur une statistique, fixe à 1/20 seulement la limite maxima de l'amélioration dont l'amblyopie par inactivité est susceptible.

M. Hansen enfin se déclare bien partisan de l'amblyopie par défaut d'usage, mais **ne** croit pas à la possibilité de l'amélioration de la vue par le redressement de l'œil dévié.

pourrait être la cause d'un astigmatisme assez fort pour abaisser notablement
l'acuité visuelle. Sans adopter cette théorie, qui a d'ailleurs été réfutée par
les mensurations de M. Knapp, on ne peut nier que la fixation imposée à un
œil dans une position d'équilibre vicieuse lui est pénible, et que l'effort qu'il
est obligé de faire pour la soutenir peut influer d'une façon fâcheuse sur son
acuité visuelle (Alf. Graefe).

Quoi qu'il en soit, il est un fait certain, c'est que les yeux atteints d'un
strabisme permanent, même depuis les premières années de la vie, sont loin
d'être tous amblyopes. Il s'en rencontre qui jouissent d'une vision normale
et qui sont capables de soutenir la fixation et le travail visuel dès que l'œil
sain en est exclu. D'autres ne peuvent fournir qu'une fixation hésitante; leur
acuité est très endommagée, ils ne distinguent qu'*en cherchant,* et de la
façon particulière aux personnes dont les fonctions de la fosse centrale sont
abolies. Ces yeux-là cherchent, pour ainsi dire, leur macula, qui a disparu,
ou plutôt dont la sensibilité exquise n'existe plus ou n'a jamais existé.

Un certain nombre d'entre eux, enfin, paraissent s'être créé un nouveau
centre rétinien, à voir la constance avec laquelle ils fixent au moyen d'un
point extramaculaire toujours le même. Ce dernier, bien que généralement
situé en dedans du pôle postérieur de l'œil, n'est pas nécessairement l'endroit où aboutit la ligne visuelle secondaire qui se croise au point de fixation
avec la ligne de regard principale de l'œil sain. En d'autres termes, son
excentricité ne correspond pas toujours à l'angle du strabisme; la première
est généralement moindre que la seconde. D'ailleurs le nouveau centre rétinien peut être situé en dedans de la macula même dans des cas de strabisme
divergent. La sensibilité est naturellement loin d'en être aussi grande que
celle de la macula d'un œil sain; son pouvoir de distinction correspond
à son excentricité sur la rétine, ou ne se montre pas de beaucoup supérieur.

État de la vision binoculaire dans le strabisme concomitant. — On
comprend sous le nom de vision binoculaire non seulement la faculté de voir
simple avec les deux yeux, mais aussi celle de percevoir le relief des corps,
la sensation de la profondeur, telle qu'elle existe à l'état normal, grâce aux
impressions qui affectent simultanément des points disparates des deux
rétines. Cette dernière faculté suppose aussi celle de percevoir simultanément deux images d'un objet situé en avant ou en arrière du point de fixation
(diplopie physiologique) et celle de réunir en une impression unique les deux
images d'un stéréoscope. On peut donc employer les différents procédés
basés sur ces faits physiologiques pour éprouver la vision binoculaire chez
les strabiques dont l'œil dévié possède encore un certain degré d'acuité. On
peut rechercher s'ils voient simple ou double, s'ils ont la sensation de la
profondeur, s'ils perçoivent les doubles images physiologiques, et enfin s'ils
sont capables d'impressions stéréoscopiques.

Le plus employé de ces procédés consiste à rechercher la diplopie pour le point de fixation. A cet effet, on procède comme nous l'avons dit en parlant du strabisme paralytique. On munit le meilleur œil d'un verre rouge. On fait fixer une flamme de bougie à 5 ou 6 mètres, et, couvrant alternativement l'un et l'autre œil, puis les découvrant tous deux, on cherche à faire percevoir séparément, puis simultanément les deux images différemment colorées. Ou bien on cherche à provoquer auparavant la diplopie dans une direction quelconque, au moyen de prismes que l'on fait tourner devant l'œil autour de la ligne de regard. Le malade perçoit ensuite beaucoup mieux la diplopie horizontale, dont il lui était difficile de se rendre compte au premier abord.

On constate, de cette façon, dans la majorité des cas, chez les personnes aux réponses desquelles on peut se fier, une diplopie plus ou moins nette. Il n'est même pas rare de rencontrer des malades qui accusent spontanément cette vision double, et s'en trouvent gênés. Mais, dans la règle, on est obligé de recourir, pour qu'ils en aient conscience, aux artifices que nous avons indiqués. En dehors des conditions spéciales que nous avons mentionnées, la vision du point de fixation reste simple; l'image de l'œil dévié semble systématiquement ignorée par le centre visuel : il en fait abstraction et n'enregistre que celle de l'œil sain.

Il est aisé de se représenter ce phénomène, qui a d'ailleurs son analogue dans le domaine des faits physiologiques. Quiconque a l'habitude de la microscopie ou du dessin à la chambre claire sait jusqu'à quel degré l'attention peut se porter sur le champ visuel d'un seul œil, de façon à annuler entièrement la perception consciente du champ visuel de l'autre. Le dessin à la chambre claire est une preuve que les images d'un œil peuvent même occuper l'attention d'une façon si exclusive qu'elles arrivent à être projetées dans le champ visuel de l'autre œil, dont les images sont alors entièrement effacées.

Le phénomène de la «suppression» des images de l'œil dévié, dont on a voulu mettre en doute la possibilité, n'a donc rien qui doive nous surprendre. Elle est d'autant plus naturelle que cette altération de la vision binoculaire survient à un âge où cette fonction n'a peut-être pas acquis son entier développement, et où, en tout cas, elle est encore facilement susceptible de modifications, à l'instar de toutes les autres fonctions du système nerveux central. Ce qui devrait plutôt nous étonner, c'est que cette suppression ne constitue pas un fait constant et n'aboutisse pas dans tous les cas à la disparition de la diplopie qui existe probablement toujours au début.

Entre la diplopie telle qu'elle se manifeste dans le strabisme paralytique et la suppression totale et absolue des images de l'œil dévié, se placent différentes catégories intermédiaires, représentant autant de stades dans le processus d'exclusion dont nous avons parlé. Il existe, en effet, des strabiques chez lesquels on ne peut provoquer une diplopie dans l'horizontale qu'en interposant devant l'œil dévié un prisme à direction horizontale. L'écartement des doubles images alors perçues correspond à la déviation strabique augmentée ou diminuée de celle produite par le prisme. La suppression des images ne s'opère donc que pour une région limitée de la rétine, située entre la fosse centrale et l'élément rétinien sur lequel tombe l'image du point de fixation. On désigne ce phénomène par le terme d'*exclusion régionale*.

Dans une autre catégorie de cas, l'exclusion régionale se produit aussi, mais la localisation isolée de l'image de l'œil dévié obtenue à l'aide d'un prisme est devenue beaucoup plus incertaine. L'écartement des deux objets apparents varie à chaque instant et ne correspond plus à la somme ou à la différence des déviations prismatique et strabique.

La région d'exclusion peut s'agrandir au delà des limites que nous avons mentionnées tout à l'heure; et elle est toujours plus étendue dans le sens horizontal que dans la direction verticale. De faibles prismes verticaux suffisent souvent pour provoquer une diplopie correspondante, tandis qu'il faut parfois, même en l'absence de mouvements compensateurs des yeux, des prismes horizontaux très puissants pour dédoubler l'image du point de fixation dans le sens horizontal (*exclusion horizontale*). Enfin la suppression peut s'effectuer sur la rétine entière. La diplopie n'est obtenue par aucun moyen: c'est l'*exclusion totale*, que nous avons déjà indiquée comme la plus haute expression de l'altération de la vision binoculaire.

A côté de ces cas divers, il faut mentionner les exemples remarquables et relativement fréquents de l'établissement d'une nouvelle identité des deux rétines dans la position vicieuse des lignes de regard l'une par rapport à l'autre. Le prisme le plus faible suffit alors pour provoquer de la diplopie, attendu que les yeux n'exécutent plus les mouvements compensateurs ou de fusion que nous avons décrits dans la partie physiologique.

Ce fait qui, d'après les expériences stéréoscopiques de M. Schöler, serait beaucoup plus général qu'on ne le croit, ne peut s'expliquer que par un changement complet survenu dans la congruence des deux rétines. On ne saurait admettre que cette congruence inusitée soit congénitale et ait motivé la déviation, comme on l'avait prétendu. L'observation démontre, en effet, qu'après la correction de cette dernière, la diplopie qui se produit alors par le changement apporté à la position réciproque des yeux disparaît assez rapidement. Elle n'est d'ailleurs pas typique, et la localisation des doubles images est, en pareil cas, très incertaine.

Dans des *strabismes convergents alternants très forts* (1), et datant de l'enfance, quand on provoque de la diplopie en mettant un verre rouge devant l'œil non dévié, au lieu d'accuser des images doubles homonymes extrêmement éloignées, le strabique accuse parfois des images *tantôt homonymes et tantôt croisées, mais toujours très voisines*.

Si, au moyen de miroirs convenablement disposés (expérience de M. Javal), on amène

(1) Javal, *Du strabisme dans ses applications à la physiologie de la vision*. Paris, 1868.

les images du même objet à se peindre sur la fosse centrale des deux yeux, au lieu de voir simple, le malade voit double, et la distance qui sépare les images croisées est proportionnelle au degré du strabisme.

Dernièrement, M. Ulrich (1) a repris l'étude de la vision binoculaire dans le strabisme concomitant, à l'aide des prismes et de la diplopie. Il distingue les huit catégories suivantes, qui représentent une progression croissante dans l'altération de cette fonction :

1° Diplopie et lutte des champs visuels. Cette variété existe surtout dans des cas récents, chez des individus jeunes (14 ans en moyenne).

2° Diplopie intermittente et facultative ; exclusion centrale. Individus jeunes (15 ans en moyenne).

3° Diplopie obtenue seulement à l'aide de prismes à direction quelconque ; exclusion centro-paracentrale. Individus un peu plus âgés (17 ans en moyenne).

4° Diplopie obtenue seulement à l'aide de prismes tenus verticalement ; exclusion horizontale. Individus de 17 ans en moyenne.

5° Diplopie ne se montrant que lorsque l'œil dévié est employé à la fixation ; exclusion monolatérale.

6° Exclusion alternant avec la vision binoculaire et simple. S'observe dans le strabisme périodique.

7° Pas de diplopie, exclusion totale.

8° Formation d'une nouvelle correspondance des rétines dans la position vicieuse.

L'acuité visuelle de l'œil dévié varie beaucoup pour une seule et même catégorie. L'exclusion totale ne suppose pas nécessairement l'amblyopie complète de l'œil hors d'usage. Cette amblyopie n'existe même que chez la minorité des malades. Dans 20 cas de ce genre, M. Ulrich a constaté une acuité visuelle variant de 0,14 à 1.

L'exploration du sens de la profondeur chez les strabiques se pratique de la façon la plus exacte au moyen de l'expérience de Hering (pour la description, voy. ce *Traité*, t. III, p. 475). Les recherches qui ont été faites dans ce sens montrent que, dans l'immense majorité des cas, les personnes affectées de strabisme concomitant sont dans l'impossibilité de se rendre compte de la profondeur à laquelle tombent les billes dans l'expérience mentionnée. Il est vrai que cette épreuve est très délicate et suppose une vision binoculaire parfaite, lorsqu'elle réussit.

Quant à la vision au *stéréoscope*, les expériences de M. Schöler (2), qui ont porté sur 57 individus affectés de strabisme, montrent que, sur ce nombre, 22 étaient capables d'impressions stéréoscopiques (surtout celle du relief en hauteur), 30 ne pouvaient que fusionner en une seule deux images stéréoscopiques simples, sans avoir la perception du relief. Chez les 5 autres, la vision binoculaire était entièrement abolie, en ce sens qu'ils ne distinguaient jamais qu'une des figures à la fois.

La fusion stéréoscopique avec impression du relief peut être si intimement liée, chez les strabiques, avec une déviation permanente, qu'elle est quelquefois supprimée par le redressement de l'œil (Nagel (3), Schöler). Elle peut exister sans qu'il y ait fusion binoculaire dans le regard habituel, comme on le démontre au moyen de l'expérience de Hering. Ceci est une

(1) Ulrich, *Zehender's Klinische Monatsbl. f. Augenh.*, 1884.
(2) Schöler, *Arch. f. Ophth.*, XIX, 1, p. 23-30, 1873.
(3) Nagel, *Das Sehen mit zwei Augen*, 1861.

conséquence du fait découvert par M. Schöler, que l'impression stéréoscopique peut résulter de la fusion d'images qui se forment sur des régions très disparates des deux rétines. Il est clair que cette fusion a lieu d'autant plus facilement que la disparation est moindre, c'est-à-dire que le degré de la déviation est plus faible. Aussi peut-on la provoquer quelquefois, dans les degrés un peu élevés du strabisme, en diminuant au moyen d'un prisme l'excentricité de l'image de l'œil dévié.

En tout cas, on arrive aisément, chez la plupart des strabiques, lorsque l'œil dévié n'est pas tout à fait amblyope, à faire percevoir simultanément et même à faire fusionner les deux composantes d'une image stéréoscopique simple (par exemple deux lignes ou deux figures géométriques, deux pains à cacheter). Il suffit, pour cela, de donner à ces images un écartement en rapport avec la direction des lignes de regard. Ainsi, on sera obligé de les rapprocher l'une de l'autre dans le strabisme convergent, de les éloigner dans le strabisme divergent. On obtient ce résultat à l'aide du stéréoscope de Wheatstone, comme l'a fait M. Javal (1); ou plus simplement, au moyen de celui que nous avons fait construire et dont nous avons donné plus haut la description (2). Cet instrument constitue alors un moyen précieux de guérison et de rétablissement de la vision binoculaire avec ou sans opération préalable, comme nous le verrons en parlant du traitement.

Quelle que soit la gravité des altérations subies par la vision binoculaire, l'œil dévié n'est cependant pas entièrement perdu pour cette fonction. Si la suspension du travail d'un des centres rétiniens altère la perception du relief telle que nous la donne la vision normale, les régions de la rétine qui, à l'état physiologique, ne sont pas en correspondance avec les parties analogues de la rétine de l'œil sain, contribuent à étendre le champ visuel. Lorsque la vision de l'œil dévié est suffisante et qu'il est employé temporairement à la fixation, il projette en général exactement les images rétiniennes qu'il reçoit, et l'épreuve de l'orientation montre que le sensorium a conscience de la position d'équilibre anomale de cet œil (3). Dans certains cas, relativement récents toutefois, M. Alf. Graefe dit avoir observé une projection fausse, analogue à celle du strabisme paralytique. Ce fait indique, ce qui d'ailleurs se suppose tout naturellement, qu'à ses débuts la position vicieuse prise par un œil strabique n'est point dictée immédiatement par la volonté, mais est un phénomène essentiellement réflexe, provoqué par certaines difficultés de la vision binoculaire, que l'instinct cherche à surmonter.

(1) Javal, *loc. cit.*
(2) Ce *Traité*, t. III, p. 379.
(3) Le centre visuel s'habitue si bien à la position vicieuse de l'œil dévié, qu'il projette presque toujours faussement l'image de cet œil lorsqu'il vient d'être redressé, comme si ce redressement était dû à une paralysie subite. On observe alors parfois une *projection double* de cet œil : celle qui correspond à son ancienne position, et qui est maintenant fausse, et celle qui correspond à sa nouvelle position, si bien qu'une véritable *triplopie* peut en résulter. Ou encore les deux sortes de projection peuvent alterner les premiers temps après l'opération, suivant que le centre visuel se représente l'œil opéré comme étant encore dévié ou comme ayant une position correcte (Nagel).

Il peut arriver, comme MM. de Graefe, Javal et d'autres l'ont observé, que l'œil dévié projette son image rétinienne à la fois de deux manières différentes ; d'une part, comme s'il s'agissait d'un strabisme paralytique, c'est-à-dire comme si l'œil se croyait dans la position normale, et d'autre part correctement, c'est-à-dire comme si la partie de la rétine sur laquelle vient se peindre l'image avait remplacé la macula, et correspondait par suite à celle de l'autre œil (1). — Il s'ensuit que dans ces cas, il y aurait à la fois vision binoculaire et diplopie. En effet, l'une des projections de l'œil dévié se confondant avec celle de l'œil sain, l'autre est perçue séparément. Il arrive même que les trois images sont perçues isolément et que le malade, lorsqu'il est intelligent, accuse une véritable triplopie. C'est ainsi que M. Javal a pu (*loc. cit.*, p. 22), en couvrant brusquement l'œil sain, faire persister la diplopie de l'œil strabique, et même, dans un cas de strabisme congénital, amener le malade à reproduire à volonté sa diplopie monoculaire.

1. *Strabisme convergent.*

Le strabisme convergent, qui est la déviation non paralytique la plus fréquente, se rencontre à l'état *manifeste* et à l'état *latent*. Il peut être *relatif*, se montrer seulement lors de la fixation rapprochée ou inversement lors du regard au loin, ou *absolu*, c'est-à-dire qu'il se montre dans le regard à toute distance. Il peut être enfin *périodique* ou *constant*, localisé à un œil (strabisme convergent *unilatéral*) ou affecter alternativement l'un et l'autre (strabisme convergent *alternant*). L'étude ultérieure de son étiologie nous amènera à préciser les diverses conditions dans lesquelles se montrent ces différentes formes. Ce que nous avons dit plus haut touchant l'acuité visuelle de l'œil dévié et l'état de la vision binoculaire se rapporte principalement à ce genre de strabisme.

Étiologie du strabisme convergent. — Il est un fait actuellement connu de tout le monde, grâce aux remarquables travaux de Donders, c'est la fréquence du strabisme convergent chez les hypermétropes, surtout dans les degrés moyens d'hypermétropie. Le grand physiologiste a donné de ce fait une explication basée sur les rapports normaux entre la convergence et l'accommodation. Les hypermétropes, a-t-il dit, sont obligés, déjà pour fixer à distance, de faire un effort d'accommodation, pour remédier à l'insuffisance de leur réfraction statique. Or cet effort d'accommodation, chez ceux dont l'amplitude relative n'est pas très développée, entraîne invinciblement un effort de convergence. Ce phénomène se produit encore plus facilement dans la fixation rapprochée, qui exige la mise en jeu d'une quote accommodative

(1) Voyez la note de la page précédente.

plus forte, à laquelle correspond une quote de convergence encore plus exagérée. De là la tendance des hypermétropes à la convergence pathologique
des lignes de regard.

Il est évident que cet excès de convergence ne saurait se manifester d'une
façon égale aux deux yeux, autrement aucune des deux lignes de regard ne
serait dirigée sur le point de fixation, à moins que la tête n'exécutât une rotation équivalente à celle de l'œil fixateur et de sens contraire. La ligne de
regard de cet œil se maintient alors sur le point de fixation. En réalité, ce
mouvement de la tête ne se produit que dans la minorité des cas, où il donne
lieu à l'attitude particulière de la face que nous avons déjà décrite. Il est
généralement insuffisant à remplir le but voulu. Aussi le droit externe de
l'œil fixateur est-il obligé d'intervenir pour immobiliser la ligne de regard ;
sa contraction produit une excursion associée en dedans de l'autre œil, qui
s'ajoute au mouvement de convergence de celui-ci et fait qu'il exécute à lui
seul l'adduction tout entière.

Il se passe, en pareil cas, un phénomène analogue à celui qui s'observe
lorsque l'objet de fixation s'avance de l'infini sur la ligne de regard d'un des
yeux. L'innervation nécessaire à la fixation se répartit d'une façon égale entre
les appareils musculaires des deux globes, comme l'a démontré M. Hering ;
seulement elle produit un effet différent de la convergence symétrique. Sur
un des yeux, elle maintient un équilibre absolu, qui n'est obtenu que grâce
à la collaboration égale des muscles abducteurs et adducteurs. Sur l'autre,
elle incite uniquement les adducteurs, qui réalisent un angle de convergence double de celui qui serait nécessaire si le point de fixation se trouvait
sur la ligne médiane, si la convergence était symétrique. Seulement, dans
ce dernier cas, où l'impulsion nerveuse distribuée aux muscles est juste pro-
portionnée à la distance de l'objet de fixation, les deux lignes de regard se
croisent sur celui-ci ; lors du strabisme convergent, où cette impulsion est
exagérée, les deux lignes de regard se croisent en deçà.

Un exemple fera saisir mieux notre pensée. Prenons un jeune emmétrope,
qui fixe un objet situé à 25 centimètres devant lui. Il fait donc un effort
d'accommodation de 4 D. et un effort correspondant de convergence de
4 *am* pour chaque œil, lorsque l'objet se trouve sur la ligne médiane. De
cette façon, il se trouve exactement adapté à la distance de l'objet, et ses
deux lignes de regard se coupent sur ce dernier. Rien n'est changé à ces
conditions, lorsque l'objet sort de la ligne médiane pour se porter directement en avant de l'œil droit. L'œil gauche fournit alors 8 *am* de convergence, pendant que le premier a sa ligne de regard parallèle au plan médian.
Ce n'est pas à dire que l'innervation se soit portée d'une façon inégale aux
muscles des deux yeux. Seulement, à l'impulsion nécessaire pour la convergence à 25 centimètres s'est joint l'effort voulu pour un mouvement associé
qui a porté les deux yeux à droite. M. Hering démontre que l'œil droit a
reçu la même excitation à la convergence que le gauche ; le mouvement de
torsion de la ligne de regard est le même pour les deux yeux, dont l'un

semble affecter la position primaire, tandis que l'autre présente les apparences d'une adduction exagérée.

Supposons maintenant un jeune hypermétrope de 3 D. Pour accommoder à 25 centimètres, il met en jeu $3 + 4 = 7$ D. de réfraction dynamique. A ces 7 D. correspondent 7 *am* de convergence. Si les deux yeux exécutaient chacun ces 7 *am* de convergence, les deux lignes de regard se croiseraient à 14 centimètres, soit 11 centimètres en deçà du point de fixation. L'hypermétrope préférera placer l'objet à peu près droit en avant de l'un de ses yeux, sur le trajet d'une de ses lignes de regard seulement. Il abandonnera à l'autre œil la totalité de la convergence, qui se monte, dans notre cas, à 6 *am*. Ainsi, tandis que l'œil fixateur aura une direction normale, l'autre se trouvera dans un strabisme convergent de 6 *am* = 11 degrés environ.

Tel est le schéma suivant lequel on peut se représenter le mécanisme du strabisme convergent hypermétropique. Il faut s'empresser d'ajouter que la réalité, comme toujours, s'écarte notablement de la théorie. La clinique nous enseigne, tout d'abord, que l'excès d'adduction d'un œil est loin de se rencontrer chez tous les hypermétropes. En second lieu, le degré réel de la déviation ne correspond nullement à celui qu'on pourrait trouver par le calcul, tel que nous venons de l'indiquer. Enfin, ce qui, suivant notre schéma, ne devrait pas être le cas, la déviation augmente généralement avec le rapprochement du point defixation. Elle peut même ne se manifester que dans le regard de près (strabisme convergent relatif). Il nous faut donc chercher à expliquer ces anomalies, plus apparentes que réelles, de la loi de Donders.

Le fait que le strabisme convergent n'atteint pas tous les hypermétropes n'a point lieu de nous surprendre. Nous savons, en effet, que la prévoyante nature n'a pas lié d'une façon si indissoluble l'accommodation à la convergence que l'innervation qui les anime toutes deux soit toujours rigoureusement égale pour un point donné de l'espace. Ces deux fonctions conservent, vis-à-vis l'une de l'autre, comme nous l'avons vu, une certaine indépendance. L'expérience nous montre même que l'amétropie tend à favoriser cette rupture de l'équilibre entre l'adaptation optique et le jeu des muscles adducteurs. Ainsi donc, rien d'étonnant à ce qu'un hypermétrope de 1, 2, 3 et même 4 D. ne présente aucune convergence dans le regard à n'importe quelle distance, même quand il cherche à s'adapter exactement au moyen d'un effort d'accommodation correspondant. Les expériences qu'on peut faire avec le stéréosope, ou à l'aide de l'appareil de Donders, montrent combien la puissance du désir de la vision binoculaire et simple peut influer sur le rapport entre la convergence et l'accommodation, et quelle altération il peut lui faire subir.

Ces considérations nous font entrevoir de plus quelles seront les conditions plus particulièrement favorables au développement du strabisme chez les hypermétropes.

L'amplitude de convergence relative étant généralement assez développée, on comprend que les degrés faibles d'hypermétropie échapperont facilement au strabisme convergent. Ce n'est que la catégorie *moyenne*, que nous avons cherché à caractériser par le fait de la rupture de la synergie entre la convergence et l'accommodation, qui y sera particulièrement exposée, et c'est, en effet, dans cette catégorie que l'on rencontre le plus grand nombre des strabiques.

Il semblerait, à priori, que les degrés forts d'hypermétropie soient plus aptes encore à déterminer la production du strabisme convergent. L'expérience montre qu'il n'en est point ainsi, et on a voulu considérer ce fait comme un argument sérieux contre la théorie de Donders. Il faut dire cependant qu'en pareil cas l'effort de convergence nécessaire serait si considérable, ou bien le bénéfice que retirerait la vision nette du strabisme serait si minime, que l'individu y renonce d'une manière inconsciente.

Ainsi se trouvent déjà protégées contre la tendance au strabisme convergent deux grandes classes d'hypermétropes, les uns par la faiblesse de leur défaut de réfraction, les autres par l'excès même de ce défaut. Il nous reste à examiner quelles sont les circonstances qui peuvent influer sur la rupture de la vision binoculaire chez les hypermétropes de degré moyen (1).

Le rapport normal entre l'innervation destinée à la convergence et celle qui se porte au muscle accommodateur ne subsiste qu'autant que l'amplitude de convergence et celle d'accommodation restent elles-mêmes dans des limites normales. Il subit nécessairement un changement physiologique correspondant à la diminution progressive de la seconde avec l'âge, la force de convergence ne variant pas d'une façon notable. Il est évident que chez un adulte de quarante ans, par exemple, qui dispose encore de 4, 5 D. d'accommodation, et peut-être de 12 *am* de convergence positive, l'impulsion accommodative nécessaire pour voir à 33 centimètres sera beaucoup plus considérable qu'elle ne l'était chez cet homme lorsqu'il avait dix ans et qu'il disposait de 14 D. de réfraction dynamique. L'innervation nécessaire pour la convergence à cette distance restera la même, puisque cette fonction ne change guère avec les années. Pour exprimer ce fait avec plus de concision, nous dirons que la quote d'accommodation nécessaire au travail de près augmente constamment avec l'âge, la quote de convergence restant la même. Et cela quoique les quantités absolues de ces deux fonctions nécessaires pour le regard vers un point donné restent égales, c'est-à-dire que, pour voir à 33 centimètres, il faut toujours (chez l'emmétrope) 3 D. d'accommodation et 3 *am* de convergence. Donc le rapport entre les deux quotes, qui est aussi celui des deux innervations

____

(1) Comparez p. 331 du tome III de ce *Traité*.

nécessaires, subit une variation physiologique incessante, quoique lente, et toujours dans le même sens.

Ce fait important nous en explique deux autres : le premier, c'est que, lorsque le rapport en question se trouve brusquement altéré, d'une façon pathologique, par une parésie de l'accommodation, par exemple (Javal), la quote de convergence mise en jeu simultanément avec la quote accommodative peut devenir si considérable que le nombre absolu d'angles métriques qu'elle représente dépasse de beaucoup celui des dioptries d'accommodation, et que le strabisme convergent est établi. Donders avait déjà signalé et expliqué ce phénomène de strabisme convergent consécutif à la diminution de l'amplitude accommodative. Ainsi il n'est pas rare de voir la difformité en question apparaître à la suite de la faiblesse de l'accommodation causée par la diphthérie, non seulement chez des hypermétropes moyens, mais aussi chez des hypermétropes faibles et des emmétropes. Un grand nombre des enfants atteints de strabisme interne présentent un aspect chétif, qui dénote une débilité musculaire à laquelle participe toujours le muscle ciliaire.

Les remarques que nous avons faites touchant le rapport entre la convergence et l'accommodation nous permettent de nous rendre compte d'un second phénomène, c'est que la déviation convergente d'origine hypermétropique, au lieu d'augmenter avec l'âge et d'atteindre son maximum d'intensité et de fréquence à l'âge adulte, comme il semble que ce devrait être le cas, tend à diminuer, au contraire, avec les années, à ce point qu'elle est assez rare au delà de quarante ans, et qu'elle se guérit souvent d'elle-même (de Wecker). Il n'y a, en effet, dans les rapports entre la convergence et l'accommodation, aucun motif pour qu'elle augmente, l'individu s'habituant, en raison de la diminution de son amplitude accommodative, à associer une quote accommodative de plus en plus forte à une même quote de convergence. Il peut très bien se faire, si l'instinct de la vision binoculaire et simple n'est pas encore tout à fait perdu, que le malade utilise ce changement constant de rapport entre les deux quotes pour mettre d'accord une forte impulsion accommodatrice avec une faible dose de convergence. Nous reconnaissons cependant qu'il peut y avoir, en pareil cas, d'autres causes en jeu. Nous les verrons en étudiant les circonstances accessoires qui peuvent favoriser ou empêcher le développement du strabisme convergent hypermétropique.

Nous pouvons nous expliquer facilement aussi pourquoi un hypermétrope qui louche dans le regard de près ne présente pas nécessairement une déviation convergente dans le regard au loin. Prenons un hypermétrope de 2 D., âgé de quatorze ans. Donnons-lui une accommodation de 15 D., une force de convergence positive de 12 *am*, et une amplitude d'accommodation et de convergence relative (positive et négative) de 1 D. à partir de l'infini jusqu'à 25 centimètres (voy. le schéma de l'amplitude relative d'accommodation, ligne des abcisses de — 2 à + 4). Le tableau suivant indique les quotes respectives de convergence et d'accommodation mises en jeu lors du rapprochement graduel de l'objet de fixation :

	CONVERGENCE.		ACCOMMODATION.		RAPPORT DES QUOTES.	
	Valeur absolue.	*Quote.*	*Valeur absolue.*	*Quote.*	*Conv.*	*Acc.*
Pour l'infini.....	0 am.	0	3 D.	3/15	0	: 1/5
» 1 mètre....	1 »	1/12	4 »	4/15	1	: 3,2
» 0^m,50.....	2 »	2/12	5 »	5/15	1	: 2
» 0^m,33......	3 »	3/12	6 »	6/15	1	: 1,6
» 0^m,25......	4	4/12	7 »	7/15	1	: 1,4

Si l'on étudie les rapports entre les deux séries de quotes, on voit que, *chez l'hypermétrope encore en possession de la vision binoculaire, la quote de convergence augmente de plus en plus par rapport à celle de l'accommodation avec le rapprochement du point de fixation.* Un tableau analogue pour *l'emmétrope* nous montrerait que ce rapport demeure *constant*, tandis que, chez le *myope*, la quote de convergence *diminue* par rapport à celle de l'accommodation dans les mêmes circonstances. On démontre également que cette augmentation progressive de la quote de convergence est d'autant plus faible que l'accommodation est plus restreinte par rapport à la convergence, comme c'est le cas à l'âge adulte.

Il n'y a donc rien d'étonnant à ce que l'hypermétrope, une fois arrivé à sacrifier la vision binoculaire et simple, puisse encore ne pas loucher lorsqu'il regarde au loin, tandis qu'un de ses yeux se déviera en dedans dans la fixation rapprochée. Le fait que l'augmentation de la quote de convergence avec le rapprochement du point de regard est d'autant plus forte que l'accommodation elle-même est d'autant plus ample, montre pourquoi le strabisme se développe de préférence chez les sujets jeunes. Il ne se trouve pas en contradiction avec celui énoncé plus haut, que le strabisme convergent est favorisé par la parésie du muscle ciliaire. Ici, en effet, bien que la faible valeur absolue de l'amplitude accommodative puisse rendre plus lente la progression de la quote de convergence relativement à celle d'accommodation, le rapport normal est rompu en trop peu de temps, tandis qu'il ne l'est que d'une façon insensible lors de la diminution progressive de l'accommodation avec l'âge.

C'est ce qui nous explique également pourquoi la déviation, lorsqu'elle est permanente, n'est généralement pas la même dans le regard rapproché et dans la fixation à distance. Elle s'exagère en général dans le premier cas, d'abord par la cause que nous venons de signaler, l'augmentation régulière de la quote de convergence par rapport à celle d'accommodation, ensuite parce que l'hypermétrope, dans le regard au loin, accommode assez rarement de façon à couvrir son hypermétropie entière, tandis que la vision rapprochée, dont la netteté doit être généralement plus grande, exige un effort accommodatif relativement plus considérable.

Enfin le fait que le degré de la déviation réelle ne correspond que rarement au degré qu'on pourrait trouver par le calcul trouve son explication dans cette circonstance même que ce calcul est par trop schématique. Il ne tient pas compte, d'abord de l'amplitude de convergence relative, ensuite du facteur que nous venons de signaler : les rapports réciproques des quotes de convergence et d'accommodation entre elles, rapports qui, comme nous l'avons vu, peuvent subir des variations multiples. Il existe d'ailleurs d'autres conditions, notamment celle de l'équilibre musculaire, capables d'altérer notablement les résultats du calcul.

On a voulu trouver aussi un argument contre la théorie de Donders dans le fait que la déviation persiste le plus souvent en l'absence de toute fixation, dans le regard dit *vague*, tel qu'on peut l'obtenir, par exemple, lors de l'examen ophthalmoscopique. Il n'y a alors aucun effort d'accommodation mis en jeu, par conséquent la convergence devrait être également nulle de son côté. Il en est incontestablement ainsi dans nombre de cas. Dans d'autres, on peut toujours admettre, avec M. Hansen, que l'hypermétrope fait encore un effort latent d'accommodation, auquel peut correspondre une impulsion latente à la convergence. Et il n'est même pas nécessaire, comme le fait remarquer M. Hansen, qu'une partie du défaut de réfraction soit masquée par une contraction involontaire du muscle ciliaire, car il peut fort bien arriver qu'il existe, dès l'origine du strabisme chez l'hypermétrope, une impulsion latente incessante à la convergence, qui n'est abolie que par le sommeil naturel ou artificiel.

Il est, en effet, très rare que le strabisme convergent hypermétropique persiste pendant le sommeil, soit normal, soit provoqué par les anesthésiques. Il disparaît toujours pendant le premier (Stellwag). Lors de la chloroformisation, les deux yeux fuient généralement en haut, ce qui favorise, comme nous l'avons vu, la divergence, et par conséquent, dans le cas particulier, le retour au parallélisme des lignes de regard. Il est bon d'être prévenu de ce phénomène lorsqu'on pratique, avec le concours de la narcose, une opération destinée à redresser l'œil dévié. Il ne faut pas s'inquiéter alors si l'on obtient un degré en apparence exagéré de divergence, car il est fréquent de voir au réveil la déviation externe se changer en un reste de strabisme interne.

Est-ce à dire que le strabisme convergent doive être considéré dans tous les cas comme un simple trouble de l'innervation des mouvements des yeux ? N'est-ce qu'une tendance continuelle à un excès de convergence tant que l'individu est éveillé et que ses centres oculo-moteurs fonctionnent, tendance qui disparaît avec la suppression de l'influence de ces derniers? Non, car il est, sans conteste, des strabiques qui louchent en tout temps de la même quantité et dont la déviation ne disparaît pas par l'effet du chloroforme ou du sommeil physiologique. Il faut admettre alors une altération dans la texture du muscle droit interne de l'œil dévié, une sorte de contracture permanente, consécutive à l'état de contraction tonique prolongé auquel il a été soumis. Nous reviendrons d'ailleurs sur ce sujet des altérations musculaires dans le strabisme convergent concomitant.

Il nous reste encore, pour le moment, à terminer l'examen des diverses circonstances propres à empêcher ou à favoriser le développement du strabisme convergent chez ceux que leur genre d'amétropie y prédispose.

Évidemment l'instinct de la vision binoculaire joue ici un rôle capital. Il préserve sûrement de la déviation bon nombre de jeunes hypermétropes, qui finissent par s'y abandonner plus tard, lorsqu'une lésion quelconque des milieux réfringents ou des membranes oculaires profondes a amené une inégalité de l'acuité visuelle assez considérable pour que l'un des yeux soit déprécié. Ce dernier est alors sacrifié sans hésitation à la vision monoculaire, rendue plus précise par le fait que l'adaptation optique est devenue plus facile, l'accommodation étant débarrassée de l'entrave que constitue pour elle la nécessité de converger juste au point de fixation. Ce phénomène se produit encore plus aisément, même chez des emmétropes (Stellwag), lorsque les deux yeux ont souffert et que la faible acuité du meilleur œil exige un rapprochement inusité des objets fixés (Schweigger) (1).

Aussi est-ce un fait connu depuis fort longtemps que les jeunes individus atteints de *leucomes cornéens* présentent une disposition toute particulière au strabisme convergent, surtout lorsqu'ils sont hypermétropes. Ruete, qui l'avait déjà observée, avait cherché à l'expliquer en disant que l'inflammation du tissu cornéen se propageait de proche en proche jusqu'au tissu du muscle droit interne, et déterminait une contracture de ce muscle. Il est bien plus naturel de supposer que, l'œil malade étant exclu de la fixation, soit par la diminution de l'acuité qui accompagne la kératite, soit par les moyens thérapeutiques (atropine, bandeau, etc.), mis en usage contre cette dernière, l'individu accommode à sa convenance avec l'autre œil, sans se préoccuper de l'exagération de convergence qui en résulte, et qui se reporte entièrement sur l'œil malade, comme nous l'avons expliqué. L'influence des leucomes cornéens sur la production du strabisme est si accusée, que M. Stellwag a observé cette lésion dans 22 pour 100 de ses 218 malades atteints de cette difformité, et que, sur 315 yeux hyperopes, sans taches de la cornée, 8,54 pour 100 seulement montraient une déviation interne.

Le même effet peut être produit par un *astigmatisme* inégal aux deux yeux, produisant un abaissement notable de la vision sur un œil. Une hypermétropie élevée de l'un des yeux, l'autre étant emmétrope ou faiblement amétrope, a souvent pour résultat d'anéantir en grande partie la vision du premier, en le faisant tomber dans le strabisme convergent. Il est fréquent de voir l'*amblyopie congénitale*, qui est presque toujours liée à un fort degré d'hypermétropie, donner lieu à la déviation interne de l'œil qui en est affecté.

____

(1) Buffon avait déjà observé que la production du strabisme est favorisée par les opacités des milieux dioptriques d'un œil (*Hist. nat.*, Supplém., III), et, en général, par la différence d'acuité et de réfraction des deux yeux.

Il n'en est pas moins vrai que le strabisme convergent peut exister en l'absence de toutes les causes auxiliaires que nous avons indiquées. Sans doute, lorsqu'il remonte, comme c'est le cas le plus fréquent, aux premières années et même aux premiers mois de l'enfance, on n'a pas lieu d'être surpris du fait que l'instinct de la vision binoculaire soit impuissant à maintenir les yeux dans la bonne direction. Il n'est pas encore assez développé, ou bien la formation d'une nouvelle correspondance entre les rétines rencontre beaucoup moins de difficultés qu'à un âge plus avancé. Ainsi peut s'établir un strabisme alternant, par exemple, sur des yeux parfaitement égaux en réfraction et en acuité visuelle, sans qu'il en résulte d'altération appréciable de la vision binoculaire. Ou bien encore il se développe un strabisme relatif ou périodique ; le malade arrive à faire abstraction, à volonté, des images de son œil dévié. Dans certains cas, cependant, la déviation peut se localiser d'une façon permanente sur un œil en possession de sa pleine acuité visuelle et d'une réfraction sensiblement égale à celle de son congénère.

On est réduit alors à invoquer d'autres influences fâcheuses, telles qu'une amplitude relative extrêmement faible d'accommodation et de convergence, ou bien certaines anomalies musculaires, en vertu desquelles les forces adductrices l'emportent sur les muscles abducteurs de telle manière que l'équilibre tend constamment à se rompre en faveur des premières. On ne peut guère se prononcer encore sur l'importance pathogénique de la diminution de l'amplitude relative d'accommodation et de convergence. Cette dernière est difficile, pour ne pas dire impossible à examiner chez les sujets jeunes, où il importerait de s'en rendre compte pour pouvoir juger la question. Nous savons seulement que cette amplitude est toujours bien développée chez les hypermétropes qui ne louchent pas. Il est assez rare que ceux-ci présentent un degré notable de convergence latente ; elle est en tout cas beaucoup plus rare que la divergence latente chez les myopes (Hansen).

Quant à l'équilibre musculaire dans l'hypermétropie avec ou sans strabisme convergent, quant à la force respective des muscles adducteurs et abducteurs dans les mêmes circonstances, ils ont fait le sujet de nombreuses recherches. Nous en avons déjà dit quelques mots en parlant de l'équilibre musculaire pour le regard à distance dans les divers états de réfraction. Nous avons vu que la plupart des auteurs s'accordent à reconnaître aux muscles droits externes des hypermétropes une assez grande puissance. Nous avons néanmoins constaté nous-même que la divergence facultative ou la partie négative de l'amplitude de convergence est moins développée que chez l'emmétrope. Le premier fait préserve sans doute beaucoup d'hypermétropes de la déviation interne d'un de leurs yeux.

Mais, d'un autre côté, beaucoup d'hypermétropes présentent une force adductrice exceptionnelle, et une prépondérance marquée des droits internes sur leurs antagonistes, comme le prouve l'examen du champ de fixation.

M. Schneller prétend même que, pour qu'un hypermétrope tombe dans le strabisme, il faut toujours qu'il existe un excès de force des muscles adducteurs sur les muscles abducteurs de 23 à 24 degrés, la limite maxima de cet excès compatible avec une position normale des yeux étant d'environ 11 degrés.

La détermination du champ de regard dans le strabisme convergent nous enseigne que ses limites externes sont presque toujours restreintes, ses limites internes reculées au delà de la normale. La restriction d'un côté, l'augmentation de l'autre sont plus considérables que ne le comporte le degré de la déviation ; il y a donc plus qu'un simple déplacement du champ de regard correspondant au strabisme ; il y a aussi déplacement des forces musculaires dans le sens de l'adduction.

Dans le strabisme alternant, les deux champs monoculaires peuvent être rétrécis en dehors, ou normaux, ou bien un seul d'entre eux est rétréci. La localisation de la déviation sur un œil ne change rien à ces conditions : les deux champs peuvent être rétrécis symétriquement, ou celui d'un seul œil. Quelquefois tous deux sont normaux, comme nous l'ont montré de nombreuses mensurations (1). Dans les cas de strabisme ancien unilatéral, le champ de fixation est souvent très rétréci dans toutes les directions : l'œil tend à s'immobiliser dans sa position vicieuse.

Quant à la partie positive de l'amplitude de convergence, nous avons vu qu'elle est supérieure à celle des emmétropes. Cette particularité, de même que celles que nous venons de signaler à propos du champ de fixation, tient sans doute à certaines *causes qui facilitent la convergence*. Donders cite, parmi ces dernières, les anomalies de forme et d'insertion des muscles droits internes et externes, l'innervation plus puissante des premiers chez les hypermétropes, qui font un appel plus énergique et plus répété à leur accommodation, une mobilité facile, dans le sens de l'adduction, des globes oculaires raccourcis, comme on sait, dans l'hypermétropie. Enfin, il pense qu'un écart exagéré entre la ligne visuelle et l'axe cornéen, en d'autres termes, une valeur positive extraordinaire de l'angle γ pourrait prédisposer au strabisme convergent. Voici comment il exprime son idée : « Pour que les lignes visuelles d'un hypermétrope à grand angle γ positif prennent une direction parallèle, il faut que les axes cornéens divergent plus que ceux d'un emmétrope. De là le strabisme divergent apparent qu'on observe chez tant d'hypermétropes. D'autre part, nous savons que la plupart des yeux se prêtent difficilement à la divergence. Bien des personnes ne parviennent pas, même pour obtenir la vision binoculaire simple, à faire diverger leurs lignes visuelles de quelques degrés de plus. Il est donc tout naturel d'admettre que, si, pour voir simple, une divergence plus qu'ordinaire des axes cornéens devient indispensable, il arrivera fréquemment que la divergence

____

(1) Landolt, art. STRABISME, in *Dictionnaire encyclopédique des sciences médicales*, par Dechambre, et in Kahn, Thèse de Paris, 1886.

nécessaire ne sera pas obtenue. De là résulte que, même dans la vision des objets moins éloignés, il pourra souvent se produire une convergence trop grande » (Wecker, *Traité des maladies des yeux*, 2ᵉ édit., p. 660).

Ceci revient à dire que, chez beaucoup d'hypermétropes, la macula se trouve placée trop en dehors relativement à l'insertion des muscles de l'œil et à l'axe cornéen. Les expériences nombreuses que nous avons faites sur la distance entre la fosse centrale et le nerf optique (1), confirmées par des expériences analogues de M. Dobrowolsky, s'accordent parfaitement avec cette théorie de Donders. Elles prouvent que l'angle compris entre la ligne visuelle de la macula et celle de la papille, l'angle ε, comme nous l'avons appelé, est généralement plus grand chez les hypermétropes que chez les myopes, et que, dans beaucoup de cas, la distance réelle qui sépare la macula de la papille est plus grande chez les hypermétropes que chez les myopes. Or, si la papille conserve sa position relativement à l'insertion des muscles de l'œil et à l'axe cornéen, comme c'est probable, c'est la macula qui se trouve placée plus en dehors. Les mensurations de Donders ont prouvé que l'angle γ (positif) est non seulement plus grand chez les hypermétropes que chez les myopes, mais qu'il est jusqu'à un certain point proportionnel au degré de l'hyperopie (*loc. cit.*, p. 661 et 662).

Les observations exactes manquent pour nous renseigner touchant l'influence de la *longueur de la ligne de base* sur la production du strabisme convergent. Il est cependant probable qu'un rapprochement anomal des deux centres de rotation favorise l'action des droits internes et prédispose à la convergence exagérée (Mannhardt). M. Panas, qui défend cette opinion, est d'avis que l'augmentation progressive de la ligne de base qui résulte du développement graduel des sinus ethmoïdaux peut changer insensiblement l'équilibre musculaire de chaque œil au profit des droits externes. La croissance de ces cellules osseuses aurait donc une influence favorable sur la diminution du strabisme convergent, et nous avons dit, en effet, que cette difformité peut disparaître lors de la puberté ou au commencement de l'âge adulte.

Telle est la théorie de Donders, avec les quelques compléments de détail qu'y ont ajoutés les travaux de ces dernières années. Elle explique parfaitement, à notre avis, la grande majorité des cas de strabisme convergent. En effet, sur 100 individus affectés de cette difformité, 77, suivant Donders (*loc. cit.*), sont hypermétropes ; M. Stellwag (535) trouve 78 pour 100 d'hypermétropes, 0,72 pour 100 d'emmétropes ; 14 pour 100 présentent des leucomes qui rendent impossible la détermination de l'état de réfraction ; 5,66 pour 100 seulement sont myopes. M. Schweigger (486) a noté 66 pour 100 d'hypermétropes, 12,1 pour 100 d'emmétropes et 21,9 pour 100 de myopes. La proportion d'hypermétropes serait peut-être encore plus grande si l'on prenait en considération le fait que l'hypermétropie peut avoir existé à l'origine du stra-

____

(1) Landolt, *Annali di Oltalmologia*, I, 1872.

bisme et avoir disparu peu à peu avec les progrès de l'âge, tandis que persistait l'habitude vicieuse de la convergence exagérée des lignes de regard.

Cependant M. Schweigger, malgré le grand nombre de cas d'hypermétropie qu'il a rencontrés dans ses observations de strabisme interne, ne se
trouve point entièrement satisfait par l'explication du physiologiste hollan-
dais. Il est frappé, nous dit-il, du fait que, pour 100 hypermétropes qui
louchent, on en trouve 53 qui sont exempts de cette difformité, et cela souvent en dépit de l'amblyopie ou de l'amaurose d'un œil. Puis la proportion de myopes qu'il accuse parmi ses strabiques à déviation convergente
lui inspire des doutes sur la valeur de la théorie de Donders. Il veut ramener
tous les cas de strabisme à la prépondérance *élastique* de certains muscles,
qui, lorsqu'elle est trop prononcée, finit par entraîner l'un des yeux du côté
du muscle le plus fort, en dépit de l'instinct de la vision simple avec les deux
yeux. On remarquerait souvent cette supériorité de certains muscles sur les
autres en pratiquant l'expérience de l'équilibre musculaire dans le regard à
distance. Elle consiste à placer devant l'un des yeux un prisme vertical, qui
désunit les lignes de regard et les abandonne au hasard des forces qui
maintiennent chaque globe dans l'attitude du regard au loin. On constaterait
souvent, de cette façon, que les deux images du point de fixation ainsi produites ne se trouvent point exactement sur la même ligne verticale,
comme ce devrait être le cas, si les muscles adducteurs et abducteurs se
contre-balançaient exactement dans le regard à grande distance.

M. Stilling (488) a suivi M. Schweigger dans cette voie. Suivant lui, le
strabisme ne serait autre chose que le retour d'un œil à une position dite
de repos, analogue à la position primaire dont nous avons parlé dans la
partie physiologique, en ce sens qu'elle correspond à un minimum de contraction des six muscles oculaires. Les expériences de M. Stilling lui auraient
montré que cette position de repos coïncide rarement avec le parallélisme
des lignes de regard ; le plus souvent, il y a divergence dans la myopie,
convergence dans l'emmétropie et l'hypermétropie, sans toutefois que cette
règle soit absolue. La position de repos n'est pas nécessairement en rapport avec la force respective des muscles telle que nous la donne le champ
de regard ; elle dépend probablement de la conformation de l'œil, de sa
position dans l'orbite et surtout dans l'entonnoir musculaire. Cependant la
position de repos correspond généralement au muscle le plus fort. Le strabisme serait donc un simple phénomène de fatigue (1).

(1) M. Stilling indique, pour découvrir la position de repos individuelle des yeux, le
moyen suivant : clore à moitié les yeux, comme pour dormir ; couvrir l'un d'entre eux
d'un écran et regarder dans ces conditions un objet de fixation placé à distance. En enlevant subitement l'écran, on constate le plus souvent une diplopie homonyme ou croisée,
correspondant à une convergence ou divergence des lignes de regard.

Nous avons déjà bien souvent répété sur nous-même cette expérience, surtout le soir,
au moment où le sommeil nous gagnait, et observé, en pareil cas, une convergence
notable. Mais nous avons pu nous convaincre qu'à cette convergence était liée une contraction correspondante du muscle accommodateur. Nous doutons donc qu'elle représente le

M. Schneller, qui s'est beaucoup occupé de la force des muscles dans les cas de strabisme, a pris une position intermédiaire. Il existe bien, pour lui, un strabisme convergent accommodatif (essentiellement hypermétropique), mais on doit admettre aussi un strabisme purement *musculaire*, dû à la force exagérée de certains muscles et à la faiblesse de leurs antagonistes (1). Les deux formes peuvent se combiner.

La théorie de ces auteurs peut servir à expliquer les cas encore assez fréquents de strabisme convergent accompagné de *myopie*. Suivant A. de Graefe (*Arch. f. Ophth.*, X, I, 1864), la myopie se trouve dans 2 pour 100 des cas de strabisme convergent; d'après M. Horner (Isler, Thèse de Zurich, 1880), dans 4,6 pour 100; d'après M. Stellwag, dans 5,16 pour 100. M. Schweigger, comme nous l'avons vu plus haut, nous donne un chiffre beaucoup plus considérable (près de 22 pour 100).

Le strabisme convergent des myopes se développe, suivant les deux premiers auteurs, généralement après l'âge de dix ans. L'explication en serait dans une tonicité exagérée des droits internes. Continuellement mis en jeu pour la convergence dans l'étroite sphère de la vision distincte chez le myope, ces muscles perdraient ainsi la faculté de se distendre entièrement, surtout après des maladies générales épuisantes, qui débiliteraient les muscles droits externes plus que leurs antagonistes, primitivement plus forts. — On a incriminé encore la conformation de l'orbite (Emmert), l'écartement des yeux (Mannhardt). Ces théories ne reposant sur aucun fait nettement démontré, sont forcément arbitraires.

Quant au strabisme convergent hypermétropique, il débute ordinairement dans la seconde enfance, vers l'âge de cinq ans en moyenne, mais souvent plus tôt. Il n'est pas rare de l'observer chez des nourrissons (Donders). Il frappe surtout, comme nous l'avons dit, les hypermétropes de degré moyen. Lorsque l'examen ophthalmoscopique est possible, on constate généralement une hyperopie totale qui oscille entre 2 et 5 D., rarement davantage ou moins.

La *cause occasionnelle* du développement de la déviation reste souvent obscure, malgré les dires plus ou moins dignes de croyance des personnes qui entourent le petit malade. Celui-ci aurait eu des convulsions, pendant lesquelles l'un des yeux s'est définitivement tourné en dedans; un autre

véritable état de repos de nos yeux, celui qu'ils ont pendant le sommeil, par exemple, où l'innervation de leurs muscles est suspendue. D'autre part, c'est un fait facile à vérifier que le strabisme convergent diminue et disparaît même souvent pendant la narcose, tandis qu'il augmente par la fixation et sous l'influence d'impressions psychiques.

(1) Il est impossible de dire à quelle circonstance est due cette prépondérance d'un muscle sur son antagoniste. La clinique nous a enseigné jusqu'ici peu de chose concernant les anomalies possibles des insertions des muscles oculaires. Quant à leur volume, il est vrai que l'on rencontre souvent une très grande différence entre le muscle qui entraîne l'œil dans sa fausse position et son antagoniste. Le premier est ordinairement volumineux et fort, le second très grêle. Mais il va sans dire que ces altérations peuvent très bien n'être que secondaires, et rien ne nous prouve qu'elles ont existé au début du strabisme.

serait tombé dans le strabisme en voulant fixer une mèche de cheveux flottant aux extrêmes limites de son champ de regard ; un troisième aurait été guéri d'une difformité commençante par le simple changement de place de son berceau, qui aurait eu pour résultat de changer la direction de l'éclairage attirant les regards de l'enfant, etc. Ce qui semble avéré, c'est que les efforts de fixation rapprochée faits pour contempler un jouet, par exemple, peuvent faire apparaître le strabisme de très bonne heure.

On comprend toutefois que ce dernier se développe de préférence plus tard, au moment où l'étude de l'alphabet commence à imposer ses exigences à la vision. Les premières années du travail scolaire sont particulièrement favorables à son éclosion. Il frappe surtout les jeunes enfants de constitution chétive, d'accommodation faible. Un certain nombre d'entre eux arrivent à découvrir subitement cet artifice, qui leur procure une vision monoculaire plus facile et d'une netteté plus grande ; l'impulsion exagérée à la convergence est alors de nature toute réflexe, comme les mouvements de nos yeux qui suivent les déplacements de notre attention dans l'espace. Quelques strabiques, au contraire, comme le fait observer justement M. Mauthner, apprennent de leurs camarades l'art de loucher ; ils louchent d'abord à volonté, puis d'une manière absolument involontaire, sinon inconsciente. M. Schweigger cite l'exemple d'un jeune garçon qui se guérit *volontairement* d'un strabisme convergent.

Le strabisme convergent hypermétropique commence en général par être périodique ou alternant. Il est aussi, à ses débuts, le plus souvent relatif. Déjà à ce moment-là, la fonction de la vision binoculaire et simple a subi ordinairement des atteintes profondes, mais encore réparables. Plus tard, le strabisme devient permanent, absolu, et se localise sur un œil, généralement le plus faible, bien qu'il puisse rester de longues années alternant. Lorsqu'il tend à la guérison spontanée, il parcourt en sens inverse les mêmes stades : après avoir été permanent, il redevient périodique ou relatif, pour disparaître parfois entièrement. Mais si, en pareil cas, la déviation s'efface, la vision binoculaire complète ne se rétablit plus.

Il nous est malheureusement impossible de déterminer à l'avance les conditions dans lesquelles cette guérison spontanée peut être espérée. L'acuité visuelle de l'œil dévié ne paraît pas être de grande utilité pour ce pronostic, car on voit des yeux amblyopes se redresser, tandis qu'un œil relativement bon et emmétrope peut persister en convergence extrême jusqu'à l'âge de plus de trente ans, comme nous en avons dernièrement encore observé un exemple. Le champ de regard nous fournira peut-être des données plus précises. Mais nous ne connaissons même pas le mode suivant lequel la nature opère cette cure spontanée, s'il s'agit d'une diminution de la force de convergence par la croissance des sinus ethmoïdaux (Panas), d'un développement plus complet des droits externes (Schneller), d'une amélioration dans l'état de santé général ou de la régularisation du rapport entre les quotes de convergence et celles d'accommodation employées pour la fixation rapprochée.

Traitement du strabisme convergent. — Nous avons déjà exposé ailleurs (1) en détail le traitement du strabisme convergent hypermétropique. Comme il constitue, suivant nous, la catégorie de beaucoup la plus importante des cas de ce genre, nous n'avons que peu de chose à ajouter. Nous nous bornerons à discuter ici les résultats, tant au point de vue cosmétique qu'à celui du rétablissement de la vision binoculaire.

Nous avons vu que les opérations que l'on peut opposer au strabisme convergent sont : la ténotomie du droit interne de l'œil dévié, celle des deux droits internes, l'avancement du droit externe de l'œil strabique combiné à la première, rarement à la seconde de ces opérations (2).

L'extrémité du muscle, détachée de ses connexions avec la sclérotique, se porte en arrière d'une quantité plus ou moins considérable, suivant l'étendue du détachement de la conjonctive, celle du débridement de la capsule, suivant sa tonicité propre et la force de son antagoniste. Celui-ci, délivré d'une partie de son contrepoids, entraîne le globe oculaire de son côté, augmentant ainsi la distance entre le tendon sectionné et son ancienne insertion. Les effets visibles de l'opération consistent, par conséquent, dans une correction plus ou moins complète de la position de l'œil, dans une diminution des excursions du globe dans le sens du muscle ténotomisé et dans une augmentation équivalente de ces excursions du côté opposé.

La diminution des excursions dans le sens du muscle sectionné est, au premier abord, plus considérable que la valeur angulaire du déplacement de l'œil. Cela se conçoit aisément. Le muscle antagoniste (dans ce cas particulier, le droit externe), distendu par la convergence permanente de l'œil, est généralement affaibli, comme nous l'a montré l'étude du champ de fixation dans le strabisme. En outre, la rotation qu'il peut imprimer à l'œil est limitée par les nombreuses attaches que le muscle détaché conserve encore avec la sclérotique, en arrière de l'incision pratiquée dans la capsule, sans parler des autres muscles qui peuvent s'opposer à son action correctrice, comme ceux de la deuxième paire. Ces muscles, en effet, doivent avoir subi aussi un certain degré de raccourcissement par le fait de la position vicieuse de l'œil. La correction est donc relativement peu considérable, si on la compare surtout à la perte d'excursion que subit le globe du côté de la ténotomie. Le muscle détaché, en effet, en se rétractant, emploie déjà une partie de sa capacité de raccourcissement ; une autre partie de sa force contractile sert à entr'ouvrir la plaie capsulaire, et se perd en conséquence pour les mouvements de l'œil. Enfin le reculement du tendon diminue son action, en raccourcissant son étendue d'enroulement autour du globe oculaire.

_____

(1) Voy. ce *Traité*, t. III, 2ᵉ fascicule (*Réfraction et accommodation, partie clinique*, p. 375-381.

(2) Voyez la description de la ténotomie et de l'avancement, p. 856 et suiv.

Il est vrai que celle de l'antagoniste diminue également par le fait du redressement de l'œil. Aussi observe-t-on généralement que l'augmentation d'excursion du globe dans le sens de ce muscle reste inférieure au degré de la correction. Ajoutons que la douleur ressentie à l'endroit de la plaie peut restreindre notablement les mouvements de l'œil, lorsqu'on examine ces derniers peu après l'opération. Le nouvel état d'équilibre du globe oculaire n'est donc obtenu qu'au prix d'une diminution sensible de l'amplitude de ses excursions.

Les circonstances se modifient, il est vrai, avec la consolidation de la nouvelle insertion tendineuse. Au bout de deux ou trois jours déjà, la cicatrisation commence à s'effectuer. Elle se produit vraisemblablement à l'aide d'un exsudat fibrineux, peu consistant au début, et permettant facilement,

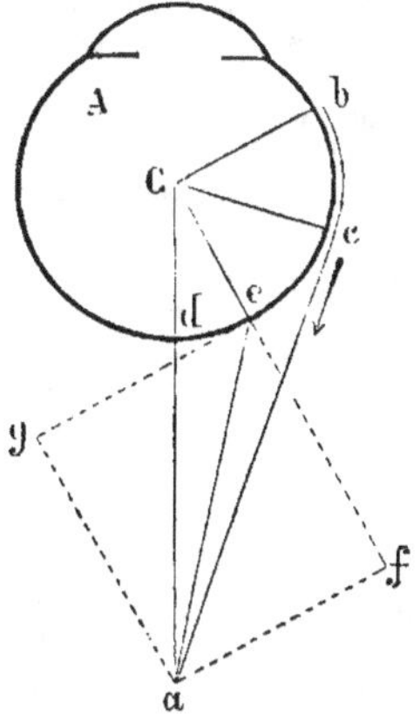

Fig. 172.

les premiers jours, la rupture des nouvelles attaches au moyen d un crochet à strabisme. Peu à peu cette substance molle s'organise et, au bout de quinze jours, elle est devenue un tissu conjonctif résistant. La plaie capsulaire est alors cicatrisée, de même que l'incision conjonctivale (voy. Kalt., 122). Les excursions du côté du muscle ténotomisé augmentent de nouveau, sans toutefois arriver à leur chiffre primitif, lorsque l'opération a été bien exécutée.

Le reculement peut atteindre environ le chiffre de 6 millimètres. C'est là une perte notable de l'étendue d'enroulement du tendon autour du globe. Or ce n'est que tant que le muscle se déroule qu'il exerce son maximum d'action sur la sphère oculaire ; la composante tangentielle de sa puissance agit seule. Arrivée à l'extrémité de son étendue d'enroulement, la composante tangentielle est contrariée par la composante radiale de la force du muscle, laquelle tend à *déplacer* le globe dans sa totalité dans la direction de l'action du muscle.

Soit, par exemple, A (fig 172), un globe oculaire, *ab*, un des muscles qui le meuvent et que nous supposons se contracter. On voit que, lors de la rotation du globe dans le sens de la flèche, tant que le rayon de la sphère oculaire qui passe par le point d'application de la force (c'est-à-dire l'insertion du tendon), tant que ce rayon reste perpendiculaire au muscle (et c'est le cas dans toute l'étendue de l'enroulement bc), ce dernier exerce son maximum d'action rotative ; la composante radiale de sa force est nulle. Une fois le point c dépassé, par exemple, au point e, la force du muscle se divise en une composante radiale ef et une composante tangentielle eg. Tandis que cette dernière tend encore à faire tourner le globe, la première tend à déplacer le centre de rotation C dans le sens de ea. Elle devient maxima lorsque le centre de rotation, le point d'insertion mobile et le point d'insertion fixe se trouvent sur une même ligne C d a. La composante tangentielle est alors nulle à son tour, et toute l'action du muscle tendrait à attirer le globe dans le sens de sa longueur.

Krenchel (1) a fait voir (contrairement aux idées répandues par la théorie de de Graefe (2) sur l'effet de la ténotomie) que cette diminution de l'étendue d'enroulement, à laquelle correspond une perte équivalente dans l'amplitude de la rotation du côté du muscle détaché, est toujours plus considérable que ne l'est la correction. Il a montré également que l'antagoniste perd aussi une partie de son étendue d'enroulement, si bien que les mouvements de son côté se trouvent restreints d'une quantité supérieure au degré de redressement.

Il en résulte que la correction augmente dans les positions secondaires extrêmes, du côté du muscle détaché, qu'elle diminue dans les positions contraires.

Ces effets accessoires tiennent à la tonicité propre des muscles au moment de l'opération, facteur que de Graefe remplaçait par l'*élasticité* simple de ces muscles.

Krenchel tire de cette idée générale quelques déductions particulières importantes pour ce qui concerne l'*état des mouvements associés après l'opération*. Il distingue les trois cas suivants :

1° Les deux muscles, droit externe et droit interne, ont une tonicité égale et se raccourcissent chacun de la même quantité. Le reculement du second est égal à la somme des deux raccourcissements, la correction équivaut à la moitié de ce reculement. Les deux muscles sont affaiblis de la même quantité ; la diminution d'excursion d'un côté, l'augmentation de l'autre sont de même degré. Si, dans ces conditions, on pratique une ténotomie du droit interne de l'autre œil, l'association des mouvements redevient parfaite, avec une légère perte de mobilité des deux globes oculaires, une faible limitation du champ de regard binoculaire.

2° Le muscle sectionné ne se raccourcit pas du tout. Le degré de reculement n'est alors représenté que par la contraction de l'antagoniste, la correction est donc égale au reculement. L'amplitude de la rotation n'est restreinte que dans la direction de l'antagoniste ; du côté de la ténotomie, elle augmenterait plutôt un peu par le fait de la diminution légère de la puissance de l'antagoniste. La correction reste constante ou diminue légèrement dans les positions secondaires du côté du muscle détaché, elle diminue lors des mouvements produits par l'antagoniste. Elle diminuera des deux côtés, si l'on fait une ténotomie double.

3° Dans le dernier cas, c'est le raccourcissement de l'antagoniste qui est nul ; la correction l'est également ; quant au reculement, son degré ne dépend que de la contraction du muscle sectionné. Seul ce dernier est affaibli par l'opération : son antagoniste a plutôt un peu gagné. La correction s'affirme dans les positions secondaires, en dedans et en dehors, surtout si l'on fait une ténotomie double.

Ces trois possibilités se trouvent réalisées en pratique, quoique d'une manière moins schématique. Les cas de strabisme convergent ancien semblent ressortir à la seconde ; cependant il est rare que la correction atteigne la valeur du reculement. La plupart des cas appartiennent à la première catégorie. L'examen du champ de fixation peut nous renseigner d'avance sur la force respective des muscles, qui jouent un rôle important dans la déviation et dans la correction par la ténotomie.

Avec les différents stades dans la guérison de la plaie, la valeur de la correction varie quelque peu. Elle semble parfois considérable au début et

(1) Krenchel (*Die Theorie d. Schieloperation, Arch. f. Ophth.*, XIX, 2, p. 275-286, 1873).
(2) De Graefe, *Arch. f. Ophth.*, III, 1, p. 177, 1867.

diminue les jours suivants, pour augmenter de nouveau faiblement et avec lenteur, après la cicatrisation. Dans d'autres cas, au contraire, l'effet augmente tout de suite après la ténotomie, mais généralement le résultat immédiat dépasse la correction définitive de quelques degrés. Il est très rare qu'il soit absolument nul. Il faut alors songer à quelque anomalie dans l'insertion du muscle : adhérence anomale de cette insertion à la sclérotique en arrière du point détaché; brides capsulaires résistantes, qui attachent étroitement le muscle à la sclérotique. Dans ces cas, il faudra débrider avec un soin particulier la capsule de Tenon, et passer le crochet musculaire assez loin en arrière, entre le muscle et les tissus sous-jacents.

Nos recherches nous ont permis de constater qu'une ténotomie simple du droit interne, avec larges débridements, pouvait suffire pour corriger une déviation primitive ou restante de 15 degrés environ (1). Ce chiffre peut servir de guide assez sûr dans le dosage de l'effet et dans le choix de l'opération à tenter contre le strabisme. Si la déviation ne dépasse que faiblement cette valeur, la ténotomie du droit interne d'un seul œil sera presque toujours suffisante; car, outre qu'on peut en augmenter encore un peu l'effet en débridant largement les prolongements capsulaires du tendon, on peut compter aussi dans beaucoup de cas sur le complément de correction que nous offre le traitement orthoptique.

Suivant que l'on dégage plus ou moins le muscle de la conjonctive et surtout de la capsule de Tenon, on peut obtenir, par la simple ténotomie, tous les degrés d'effet voulus, depuis zéro jusqu'à 15 degrés. Ce dernier chiffre est réalisé grâce à des incisions profondes dans la partie de la capsule avoisinant le muscle, qui permettent à celui-ci le reculement le plus complet que l'on puisse désirer. On peut encore augmenter l'effet de la ténotomie en pratiquant, du côté de l'antagoniste, l'avancement capsulaire tel qu'il a été proposé par M. de Wecker (p. 864).

Si, au contraire, l'effet de l'opération devait être excessif pour le cas particulier, on peut le restreindre facilement au moyen d'une *suture conjonctivale.*

Après la section d'un muscle, la traction exercée par son antagoniste a pour effet de rendre béante la plaie conjonctivale et l'ouverture capsulaire, et l'on comprend que le rapprochement forcé de leurs bords au moyen d'un fil empêche une rétraction trop grande du muscle ténotomisé. La conjonctive tient encore, en effet, à la capsule de Tenon, qui elle-même est encore en connexion partielle avec le muscle. On comprend également que, plus la suture sera profonde, plus elle intéresse les tissus sous-conjonctivaux, notamment la capsule et même le tendon sectionné, plus son action restrictive sera considérable. On peut ainsi limiter, quand c'est nécessaire, l'effet de la ténotomie d'un des muscles de la première paire jusqu'à le rendre insignifiant.

(1) Landolt, art. STRABISME (*loc. cit.*), p. 280.

La suture peut être appliquée même plusieurs jours après l'opération, tant que la nouvelle insertion n'est pas encore solide et peut être détachée à l'aide du crochet musculaire. Elle est indiquée, comme nous l'avons dit, lorsque le strabisme est très faible, lorsque, malgré un débridement prudent de la capsule de Tenon, la ténotomie a donné un effet trop considérable, et que l'examen du champ de regard accuse une perte trop grande dans le sens du muscle ténotomisé.

L'application de la suture conjonctivale se fait en général perpendiculairement à la direction de l'incision conjonctivale. On peut la placer obliquement de bas en haut et de dedans en dehors. On obvie ainsi plus facilement à un inconvénient de la ténotomie du droit interne : l'enfoncement de la caroncule lacrymale et l'agrandissement apparent de la fente palpébrale qui en résulte. La suture conjonctivale a aussi l'avantage de prévenir en une certaine mesure l'élargissement de la fente palpébrale due à une légère propulsion du globe, consécutive au détachement d'un des tendons.

Lorsque le strabisme convergent dépasse 20 degrés, la conduite à tenir varie beaucoup suivant l'âge du sujet, suivant la localisation du strabisme (alternant ou unilatéral), suivant l'acuité visuelle de l'œil dévié, la tendance plus ou moins prononcée à la vision binoculaire et l'état des muscles, tel qu'il se montre à l'examen du champ de fixation.

S'il s'agit d'un enfant, par exemple, dont le strabisme varie entre 20 et 35 degrés, après correction totale de l'hypermétropie, lorsqu'elle existe, et dont les deux yeux ne présentent pas une grande différence d'acuité visuelle, il est nécessaire d'attendre d'abord l'effet définitif produit par une ténotomie. On peut essayer de l'augmenter au moyen de *louchettes*, sorte de lunettes opaques, percées seulement d'un trou, qui ne permet de regarder que dans une direction donnée (1). En plaçant, par ce moyen, l'œil en divergence peu de jours après l'opération, on peut arriver à une valeur de la correction supérieure à 20 degrés. Lorsqu'on ne peut plus espérer aucun résultat des louchettes, après la consolidation de la nouvelle insertion, on essayera encore quelque temps des exercices orthoptiques, avec le stéréoscope, par exemple, suivant les indications que nous avons données dans ce *Traité* (t. III, fasc. 2, p. 378-381).

On peut aussi augmenter l'effet d'une ténotomie à l'aide de la *suture de de Graefe* (2) ou de celle de *Knapp* (3). La première consiste dans une sorte d'avancement capsulaire. Une aiguille munie d'un fil est enfoncée dans la conjonctive de la moitié *externe* du globe, au bord de la cornée, conduite dans le tissu épiscléral sur une longueur de quelques millimètres et suivant

(1) On s'imaginait autrefois pouvoir guérir le strabisme sans opération par le seul emploi des louchettes. Les notions que nous possédons aujourd'hui sur l'étiologie du strabisme concomitant et sur les mouvements associés dans les déviations d'un œil montrent combien cet espoir était illusoire.

(2) De Graefe, *Klin. Monatsbl.*, p. 225, 1869

(3) Knapp (749).

une direction longitudinale. Après l'avoir fait sortir, on serre le fil plus ou moins fort.

Si tous ces moyens se montrent insuffisants, on se décidera à pratiquer une ténotomie du droit interne de l'autre œil, que l'on dosera suivant la déviation restante. Si celle-ci, par exemple, est supérieure à 15 degrés, on pourra hardiment pratiquer la section tendineuse et les débridements de la capsule d'après les principes que nous avons énoncés plus haut. Si elle est inférieure à ce chiffre, on ne pratiquera ces débridements qu'avec précaution, et, en cas d'effet excessif, on appliquera une suture conjonctivale.

Lorsque la déviation dépasse 20 degrés, qu'elle est unilatérale et constante, lorsqu'elle affecte un œil amblyope ou très inférieur à l'autre comme acuité visuelle, lorsque la vision binoculaire est détruite et son rétablissement impossible, on est autorisé à pratiquer d'emblée, même chez les enfants, l'avancement du droit externe combiné avec la ténotomie du droit interne. On peut d'autant mieux le faire que l'examen du champ de fixation révèle. en pareil cas, un affaiblissement considérable de l'antagoniste. L'avancement sera fait suivant le procédé que nous avons indiqué (p. 858). On y joindra, dans les degrés élevés, la résection d'une certaine étendue de son tendon. Cette manœuvre opératoire permet de corriger entièrement une déviation de plus de 60 degrés (1).

En tout état de cause, il importe d'observer une certaine prudence dans le traitement chirurgical du strabisme convergent de jeunes sujets, surtou lorsqu'il accompagne l'hypermétropie. Nous préférons de beaucoup, en pareil cas, rester quelque peu au-dessous de la correction complète. Nous avons soin, d'ailleurs, d'instiller immédiatement après l'opération une forte solution d'atropine dans les deux yeux et de les tenir sous l'influence du mydriatique pendant toute la durée de la guérison, souvent même pendant les semaines qui suivent. Dès que l'un des yeux est délivré du bandeau, on fait porter les verres correcteurs de l'hypermétropie *totale*. Il est bon, en effet, quoique pas indispensable, de bander au début les deux yeux. On obtient ainsi un effet définitif plus considérable, et surtout plus en rapport avec l'effet immédiat de l'opération. Nous avons vu que cette forme de déviation diminue et peut disparaître avec les années ; aussi peut-il arriver qu'un strabisme convergent trop bien corrigé se change plus tard en un strabisme ivergent. Il est donc sage de laisser à l'œil dévié, surtout chez des enfants, une certaine convergence, au moins latente, dans le regard au loin, et de ompléter l'effet de l'opération par les exercices orthoptiques que nous avons mentionnés.

Ceux-ci rendent d'ailleurs les plus grands services pour le rétablissement de la vision binoculaire, lorsqu'il est possible. On peut l'espérer quand la différence entre les deux yeux n'est pas très considérable, tant sous le rapport de la réfraction que de l'acuité visuelle. Il faut aussi que le strabisme

____

(1) Landolt et Eperon, *Arch. d'opht.*, 1883, p. 393.

ne remonte pas aux premières années de la vie, car alors il s'est formé une nouvelle identité, qu'il est difficile de faire disparaître. Les meilleurs cas, sous ce rapport, sont les déviations survenues au commencement de la seconde enfance (Schweigger); ce sont aussi ceux dans lesquels on peut facilement provoquer la diplopie (1).

De même que le désir de la vision binoculaire est l'agent essentiel de la direction correcte des lignes de regard à l'état normal, de même aussi son rétablissement est notre plus sûre garantie contre le retour de la déviation primitive ou son changement en un strabisme contraire. La vision simultanée et simple d'un objet avec les deux yeux peut déjà servir à maintenir l'œil redressé dans sa bonne direction. Il n'est pas nécessaire qu'il y ait sensation stéréoscopique. C'est là un état qu'il n'est pas rare d'obtenir par l'opération après un temps plus ou moins long consacré à des exercices orthoptiques. Il est difficile, malheureusement, dans la majorité des cas, d'arriver à la vision stéréoscopique complète, à la sensation de la profondeur, à la perception de la diplopie physiologique, aux mouvements de fusion provoqués par les prismes. Une fois l'exclusion régionale développée, elle persiste dans l'œil redressé, et le pronostic, au point de vue du rétablissement de la vision binoculaire, nous le répétons, n'est favorable que lorsqu'on est parvenu à provoquer facilement la diplopie, et que cette dernière est correspondante au degré de la déviation.

Pour ce qui concerne l'*état des mouvements associés après la correction chirurgicale du strabisme*, nous en avons déjà parlé en exposant les idées de Krenchel sur l'effet de la ténotomie. Les moyens opératoires dont nous disposons sont nécessairement plus ou moins imparfaits à ce point de vue. L'idéal serait, comme le dit Krenchel, de pouvoir détacher tous les muscles du globe oculaire, de placer celui-ci dans la position voulue et de rattacher les tendons ensuite de manière que l'œil se maintienne en équilibre dans cette position. Hormis le cas où le champ de fixation révèle une force normale de tous les muscles, et où l'on peut pratiquer une double ténotomie, la correction n'existe que pour la position primaire des yeux et pour les positions convergentes. Les mouvements binoculaires sont altérés dans une certaine mesure, ce qui se traduit, dans certains cas, par de la diplopie dans une région déjà assez centrale du champ de fixation.

Nous n'avons plus que deux mots à ajouter relativement au strabisme convergent relatif des myopes. La force adductrice étant généralement très

______

(1) Donders a indiqué une méthode pour établir, avant l'opération, le pronostic relatif à la restitution de la vision binoculaire : on cache l'œil dévié; l'autre fixe une lumière très intense, comme celle qui résulte de la combustion d'un fil de magnésium devant un réflecteur. Cette lumière provoque un éblouissement et, par suite, un scotome central. On découvre alors l'autre œil, et, si le scotome s'y produit également, on aura toutes chances d'obtenir le rétablissement de la vision binoculaire.

grande en pareil cas, au moins lorsque la myopie n'est pas très forte, on peut, sans inconvénient, en sacrifier une partie par une ténotomie d'un des droits internes. Cette opération suffira généralement à la correction du strabisme. Si tel n'est pas le cas, et que la partie positive de l'amplitude de convergence puisse encore subir sans dommage une diminution compatible avec le travail soutenu à la distance rapprochée (voy. p. 919), on pratiquera une seconde ténotomie, en s'entourant des précautions que nous avons indiquées.

Les mêmes observations s'appliquent au strabisme convergent relatif des hypermétropes, à celui qui ne se manifeste que dans la fixation rapprochée. L'expérience montre qu'en général la ténotomie ne produit pas alors de divergence dans le regard à distance. Tout au plus se manifeste-t-il une divergence sous la main lorsque la correction de l'hypermétropie est totale (Alf. Graefe). On peut être d'autant moins inquiet que la vision de l'œil dévié est meilleure. Néanmoins, on sera prudent, et si, immédiatement après l'opération, l'œil se trouve dans une divergence supérieure à 6 degrés, on appliquera une suture conjonctivale. On examinera aussi l'amplitude des excursions de l'œil opéré dans le sens de l'adduction, ainsi que la partie positive de l'amplitude de convergence. Il ne faut pas laisser tomber celle-ci au-dessous de 12 *am*.

Strabisme convergent latent.

Lorsque la tendance à une convergence exagérée ne réussit pas à surmonter le désir de la vision binoculaire, les deux lignes de regard conservent leur direction normale tant que les deux yeux fonctionnent ensemble. Mais, si l'on vient à cacher l'un de ceux-ci, le strabisme empêché par l'instinct de la fusion des images des deux rétines se manifeste aussitôt sur l'œil couvert; ce dernier se dévie en dedans. C'est là ce qu'on appelle le *strabisme convergent latent*.

On comprend que, comme la déviation manifeste, il se rencontre surtout chez les hypermétropes, notamment chez ceux dont la partie positive de l'amplitude de convergence est forte et la puissance abductrice faible. Le strabisme convergent latent serait cependant, suivant M. Hansen, beaucoup moins fréquent chez les hypermétropes que l'anomalie inverse dans la myopie.

M. Noyes (1), dont l'attention s'est portée particulièrement sur ce sujet, dit avoir observé assez fréquemment le strabisme convergent latent, qu'il appelle insuffisance des droits externes. Suivant cet auteur, il y a insuffisance des droits externes dès que la divergence facultative reste au-dessous de 5 degrés prisme (2). Il en a recueilli 82 cas, coïncidant presque tous avec de

----

(1) Noyes, *On the tests for muscul. asthenopia and on insuff. of the ext. recti muscles* (*Transact. of the 8. session of the internat. med. Congress. Copenhagen*, 1884).

(2) Ce chiffre serait même trop faible pour les hypermétropes, dont la faculté de diver-

faibles degrés d'amétropie (20 emmétropes, 13 hypermétropes, 19 astigmates). La moitié de ces cas, dont plusieurs présentaient en même temps
un certain degré de spasme accommodatif, ont été examinés après atropinisation. Cette dernière ne paraît pas influer sur la faculté de convergence.

Chez la plupart des malades, l'épreuve des prismes montrait une prépondérance de la convergence de près et de loin ; mais dans d'autres, la partie
positive de l'amplitude de convergence paraît avoir été restreinte, et ce n'est
que lorsque l'effet nuisible des prismes abducteurs eut été démontré par
l'expérience que l'auteur s'aperçut de l'influence bienfaisante de prismes
contraires.

Lorsque le strabisme convergent latent est très prononcé, il peut devenir
la cause d'une asthénopie intense. Il précède alors souvent le strabisme
convergent manifeste.

On constate facilement la convergence latente par le moyen que nous
venons d'indiquer tout à l'heure, l'occlusion d'un des yeux. On peut se
servir aussi des prismes, suivant les indications que nous donnerons à propos
du strabisme divergent latent. Mais l'ophthalmodynamomètre nous offre encore le meilleur moyen de reconnaître si l'accommodation et la convergence
sont bien adaptées pour un point donné et s'il n'y a pas prépondérance trop
accusée de la seconde sur la première. Il arrivera alors que la série de points
lumineux de l'instrument sera vue simple lors de la fixation, mais les points
manqueront de netteté ; si la personne en examen s'efforce de les voir nets,
elle les verra en diplopie homonyme.

La ténotomie du droit interne est aussi applicable au traitement du strabisme convergent latent. On n'y aura d'ailleurs recours que lorsque l'asthénopie n'a pu être corrigée au moyen de verres convexes, qui, en soulageant
l'accommodation, diminuent ainsi l'impulsion à la convergence, ou à l'aide
de prismes faibles à sommet interne, qui neutralisent l'excès de cette dernière. On comprend aussi qu'il faudra la doser avec une grande prudence
et employer, après la section tendineuse, les moyens restrictifs de son effet
que nous avons indiqués.

2. *Strabisme divergent.*

Étiologie. — Si le plus grand nombre des cas de strabisme convergent se
rencontrent chez des hypermétropes, la majorité des malades atteints de strabisme divergent sont affectés en même temps de myopie. Il est donc rationnel de supposer qu'ici comme là la déviation se trouve dans un certain

gence doit être normalement supérieure à celle des emmétropes pour qu'ils ne tombent
pas dans la convergence exagérée. Ce fait a été constaté par M. Reich (voy. plus loin),
par M. Schell (moyenne de la divergence facultative chez les emmétropes: 8, 4° prisme ;
chez les hypermétropes : 12°) et par nous, dans nos mensurations de l'amplitude de convergence.

rapport avec l'amétropie. La relation découverte par Donders entre la convergence et l'accommodation a fourni encore à ce savant l'explication naturelle de ce phénomène.

Chez le myope, en effet, cette relation normale doit subir une altération plus ou moins profonde par le fait qu'il voit sans aucun effort d'accommodation à une distance pour laquelle il est obligé d'employer une quantité de convergence plus ou moins forte, à celle de son punctum remotum, par exemple. Ainsi un myope de 4 D. voit nettement, sans accommoder, à 25 centimètres ; mais il est obligé, pour voir simple, de faire un effort de convergence de 4 am. Pour tous les points situés en deçà du punctum remotum, l'accommodation est inférieure de 4 unités à la convergence.

Si ce myope possède une amplitude de convergence relative positive de 4 am pour son punctum remotum et les points situés en avant, où s'opère le travail visuel, la vision binoculaire et simple sera possible ; mais, s'il ne les a pas, si, d'une manière générale, le degré de la myopie dépasse celui de l'amplitude de convergence relative positive, il y aura insuffisance de convergence pour ces différents points, à moins que l'accommodation n'entre en jeu d'une façon exagérée, ce qui aurait pour effet de rendre indistincte la vision à la distance du travail.

Il existe bien des myopes dont le degré d'amétropie est assez faible ou l'amplitude de convergence relative positive assez développée pour que la vision binoculaire et nette soit possible à toute distance entre le punctum remotum et le proximum, sans emploi de verres correcteurs. Mais nous avons vu que l'indépendance relative de la convergence vis-à-vis de l'accommodation est très limitée et n'admet pas un haut degré d'amétropie. Au delà de 3-4 D., le désaccord s'établit facilement entre ces deux fonctions.

Toutefois ce désaccord ne constitue pas encore le strabisme divergent. Il n'existe qu'une divergence relative des lignes de regard pour tous les points compris entre le punctum remotum et le punctum proximum, ou bien même une tendance latente à la divergence relative, qui ne se manifeste que lors de l'occlusion d'un œil ou de la rupture de la vision binoculaire à l'aide de prismes verticaux.

Comment cette divergence relative arrive-t-elle à se transformer en un strabisme divergent absolu? C'est ce que l'on ne peut expliquer sans avoir recours à l'hypothèse de certaines anomalies musculaires dont le développement est favorisé par cette difficulté particulière de la vision binoculaire dans la myopie, et peut-être aussi par les altérations que cette anomalie de réfraction entraîne dans la forme du globe oculaire.

C'est à cette dernière cause auxiliaire que Donders a fait jouer le rôle le plus décisif dans la genèse des déviations divergentes. L'œil myope présente, comme on sait, dans la grande majorité des cas, un allongement de l'axe antéro-postérieur ; il prend une forme ellipsoïdale, qui non seulement tend à restreindre ses excursions dans tous les sens (et en particulier en dedans), mais qui a même pour effet, lorsqu'elle est très accusée, de le placer dans une position divergente. Assez étroitement logé dans la cavité orbitaire, le globe de l'œil, dès qu'il s'allonge, est obligé de prendre la même direction que l'axe de cette cavité, et l'on sait qu'à l'état normal cette direction forme chez l'adulte un angle de 20 degrés environ avec la ligne médiane.

Ce n'est pas tout. Le centre de rotation de l'œil myope, comme l'a fait remarquer Donders, s'éloigne d'autant plus de la cornée que le degré de myopie est plus élevé. Il en résulte que les points d'insertion des muscles sur la sclérotique s'éloignent de ce centre et qu'un raccourcissement égal de ces muscles produit, par conséquent, une rotation moindre sur un globe myope que sur un œil emmétrope ou hypermétrope. Enfin l'allongement du globe oculaire a encore une autre conséquence fâcheuse pour les mouvements des yeux, c'est la distension des muscles, qui perdent ainsi de leur contractilité. Cette distension, par suite de la direction de la cavité orbitaire, atteint principalement les droits internes.

La gêne apportée aux mouvements des yeux se comprend d'autant plus facilement que l'on sait, depuis les observations de M. Fuchs, que seule la partie de l'œil postérieure à l'insertion bulbaire des muscles participe à l'allongement de l'axe.

Nous pouvons donner, à l'appui des assertions de Donders, de nombreux champs de fixation, pris à notre clinique et suivant notre méthode. Nous rappellerons, par exemple, les figures 149 G et D (p. 782 et 783) représentant les champs de fixation d'un myope de plus de 20 D. avec développement excessif du globe. La ligne pointillée donne le champ de fixation normal ; la ligne pleine, le champ de regard de notre myope. On voit qu'il est restreint dans tous les sens.

Enfin, d'après Donders, l'angle γ est plus petit chez les myopes. Il peut même devenir nul ou négatif, c'est-à-dire que la ligne de regard peut passer en dehors de l'axe optique. Nous avons constaté, de notre côté, avec M. Dobrowolsky, que l'angle ε, compris entre la papille et la fosse centrale (avec son sommet au second point nodal), est également plus petit chez les myopes, et que, dans beaucoup de cas, malgré l'augmentation de volume du globe, la distance réelle entre ces deux points peut être plus petite que dans l'emmétropie. Il est facile de comprendre que, plus la macula se rapproche du nerf optique, en d'autres termes, moins elle est située en dehors de l'axe, plus doit être grand l'effort de convergence nécessaire pour diriger les lignes de regard sur l'objet de fixation.

Les conditions de motilité de l'œil dans la myopie de degré moyen et fort sont donc beaucoup moins favorables que dans les deux autres états de réfraction. La convergence est particulièrement malaisée : d'une part, le stimulant lui manque par le fait de l'inaction relative de l'appareil accommodateur, d'autre part, elle rencontre les obstacles mécaniques que nous avons signalés. La divergence, au contraire, se trouve facilitée par la forme même du globe ; elle devient même forcée lorsque ce dernier a subi un allongement de plusieurs millimètres. Enfin les yeux dont le punctum remotum est par trop rapproché, renoncent d'emblée à la vision binoculaire à cause de la fatigue que leur causerait une convergence prolongée à si courte distance.

Aussi est-ce un fait des plus communs de trouver chez les myopes un affaiblissement de la faculté de fusion dans le regard rapproché, tandis qu'ils peuvent parfois faire diverger leurs lignes de regard d'une quantité remarquable sous l'action de prismes à sommet externe. C'est ce qui ressort nettement de nos mensurations de l'amplitude de convergence (1). Elles montrent que même les myopes dont la vision binoculaire est encore intacte accusent une amplitude de convergence inférieure à celle des emmétropes. Le punctum proximum et le punctum remotum se trouvent tous les deux plus éloignés des yeux que chez les hypermétropes. La force abductrice est, chez eux, beaucoup plus considérable que chez ces derniers.

Quant aux individus atteints de myopie forte (au-dessus de 7 D.), ils ont tous une amplitude de convergence défectueuse. Le maximum est de 1,25 à 9 am; le minimum oscille entre — 0,25 et — 2,05 am. Ce dernier chiffre représente 14 degrés prisme.

Les auteurs qui se sont occupés de la question de l'équilibre musculaire des yeux dans divers états de réfraction ont constamment trouvé la force abductrice anomalement développée dans la myopie. Ainsi, M. Reich trouve une divergence facultative moyenne supérieure à 6 degrés prisme, celle-ci étant de 5 degrés dans l'emmétropie, et de 6 degrés dans l'hypermétropie. M. Stilling, dont nous avons cité plus haut la théorie, trouve le plus souvent, chez les myopes, une divergence des lignes de regard comme « position de repos ».

On peut donc dire qu'il y a généralement, dans la myopie de degré élevé, imminence de strabisme divergent, tandis que la convergence, dans la myopie faible, est déjà rendue difficile. Si, malgré ces circonstances, la vision binoculaire et simple se maintient intacte chez beaucoup de personnes myopes, il faut admettre que la tendance à la fusion s'est développée isolément sous l'influence de conditions favorables, telles qu'une bonne acuité visuelle et l'égalité approximative de la réfraction aux deux yeux, une progression très lente, ou un état stationnaire de la myopie, une correction précoce et bien dosée de l'amétropie, qui est ainsi artificiellement changée en emmétropie, ou à peu près, ou bien enfin le fait que la myopie est causée par une anomalie de courbure, ce qui exclut les obstacles mécaniques aux excursions des yeux.

On comprend, d'autre part, que tout ce qui peut contribuer à affaiblir l'instinct de la fusion binoculaire, en diminuant la valeur de celle-ci, soit

---

(1) Voy. Ellaby, *loc. cit.*, p. 68, et Landolt, *l'Amplitude de convergence* (*Arch. d'opht.*, mars 1886).

une cause adjuvante du développement de la déviation. Nous ne pouvons que répéter ici ce que nous avons dit déjà à propos du strabisme convergent hypermétropique. L'anisométropie, entre autres, vient en premier rang pour ce qui concerne ce point. Il est fréquent de voir, chez les personnes dont un œil est emmétrope et l'autre myope de plus de deux dioptries, ce dernier se désintéresser de la vision binoculaire au loin et s'abandonner à une position d'équilibre, qui est presque toujours une divergence plus ou moins accusée. Il en est de même lorsqu'il existe une différence notable dans le degré de myopie de chaque œil, ou une inégalité prononcée dans l'acuité visuelle, ce qui est fréquent, étant données les nombreuses complications possibles de la myopie élevée.

Cependant le strabisme divergent latent ou manifeste est loin d'accompagner toujours la myopie. Il atteint aussi des hypermétropes, et même assez fréquemment pour que M. Reich ait cru trouver un rapport de cause à effet entre l'hypermétropie et le strabisme divergent, et ait établi un strabisme divergent hypermétropique. Il a vu que les cas de ce genre se rapportaient surtout à de hauts degrés d'hypermétropie, et il croit que le strabisme divergent s'est développé dans ces conditions parce que la nécessité de la convergence s'est fait sentir à un âge plus avancé, et trop brusquement pour que les droits internes pussent se prêter à ce surcroît de travail. Quant à nous, il nous semble plutôt que le strabisme divergent, dans ces conditions, est un phénomène d'atavisme, un retour à la position divergente des lignes de regard telle qu'elle existe chez les animaux, dont les globes oculaires sont aussi très hypermétropes (1). Il est aussi un fait à noter, c'est que les yeux amblyopes (comme le sont en général ceux de ce genre) prennent volontiers une position divergente, qui est celle que les yeux normaux affectent le plus ordinairement dans le repos complet (regard vague, sommeil).

M. Horner a trouvé 33 hypermétropes sur 133 personnes atteintes de strabisme divergent (29 pour 100) et sur 369 strabiques en général. Selon lui, cette forme de déviation se rencontre le plus souvent dans la première jeunesse, mais sans relation constante avec des degrés élevés d'hypermétropie. En moyenne, le nombre est plus faible que celui des hypermétropes affectés de strabisme interne. La distance entre les deux yeux serait un peu plus grande dans le premier cas, mais pas assez pour pouvoir expliquer une forme de strabisme opposée à celle qui accompagne généralement l'hypermétropie (2). L'acuité visuelle et la réfraction sont aussi sensiblement les mêmes aux deux yeux. Mais M. Horner a constaté, dans presque tous les

____

(1) Landolt, art. STRABISME, in *Dict. encyclopédique* de Dechambre, p. 268.

(2) M. Mannhardt, dont nous citerons encore plus loin le travail, a cru devoir attribuer une très grande importance à la longueur de la ligne de base dans la production du strabisme, divergent ou convergent. Une grande distance interoculaire favoriserait le développement du premier, tandis que le second serait le plus souvent dû à un faible écar-

cas, que la production du strabisme divergent avait été précédée de maladies chroniques, débilitantes, ou qu'elle coïncidait avec une faiblesse constitutionnelle, avec l'anémie, etc. Cette diminution de la vigueur des muscles, de cause générale, serait plus sensible pour les droits internes, qui sont infiniment plus actifs que les droits externes, et qui se trouvent constamment sous l'impulsion de la convergence qu'entraîne le besoin d'accommoder chez les hypermétropes.

M. Schweigger, de son côté, a trouvé, sur 183 cas de strabisme divergent, 4,91 pour 100 d'hypermétropes, 35,5 pour 100 d'emmétropes et 59,5 pour 100 de myopes. Comme la déviation convergente, il explique l'anomalie contraire par la prépondérance élastique de certains muscles, dans le cas particulier, des muscles abducteurs. C'est aussi l'idée de M. Schneller, sauf que ce dernier remplace l'élasticité par la capacité totale de contraction. M. Schulek avait prétendu que le strabisme divergent était toujours un phénomène purement mécanique, dû à ce que les droits internes étaient incapables de contre-balancer l'action des droits externes. M. Schneller a cherché à préciser davantage ces affirmations quelque peu vagues en s'aidant des résultats que lui a donnés l'examen de nombreux champs de fixation. Suivant cet auteur, dans le strabisme divergent latent ou manifeste, il y a toujours, soit un reculement des limites externes du champ de fixation aux dépens de ses limites internes (ce qui fait que cette surface n'est en réalité ni augmentée ni diminuée, mais simplement déplacée du côté externe), soit une limitation de sa moitié interne, la moitié externe restant normale. Il peut y avoir prépondérance de deux degrés des muscles abducteurs sur les muscles adducteurs sans que la vision binoculaire en soit troublée; dans l'emmétropie, il faut même une différence de 15 à 18 degrés en faveur des premiers, pour que l'équilibre musculaire soit rompu; mais la myopie, l'anisométropie et l'inégalité de l'acuité visuelle diminuent de beaucoup ce chiffre.

Nous avons observé des cas dans lesquels l'examen du champ de fixation monoculaire de chaque œil ne laissait entrevoir aucune anomalie de motilité, tandis que la détermination de l'amplitude de convergence se montrait notablement diminuée. Ce fait, de même que ceux que nous avons relatés dans la partie physiologique, en traitant de l'amplitude de convergence, nous porte à nous ranger à l'opinion de Krenchel. Il considère la convergence comme une fonction à part, ayant son mécanisme à elle, et pouvant subir des lésions isolées. Il se fonde sur des observations, qu'ont pu faire aussi beaucoup d'autres confrères, concernant une limitation considérable de la force de convergence sans altération aucune des mouvements associés ou

tement des yeux. Si l'assertion de M. Mannhardt peut, à la rigueur, se soutenir en ce qui concerne le strabisme convergent, il est, par contre, prouvé que la longueur de la ligne de base n'exerce aucune influence notable sur la production des déviations en dehors (Kugel, Krenchel, Horner, Pflüger).

monoculaires. Il admet, en pareil cas, une lésion centrale du mécanisme de la fusion ou bien une influence débilitante exercée sur cette fonction importante par des maladies générales (1). Nous allons étudier plus spécialement ces anomalies dans le paragraphe qui suit.

Strabisme divergent latent, ou insuffisance de convergence.

La forme latente du strabisme divergent est liée, au point de vue génétique et chronologique, d'une façon si intime avec la forme manifeste et absolue de ce strabisme, qu'on ne saurait scinder leur étude. La première précède le plus souvent la seconde. Elle a été étudiée sous le nom d'*insuffisance des droits internes*, désignation très répandue, bien que mauvaise, car elle préjuge de l'état de ces muscles, qui n'est pas dans tous les cas pathologique, comme nous l'avons vu. Il est infiniment plus rationnel de l'appeler *insuffisance de convergence* (2).

L'insuffisance de convergence se rencontre le plus fréquemment liée à la myopie progressive, du tableau clinique de laquelle elle fait, pour ainsi dire, partie. On comprend, en effet, que, plus l'équilibre se trouve altéré entre la convergence et l'accommodation par le fait de l'augmentation croissante de l'anomalie de réfraction, plus l'impulsion à la convergence devient faible, et plus la divergence relative a de tendance à s'établir. Il est probable, comme nous l'avons vu, que cette infériorité constante de l'impulsion nerveuse à la convergence finit par exercer une influence fâcheuse sur cette fonction et amène en définitive un reculement de son punctum proximum.

L'insuffisance de convergence peut persister très longtemps, même toujours, à l'état de strabisme divergent latent. Mais généralement, avec la progression de la myopie, et après une période de lutte plus ou moins prolongée, elle passe à l'état de strabisme divergent relatif. Les yeux, normalement dirigés dans le regard à distance, divergent dans le regard de près. Comme dans le strabisme convergent hypermétropique, l'un des yeux, généralement le moins myope, le meilleur, persiste dans la fixation correcte; l'autre supporte alors toute la déviation. Il est facile de constater ce phénomène lors de la lecture, par exemple. Cette exclusion peut être alternative, mais le plus souvent elle affecte le mauvais œil, lorsqu'il existe une inégalité.

Le dernier stade de cette divergence, toujours plus accentuée, des yeux myopes consiste dans la strabisme divergent absolu, qui est fréquent dans la myopie élevée, et dont le développement est beaucoup favorisé, comme nous l'avons dit, par l'abolition de l'acuité visuelle d'un des yeux (3).

(1) Krenchel, *Arch. f. Ophth.*, XIX, p. 142-155, 1873.
(2) Landolt, *Arch. d'opht.*, mars 1885, et *Soc. ophth. de Heidelberg*, 1885.
(3) L'existence du strabisme divergent absolu n'exclut pas une certaine amplitude de convergence, très faible, il est vrai. Lorsque la vision binoculaire n'est pas entièrement

Quand l'insuffisance de convergence n'est pas directement produite par l'anomalie de réfraction, qu'elle est due à une véritable faiblesse musculaire, elle donne lieu, à son tour, à un phénomène remarquable et inverse de ce que nous avons vu se passer lors du strabisme convergent. Ici, c'est l'accommodation que le malade cherchait à se procurer en exagérant sa convergence; dans l'insuffisance des droits internes, il exagère, au contraire, son accommodation pour réaliser la convergence voulue. Tel est le phénomène de la *myopie apparente* ou du *spasme accommodatif*, si fréquemment lié à la faiblesse de la convergence et aux débuts de la myopie progressive.

Il peut ainsi se faire que, grâce à cet artifice, la vision binoculaire et simple demeure intacte, bien qu'avec une certaine fatigue. Avec les années, la force accommodatrice diminuant et les muscles droits internes pouvant, au contraire, devenir plus vigoureux, l'impulsion commune pour la convergence et l'accommodation peut arriver à rétablir l'harmonie entre ces deux fonctions pour la distance du travail rapproché. Mais, le plus souvent, la myopie prend un caractère progressif, et l'anomalie de la convergence s'aggrave insensiblement de la manière que nous avons indiquée.

Symptômes et diagnostic de l'insuffisance de convergence.

Le strabisme divergent manifeste et absolu est facile à constater et à mesurer au moyen du périmètre. Le strabisme divergent relatif s'observe aisément lors de la lecture ou de la fixation d'un objet rapproché quelconque. Il s'accompagne assez souvent d'une diplopie gênante et très persistante.

Quant au strabisme divergent latent, son principal symptôme subjectif consiste en une *asthénopie* plus ou moins intense. Le malade raconte généralement que les premiers moments du travail rapproché se passent assez bien. Mais il survient rapidement une sensation de fatigue, plus ou moins bien localisée aux yeux, accompagnée de douleurs dans le front et les tempes. En même temps, la vision devient indistincte, pour une cause qui échappe à la plupart des patients. Cependant, ceux d'entre eux qui sont

---

abolie, le maximum de convergence peut même encore être positif, c'est-à-dire que, sous l'impulsion d'un puissant effort de volonté, les muscles adducteurs peuvent ramener les yeux en convergence sur l'objet de fixation. D'autres fois le malade n'arrive pas même à donner à ses lignes de regard une direction parallèle. Le maximum, aussi bien que le minimum de convergence, est alors négatif (fig. 173, I). Le maximum est donné par le prisme abducteur le plus faible, le minimum par le prisme abducteur le plus fort à travers lequel un objet éloigné est vu simple des deux yeux. La déviation produite par les prismes est répartie aux deux yeux et exprimée en angles métriques. La différence entre le maximum et le minimum donne encore ici l'amplitude de convergence. Il est vrai que celle-ci, étant tout entière négative, pourrait aussi bien être appelée *amplitude de divergence.*

quelque peu observateurs remarquent que l'objet de fixation devient double ; ils voient la page d'impression, par exemple, se séparer en deux images qui glissent en sens inverse, ou dont l'une subit un déplacement apparent, tandis que l'autre continue d'être fixée. A ce moment, ils ont parfois la sen sation très nette que l'un des yeux s'est dévié en dehors (de Graefe).

Un phénomène assez constamment accusé par les personnes atteintes d'insuffisance de convergence, c'est une certaine difficulté à mouvoir successivement le regard sur différents points plus ou moins rapprochés. Ces diverses fixations successives ne s'exécutent point avec la promptitude et la précision habituelles à des yeux sains : les objets, avant d'être fixés, paraissent indistincts, ou doubles, et le déplacement des yeux, insensible à l'état normal, occasionne un certain sentiment de gène (1).

L'occlusion momentanée des paupières, ou le regard plus ou moins prolongé dans le vague, dissipent ces symptômes, et la fixation redevient possible pour un certain temps ; mais la fatigue survient derechef, plus intense, et nécessite un nouvel intervalle de repos.

Certaines personnes peuvent ainsi travailler d'une façon à peu près continue, quelquefois même sans interruption aucune, mais toujours avec une fatigue prononcée. Dans d'autres cas, l'asthénopie s'accroît au point de rendre tout travail impossible, ou de provoquer, au bout de peu de temps, une céphalalgie intense, une migraine avec tout son cortège de symptômes : nausées, vertiges, etc.

De Graefe, qui a étudié le premier très soigneusement, l'insuffisance de convergence (2), croit pouvoir distinguer, à première vue, l'asthénopie musculaire de l'asthénopie accommodative au moyen des signes subjectifs suivants :

1° Le repos n'a pas une action aussi salutaire sur l'asthénopie musculaire que sur la fatigue de l'accommodation. La première s'accompagne de douleurs plus intenses que la seconde.

2° Le malade atteint d'insuffisance des droits internes prend l'habitude de couvrir l'un de ses yeux ou de porter l'objet de fixation de côté (3).

3° L'éloignement de ce dernier, qui soulage le muscle ciliaire, n'aurait pas, suivant de Graefe, la même influence sur les muscles de la convergence (parce que, si la convergence nécessaire diminue, l'impulsion nerveuse diminue également).

4° Les douleurs, dans l'asthénopie musculaire, seraient ressenties surtout dans les yeux, et non dans le front, comme dans l'asthénopie accommodative.

A un examen objectif sommaire, on peut déjà constater un certain degré d'insuffisance de convergence. Il suffit de faire fixer au malade un objet que l'on rapproche graduellement de ses yeux, le long de la ligne médiane. On peut voir qu'à une distance encore assez grande (35 ou 40 centimètres),

(1) L'insuffisance de convergence finit même, dans certains cas, par exercer une influence fâcheuse sur l'acuité visuelle de l'un des yeux, surtout lorsque ce dernier a plus de peine à converger que son congénère, ce qui se présente assez souvent.

(2) Voy. la bibliographie de ce sujet, p. 956.

(3) Cet artifice aurait, suivant M. Kugel, son explication dans le fait que la convergence est plus facile en dehors de la ligne médiane (et dans l'abaissement du plan de regard).

les mouvements de convergence se ralentissent et deviennent indécis. Le patient a une tendance à se reculer, à s'éloigner de l'objet de fixation. Si l'on continue à rapprocher ce dernier des yeux, ceux-ci commencent à présenter des oscillations et abandonnent complètement la fixation, pour se porter en dehors. Parfois ce phénomène ne se manifeste que sur l'un d'entre eux, qui s'arrête brusquement ou exécute un mouvement associé en dehors, pendant que son congénère continue à se tourner en dedans.

De Graefe (1) a recommandé, pour la détermination de ce qu'il appelait l'insuffisance des droits internes, une méthode à laquelle il a donné le nom d'*expérience de l'équilibre (Gleichgewichtsversuch)*, méthode dont l'usage est très répandu chez les ophthalmologistes formés à son école. Elle consiste à supprimer la vision binoculaire et simple et à mesurer le degré de la déviation qui se manifeste alors. L'expérience se pratique, dans le cas particulier, à la distance du travail, soit 25 à 30 centimètres, le plan de regard étant abaissé de 15-20 degrés. On place verticalement devant l'un des yeux un prisme d'environ 15 degrés, qui produit un diplopie verticale de l'objet de fixation. La convergence des lignes de regard n'est alors plus guère sollicitée (comme le fait remarquer de Graefe lui-même) que par l'effort accommodatif nécessaire pour voir nettement les deux images du point fixé, situé à 25-30 centimètres. Si à cet effort d'accommodation correspond la quantité de convergence voulue, les deux images paraîtront placées sur une même ligne verticale, sinon elles seront obliquement placées l'une par rapport à l'autre. En cas de convergence insuffisante, l'image de l'œil droit paraîtra à gauche, celle de l'œil gauche, à droite. En supposant le prisme vertical placé devant le premier, le sommet dirigé en haut, l'image de l'œil droit se verrait en haut et à gauche, celle de son congénère en bas et à droite. Pour les ramener sur une même ligne verticale, il faudra placer devant l'un des yeux un prisme plus ou moins fort, horizontalement dirigé, le sommet vers la tempe. Le sommet de ce prisme indiquerait, suivant de Graefe, l'insuffisance de convergence pour la distance du point de fixation.

L'objet de fixation consiste généralement en un petit disque noir sur papier blanc. On peut le traverser d'une ligne verticale de quelques centimètres de longueur. La ligne étant dédoublée à la fois par le prisme vertical et par la diminution de la convergence, ses deux images doivent arriver, au moyen du prisme horizontal, à ne former plus qu'une ligne verticale unique et allongée, sur laquelle se trouvent les deux images du petit disque noir (2).

Il existe, suivant de Graefe, des personnes qui, en dépit de la faiblesse de leur convergence, ont une tendance instinctive à ramener les deux images de la ligne verticale l'une dans l'autre. Il faut, en tout cas, que cette dernière soit aussi fine que possible. Lorsque la tendance en question se manifeste, il faut prendre une ligne plus courte, ou même un simple point. Enfin, dans certains cas, « l'imagination est si remplie de contours verticaux » que les deux points sont invinciblement ramenés l'un sous l'autre; on

(1) De Graefe, *Arch. f. Ophth.*, VIII, 2, 1862.
(2) Voy. dans ce *Traité* (t. I, p. 927) la description du prisme mobile de Berlin, qui permet de pratiquer plus rapidement l'expérience de de Graefe.

doit alors utiliser, comme objet de fixation, de courtes lignes obliques. M. Hansen a même proposé de prendre simplement de fins caractères imprimés.

Cette ingénieuse expérience ne nous renseigne malheureusement que sur un point : l'effort de convergence que le patient associe le plus commodément à une impulsion accommodative donnée, celle qui est nécessaire pour voir à la distance du point de fixation. Elle ne peut pas même nous fournir d'indications sur l'amplitude de convergence relative pour le point en question. Elle ne nous permet point de conclure enfin si les muscles droits internes sont réellement impuissants à maintenir, lors de la vision binoculaire normale, la convergence exigée par la distance du point de fixation.

Si nous prenons, par exemple, un myope de 3 D., et que nous pratiquions sur lui l'expérience de de Graefe à 33 centimètres, nous aurons le résultat suivant : Ce myope étant adapté à 33 centimètres par sa réfraction statique, ne fera aucun effort d'accommodation. A cette absence d'impulsion accommodatrice, peut très bien correspondre un défaut d'innervation pour la convergence, et chaque œil se trouvera, par rapport au point de fixation, dans une divergence de 3 am. On pourrait donc avoir théoriquement une insuffisance de 21 degrés prisme. Il est vrai que le myope est habitué à associer toujours à une quantité donnée d'accommodation (même nulle, comme dans notre cas) une certaine quantité supérieure de convergence; mais cette dernière ne devient réellement proportionnelle à la distance du point de fixation que lors de la possibilité de la vision binoculaire et simple. On constatera le plus souvent, en pareille occasion, une certaine insuffisance des droits internes d'après la méthode de de Graefe; mais on ne sera nullement certain que la convergence ne puisse pas se soutenir, pour une distance donnée, aussi bien que chez un emmétrope (1).

On pourrait aussi commettre des erreurs en sens inverse. Il peut se faire qu'un emmétrope, ou un amétrope de degré faible dont le pouvoir accommodateur et la faculté de convergence auraient été simultanément réduits par une maladie débilitante, par exemple, fasse un effort de convergence exagéré pour obtenir le degré d'accommodation voulu. Mais ce sont surtout des hypermétropes chez lesquels l'insuffisance de convergence peut échapper à l'expérience de de Graefe. Ayant toujours besoin d'un effort d'accommodation plus considérable que l'emmétrope, il peut arriver que l'hypermétrope place ses yeux en convergence uniquement pour voir distinctement, quand bien même la vision binoculaire lui serait rendue impossible par le prisme vertical. Il peut voir ainsi les deux points superposés tout en ayant un pouvoir de convergence pathologiquement restreint.

_____

(1) Tel pourrait bien être le cas, par exemple, pour la personne mentionnée par M. Alf. Graefe (*loc. cit.*, note de la page 197).

Nous avons, pour notre part, fréquemment comparé les résultats fournis par l'épreuve de de Graefe avec ceux plus précis que nous donnait la mensuration de l'amplitude de convergence, et nous pouvons affirmer qu'il n'existe aucun rapport constant, même approximatif, entre les chiffres fournis par les deux méthodes (1).

Aussi ne pouvons-nous accorder à l'expérience de l'illustre ophthalmologiste de Berlin l'importance capitale qu'il lui attache dans ses derniers ouvrages sur le sujet qui nous occupe. Les conclusions qu'il croit pouvoir tirer de cette épreuve seule nous paraissent arbitraires, et plus arbitraires encore celles que certains élèves de ce grand maître ont voulu faire découler des résultats fournis par des modifications plus ou moins importantes de sa méthode.

M. Kugel (562), par exemple, un des partisans les plus convaincus de l'utilité du prisme vertical pour la découverte des insuffisances musculaires, vante la sûreté et la facile application de ce moyen. Nous avons déjà dit ce qu'il faut penser de l'exactitude des résultats qu'il fournit et, s'il est facile à appliquer, ce n'est pas, à coup sûr, sous la forme que M. Kugel lui a donnée, bien que, chez des personnes intelligentes, le genre d'essai proposé par cet auteur puisse révéler des faits intéressants.

M. Kugel fait tourner autour de la ligne de regard le prisme qui sert à provoquer la diplopie. Il peut se produire alors quatre ordres de phénomènes différents, suivant qu'il y a ou non insuffisance des droits internes, et suivant que le prisme corrige exactement l'insuffisance (au moment où il est horizontal, son sommet dirigé vers la tempe), qu'il la neutralise complètement ou qu'il la surcorrige.

Dans le premier cas (insuffisance nulle), la fausse image produite par le prisme tourne autour de la vraie image, en décrivant une circonférence régulière dont celle-ci est le centre. Dans le second cas (insuffisance), la vraie image ne se trouve plus au centre du cercle décrit par l'autre ; elle se trouve en dehors, ou sur la circonférence même (quand le prisme corrige exactement l'insuffisance) ou un peu en dedans de celle-ci (lorsque le prisme est supérieur au degré de l'insuffisance).

Le même auteur décrit un procédé différent pour reconnaître une insuffisance de convergence. Si l'on fixe une ligne verticale, en interposant obliquement entre elle et les yeux une feuille de carton, de façon que la moitié supérieure de la ligne soit vue par un œil, la moitié inférieure par l'autre, la ligne paraîtra continue si la convergence est exacte; dans le cas contraire, elle paraîtra disjointe en deux moitiés parallèles, qui reviendront se souder sous l'influence du prisme correcteur.

Cette expérience est passible des mêmes objections que celle de de Graefe. L'auteur prétend l'appliquer également à la découverte de l'insuffisance des muscles élévateurs ou abaisseurs (la ligne de fixation est alors horizontale). Mais les résultats ainsi obtenus nous paraissent fort sujets à caution, attendu qu'ici la moindre inclinaison de la ligne de base sur la ligne de fixation suffit pour simuler une incorrection dans la position des yeux en hauteur.

M. Hansen a modifié également quelque peu l'expérience de de Graefe, en ce sens qu'il choisit comme objet de fixation non plus un point, mais un objet exigeant une adaptation exacte pour être vu nettement, de fins caractères d'impression, par exemple. Il est évident que le degré d'exactitude de ce procédé n'est guère supérieur à celui que présente la méthode primitive. Ne sait-on pas que, l'adaptation restant la même, la convergence des lignes de regard peut varier dans une certaine mesure, surtout si la vision binoculaire est supprimée ? Toutes les expériences de ce genre n'ont, en somme, d'autre signification que de mesurer la partie négative de l'amplitude de convergence

____

(1) Ellaby, *loc. cit.*, p. 81.

relative pour la distance du point de fixation (1), ce qui a certainement son importance, mais ne saurait nous donner des renseignements suffisants pour résoudre la question qui nous préoccupe.

M. Alf. Graefe (2) enfin a indiqué un autre procédé, qui nous paraît plus rationnel. Voici comment il le décrit : « ...L'insuffisance pour la vision rapprochée est déterminée dans une position légèrement abaissée du plan de regard. La distance de l'objet de fixation varie suivant l'état de réfraction. On doit, en l'établissant, tenir compte du fait que la prescription de verres correcteurs pour cette distance pourrait être conseillée. La mensuration de l'insuffisance doit d'autant plus se pratiquer pendant l'usage de ces verres que ces derniers exercent, dans chaque cas particulier, une influence plus marquée sur son degré. On détermine alors le prisme abducteur qui, placé devant un œil (dans une monture de lunettes), lui assure une immobilité complète lors de l'occlusion alternative des deux yeux. Si le prisme ne corrige pas entièrement l'insuffisance, celle-ci se manifestera encore, quoique à un degré moindre ; s'il y a surcorrection, la divergence latente se changera en une convergence latente. »

Hâtons-nous d'ajouter cependant que l'expérience de l'équilibre, telle que l'avait conçue de Graefe, ne lui suffisait pas entièrement pour se rendre compte de ce qu'il appelait les « conditions musculaires » d'un patient asthénope. Chose assez étrange, bien que ce savant praticien ait donné à l'affection dont il s'agit le nom d' « insuffisance des droits internes », on le trouve toujours préoccupé, non pas de mesurer directement la force de ces muscles, mais de s'enquérir des obstacles qu'ils ont à surmonter pour accomplir leur travail lors de la fixation rapprochée, en d'autres termes, de mesurer la puissance de leurs antagonistes, les droits externes. Le lecteur, prévenu par le titre, croit qu'il s'agit d'un affaiblissement de l'énergie contractile des muscles préposés à la convergence ou bien d'un défaut d'impulsion du centre préposé à cette fonction. Mais telle n'est point l'idée de de Graefe. D'après lui, il y a presque toujours, en pareil cas, « prépondérance des droits externes », et c'est en se fatiguant à surmonter leurs antagonistes que les droits internes finissent par rester au-dessous de leur tâche. Presque toujours le champ de fixation monoculaire présenterait ses limites internes normales, contrairement à ce qui se produirait si les muscles droits internes étaient primitivement faibles.

Aussi de Graefe attache-t-il surtout une grande importance à la mensuration de ce qu'il appelle le pouvoir abducteur ou simplement *l'abduction*, non seulement à la distance du travail, mais aussi au loin, à plusieurs mètres. L'abduction, à cette dernière distance, n'est autre chose que la divergence facultative des lignes de regard ou la partie négative de l'amplitude de convergence absolue dont nous avons parlé en traitant de la mensuration de cette dernière. De Graefe a posé, pour sa détermination, des règles excellentes. Nous reviendrons tout à l'heure sur son importance. Quant à

---

(1) Encore cette partie négative n'est-elle qu'incomplètement mesurée, car il faudrait toujours arriver au prisme abducteur *le plus fort*, avec lequel les deux images se trouvent encore sur la même verticale. Il serait d'ailleurs plus logique de ne pas supprimer la vision binoculaire lors de cette détermination.

(2) Alf. Graefe, *loc. cit.*, p. 195.

l'abduction à courte distance, elle était donnée, suivant de Graefe, par le degré des prismes abducteurs les plus forts qui, placés devant les yeux, n'empêchaient pas encore la vision simple de l'objet de fixation.

Le complément indispensable de ces deux mensurations était celle de l'*adduction* aux deux distances mentionnées. Le prisme à sommet interne le plus fort qui pouvait être supporté sans provoquer de diplopie, était censé donner la force susceptible d'être opposée par les droits internes à leur contrepoids, les muscles abducteurs. Du rapport entre l'abduction et l'adduction à longue et à courte distance dépendait, d'après de Graefe, la solution du problème relatif à l'existence ou à l'absence d'une anomalie musculaire.

De Graefe admettait qu'il existe, à l'état normal, une loi régissant les rapports entre l'abduction et l'adduction lors du rapprochement progressif du point de fixation. En pareil cas, l'abduction augmente régulièrement, sans que l'adduction diminue ; cette dernière ne devient inférieure qu'assez près des yeux (environ 26 centimètres), en sorte que la somme des deux déviations latérales grossit à mesure que l'objet de fixation se rapproche. A la distance moyenne du travail, l'abduction égale l'adduction pour des yeux sains. En deçà commence la prépondérance de l'abduction, ou, d'après de Graefe, de l'insuffisance des droits internes. Cette limite est plus ou moins reculée à l'état pathologique.

La comparaison entre les résultats fournis par ces mensurations et les données acquises par l'expérience du prisme vertical servait à de Graefe à résoudre toutes les questions relatives à l'insuffisance de convergence.

Cette conception et ces procédés du grand maître ont été adoptés par la presque totalité des spécialistes, bien qu'elles ne se recommandent pas par la simplicité et la clarté habituelles à son génie. En nul autre endroit son œuvre ne présente tant de points obscurs et d'assertions contradictoires. Si nous suivons, en effet, le développement de sa doctrine, nous le voyons, dans son premier article (1), s'efforcer de mesurer directement le maximum de convergence que puissent atteindre deux yeux suspects de faiblesse des droits internes. Il le fait en rapprochant le doigt le long de la ligne médiane, jusqu'à ce que l'un des yeux se dévie, suivant le procédé sommaire que nous avons déjà indiqué. C'est, pour lui, l'épreuve fondamentale (*Hauptversuch*). Puis cette méthode, juste dans son principe, mais fort primitive dans son mode d'application, lui paraît inexacte.

C'est alors qu'il imagine de supprimer la vision binoculaire pour la distance du travail, dans l'espoir chimérique de voir se dévoiler le véritable état d'équilibre des muscles préposés aux mouvements latéraux. Pénétré de l'idée qu'il s'agit, dans l'insuffisance, d'une lutte constante entre les droits internes et les droits externes, il invente la mensuration de l'adduction et de l'abduction à longue et à courte distance, au moyen des prismes. Ce qui ne l'empêche pas de revenir, en définitive, au procédé de la déter-

(1) *A. f. O.*, III. 1, 1857.

mination du punctum proximum de la convergence lorsqu'il s'agit de constater l'heureux effet de telle ou telle tentative thérapeutique ou de décider de l'œil sur lequel doit porter le traitement opératoire (1).

Autant la mensuration de l'abduction à longue distance (autrement dit de la divergence facultative) est rationnelle, est utile pour nous renseigner touchant la force des muscles droits externes contractés simultanément, leur influence plus ou moins nuisible sur la faculté de convergence, touchant le résultat que peut promettre leur affaiblissement en ce qui concerne l'augmentation de cette faculté, autant l'essai inverse (au moyen de prismes adducteurs) est dépourvu de sens, d'utilité, et surtout d'exactitude. Les données qu'il fournit sont arbitraires, et peuvent varier considérablement chez divers individus jouissant d'une même capacité de convergence totale. Des personnes quelque peu habituées au maniement des prismes peuvent surmonter à distance des prismes adducteurs de plus de 80 degrés, tandis que ce chiffre se réduit du double, du triple, ou davantage lorsqu'il s'agit d'individus soumis pour la première fois à des expériences de ce genre, à supposer même qu'on les répète.

Que peut-on mesurer, à la distance de 3 mètres, avec des prismes adducteurs? Guère autre chose que l'amplitude de convergence relative positive pour cette distance (2). Mais ce n'est pas là ce que de Graefe entend, il le dit expressément (3). Est-ce le maximum de convergence dont les yeux sont capables? Certainement non, car ce procédé est absolument impropre à le provoquer. La convergence, comme l'accommodation, est sollicitée avant tout par le rapprochement d'un objet de fixation et le désir de le voir simple. Et les prismes adducteurs les plus puissants qui permettent encore la vision simple à distance ne donnent nullement la mesure de la capacité totale de la convergence. Si l'objet reste à distance, il exige, de la plupart des yeux, pour être distingué, le relâchement de l'accommodation. Le désir de voir l'objet, au moins avec une certaine netteté, ne peut être supprimé que très difficilement lorsqu'il s'agit d'une expérience optique; il constitue donc un obstacle insurmontable à la production de l'effort maximum de convergence. Celui-ci n'est, en effet, jamais obtenu à l'aide de prismes adducteurs déviant les rayons venus d'un objet éloigné.

D'autre part, il est impossible de dire jusqu'à quel degré la personne examinée aura pu séparer sa convergence de son accommodation, puisque nous n'exigeons pas d'elle la netteté absolue de la vision, comme dans l'épreuve de l'amplitude de convergence relative.

De plus, pour obtenir, avec cette méthode compliquée et contre nature, seulement la moyenne du maximum de convergence normal (9 *am*), il faudrait, en plaçant le prisme devant un seul œil, comme de Graefe le faisait,

(1) Voy. *Klin. Monatsbl.*, 1869, p. 241, 257, 258, 259.
(2) Comparez p. 198.
(3) *Arch. f. O.*, VIII, 2, 1862, p. 332.

un prisme de 67 degrés. Inutile de dire qu'on ne saurait se servir en
pratique de prismes de cette force (1).

Les mêmes défauts peuvent être reprochés aux épreuves de l'abduction et
de l'adduction de près. Exécutés suivant les prescriptions de de Graefe, ces
deux essais ne nous renseignent pas même sur l'amplitude relative de convergence, positive et négative, pour la distance du travail. Leurs résultats
sont sujets à des variations si étendues qu'ils ne peuvent, à eux seuls, permettre aucune conclusion sur l'état des muscles latéraux, qu'ils sont censés
représenter.

D'ailleurs n'existe-t-il pas, de l'aveu même de de Graefe, des cas assez
nombreux où non seulement la convergence positive est faible, mais aussi
la divergence facultative peu développée, nulle ou même négative, où,
comme le dit fort bien de Graefe, l'amplitude totale de convergence est
réduite des deux côtés? Ici il n'est pas question de prépondérance des
droits externes, et les mensurations avec les prismes ne peuvent nous fournir aucune donnée positive, hormis celle qui résulte de l'examen de la
divergence facultative.

On cherche en vain, dans les observations nombreuses de malades examinés d'après cette méthode par différents auteurs, quelque uniformité
dans les chiffres qu'ils en ont tirés. Si l'on peut encore utiliser leurs mensurations de l'abduction à distance pour en déduire quelques faits généraux
relatifs à l'action des droits externes, les nombres qu'ils indiquent à la
suite des autres essais avec les prismes ne permettent plus l'établissement
d'aucune règle.

Nous ne citerons ici que pour mémoire la théorie de M. Mannhardt (561), attendu que
les faits fondamentaux sur lesquels elle se base ayant été reconnus inexacts, toutes les
conclusions qu'on en pourrait tirer sont également fausses. Voici ces faits fondamentaux :
1° le degré de divergence facultative est en rapport direct avec la longueur de la ligne
de base ; il est proportionnel à cette longueur ; 2° si l'on mesure la divergence facultative
et qu'on l'ajoute à l'angle de convergence maximum que puisse exécuter l'individu, on
obtient une convergence totale (C) représentant une quantité sensiblement constante (2),
qui est de 24 degrés (dont 2 ½ degrés en moyenne appartiennent à la divergence facultative). Pour savoir s'il y a insuffisance de convergence ou non, il n'y a qu'à comparer
ce chiffre avec le nombre de degrés individuellement nécessaire pour converger à la
distance de 8 centimètres, qui, d'après Mannhardt, correspond à la moyenne du punctum
proximum de la convergence. Cet angle est désigné par lui par la lettre O. Si l'on a :

D f + angle O > 24°, il y a insuffisance relative des droits internes.
D f + angle O < 24°,　　　　　»　　　　　»　　　　　»　　externes.

Ainsi, supposons que l'on trouve : angle O = 26°, D f = 5°, il y a insuffisance de 7 degrés.
En effet, on a 5° + 26° = 31°, et 31° — 24° = 7°. L'angle O se calcule facilement d'après
la longueur de la ligne de base ; la valeur C est constante (d'après M. Mannhardt) ; la
divergence facultative se mesure suivant le procédé connu. Ce système ingénieux et

(1) Voy. le tableau de la page 185.
(2) C'est-à-dire que, à mesure que la ligne de base et avec elle la divergence facultative (D f) augmentent, la convergence positive diminue dans la même mesure.

commode pèche malheureusement par sa base, et M. Mannhardt, au lieu de s'assurer du fonctionnement des muscles adducteurs, se repose sur l'hypothèse d'une fixité de l'amplitude de convergence, qui n'existe absolument pas.

Pour nous, la question, dans le cas dont il s'agit, nous semble devoir se poser de la façon suivante : étant donnée l'obligation, pour un individu, de travailler avec les deux yeux à une distance donnée, d'une façon prolongée, l'énergie de ses muscles adducteurs est-elle suffisante pour lui permettre ce travail? Est-il possible de nous rendre un compte exact du degré total de cette énergie?

Nous croyons avoir suffisamment établi, par nos expériences, que la mensuration du punctum proximum de la convergence ou, en d'autres termes, de la convergence positive, donne une solution de la seconde question aussi satisfaisante qu'on peut le désirer. Nous sommes même convaincus que c'est la seule méthode rationnelle de nous renseigner sur la capacité de convergence d'une personne donnée, de même que la détermination du punctum proximum de l'accommodation est supérieure à tout autre moyen pour nous rendre un compte exact de la force du muscle ciliaire. Le fait que ce dernier est un muscle lisse, tandis que les droits internes possèdent des fibres striées ne suffit pas pour créer une différence capitale entre ces deux sortes d'agents moteurs, et nous cherchons en vain pour quel motif la détermination usuelle de l'amplitude d'accommodation donnerait des résultats précis et sur lesquels nous pouvons nous appuyer pour formuler un diagnostic ou une indication thérapeutique, tandis que le même procédé, appliqué aux muscles de la convergence, ne nous donnerait que des indications vagues et incertaines.

Le seul reproche articulé nettement par de Graefe contre la mensuration du punctum proximum, c'est que les résultats qu'il fournit sont parfois trompeurs, ou'ils ne nous permettent nullement de conclure à l'énergie véritable des muscles, à la quantité de force qu'ils renferment. Un individu, par exemple, pourrait converger très bien, suivant de Graefe, à une distance minima assez faible, jusqu'à 8 centimètres et même moins, et cependant présenter de l'asthénopie et une insuffisance manifeste lorsqu'on lui fait subir d'autres épreuves. En d'autres termes, cette convergence maxima instantanée ne serait pas en rapport avec celle qui peut être maintenue à la longue (1).

Nous ne croyons pas que de pareilles erreurs puissent se produire si la détermination du punctum proximum de la convergence est faite avec toute l'exactitude désirable, non pas à l'aide d'un moyen grossier et fallacieux, tel que celui qui consiste à approcher des yeux le doigt ou un crayon, mais avec le secours d'une méthode plus rigoureuse, empruntant une exactitude presque mathématique à la sensation subjective de vision simple ou de diplopie, qui seule nous renseigne sur le lieu de croisement précis des deux lignes de regard.

---

(1) Le même reproche peut s'adresser d'ailleurs à la mensuration du punctum proximum de l'accommodation, si celle-ci n'est pas faite avec soin et surtout avec insistance.

Nous avons déjà décrit plus haut (p. 793) de quelle façon nous procédons avec notre ophthalmodynamomètre. Nous insistons sur la nécessité de répéter les essais à différentes reprises, de contrôler les réponses du malade les unes par les autres. La sensation de la diplopie croisée qui se produit lors de la mensuration du punctum proximum, au moment où ce dernier est dépassé, cette sensation est parfaitement nette ; elle est, le plus souvent, aussitôt accusée par des individus même peu intelligents.

Cette méthode a, en outre, l'avantage de nous donner des résultats toujours comparables entre eux. Dans chaque cas donné, en effet, il s'agit d'un nombre plus ou moins grand d'angles métriques, de même que la mensuration de l'amplitude accommodative nous donne un nombre déterminé de dioptries, sur lequel nous pouvons baser facilement nos appréciations des cas et nos tentatives thérapeutiques.

Quant à la réponse à la première des questions posées plus haut, nous avons exposé, dans une autre partie de cet ouvrage (1), nos idées sur la quantité d'angles métriques de convergence positive (2) que nous croyons nécessaire pour l'accomplissement d'un travail rapproché soutenu, et la quote que l'individu doit toujours avoir en réserve sur cette quantité. Nous avons établi, sous ce rapport, une analogie complète entre la convergence et l'accommodation, à la seule différence près d'une quote plus élevée pour la première que pour la seconde.

La mensuration de la partie négative de l'amplitude de convergence, de la force abductrice, que nous pratiquons à peu près de la même façon que de Graefe, tout en en exprimant le degré aussi en angles métriques (ou en fractions de cette unité), cette mensuration nous renseigne sur la force des droits externes. La comparaison entre cette valeur et celle de la convergence positive nous met à même d'établir facilement la nature de l'insuffisance lorsqu'elle existe, le degré de résistance qu'opposent les muscles abducteurs à leurs antagonistes. Elle nous indique en même temps jusqu'à quel point on peut compter sur l'affaiblissement des premiers pour rétablir une amplitude de convergence aussi bonne que possible.

Étiologie de l'insuffisance de convergence. Ses différentes variétés. — L'insuffisance de convergence, ainsi que l'asthénopie qui en résulte, est une affection commune.

Bien que plus particulièrement liée à la myopie, pour les raisons que nous avons indiquées, elle n'est point rare dans les autres états de réfraction, l'emmétropie, l'hypermétropie ou l'astigmatisme. Elle ne dépend pas, en effet, toujours du désaccord entre l'appareil accommodateur et celui

(1) Landolt, *Réfraction et Accommodation,* p. 455 et 464 à 470.

(2) Nous entendons ici la convergence positive absolue. Il est évident qu'il doit y avoir aussi en réserve une certaine quantité de convergence positive relative ; mais on peut admettre que c'est toujours le cas lorsque l'amplitude absolue est suffisante.

de la fusion, ou de l'allongement des globes oculaires ; elle est, au contraire, souvent attribuable à une certaine faiblesse générale, soit du système musculaire, soit du système nerveux, faiblesse à laquelle participe tout naturellement le mécanisme de la convergence des yeux.

Il est intéressant, sous ce rapport, d'étudier les différentes façons dont l'amplitude de convergence est susceptible d'être altérée. C'est dans ce but que nous avons tracé le schéma suivant (fig. 173) (1), qui représente

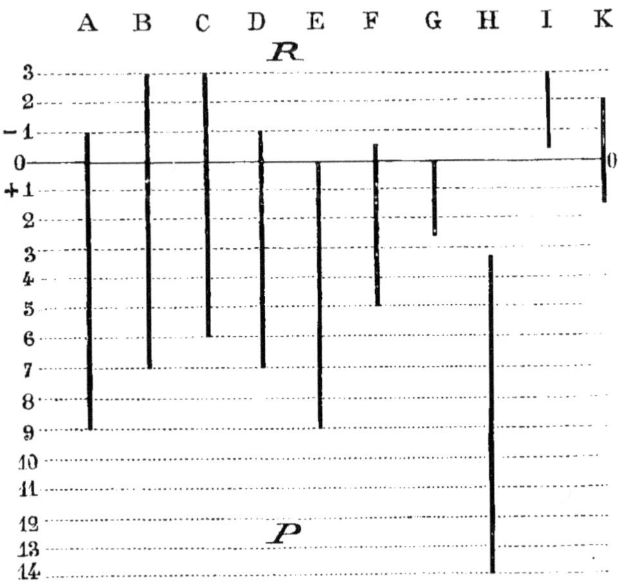

Fig. 173. — Schéma des différents types de l'amplitude de convergence.

graphiquement cette fonction, d'abord chez un individu normal, puis dans divers exemples typiques d'asthénopie musculaire. Chacune des abscisses correspond à un angle métrique. Au-dessus de l'abscisse OO, qui correspond au parallélisme des lignes de regard, se trouvent les divisions marquant la divergence facultative ou le punctum remotum (R) de l'amplitude de convergence. Au-dessous s'échelonnent les angles métriques que compte la convergence positive ; c'est le côté du punctum proximum (P). Les diverses formes sous lesquelles peut se présenter l'amplitude de convergence sont représentées par les ordonnées verticales, A, B, C, D, E, F, G, H, I, K.

La ligne A figure l'amplitude de convergence normale (voyez ce que nous en avons dit p. 793).

____

(1) Landolt, *The Refraction and accommodation of the eye*, éd. Young Pentland. Edinburgh, 1886, p. 503.

La ligne B représente l'état de la convergence chez un individu appartenant à la catégorie établie par de Graefe, celle qu'il croyait renfermer les cas
les plus nombreux d'asthénopie musculaire, celle de la prépondérance des
droits externes. Ici, en effet, comme le montre le schéma, la divergence
facultative est notablement augmentée aux dépens de la convergence positive. Celle-ci est d'autant diminuée que l'autre est augmentée, en sorte qu'on
peut considérer l'amplitude comme normale quant à sa valeur totale ; seulement elle est déplacée dans le sens du punctum remotum.

Le même fait se présente dans le schéma C, sauf qu'ici la convergence
positive a perdu plus que la divergence facultative n'a gagné. Outre le déplacement dont nous avons parlé tout à l'heure, il y a une diminution de l'amplitude de convergence.

La ligne D correspond à une convergence positive simplement affaiblie. La
divergence facultative est normale ; mais les muscles adducteurs ne parviennent pas à faire converger les lignes de regard à moins de $\frac{1}{7}^{m}$ (14 centimètres) (7 *am*), ce qui est insuffisant.

Chez la personne qui a fourni le schéma E, par contre, la convergence est
suffisante, mais la divergence facultative est nulle ; il y a, si l'on veut, insuffisance des droits externes, imminence de strabisme convergent.

Les lignes F, G, I et K représentent des amplitudes de convergence très
faibles. Les deux premières manquent presque totalement de divergence
facultative ; les deux dernières, au contraire, sont presque entièrement situées
dans la partie négative du schéma. La ligne I, par exemple, qui correspond à
l'amplitude d'un individu fortement myope et atteint de strabisme divergent,
n'est autre chose qu'une divergence facultative plus ou moins prononcée.

Enfin la ligne H figure le cas contraire, c'est-à-dire l'amplitude de convergence dans le strabisme convergent. La convergence est ici entièrement
positive ; l'individu n'arrive pas même au parallélisme des lignes de regard,
et à l'état de repos, il présente une déviation en dedans de 3,25 *am*, c'està-dire de plus de 11 degrés, tandis qu'il peut converger jusqu'à $\frac{1}{14}^{m}$ (7 centimètres) (1).

Telles sont les variétés communes ou légères de l'insuffisance de conververgence, celles que l'on rencontre le plus souvent en pratique.

La convergence peut cependant subir des atteintes plus graves, soit du
côté du positif, soit du côté du négatif de son amplitude. M. Parinaud (2) a
décrit sous la dénomination générale de *paralysie de la convergence* les
troubles qui affectent cette fonction, lorsque ses centres d'innervation sont
eux-mêmes lésés. Il en distingue deux formes : 1° la *paralysie essentielle*,
dans laquelle la convergence et la divergence sont intéressées, isolément ou
à la fois ; 2° la *paralysie combinée*.

(1) Landolt, *Die Insufficienz des Convergenzvermoegens* (*Soc. ophth. de Heidelberg*,
1885).

(2) Parinaud, *Paralysie de la convergence* (*Soc. française d'opht.*, 1886, p. 23).

La *paralysie essentielle de la convergence* se traduit par une *diplopie croisée, qui persiste sans modification notable dans toutes les directions du regard.* L'accommodation, plus ou moins intéressée, présente soit une simple réduction de son amplitude, soit une paralysie double et complète, sans mydriase paralytique; les réflexes pupillaires sont modifiés dans ce sens que les pupilles ne réagissent plus à la convergence, mais réagissent à la lumière.

La *paralysie essentielle de la divergence* s'accuse par une *diplopie homonyme avec peu d'écartement des images, qui persiste sans modification notable dans toutes les directions du regard.* Elle se combine souvent avec un défaut de convergence. — Nous avons observé de même, chez un tabétique arrivé au stade d'incoordination, une paralysie de la convergence avec un affaiblissement du pouvoir de divergence, précédé lui-même d'une paralysie de l'oculomoteur externe gauche. Il y avait: $p^c = 2\ am\,;$ $r^c = -0,5\ am$, donc $a^c = 2,5\ am$.

La *paralysie combinée de la convergence* est celle où le défaut de convergence est accompagné de la paralysie de l'élévation ou de l'abaissement des yeux, avec conservation des mouvements de latéralité. Elle présente cette particularité que l'innervation des droits internes, abolie pour la convergence, est conservée pour l'adduction et les mouvements de latéralité. Ces symptômes correspondent exactement à ceux de la paralysie par lésion des noyaux de la troisième paire, telle qu'on la conçoit avec l'intégrité de ceux de la sixième paire, lesquels innervent, outre le droit externe du même côté, le droit interne du côté opposé pour les mouvements de latéralité.

Nos observations et l'étude de ces différentes variétés d'altération de l'amplitude de convergence nous ont amené (1) à distinguer, au point de vue étiologique, deux formes d'asthénopie dues à l'insuffisance de l'adduction : une asthénopie *musculaire proprement dite* ou *périphérique*, c'est-à-dire attribuable à certaines anomalies dans l'insertion, le volume, la vigueur des muscles ou la forme des globes qu'ils ont à mouvoir, et une asthénopie *de cause centrale*, dans laquelle l'appareil musculaire des yeux peut être normalement constitué et ne pas rencontrer d'obstacles à son fonctionnement régulier, mais où l'impulsion nerveuse lui fait défaut ou se trouve rapidement épuisée.

L'existence d'une déformation myopique des globes oculaires favorise beaucoup la production de la première, dont les lignes B et C, I et K donnent des types caractéristiques.

La seconde a sa source principale dans la faiblesse de l'état général, mais relève aussi d'affections variées du système nerveux, que nous allons passer en revue.

a. *Névrasthénie.* — Cet état nerveux tient, en général, sous sa dépendance les formes légères de l'insuffisance de convergence, mais peut produir e, quand

----

(1) Landolt, *Soc. ophth. de Heidelberg*, 1885, p. 10.

il est très accentué, des paralysies complètes de la convergence ou de la divergence. De toutes les causes centrales, c'est de beaucoup la plus fréquente.

b. *Intoxications.* — Il ressort des observations de de Graefe que l'ingestion de certaines substances toxiques, telles que la morphine ou l'alcool, amènent une diminution notable de l'amplitude de convergence.

c. *Ataxie locomotrice.* — Il n'est pas rare d'observer dans cette affection du système nerveux, comme dans celles qui s'accompagnent de troubles de coordination, des altérations diverses de l'amplitude de convergence, quelquefois une véritable paralysie de cette fonction (Hübscher, Landolt).

d. *Goitre exophthalmique.* — La difficulté du mouvement de convergence dans la maladie de Basedow (1) a été signalée en 1883 déjà par Mœbius.

Strümpell a trouvé cette affection six fois sur huit malades atteints de cette maladie. Il y a là probablement double cause, cause centrale, faiblesse nerveuse, et cause locale par la gêne des mouvements produite par l'exophthalmie (comme l'hypertrophie oculaire dans les myopies fortes).

e. *Hystérie.* — Cette névrose, d'après les observations du docteur Borel, notre chef de clinique, peut produire des insuffisances considérables de la convergence.

M. Borel a étudié longuement une insuffisance de convergence chez une jeune fille de vingt ans, qui peut passer pour un exemple type de ce que l'hystérie peut produire en pareil cas. Chez cette malade, la névrose se traduisait par les symptômes de la boule hystérique, des anesthésies cutanées, le rétrécissement du champ visuel, un habitus nerveux intense et la sensibilité ovarienne. Pendant plusieurs années, l'insuffisance de convergence était une cause de tourments perpétuels, d'autant plus que les yeux étaient le siège de douleurs vives sous la dépendance d'émotions et d'influences psychiques diverses, qui accentuaient également l'insuffisance de convergence. Les règles étaient aussi une cause de changements réguliers dans l'affection. L'hérédité hystérique était manifeste, et la névrose s'était localisée sur les muscles des yeux, peut-être parce que la patiente avait une myopie de 2,75 dioptries, qui l'avait beaucoup inquiétée.

Le champ de fixation était, du reste, normal pour chaque œil; cependant l'insuffisance était toujours très prononcée, et l'amplitude de convergence n'atteignait que :

$$p^c = 1,5\ am \left.\right\}\ a^c = 2,5\ am.$$
$$r^c = -1\ am$$

Les douleurs disparurent après une ténotomie et un avancement musculaire, et l'insuffisance guérit avec un maximum de convergence très élevé (14 *am*).

f. *Lésions encéphaliques en foyers.* — Ces altérations, plus profondes que celles que nous venons de passer en revue, viennent clore la série des

(1) *Ueber Insufficienz der Convergenz bei MorbusBasedowii,* P. J. Möbius (*Centralbl. für Nervenheilk.*, 1886, p. 356).

affections du système nerveux. On les a observées surtout dans les paralysies combinées de la convergence. D'après deux observations de Wernicke et Henoch, elles n'intéresseraient pas directement les noyaux de la troisième paire, mais porteraient sur un centre d'innervation qui les actionne pour la convergence, centre situé dans les tubercules quadrijumeaux (voy. p. 804).

Cette dernière catégorie de faits, qui s'enrichira, nous l'espérons, de documents anatomo-pathologiques plus nombreux, vient à l'appui des considérations qui nous ont amené à regarder la convergence comme une fonction bien distincte, possédant un centre nerveux spécial.

Traitement de l'insuffisance de convergence et du strabisme divergent. — Nous avons déjà donné, dans une autre partie de cet ouvrage (1), les règles à suivre dans le traitement du strabisme divergent latent et manifeste telles qu'elles découlent de notre méthode d'examen. Nous discuterons seulement encore, selon la manière de voir que nous avons exposée ci-dessus, l'opportunité, le dosage et l'effet de la ténotomie du ou des droits externes, et de l'avancement des internes.

Dans la correction chirurgicale de l'insuffisance de convergence, l'opérateur ne peut être guidé que par l'état de l'amplitude de convergence, tel qu'il se révèle à l'épreuve que nous avons décrite. Il devra agir de différentes façons, suivant qu'il se trouvera en présence d'une amplitude réduite seulement d'un côté ou des deux extrémités à la fois, suivant que l'asthénopie est d'origine purement musculaire ou qu'elle a sa cause dans une faiblesse de l'impulsion nerveuse.

Supposons, par exemple, qu'on ait affaire à une amplitude sensiblement normale quant à sa valeur totale, mais déplacée dans le sens du punctum remotum (schéma B). Ici la divergence facultative est augmentée ; la convergence positive est diminuée. Il s'agit de savoir si le rapport entre ces deux forces antagonistes peut être modifié à l'avantage de la dernière, si, en affaiblissant les muscles abducteurs, on renforce d'autant ceux de la convergence.

La pratique nous enseigne, d'une façon générale, que les cas de ce genre sont très favorablement influencés par la *ténotomie du droit externe*, pratiquée à un œil ou aux deux yeux, lorsque la divergence facultative est assez considérable pour nécessiter cette double opération. En pareille occasion, ce que l'on retranche de la partie négative de l'amplitude de convergence peut s'ajouter à sa partie positive, et l'on arrive ainsi à supprimer l'asthénopie.

Ainsi, représentons l'amplitude de convergence avant et après l'opération par une ligne verticale ; la partie située au-dessus de la ligne OO est négative (divergence), la partie située au-dessous est positive. Les lignes horizontales pointillées figurent des angles métriques (2).

(1) Landolt, *Réfraction* et *Accommodation*, p. 455 et 464 à 470.

(2) Comparez Landolt, *The Refraction and Accommodation of the eye*, éd. Young J. Pentland. Edinburgh, 1886, p. 506-512 et *On Insufficiency of the power of Convergence* (*Ophth. Review*, V, p. 185-206, 1886).

La figure 174 correspond à un cas d'asthénopie musculaire où l'amplitude de convergence se décomposait comme suit :

$$p^c = 7 \left.\right\} \ a^c = 10 \ am.$$
$$r^c = -\ 3$$

La ténotomie d'un des droits externes rapprocha, pour ainsi dire, cette amplitude dans sa totalité. Elle devint :

$$p^c = 10 \left.\right\} \ a^c = 10 \ am,$$
$$r^c = 0$$

et l'asthénopie fut guérie.

Dans d'autres cas plus favorables encore, la totalité de l'amplitude de convergence ne reste pas seulement intacte par le fait d'une ténotomie, mais elle est même augmentée après le reculement d'un adducteur trop tendu.

Un exemple de ce genre est représenté par la figure 175. On voit que l'amplitude de convergence était, avant l'opération :

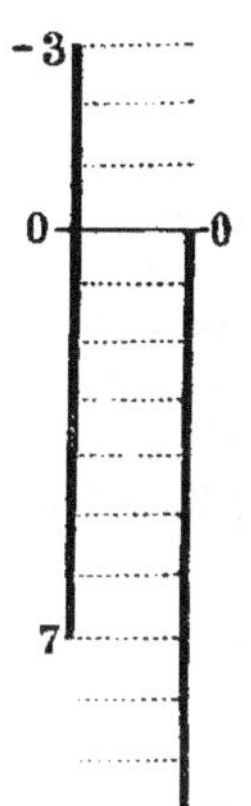

FIG. 174.

$$p^c = 7 \left.\right\} \ a^c = 10 \ am,$$
$$r^c = -\ 3$$

donc insuffisante pour un travail continu à la distance habituelle. Après la ténotomie droit externe, elle fut et resta :

$$p^c = 12 \left.\right\} \ a^c = 14 \ am.$$
$$r^c = -\ 2$$

L'asthénopie musculaire avait également disparu.

Mais on aurait grand tort d'attendre des résultats aussi favorables de la ténotomie dans toutes les formes d'asthénopie musculaire.

En effet, si parfois l'amplitude de convergence reste intacte à la suite de la ténotomie, tout en étant modifiée dans un sens plus favorable au travail rapproché, si elle est même, chez certains individus, *augmentée dans sa totalité*, dans d'autres occasions, au contraire, elle peut subir une *diminution* par le fait de la ténotomie. Il en est ainsi lorsque l'amplitude de la convergence est très faible, lorsqu'elle est réduite surtout du côté du punctum remotum.

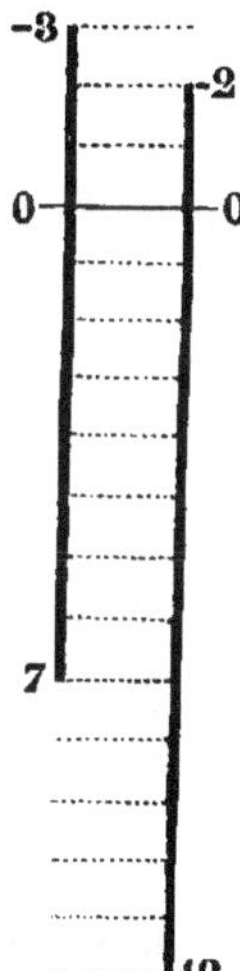

FIG. 175.

Il existe donc, suivant nous, deux contre-indications bien nettes à l'emploi de la ténotomie du droit externe : celle d'une divergence facultative nulle ou très faible et celle d'une convergence positive notablement réduite, qui n'est pas contre-balancée par une divergence développée proportionnellement. La ténotomie expose ici à un strabisme convergent secondaire et à une diplopie homonyme fort gênante.

Nous nous sommes demandé si la ténotomie ne pouvait pas alors être remplacée avantageusement par l'*avancement du muscle droit interne* (sans ténotomie) d'un œil ou des deux yeux. Depuis fort longtemps déjà nous faisons un usage fréquent de cette opération contre les déviations oculaires, sans avoir jamais eu à constater les effets fâcheux que des opérateurs habiles lui reprochent de produire (déviations en hauteur ou torsions de la ligne de regard). Nous avons pu nous convaincre, au contraire, que l'avancement du droit interne constituait un très bon moyen opératoire à opposer à l'insuffisance de convergence, lorsque la convergence positive est affaiblie, sans qu'on puisse en mettre la faute sur un développement exagéré de la divergence facultative ni sur une cause centrale. Nous citerons les exemples suivants :

FIG. 176.

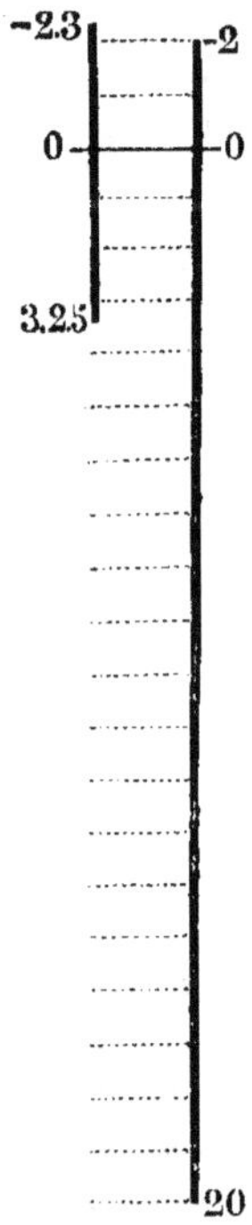

Garçon de treize ans. G et D : M. 1,25 ; V = 0,7 et 1. Asthénopie intense, ayant résisté à un traitement général depuis des mois.

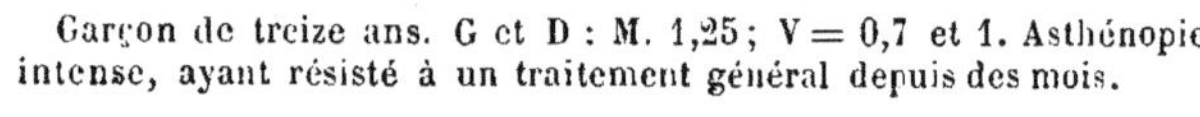

$$\left.\begin{array}{l} p^c = 3{,}25 \\ r^c = -2{,}3 \end{array}\right\} a^c = 5{,}5 \; am \text{ (fig. 176).}$$

Avancement d'un des droits internes. Après guérison :

$$\left.\begin{array}{l} p^c = \text{plus de } 20 \; am \\ r^c = \phantom{\text{plus de }} -2 \; am \end{array}\right\} a^c = \text{au moins } 22 \; am.$$

Ce résultat s'est maintenu tel depuis plus d'un an, et l'asthénopie n'a pas reparu.

Autre exemple (fig. 177) :

Femme de trente-cinq ans. G : H. 0,75 ; V = 0,7. — D : H. 0,5 ; V = 0,8 — 0,9. Asthénopie musculaire :

$$\left.\begin{array}{l} p^c = 7 \; am \\ r^c = -1 \; am \end{array}\right\} a^c = 8 \; am.$$

Avancement d'un droit interne. Six jours après :

$$\left.\begin{array}{l} p^c = 11 \\ r^c = -1 \end{array}\right\} a^c = 12 \; am.$$

Plusieurs semaines après :

$$\left.\begin{array}{l} p^c = 14 \\ r^c = -1{,}5 \end{array}\right\} a^c = 15{,}5 \; am \text{ (fig. 177).}$$

Il est enfin une catégorie de malades affectés d'asthénopie musculaire dans laquelle l'opération seule ne saurait donner un résultat satisfaisant. C'est celle que nous avons désignée par le terme de névrasthénique. Ici l'intervention chirurgicale isolée sur le système musculaire des yeux ne sert parfois qu'à en troubler davantage le fonctionnement, à ajouter à l'insuffisance de convergence, que l'on ne peut corriger qu'imparfaitement, une diplopie homonyme à distance, nouvelle source de gêne considérable.

L'observation suivante est très instructive à cet égard :

Jeune instituteur, observant bien et se soumettant très volontiers à tous les examens et expériences. Faiblesse musculaire générale. G : M. 1,5 ; V = 1. — D : M. 2 ; V = 0,8. Asthénopie musculaire. Champs de fixation réduits de tous côtés.

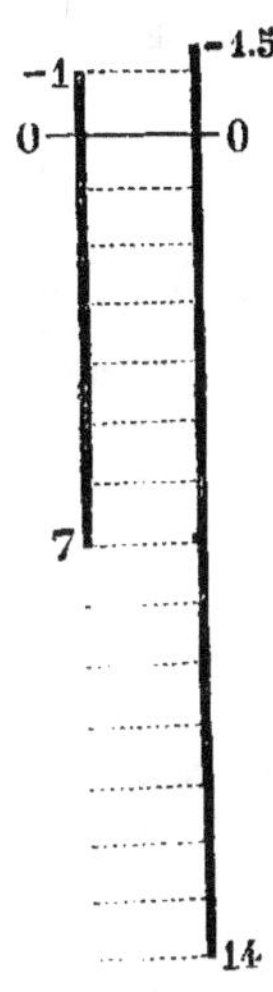

FIG. 177.

$$p^c = \quad 4,5 \atop r^c = -0,5 \quad \Big\} \ a^c = 5 \ am.$$

Avancement d'un droit interne. Quatre jours après l'opération :

$$p^c = \text{plus de } 20 \atop r^c = \quad\quad 1,5 \quad \Big\} \ a^c = 18,5 \ am.$$

Il y avait donc surcorrection notable. Les jours suivants, la convergence de loin augmenta même encore ; celle dans le regard de près diminua au contraire. Peu à peu cependant, la première disparut entièrement. Le malade ne voyait plus double au loin et pouvait facilement travailler de près. Mais, déjà trois mois après, les anciens troubles asthénopiques reparurent. Il eut alors recours à des verres prismatiques abducteurs, qui le soulagèrent pour quelque temps. Mais ces verres eux-mêmes devinrent bientôt insuffisants, et, plusieurs mois après, un nouvel examen donnait le résultat suivant :

$$p^c = \quad 4 \atop r^c = -0,5 \quad \Big\} \ a^c = 4,5 \ am.$$

Les conditions n'étaient donc pas meilleures qu'avant l'opération. L'avancement du droit interne de l'autre œil fut alors pratiqué et donna l'amplitude de convergence suivante :

$$p^c = \quad 12 \atop r^c = -0,5 \quad \Big\} \ a^c = 12,5 \ am.$$

Le traitement général plus exactement suivi et des circonstances hygiéniques plus favorables contribuèrent à assurer le résultat de notre intervention chirurgicale, si bien qu'une année après nous constations :

$$p^c = \quad 12 \atop r^c = -1,75 \quad \Big\} \ a^c = 13,75 \ am.$$

L'asthénopie névrasthénique réclame, en effet, avant tout un traitement général, dont l'hygiène, les toniques, les ferrugineux, l'hydrothérapie font les frais principaux. A ceux qui fatiguent outre mesure leur appareil oculomoteur, on prescrira le repos absolu, ou le travail modéré avec le secours de prismes. Nous n'excluons cependant pas d'une façon absolue l'intervention chirurgicale dans des cas pareils. Elle viendra puissamment en aide au traitement général et pourra souvent compléter le résultat obtenu par le régime.

Mais nous conseillons de s'abstenir de toute opération dans l'insuffisance de convergence qui accompagne la myopie de degré élevé. Nous avons déjà exposé (t. III, p. 457) comment l'exclusion d'un œil dans la vision rapprochée est plutôt favorable au maintien de la santé des yeux, par la suppression de la convergence, qui est une cause de fatigue pour eux. Les résultats que nous avons obtenus dans des cas de ce genre par la ténotomie et l'avancement nous ont d'ailleurs démontré l'inutilité complète de ces opérations en pareille occurrence, comme on pourra le voir par l'exemple ci-dessous, qui concerne un jeune homme :

G : M. 18. — D : M. 20. Globes agrandis, limités dans leurs mouvements, placés en divergence.

$$p^c = 1,5 \atop r^c = -2 \Big\} \ a^c = 3,5 \ am.$$

La ténotomie d'un droit externe amena p^c à 7 *am*, r^c à $+4$ *am*, par conséquent, $a^c = 3$ *am*. Il y avait donc strabisme convergent, avec diplopie homonyme, bien que la convergence de près fût encore insuffisante, et l'amplitude totale avait subi une réduction. La convergence diminua peu à peu ; une faible ténotomie d'un droit interne fit disparaître la diplopie entièrement. Le résultat définitif fut :

$$p^c = 2,5 \atop r^c = 0 \Big\} \ a^c = 2,5 \ am.$$

L'amplitude de convergence avait donc encore diminué, comme cela paraît être la règle pour les yeux dont le système musculaire est sans énergie, et l'opération n'avait eu d'autre effet que la suppression d'un strabisme divergent dans le regard au loin. résultat d'ailleurs purement cosmétique. L'impulsion à la vision binoculaire était si faible que ce jeune homme n'était nullement gêné, lors du travail rapproché, par son strabisme divergent relatif.

Nous n'avons pas besoin de répéter ici les détails de l'exécution de la ténotomie et de l'avancement musculaire. Ces deux opérations sont pratiquées suivant les principes indiqués plus haut. L'emploi de notre pince facilite notablement la préhension du muscle. Elle permet surtout de le saisir sans avoir recours à un large débridement de la capsule de Tenon, ce qui est d'une importance majeure lorsque l'effet de la ténotomie doit être peu considérable. Ce dernier sera toujours contrôlé soigneusement aussitôt après l'opération, ainsi que les jours suivants. On le restreindra, en cas de besoin, à l'aide de la suture conjonctivale, ou même musculaire, que l'on peut appliquer, du reste, non seulement immédiatement après l'opération, mais même plusieurs jours après.

Si, malgré ces précautions, l'effet est trop grand, on tiendra l'opéré au repos, on lui instillera de l'atropine dans les yeux, on lui fera garder le bandeau pendant plusieurs jours, et, plus tard, on lui fera faire des exercices au stéréoscope. En cas d'effet insuffisant, on enlèvera le bandeau de bonne heure, et l'on instituera des exercices de convergence réguliers, à l'aide d'un objet quelconque, que l'on rapproche graduellement des yeux sur la ligne médiane.

Lorsque la correction à produire est assez considérable, on procédera d'abord à l'opération d'un seul côté, et l'on en attendra le résultat définitif. Plus il aura été faible, plus on pourra être hardi lors d'une nouvelle tentative chirurgicale, tandis qu'un effet dépassant le chiffre habituel nous engagera à agir sur le second œil avec réserve, et en nous aidant des moyens restrictifs que nous avons énumérés.

Il est encore une cause de diminution de l'amplitude de convergence signalée par de Graefe, et qui, bien que rare, n'en est pas moins intéressante et digne de mention. Nous voulons parler des différences de hauteur qui tendent à se produire entre les deux yeux (voy. le paragraphe du *Strabisme supérieur et inférieur*). Ces différences de hauteur, qui sont neutralisées à grand'peine par les muscles correspondants, sont par elles-mêmes la source d'une asthénopie intense, qui conduit à un affaiblissement de la convergence positive parfois considérable. La correction de cette anomalie augmente aussitôt cette dernière, comme le montre un cas cité par de Graefe (1).

Enfin il ne faut pas oublier que des lésions musculaires dont la nature nous est également inconnue jusqu'à présent peuvent exercer une influence fâcheuse sur la capacité de convergence. On peut reconnaître ces cas au fait que l'anomalie est le plus souvent développée à un plus haut degré à l'un des yeux qu'à l'autre, en vertu de quoi le premier abandonne toujours la convergence plus tôt que son congénère, lors du rapprochement d'un objet sur la ligne médiane. Ce dernier phénomène peut tenir d'ailleurs aussi à une différence d'acuité visuelle ou de réfraction, dont la correction devra être soigneusement faite avant que l'on puisse se prononcer sur la valeur réelle de l'amplitude de convergence.

Cette façon de poser les indications du traitement opératoire, de le doser et d'en contrôler l'effet, nous paraît plus simple et au moins aussi sûre que les procédés compliqués dont on se sert ordinairement en pareille circonstance, d'après les préceptes posés par de Graefe. Suivant cet auteur, il n'est permis d'opérer que lorsqu'il existe au moins 8 degrés prisme de force abductrice (2) au loin. D'après lui, l'effet définitif de la ténotomie d'un droit externe est égal en moyenne à 16 degrés prisme. Aussi, lorsque la divergence facultative est inférieure à ce chiffre, faut-il appliquer une suture conjonctivale. Dans chaque cas particulier, on doit contrôler rigoureusement l'effet dans la *position d'élection*, c'est-à-dire dans le regard à 3 mètres, l'objet de fixation étant écarté de la ligne médiane de 80 centimètres, du côté de l'œil non opéré, et le plan de regard étant abaissé de 15 degrés. Cette position est destinée à neutraliser, autant que possible, l'insuffisance passagère du muscle reculé.

L'opérateur ne doit pas tolérer, après la ténotomie, une convergence supérieure à 3 degrés prisme (environ 0,5 *am*). Il ne faut cependant pas s'inquiéter d'une convergence immédiate assez considérable (jusqu'à 45 degrés prisme), lorsque l'abduction est encore bonne. La restriction de cette dernière, en effet, ne doit pas dépasser 16 degrés.

Le *point d'indifférence*, c'est-à-dire le point où l'occlusion d'un des yeux n'est suivie d'aucune déviation de cet œil, ne sera pas à une distance

---

(1) *Klin. Monatsbl.*, 1869, p. 257 et suivantes.

(2) Ce chiffre varie beaucoup suivant les confrères qui appliquent les règles de de Graefe. M. Schweigger (*Loc. cit.*) le porte à 16 degrés prisme.

moindre de 30 centimètres. En cas contraire, il faut voir si les conditions de l'expérience dans la position d'élection sont remplies. Sinon on appliquera une suture lors d'un effet excessif, ou bien on s'attendra à une ténotomie sur l'autre œil, si l'effet est insuffisant. Il faut craindre la diplopie homonyme qui se manifeste, même d'une façon intermittente, plus de six semaines après l'opération, et qui s'accompagne de strabisme convergent latent dans le regard à grande distance.

On voit combien ces règles sont compliquées et combien les principes que nous avons posés nous guident plus simplement dans le choix de l'intervention chirurgicale, la ténotomie d'un ou des deux droits externes, l'avancement d'un ou des deux droits internes, ainsi que dans le dosage de ces opérations.

Strabisme supérieur et strabisme inférieur.

Ces deux formes de strabisme sont rares, à l'état isolé du moins, et doivent, dans la majorité des cas, leur origine à une paralysie des muscles de la deuxième et de la troisième paire. La paralysie une fois guérie, il peut persister un certain degré de contracture de l'antagoniste, qui maintient l'œil dans la position vicieuse que lui avait donnée la paralysie. Il ne s'agit donc plus ici d'un véritable strabisme concomitant.

Nous avons vu que le strabisme convergent s'accompagne souvent d'une déviation plus ou moins considérable en haut, tandis que le strabisme divergent et même la simple insuffisance de convergence peut être accompagnée d'une tendance à une déviation opposée dans la verticale. L'avancement musculaire, même la ténotomie, mal exécutés, peuvent donner lieu aussi à une certaine élévation ou à un certain abaissement de l'œil opéré.

Ces derniers faits s'expliquent sans doute par une anomalie quelconque dans l'insertion naturelle ou artificielle du muscle droit interne ou externe, anomalie qui fait que l'axe de rotation correspondant à la première paire musculaire n'est pas rigoureusement vertical, mais que son extrémité supérieure est inclinée en dehors ou en dedans. La collaboration naturelle des muscles produisant la convergence ou la divergence des lignes de regard est alors troublée, et les résultats en sont altérés.

Enfin on a signalé (1) quelques cas de strabisme supérieur ou inférieur *latent*. Il se manifestait par une asthénopie persistante, qui n'aurait cédé qu'à l'emploi de prismes verticalement dirigés.

Lorsque le strabisme supérieur ou inférieur est le dernier vestige d'une paralysie musculaire guérie et qu'il s'accompagne de diplopie, on pourra essayer de corriger celle-ci à l'aide de prismes verticaux. Le sommet est dirigé du côté du muscle contracturé, si l'on place le verre devant l'œil

____

(1) Voy. bibliographie, n° 572.
Voyez, en outre, au paragraphe de l'*Étiologie de l'insuffisance de convergence*.

malade, en sens contraire, si l'on en munit l'œil sain. On répartira généralement l'effet prismatique aux deux yeux, en ayant soin de tourner les deux sommets en sens inverse.

Si la déviation est telle que ses effets ne puissent être corrigés par un prisme de 8 degrés, distribué aux deux yeux, on pratiquera la ténotomie d'un des muscles de la deuxième paire. Si, par exemple, l'œil droit se trouve plus élevé que le gauche par suite d'une contracture de l'oblique inférieur ou du droit supérieur, on pratiquera, dans les deux cas, soit la ténotomie du droit supérieur de l'œil droit, soit celle du droit inférieur de l'œil gauche, et l'on se souviendra de ce que nous avons dit à ce propos en parlant du strabisme paralytique en hauteur (p. 865).

Les mêmes principes nous guideront dans la correction du strabisme latent inférieur ou supérieur. La ténotomie ne sera pratiquée qu'en cas d'insuccès avec les prismes.

Quant aux déviations verticales qui accompagnent le strabisme horizontal, elles se corrigent généralement d'elles-mêmes, par la ténotomie du droit interne ou externe. Si tel n'est pas le cas et qu'il persiste après l'opération une diplopie en hauteur, des exercices répétés au moyen de prismes en amèneront le plus souvent la disparition.

On peut, du reste, par le mode particulier d'application de la suture conjonctivale après la ténotomie, corriger encore plus sûrement cette déviation en hauteur. Par exemple, lors de la ténotomie du droit interne, on appliquera une suture embrassant la partie inférieure de la plaie ; lors de la section du droit externe, une suture comprenant sa partie supérieure. De même, en pratiquant l'avancement d'un muscle de la première paire, on pourra influer notablement sur la position du globe en serrant plus ou moins le nœud d'un des fils qui servent à fixer le muscle dans sa nouvelle position. Si l'on remarque une tendance de l'œil à la déviation inférieure, on serrera davantage le fil supérieur, et inversement, si le globe montre une déviation opposée.

CONTRACTURES DES MUSCLES DE L'ŒIL.

Nous n'avons plus que peu de chose à dire sur ce sujet, car les contractures proprement dites des muscles oculaires, c'est-à-dire celles qui sont produites par une irritation pathologique de leur tissu ou des nerfs qui les animent sont rares et mal étudiées.

Nous avons déjà mentionné le raccourcissement que subit un muscle à la suite de la paralysie de son antagoniste. C'est là sans doute une simple modification nutritive que subit son tissu, rétracté en permanence d'une certaine quantité. Nous avons parlé aussi de l'altération analogue que peut éprouver le muscle qui entraîne l'un des yeux en convergence ou en divergence dans le strabisme concomitant. On ne peut considérer comme une contracture l'état de contraction exagérée dans lequel se trouve le muscle

droit interne chez les hypermétropes louchant en dedans, car c'est là un phénomène, sinon physiologique, au moins indépendant de toute lésion matérielle de l'appareil neuro-musculaire des yeux, sinon volontaire, au moins
revêtu d'un certain caractère d'utilité, à l'instar des réflexes normaux de
l'organisme.

Il est vrai que Ruete a voulu attribuer le strabisme, notamment le strabisme convergent, à une irritation du muscle droit interne produite par la
propagation à son tissu d'une inflammation extérieure de l'œil (kératite).
Cette théorie n'est prouvée par aucun fait anatomique, et nous avons vu qu'il
est plus rationnel d'admettre que les maladies en question agissent en
diminuant l'acuité visuelle de l'œil et en réduisant, par là, la valeur de la
vision binoculaire, qui était peut-être le dernier obstacle à la déviation.

Il ne reste, en fait de contractures proprement dites, que celles que l'on
observe dans certaines affections inflammatoires du système nerveux central.
Nous en avons déjà étudié une partie en parlant de la déviation conjuguée.
Nous pouvons y ajouter le strabisme spasmodique produit par la méningite,
l'encéphalite et certains traumatismes pouvant affecter les nerfs moteurs des
yeux, peut-être les déviations qui se rencontrent parfois dans l'hystérie, dont
nous ne possédons cependant encore guère d'exemples bien probants (1).

Nystagmus.

Le nystagmus consiste en un *mouvement oscillatoire involontaire rythmique du globe oculaire, d'une rapidité anomale, d'une amplitude faible,
et plus ou moins continu*. Ce mouvement peut avoir lieu dans l'horizontale
(nystagmus *horizontal*), dans la verticale (n. *vertical*), ou bien il peut représenter une rotation plus ou moins étendue autour de la ligne de regard
(n. *rotatoire*). Quelquefois il affecte une direction intermédiaire entre l'horizontale et la verticale (n. *oblique*). Enfin, les oscillations du globe, tout en
restant rythmiques, peuvent présenter simultanément différents types de
mouvements oculaires, auquel cas le nystagmus est dit *mixte*.

Le nystagmus est généralement binoculaire et associé, parfois unilatéral.
Dans ce dernier cas, il est toujours vertical (M. de Reuss et M. Bouchard
sont les seuls qui aient noté un nystagmus horizontal monoculaire).

Il faut distinguer de l'anomalie que nous venons de définir les mouvements saccadés qu'exécutent les yeux lorsqu'ils se trouvent dans une position extrême, surtout si cette dernière est due à l'action de muscles faibles
(n. *saccadé* de Javal). Ainsi il n'est pas rare de voir cette espèce de nystagmus associée au strabisme. Dans le strabisme convergent, lorsque l'œil dévié
est obligé de se tourner en dehors, arrivé à la limite de ce mouvement, il

---

(1) Pour le diagnostic différentiel entre le strabisme paralytique et le strabisme par contracture, voyez Landolt, article STRABISME, in *Dict. encyclop. des sciences médicales* de
Dechambre, p. 269.

revient brusquement en dedans pour se porter de nouveau en dehors, et cela plusieurs fois de suite, exécutant ainsi une série de saccades, que nous avons déjà décrites au chapitre du strabisme paralytique. Ces mouvements sont accompagnés par l'autre œil ; ils sont dus, par conséquent, à un trouble particulier de l'innervation commune qui régit les mouvements binoculaires.

Dans le nystagmus proprement dit, les oscillations rythmiques se produisent dans toutes les directions du regard. Leur amplitude et leur rapidité toutefois varient sous l'influence de certaines causes. Elles s'arrêtent pendant le sommeil ; elles sont plus prononcées lorsque celui qui en est atteint se sent observé que dans le cas contraire, plus accusées aussi lors de la fixation que dans le regard inattentif. Le nystagmus peut augmenter ou diminuer dans une direction déterminée du regard ou dans certaines positions de la tête : il est parfois supprimé totalement par le rapprochement inusité de l'objet de fixation ; et ce qui prouve qu'ici c'est le mouvement de convergence des yeux qui produit cet effet, c'est que les prismes adducteurs exercent alors la même action. Par contre, M. Raehlmann a vu, dans un cas, se manifester des saccades chaque fois que la convergence était exagérée.

Le nystagmus peut être provoqué, dans certaines occasions, par l'occlusion d'un œil, même amblyope. Il est parfois susceptible d'être augmenté par la fixation au moyen d'un œil inférieur à son congénère, et, lorsqu'il existe, il est quelquefois rendu plus rapide par l'exclusion momentanée d'un œil de la vision, les deux yeux étant égaux sous le rapport de l'acuité visuelle (Alf. Graefe).

Les oscillations des globes oculaires sont souvent accompagnées de mouvements analogues de la tête, s'accomplissant ordinairement autour du même axe que ceux des yeux, et, autant qu'on peut s'en rendre compte par l'observation, en sens contraire de ces derniers (Alf. Graefe). Ce dernier fait semblerait donner aux mouvements de la tête un caractère compensateur. Cependant, les deux oscillations non seulement ne se font pas en sens rigoureusement inverse, mais ne présentent, dans nombre de cas, ni le même rythme, ni la même amplitude.

A part cette anomalie, les rotations des yeux peuvent s'exécuter avec régularité dans toutes les directions, et les mouvements binoculaires notamment ne sont troublés en rien lorsqu'il n'existe pas de strabisme. Cependant, bien que des mensurations précises sur ce sujet n'aient pas été faites, vu les grandes difficultés qu'elles présentent, on peut dire qu'en général le champ de fixation, soit monoculaire, soit binoculaire, est notablement réduit, spécialement dans certaines directions.

Au point de vue de l'*étiologie*, et aussi de la symptomatologie, il faut faire une distinction entre le nystagmus *congénital* et le nystagmus *acquis*.

Le premier se développe, soit aussitôt après la naissance, soit dans la première enfance. Il est presque toujours lié à une *faiblesse de l'acuité visuelle*, que celle-ci soit le résultat de leucomes cornéens, d'une cataracte congénitale double, complète ou seulement centrale, ou bien qu'elle soit due à une anomalie de réfraction de degré élevé, telle que l'hypermétropie forte, un astigmatisme considérable, ou enfin à une lésion du fond de l'œil, chorio-rétinite, rétinite pigmentaire, etc. Le rapport fréquent entre l'albinisme et le nystagmus est depuis longtemps connu et s'explique facilement par l'imperfection de la vision dans les yeux dépourvus de pigment choroïdien. Cependant le nystagmus peut coïncider, dans certains cas, avec une bonne acuité visuelle. Il ne se manifeste alors que lorsque le regard est inattentif et disparaît pendant la fixation. Chez quelques sujets, on a pu constater une influence héréditaire (Alf. Graefe, Lloyd Owen).

Les personnes atteintes de nystagmus congénital, lorsqu'elles sont en état de donner des renseignements satisfaisants sur leur vision, n'accusent aucun trouble de celle-ci qui soit spécialement imputable à cette infirmité. Elles ne perçoivent notamment aucun mouvement apparent des objets, et ne sont gênées que par la faiblesse de leur acuité visuelle. Dans les cas exceptionnels où cette dernière est bonne, la vision binoculaire existe, les limites du champ de fixation sont normales, et les excursions associées des yeux, de même que l'amplitude de convergence, ne laissent rien à désirer.

Il en est tout autrement dans le nystagmus *acquis*, que nous devons subdiviser en deux catégories : le nystagmus *essentiel, idiopathique,* et le nystagmus *symptomatique de lésions du système nerveux central.*

Le premier, le nystagmus essentiel, est, pour ainsi dire, une maladie professionnelle ; il atteint presque exclusivement les *mineurs*, et, parmi ceux-ci, principalement [ceux qui travaillent dans les houillères. Déjà signalé en 1861 par Decondé (819), le nystagmus des mineurs a été étudié surtout par MM. Schröter, Mooren, Nieden, Snell, Dransart. Il présente, dans la majorité des cas, le type rotatoire ; les yeux exécutent de petits mouvements circulaires ou elliptiques, généralement associés (Nieden). La vision n'est pas affaiblie ; chez quelques sujets, on a noté un certain degré d'héméralopie, avec limitation du champ visuel. Mais les malades perçoivent un *mouvement apparent* des objets, correspondant aux oscillations de leurs yeux, si bien que, grâce à la persistance des impressions rétiniennes, un point brillant peut apparaître comme une ligne, ou une ellipse ou un cercle lumineux. C'est ce phénomène qui entraîne les *vertiges* dont se plaignent en même temps les personnes atteintes de cette affection.

Le nystagmus des mineurs, une fois établi, a une tendance à persister. Toutefois, il ne présente pas constamment la même intensité ; il est, au contraire, sujet à des rémissions et à des exacerbations périodiques. Ces dernières seraient consécutives surtout au travail à un mauvais éclairage.

La fréquence du nystagmus chez les mineurs varie entre 0,25 et 7 pour 100 (Nieden), suivant les houillères. Elle est d'autant plus grande que l'éclairage est plus défectueux dans les fosses.

Le nystagmus *symptomatique* s'observe dans certains *vices de confor-*

mation de la tête et du cerveau (Raehlmann), dans la *sclérose en plaques* (Charcot), surtout lorsque les îlots sclérotiques affectent le quatrième ventricule et les couches optiques (Raehlmann), dans les lésions hémorrhagiques, emboliques ou autres, des *couches optiques*, du *quatrième ventricule*, des *corps restiformes* et du *cervelet* (Raehlmann, Hitzig), dans l'*encéphalite partielle infantile*, avec contracture secondaire des extrémités (Zehender). Il peut être consécutif à un *traumatisme* (Nagel, Cohn, fracture par arme à feu de l'os temporal droit). Il accompagne parfois, pendant l'agonie, le phénomène de Cheyne-Stokes (Merkel). Enfin Friedreich a signalé, parmi les symptômes du tabès héréditaire, une forme particulière de nystagmus, qu'il désigne sous le nom d'*ataxique*. Les mouvements des yeux semblent alors incoordonnés, comme ceux des extrémités inférieures dans la même maladie. Cette particularité intéressante a été retrouvée dans plusieurs autres cas de tabès héréditaire, décrits par d'autres auteurs.

Ces quelques données anatomo-pathologiques ne peuvent guère nous servir à élucider l'*étiologie* et la *pathogénie* du nystagmus congénital et du nystagmus professionnel. Il faut sans doute faire, sous ce rapport, comme nous l'avons déjà dit, une différence entre ces deux formes. On a voulu attribuer le nystagmus congénital à une altération de contractilité portant plus particulièrement sur un des muscles oculaires. Suivant Böhm, c'était le droit interne qu'il fallait incriminer. Cet auteur distinguait un nystagmus *tonique* et un nystagmus *atonique*, où tantôt l'excès de puissance, tantôt la faiblesse du droit interne portait préjudice à l'équilibre normal des six muscles des yeux. Le fait que cette infirmité se rencontre associée au strabisme peut donner quelque valeur à cette théorie, qui, en tout état de cause, ne saurait prétendre à expliquer tous les cas.

Il est fort probable que la diminution de l'acuité visuelle qui accompagne si souvent le nystagmus congénital est en rapport intime avec cette anomalie du regard. Mais on ne pourrait affirmer si toutes deux sont les effets parallèles d'une lésion centrale quelconque (Raehlmann), ou si l'imperfection de la vue est réellement la cause du nystagmus. M. de Arlt, qui se rattache à cette dernière théorie, croit que les mouvements oscillatoires rythmiques sont destinés à augmenter l'intensité de l'impression visuelle insuffisante que font sur la rétine les objets extérieurs. Il se base sur ce fait qu'un objet dont la vision est rendue confuse par un défaut d'adaptation optique, par exemple, devient plus facilement perceptible lorsqu'on l'agite devant les yeux. Il croit aussi que les individus atteints de nystagmus ne fixent pas avec la fosse centrale, comme les personnes dont les yeux sont normaux, ce qui maintient la constance de la fixation, mais avec un point excentrique quelconque des environs du pôle postérieur, en sorte que l'immobilité du regard est indifférente. Mais cette théorie n'explique point les mouvements compensateurs de la tête, ni le rythme particulier des mouvements oscillatoires, et elle est contredite par les degrés parfois élevés d'acuité visuelle compatibles avec le nystagmus (Alfr. Graefe). Nous avons déjà parlé du rôle que peut jouer l'hérédité dans le développement de cette anomalie.

Quant au nystagmus professionnel, on a voulu l'attribuer à une influence toxique particulière (1), à l'héméralopie. Mais, à part une anémie plus ou moins prononcée, on ne constate aucun autre phénomène d'empoisonnement chronique chez les houilleurs, et l'héméralopie fait défaut dans beaucoup de cas, suivant M. de Reuss. Néanmoins, le même auteur a constaté le nystagmus chez un inspecteur qui ne partageait pas le travail des ouvriers dans les fosses, ce qui semblerait plaider en faveur d'une action produite sur le système nerveux central par les gaz de la houille.

Cependant les faits de MM. Magelsen et Wilbrand, qui ont signalé des cas de nystagmus professionnel, tout à fait semblable à celui des mineurs, chez des couturières obligées de travailler à un mauvais éclairage; d'autre part, les cas nombreux où le nystagmus est lié à la faiblesse ou au fonctionnement exagéré de certains muscles, la position anomale que doivent avoir les yeux des mineurs pendant le travail (convergence asymétrique avec élévation du regard), tous ces faits portent à supposer que la *fatigue des muscles*, l'*épuisement de leur innervation*, doit exercer une grande influence sur le développement du nystagmus. C'est là l'opinion avancée déjà par Baer, soutenue par MM. Alfred Graefe, Wilbrand et Dransart, et défendue encore tout récemment avec succès par M. Snell (2). Chacun connaît, en effet, les contractions cloniques que présente un muscle soumis à un effort exagéré et remplaçant la contraction tonique qui se produit sous l'influence de la volonté quand le muscle n'est pas encore fatigué. Il est fort probable qu'il se passe avec les muscles oculaires, dans le nystagmus professionnel, un phénomène analogue.

Pronostic. — Le nystagmus congénital ne présente que de rares cas de guérison spontanée (3). Quant au nystagmus professionnel, il guérit d'ordinaire au bout d'un temps plus ou moins long (deux mois, en moyenne, suivant M. Dransart) après la cessation de la cause nocive, de lui-même ou sous l'influence d'un traitement.

Le pronostic du nystagmus causé par des lésions centrales est subordonné à celui de ces lésions elles-mêmes.

Traitement. — Lorsque le nystagmus congénital est associé à une déviation ou à la faiblesse d'un muscle ou d'un groupe musculaire, à une dimi-

---

(1) Cette intoxication serait due aux gaz divers qui se dégagent dans les fosses. Nous ne connaissons aucun fait précis relativement à l'influence de ces gaz sur les centres oculo-moteurs. En fait d'autres agents pouvant avoir une action de ce genre, il faut citer l'*ésérine*, qui, chez un malade de M. Zehender, provoqua du nystagmus.

(2) On a comparé aussi le nystagmus avec la crampe des écrivains. Mais nous ne voyons pas de rapport entre cette contracture spasmodique des muscles de l'avant-bras et le clonus rythmique de ceux des yeux.

(3) Un de ces cas a été observé par M. Alf. de Graefe et rapporté par lui (*Loc. cit.*, p. 239).

nution de l'acuité visuelle produite par un défaut de réfraction corrigible, on peut espérer de l'atténuer ou de le supprimer en faisant disparaître la cause qui l'a engendré. Ainsi la ténotomie d'un muscle a parfois guéri un nystagmus attribuable à l'insuffisance de l'antagoniste. De même la correction d'une forte hypermétropie ou d'un astigmatisme de degré élevé peut faire diminuer ou disparaître les mouvements oscillatoires. Dans les autres cas, le nystagmus congénital brave tous les traitements dirigés contre lui.

Le nystagmus professionnel réclame la suppression du travail qui l'a provoqué. Un traitement tonique, les amers, les ferrugineux, la strychnine, contribuent à hâter la guérison. Comme traitement local, on a recommandé les douches oculaires et l'électrisation au courant constant (Dransart), telle qu'on la pratique lors de la paralysie des muscles des yeux.

BIBLIOGRAPHIE

I. — Traités et articles divers sur le strabisme en général

1. HIPPOCRATE. De aere, aquis et locis, § 14, t. II, p. 60.
2.   — De visu, § 6, t. IX, p. 158.
3. GALIEN. De sympt. caus., 2, cap. 2, t. VII, p. 150.
4.   — Definitiones, § 348, t. XIX, p. 436.
5. TAYLOR. De vera causa strabismi. Lisbonne, 1738.
6. BUFFON. *Mém. de l'Acad.*, p. 329. Dissert. sur la cause du strab.
7.   — Hist. nat., Supplém., t. III, 1743.
8. DU FOUR. *Mém. de l'Acad.*, 1714, p. 470.
9. TAYLOR. Mechanismus od. neue Abhandl. v. d. künstl. Zusammensetz. d. menschl. Auges Francfort, 1781; Paris, édit. franç., 1785.
10. FISCHER. Theorie des Schielens, veranlasst durch einen Aufsatz d. Grafen v. Buffon. Ingolstadt, 1781.
11. GRAVES (R.). De strabismo. Dissert. Edinburghi, 1788.
12. MELCHIOR. De strabismo. Hauniae, 1839.
13. ENDER. De horoptere et strabismo. Dissert. Berolini, 1839.
14. NEUBER. Ueb. d. Schielen d. Augen, dessen Ursachen u. Behandl., etc. Cassel, 1840.
15. BURTZ. Ueb. d. Schielen (*Med. Ztschr. d. Ver. f. Heilk. in Preussen.*, 1840, n° 9).
16. BAUMGARTEN. Erfahr. üb. d. Strab. (*V. Ammon's Monatschr.*, 1840).
17. JASMUND. Ueb. d. eigentl. Ursachen d. Schielens (*V. Graefe's u. v. Walther's Journ.*, 1840, t. XXVIII, p. 4).
18. GAIRAL. (I. O.). Du strab. proprement dit, ou vue louche, de ses causes et de son traitement curatif. Verdun, 1840.
19. FRANTZ. On squinting (*The Lancet*, 1840).
20. NITSCHE. Dissert. de strab. Leipzig, 1840.
21. DULK. De strab. nonnulla. Dissert. Berlin, 1840.
22. HARTCOP. De strab. Dissert. Leipzig, 1840.
23. RIEGLER. Ueb. Strab. u. Luscitas (*V. Ammon's Monatschr.*, 1841, t. III, p. 6).
24. EISENMANN. Vorschlag z. Behandlung d. Schiel. d. Electricit. (*Haeser's Arch.*, 1841, t. II, p. 3).
25. WINTER. Ueb. d. Schielen u. dessen Heilung. Dissert. Wien., 1841.
26. BEGER (J. H.). Strabismus, dessen Entstehung, Wesen u. Behandl. Literatur (*Canstatt's Jahresb.*, 1841, t. II).
27. PHILIPPE (Ch.). Du bégayement et du strab., etc. Nouvelles recherches. Paris, 1841.
28. VERHAEGHE. Mém. sur le strab. Bruges, 1841.
29. DUFRESNE CHASSAIGNE. Traité du strab., etc. Paris, 1841.
30. DEFER. Examen du strab. et du bégayement, etc. Paris, 1841.
31. RADCLIFFE-HALL. Observ. on Strab. (*Lond. med. Gaz.*, janv. 1841).
32. PHILIPPE. Du strab. (*Gaz. des hôpit.*, 1841, n° 6).
33. BAUDENS. Leçons sur le strab. et le bégayement, faites à l'hôpital du Gros-Caillou. Paris, 1841.
34.   — Observat. prat. sur le strab. (*Gaz. des hôpit.*, 1841, n° 33).
35. GUÉRIN. Traité de l'étiol. génér. du strab. (*Gaz. méd.*, 1841, n° 6).

36. GUÉRIN. Recherches sur l'anat. du muscle oblique de l'œil; intervention dans le strab. (*Ann. d'ocul.*, 1841, t. V).

37. LANDOUZY. Lettres sur le strab. et le bégayement. Reims,

38. VIERORDT. Beitr. z. Pathol. u. Therap. d. Schiel. (*Heidelb. med. Ann.*, t. VIII, p. 1, 1842).

39. MARTIN. Memoria por strab. Madrid, 1842.

40. CAPUNO. Riflessioni pratiche sullo strab. Napoli, 1842.

41. ROQUETTA. Du strabisme (*l'Expérience*, 1842, n°ˢ 271, 272, 273, 274, 276).

42. GUÉRIN. Du strab. optique (*Gaz. de méd. de Paris*, 1843, n°ˢ 13, 14).

43. CUNIER. Note sur l'hist. du strab. (*Ann. d'ocul.*, 1844, t. XII).

44. STEINHAUSEN. Strabismus (*Rust's Magaz.*, t. LXIII, p. 3, 1844).

45. CARON DU VILLARS. De l'influence du strab. sur l'exercice de plus. professions. Strasbourg, 1847.

46. CORVISART. Sur le strab. droit ou direct. Paris, 1847.

47. GIESTLER. Mittheil. aus Ruete's Klin. (*Deutsche Klin.*, 1850).

48. HOLTHOUSE. Six lectures on the pathol. of strab. London, 1851.

49. GRAEFE (A. von). Beitr. z. Physiol. u. Pathol. d. schiefen Augenmuskeln (*Arch. f. Ophth.*, 1854, t. I, p. 1).

50. STOEBER. Strab. volont. et alternat. de chacun des deux yeux. Strasbourg, 1855.

51. ZEHENDER. Handb. d. ges. Augenh., p. 872-963, 1855.

52. BOUVIER. Disc. clin. sur les mal. chron. de l'app. mot. (*Union méd.*, p. 142, 147, 150, 1855).

53. RITTERICH. Zur Lehre vom Schielen. Leipzig, 1856.

54. CASTORANI. Traité du strab. (*C. R. de l'Acad. des sc.*, 20 juill. 1856).

55. MACKENZIE. Traité prat. des mal. des yeux. Trad. franç. par Warlomont et Testelin, 1857, p. 504-576.

56. HOLTHOUSE. On squinting. London, 1858.

57. GRAEFE (Alf.). Klin. Anal. d. Motilitaetsstoerungen d. Auges. Berlin, 1858.

58. HASNER. Seltener Fall v. Strab. (*Allg. Wien. med. Zeit.*, 1859, p. 7).

59. CRITCHETT. Observat. prat. sur le strab. (*Clin. europ.*, 1859, p. 1).

60. STREATFIELD. Seven cases of strab. in one family (*Ophth. Hosp. Rep.*, p. 6, 1859).

61. HAERING. Faelle a. d. Geb. d. Motilitaetsstoerungen. 1860.

62. GUÉPIN. Du strabisme, etc. (*Journ. de Bordeaux*, avril 1861).

63. GIRAUD-TEULON. Leçons sur le strab. et la diplopie. Paris, 1863.

64. LECORCHÉ. Du strab. conv. et du strab. div. au point de vue méd. et chir. (*Arch. gén. de méd.*, 1864, p. 510).

65. NAGEL. Zur Symptomatol. d. Schielens (*Klin. Mon.*, 1865).

66. GUERSANT. Du strab. chez les enfants (*Bull. de thérap.*, 1866, p. 15).

67. SCHWEIGGER. Beitr. z. Lehre v. Schielen (*Klin. Mon.*, 1867).

68. GALEZOWSKI. Leç. sur le strab., etc. (*Gaz. des hôp.*, 1867, n° 90).

69. MAGNI. Beitr. z. pathol. Anat. d. Schiel. (*Rev. Clin.*, 1868, et *Schmidt's Jahrb.*, 1868, t. I, p. 138).

70. JAVAL (E.). Du strab. dans ses applicat. à la physiol. de la vision. Thèse de Paris, 1868.

71. LAURENCE (J. Z.). Die opt. Fehler d. Auges mit ihren Folgen, Asthen. u. Strab. Kreuznach, 1868.

72. DE WECKER. Traité théor. et prat. des malad. des yeux, t. II, p. 920-1057. Paris, 1868.

73. BERTHOLD. Diagn. d. Motilitaetsstoerungen. Ver. f. wiss. Med. Königsberg (*Berl. Klin. Woch.*, p. 29, 1868).

74. UMÉ. Strab. conv. et altern. de l'œil droit (*Ann. d'oc.*, 1869, t. LXII, p. 268).

75. FANO. Consultat. dans un cas de diplopie binocul. (*Abeille méd.*, 1870, t. LXIII, p. 84).

76. JAVAL. Du strab. (*Ann. d'oc.*, 1871, t. LXV, p. 97-125, 197-221; t. LXVI, p. 5-19, 113-117, 209-217).

77. DELLA PORTA. Lo strab. studiato fisiologicamente. Tesi di Napoli, 1872.

78. Schweigger. Handb. d. spec. Augenh. 2ᵉ Aufl., p. 124-188, 1873.

79. Meyer (E.). Traité prat. des mal. des yeux, p. 525-608. Paris, 1873.

80. Vermyne (J. B.). Causes a. Treatm. of strab. (*Boston med. a. surg. Journ.*, nᵒˢ 7, 8, 1873).

81. Hasner (v.). Die Theorie d. Schiel.; Strabot. (*Beitr. z. Phys. u. Pathol. d. Auges*, 1873, p. 57, 74).

82. Panas. Leçons sur le strab., les paral., le nystagmus, le blépharospasme. Paris, 1874.

83. Graefe (Alf.). Motilitaetsstoerungen. in *Handb. d. ges. Augenh.*, v. *Graefe u. Saemisch*, 1875, vol. IV, chap. IX, p. 1-256.

84. Guédel. Considérat. sur la nat. et le traitem. du strab. Thèse de Paris, 1875.

85. Landolt. Tableau synopt. des mouvem. des yeux et de leurs anomalies. Paris, 1875, E. Martinet.

86. Mauthner. Ueb. Strab. (*Mitth. v. Ver. d. Aerzte in Niederœsterr.* 1876, p. 33).

87. Taylor (C. Bell.). Clinical lect. on a case of Squint. (*Med. Times a. Gaz.*, 1877, t. LIV, p. 279).

88. Manche. Studi pratiche sullo strab. (*Ann. di ottalm.*, 1877, VI, p. 608).

89. Schell. Cause and Prevention of Squint. (*Amer. Journ. of med. Sc.*, 1878, p. 418).

90. Little (W.-S.). Notes on a case of Strab. Treatment, with Rem. (*Philad. med. Times*, Aug. 1878).

91. Mooren. Fünf Lustren ophthalmol. Wirksamkeit, t. XI, p. 268, 1882.

92. Javal et Abadie. Art. Strabisme in *Nouv. Dict. de méd. et de chir. prat.*, t. XXXIII, p. 698, 1882.

93. Schneller. Beitr. z. Lehre v. Schielen (*A. f. O.*, t. XXVIII, 3, p. 97, 1882).

94. Landolt. Article Strabisme in *Dict. encyclop. des sc. méd.* Paris, Masson, 1883.

95. Panas. Leçons sur le strab. faites à l'Hôtel-Dieu (*Un. méd.*, 1883, nᵒ 59).

II. — Anatomie et Physiologie de l'appareil moteur des yeux. Ophthalmotropométrie. Strabométrie.

A. *Anatomie de l'appareil moteur des yeux.*

96. Burdach (Fr.). Bau u. Leben d. Gehirns. 1822, t. II.

97. Dalrymple. The anatomy of the human eye. London, 1834.

98. Longet. Syst. nerveux, 1842, t. II.

99. G. Valentin. Névrologie. Trad. franç., 1843.

100. Stilling. Disquisit. de structura et functionibus cerebri. Jenæ, 1846.

101. Vulpian et Philippeaux. Essai sur l'orig. de plusieurs paires de n. crâniens. 1853, Paris.

102. Jacubowitch. Mittheil. üb. d. feinere Struct. d. Geh. u. Rückenmarks. Breslau, 1857.

103. Gratiolet. Syst. nerv., t. II, 1857.

104. Meynert. Studien üb. d. Bestandtheile d. Vierhügel, etc. (*Ztschr. f. wiss. Zool.*, t. XVII, p. 665, 1867).

105. Koelliker. Histologie. Trad. franç., 2ᵉ éd., 1868.

106. Luys. Recherches anatomiqnes, physiologiques et pathologiques sur le système nerveux cérébro-spinal. Paris, 1865, J.-B. Baillière.

107. Stieda. Stud. üb. d. centr. Nervensyst. 1869-1870.

108. Luys, Desnos et Féréol. De l'origine du n. oculomot. commun et du n. oculomot. ext. (*Un. méd.*, 1873, p. 516).

109. Merkel. Macroscopische Anat. d. Auges (*Graefe u. Saemisch's Handb.*, vol. I, chap. I, p. 50-60 et 111-130, 1874).

110. Exner (J.). Ein Versuch üb. Trochleariskreuzung (*Sitz.-ber. d. Wien. Acad.*, vol. LXX, 1874, p. 151).

111. Flechsig. Die Leitungsbahnen im Gehirn u. Rückenmark. Leipzig, 1876, p. 334.

112. KRAUSE. Handb. d. menschl. Anat. 3° Aufl., I. Bd, 1876.

113. FOREL (Aug.). Untersuch. üb. die Haubenregion (*Arch. f. Psych.*, 1877, t. VII, p. 393).

114. DUVAL (M.). Recherches sur l'orig. réelle des n. crâniens (*Journ. de l'anat. et de la physiol.*, 1880).

115. CRUVEILHIER. Anatomie. 1879.

116. HENLE. Anatomie. 1879.

117. HUGUENIN. Anatomie des centres nerveux. Trad. franç., Paris, 1879.

118. DUVAL (M.). Recherches sur l'origine réelle des n. crâniens (*Journ. de l'anat. et de la physiol.*, 1880).

119. SAPPEY. Traité d'anat. descr., III° édit. Paris, 1876 à 1879.

120. MOTAIS. Contribut. à l'étude de l'anat. comp. des m. de l'œil et de la capsule de Tenon (*C. R. de la Soc. franç. d'opht.*, 1883, Paris).

121. MOTAIS. Recherches sur les m. de l'œil chez l'homme et dans la série anim. (*Comptes rendus de la Soc. franç. d'opht.*, Paris, 1884, p. 172).

122. KALT. Recherches anatomiques et physiologiques sur les opérations du strabisme. Thèse de Paris, 1886.

Voyez, en outre, les principaux traités d'anatomie descriptive. Pour les muscles de l'œil et la capsule de Tenon, voyez aussi la bibliographie du *Traitement opératoire du strabisme.*

B. *Centres d'innervation des mouvements des yeux (Expériences physiologiques et observations pathologiques).*

123. HITZIG (E.). Ueber die beim Galvanisiren d. Kopfes entstehenden Stœrungen d. Muskelinnervat., etc. (*Arch. f. Anat. v. Reichert u. Du Bois-Reymond*, 1871).

124. SAMELSOHN. Zur Frage v. der Innervat. d. Augenbeweg. (*A. f. O.*, t. XVIII, p. 1, 1872).

125. HITZIG. Zur Physiol. d. Gehirns (*Berl. med.-psychol. Ges.*, 7 juli 1873, et *Berl. klin. Woch.*, n° 52, p. 621, 1873).

126. — Untersuchungen üb. d. Gehirn. Berlin, 1874, p. 42.

127. EXNER. Ménière'sche Krankh. bei Kaninchen. (*Sitz. Ber. d. Wien. Acad. Math.-naturwiss. Abth.*, t. III, p. 153, 1874).

128. FERRIER. *Rec. d'ophth.*, 1874.

129. PANAS. Perte des mouvem. horizont. d. yeux (*Soc. de chir.*, 12 mai, et *Gaz. d. hôp.*, p. 454, 1875).

130. DE CYON. Rapp. physiol. entre le n. acoust. et l'app. mot. de l'œil (*Acad. d. sc.*, 10 avril, *Rec. d'ophth.*, p. 175, et *Ann. d'oc.*, t. LXXV, p. 171, 1876).

131. WERNICKE. Ueb. Stœrungen d. assoc. Augenbeweg. (*Berl. klin. Woch.*, n° 27, p. 394, 1876).

132. PRIESTLEY SMITH. *Ophth. hosp. Rep.*, t. IX, p. 22-34. 1876.

133. LABORDE (M.), DUVAL et GRAUX. *Gaz. d. hôp.*, p. 142, 1877.

134. SCHWAHN. Ueb. d. Schielen nach Verletzungen in d. Umgeb. d. kleinen Geh. (*Eckhard's Beitr. z. Anat. u. Physiol.*, t. VII, 3, p. 449, 1878).

134 bis. HENSEN et VOELCKERS. *A. f. O.*, t. XXIV, I, p. 1, 1878.

135. RÆHLMANN. *Klin. Mon.*, 1879, p. 1.

136. DUVAL et LABORDE. De l'innervat. des mouvem. assoc. d. yeux (*Journ. de l'anat. et de la physiol.*, 1880).

137. LUCAE. Ueb. opt. Schwindel bei Druckerhœchung im Ohre (*Arch. f. Anat. u. Phys.*, 1 et 2, p. 166, 1881).

138. BAGINSKY. Même sujet (*Ibid.*, p. 201, 1881).

139. HÖGYES. Même sujet (*Arch. f. d. ges. Phys.*, t. XXVI, p. 558, 1881).

140. KIESSELBACH (W.). Zur Funct. d. halbzirkelförm. Canäle (*Arch. f. Ohrenh.*, t. XVIII, p. 152, 1882).

141. Betcherew. Ueb. d. Verlauf der die Pup. verengenden Nervenfasern u. üb. die Localisat. eines Centrums f. die Iris u. Contract. d. Augenmuskeln (*Arch. f. d. ges. Physiol.*, XXI, p. 60, 1883).

142. Jackson (H.). Movements of the eyes in ear disease (*Lancet*, 3, 1883).

113. V. Pfungen. *Wien. med. Bl.*, n° 8-11 ; *Centralbl. f. pr. Augenh.*, p. 156, 1883.

Voyez, en outre, la bibliographie de la *Déviation conjuguée*, p. 949 et 950.

C. *Ophthalmotropométrie. Strabométrie.*

Voyez à ce sujet la bibliographie déjà donnée dans le tome Ier de cet ouvrage, p. 935 à 941. On peut y ajouter les ouvrages suivants :

144. Joh. Müller. Z. vergleich. Physiol. d. Gesichtssinns. Leipzig, p. 254, 1826.

145. Volkmann. Neue Beitr. z. Physiol. d. Gesichtssinns, p. 33, 1836.

146. Hueck. Die Achsendrch. d. Auges. Dorpat, 1838.

147. Tourtual. *Müller's Arch. f. Anat. u. Physiol.*, 1840.

148. Busch. Action du m. oblique supér. (*Ibid.*, 1850, 4).

149. Clavel. Des fonctions des muscles obliques de l'œil (*Arch. gén. de méd.* et *Ann. d'oc.*, XXVI, 1851).

150. Czermak. Ueb. Abhaengigk. d. Accomm. u. Convergenz (*Wien. Ber.*, t. XII, p. 337-348 et XV, 438-454, 1851).

151. Graefe (A. von). Ueb. d. Bewegungen d. Auges beim Lidschluss. (*Arch. f. O.*, 1855, I, p. 389).

152. A. Fick. Neue Versuche üb d. Augenstellungen (*Moleschott's Untersuch.*, 1858).

153. Streatfield. Can the sup. a. inf. recti muscles move the eye laterally? (*Ophth. hosp. Rep.*, avril 1859).

154. Graefe (Alfr.). Beitr. z. d. Lehre v. d. Einfluss d. Erreg. nicht ident. Netzhautpuncte üb. die Stellung d. Sehaxen. (*A. f. O.*, 1859, V, p. 127).

155. Nagel. Das Sehen mit zwei Augen. Leipzig u. Heidelberg, 1861.

156. Wundt. Ueb. d. Augenbewegungen (*A. f. O.*, VIII, 2, 1862, p. 1-87).

157. — Beschreib. eines künstl. Augenmuskelsystems, z. Untersuch. d. Bewegungsgesetze d. menschl. Auges (*Ibid.*, VIII, 2, p. 38-114, 1862).

158. Stephan. On the estimat. of the amount of the deviat. of a squint. eye (*Ophth. Rev.*, 8, 1866).

159. Böttcher. Ueb. Augenbeweg. u. binocul. Perspect. (*A. f. O.*, XII, 2, 1866).

160. Hering. E. Ueb. d. Rollung d. Auges um d. Gesichtslinie. (*A. f. O.*, XV, 1, 1869).

161. Woinow. Beitr. z. Lehre v. binoc. Sehen. (*A. f. O.*, XVI, 1, 1870).

162. Kugel. Ueb. d. Beweg. d. hypermetr. Auges (*Ibid.*, 1870).

163. Loring (E. G.). Méthode diagnostique nouvelle ou épreuve complément. de l'insuff. des m. dr. int. (*Ann. d'oc.*, t. LXIV, 1870).

164. Woinow. Ueb. d. Raddrehungen d. Auges (*Klin. Mon.*, 1871).

165. Reich. Material z. Bestimmung d. Gesichtsfeldgrenzen u. d. dynamischen. Verhaeltnisse d. m. recti ext. u. int. in Augen verschied. Ref. Dissertat. Petersburg, 1871 (V. *Nagel's Jahresb.*, 1871, p. 437).

166. Dobrowolski. Ueb. Rollung d. Augen bei Conv. u. Acc. (*A. f. O.*, t. XVIII, 1, 1872).

167. Donders. De projectie d. gezichtsverschijnselen naar de richtingslijnen (*Onderzoek. ged. in het phys. Labor. der Utrechtsche Hoogeschool*, III, Reeks I, p. 146-168, 1872).

168. Hasner (V.). Die Applicationsgesetze d. monocularen Beweg. (*Vierteljahrschr. f. pract. Heilk.*, Prag., 1872, vol. IV, p. 114).

169. Classen. Durch welche Hülfsmittel orientiren wir uns üb. den Ort der gesehenen Dinge? (*A. f. O.*, t. XIX, 3, 1873).

170. Wundt. Lehrb. d. Physiol. d. Menschen, p. 626 et suiv. Leipzig, 1873.

171. Schröter (P.). Der Basalmesser, etc. (*Klin. Mon.*, février-mars 1873).

172. Schoen (W.). Zur Raddrehung (*Arch. f. O.*, t. XX, 2, 1874).

173. Donders (F. C.). Ueb. d. Gesetz der Lage d. Netzh. in Bezieh. zu der Blickebene (*A. f. O.*, t. XXI, 2, p. 125-130, 1875).

174. — Die corresp. Netzhautmeridiane u. die symmetr. Rollbeweg. (mit einer Tafel) (*Ibid.*, t. XXI, 2, p. 100-132, 1875).

175. Jackson (H.). Representat. of ocul. movements in the cerebellum (*Ophth. hosp. Rep.*, p. 328, 1875).

176. Aubert. Physiol. Optik. Augenbewegungen (*Graefe - Saemisch's Handb.*, Bd II, cap. IX, p. 632-670, 1876).

177. Donders. Versuch einer genet. Erklär. d. Augenbeweg. (*Arch. f. d. ges. Physiol.*, XIII, 1876).

178. Küster. Die Directionskreise d. Blickfeldes (*A. f. O.*, XXII, 1, p. 200-205, 1877).

179. Rumpf. Zur Lehre v. d. binocul. Accomm. Inaug. Dissert., Heidelb., 1877.

180. Raehlmann u. Witkowsky. Ueb. atypische Augenbeweg. (*Arch. f. Anat. u. Phys.*, 1877, p. 454).

181. Warner. Loss of assoc. movem. of the eyes under chloroform and in diseases (*Brit. med. Journ.*, n° 847, 1877).

182. Mercier (Ch.). Independent movem. of the eyes in coma (*Ibid.*, 1877).

183. Nicati. Méthode pour mesurer le champ de regard. Le tropopérimètre (*Gaz. d. Hôp.*, n° 70 et *Gaz. méd. de Paris*, n° 26, 1877).

184. Schneller. Ergänzung zu den Studien üb. das Blickfeld (*Arch. f. O.*, t. XXIII, 4., p. 147, 1877).

185. Kries (J. V.). Wettstreit d. Sehrichtungen bei Divergenzschielen (*Ibid.*, t. XXIV, 4, p. 117, 1878).

186. Schell. Cause and prevent. of squint (*Amer. Journ. of med. sc.*, p. 418, 1878).

187. Hering. Das Sehen mit bewegten Augen (*Hermann's Hand. d. Physiol.*, Bd III, 1 Theil (Gesichtssinn), p. 437-564, 1879).

188. Raehlmann (E.). Zur Frage v. Einflusse d. Bewusstseins auf die Coordinat. d. Augenbewegungen u. auf das Schielen (*Klin. Mon.*, p. 1, 1879).

189. Nagel. Die Bezeichnung einerseits dioptrischer Werthe, andererseits der Beträge v. Convergenz-oder Fusionsbeweg. nach metrischen Einheiten (*Tagebl. d. Naturforschervers. in Baden-Baden*, p. 343, 1879).

190. Mauthner. Ueb. Incongr. d. Netzhäute (*Wien. med. Woch.*, p. 367 et 389, 1879).

191. Nagel. Die Anomalieen d. Refr. u. Accomm. d. Auges (*Graefe-Saemisch's Handb.*, Bd VI, cap. X, p. 478-503, 1880).

192. Hirschberg. On the quantitat. analysis of diplop. strab. (*Brit. med. Assoc. at Cambridge*, Aug. 1880, et *Centr. Bl. f. pr. Aug.*, p. 19, 49 et 120).

193. Browning. Ein binocul. Ophthalmotrop. (*Arch. f. Aug.*, t. XI, p. 69, 1881).

194. Gradenigo. Dell' ascoltazione dell'occhio (*Atti dell' assoc. ital. — Ann. di Ottalm.*, t. X, p. 313, 1881).

195. Berger (O.). Das Verhalten d. Sinnesorgane im hypnot. Zustande (*Bresl. aerztl. Zeitschr.*, n° 7, 1881).

196. Raehlmann. Ueb. d. Veränderung d. Fusionstendenz bei Veränder. d. Blickrichtung, etc. (*Ber. d. Universitäts-Augenklin. zu Dorpat*, p. 24, 1879-1881).

197. Bieloff. Inaug. Dissert. Petersb. et *Centralbl. f. pr. Aug.*, p. 478, 1881 (équilibre des m. droits).

198. Javal (E.). De la vision binocul. (*Ann. d'oc.*, t. LXXXV, p. 217, 1881).

199. Samelsohn. Incongr. d. Netzhäute (*Deutsche med. Woch.*, p. 23, 1881).

200. Landolt. Étude sur les mouvem. d. yeux à l'état normal et à l'état pathol. (*Arch. d'ophth.*, nov.-déc. 1881).

201. Schneller. Studien üb. das Blickfeld. (*A. f. O.*, t. XXVIII, 2, 1882).

202. Landolt. Ophthalmodynamomètre (*Soc. franç. d'opht.*, p. 103, 1883).

203. Ellaby (Miss). De l'amplitude de convergence. Thèse de Paris, 1884.

204. Landolt. De l'amplitude de convergence (*Arch. d'opht.*, mars 1885).

205. Kahn. Étude clinique sur le champ de fixation monoculaire (Clinique Landolt). Thèse de Paris, 1886.

III. — Strabisme paralytique en général

206. Maisonneuve. Strab. par paral. (*Gaz. d. Hôp.*, n° 34, 1841).

207. Deval. De la cautérisat. de la conjonct. dans quelques cas de strab. paral. (*Ibid.*, 1849).

208. Badin d'Hurtebise. De la paral. du n. mot. ocul. ext., 1849.

209. Hare. Paral. compl. du n. oculomot. causée par la pression d'un anévr. de l'artère cérébell. postér. (*Lond. med. Gaz.*, Jan., 1850).

210. Deval. Observat. clin. sur la paral. des 3° et 6° paires cérébr. (*Ann. d'oc.*, t. XXIII, 1850).

211. Tavignot. Paral. de la 6° paire : guérison au moyen de la cautérisat. conjonct. (*Gaz. d. Hôp.*, n° 137, 1851).

212. Graefe (A. von). Zwei Fälle v. Oculomotoriuslähmung. (*Deutsche Klinik.*, 16, 1853).

213. Francès. De la paral. de la 3° paire (*Arch. d'ophth. de Jamain*, t. II, p. 5, 1854).

214. Graefe (A. von). Sectionsbefund bei Oculomotoriuslähmung (*Arch. f. O.*, p. 133, 1854).

215. — Ausnahmsweises Verhalten d. Augenbewegungen bei Paralyse d. n. abduc. (*Ibid.*, p. 312, 1855).

216. Graefe. Neue Fälle v. Trochlearislähmung (*Ibid.*, p. 313, 1855).

217. Chavanne. Observat. de paral. de la 3° paire (*Arch. d'ophth. de Jamain*, 4° partie, février 1855).

218. Türck. Sectionsbefund bei bilateraler Oculomotoriusparal. (*Zeitschr. d. k. k. Gesellsch. d. Aerzte zu Wien.*, sept.-oct. 1855).

219. Arlt. Lachmung d. Muskeln die vom Oculomot. versorgt werden (*Allg. Wien. Ztschr.*, t. XV, 1856).

220. Romberg. Lehrb. d. Nervenkrankh., p. 804. Berlin, 1857.

221. Foerster. Ueb. d. Nacherstehen der tiefern Doppelbilder bei Trochlearisparal. (*Verh. d. Bresl. med. Ges.*, 160, 1859).

222. Beudot. La paral. du n. oculomot., observat. de paral. syphil. de la 3° p. (*Union méd.*, 8, 1859).

223. Beyran. Paral. syphil. du n. oculomot. ext. (*Ibid.*, 23, p. 361, 1860).

224. Lize. Rem. sur différ. variétés de paral. du n. oculomot. (*Ibid.*, 59, 69, 1860).

225. Graefe (Alf.). Die Foerster'sche Ansicht üb. d. Näherstehen d. tiefern Doppelbilder bei Trochlearisparal. (*A. f. O.*, VII, 2, p. 109, 1860).

226. Wells (S.). Paral. Affect. of the muscles of the eye (*Ophth. Hosp. Rep.*, 1860).

227. Nagel. Ueb d. ungleiche Entfernung v. Doppelbildern, welche in verschiedener Hoehe gesehen werden (*A. f. O.*, VIII, 2, 1862).

228. Fano. Mém. sur la paral. du muscle gr. obl. de l'œil (*Ann. d'oc.*, XLII, févr. 1862).

229. Coursserant. Déviat. extr. de l'œil gauche en dedans, paral. compl. du m. dr. ext., opérat., etc. (*Gaz. des Hôp.*, 1862).

230. Horner. Carcinom d. dura mater, Exophth., Carcin. d. m. rect. int., etc. (*Klin. Mon.*, 1864).

231. Maunier. Paral. syphil. de la 3° paire (*Un. méd.*, 62, 1864).

232. Benedikt. Electrotherap. u. phys. Studien üb. Augenmuskellähmungen. 1864.

233. Laqueur. Cerebral-Amblyopie, etc. (*Klin. Mon.*, 1864).

234. Pagenstecher. Ueb. diphtherit. Lachmungen (*Ibid.*, 1864).

235. Desmarres. Paral. des m. de l'œil en particulier ; aperçu du strab. Thèse de Montpellier, 1864.

236. Szokalsky. Von d. electrisch.-gymnast. Behandl. d. Augenmuskelparesen (*Klin. Mon.*, 1864).

237. Schirmer. Ueb. die bei Mening. cerebrosp. vorkommenden Augenkrankh. (*Ibid.*, 1864).

238. Moon. Complete paral. of all the muscles and of the optic nerve (*Ophth. Rev.*, 6, 1865).

239. GRAEFE (A. von). Bemerk. üb. doppelseitige Augenmuskellähm. basilaren Ursprungs
(A. f. O., XII, 2, 1866).

240. CUIGNET. Du vertige ocul. (Bullet. de la Soc. de méd. d'Alger, 1866).

241. GRAEFE (A. von). Symptomenlehre d. Augenmuskellähm. Berlin, 1867.

242. GOZZINI (A.). De l'électrothérapie dans la paral. du n. oculomot. (Gaz. Lomb., 1868).

243. GRAEFE (A. von). Fall v. eigenthüml. Paral. d. Augenmuskeln (Wien med. Presse,
1868).

244. SALOMON. Tum. fibro-plast. d'un m. dr., etc. (Brit. med. Journ., 15 janv. 1868).

245. GASSOULET. De la paral. du n. mot. ocul. commun. Thèse de Paris, 1868.

246. SCHIESS-GEMUSEUS. Traumat. abs. Amaurose; vollst. Paral. sämmtl. Augenmusk. mit
Ausn. d. Trochl. (Klin. Mon., 1880).

247. WILHELM (H.). Fälle v. Oculomotoriuslähm. (Ung. med.-chir. Presse, VI, 48, 1870).

248. GRAEFE (A. von). Des paral. d. muscles mot. de l'œil. Trad. de l'allem. par A. Sichel. Paris, A. Delahaye, 1870.

249. WOINOW. Ueb. d. Verhalten d. Doppelbilder bei Augenmuskellähmungen in 15 Tafeln
dargestellt. 1870.

250. MERIC. Cases of syphilitic affect. in the 3. nerve, producing mydriasis with a. without ptosis (Brit. med. Journ., 8-15 janv. 1870).

251. JONES (Wharton). Cases of paral. of the ocul. muscles treated with Calabarbean
(Practitioner, VII, 1871).

252. ERB (W.). Zur galvan. Behandl. v. Augen- u. Ohrenleiden (Arch. f. Augen- u. Ohrenheilk., II, 1, 1871).

253. EULENBURG. Lehrb. d. functionellen Nervenkrankh., etc. Berlin, p. 343-489, 1871.

254. WOINOW. Des paralysies des muscles oculaires dans l'ataxie locomotrice (Comptes
rendus de la Soc. de méd. russe de Moscou, 1871. — Ann. d'oc., LXVII, p. 266,
1872).

255. BROADBENT. Paral. of the ophthalmic a. super. maxillary Div. of the 5. nerve, of
the 4. nerve, a. of the branche of the 3. to the levat. palpebr. Discussion (Lancet,
p. 380, 1871).

256. MANDEVILLE. Diplop. following the administr. of the hydrate of chloral (Amer.
Journ. of the med. Sc., oct. 1872).

257. JONES (W.). Case of diplop. from paral. of the ext. rect. muscles of the right eye, etc.
(The Practitioner, n° 46, April 1872).

258. CARTER. Paral. of the ext. rect. muscle; treat. by tenotomy and localised faradisat.
Discussion (Lancet., I. — Med. Times a. Gaz., vol. XXIV, 1872).

259. GIRAUD-TEULON. Du traitem. de la paral. des m. de l'œil au moyen des courants
continus (Gaz. des Hôp., 1872).

260. BOILAND (Aug.). Essai sur quelques cas de paral. des m. de l'œil. Thèse de Paris,
1872.

261. MICHEL. Oculomotoriuslachmung bei Rheum. art. acut. (Klin. Mon., X, p. 167-171,
1872).

262. GUENEAU DE MUSSY. Paral. de la 3° p. (Journ. d'ophth., I, p. 175, 1872).

263. CUIGNET. Diplopie pathognomon. de la paral. de la 6° p. (Ibid., p. 503-506).

264. PANAS. Strab. paral. Strabot. interne. Redressem. artif. du globe ocul. (Ibid., p. 535,
1872).

265. CUIGNET (F.). Paral. du petit obl. du côté g. (Ibid., p. 408-413, 439-446, 1872).

266. GIRAUD-TEULON. Du traitem. de la paral. des m. de l'œil au moyen des courants
continus (Gaz. des Hôp., p. 309, 1872, et Journ. d'ophth., I, p. 273, 1872).

267. LAURENÇO (J.). Des affect. ocul. qui résultent du béribéri (Journ. d'Ophth., I, p. 586-
594, 1872).

268. BAUMEISTER. Acute Amblyopie mit allgemeiner Parese d. Augenmuskeln. (A. f. O.,
XXIX, 2, p. 264, 1873).

269. CUIGNET. Caract. et sympt. génér. des paral. muscul. de l'œil (Rec. d'ophth.,
p. 23-34, 1873).

270. CARPENTIER (E.). De la paral. de la 6° p. Considérat. étiol. et thérap. (Journ. de
méd. de Bruxelles, mai-juin 1873, p. 385, 469 et 495).

948 BIBLIOGRAPHIE.

336. Cazin. Anévr. de la carot. int. g. dans le sinus caverneux (paral. de la 6° p.) (*Gaz. méd. de Paris*, p. 62, 1878).

337. Cavalié. Purpura hémorrh. chron. avec paral. alterne symptomat. (*Bull. d. thérap.*, févr. 1879).

338. Noyes (H. D.). Paresis of the infer. obl. muscle (*Trans. amer. ophth. Soc.*, 1879, p. 551).

339. Eaton (F. B.). Paral. of the right ext. rest. with preponder. of the infer. rectus ostensible due to uncorr. Hyperm. Recovery und Treatm. (*Proceed. med. Soc. Oregon*, Portland, 1879, t. VI, p. 75).

340. Cooper (Alfr.). Case of syphil. Paral. of the ocul. muscles (*Med. Times a. Gaz.*, 1879, t. II, p. 65).

341. Saenger. Oculomot.-lähm. bei Mening. tub. adult. d. periphere u. centr. Blutung (*Arch. f. Psychol. u. Nervenkrankh.*, t. X, p. 150, 1879).

342. Gillet de Grandmont. Electrode bipol. pour l'électrisat. localisée des m. de l'œil (*Ann d'oc.*, 1879, t. LXXXI, p. 90).

343. Badal. De la diplopie paralytique (*Ann. d'oc.*, 1880, t. LXXXIV (12° s., t. IV), p. 129).

344. Landolt. Un sintoma oftalm. en la glucosuria, Pares. d. musculo rect. ext. Su diagn. per el campo de mirada, etc. (*El Siglo med.*, 1880, f. 25, p. 55).

345. Krause. Ein Fall v. Abducenslähm. durch Vornaeh. beseitigt. (*Centralbl. f. prakt. Augenh.*, 1880, oct.).

346. Bresgen. Ein Fall v. combin. Lachm. sæmmtlicher Augennerven (*Deutsche med. Woch.*, 1880, n° 39).

347. Knapp. Ein Fall v. Parese d. Augenmuskeln d. Kohlenverdunstung (*Arch. f. Augenh.*, t. IX, 2, p. 229, 1880).

348. Niedex (A.). Ein Fall v. bilateraler Associationsparese d. Rect. sup. et obl. inf. mit Auftreten v. klonischen Zuckungen in den übrigen Augenmuskelgruppen (*Centralbl. f. prakt. Augenh.*, July 1880).

349. Kubli. Beitr. z. Casuist. d. Augenmuskellähm. (*Klin. Mon. f. Augenh.*, p. 421, 1881).

350. Panas. De la paral. du n. mot. ocul. ext. consécut. aux traumat. du crâne (*Arch. d'opht.*, t. I, p. 3, 1880-1881).

351. Kahler u. Pick. Zur Localisat. particeller Oculomotoriuslähmungen. (*Ztschr. f. Heilk.*, Prag., t. II, p. 301, 1881).

352. Rieger u. v. Forster. Auge u. Rückenmark (*A. f. O.*, t. XXVII, 3, p. 109, 1881).

353. Hulke. A summary of cases of ocul. paral. with comments (*Ophth. Hosp. Rep.*, t. X, p. 148, 1881).

354. Hippel (v.). Lachm. aller Augenmuskeln eines Auges (*Bericht üb. d. ophth. Univ.-Klinik zu Giessen*, 1879-1881, p. 22).

355. Ely. Illustr. cases of disease of the eye arising from affect. of teeth. (*Med. New-York*, t. XX, p. 258, 1882).

356. Stellwag v. Carion. Z. Diagn. d. Augenmuskellähm. (*Abhandl. a. d. Geb. d. prakt. Augenh.*, p. 373, Wien., 1882).

357. Wagner (E.). *Berl. klin. Woch.*, n° 34, 1882 (par. de l'oculom.).

358. Little (W. S.). Affect. of the extern. ocul. m. in gener. disease (*Med. a. surg. Rep.*, p. 419, 1882).

359. Niedex. Zur Casuistik d. nach traumat. Verletz. d. Hirns u. Rückenmarks auftretenden Augenstoer. (*Arch. f. Augenh.*, t. XII, p. 30, 1882).

360. Saundby. Migrain with paral. of the third nerv. (*Lancet*, sept. 2, 1882).

361. Strümpell. Zur Pathol. d. epid. cerebrosp. Mening. (*Deutsche Ztschr. f. kl. Med.*, t. XXX, p. 500, 1882).

362. Schöler. Hemiopie mit Lachm. d. Trochl. u. Oculomot. lei Lues. (*Jahresb. d. Augenkl. pro* 1881; Berlin, 1882).

363. Leyden. Ueb. d. Thrombose d. Basilararterie (*Deutsche med. Woch.*, n° 48, 1882).

364. Benson (A.). Paral. of the ocul. muscles after diphtheria (*Lancet*, t. I, 299, 1883).

365. Gutmann. Beitr. z. diab. Erkrank. d. Sehorgans. (*Centralbl. f. prakt. Augenh.*, p. 299, 1883).

366. Parinaud. Paral. des mouv. associés des yeux (*Arch. de neurol.*, mars, p. 145, 1883).

367. v. Hasner. Period. wiederkehrende Oculomotoriuslaehm. (*Wien. med. Woch.*, n° 12, 1883).

368. Bristowe. *Brain*, July 1883, p. 167.

369. Fontan. Paral. simult. des deux mot. ocul. comm. par nicotisme (*Rec. d'ophth.*, p. 309, 1883).

370. Weiss. Ein Fall v. periodisch auftretender tot. linksseitiger Oculomot.-Laehm. (*Wien. med. Woch.*, n° 17, 1885).

371. Barth. Des accidents nerveux du diab. sucré (*Un. méd.*, n° 12, 1883).

372. Galezowski. Le diab. en pathol. ocul. (*Journ. de thérap.*, p. 201, 241, 1883).

Déviation conjuguée.

373. Prévost (J. L.). De la déviation des yeux et de la tête dans quelques cas d'hémiplégie (*Gaz. hebd.*, 1865, 41).

374. Hughlings Jackson. Note on extern. deviat. of the eyes in hemiplegia and in certain epileptiform seizures (*Lancet*, 1866).

375. Reynolds. On a case of hemiplegia with deviat. of the eyeballs (*Ibid.*, 1866).

376. Clarke. On lateral deviat. of the eyes in hemipl. (*Ibid.*, 1866).

377. Heineken. Ueb. d. unwillk. assoc. Augenbeweg. u. Dreh. d. Kopfes bei gew. Gehirnaffect. Inaugural Dissertat. Berlin, 1872.

378. Lépine. Déviat. conj. d. yeux (*Soc. de biol. et Gaz. hebd.*, 1873, n° 55, p. 77).

379. Landouzy. Aff. mitrale. Attaque apoplectiforme. Hémipl. g. Déviat. de la face et des yeux à g. (*Gaz. hebd.*, 1873, n° 8).

380. Desnos. Hémorrh. de la protub. annul.; rotat. de la tête et déviat. conj. des yeux du côté opposé à la lésion (*Un. méd.*, 1873, n° 8).

381. Stark. Ein Beitrag z. Lehre von den motor. Innervationsheerden in d. Rinde d. vorderen Centralwindung d. Menschen (*Berl. klin. Woch.*, 1871, p. 101).

382. Allbutt (C.). Derangem. of vision and their relat. to migraine (*Brit. and for. med. chir. Rev.*, April. — *Amer Journ. of med. Sc.*, 1874, 68, p. 272).

383. Priestley Smith. A case of conjug. dev. of the eyes (*Ophth. Hosp. Rep.*, 1875, VIII. 185-190.).

384. Jackson. Hughlings. Later. dev. of the eyes from disease of the Pons Varol (*Ibid.*, 1875, p. 325).

385. Wernicke. Ueb. Stoerungen d. assoc. Augenbeweg. (*Berl. klin. Woch.*, 1876, n° 27, p. 394).

386. Lépine. Déviat. conj. d. yeux (*Gaz. d. Hop.*, 1876, p. 253, et *Rec. d'ophth.*, 1876, p. 280).

387. Fürstner. *Arch. f. Psych.*, 1877, VIII, t. 1, p. 182.

388. Bernhardt (M.). Ueb. d. diagn. Werth des Symptoms d. deviation conj. u. der abnormen Kopf. u. Rumpfhaltung bei Hirnkrankh. (*Virchow's Arch.*, 1877, t. LXIX, p. 1).

389. Prévost. Berichtigung v. Hrn. Dr M. Bernhardt (*Ibid.*, t. LXX, p. 431).

390. Graux (G.). De la paral. du mot. ocul. ext. avec dév. conj. Rech. clin., anat. et expérim. sur les relat. de la 6e et de la 3e p. de n. cran. Thèse de Paris, 1878.

391. V. Heusinger. *Berl. klin. Woch.*, 1878, n° 23.

392. Atkinson. *Lancet*, May a. June, 1878.

393. Brown-Sequard (C.-E.). Diseases of the nervous syst. Nystagmus. Conjug. deviation of the eyes a. neck (*New-York med. Rec.*, 1878, p. 3).

394. Smith (Priestley). Bilat. deviat. of the eyes (*Ophth. Hosp. Rep.*, 1879, t. IX, p. 3).

395. Duval (M.). Sur l'innervat. des mouvem. conjug. d. yeux (*Gaz. méd. de Paris*, 1879, p. 389).

396. Broadbent (W.-H.). On a conj. deviat. of the head a. eyes, as a sympt. of cerebr. hemorrhagie and other affect. (*Lancet*, 1879, p. 861).

397. Gajkiewicz. Paral. centr. d. n. abd. an einem Auge, combin. mit assoc. Deviat. beider Augen. (*Medycyna*, 1879).

398. Landouzy. De la déviat. conj. des yeux et de la rotat. de la tête par excitation ou paral., etc. (*Progr. méd.*, 1879, n°⁵ 36-49. — *Gaz. hebd.*, 1879, p. 768).

399. Grasset (J.). De la déviat. conj. de la tête et des yeux, etc. (*Montpellier méd.*, 1879, p. 504, et *Gaz. hebd.*, 1879, p. 402).

400. — Sur la déviat. conj. (*Gaz. hebd.*, 1879, p. 457).

401. Chouppe. Des localisat. cérébr. Déviat. conj. d. yeux et rotat. de la tête à la suite de lés. des centres nerveux encéphal. (*Gaz. hebd.*, 1879, p. 421 et 437).

402. Jaccoud. Deux faits contraires aux localisat. céréb. (*Gaz. hebd.*, 1879, t. XXII, p. 135).

403. Goldthammer. Casuist. Mittheil. z. Pathol. d. Grosshirnrinde (*Berl. klin. Woch.*, 1879, n° 24).

404. Bergmann. Die Hirnverletz. mit allgem. u. m. Heerdsympt. (*Volkmann's Samml. klin. Vortraege*, 1880, n° 190).

405. Sorel. Méningo-encéphal. tubercul., etc. (*Rec. de mém. de méd. milit.*, 1880, n° 3, p. 289).

406. Duval et Laborde. De l'innervat. des mouvem. assoc. d. yeux (*Journ. de l'anat. et de la physiol.*, 1880).

407. Schmidt. Ein Fall. v. Aneurysma d. Basalarterie (*Berl. klin. Woch.*, 1880, n° 21).

408. Mc Aldowie. *Brain*, 1880 t. III, p. 125.

409. Nieden. Ein Fall. v. bilat. Associationsparese d. rect. sup. u. obl. inf. mit Auftreten v. klon. Zuckungen in den übrigen Augenmuskelgruppen (*Centralbl. f. pr. Augenh.*, 1880, July).

410. Poulin. Tuberc. dans le plancher du 4° ventric. au niveau du noyau de la 6° p. du côté dr. Paral. du dr. ext. de l'œil dr. avec inertie du dr. int. de l'o. g. (*Prog. méd.*, 1880, n° 10).

411. Abadie (C.). Note à l'appui de l'hypothèse de M. Landouzy sur l'exist. d'un centre rotat. d. yeux (*Prog. méd.*, janv. 1880, n° 4).

412. Quioc. Mémoire sur la dév. conj. d. yeux et la rotat. de la face dans les lés. bulboprotub., à propos d'une tumeur de cette région. Paris, 1881.

413. Wannebroucq et Kelsch. *Prog. méd.*, 1881, n°⁵ 6 et 7.

414. Hunnius. Zur Symptomatol. d. Brückenerkrank. u. üb. d. conj. Dev. d. Augen bei Hirnkrankh. Bonn., p. 91, 1881.

415. Leichtenstern. *Deutsche med. Woch.*, 1881, p. 597.

416. Betcherew. *St-Petersb. med. Wochenschr.*, 1881, t. VI, p. 89.

417. Gad. Ueb. einige Bezieh. zwischen Nerv, Muskel u. Centrum. (*Festschr. z. 3. Säcularfeier d. Alma Jul. Maxim. gewidm. v. d. med. Facult. Würzburg.*, 1882, vol. 1, p. 43).

418. Garel. *Rev. de méd.*, n° 7, 1882.

419. Gilles de la Tourette *Prog. méd.*, 1882, t. X, p. 346. Gomme de la 1ʳᵉ circonv. front. g.

420. Glaser. *Berl. klin. Woch.*, n° 51, 1883.

421. Ball. *Dubl. Journ. of med. sc.*, p. 265, 1883.

422. Unverricht. *Arch. f. Psych. u. Nervenkrankh.*, 1883, t. XIV, p. 2.

423. Pick. *Prag. med. Woch.*, 1883, n° 36.

424. Senator. *Arch. f. Psych. u. Nervenkr.*, 1883, t. XIV, p. 643.

425. Zacher. *Neurol. Centralbl.*, 1883, p. 125.

426. Hallopeau et Girardeau. *Un. méd.*, 1883, n° 175.

427. De Vincentiis. Strab conj. paral. da tubercolo del nucleo del sesto pajo de nerv. cranici del lato destro (*Riv. clin.*, A, p. 9, 1883).

Paralysie nucléaire des nerfs moteurs des yeux.

428. Graefe (A. von). Notizen vermischten Inhalts (*A. f. O.*, 1856, t. II, 2, p. 299).

429. Benedikt (M.). Electrotherapie, 1868, p. 241.

430. Graefe (A. von). *Berlin. klin. Woch.*, 1868, n° 11, 16 mars.

431. Schrœder. C. Ber. üb. d. Augenklin. Nerothal zu Wiesbaden, 1872, p. 27.

432. GRAEFE (Alfr.). Motilitaetsstoerungen (*Graefe-Saemisch's Handb.*, 1875, B, t. VI, C, t. I, p. 74.

433. GAYET. *Arch. de physiol. norm. et pathol.*, 1875, 2ᵉ série, vol. II, p. 341.

434. — *Rec. d'ophth.*, 1876, t. III, p. 172.

435. CAMUSET (G.). Parésie muscul. d. yeux symptomat. d'une affect. nerveuse centrale mal définie (*Un. méd.*, 1876, n° 67, p. 906).

436. RAEHLMANN (E.). Ueb. d. Nystagmus u. seine Actiol. (*A. f. O.*, 1878, t. XXIV, 4).

437. HUTCHINSON (I.). *The Lancet*, 15 Febr. 1879, vol. I, n° 7, p. 230., et *Med. chir. Trans.* 1879, vol. LXII.

438. FISCHL. Zur Casuistik d. acuten Bulbärparalyse (*Prag. med. Woch.*, n° 4).

439. BERGERHOF. Ein Fall. v. Tumor d. corp. quadrig. mit acuter Bulbärparalyse. Inaug. Dissert. Würzburg, 1879, p. 38.

440. HIRSCHBERG. Ophthalmopleg. unilat. motor. et sensit. (*A. f. O.*, 1879, t. VIII, p. 356).

441. BUZZARD. *Lancet*, 15 Febr. 1879, vol. I, n° 7, p. 230.

442. SCHIESS-GEMUSEUS. Multiple nucleäre Augenmuskellähm. Heilung (*Jahresb. d. Augenheilanst.* in Basel, 1882, p. 56).

443. ARMAIGNAC. *Rev. de méd.*, n° 7, p. 53.

444. DEVAN-LEVIS. Histol. notes on a case of tabes with ophthalmopl. ext. (*Brain*, April 1882, et *Centralbl. f. pr. Aug.*, 1882).

445. BUZZARD. On ophthalmopl. ext. (*Brain.*, april 1882).

446. LICHTHEIM (L.). Ueb. nucleäre Augenmuskellähmungen (*Corr. Bl. f. Schw. Aerzte*, 1882, n° 1 et 2, p. 36).

447. UHTHOFF (W.). Jahresb. üb. die Wirksamk. d. Augenklin. v. Prof.-Dr H. Schöler, zu Berlin 1881. Berlin, 1882, p. 18 et 19.

448. ROSENSTEIN. Totale Augenmuskellähm. cerebralen Ursprungs. Inaug. Dissert. Breslau, 1882.

449. WARNER. *The Lancet*, 28 oct. 1882, vol. II, n° 17, p. 104.

450. HELLER. *Petersb. med. Woch.*, 1882, n° 9.

451. ETTER. 2 Fälle v. acut. Bulbärmyelitis (*Corr. Bl. f. Schweizer Aerzte*, 1882, nᵒˢ 23, 24).

452. MÖBIUS. Ueb. einen Fall nucleärer Augenmuskellähm. (*Centr. Bl. für Nervenh.*, 1882, t. V, p. 465).

453. BAMBERGER. *Wien. med. Woch.*, 1883, n° 5.

454. HOCK. *Anzeiger d. k. k. Ges. d. Aerzte in Wien.*, 29 mai 1884, n° 30, p. 156.

455. MAUTHNER. Die Nuclearlähmung d. Augenmuskeln. Wiesbaden, Bergmann, 1885.

IV. — SPASMES DES MUSCLES DES YEUX

456. STILLING. *Arch. f. Ophth.*, 1868, t. XIV, 1, p. 95.

457. FANO. Asthénopie par spasme du muscle adducteur (*Ann. d'oc.*, 1870, t. LXIV, p. 172).

458. GRAEFE (Alfr.). *A. f. O.*, t. XVI, 1, p. 94, 1870.

459. SAMELSON. Intermitt. tetanus of the sup. rect. muscle (*Brit. med. Journ.*, 1870, t. II).

460. CHOPPE. Op. cit. (*Rec. d'Ophth.*, 1874, p. 127-132).

461. HOCK. Die syphilit. Augenkrankh. (*Wien. Klin.*, 1876, t. II, 3-4, p. 65-118).

462. TERRIER. Contractures des muscles de l'œil et de l'orbicul. g. Guéris. par l'ablat. de dents cariées (*Rec. d'ophth.*, 1876, p. 86-89).

463. PARINAUD. Spasme et paral. des muscles de l'œil (*Gaz. hebd. de méd.*, 1877, nᵒˢ 46 et 47).

464. TUPPER (A.). Spasme des muscles ocul. après une inject. de morphine (*Bost. med. a. surg. Journ.*, 1879, p. 619).

465. MANZ. Ein Fall v. hyster. Erblindung mit spastischem Schielen (*Berl. kl. Woch.*, 1880, nᵒˢ 2 et 3).

466. MOOS. *Zeitschr. f. Ohrenh.*, 1881, t. X, p. 21.

467. Ulrich. Intermitt. Spasmus eines musc. rect. int. auf hyster. Basis. (*Klin. Mon.*, 1882, p. 236).

V. — Strabisme concomitant

Généralités. Étiologie.

468. Ruete. Neue Unters. üb. d. Schielen. u. seine Heil. Göttingen, 1841.

469. Donders. Zur Pathogenie d. Schielens (*A. f. O.*, 1863, t. IX, 1).

470. — Die Anomalien d. Refr. u. Acc. d. Auges, übers. v. Becker, 1866, p. 243 et suiv., 338 et suiv. (Ed. angl., p. 291 et suiv., 402 et suiv.).

471. Graefe (Alfr.). Scheinbare Perversion d. Gesetzes d. concom. Ablenkung bei gew. Formen v. Anisometropie (*A. f. O.*, 1870, t. XVI, 1).

472. Laqueur. Sur quelques formes irrég. du strab. (*Lyon méd.*, janv. 1870, p. 92).

473. Mannhardt. De la convergence, de sa cause, de ses effets et de sa puissance (*Ann. d'oc.*, 1871, t. I, p. 382-388).

474. Miard. Strab. fonction. abstractif de l'astigmat. et de l'hyperopie (*Journ. d'ophth.*, 1872, t. I, p. 382-388).

475. Krenchel. Ueb. die krankh. herabgesetzte Fusionsbreite als Ursache d. Schielens (*A. f. O.*, 1873, t. XIX; Trad. in *Ann. d'oc.*, 1874, t. LXXI, p. 176).

476. Williams (E.). Strab. with rigidity of the muscle (*Trans. Amer. opth. Soc.* 1875, p. 298-301).

477. Hasner (v.). Ueb. einige Ursachen d. Schielens (*Prag. med. Woch.*, 1877, n° 1).

478. M'Intire (C.). Relat. strab. (*Philad. med. a. surg. Rep.*, 1877, t. VI, p. 4).

479. Dehenne. Cas rare de strab. concom. (*Gaz. d. hôp.*, 1878, p. 472).

480. Chisolm. A few well established facts in connexion with squint (*Trans. of the med. a. chir. Fac. Maryland*, 1879, t. LXXXI, p. 88).

481. Fano. Mém. sur les rapports qui existent entre le strab. conv. et div. d'une part, l'hyperm. et la myopie de l'autre (*Journ. d'oc. et de chir.*, 1879, p. 85).

482. Fick (A.-E.). Ueb. Zusammenhang zwischen Myopie u. Div.-Schielen (*Bresl. aerztl. Zeitschr.*, 1879, t. I, p. 38).

483. Graefe (Alfr.). Myopie u. Divergenz (*Ibid.*, 1879, p. 56).

484. Mengin (D.). Note sur un cas d'atrophie tendineuse d'un muscle dr. int. constatée dans une opérat. d'avancem. muscul. (*Rec. d'ophth.*, 1879, p. 519).

485. Isler (W.). Studien üb. d. Abhängigk. d. Strab. v. d. Ref. Zürich, 1880.

486. Schweigger. Unters. üb. d. Schielen. Berlin, 1881.

487. Hock. Ueb. die Bedeut. d. schiefen Kopfhalt. beim Strab. (*Wien. med. Presse*, 1882, n°s 45, 46, 48, 49).

488. Stilling. Ueb. d. Entsteh. d. Schiel. (*Arch. f. Augenh.*, 1885, t. XV, Bd 1, p. 73).

État de la vision dans le strabisme (articles spéciaux).

489. Van Deurs. Doppeltsehen u. Schielen (*Oppenheim's Zeitschr.*, 1846, 32).

490. Sichel. Sur une espèce de diblop. binoc. non encore décrite (*Ann. d'oc.*, 1848, t. XIX).

491. Hanover. Cas particul. de diplopie (*Ibid.*, 1852, t. XXVIII).

492. Graefe (A. von). Ueb. Doppeltsehen nach Schieloper. u. Incongruenz d. Netzhäute (*A. f. O.*, 1854, t. I, p. 82).

493. — Fälle. v. scheinb. Incongruenz d. Netzhäute d. anom. Eintritt d. n. opt. (*Ibid.*, 1854, p. 435).

494. — Ueb. eigenthüml. noch unerkl. Anom. in d. Project. d. Netzhautbilder (*Ibid.*, 1855, p. 284).

495. Graefe (Alfr.). Ueb. die Stoerungen d. gemeinsch. Sehens (*Deutsche Klin.*, 1858, 8).

496. Schweigger. Das Gesetz d. ident. Netzhautpuncte u. die Lehre v. Schielen (*Wien. med. Woch.*, 1867).

497. Classen. Ueb. Widerwillen gegen Einfachsehen nach d. Oper. d. strab. int. (*A. f. O.*, XVI, 1, p. 123-143, 1870).

498. Berlin. Schwachsichtigkeit aus Nichtgebrauch (*Med. Corr. Bl. des Württemb. ärztl. Ver.*, p. 57-61, 1870).

499. Nagel. Die Behandl. d. Amaurosen u. Amblyopien mit Strychnin. Tübingen, 1871.

500. Donders. Ueb. d. Sehen bei Schielenden (*Klin. Mon.*, 1871).

501. Woinow. Ueb. d. Gebr. d. Strychnins bei Amblyopieen (*A. f. O.*, XIII, 2, p. 38-48, 1872).

502. Donders. De stereoscop. Combinatie na oper. van Scheelzien, een argum. tegen de empir. Theorie (*Onderzoek. ged. in het physiol. Labor. de Utrechtsche Hoogeschool.*, III, 1, p. 83-91, 1872).

503. Schoeler. Zur Identitätsfrage, etc. (*A. f. O.*, 1873, XIX, 1, p. 1).

504. Schlesinger (A.). Ueb. d. binocul. Sehen d. Schielenden vor u. n. d. Operat. (*Pest. med.-chir. Presse*, 1879, XV, p. 777).

505. Schnabel. Beitr. zur Lehre v. d. Schlechtsichtigkeit durch Nichtgebr. d. Augen (*Ber. d. naturw., med. Ver. in Innsbruck*, XI, p. 32, 1880).

506. Javal. Sur l'amblyopie des strab. (*Acad. de méd.*, 7 janv., *Gaz. méd.*, n° 50 et *Ann. d'oc.*, t. LXXXIV, p. 258, 1880).

507. Romiée. De l'amblyopie dans le strab. conv. (*Gaz. d'ophth.*, II, p. 177, *Ann. Soc. méd.-chir. de Liège*, XIX, p. 385, 1880).

508. Dobrowolsky. Langjähr. Strab. conv. monolat. ohne Ambl. ex Anops. (*Klin. Mon.*, p. 120, 1881).

509. Burchardt. Ueb. d. Einfluss d. Schiel. auf die Sehschärfe (*Berl. kl. Woch.*, p. 288, 1883). — Jahresb. u. casuist. Mittheil. üb. die Wirk. d. Schieloper. auf d. Ambl. d., schielenden Auges. 1881 (Berlin, 1883, VIII, p. 592).

510. Ulrich. Der Sehakt bei Strabismus convergens concomitans (*Klin. Mon.*, p. 45, 1884 (1).

Strabisme convergent (articles spéciaux).

511. Heifelder. Strab. conv., etc. (*Prag. Vierteljahrsch*, XXXI, p. 24, 1851).

512. Walton. H. Verschiedenh. u. Behandl. d. Strab. conv. (*Brit. med. Journ.*, Oct. 1862).

513. Graefe (Alfr.). Hyperm. u. Strab. conv. (*Klin. Mon.*, 1863, p. 126 et 521).

514. Graefe (A. von). Ueb. d. v. Myopie abhängige Form conv. Schielens u. seine Heil. (*A. f. O.*, X, 1, 1864).

515. Donders. Verminderde Accommodatiebreedte, zorzak v. Strab. (*Arch. vor Natuur- en Geneesk.*, II, 1867).

516. Cuignet. Du strab. conv. en rapport avec les taches de la corn., etc. (*Ann. d'oc.*, 1868, LIV).

517. Deslandes. Strab. conv. de l'œil g. avec ambl. de cet œil et hypermétropie des deux yeux (*Rec. de mém. de méd. milit.*, nov. 1870).

518. De Wecker. Spontane Heil. d. Strab. conv. hyperm. (*Klin. Mon.*, p. 453-460, 1871).

519. Cuignet. Du strab. conv. hyperm. (*Journ. d'ophth.*, I, p. 50-54, 100-108, 126-137, 1872).

520. Risley (S. D.). Strab. conv. with spec. refer. to its aetiol. (*Philad. med. Times*, 75-77, april 12, 1873).

521. Woinow. Un cas de strab. conv. (*Ann. d'oc.*, LXIX, p. 289, 1873).

522. Hirschberg. Ueb. d. Bedeut. d. Hornhautflecken f. d. Entstehung d. Schiel. (*Centralbl. f. d. med. Wiss.*, p. 593, 1875).

523. Magné (A.). Hyperm. avec strab. conv. de l'œil gauche (*Rev. clin.*, 2ᵉ s., V. 6, p. 179, 1875),

(1) Voyez en outre, l'article *Amblyopie par non usage*, ce *Traité*, t. III, p. 763.

524. HANSEN (E.). Hyperm. squint and insuff. of the int. recti (*Rep. of the 5. internat. ophth. Congr.*, p. 103-125, 1876).

525. HORNER. Ueb. Strab. conv. bei Myopie (*Corr. Bl. f. Schw. Aerzte*, n° 9, 1876).

526. AMICK (W. R.). Conv. Strab. (*Cincinnati Lancet a. Observ.*, p. 103, 1877).

527. COATES. Case of extreme Conv. Squint (*Lancet*, May 1878).

528. ULRICH Zur Aetiol. d. Strab. conv. (*Klin. Mon.*, XVI, p. 421, 1878).

529. WHITE (J. A.). On Squint caused by hyperopia (*Maryl. med. Journ.*, V, p. 8, Baltimore, 1879).

530. HOLT. Strab. conv. (*Trans. Maine med. Assoc.*, IV, p. 597, Portland, 1879).

531. ULRICH. Zur Aetiol. d. Strab. conv. (*Klin. Mon.*, p. 156, 1880).

532. SAMELSOHN. Ein neuer Fall v. Strab. conv. concom. intermittens (*Centralbl. f. pract. Augenh.*, p. 117, 1880).

533. SEGGEL. Statistischer u. casuist. Beitr. z. Aetiol. d. Strab. conv. (*Ibid.*, p. 446, 1880).

534. BUCKLIN (C. A.). Conv. Squint, cause, result and treatm. (*New-York med. Rec.*, XVIII, n° 4, p. 91, 1880).

535. STELLWAG V. CARION. Ueb. Accommodationsquoten u. deren Bezieh. zum Einwaertsschiel (*Abhandl. a. d. Geb. d. pract. Augenh*, Wien, p. 342, 1882).

536. LANDOLT. Traité de réfract. et d'acc., II° fascic. (partie clinique, p. 331). Paris, 1884.

Strabisme divergent (articles spéciaux).

537. WALTON. Du Strab. ext. (*Brit. med. Journ.*, Dec. 1862).

538. SCHULEK. Symptomatol. u. Aetiol. d. Strab. div. im Vergl. zum Strab. conv. (*Klin. Mon.*, 1871, p. 407-422).

539. LORING. Rem. on div. Strab. (*Amer. Journ. of med. Sc.*, vol. 61, 1871).

540. — De l'acc. relat. dans ses rapp. avec le strab. et l'insuff. des m. d. int. (*Ann. doc.*, t. LXVII, 1876).

541. SCHIESS. Strab. div. mit hochgradiger Insuff. aus früherer Tenot. Heilung (*Jahresb. d. Augenheilanstalt*, p. 76, Basel, 1877).

542. GRAEFE (Alfr.). Myopie u. Divergenz (*Bresl. aerztl. Ztschr.*, p. 56, 1879).

543. LANDOLT. *Op. cit.*, p. 391.

Strabisme vertical.

544. GRAEFE (A. von). Notizen üb. das Schielen n. oben resp. n. unten (*A. f. O.*, I, p. 289, 1855).

VI. — STRABISME CONGÉNITAL

545. PFLÜGER. Strab. congen. (*Klin. Mon.*, p. 157, 1876).

546. HOTZ. Ein Fall v. Strab. deors. verg. in Folge v. congen. Paral. d. rect. sup., etc. (*Arch. f. Augen- u. Ohrenh.*, V. 2, p. 379, 1876).

547. HIRSCHBERG. Angeb. Abducens-Laehm. (*Beitr. z. pract. Augenh.*, II, p. 63, 1877).

548. HEUCK. Ueb. angeb. vererbten Beweglichkeitsdefect d. Augen. (*Klin. Mon.*, p. 1, 1079).

549. SCHENKL, *Centralbl. f. pract. Augenh.*, p. 385, 1881.

550. HARLAN. (*Trans. of Amer. ophth. Soc.*, p. 216, 1881.

551. UHTHOFF. *Jahresb. üb. H. Schöler's Augenklin.*, p. 19, 1881. Berlin, 1882.

552. ARMAIGNAC. Paral. congén. compl. du m. d. sup. g. chez un enfant de deux ans (*Rev. clin. du S. O.*, n° 3, p. 57, 1882).

553. TILLEY. *The Chicago med. Journ. Exam.*, oct. 1885, vol. LI, n° 4, p. 305 (paral. compl. des mot. ocul. comm. des deux côtés, avec intégrité des mouvements de l'iris et de l'accommod.).

VII. — Strabisme latent. Insuffisance des muscles droits internes ou externes. Asthénopie musculaire

554. GRAEFE (A. v.). Beitr. z. Lehre. v. Schielen (*A. f. O.*, 1857, III).

555. — Ueb. muscul. Asthenopie (*Ibid.*, 1862, VIII, 2, p. 314).

556. KUGEL. Ein Fall v. Insuff. d. aeusseren Augenmuskeln. (*A. f. O.*, 1866, XII, 1).

557. GIRAUD-TEULON. Du mécanisme de la production et du développem. du staphyl. post. et de ses rapports avec l'insuff. des dr. int. (*Ann. d'ocul.*, LVI, 1866).

558. ROULET. De l'asthénopie. Thèse de Paris, 1868.

559. TESTELIN. De l'asthénopie (*Ann. d'ocul.*, 1868, LIV).

560. GRAEFE (A. von). Ueb. d. Oper. d. dynam. Auswaertsschiel. (*Klin. Mon.*, 1869, XV, p. 225- 281).

561. MANNHARDT. Muscul. Asthenopie u. Myopie (*A. f. O.*, XVII, 1, 1871).

562. KUGEL. Zur Diagnose d. Muskelinsuffic. (*Ibid.*, XVIII, 2, 1872).

563. NOYES. Muscul. Asthenopie (*Klin. Mon.*, 1872).

564. SAVARY. Note sur les insuff. des m. obliques (*Ann. d'ocul.*, 1872, LXVIII).

565. THÉOBALD. De l'insuff. des m. dr. int. dans ses rapports avec la myopie (*Amer. Journ. of the med. sc.*, Jan. 1874).

566. CARTER (B.). Brain disease simulated by overtrain of the converg. muscles of the eyes (*Med. Times and Gaz.*, oct. 31, p. 512, 1874).

567. HIGGENS (Ch.). A form of muscul. Asthenop. (*Guy's Hosp. Rep.*, XX, p. 119-125, 1875).

568. HAENEL. Sehschwäche aus musculärer Ursache (*Jahresb. d. Gesellsch. f. Natur- u. Heilk.*, III, 1874-1875, p. 37).

569. HORNER. *Corr. Bl. f. Schw. Aerzte*, n° 9, 1876.

570. GIRAUD-TEULON. De l'emploi du graphoscope comme instrument de diagnostic différentiel entre différentes formes d'asthénopie (*Bull. de l'Acad. de méd.*, n° 5, et *Gaz. hebd.*, p. 811, 1879).

571. RAEHLMANN. Ueb. relat. Insuff. d. inneren Augenm. (*Bericht d. Augenkl. zu Dorpat*, 1881, p. 24).

572. BRAILEY. On a rare forme of muscul. asthenopia (*Ophth. Soc. of the unit. Kingdom. Brit. med. Journ.*, I, p. 163, 19 May 1881).

573. DOBROWOLSKY. Zur Lehre v. d. Oper. d. latenten Divergentschiel. (*Klin. Mon.*, p. 61, 1881).

574. LA GAULTERIE. Contribut. à l'étude de l'étiol. de l'insuff. des m. dr. int. Thèse de Paris, 1884.

575. NOYES. On the tests for muscul. asthenop. and on insuff. of the extern. rect. muscles (*Trans. of the 8th internat. med. Congr. Copenhagen*, 1884).

576. LANDOLT. *Comptes rendus de la Société franç. d'opht.*, 1885 et 1886.

VIII. — Traitement du strabisme

A. *Traitement médical, orthoptique. Stéréoscope. Verres appropriés.*

577. EISENMANN. Vorschl. z. Beh. d. Schiel. d. Electricit. (*Häser's Arch.*, II, 3, 1841).

578. DU BOIS-REYMOND. Ueb. eine orthopädische Heilmethode d. Schiel. (*Müller's Arch*, 1852, 5).

579. GIRAUD-TEULON. Note sur un cas de rectificat. d'un strab. div. par l'emploi méthodique des lentilles prismat. (*Gaz. méd. de Paris*, 1861).

580. JAVAL. Note sur un moyen de choisir les verres prismat. pour le strab. (*Ann. d'ocul.*, déc. 1863, L.).

581. — Une nouvelle méthode pour guérir le strab. (*Presse scient.*, 1863, I, 584).

582. JAVAL. Meth. z. Heil. gew. Fälle v. Strab. (*Klin. Mon.*, 1864).

583. MOON. A case of double altern. conv. Strab. with resurrence in one eye after the operat. wich was completely remedied by conv. glasses (*Ophth. Rev.*, 1864, 3).

584. SZOKALSKI. V. d. electrisch-gymn. Beh. d. Augenparesen (*Klin. Mon.*, 1865, III, p. 226).

585. HOLTHOUSE. On the treatm. of strab. without operat. (*Brit. med. Journ.*, Febr., March, May 1866).

586. STELLWAG v. CARION. Unblut. Behandl. d. v. Uebersichtigk. abhäng. conv. Strab. (*Wien. med. Woch.*, 1867, p. 82-84).

587. JAVAL. Du strabisme (*Ann. d'ocul.*, 1871, LXV et LXVI).

588. BERTHOLD. Stereoscop z. Behandl. d. Schiel. (*Berl. kl. Woch.*, 1872, p. 436).

589. VAN DER MEULEN. Stereoscop bei unvollkommenem Sehvermögen (*A. f. O.*, 1873, XIX, 1).

590. VAN DER MEULEN et VAN DOOREMAL. Stereoscop. Sehen ohne corresp. Halbbilder(*Ibid.*).

591. SCHŒLER. Zur Behandl. Schielender (*Berl. klin. Woch.*, 1875, p. 336, et *Klin. Jahresb.*, 1875, p. 34-46).

592. LANDOLT. *Op. cit.*, p. 455, 1884.

Traitement du strabisme par l'atropine et l'ésérine.

593. GREEN (John). On the treatm. of strab. conv. through the accomm. (*Transact. Amer. ophth. Soc.*, 1870, p. 131-142).

594. GREEN (J.). Addit. note to the use of atropine in the treatm. of incip. strab. (*Ibid.*, 1871, p. 131-138).

595. — Du traitem. du strab. conv. par l'accomm. (*Ann. d'ocul.*, 1871, t. LXV, p. 274).

596. BOUCHERON. Thérap. du strab. et de la guérison sans opér. par les mydriat. ou par une nouvelle strabot. (*Progr. méd.*, 1880, n° 28, p. 562).

597. ULRICH. Die Actiol. des strab. conv. hyperm. Ein Vorschlag denselben in Entstehung, zu bekämpfen. Kassel, 1881.

598. DUJARDIN. Traitem. du strab. conv. par les mydriat. (*Journ. des sc. méd. de Lille*, III, p. 217).

599. BOUCHERON. De la cure du strab. conv. intermitt. par les mydriat. ou les myot. (*Arch. d'opht.*, 1882, t. II, n° 1, p. 47-64).

600. BUCKLIN (C. A.). Conv. squint cured by eserine (*New-York med. Rec.*, June 2, p. 597, 1883).

B. — *Traitement opératoire du strabisme.*

601. TAYLOR. De vera causa strabismi. Lisbonne, 1739.

602. ESCHENBACH. Ber. v. d. Erfolge d. Oper. d. engl. oculisten Ritter v. Taylor, etc. Rostock, 1752.

603. TENON. Mém. d'anat. et de physiol. Paris, 1806.

604. ROUX. Observat. d'un strab. div. guéri sur un sujet adulte, etc. (*Rec. pér. de la Soc. de méd. de Paris*, avril 1814).

605. STROMEYER. Beitr. z. operat. Orthopädik u. Erfahr. üb. die subcut. Durchschn. verkürzter Muskeln u. Sehnen. Hanover, 1838.

606. PAULI. Kritik des Stromeyer'schen Buches : « Beitr. z. operat. Orthopädik, » etc. (*Schmidt's Jahresb.*, 1839, XXIV, p. 347).

607. DIEFFENBACH. Ueb. d. Heil. d. angeb. Schielens mittelst Durchschn. d. innern geraden Augenmuskels (*Med. Ztschr. d. Ver. f. Heilk. in Preussen*, 13 novembre 1839, n° 46).

608. SÉDILLOT. Betracht. üb. d. Schiel. u. Durchschn. eines oder mehrerer Augenmuskeln (*Neue Notizen a. d. Geb. d. Natur. u. Heilk. v. Froriep*, XV, n° 19, sept. 1840).

609. DIEFFENBACH. Heil. v. Strab. conv. mittelst Durchschn. d. m. r. int. d. rechten Auges (*Ibid.*, 1840, n°s 6 et 7).

610. DIEFFENBACH. Vorläuf. Bemerk. üb. d. Oper. d. Schiel. (*Casper's Woch.*, 1840, n° 27).

611. AMMON (v.). Briefl. Mittheil. betreff. die Behandl. des Strab. d. Myot. (*Ibid.*, 1840, n° 26).

612. BUSSE. Heil. d. Strab. d. Myot. (*Ibid.*, 1840, n° 28).

613. AMMON (v.). Zur Heil. d. Schielens d. Myotomie (*v. Ammon's Monatschr.*, 1840, III, 3).

614. — Die Behandl. d. Schielens d. den Muskelschnitt. Ein Sendschreiben an Dieffenbach. Berlin, 1840.

615. BRAUN (J. B.). Ueb. die Heilung d. Schiel. d. den Muskelschnitt. Dissert. Tübingen, 1840.

616. ZEIS. Einige Bemerk. üb. d. Oper. d. Strab. (*v. Ammon's Monatschr.*, 1840, III, 5).

617. FRANKE (C. G.) Erfahr. üb. d. Muschelschn. bei Strab. (*Ibid.*, 1840).

618. FRICKE. Ueb. die Oper. u. Heil. d. Strab. (myot. ocul.) (*Hamb. Ztschr. f. d. ges. Med.*, 1840, XV, 2).

619. ENDER. Vom Schielen u. dessen Heil. d. Oper., etc. (*Rust's Magaz.*, 1840, t. LVII, 1).

620. WOLFF (Ph. H.). Neue Methode d. Oper. d. Schielauges durch subcut. Tenot. Berlin, 1840.

621. TEICHMANN. De Strab. per myotomiam sanando quædam. Dissert. Halae, 1840.

622. CUNIER (Fl.). Sur la myot. appl. au trait. du strab. (*Ann. d'ocul.*, 1840).

623. PHILIPPS. La chirurgie de Dieffenbach, 1re part. Berlin, 1840.

624. VAN STEENKISTE. Notice sur l'opérat. du strab. (Bruxelles, 1840, et *Arch. de la méd. belge*, 1840).

625. LUCAS (J. B.). A practical treatise on the cure of strab., etc. London, 1840.

626. DUFFIN (E. W.). Practical remarks on the new operat. for the cure of strab. or squinting. London, 1840.

627. TYRELL. A practical work on the Diseases of the Eye and their treatm. medically, topically, and by operat. London, 1840.

628. BONNET. Traité des sections muscul. et tendin. dans le strab., etc. Paris, 1841.

629. UNNA. Zusammenstellung d. im Auslande bis jetzt gemachten Erfahr. üb. d. Strab. u. vorzugsweise dessen Oper. (*Fricke's Ztschr. f. d. ges. Med.*, 1841, XIV, 3).

630. BAUGMARTEN (M.). Das Schielen. u. d. oper. Behandl. n. eigenen Beob. u. Erfahrungen wissenschaftl. dargest. Dresden, 1841.

631. KEIL. Das Schielen u. dessen Heilung nach Dieffenbach's Erfind. Berlin, 1841.

632. DIEFFENBACH. Heil. d. geringern Grade d. Schiel. ohne Muskeldurchschneid. (*Casper's Wochenschr.*, 1841, n° 36).

633. — Ueb. die Durchschn. d. Sehn. u. Musk. Berlin, 1841.

634. BINDER. Die Radicalcur d. Schiel. n. Dieffenbach (*Weitenweber's Beitr.*, juill. et août 1841).

635. WOLFF (E.). Die sichere Heil. d. Str. nach d. neuest. Erf. dargest. Bresl., 1841.

636. MARCUS. Beitr. z. Oper. d. strab. conv. (*Pfaff's Mitth.*, t. VII, 1 et 2, 1841).

637. NEUMANN. Zwei Fälle v. strab. conv. durch Myot. geheilt (*Casper's Woch.*, n° 4, 1841).

638. — Ueb. die Oper. d. Schiel. u. Stotterns (*Org. f. ges. Heilk.*, 1841).

639. FABIANI. Einige Bemerk. üb. d. Oper. d. Schielens (*Oesterr. med. Jahrb.*, mars 1841).

640. WINTER. Ueb. d. Schielen u. dessen Heil. Dissert. Vienne, 1841.

641. RIECKE (L. S. v.). Ueb. den Sehnenschnitt. Dissert. Tübingen, 1841.

642. MELCHIOR. De myot. oculi. Dissert. Hauniae, 1841.

643. PROSKE. Dissert. de myot. et tenot. oculi. Varsovie, 1841.

644. PAULI. Ophthalmomyotome caché (*Häser's Arch.*, t. II, p. 4, 1841).

645. FLEUSSE. De la sut. de la plaie conjonct. après l'opérat. du strab. Bruxelles, 1841

646. BOUVIER. Cicatr. muscul. après l'opérat. du strab. (*Gaz. méd. de Paris*, n° 3, 1841).

647. TREZZI. Ueb. die Tenot. bei Strab. (*Omodei Ann. univ.*, avril 1841).

648. BARONI. Operat. d. strab. (*Il Raccogliat. med.*, avril et mai 1841).

649. LIESCH. Ueb. die Operat. des Strab. u. die Functionen der schiefen Augenmusk. (*Edinb. Monthly Journ.*, March 1841).

50. DIXON. Résultats de la strabot. (*Lond. med. Gaz.*, 1841).

651. Barker. Insuccès de la strabot. (*Lond. med. Gaz.*, août 1841).

652. Elliot. Traitem. du strab. (*Edinb. med. Journ.*, avril 1841).

653. Dix. A Treatise on strab. or squinting and the new mode of treatment. Boston, 1841.

654. Franz (J. Ch.). Luscitas, etc. (*Lond. med. Gaz.*, t. XXVII, 1841).

655. Mackenzie (W.). The cure of strab. by surgical oper. London, 1841.

656. Calder (W.). Practical hints on the cure of squinting by oper. London, 1841.

657. Clay (Ch.). Operat. of strab. (*Lancet*, janv. 1841).

658. Rossi. Heil. d. Strab. conv. durch d. Myot. (*Bull. delle sc. med.*, nov. et déc. 1841).

659. Mulder. Verhandeling over het Scheelzien en derselft Behandeling, etc. Utrecht, 1841.

660. Haering. Myot. ocul. (*Würtemb. med. Corr. Blatt*, 1841, n° 7).

661. Pétrequin. Nouv. recherches sur la myot. ocul. appl. à la cure du strab. (*Ann. d'ocul.*, t. IV, mars 1841).

662.   — De la ténot. sous-cutanée. Paris, 1841.

663.   — De la guérison du strab. par la myot. (*Bull. de thérap.*, fév. 1841, et *Gaz. méd.*, 1841, n° 33).

664. Boyer (L.). Sur la section des tendons des muscles de l'œil et sur leur réunion chez le cheval (*Gaz. méd.*, 1841, n° 3).

665.   — Nouveau procédé de la strab. (*Gaz. des hôpit.*, août, et *Ann. d'ocul.*, t. V, 1841).

666. Bonnet. Recherches nouv. sur l'anat. des aponévroses et des muscles de l'œil, etc. (*Bull. de thérap.*, t. XX, 1841).

667.   — Traité des sections tendin. et muscul. dans le strab., la myopie, etc. Lyon, 1841.

668.   — Des muscles et des aponévroses de l'œil (*Ann. d'ocul.*, t. VIII, 841).

669. Cunier (F.). De la myot. appliquée au strab. Bruxelles, 1841.

670.   — Note pour servir à l'hist. de l'opér. du strab. (*Ann. d'ocul.*, t. V, 1841).

671.   — De la division des deux droits int. dans certains cas de strab. conv. (*Ibid.*, 1841).

672.   — Suture de la conjonct. après l'opérat. du strab. (*Ibid.*, t. IV, 1841).

673.   — Excision d'un lambeau de conjonct. et réunion des bords de la plaie au moyen de la suture pour remédier à la saillie du globe ocul. et au strab. ext. consécut. à l'opér. du strab. int. (*Ibid.*, 1841).

674. Velpeau. De l'opér. du strab. (*Gaz. des hôp.*, 1841, n° 8).

675.   — Du strabisme. Paris, 1841.

676. Simonin. Du strab. Opérat. prat. pour sa guérison. Nancy, 1841.

677. Bourgeret. Traité complet d'anatomie, etc., s'occupant spécialement de la ténot. Paris, 1841.

678. Stoeber. De l'opérat. du strab. (*Gaz. méd. de Strasbourg*, 1841, n° 11).

679. Adams. Du strab. et de la div. de l'œil après la strabot. (*Gaz. méd. de Paris*, 1841, n° 26, et *Prov. med. and surg. Journal*, fév. 1841).

680. Guthrie (W.). Bericht üb. die Erfolge der am Westminster ophth. Hospital gemachten Strabotomien, etc. (*Med. Chir. Rev.*, janv. 1841).

681. Babington. Untersuchungen eines Augenmuskels einen Monat nach ausgeführter Strab. (*Lond. med. Gaz.* et *Froriep's Notiz*, t. XVIII, p. 16, 1841).

682. Arlt (v.). Beitr. z. Lehre. v. Schielen, etc. (*Oest. med. Jahrb.*, Jan., Feb., März 1842).

683. Dieffenbach. Ueb. d. Schielen u. Heilung desselb. d. die Oper. Berlin, 1842.

684. Philippe. Recherches théoriques et prat. sur le strab., suivies d'une modification essent. de l'opér. Bordeaux, 1842.

685. Scherer. Note pour servir à l'histoire de l'anat. de la caps. fibr. de l'œil (*Ann. d'ocul.*, t. VIII, 1842).

686. Velpeau. Du strabisme. Supplém. aux nouveaux élém. de méd. opér. Paris, 1842.

687. Pétrequin. De la valeur de la strab., etc. (*Revue méd. franç. et étrang.*, février 1843).

688. Peyré. Traité du strab. et de la cure rad., etc. Paris, 1842.

689. Pamard. Rem. sur l'opér. du strab. (*Arch. de la méd. belge*, juillet 1842).

690. Boyer. Recherches sur l'opér. du strab. (*Mém. présenté à l'Acad. royale des sc.*, Paris, 1842).

691. WOLF. Des accidents qui peuvent accompagner ou suivre l'opér. du strab. Thèse de Strasbourg, 1842.

692. FISCHER. Beob. üb. d. Oper. d. Strab. (*Jahrb. d. aer ztl. Ver. zu. München*, 1, 1842).

693. LOESER. Z. Heil. d. Strab. d. d. Myot. (*Mecklemb. med. Convers.- Bl.*, 8, 1842).

694. FLOR. Ueb. d. Heil. des Schiel. d. d. Oper. (*Oesterr. med. Jahrb.*, avril 1842).

695. RITTERICH. Das Schielen u. seine Heil. Leipzig, 1842.

696. HEIFELDER. Strabot. et myot. ocul. (*Heidelb. med. Ann.*, 1842).

697. BOLTON. A Treat. on strab. with a descript. of a new instrum., etc. Richmond, 1842.

698. POST. Observ. on the cure of strab., etc. New-York, 1842.

699. ESTLIN. Rep. of the oper. for the cure of strab. in a hundred pat. (*Prov. med. and surg. Journ.*, juillet 1842).

700. MALZINI. Della strab. et della miotomia del occhio. Milano, 1842.

701. AMMON (v.). Verhandl. üb. d. Schieloper. (*Versamml. deutscher Aerzte z. Braunschweig. v. Walther's u. v. Ammon's Journ.*, t. II, 1841).

702. BOUVIER. De la myot. ocul. contre le strab. (*Rev. méd.*, février 1843).

703. PHILIPPE. Nouv. proc. de strabot. (*Froriep's Notis*, 1843, n° 570).

704. PÉTREQUIN. Rech. sur l'insertion précise des m. de l'œil à la sclérot., etc. (*Ann. d'ocul.*, t. X, 1843).

705. LEONHARD. Beitr. z. Oper. d. Schiel. (*Med. Ztschr. d. V. f. Heilk. in Preussen.*, 1853, n° 2).

706. GEROLD. Die Zerschn. d. Muskeln d. Auges (*Casper's Woch.*, 1843, n° 5).

707. GULZ. Die Behandl. eines Schielauges mittelst d. Conjunctivalnaht. (*Oesterr. med. Woch.*, 1843, n° 24).

708. SPERINO. Riepilogo di un quadro analitice 40 casi di strab. curato colla miot. oculare (*Giorn. della Soc. med. di Torino*, janvier 1843).

709. ZULUETTA. Traitem. du strab. par la myot. (*Repert. med. period. mensuel que publica la Sociedad de emulacion de Barcelona*, 1843, et *Ann. d'ocul.*, t. X, 1843).

710. BERNARD (P.). Opér. pratiquée avec succès pour remédier à la saillie, à la déviat. et à la perte de mouvem. d'un œil, consécut. à l'opér. du strab. (*Ann. d'ocul.*, t. X, 1843).

711. CUNIER. De la suture de la conjonct. après la section du m. dr. int. dans le strab. conv. (*Ibid.*).

712. HEIFELDER. Beitr. z. Heil. d. Schiel. d. Muskeldurchschn. (*Baier. Corr. Bl.*, 1844, 3).

713. BUROW. Result. d. Beob. an 137 Schieloper. Kœnisberg, 1844.

714. JOBERT (de Lamballe). De la posit. vicieuse du globe ocul. après la strabot. (*Gaz. des hôp.*, t. VI, 1844).

715. LARGHI. D'une nouvelle méth. de myot. sous-cut. pour la section des m. obl. (*Gaz. méd. de Paris*, n° 27, 1844).

716. BOYER. Rech. sur l'opér. du strab. Paris, 1844.

717. BÖHM. Das Schiel. u. d. Sehnenschnitt in seinen Wirk. auf Stellung u. Sehkraft d. Augen. Berlin, 1844.

718. MENSERT. Bedenkingen en medeelingen aangaande de oogspierdoorsnyding ter verhelping van het Scheelzien. Amsterdam, 1844.

719. PHILIPPE. Considérat. prat. sur la myot. ocul., etc. (*Journ. de méd. de Bordeaux*, février 1845).

720. GUEPIN (de Nantes). Quelques mots sur la myot. ocul. (*Ann. d'ocul.*, t. XIV, 1845).

721. BOUVIER. Mém. sur le strab. et la myot. ocul. Paris, 1845.

722. BRETT. Opér. d. strab. (*Lancet*, Avril, 1846).

723. FROEBELIUS. Schieloperationen (*Med. Ztschr. Russlands*, t. IV, 26, 1847).

724. HEYNES-WALTON. Du strab. et de sa guérison par l'opér. (*Med. Times*, janvier 1847).

725. GUÉRIN. Rapp. sur les résultats obtenus dans l'opér. du strab., etc. (*Ann. d'ocul.*, t. XXII, 1843).

726. LENOIR. Des opér. qui se pratiquent sur les m. de l'œil. Paris, 1850.

727. FROEBELIUS. Zur Technik d. Schieloper. (*Med. Ztschr. Russlands*, 27, 1853).

728. VELPEAU. Sur l'opér. du strab. (*Gaz. d. hôp.*, 23, 1853).

729. GRAEFE (A. von). Bemerk. üb. d. Oper. u. Behandl. d. Strab. (*Deutsche Klin.*, 35, 1853).

730. VELPEAU. Procédé pour l'opér. du strab. (*Abeille méd.* et *Journ. de méd. de Bruxelles*, p. 441, t. XVIII, 1854).

731. KRIEGER. Ueb. d. Werth d. Schieloper. (*Deutsche Klin.*, 5-8, 1855).

732. WOLFF. Würdig. d. subconj. Tenot. (*Ibid*, 30, 1855).

733. VELPEAU. Sur l'opér. du strab. (*Gaz. d. hôp.*, 23, 1855).

734. GRAEFE (A. von). Fadenoperat. bei Contracturparal. d. Augenmuskeln. (*Aerztl. Intell. Bl. f. bair. Aerzte.*, f. 6, 1885).

735. — Verschwaerung d. Sclera n. einer Schieloper. (*A. f. O.*, t. III, 2, p. 409, 1856).

736. — Beitr. z. Lehre v. Schielen u. v. d. Schieloperat. (*Ibid.*, 1, p. 177, 1857).

737. CRITCHETT. Deux cas de strab. Opér. et traitem. (*Med. Times a. Gaz.*, nov. 1857).

738. BADER. Rep. of oper. performed at the Royal Lond. ophth. Hosp. Strabismus (*Ophth. Hosp. Rep.*, p. 253, 1853).

739. GRAEFE (A. von). Ueb. d. Rücklagerung d. m. r. sup. zu opt. Zwecken. (*A. f. O.*, t. IV, 2, p. 279. 1858).

740. GRAEFE (Alfr.). Ueb. eigenthüml. pendelnde Beweg. bei den Fixationsversuchen frisch. oper. schielender Augen. (*Ibid.*, t. V, 2, p. 214, 1859).

741. KÜCHLER. Die Schieloper. (*Deutsche Klin.*, 21, 1860).

742. COURSERANT. Strab. int. opéré il y a vingt ans; abduct. extrême consécut. du globe, etc. (*Gaz. d. Hôp.*, 30, 1861).

743. COURSERANT. Déviat. extrême de l'œil g. en dedans. Paral. compl. du m. d. ext.; opérat., etc. (*Gaz. d. hôp.*, 1862).

744. KNAPP. Ueb. d. Erfolge d. Schieloper. (*Klin. hon.*, p. 471, 1863).

745. GRAEFE (A. von). Ueb. d. Vornaehung d. Augenmuskelsehnen, etc. (*A. f. O.*, t. IX, 2, 1863).

746. MEYER. Du strab. et spécialem. des condit. de succès de la strabot. Thèse de Paris, 1863.

747. GRAEFE (A. von) Aphorismen üb. Tenot., in Sonderheit gegen paral. Diplopie (*Klin. Mon.*, 1864).

748. HULKE. A tabul. Rev. of 106 cases of squint treat. by oper. (*Ophth. Hosp. Rep.*, t. II, p. 158, 1864).

749. KNAPP. Erzielung grösster Wirkung bei den Schieloperationen (*Klin. Mon.*, 1865).

750. GIRAUD-TEULON. Opér. du strab. (*Gaz. d. hôp.*, 81, 1865).

751. SALOMON. Traitem. radical du strab. div. de degré élevé (*Lond. med. Gaz.* et *Ann. d'oc.*, t. LIV, 1855).

752. LIEBREICH. Eine Modificat. d. Schieloper. (*A. f. O.*, t. XI, 1866).

753. VELPEAU. Trait. du strab. (*Gaz. d. hôp.*, 37, 1866).

754. LITTLE. A tabular statem. of sixty-five cases of squint operated upon by Thomas Windsor, etc. (*Ophth. Rev.*, 1886).

755. STEPHAN. On the oper. for hyperop. conv. strab. (*Ophth. Rev.*, 8, 1866).

756. AGNEW. Nouveau procédé pour la guérison du strab. div. (*Trans. amer. ophth. Soc.*, 1866).

757. STEFFAN. Hornhaut-Vereiterung in Gefolge v. Muskelvorlagerung (*Klin. Mon.*, 1867).

758. GRAEFE (A. von). Ueb. Durchschn. d. n. opt., partielle Tenot. d. levat. palp., sup., etc. (*Klin. Mon.*, t. V, 272, 1867).

759. SCHIESS-GEMUSEUS. Period. Diplop.; beiderseit. Rücklag. d. m. r. int. (*Ibid.*, 1867).

760. DE WECKER. Note pour servir à la statist. de l'opér. du strab. (*Gaz. hebd.*, 4, 1867).

761. DOR. Zur Auffssung der Muskelrücklagerung. (*Klin. Mon.*, t. VI, 326, 1868).

762. SICHEL (J.). De l'opér. du strab. (*Ibid.*, 1868).

763. LIEBREICH. Modificat. d. Muskelvorlagerung (*Ibid.*, 1868).

764. VAN DER WELDE. Traitem. du strab. (*Philad. med. a. surg. Rep.*, août, sept., oct. 1868).

765. HALBERTSMA (St. J.). Die Operat. d. Schielens. Inaug.-Dissert., Utrecht, 1869.

766. GRAEFE (A. von). Ueb. d. Oper. des dynam. Auswaertsschiel., bes. in Rücksicht auf progr. Myopie. (*Klin. Mon.*, t. VII, 225, 1869).

767. SCHWEIGGER. Die oper. Behandl. d. Schiel. (*Berl. klin. Woch.*, 129, n° 41, p. 489-493, 1870).

768. — Eine neue Modificat. d. Vornähung d. Augenm. z. Heil. hochgrad. Schiel. (*Nachr. v. d. k. Gesellsch. d. Wissensch. z. Göttingen*, p. 262-266, 1870).

769. LEBRUN. Section traum. du m. dr. int. Prorrhaphie. Guérison (*Ann. d'oc.*, t. LXIV, p. 123, 1870).

770. CLASSEN. Ueb. Widerwillen gegen Einfachsehen n. d. Oper. d. Strab. int. (*A. f. O.*, t. XVI, 1, p. 123, 1870).

771. GLASCOTT (C.). Statistique de 100 opér. strab. conv. (*Manchest. med. a. surg. Rep.*, 1870).

772. AGNEW (A.). Contribut. to the surgery of div. squint (*Amer. Pract*, Jan. 1871).

773. LORING. The modern oper. for strab. (*The med. Rec.*, apr. 15, 1872, p. 97).

774. THEOBALD. An improved strabismus hook. (*Amer. Journ. of med. sc.*, vol. 63, 1872).

775. COWEL. New strabismus hook. (*Ophth. Hosp. Rep.*, t. VII, 1882).

776. MARTIN. Relevé statist. de la clin. ophth. de Wecker (*Ann. d'oc.*, 67, 1872).

777. KRENCHEL. Die Theorie d. Schieloper. (*A. f. O.*, t. XIX, 2, 1873).

778. DEL CASTILLO. Estrab. concom., etc., estrabotomia, curacion (*La Cron. ophtalm.*, t. III, p. 86-88, 1873).

779. DERBY. Secondary div. Strab. cured by transplant. of the injured muscle and divis. of the antagon. (*Boston med. and surg. Journ.*, July 1873).

780. DE WECKER. De l'avanc. muscul. au moyen du double fil (*Ann. d'oc.*, 1873, LXX, p. 225).

781. TERSON. Observat. prat. sur l'opér. du strab. conv. (*Rev. méd. de Toulouse*, avril 1873).

782. FERNANDEZ. Quelques mots sur la strabot. en général et sur l'avancem. du muscle relâché (*Rec. d'ophth.*, 1874, p. 185-188).

783. ARLT. Augenoperationslehre (*Graefe-Sämisch's Handb.*, 1874, p. 395-415).

784. SCHRÖN. Die Schieloper. vor ihrer Erfindung durch Dieffenbach. Eine historische Studie. (*A. f. O.*, 1874, t. XX, 1, p. 151-172).

785. NOYES. A new meth. of oper. for Strab. (*Trans. amer. ophth. Soc.*, p. 273, 1874).

786. DE WECKER. Strab. par reculem. muscul. traumat. Avancem. à l'aide du double fil (*Ann. d'oc.*, 1873, t. LXXI, p. 229).

787. RUNEBERG. Ténot. du dr. inf. dans un cas de paral. de l'obl. sup. (*Finska läkaresallsk. handl.*, 1875, t. XVII, 1).

788. VIEUSSE. Du traitem. chirurg. du strab. (nouv. procédé opér.) (*Rec. d'ophth.*, 1875, p. 330-334).

789. DE WECKER. Crochet-pince pour l'avancem. des m. de l'œil (*Gaz. des hôp.*, 1875, p. 300).

790. SCHŒLER. Zur Behandl. Schielender (*Berl. klin. Woch.*, 1875, p. 336, et *Klin. Jahresb.*, p. 35-46, 1875).

791. SCHŒLER, SCHWEIGGER et HIRSCHBERG. Discussion sur le traitem. du strab. (*Berl. klin. Woch.*, p. 336, 14 juin, 1875).

792. BRAWNE. Plaie du m. dr. inf. sans plaie du globe ocul.; opérat. (*Lancet*, 23 oct., II, p. 588, 1875).

793. GUÉRIN (J.). Mém. sur la myot. ocul. par la méth. sous-conj. (*Bull. de l'Acad. de méd.*, 1876, n°ˢ 9 et 10, p. 194-242, 250-309, et *Gaz. d. hôp.*, 1876, p. 202-205).

794. POOLEY. Entzünd. d. Tenon'schen Kapsel nach einer gewöhnl. Schieloper. Perforat. d. Sclera. Netzhautablösung. Heilung. (*Arch. f. Augen- u. Ohrenh.*, t. V, 2. p. 375-379, 1876).

795. HIRSCHBERG. Strab. div. d. Vornähung vollkommen geheilt. (*Beitr. z. pract. Augenh.*, 1877, 2, p. 63).

796. BOUCHERON. Nouv. procédé d. strabot. (*Progrès méd.*, juillet, 1878).

797. GRANDCLÉMENT. Modificat. apportées au manuel opérat. de la strabot. par reculem. du tendon, etc. (*Lyon méd.*, 1878, n° 27).

798. ADAMS (J. E.) . On the select. on the most appropr. time for oper. in cases of conv. strab. in children (*Lancet*, Aug. 1878).

799. SRIES (N. v.). Operative Heil. dreier Fälle v. Trochlearis-Lähmung (*A. f. O.*, 1878, t. XXIV, 1, p. 148).

800. TRÉLAT. Note sur les adhér. des muscles dr. avec la caps. de Tenon (*Gaz. méd. de Paris*, n° 35, 1878).

801. SAKELLARIOS (C.). Quelques considér. sur le strab., et en particul. sur le manuel opérat. de la strabot. Lyon, 1879.

802. MULES (P. H.). On a modificat. of the oper. for strab. (*Brit. med. Journ.*, t. I, p. 932, 21 juin, 1879).

803. LITTLE (W. S.). Advancem. of the int. rectus. Two oper. (*Phil. med. Times*, 1879, p. 597).

804. ABADIE. De la ténot. partielle des m. de l'œil (*Ann. d'oc.*, 1880, LXXXIII, p. 238 et LXXXIV, p. 64, 12ᵉ s., t. III et IV).

805. HAASE (C. G.). Tenot. musc. recti ext.; phlegmon. Entzünd. d. Orbitalzellgewebes mit Ausgang in Atrophia n. opt. (*Arch. f. Augenh.*, t. IX, 4, p. 442, 1880).

806. — Vorlag. d. m. r. int. Durchschn. d. Antagon.; Verschwärung d. Cornea mit nachfolgender Panophthalm. u. Atroph. bulbi (*Ibid.*, p. 416, 1880).

807. PRINCE (A. E.). Contrib. to the correct. of strab. by the advancem. of the rectus (*Saint-Louis med. and surg. Journ.*, Jun. 1881).

808. MOTAIS. Du traitem. du strab., précédé de not. génér. sur le strab., etc. Comm. à la Soc. de méd. d'Angers. Paris, Baillière et fils, 1881.

809. DE WECKER. Sur l'opérat. du strab. au moyen de l'avancem. capsul. Note présentée à l'Acad. des sc., 18 oct. (*Ann. d'oc.*, t. XC, p. 188, 1883).

810. EPERON. De l'avancem. musc. comb. avec la ténot. (*Arch. d'opht.*, t. III, p. 297, 1883).

811. — Ténot. et avancem. muscul. avec résect. (*Ibid.*, p. 313, 1883).

812. ABADIE. De la correct. du strab. monolat. excessif (*Ibid.*, p. 215, 1883).

813. GUTMANN. Ein Fall v. Vornähung d. traumat. zurückgelag. m. r. inf. (*Centralbl. f. pr. Augenh.*, p. 36, 1883).

IX. — NYSTAGMUS

814. KRAUSS. Nystagm. während d. Scharlachs (*Med. Corresp. d. Würtemb. aerztl. Ver.*, 1855, 3).

815. LARREY. Nystagm. double congén. (*Arch. d'Ophth. de Jamain*, IVᵉ part., p. 272, 1855).

816. BÖHM. Der Nystagmus u. dessen Heil. Berlin, 1857.

817. NAGONZ. Ueb. d. Nystagmus (*A. f. O.*, t. V, 1, p. 37, 1859).

818. LAWSON. Nyst. amél. par la ténot. des dr. int. (*Med. Times a. Gaz.*, 1860, 16).

819. DECONDÉ. Note sur le nystagm. (*Arch. belges de méd. milit.*, t. XXVII, p. 337, 1861).

820. FRIEDREICH. Beobachtungen v. Nyst. in mehreren Fällen v. weisser Atrophie d. hintern Rückenmarksstraenge (*Greifswalder med. Beitr.*, 1864, p. 43).

821. KUGEL. Vorl. Notizen üb. d. Nyst. (*A. f. O*, t XIII, 2. 1867).

822. FANO. Nyst. invétéré guéri par la myot. (*Ann. méd.*, 1868).

823. GADAUD (A. E.). Études sur le nystagmus. Paris, 1869.

824. ZEHENDER (W.). Ein Fall v. einseitigem, in verticaler Richtung oscill. Nystagm. (*Klin. Mon.*, 1870).

825. SCHRÖTER (G.). Acquirirter Nyst. bei Bergleuten (*Klin. Mon.*, 1871).

826. SOELBERG WELLS. Retinit. pigm., etc.; rare form of nystagm. (*Lancet*, t. I, 1871).

827. MERKEL (G.). Cheyne-Stokes'scher Respirations-typus mit Pendelbewegungen d. Augapfel, etc. (*Deutsches Arch. f. kl. Med.*, Bd X, et *Klin. Mon.*, 1872).

828. FAUCON. Nyst. par insuff. des m. dr. ext. (*Journ. d'ophth. de Paris*, 1872).

829. BAUMEISTER. Einfluss d. Kopfhaltung auf die Sehschärfe bei Nyst. (*A. f. O.*, t. XIX, 2, 1873).

830. GALEZOWSKI. Nyst. consid. amél. par la strabot. (*Rec. d'ophth.*, p. 88-98, 1873).

831. NIEDEN. Ueb. Nyst. als Folgezustand v. Hemeralopie (*Berl. kl. Woch.*, 1874, n° 47

832. RADE. Ueb d. Nyst. Dissert. Halle, 1874.

833. SCHENKL. Ein seltener Fall v. acquirirtem Nyst. (*Prag. Vierteljahrschr. f. pract. Heilk.*, Bd 122, p. 97-103, 1874).

834. SVETLIN. Die Therap. d. Nyst. mittelst. d. const. Stromes (*Wien. med. Presse*, t. XV, 47, p. 153, 1874).

835. EXNER. Op. cit. (*Sitzber. d. Wien. Acad. math.-naturw. Cl.*, 70, t. III, Abth., 1874).

836. NOEL. Nystagm. intermittent (*Ann. d'oc.*, 72, p. 201-212, 1874).

837. HITZIG. Nyst. mit Scheinbewegungen (*Berl. klin. Woch.*, 1875, p. 33).

838. BRAMWELL. Nyst. chez un mineur avec palpitat. de cœur et sueurs profuses (*The Lancet*, 27 nov. 1875, p. 263).

839. TAYLOR (C. Bell). Observ. on miner's Nyst., a new disease (*Lancet*, 12 juin 1875, p. 821).

840. POMEROY (A. D.). A case of Nyst. assoc. with concom. conv. strab., in emmetrop. eyes, relieved by correct. of the squint (*Trans. amer. Ophth. Soc.*, 1875, p. 283).

841. SNELL (S.). Miner's Nystagm. (*Lancet*, July 10, 1875, p. 81).

842. BAER. Ueb. Nystagm. d. Bergleute (*Deutsche med. Woch.*, 1876, n° 13, p. 147).

843. GRAEFE (Alfr.). Même sujet (*Ibid.*, p. 260).

844. BAER. Même sujet. (*Ibid.*, p. 324).

845. FRIEDREICH. Ueb. statische Ataxie u. atactischen Nyst. (*Arch. f. Psych.*, 7, p. 465, 1877).

846. REUSS (v.). Ueb. d. Nyst. d. Bergleute (*A. f. O.*, t. XXIII, p. 241, 1877).

847. DRANSART. Du nyst. chez les min. (*Ann. d'oc.*, t. LXXXIII, p. 109, 1877).

848. RAVAUD. Essai clin. s. le nyst. Thèse de Paris, 1877.

849. RAEHLMANN. Ueb. d. Nyst. u. seine Aetiol. (*A. f. O.*, t. XXIV, 4, 1878).

850. FRIEDREICH. Nyst. bei Ataxie (*Sitzber. d. ophth. Ges. z. Heidelb.*, p. 198, 1878).

851. ZIEMSSEN (v.). Zur Casuistik d. Mening. cerebrospin. (*Ann. d. städt. Krankenh. in München*, t. I, 1878).

852. SCHWABACH. Nystagmusartige Augenbewegungen im Falle eines Ohrenleidens (*Deutsche Ztschr. f. pr. Med.*, 1878, n° 11).

853. PFLUEGER. Même sujet (*Ibid.*, 1878).

854. NIEDEN. Ueb. 40 Fälle v. Nyst. d. Bergleute (*Ibid.*, 1878, n° 46).

855. TAYLOR (C. Bell). Cases of Miners's Nyst. (*Lancet.*, May, 1878).

856. ROMIÉE. Rech. sur le nyst. (*le Scalpel*, juillet 1878, Paris).

857. WARLOMONT (E.). Du nyst. et particul. du nyst. des houilleurs (*Presse méd. belge*, n° 31, et *Ann. d'oc.*, t. LXXX, p. 88).

858. ROMIÉE. Du nyst. des houill. (*Presse méd. belge*, 1878, n° 34).

859. WILBRAND (H.). Das Verhalten d. Gesichtsfelder beim angebornen Nyst. u. bei dem sog. Nyst. d. Bergleute (*Klin. Mon.*, 1879, p. 125).

860. — Ein Fall. v. acquirirtem Nyst. (*Ibid.*, p. 358).

861. — Eine physiol. Erkl. d. Nyst. (*Ibid.*, p. 419 et 461).

862. SEELIGMÜLLER. Hereditäre Ataxie mit Nyst. (*Arch. f. Psych. u. Nervenk.*, X, 1, p. 222, 1879).

863. RAEHLMANN. Vorstell. eines Falles v. willkürlich hervorzurufenden Nyst. (*Tagebl. d. Naturforschervers. in Baden-Baden*, p. 337, 1879).

864. DRANSART. Nyst. des mineurs (*Ann. d'oc.*, t. LXXXII, p. 5, 1879).

865. WARLOMONT. Du nystagmus (*Ibid.*, t. LXXXIV, p. 5, 1880).

866. OGLESBY (R. G.). Nystagmus (*Brain*, t. X, July 1880).

867. REUSS (A. v.). Einige interessante Fälle v. Nyst. (*Centr. Bl. f. pract. Augenh.*, p. 337, 1880).

868. VAN DER LAAN. Uno caso de nyst. subito em ambos os alkos (*Period. de Oftalm. prat.*, p. 33, 1880).

869. SEELIGMÜLLER (A.). Hereditäre Ataxie mit Nyst. (*Arch. f. Phys.*, t. X, 1, 1880).

870. DEAKIN (S.). Colob. iridis with nyst. (*Ind. m. Gaz. Calcutta*, p. 71, 1880).

864   BIBLIOGRAPHIE.

871. DRANSART. Du nyst. des mineurs (*Bullet. méd. du Nord*, Lille, 1880, p. 256).

872. HUGHLINGS JACKSON. On tumors of the cerebellum (*Lancet*, n° 4 et *Brit. med. Journ.*, n° 997, 1880).

873. SCHMID. Ueb. heredit. Ataxie (*Corresp. Bl. f. Schw. Aerzte*, 1880, n° 4).

874. REUSS (v.). Zwei Fälle v. infantilem Nyst. mit Scheinbeweg. d. Objecte (*Centralbl. f. pr. Augenh.*, März 1881).

875. MAGELSSEN (A.). El Tilfaelde af akkviveret Nyst. (*Norsk. Mag. f. Laegevidensk. Christiania*, t. XI, p. 244, 1881).

876. NIEDEN. Ueb. Pathogenese u. Aetiol. des Nyst. d. Berglente auf Grund v. Unter., suchungen von ca. 7500 Bergarbeitern (*Berl. kl. Woch.*, p. 681, 1881).

877. EALES (H.). Miners'Nystagm. (*Brit. med. Journ.*, t. II, p. 159, 1881).

878. SYKES. Clinical note a. remarks in a disease of the eyes peculiar to colliers (*Brit. med. Journ.*, July 16, 1881).

879. LAWSON (G.). Voluntary Nyst. (*Ophth. Hosp. Rep.*, Lond., t. X, p. 203, 1881).

880. OWEN (D. C. L.). An illustrat. of hereditary, nyst. (*Ophth. Rev.*, Lond., 1881-1882, p. 219).

881. BOUCHARD. Nyst. horiz. unilat. (*Journ. des Sc. de Lille*, 5 nov. 1882).

882. OGLESBY. Miners'Nyst. (*Trans. Ophth. Soc. of the Unit. Kingd.*, vol. I, Lond., 1882).

883. DRANSART. Du nyst. et de l'héméralopie chez les mineurs (*Ann. d'oc.*, t. LXXXVIII, p. 150, 1882).

884. PRIESTLEY-SMITH. On miners'Nyst. (*Lancet*, t. II, p. 103, 1882).

885. BENSON (A. H.). Voluntary nyst. (*Ophth. Hosp. Rep.*, Lond., t. X, p. 343, 1882).

886. LEE (R.). Cases of Nyst. infantilis (*Clin. Soc. of Lond., Brit. med. Journ.*, t. I, p. 1066, 1883).

887. BENKENDORF (E.). A case of myop. complic. with Nyst. (*St-Louis med. a. surg. Journ.*, t. XLIV, p. 347, 1883).

888. MAGELSSEN (A.). Endme et Tilfaelde af akkviveret Nyst. (*Norsk. Mag. f. Lägeved.*, S. 3, vol. XXIII, p. 119, 1883).

TABLE DES MATIÈRES

DU TROISIÈME VOLUME

LA RÉFRACTION ET L'ACCOMMODATION DE L'OEIL

Par le LANDOLT

PARTIE PHYSIQUE

LA RÉFRACTION DE L'ŒIL

PARTIE CLINIQUE

AMBLYOPIES ET AMAUROSES

Par J. P. NUEL

Professeur à l'Université de Gand.

MOUVEMENTS DES YEUX ET LEURS ANOMALIES

Par LANDOLT et EPERON

FIN DE LA TABLE DU TROISIÈME VOLUME.

www.ingramcontent.com/pod-product-compliance
Lightning Source LLC
LaVergne TN
LVHW050950200726
843508LV00001B/1